VERDAUUNG UND AUSSCHEIDUNG

BEARBEITET VON

C. BRAHM-BERLIN · F. W. KRZYWANEK-LEIPZIG
E. MANGOLD-BERLIN · K. PETER-GREIFSWALD
A. SCHEUNERT-LEIPZIG · M. SCHIEBLICH-LEIPZIG

MIT 146 ABBILDUNGEN

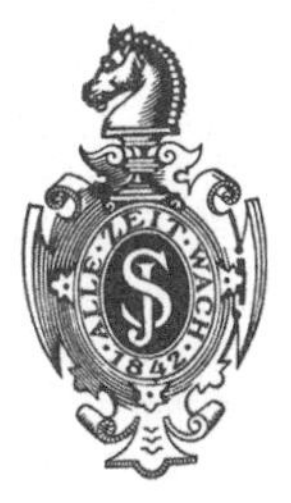

BERLIN
VERLAG VON JULIUS SPRINGER
1929

ISBN-13: 978-3-7091-5262-1   e-ISBN-13: 978-3-7091-5410-6
DOI: 10.1007/978-3-7091-5410-6

Softcover reprint of the hardcover 1st edition 1929

Inhaltsverzeichnis.

IV. Die Verdauung der landwirtschaftlichen Nutztiere.

1. Aufgaben und Werkzeuge der Verdauung.

Von

Professor Dr. Ernst Mangold

Direktor des Tierphysiologischen Institutes der Landwirtschaftlichen Hochschule in Berlin.

A. Begriff und Bedeutung der Verdauung.

Nachdem im ersten Bande dieses Handbuches die Nährstoffe und Futtermittel nach ihrer Herkunft und chemischen Zusammensetzung dargestellt wurden, sollen in diesem zweiten Bande die Wege und Schicksale behandelt werden, die das Futter der landwirtschaftlichen Nutztiere und die in ihm enthaltenen Nährstoffe im Tierkörper durchzumachen haben, bevor sie in den eigentlichen Stoffwechsel übergehen, der dann im dritten Bande geschildert wird.

Die Veränderungen, welche die Nährstoffe, insbesondere die Eiweißstoffe, Fette und Kohlenhydrate, von der Nahrungsaufnahme bis zu ihrem Übertritte in das Blut eines Tieres erfahren, werden durch die physiologischen Funktionen der *Verdauungsorgane* hervorgebracht. Die *Verdauung* umfaßt somit alle diese Veränderungen. Die Aufgabe der Verdauung liegt darin, die zunächst blutfremden Nährstoffe bluteigen zu machen.

Während Wasser und gelöste Mineralstoffe der Nahrung unverändert von der Darmwand aufgenommen und in das Blut übergeführt werden können, sind Eiweiß, Fett und Kohlenhydrate, so wie sie im Futter vorhanden sind, Fremdkörper für das Tier. Wenn dieses sich jene nutzbar machen und die in ihnen schlummernden Energien verwerten oder auch nur aufspeichern soll, so muß es erst die Abwehrkräfte seines Körpers mobil machen und die Nährstoffe so weit umwandeln und auflösen, daß auch sie aufsaugungsfähig und für die Darmwand resorbierbar werden. Denn dann erst können sie mit dem Blute zu allen Organen des Körpers transportiert werden, die ihrer für den Stoff- und Energiewechsel bedürfen. Und dann erst vermögen die einzelnen Zellen als funktionelle Einheiten der Organe die gelösten Bausteine der Eiweißstoffe, Kohlenhydrate und Fette ihrer lebenden Substanz anzugleichen, zu assimilieren, um sie zum Aufbau oder Ersatz oder als Kraftstoffe zu verwerten.

So lebt das Tier nicht von allem, was es frißt, sondern nur von dem, was es verdaut und was es *durch die Verdauung resorbierbar, transportierbar und assimilierbar* macht.

Was jene Nährstoffe in ihrer im Futter gegebenen Form verhindert, in die Körpersäfte überzugehen, das ist ihr *kolloidaler Zustand*, der ihnen infolge der beträchtlichen Größe ihrer kleinsten Teilchen die Fähigkeit versagt, durch die feinen Zellmembranen der Darmschleimhaut hindurch zu diffundieren. Wenn diese große, zum Aufsaugen der Nährstoffe bestimmte Oberfläche der Darmwand sie aufnehmen soll, so müssen sie erst ihrer kolloidalen Natur entkleidet und durch Umwandlung in Substanzen von außerordentlich viel geringerer Teilchengröße löslich gemacht werden.

Die hierfür nötigen Veränderungen zu vollziehen vermag die Verdauung. Sie führt die Nährstoffe *aus dem kolloidalen in den kristalloiden Zustand* über. In diesem sind sie dann löslich und können durch Membranen hierdurch diffundieren. Zu dieser Umwandlung genügt aber nicht eine noch so feine rein mechanische Verteilung, es ist vielmehr eine tiefgreifende chemische Spaltung in ihre Bausteine nötig. Wohl läßt sich manches Eiweiß mit Wasser oder Salzlösungen auflösen, wie es z. B. bei den Eiweißstoffen der Milch der Fall ist; doch ist dies dann eben nur eine kolloidale Verteilung mit unveränderter Größe der Eiweißteilchen. Auch die als Kleister aufgekochte Stärkelösung ist kolloidal. Und Fett bildet in Wasser nur eine Emulsion feinster Tröpfchen, wie sie in der Milch verteilt sind.

Der chemische Abbau der Nährstoffe des Futters in ihre löslichen Spaltprodukte wird innerhalb der Hohlräume des Verdauungskanals durch die Säfte vollzogen, die von den Drüsen des Verdauungssystems abgeschieden werden und als wirksame Stoffe die *Verdauungsfermente* enthalten. Diese sind selbst organische Stoffe biologischer Herkunft, die nur von lebenden tierischen und pflanzlichen Zellen gebildet werden können und die Fähigkeit haben, organische Nährstoffe chemisch aufzuschließen und in ihre kristalloiden und aufsaugungsfähigen Bausteine zu zerlegen.

Verdauungssäfte, die solche Fermente enthalten, werden nicht nur von Drüsen des Tierkörpers, sondern auch pflanzlicher Organismen gebildet, wie dies bei fleischfressenden Pflanzen vorkommt.

Doch auch ganz allgemein spielt die fermentative Auflösung von Kohlenhydraten, Fetten und Eiweißstoffen eine wichtige Rolle im Stoffwechsel der Pflanzen und Tiere. Denn überall, wo solche Stoffe in den Zellen der Organismen aufgebaut und gespeichert werden, können sie erst dann die Zellen wieder verlassen und an anderen Stellen nutzbar werden, wenn sie durch Zellfermente gelöst und dadurch befähigt werden, die Zellwand nach außen zu durchdringen. Als Beispiel sei nur auf die pflanzliche Stärke hingewiesen, die in den Zellen des Mehlkörpers im Getreidekorn aufgestapelt liegt, um später, durch das die Stärke verzuckernde Ferment des Korns gelöst, dem keimenden Pflänzchen als Baustoff zu dienen; ferner auf das Glykogen, das als tierische Stärke schollenartig in den Leberzellen abgelagert, je nach Bedarf wieder gelöst wird und als Zucker in das Blut übertritt, um den Muskeln als Verbrauchsorganen zugeführt zu werden.

Da diese fermentativen Abbauvorgänge sich innerhalb der Zellen abspielen, spricht man hier von *intracellulärer Verdauung* und kann diese Fähigkeit, da sie sich in allen pflanzlichen und tierischen Zellen betätigt, als eine *allgemein physiologische Eigenschaft der Zellen* bezeichnen. Bei den Verdauungsdrüsen haben wir dann nur den besonderen Fall, daß sie die Fermente aus ihren Drüsenzellen absondern und hierdurch innerhalb des Verdauungskanals eine *extracelluläre Verdauung der Nährstoffe bewirken*.

B. Die chemische Verdauung.

I. Die Verdauungsfermente.

Da die Verdauungsfermente die Auflösung der Eiweiße, Fette und Kohlenhydrate lediglich durch chemische Spaltung ausführen, so vollzieht sich vorwiegend unter ihrem Einfluß der eine Hauptteil der Verdauungsvorgänge, die chemische Verdauung.

Auf die ganz allgemeine Bedeutung der Fermente für die intra- und extracelluläre Verdauung wurde soeben hingewiesen. Hier seien noch kurz die Eigenschaften dieser Stoffe und die wichtigsten Verdauungsfermente charakterisiert, die bei allen in den folgenden Kapiteln behandelten Nutztieren wiederkehren. Die Besonderheiten in der Entstehung und Wirksamkeit dieser Fermente bei den verschiedenen Tiergruppen werden dort eingehend gewürdigt werden.

An fermentartigen Wirkungen war schon im Altertum die Gärung bekannt, bei welcher Alkohol und Kohlensäure aus zuckerhaltigen Fruchtsäften entsteht. Der Bodensatz wurde als Ursache der Gärung angesehen und als Fermentum (fervere gären) bezeichnet. Erst nach der Erfindung des Mikroskops konnten darin die Zellen des Hefepilzes (Saccharomyces) entdeckt werden.

Als man die verzuckernde Wirkung des Mundspeichels auf Stärke und die das Eiweiß spaltende Wirkung des Magensaftes kennenlernte, wurden die dabei wirksamen, in den Verdauungssäften gelösten Stoffe als *Enzyme* von jenen organisierten *Fermenten*, wie die Hefe es ist, unterschieden. Dieser grundsätzliche Gegensatz erwies sich indessen als nur scheinbar, als es BUCHNER gelang, auch mit dem Preßsaft von Hefe, in dem alle Hefezellen zerstört waren, eine starke den Zucker vergärende Wirkung zu erzielen und hierdurch nachzuweisen, daß die enzymatischen Fähigkeiten der organisierten Fermente nicht an das Leben der Zellen gebunden sind, sondern auf den in diesen vorhandenen Enzymen beruhen.

Das Eigentümliche der Verdauungsfermente liegt nun darin, daß sie imstande sind, bedeutende chemische Wirkungen und besonders den Zerfall der Nährstoffe in ihre chemischen Bausteine hervorzurufen, und zwar ohne sich selbst dabei wesentlich zu verbrauchen und zu zersetzen. Diese Wirkung der Fermente läßt sich am besten mit derjenigen anorganischer Katalysatoren vergleichen, die eine *Katalyse*, d. h. eine Änderung der Geschwindigkeit eines chemischen Vorganges hervorrufen. Nach dieser Analogie werden die Fermente auch als *organische Katalysatoren* biologischer Herkunft bezeichnet.

Für die einzelnen Fermente lassen sich noch keine chemischen Formeln angeben. Sie sind nur an ihren Wirkungen erkennbar und können nach diesen in ein *System* eingeordnet werden.

So gibt es u. a. Fermente, welche Oxydationen, und andere, welche Synthesen bewirken (Oxydasen, Syntheasen). Die Verdauungsfermente sind Hydrolasen, so genannt, weil sie die Kohlenhydrate, Eiweiße und Fette hydrolytisch. d. h. unter Wasseraufnahme spalten.

Nach diesen drei Klassen organischer Nährstoffe werden sie als Carbohydrasen, Proteasen und Lipasen bezeichnet.

1. Carbohydrasen.

Wenn wir uns der wichtigsten Poly- und Disaccharide erinnern (siehe die Arbeiten von LÜDTKE im ersten Bande dieses Handbuches), so können wir sie mit den Fermenten, durch die sie bei der Verdauung hydrolytisch in ihre Bestandteile abgebaut werden (Poly- und Disaccharasen), in folgendes Schema einordnen, das die stufenweise Zerlegung in ihre Monosaccharidkomponenten zeigt.

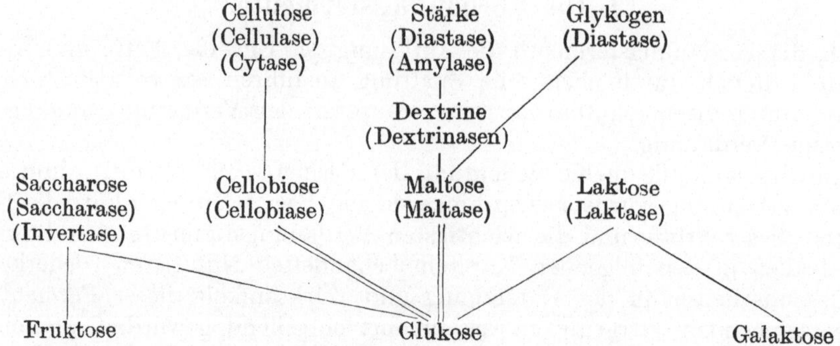

Von diesen Fermenten spielen die quantitativ wichtigste Rolle diejenigen, die Stärke in Traubenzucker verwandeln. So werden wir dann Diastasen bei vielen unserer Nutztiere als Produkt der Mundspeicheldrüsen und bei allen als solches der Bauchspeicheldrüse (Pankreas) begegnen. Im Darm findet sich Invertase, die den Rohrzucker spaltet, allgemein, Laktase meist nur bei Milchnahrung. Cytasen werden nicht von den Verdauungsdrüsen, sondern nur von den die Cellulose vergärenden Bakterien im Magen und Darm geliefert.

2. Proteasen.

Die fermentative Eiweißverdauung wird durch das Pepsin des Magens, das Trypsin des Pankreas und das Erepsin des Pankreas und Darmes in stufenweise verschiedenem Abbau bewirkt. Das Labferment (Chymosin) des Magens bringt spezifisch durch Spaltung des Caseins die Milch zur Gerinnung.

3. Lipasen.

Die Fettverdauung erfolgt nach Emulgierung der Fette, an der die Galle beteiligt ist, fermentativ durch die Lipasen (Steapsine), die von der Bauchspeicheldrüse und den Drüsen der Darmwand selbst geliefert werden und welche die Fette in Glycerin und Fettsäuren zerlegen.

Jedes dieser Verdauungsfermente wirkt *spezifisch* nur auf einen bestimmten Nährstoff und bedarf zur Entfaltung seiner Wirkung einer bestimmten Wasserstoffionenkonzentration, die ihm durch die Alkalien des Mund- oder Bauchspeichels oder der Galle und des Darmsaftes, bzw. durch die Salzsäure des Magens, gewährleistet wird. Meist sind diese anorganischen oder auch gewisse organische, vom Tierkörper selbst gelieferten Stoffe erforderlich, um als Aktivatoren und Coenzyme die inaktiven Vorstufen der Verdauungsenzyme zu aktivieren, d. h. in die wirksame Form überzuführen.

II. Bakterielle Verdauung.

Durch eine derjenigen der Verdauungssäfte ganz analoge extracelluläre Fermentwirkung kann eine chemische Verdauung auch noch durch die *Bakterien* im Magen- und Darmkanal erfolgen. Diese sind selbst viel zu klein, um kolloidale Nährstoffe in sich aufzunehmen, sie können aber doch durch ihre fermentativen Fähigkeiten Fett, Eiweiß und Kohlenhydrate spalten; sogar die Cellulose der pflanzlichen Rohfaser vermögen sie aufzuschließen und zu vergären, wozu die eigenen Verdauungsfermente unserer Nutztiere nicht ausreichen.

Die Beteiligung der Bakterien an den Verdauungsvorgängen wird in den einzelnen Kapiteln dieses Bandes und zusammenhängend in einem besonderen Abschnitt dargestellt werden (Schieblich).

C. Mechanische Verdauung.

Jede *chemische Verdauung*, sei es durch Verdauungssäfte oder Bakterien, setzt nun aber voraus, daß zwischen den aufzulösenden Nährstoffen und dem wirksamen Agens eine innige Berührung stattfindet, die sich auf eine möglichst große Oberfläche verteilt. Wenn die fermenthaltigen Säfte und Bakterien die Nährstoffe angreifen sollen, die sich im Futter zunächst in schwer zugänglicher Form befinden, so müssen die Futtermittel erst zerkleinert und aufs feinste verteilt werden, um jenen den Zutritt zu gestatten. Alle physiologischen Funktionen des Tierkörpers, die auf eine mechanische Zerkleinerung und Verteilung und hierdurch auf Vergrößerung der Oberfläche der aufgenommenen Futterstoffe hinzielen, sowie auch diejenigen, welche ihre Durchmischung mit den Verdauungssäften, endlich auch ihre Fortbewegung durch den Verdauungskanal und die Entleerung der unverdauten Reste bewirken, fassen wir als die *mechanische Verdauung* zusammen.

Wie die *mechanischen und chemischen Verdauungsvorgänge* ineinandergreifen, ist zuerst gerade an landwirtschaftlichen Nutztieren, und zwar am Geflügel, in klassischen Versuchen von Réaumur und Spallanzani festgestellt worden. Sie erkannten die gewaltigen mechanischen Wirkungen des Truthahnmagens daran, daß dieser imstande war, Nüsse zu zersplittern, Glaskugeln zu zerreiben und Bleiröhren platt zu drücken. Sie fanden auch, wenn sie stärkere Röhren mit Fleisch und Brot oder Getreidekörnern füllten, den Tieren zu schlucken gaben und nach etlichen Stunden an einem Faden wieder aus dem Magen hervorzogen, daß dann das Brot und Fleisch aufgeweicht oder aufgelöst erschien, die Körner aber unversehrt geblieben waren. So konnten sie die *mechanische Verdauung als notwendige Voraussetzung für die chemische Verdauung der Körner* erweisen. Die chemischen Kräfte suchte Spallanzani weiter dadurch zu studieren, daß er seinen Truthühnern Schwämmchen zu schlucken gab und wieder herauszog und in dem ausgepreßten Magensaft die Auflösung hinzugefügten Brotes und Fleisches beobachtete.

Hierbei stellte er auch schon fest, daß die Art der Auflösung in solchem Magensaft eine ganz andere sei als bei der Zersetzung durch Fäulnis und gelangte so bereits im Prinzip zur Unterscheidung der chemischen Verdauung durch die Fermente der Verdauungssäfte und durch die Bakterien.

Nach diesen, die neuere Verdauungsphysiologie begründenden Untersuchungen ist für jede wissenschaftliche Erforschung der Verdauung bei einer Tierart der Weg vorgezeichnet, der auf die Analyse der einzelnen dabei beteiligten mechanischen, fermentativen und bakteriellen Verdauungsvorgänge auszugehen hat. Das Verhältnis dieser drei Arten physiologischen Geschehens zueinander richtet sich bei den einzelnen Tierarten ganz nach der Art ihrer naturgemäßen Nahrung und nach der Ausbildung und Differenzierung ihrer Verdauungsorgane, deren Funktionsweise und Leistungsfähigkeit sich jeweils als Ergebnis ihrer Anpassung an die Bewältigung ihrer Nahrung darstellt.

D. Pflanzenfresser, Alles- und Fleischfresser.

Die verschiedenartige Nahrung stellt ganz verschiedene Anforderungen an die Verdauungsfunktionen, um das Futter so weit auszunutzen, daß es zur Deckung des Stoff- und Energiebedarfs des Tieres ausreicht.

Besonders deutlich tritt dieser Unterschied in der Art der Nahrungsaufnahme und Futterverarbeitung und damit auch in Bau und Funktion der Verdauungsorgane bei unseren Nutztieren hervor, je nachdem sie zu den Pflanzen-, Alles- oder Fleischfressern gehören.

Vor allem hat der Gegensatz zwischen reinen Carni- und Herbivoren ein vollkommen verschiedenes Verhältnis zwischen der mechanischen und chemischen Verdauung zur Folge. Bei den Raubtieren (Hund, Katze) sind für die Nahrungsaufnahme mechanische Funktionen im wesentlichen nur zum Ergreifen der, bei den wilden Stammformen meist noch lebenden, Beute und zum Zerreißen in größere Stücke erforderlich, die dann unzerkleinert abgeschluckt und durch einen besonders stark sauren Magensaft verdaut und aufgelöst werden, so daß der Darm mit seinen Fermenten dann leichtes Spiel hat, die Verdauung zu vollenden.

Daher haben die Raubtiere einen weit öffnungsfähigen Rachen, ein kräftiges und scharfes Gebiß und andererseits ziemlich einfache und räumlich konzentrierte Verhältnisse im Magen und Darm. Selbst Knochen vermögen sie teilweise aufzulösen, und das einzig völlig Unverdauliche ihrer tierischen Nahrung ist der Hornstoff (Keratin), aus dem die Haare, Klauen und Federn bestehen, wie sie von manchen Vögeln als Gewölle herausgegeben werden. Für Keratin haben die höheren Tiere kein verdauendes Ferment, nur die Pelzmotte hat eine Keratinase. Die *Pflanzenfresser* vermögen dagegen nicht ihre Nahrung in so großen Stücken aufzunehmen, sie müssen stundenlang weiden oder am Futtertrog fressen, um ihren täglichen Bedarf zu decken. Denn das pflanzliche Futter ist in allen seinen Teilen umhüllt von der *Rohfaser*, die aus schwer oder zum Teil gar nicht verdaulichen Stoffen, besonders aus Cellulosen, besteht. Für diese besitzen die Pflanzenfresser keine eigenen Fermente, sie sind für deren Verdauung und Ausnutzung auf die Cellulasen von Bakterien angewiesen, die sie selbst im Magen und Darm beherbergen und die in Symbiose mit ihnen leben. Die Bakterien aber brauchen für diese Aufschließung der Rohfaser und für ihre eigene Entwicklung und Vermehrung Raum und Zeit und eine beträchtliche mechanische Vorbereitung und Zerkleinerung der Pflanzenteile, damit sie bei diesen an einer genügend großen Oberfläche angreifen können.

Daher besitzen die pflanzenfressenden Tiere jene charakteristischen Mahlzähne in ihrem Gebiß, die Wiederkäuer noch die besondere Gewohnheit mehrmaligen Durchkauens, und ferner haben sie einen sehr geräumigen Magen und langen Darmkanal, die es ihnen ermöglichen, das schwer verdauliche Pflanzenfutter in besonders großen Abteilungen des Magens und im Blind- und Dickdarm lange Zeit verweilen und in diesen Gärkammern ausgiebig von den Bakterien aufschließen zu lassen. Denn erst durch diese weitgehende Zusammenwirkung der mechanischen und bakteriellen Verdauung wird der eiweiß- und stärkereiche Inhalt der Pflanzenzellen der weiteren Ausverdauung durch die eigenen fermenthaltigen Verdauungssäfte dieser Tiere zugänglich.

Zwischen diesen beiden, deutlich in entgegengesetzter Richtung ausgebildeten Typen stehen die *Omnivoren* (Schwein, Mensch) mit ihrer viel weniger charakteristischen Gestaltung und Funktion des Gebisses und des Magendarmkanals in der Mitte. Hier tritt die mechanische und bakterielle Verdauung im Vergleich zu den Pflanzenfressern wieder stark zurück gegenüber der fermentativen, die ihrerseits aber in der Wirksamkeit der Verdauungssäfte nicht die der Raubtiere erreicht.

Auch das Huhn ist zu den Allesfressern zu zählen, da es für die Eierproduktion auch tierisches Eiweiß braucht. Doch sind seine Verdauungsorgane infolge des Überwiegens pflanzlicher Nahrung noch stark auf mechanische Zerkleinerung eingestellt.

Die hier angedeuteten Unterschiede und Gegensätze in der Ausgestaltung der Verdauungsorgane und der Beteiligung der mechanischen, fermentativen und bakteriellen Verdauungsvorgänge bei den verschiedenen Gattungen unserer Nutztiere machen es notwendig, ihre Verdauung in den folgenden Kapiteln getrennt zu besprechen.

Dagegen sollen in gemeinsamer Behandlung für alle Nutztiere sowohl die bakterielle Verdauung (SCHIEBLICH) wie auch die Faeces (KRYZWANEK) und, mit diesen zum Stoffwechsel überleitend, Harn und Harnbereitung (PETER, BRAHM) in besonderen Abschnitten dieses Bandes zusammengefaßt werden.

Zur näheren Orientierung über die allgemeinen Grundlagen der Verdauung, deren ausführlichere Darstellung den Rahmen dieses Handbuches überschreiten würde, im einzelnen über den anatomischen Aufbau und die mikroskopische Struktur der Verdauungsorgane, die Physiologie und den Chemismus der Fermentwirkungen, die Absonderung der Säfte durch die Verdauungsdrüsen, den Mechanismus der Magen- und Darmbewegungen, und die Vorgänge bei der Aufsaugung (Resorption) der gelösten und aufgeschlossenen Nährstoffe im Darm, seien u. a. die in dem hier folgenden Literaturverzeichnis angeführten Werke empfohlen.

Literatur.

(1) BABKIN, B. P.: Die sekretorische Tätigkeit der Verdauungsdrüsen. Im Handbuch der normalen und pathologischen Physiologie **3**. Berlin: Julius Springer 1927. — (2) Die äußere Sekretion der Verdauungsdrüsen, 2. Aufl. Berlin: Julius Springer 1928. — (3) BIEDERMANN, W.: Die Aufnahme, Verarbeitung und Assimilation der Nahrung. In WINTERSTEIN: Handbuch der vergleichenden Physiologie **2**, 1. Jena: G. Fischer. — (4) BLUNTSCHLI, H. u. R. WINKLER: Kaubewegung und Bissenbildung. Im Handbuch der normalen und pathologischen Physiologie **3**. Berlin: Julius Springer 1927.

(5) ELLENBERGER, W., u. H. BAUM: Vergleichende Anatomie der Haustiere, 16. Aufl. Berlin: Julius Springer 1926. — (6) v. EULER, H.: Chemie der Enzyme, 2. u. 3. Aufl. München: Bergmann 1922—28.

(7) GROEBBELS, F.: Funktionelle Anatomie und Histophysiologie der Verdauungsdrüsen. Im Handbuch der normalen und pathologischen Physiologie **3**. Berlin: Julius Springer 1927.

(8) LONDON, E. S.: Experimentelle Physiologie und Pathologie der Verdauung. Berlin: Urban u. Schwarzenberg 1925.

(8a) MANGOLD, E.: Mechanische und chemische Verdauung. Volksernährg. **1927**, 307. — (9) MANGOLD, E., u. E. SCHILF: Methodik der Untersuchung der Magenbewegungen. In ABDERHALDEN: Handbuch der biologischen Arbeitsmethoden, **1925** — (10) MÜLLER, L. R.: Die Lebensnerven, 2. Aufl. Berlin: Julius Springer 1927.

(11) NOLL, A.: Die Sekretion der Drüsenzelle. Erg. Physiol. **4**, 84 (1905).

(12) OPPEL: Verdauungsapparat. Erg. Anat. **7** (1897/98); **8** (1899). — (13) OPPENHEIMER, C.: Die tierischen Fermente. In OPPENHEIMER: Handbuch der Biochemie, 2. Aufl., **1**, S. 1. — (14) OPPENHEIMER, C., u. KUHN: Die Fermente und ihre Wirkungen, 5. Aufl. Leipzig: Thieme 1928.

(15) PAGENSTECHER, H. A.: Allgemeine Zoologie, II. Teil. Berlin: Wiegandt und Parey 1877. — (16) PAWLOW, J. P.: Die Arbeit der Verdauungsdrüsen. Übers. v. WALTHER. Wiesbaden 1898.

(17) RONA, P., u. H. H. WEBER: Fermente der Verdauung. Im Handbuch der normalen und pathologischen Physiologie **3**. Berlin: Julius Springer 1927.

(18) SCHEUNERT, A.: Verdauung der Wirbeltiere. In OPPENHEIMER: Handbuch der Biochemie, 2. Aufl., **5**. Jena: G. Fischer 1925. — (19) SCHILF, E.: Das Autonome Nervensystem. Leipzig: Thieme 1926. — (20) SCHULZ, F. N. u. a.: Speichel, Magen, Pankreas usw. In OPPENHEIMER: Handbuch der Biochemie **3** (1910); Erg.-Bd. 1913. — (21) STARLING, E. H., u. L. PINCUSSEN: Die Resorption vom Verdauungskanal aus. In OPPENHEIMER: Handbuch der Biochemie, 2. Aufl., **5**. Jena: G. Fischer 1925.

(22) WALDSCHMIDT-LEITZ: Die Enzyme, Wirkungen und Eigenschaften. Braunschweig: Vieweg 1926. — (23) WILLSTÄTTER, R.: Untersuchungen über Enzyme. Berlin: Springer 1928. — (24) WOKER, G.: Methoden zum Studium der Wirkung der einzelnen Verdauungssäfte. In ABDERHALDEN: Handbuch der biologischen Arbeitsmethoden. Liefg. 275.

2. Die Verdauung des Geflügels.

Von

Professor Dr. Ernst Mangold

Direktor des Tierphysiologischen Instituts der Landwirtschaftlichen Hochschule Berlin.

Mit 53 Abbildungen.

A. Die Nahrungsaufnahme beim Geflügel.

I. Die Sinnesfunktionen bei der Nahrungsaufnahme.

1. Der Gesichtssinn.

Zur Nahrungsaufnahme sind bei den Tieren ganz allgemein gewisse Sinnesfunktionen notwendig, mittels deren sie die Nahrung wahrnehmen, um sie zunächst aufzufinden und dann bei der Aufnahme auf ihre Eignung als Futter zu prüfen. Die Hauptrolle spielt hierfür bei unserem Geflügel, wie bei allen Vögeln, natürlich der *Gesichtssinn*, indem sie mittels ihrer vorzüglichen Augen das Futter aufsuchen und auswählen.

Auch ein ausgehungertes Huhn z. B. pickt, wie Hess[93] bewiesen hat, gar nicht nach einem Futter, welches es nicht sieht. Dagegen wählten die Hühner in den physiologisch-psychologischen Versuchen von Katz und Revesz[112] beim Vorlegen von Reis und Weizenkörnern rein nach dem Gesichtseindruck die Reiskörner und pickten in erster Linie nur nach diesen. Es gelang aber, Hühnern das Picken nach Reis ganz dadurch abzugewöhnen, daß die Reiskörner auf einer Unterlage festgeklebt wurden. Das Huhn macht dann die Erfahrung, daß es diese Körner nicht aufnehmen kann, und pickt dann nur noch nach den Weizenkörnern, indem es die Reiskörner liegen läßt, auch wenn sie jetzt unbefestigt frei liegen. Ebenso lernt es schnell, von Körnern, die zum Teil auf, zum Teil unter einer Glasplatte liegen, nur nach ersteren zu picken. Auch Formenerkennen und Unterschiede von Körnerzahlen konnten die Hühner durch solche Versuche erlernen. Katz[112a] und Bayer[7a] haben auch gezeigt, wie sich durch richtige Auswahl und Reihenfolge beim Füttern der bei den Hühnern in verschiedenem Grade beliebten Futtermittel, durch Vorlegen von Körnermischungen und großen Gesamtfuttermengen und durch öfteres Nachschütten, eine Steigerung des Appetits und der Futteraufnahme erreichen läßt.

Über die Frage, wieweit sich die Hühner bei ihrer Nahrungsaufnahme auch von einem *Farbensinne* leiten lassen, haben Katz und Revesz[112] und Hess[93] Versuche angestellt, bei denen sie die Tiere verschieden gefärbte Reiskörner aufpicken ließen.

Auch die Auffassung der Futtermenge und die Wahltendenz, ferner die Treffsicherheit beim Aufpicken der Körner und die Übungseffekte wurden noch von Revesz[190] in einer besonderen Studie an Hühnern untersucht.

Riekel[192] hat diese Versuche noch fortgesetzt und erweitert und zugleich dabei untersucht, wieweit bei den Hühnern für ihre Futteraufnahme auch die Wahrnehmung der „Gestalten" (Wolfgang Köhler) und die „Strukturfunktionen" beteiligt sind. Hierbei zeigte sich, daß die Hühner Figuren und Farbnuancen gut vergleichen konnten und beim Vergleichen bunter Farben besonders nach den Helligkeitswerten derselben urteilen, während der Farbenton nur eine untergeordnete Rolle spielt.

2. Der Tastsinn.

Aber auch der *Tastsinn* ist dabei beteiligt, und es ist kein Zufall, daß gerade beim Wassergeflügel, das seine Nahrung unter natürlichen Verhältnissen, z. B. beim Gründeln im Schlamme, mit den Augen allein nicht immer gut finden kann, und das dafür ja auch einen breiten, weichen, empfindlichen Schnabel hat, schon lange besondere *Tastsinnesorgane in der Schnabelhaut* bekannt sind. Doch auch beim Huhn sind in den nicht von verhornter Haut bedeckten Teilen des Schnabels derartige Sinnesapparate vorhanden. Es sind die hier zuerst von MERKEL entdeckten und nach ihm als MERKELsche Tastkörperchen, ferner die als HERBSTsche, GRANDRYsche und VATER-PACINIsche Körperchen auch bei anderen Tieren bekannten, in besonderer Weise ausgestalteten Endigungen der Tastsinnesnerven. Diese *Tastkörperchen* sind infolge ihrer hierfür offenbar besonders geeigneten mikroskopischen Struktur, im Gegensatze zu den dazwischenliegenden, nicht differenzierten Hautteilen, dazu befähigt, die bei der Berührung mit dem Futter von diesem ausgehenden und je nach dessen Härte und Form ganz verschiedenen mechanischen Reize aufzunehmen und in eine Nervenerregung umzusetzen, die auf dem Wege der Tastnerven dem Gehirne zugeleitet wird, so daß dann — ob bewußt oder unbewußt, wollen wir hier dahingestellt sein lassen — meist wohl unwillkürlich und reflektorisch, durch entsprechende

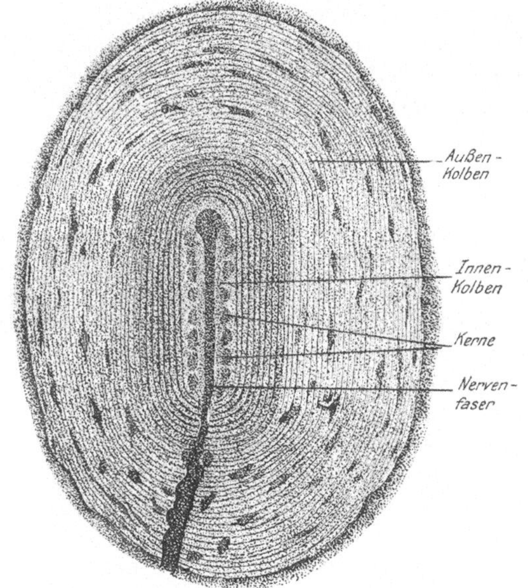

Abb. 1. HERBSTsches Tastkörperchen (Lamellenkörperchen) aus der Wachshaut des Entenschnabels (starke mikroskopische Vergrößerung). Außenkolben, Innenkolben, Kerne, Nervenfaser. (Nach SYMONOWICZ aus IHLE, VERSLUYS u. a.)

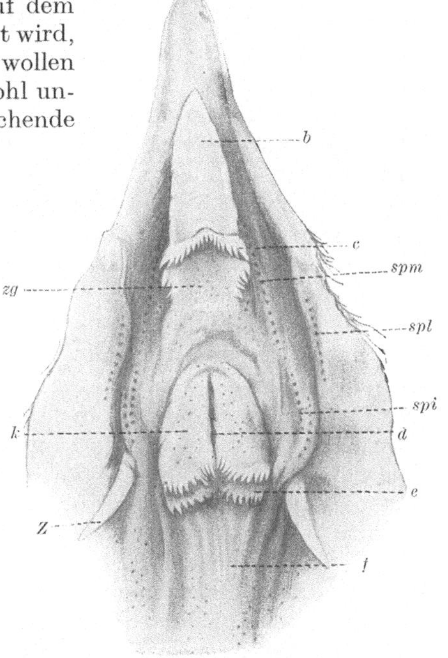

Abb. 2. Mund-Schlundkopfhöhlenboden des Haushuhns. *b* Zunge, *c* Zungenpapillen, *d* Larynxspalte-Stimmritze, *e* Kehlkopfpapillenabgrenzung, *f* Speiseröhre, *k* Gl. cricoarytaenoideae, *sp i* Mündungen der intermediären Gruppe der Glandulae submaxillares, *sp m* Mündungen der oromedialen Gruppe der Glandulae submaxillares, *sp l* Mündungen der kaudolateralen Gruppe der Glandulae submaxillares, *zg* Zungenrand, *Z* Zungenbein. (Nach HEIDRICH.)

Übertragung der Erregungen auf die zu den Muskeln gehenden Nerven, die physiologisch zweckmäßigen Reaktionen und Bewegungen zur Futteraufnahme oder -verweigerung stattfinden.

Die Abb. 1 zeigt ein solches HERBSTsches Tastkörperchen aus dem Entenschnabel mit seinem zwiebelschalenförmigen Aufbau aus einzelnen Lamellen, derentwegen es auch als Lamellenkörperchen bezeichnet wird.

Im Entenschnabel finden sich außerdem auch die etwas andersartigen, einfachen oder zusammengesetzten MERKELschen und die mit einer bindegewebigen Kapsel versehenen GRANDRYschen Tastkörperchen, letztere und die HERBSTschen auch in der Zunge der Ente. Besonders BOTEZAT[21]—[23] hat diese Sinnesorgane der Vögel eingehend untersucht. MERKELsche Körperchen fand er auch beim Huhn und ähnlich bei der Taube zahlreich am harten Gaumen und dem Unterschnabel, an der stark verhornten Zunge dagegen nur wenige; ferner bei Huhn und Taube auch VATER-PACINIsche Kolbentastkörperchen am Gaumen.

Die Papillen oder „Hornzähne" am hinteren Gaumen und hinteren Zungenende (s. Abb. 2) erweisen sich durch den Befund ihrer Tastorgane (Botezat[22]) ebenfalls als geeignet zur Aufnahme von mechanischen Druckreizen, die wohl auch bei diesen Tieren für die Auslösung des Schluckaktes eine maßgebende Rolle spielen.

3. Der Geschmackssinn

ist bei den Vögeln wohl beträchtlich weniger entwickelt als bei den Säugetieren. Experimentelle Untersuchungen über die Geschmacksfunktionen der Vögel scheinen nicht vorzuliegen, obwohl der Geschmack wohl auch bei ihnen in ähnlicher Weise wie bei den Säugetieren als Warner bei der Nahrungsaufnahme dient. Wenn man sieht, wie die Hühner auf dem Hofe oder Enten im Wasser ungenießbare Brocken, z. B. Zigarrenstummel, die sie zunächst mit dem Schnabel aufgenommen haben, wieder von sich geben, so hat man dabei den Eindruck, daß weniger taktile Reize infolge der mechanischen Beschaffenheit, als vielmehr Geschmacksreize infolge der chemischen Eigenschaften des Brockens wirksam sein könnten. Auch zeigen wenigstens weichzüngige Vögel, wie Papageien und Enten, bei denen infolge der geringeren Verhornung der Zungenoberfläche auf dieser mehr Geschmacksorgane vorhanden sein können, oft individuell verschiedene, ausgesprochene Liebhabereien für gewisse Speisen, die auf ein entsprechend entwickeltes Schmeckvermögen hinzudeuten scheinen.

Doch hat Heinroth gerade Papageien mit Chinin auf ihre Geschmacksfähigkeit geprüft, indem er einzelne Bissen in Chininpulver einhüllte und sie ihnen zu fressen gab. Die Tiere merkten das aber gar nicht und hatten also jedenfalls keinen Geschmack davon. Der Geschmack der Vögel wird offenbar weitgehend durch den Tastsinn ersetzt. So nimmt eine Graugans z. B. ein Stück Zucker in den Schnabel, knabbert daran, merkt anscheinend, daß es bröckelig ist, und läßt es dann liegen. Als etwas Eßbares erkennt sie es aber nicht, hat auch offenbar keinen Geschmack davon, wie er gerade bei Zucker sonst auch bei Wildtieren sofort zur Aufnahme verlockt. Körnerfresser können von ihrem Futter sowieso kaum einen eigentlichen Geschmack haben; sie prüfen es nur mit dem Tastsinn des Schnabels. Weidende Vögel kennen nach Heinroth die Kräuter durch den Gesichtssinn, gewissermaßen botanisch, auseinander und suchen sich auf diese Weise bestimmte Pflanzenarten aus.

Typische *Geschmacksorgane*, wie wir sie von den Säugetieren her kennen, wurden von Botezat[21– 23] bei den Vögeln entdeckt. Ihr Hauptsitz ist die Rachengegend, bei jungen Vögeln sind sie auch vereinzelt in den vorderen Teilen der Schnabelhöhle, ferner vorn an der Zunge und am Gaumen vorhanden. Es sind teils verstreute oder zu drüsenartigen Gebilden zusammengesetzte Geschmacksknospen, die die Endorgane der Geschmacksnerven darstellen und aus den Geschmackszellen bestehen, deren Sinnesstiftchen in die als Geschmacksporus bezeichnete Öffnung der Knospe hineinragen und von den im Mundschleim gelösten schmeckbaren Stoffen umspült durch diese chemisch gereizt werden.

Bei der Taube konnte Krause[119] solche Geschmacksknospen am häufigsten auf der Zunge und in den seitlichen Teilen des Mundhöhlenepithels, dagegen nur in spärlicher Zahl in der übrigen Mundrachenhöhle nachweisen.

4. Der Geruchssinn.

Auch über den *Geruchssinn des Geflügels* sind nur negative Erfahrungen bekannt. Als Geruchsorgan befindet sich ganz wie bei den Säugetieren in der innersten Region der Nasenhöhle beiderseits an der sog. oberen oder hinteren Nasenmuschel (s. Abb. 3) ein „Riechhügel" mit einer Riechschleimhaut aus typischem Sinnesepithel, von dem die zum Gehirn führenden Geruchsnerven ausgehen (OTTE[175], MARSHALL[158]). Über feinere Unterscheidung von Gerüchen läßt sich aber hier nichts berichten. Ebenso wie beim Menschen ist auch beim Geflügel neben der anzunehmenden Aufnahmefähigkeit für echte „olfaktive" Gerüche nachweislich auch eine solche für „taktile" Gerüche vorhanden, wobei „stechend" riechende Säuren oder Ammoniak nicht auf die Endorgane der Geruchsnerven, sondern der Berührungsnerven, einwirken.

Daß der *Geruchssinn* allgemein bei den Vögeln keine Bedeutung für ihre Nahrungssuche hat, geht auch aus der schon von DARWIN (siehe v. BUDDEN-BROCK: vgl. Physiol., S. 151) gemachten Beobachtung hervor, daß Geier einen stinkenden Kadaver selbst aus nächster Nähe nicht zu finden vermögen, wenn er mit einem Tuche bedeckt ist.

Nach den Beobachtungen von O. und M. HEINROTH[89] können auch Kolkraben Fleischstücke nicht finden, die in einer ihnen bekannten Umgebung versteckt sind, sowenig als wenn sie unter Sand verborgen wurden. Doch konnten Wanderfalken ganz frisches und anrüchiges Fleisch unterscheiden, letzteres ergriffen sie und schleuderten es weg; daraufhin nahmen sie dann auch frische Fleischstücke erst prüfend vorn in den Schnabel. HEINROTH denkt daran, daß sie vielleicht durch die Nasenrachenöffnung hindurch Geruchsempfindungen haben, durch die sie das Fleisch unterscheiden. In ähnlicher Weise konnten Enten durch einen Choanengeruch gesunde Eicheln von

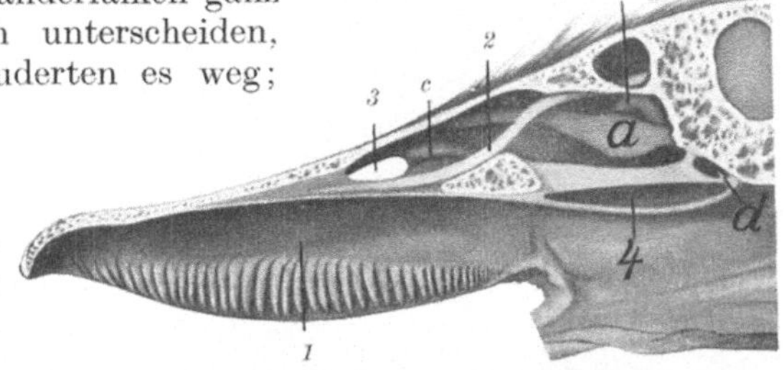

Abb. 3. Medianschnitt der Nasenhöhle einer Ente. *a* untere Muschel, *b* obere Muschel, *c* Schleimhautfalte, *d* Eingang zum Sinus infraorbitalis, *1* Oberschnabel, *2* N. sphenopalatinus, *3* Nasenloch, *4* Choanenspalte. (Nach ELLENBERGER u. BAUM.)

wurmstichigen unterscheiden, die sie wegwarfen. Ob bei diesen Unterscheidungen nicht doch auch taktile Empfindungen, so die einer größeren Brüchigkeit wurmstichiger Eicheln und einer ungeeignet erscheinenden Konsistenz des Fleisches, eine Rolle spielen, ist noch nicht erwiesen. Gerade bei dem so tastempfindlichen Schnabel der Enten ist letzteres wohl das wahrscheinlichere.

Allerdings wird auch gerade für Enten von anderer Seite an Geruchsfunktionen gedacht. Doch vermögen die Beobachtungen von NOLTE[169], die auch meistens negativ verliefen, nicht von der Berechtigung jenes zwei Jahrhunderte alten Brauches der Entenfänger der Vogelkojen auf der Insel Föhr zu überzeugen, die beim Vorgehen ein Gefäß mit schwelendem Torf mitnehmen, um ihre eigene Witterung dem ihrer Meinung nach vorhandenen Geruchssinn der Enten zu verdecken.

Der Geruchssinn spielt nach KATZ und REVESZ[112] bei den Hühnern keine Rolle für die Futteraufnahme.

II. Schnabel, Mundhöhle und Speicheldrüsen.

Auf den anatomischen Bau und die feinere Struktur der Verdauungsorgane unserer Nutzvögel im allgemeinen und bei ihren einzelnen Arten im besonderen kann hier natürlich nur, soweit es für die physiologische Betrachtung der Ernährungswerkzeuge erforderlich erscheint, im Sinne einer funktionellen Morphologie eingegangen werden. Für weitere anatomische und histologische Orientierung muß auf die Werke von ELLENBERGER und BAUM[65], ZIETZSCHMANN[246], SCHAUDER[202], KRAUSE[119] und die dort angeführte Literatur verwiesen werden.

Die besonders im Vergleich zu den Säugetieren völlig eigenartige Gestaltung des Baues und der Funktionen der Verdauungsorgane bei den Vögeln macht sich schon an dem im Kopfe gelegenen ersten Abschnitt des Verdauungskanals in auffälligster Weise bemerkbar.

In Anpassung an die fliegende Lebensweise zur Entlastung des Kopfes haben die Vögel im Laufe ihrer stammesgeschichtlichen Entwicklung die Zähne völlig verloren, während ihre fossilen Vorfahren aus der Jura- und Kreidezeit, die noch den Eidechsen ähnlicher waren, Archäopteryx und die fossilen Zahn-

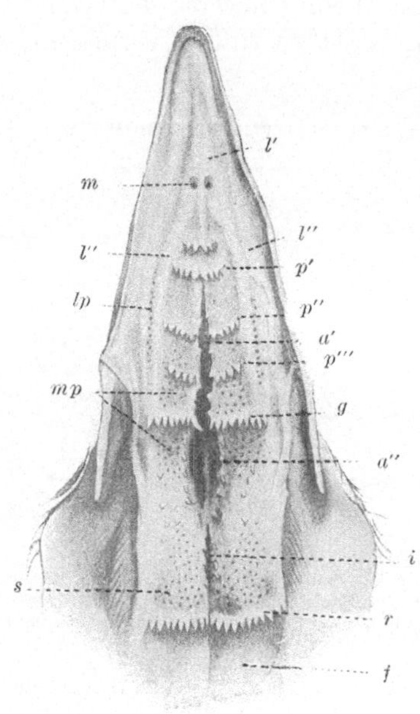

Abb. 4. Mundhöhlendach des Haushuhns. *a'a''* Choanenspalte, *a'* enger Teil der Choanenspalte, *a''* weiter Teil der Choanenspalte, *f* Speiseröhre, ventrale Wand, *g* Gaumenpapillenreihe, *i* Infundibularspalte mit Mündung der beiden Eustachischen Röhren, *l'* mediane Gaumenleisten, *l''* laterale Gaumenleisten, *m* Mündung der Glandula maxillaris monostomatica, *mp* mediale Glandulae palatinae, *lp* laterale Gl. palatinae, *p'p''p'''* Papillenreihen, *r* Rachenpapillenreihe der oberen Schlundwülste, *s* Glandulae sphenopterygoideae. (Nach Heidrich aus Ellenberger und Baum.)

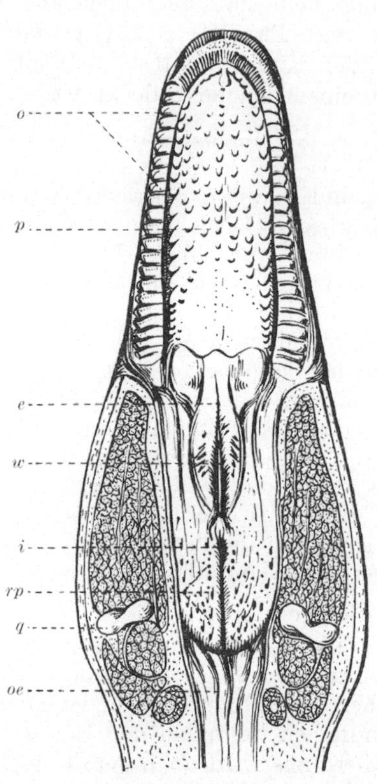

Abb. 5. Dach der Mund-Schlundkopfhöhle der Gans mit Oberschnabel. *o* Oberschnabel mit Lamellen, *p* Munddach mit Papillen, *e* enger, *w* weiterTeil der Munddachspalte, *i* dorsale Rachentasche (Infundibularspalte), *rp* Rachenpapillen und Rachendrüsen, *q* Quadratbein, *oe* dorsale Wand der Speiseröhre. (Nach Schauder.)

vögel, die Odontornithen, Odontopteryx u. a., noch Zähne besaßen (vgl. Marshall[158]). Auch Lippen und Wangen und das Gaumensegel der Säugetiere sind nicht vorhanden und es fehlt eine eigentliche, von der Mundhöhle gesonderte Rachenhöhle (Gurlt[79]), so daß man hier von einer Mund-Schlundkopfhöhle spricht (Zietzschmann[246]). Eine Grenze zwischen Mund- und Schlundkopfhöhle wird nur durch die Gaumen- und Zungenpapillen angedeutet (siehe Abb. 2 und 4).

1. Schnabel und Mundhöhle.

Die Mundhöhle der Vögel wird durch die Ränder des Schnabels begrenzt, der durch Umbildung des Unter- und Zwischenkiefers entsteht, die seine knöchernen Grundlagen für den Unter- und Oberschnabel bilden. Diese werden von einer Haut (Lederhaut) überzogen, die die Hornscheiden des Schnabels erzeugt. Die

Größe, Form und Härte des Schnabels und seiner Hornscheiden ist nun bei den Vögeln je nach ihrer Ernährungsweise sehr verschieden; man braucht nur an einen Adler, Storch und Sperling zu denken. Dies gilt auch für unsere landwirtschaftlichen Nutzvögel. Bei den Hühnern und Tauben ist der Schnabel ziemlich kurz und spitz und mit seinen harten, scharfkantigen und glatten Rändern zum Aufpicken des harten Körnerfutters gut geeignet.

Beim Wassergeflügel (Gans, Ente, Schwan) sind die zum Gründeln dienenden Schnäbel breiter, länger und weicher, und ihre etwas abgerundeten Ränder mit quer gestellten Hornlamellen und Kerben (daher ,,Lamellirostres") versehen (s. Abb. 5), die am Ober- und Unterschnabel aufeinanderpassen und zum Absieben des mit der Nahrung aufgenommenen Wassers dienen; daher wird hier auch von Siebschnäbeln oder Seihschnäbeln gesprochen (BIEDERMANN[13], DÜRIGEN[62]). O. und M. HEINROTH[89] bezeichnen den Namen Zahnschnäbler oder Lamellenschnäbler als besonders zutreffend; alle Entenvögel (Enten, Gänse, Schwäne) haben eine weiche Schnabelhaut und an der Schnabelspitze einen hornigen Haken, den sog. Nagel. Die Hornzähne bilden bei den Enten eine Seihvorrichtung, bei den Gänsen sind sie stärker verhornt und ermöglichen ein seitliches Abbeißen. Nach HEINROTHS Beobachtungen ist es erstaunlich, wie geschickt und gut ein Gänseschnabel auf dieses Grasfressen eingerichtet ist. Die Spitze, also der Nagel, reißt und die Hornzähne beißen seitlich ab; während die Zunge die Grasblätter nach hinten in den Schlund schiebt. Auch zum Abstreifen von Grasrispen ist dieses Werkzeug sehr geeignet.

Im übrigen machen die Nervenendapparate in der weichen Wachshaut dieser Wassernutzvögel den Schnabel zugleich zum Tastorgan, im Gegensatz zu der harten Hornscheide, die den Schnabel bei der Taube an der Spitze und beim Huhn im ganzen überzieht, während hier eine Wachshaut nur an der Schnabelwurzel vorhanden ist. Der *Oberschnabel*, in dem sich die großen Nasenlöcher befinden, greift etwas über den schmalen Unterschnabel über und bildet mit seinem Gaumen das Dach der Mund-Schlundkopfhöhle (s. Abb. 4 und 5). Dieses zeigt besonders beim Huhn mehrere Reihen charakteristischer verhornter Papillen, deren vorletzte, die Gaumenpapillenreihe, die Grenze zwischen Mund- und Schlundkopfhöhle bezeichnet (ELLENBERGER und BAUM[65]). In der Mittellinie ist ein großer Teil des Gaumens von der Choanenspalte oder Munddachspalte durchzogen; diese ist durch eine Scheidewand in zwei Teile getrennt, die in die beiden Seiten der Nasenhöhle hineinführen. Das Eindringen von flüssiger Nahrung aus der Mund- in die Nasenhöhle wird durch die Gaumenmuskulatur, die diese Gaumenspalte zu schließen vermag, als Ersatz des Gaumensegels der Säugetiere, verhindert (OTTE[175]).

Weiter hinten befindet sich am Schlundkopfdache noch eine weitere, die Infundibularspalte oder dorsale Rachentasche (s. Abb. 4), durch welche die beiden Eustachischen Röhren oder Ohrtrompeten die Verbindung zwischen Mittelohr und Schlundkopfhöhle herstellen.

Der Mundboden des Schnabels (s. Abb. 2) nimmt die *Zunge* auf, deren Größe und Form sich bei den Vögeln nach der des Schnabels richtet und daher ebenso großen Verschiedenheiten unterliegt, wie dieser selbst. Die Zunge dient verschiedenartigen Funktionen, sie hilft mit beim Aufnehmen, Festhalten und Hinunterschlucken des Futters, und ist besonders bei dem Wassergeflügel zugleich auch noch Tast- und Geschmacksorgan. Sie ist bei den Schwimmvögeln verhältnismäßig groß und fleischig, und breiter, weicher und beweglicher, als bei Huhn und Taube, bei denen sie spitz, vorn wie auf dem Zungenrücken mit einer Hornplatte versehen und großenteils mit vielen kleinen, nach hinten gerichteten verhornten Zungenwärzchen oder -papillen bedeckt ist. Eine größere

Papillenreihe (s. Abb. 2) bildet die Grenze des Mundbodens zur Schlundkopfhöhle. Als Stützgerüst dient der Zunge das durch verschiedene Muskeln
sehr bewegliche *Zungenbein* (Abb. 2), das sich mit dem Os entoglossum (s. Abb. 6)
in das Innere der Zunge fortsetzt. Beim Wassergeflügel tragen die Zungen-
ränder Stacheln und Borsten, die mit den queren Platten des Oberschnabels
(s. Abb. 5) ein Sieb bilden, durch das das Wasser von der aufgenommenen
Nahrung abfließt.

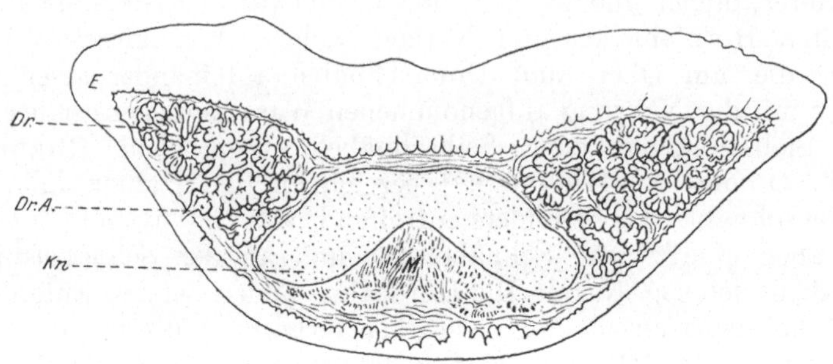

Abb. 6. Querschnitt durch die Zunge des Huhns (im mittleren Teile). *E* Epithel, *M* Muskulatur, *Dr* Drüsen,
Dr A Drüsenausführungsgang, *Kn* knorpeliger Teil des Os entoglossum. (Nach Oppel aus Zietzschmann.)

In ganz eigenartiger Weise dient nach Heinroth[89] die Zunge bei der Nahrungsaufnahme der Enten und Schwäne als saugender Stempel beim sog. *Schnat-
tern*, d. h. beim Aussieben der Nahrungsteilchen aus dem Wasser. Die Stempel-
zunge zieht das Schlammwasser durch die Schnabelspitze ein und quetscht es
beim Schnabelschluß hinten zwischen den Schnabelrändern wieder heraus.
Dabei werden kleine Futterteilchen von den feinen Nervenenden als solche
erkannt und mit den Lamellen festgehalten. Diese Art der Nahrungsaufnahme
ist vom Auge unabhängig; daher fliegen viele Enten im Dämmerlicht.

Besonders in den seitlichen, zum Teil auch in den mittleren Partien der Zunge
sind *Drüsen* vorhanden (s. Abb. 6), die histologisch einfache Säcke oder größere
Gruppen von Drüsensäckchen mit gemeinsamen Sammelkanälen darstellen
(Näheres bei Zietzschmann S. 385[246] und Krause[119]).

2. Die Speicheldrüsen.

Da die Vögel keine Zähne haben und die mit dem Schnabel aufgenommene
Nahrung, ohne sie kauen zu können, herunterschlucken, so kommt die Absonderung eines chemisch wirksamen Speichels, der wie bei den Säugetieren die
Kohlenhydratverdauung einleiten und Stärke in Zucker verwandeln würde,
bei ihnen nicht in Betracht. Tatsächlich findet sich selbst im Kropfe noch kein
diastatisches Ferment und beginnt die Aufschließung der Kohlenhydrate beim
Geflügel erst im Dünndarm (s. S. 66). Wohl aber ergibt sich besonders bei
trockner Körnernahrung das Bedürfnis nach der Absonderung eines Schmier-
oder Gleitspeichels oder doch eines Schleimes, der die Schluckbahn des Futters
schlüpfrig erhält. So sind denn auch z. B. beim Huhn an der Zunge, am Gaumen,
am Mundboden und Mundwinkel allerlei Drüsen vorhanden, die meist als Speicheldrüsen bezeichnet werden (s. Abb. 7).

Wieweit sie den einzelnen Speicheldrüsen der Säugetiere als homolog entsprechen, ist
eine noch umstrittene Frage. Wegen dieser anatomischen Zweifel werden die größten dieser
Drüsen von den Autoren teils als Unterkieferdrüsen, Glandulae submaxillares, teils als
Glandulae intramaxillares bezeichnet und noch in vordere und hintere oder innere und

äußere unterschieden (HEIDRICH [87, 88], ZIETZSCHMANN[246], SCHAUDER[202], CHOLODKOWSKY[42], ELLENBERGER und BAUM[65], ANTONY[1]).

In der Abb. 7 sind die gesonderten Mündungen der Ausführungsgänge der vorderen, mittleren und seitlichen Pakete der hinteren Submaxillardrüsen auf dem schmalen Schleimhautstreifen seitlich vom Zungengrunde dargestellt. Die Übersicht über die Speicheldrüsen des Huhnes zeigt, daß die Glandulae inframaxillares (b und h) offenbar mit jenen Submaxillardrüsen identisch sind. Am Mundwinkel schließt sich dann eine besondere, getrennt ausmündende Mundwinkeldrüse (a) an. Diese wird als eine Abzweigung der Gaumendrüse aufgefaßt und ist bei der Taube größer. Am Munddach sind außer den Gaumendrüsen noch andere unterscheidbar, bei der Gans bilden die Munddachdrüsen ein zusammenhängendes Drüsenlager (SCHAUDER).

Ferner ist noch auf die bereits erwähnten in der Zunge liegenden, vorderen und hinteren *Zungendrüsen* hinzuweisen (Abb. 6), die bei den Schwimmvögeln größer sind, und auf die am Kehlkopfeingange gelegenen Drüsen (Gl. cricoarytaenoideae Abb. 2).

ANTONY[1] unterscheidet bei der Hausente, wie bei Gans und Schwan, die folgenden Arten von Speicheldrüsen: Glandulae mandibulares posteriores, linguales inferiores und posteriores, cricoarytaenoideae, maxillares, palatinae posteriores, pterygoideae, angularis oris. Für die Taube gibt er keine pterygoideae an und bezeichnet die linguales als superiores. Nach seinen histologischen Untersuchungen, hauptsächlich an Finken, unterscheidet ANTONY auch für die Speicheldrüsen der Vögel Schleimzellen, seröse und gemischte Drüsenzellen.

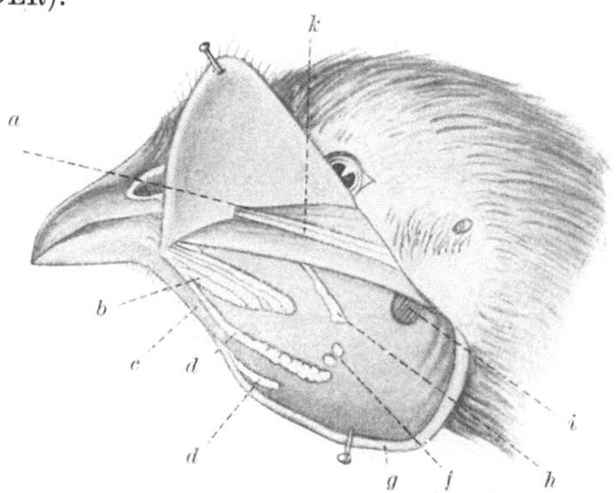

Abb. 7. Die Speicheldrüsen des Haushuhns. *a* Mundwinkeldrüse (Glandula anguiaris oris), *b* und *h* Unterkieferdrüsen (*b* Gl. submaxillaris s. inframaxillaris interna, *h* Gl. inframaxillaris externa), *d* Zungenfollikel, *f* getrennt liegende Follikel, *i* Tonsille, *k* Jochbein. (Nach CHOLODKOWSKY.)

Physiologisch scheinen alle diese Speicheldrüsen der Vögel echte Schleimdrüsen zu sein, die nur Schleim und keine Verdauungsfermente bilden (s. S. 23, 66, auch TELLER S. 260[225]). Allgemein sind sie bei dem Wassergeflügel weniger stark entwickelt, da diese Tiere ihre Nahrung ja schon durch die Aufnahme aus dem Wasser schlüpfrig erhalten. Jedenfalls läßt sich dem auch nur in geringer Menge abgesonderten Speichel bei den Vögeln, wie TIEDEMANN und GMELIN S. 100[227] schon vor 100 Jahren feststellten, kein bedeutender Anteil an der Verdauung zuschreiben; er befördert nur durch Anfeuchtung das Verschlucken der Nahrungsmittel und trägt höchstens noch etwas zu ihrer Erweichung im Kropfe bei.

B. Die Verdauungsfunktionen des Oesophagus und Kropfes und der Schluckakt.

I. Die Speiseröhre

(Schlund, Oesophagus) der Vögel ist im allgemeinen erweiterungsfähiger als bei den Säugern, da sie infolge der fehlenden Kauwerkzeuge oft große unzerkleinerte Bissen hinabbefördern muß. Daher ist sie auch weiter als der Darm. Sie zieht an der rechten Seite der mehr vorn liegenden Luftröhre hinab (Abb. 8, NEERGARD[165]), weiter unten nähert sie sich wieder der Mittellinie, tritt zwischen den beiden Schlüsselbeinen in den oberen Brusteingang ein und dann linkerseits hinter dem linken Hauptast der Luftröhre in den Drüsenmagen über. Die Wand des

Oesophagus ist ebenso wie das ganze Darmrohr der Vögel aus mehreren Häuten zusammengesetzt, von denen wir die äußerste, bindegewebige Hülle als *Serosa* (Adventitia), die mittlere als *Muskelhaut* (Muscularis) und die innerste als *Schleimhaut* (Mucosa) unterscheiden (s. Abb. 9).

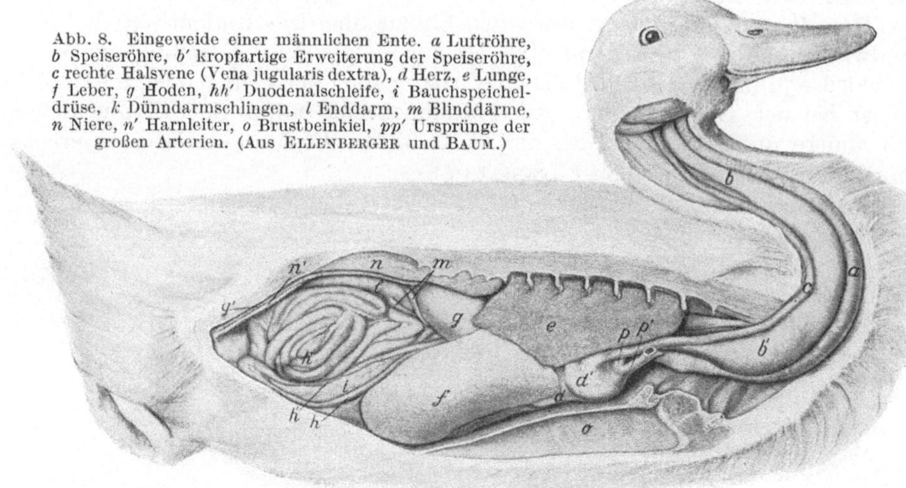

Abb. 8. Eingeweide einer männlichen Ente. *a* Luftröhre, *b* Speiseröhre, *b′* kropfartige Erweiterung der Speiseröhre, *c* rechte Halsvene (Vena jugularis dextra), *d* Herz, *e* Lunge, *f* Leber, *g* Hoden, *hh′* Duodenalschleife, *i* Bauchspeicheldrüse, *k* Dünndarmschlingen, *l* Enddarm, *m* Blinddärme, *n* Niere, *n′* Harnleiter, *o* Brustbeinkiel, *pp′* Ursprünge der großen Arterien. (Aus ELLENBERGER und BAUM.)

Die *Muskelhaut* besteht in der ganzen Länge der Speiseröhre aus unwillkürlicher, nicht quergestreifter Muskulatur, die aus glatten Muskelzellen zusammengesetzt und teils in einer äußeren Lage von Kreisfasern als Ringmuskelschicht, teils in einer inneren als Längsmuskulatur angeordnet ist.

Die Ringmuskelfasern bilden ein die Schlundwand umspinnendes Netzwerk, Längs- und Ringmuskulatur sind durch eine lockere Bindegewebslage voneinander getrennt (KRAUSE S. 270[119]). Auch die beiden anderen Schichten der Oesophaguswand sind aber mit Bindegewebe durchsetzt, das ein zusammenhängendes System (HASSE[84]) und besonders als intermuskuläres Bindegewebe ein dichtes Flechtwerk bildet (SCHREINER[209]). Während bei der Taube nur eine äußere Ring- und eine innere Längsmuskulatur vorhanden (KAHLBAUM[106], HASSE[84], POSTMA[181], SCHREINER[209]), ist bei den Hühnervögeln noch eine dritte äußerste und wieder in der Längsrichtung verlaufende Muskellage vorhanden, so daß hier also eine äußere Längs-, mittlere Ring- und innere Längsschicht der Oesophagusmuskulatur zu unterscheiden sind (Abb. 9; näheres siehe ZIETZSCHMANN S. 390[246]). Die innere Längsmuskulatur ist eine modifizierte, eigentlich schon zur Schleimhaut gehörige Muscularis mucosae (OPPEL[172—174], ZIETZSCHMANN[246]). Die Zirkulärfaserlage ist stets die stärkste.

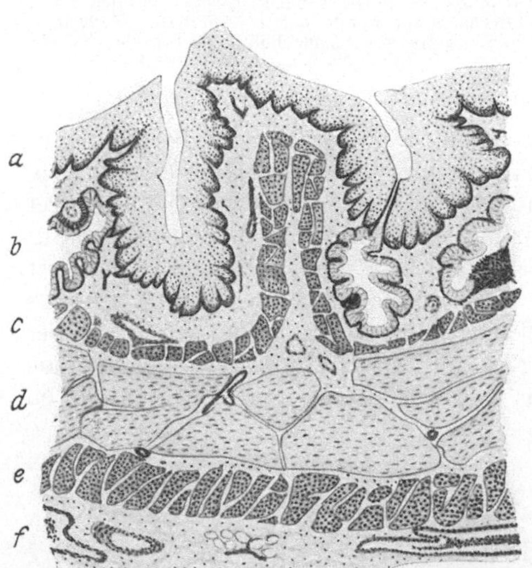

Abb. 9. Querschnitt durch die Speiseröhre des Haushuhns. *a* Epithel, *b* Schleimdrüsen, *c* Muscularis mucosae *d* innere Ringmuskulatur, *e* äußere Längsmuskulatur, *f* Adventitia. (Nach ZIETZSCHMANN.)

Der Oesophagus des Huhnes und auch der Ente ist mehrfach zu muskelphysiologischen Untersuchungen herangezogen worden, indem man einzelne frisch herausgeschnittene Stücke oder Streifen der Oesophauswand als überlebende Organe in hierfür geeigneter physiologischer RINGERscher Lösung mit dem Schreibhebel einer graphischen Registriervorrichtung verband und auf diese Weise am Kymographion ihre Verkürzungen und Verlängerungen auf der mittels Uhrwerk vorbeigeführten berußten Papierfläche verzeichnen ließ. So hat BOTTAZZI[25] an diesem Oesophaguspräparat die spontanen und in sehr regelmäßiger Rhythmik auftretenden Kontraktionen sowohl in unbeeinflußster Automatie wie auch unter der Einwirkung verschiedener Temperatur und verschiedener mechanischer und chemischer Bedingungen registriert. FIENGA[67] und BUGLIA[32] haben diese Versuche durch genauere Feststellungen der chemischen Einflüsse, besonders verschiedener Salze, auf die Lebenstätigkeit derartiger Oesophaguspräparate fortgesetzt.

Die Schleimhaut der Speiseröhre ist eine hautartige (cutane) und ebenso wie die äußere Haut mit einem ziemlich stark geschichteten Plattenepithel bedeckt, das bei der Ente und Taube deutliche Verhornung zeigt. Dicht unter dem Epithel liegen *Drüsen*, die aus einzelnen Drüsenschläuchen mit Schleimzellen bestehen, oder einen zentralen Sammelraum besitzen und durch einen Ausführungsgang auf der Schleimhautoberfläche münden (s. Abb. 9).

Bei Huhn und Ente sind diese Drüsen im ganzen Oesophagus, bei der Ente in größerer Zahl, vorhanden, während sie bei der Taube im Halsteile fehlen, im Brustteile aber in Falten oder Leisten der Schleimhaut sitzen.

Auch bei der Gans sind es zusammengesetzte schlauchförmige Drüsen. Die Drüsen des Schlundrohres produzieren aber nur Schleim und keine Fermente; denn KLUG[116] konnte mit Schleimhautextrakten aus dem Oesophagus der Gans keine Eiweiß- oder Stärkeverdauung erzielen.

Die ganze Speiseröhrenwand ist in ihren bindegewebigen Teilen auch innig mit *elastischen Fasern* durchflochten, die für die Dehnbarkeit dieses Darmabschnittes funktionell von Bedeutung sind. Ferner ist sowohl die Muskulatur mit einem *Nervengeflecht* versehen, das ihre Bewegungen reguliert, wie auch die Schleimhaut reich an *Nervenfasern* und Nervenendigungen, die zum Teil auch mit den Drüsen und Blutgefäßen in funktionellem Zusammenhange stehen (KAMKOW[108]). Am *Übergange zum Drüsenmagen* ist das Ende des Oesophagus noch durch eine besondere, am stärksten bei der Ente und Gans, weniger schon beim Huhn entwickelte Ansammlung von Lymphdrüsen ausgezeichnet, die eine Art Schlundmandel (Tonsilla oesophagea) darstellt (KLUG[116], GLINSKY, SCHREINER[209], ZIETZSCHMANN[246]).

Die Wand der Speiseröhre zeigt im gedehnten Zustande niedrige Längsfalten, die sich im leeren, schlaffen Zustande stärker ausbilden. Es sind keine reinen Schleimhautfalten, da sich auch die Muskelschichten teilweise an dieser Faltung beteiligen (s. Abb. 9). Bei der Gans ziehen 6—8 große, 2—3 mm hohe Falten unverzweigt die ganze Länge des Oesophagus hinab (SCHEPELMANN[203]).

Die Speiseröhre ist als Verbindungsrohr zwischen Mundhöhle und Magen die Schluckbahn für die aufgenommene Nahrung.

II. Der Schluckakt.

Alles Futter wird von den Vögeln ganz verschluckt, nur von sehr großen Brocken werden einzelne Teile mit schleudernden Bewegungen abgebrochen (HEINROTH II, S. 41[89]).

Der Vorgang des *Schluckaktes* ist, soweit er den Durchgang des Futters durch den oberen Oesophagus oder den Oesophagus bei kropflosen Tieren betrifft, noch kaum untersucht worden. Auf eigene derartige Beobachtungen an Hühnern werden wir im Zusammenhange mit der Füllung und Entleerung des Kropfes eingehen. Bei der Gans haben CANNON und MOSER[34] diesen Teil des Schluckaktes gelegentlich mit Hilfe der Röntgenstrahlen untersucht, indem sie Kornmehl oder Melasse mit Zusatz von Wismut als Kontrastmittel verfütterten und das Fortschreiten des Futters durch die peristaltische Bewegung der Speiseröhre am Röntgenschirm beobachteten. Bei einem Mehlbissen, der zum Zurücklegen von 15 cm Entfernung im Oesophagus zwölf Sekunden brauchte, verlangsamte sich die Geschwindigkeit während des Vorwärtsgleitens. Dickflüssige Melasse dagegen glitt etwa ebenso schnell wie festes Futter langsam und stetig mit der peristaltischen Welle weiter.

Wie bei den Säugetieren findet auch bei den Vögeln eine Kreuzung der Luft- und Nahrungswege in der Schlundkopfhöhle statt (s. Abb. 10).

Der Kehldeckel, das Gaumensegel und die Schlundkopfmuskeln, die beim Schlingakt der Säugetiere für die Abschließung der Luftwege und ihren Schutz gegen das Eindringen von Nahrungsbestandteilen sorgen, fehlen indessen bei den Vögeln. Daher geht hier die Eröffnung und Verschließung der Luft- und Speisewege, wie HEIDRICH[88] nachgewiesen hat, wesentlich anders, und zwar einfacher vor sich. Denn es ist während der vollen Entfaltung des Nahrungsweges im Augenblicke des Schlingens zur Abgrenzung des Atmungsweges nur am Mundhöhlendache die Schließung der zur Nasenhöhle führenden Choanenspalte und der in die Hörtrompete führenden Infundibularspalte (s. Abb. 4), und am Schlundkopfboden der Verschluß des Kehlkopfeinganges nötig. Der Abschluß der beiden genannten Spalten des Rachendaches erfolgt

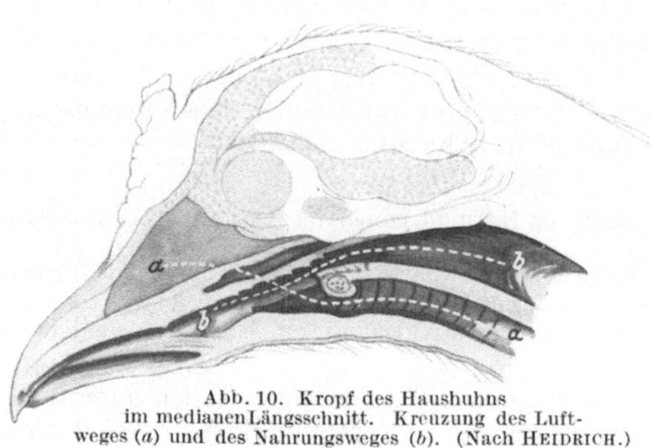

Abb. 10. Kropf des Haushuhns im medianen Längsschnitt. Kreuzung des Luftweges (a) und des Nahrungsweges (b). (Nach HEIDRICH.)

durch aktive Muskelwirkung der inneren Flügel- oder Gaumenkiefermuskeln; überdies werden die Choanen noch durch die den Choanenrand besetzenden, schlundwärts gerichteten Hornpapillen gegen das Eindringen von Fremdkörpern geschützt, die zugleich auch im Sinne von Widerhaken die Weiterbeförderung der Nahrung in der rechten Richtung unterstützen. Der Kehlkopfeingang andererseits wird durch die eigene Aktion der Kehlkopfmuskeln und außerdem durch den sich während des Schlingaktes über ihn schiebenden Zungengrund gegen den Nahrungsstrom abgeschlossen.

Der soeben erwähnte Eingang des Kehlkopfes ist auf Abb. 2 dargestellt. Er ist durch die dahinter befindlichen Reihen der Kehlkopfpapillen gegen den Beginn des eigentlichen Schlundes, der Speiseröhre, abgegrenzt. Oben findet diese Begrenzung in gleicher Weise durch die Rachenpapillen statt (Abb. 4).

So wird ein Bissen, der verschluckt werden soll, durch schnelle und energische Rückwärtsbewegungen der Zunge am Rachendach entlang und an den verschlossenen Spalten vorbei kräftig an den geöffneten Eingang der Speiseröhre gepreßt, von wo aus deren Muskulatur die Weiterbeförderung in den Kropf bzw. den Magen übernimmt. Während dieser Bewegungen der Zunge werden gleichzeitig Kehlkopf und Luftröhre derartig nach vorn und oben gezogen, daß der Kehlkopf zwischen die von den Zungenbeinhörnern gebildete Gabel hinein nahe an den Zungenbeinkörper herangedrückt wird. Hierbei kommt der Zungengrund auf den Kehlkopfeingang zu liegen, der auch hierdurch noch, und ohne den Kehldeckel der Säugetiere zu besitzen, gegen das Eindringen von Speiseteilen gesichert wird.

Die Eröffnung des während ruhiger Atmung geschlossenen Einganges der Speiseröhre (Oesophagusmund) erfolgt während des Schluckaktes dadurch, daß zugleich mit der Vorwärtsbewegung des Kehlkopfes auch die an die Kehlkopfpapillen grenzende ventrale Wand des Oesophagus (s. Abb. 2) ebenfalls mit nach vorn gezogen und dem ankommenden Bissen entgegengeführt wird. Ist dieser dann in die Speiseröhre übergetreten, so kehren sämtliche beteiligten Organe sofort in ihre Ruhelage zurück (HEIDRICH[87]).

Beim *Schlucken von Flüssigkeiten* ist der Mechanismus ebenfalls entsprechend anders als bei den Säugetieren, die auch ihre Tränke in jeder Stellung des Kopfes aufnehmen können. Bei den Hühnern ist es dagegen sprichwörtlich, daß es keinen Schluck trinken kann, ohne „einen Blick zum Himmel auf zu tun".

Offenbar macht sich hier das Fehlen der Wangenmuskeln und die geringere Entwicklung der ganzen Mund-Schlund-Kopfmuskulatur geltend. CANNON und
MOSER[34] haben es auch bereits ausgesprochen, daß dieses Hochheben des Kopfes
offenbar der Flüssigkeit ermöglichen soll, ihrer Schwere nach in die Speiseröhre
hineinzufließen. Marek[157] faßt es so auf, daß das rasche Emporheben des in die
Flüssigkeit gesenkten Schnabels und das darauffolgende Abfließenlassen der
in die Schnabelhöhle gebrachten Flüssigkeit nach dem Oesophagus unter wiederholten Schnabelschlägen und Zungenbewegungen den Zweck hat, dem Hineinpressen von Flüssigkeit in die schlitzförmigen Choanen vorzubeugen.

Die *Tauben* trinken auf ganz
andere Weise, und zwar so, daß
sie den Schnabel bis an die Nasenlöcher in das Wasser stecken
und dann saugen (HEINROTH II,
S. 41[89]).

III. Der Kropf.

1. Die Ausbildung des Kropfes beim Geflügel und seine einzelnen Teile.

(Ingluvies, Crop, Jabot, Gozzo,
Ingluvie.)

Bei vielen Vögeln besitzt die
Speiseröhre eine charakteristische
spindel- oder kugelförmige Erweiterung, die als Nahrungsbehäl-
ter dient und als Kropf bezeichnet wird (Abb. 11 u. 12). Außer
bei den Raubvögeln, Kreuzschnä-
beln, Paradiesvögeln, der männlichen Trappe, den Kolibris,
dem Marabu, Kasuaren (s. MAR-
SHALL[158]) ist dies besonders bei
unserem Hausgeflügel der Fall. Bei
den Gänsen und Enten ist es nur
eine spindelförmige Erweiterung,
die auch als „falscher Kropf"
oder „Schlundkropf" (TEICH-
MANN[223]) dem „echten", sackförmigen Kropf der Hühner,
Pfauen und Tauben gegen-
übergestellt wird (GADOW[72, 73],
ZIETZSCHMANN[246]). Der Unter-

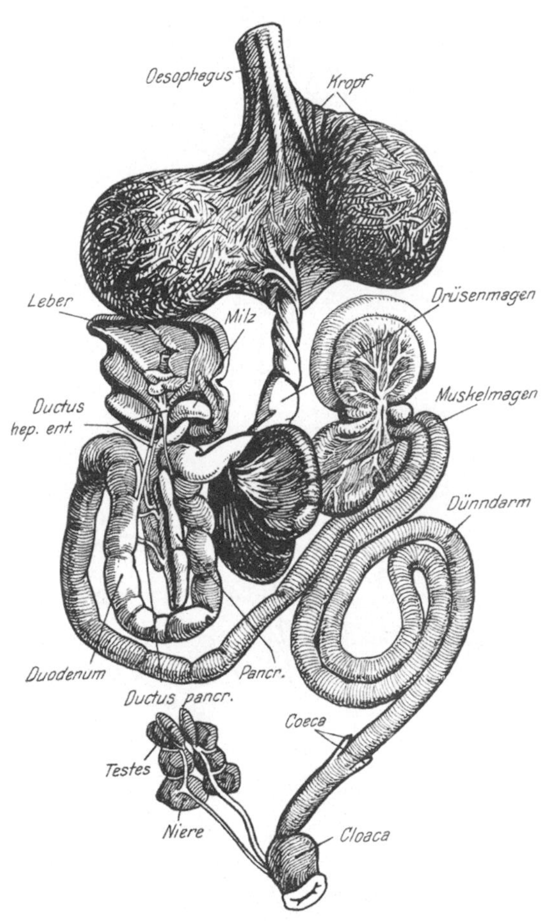

Abb. 11. Verdauungsorgane der Taube.
(Aus IHLE, VAN KAMPEN, NIERSTRASS, VERSLUYS.)

schied besteht darin, daß der Oesophagus bei ersterem auf eine längere und bei
letzterem auf eine kürzere Strecke hin erweitert ist (IHLE, VERSLUYS S. 562[102]).

GADOW sagt, daß die vielverbreitete Meinung, daß die *Enten* einen Kropf
haben, darin wurzelt, daß bei manchen Enten bei der Weite und Länge des Drüsenmagens derselbe als Kropfbehälter fungiere. Auch nach SWENANDER[221, 222] ist
dies zweifelsohne der Fall, und wenn der Drüsenmagen gefüllt ist, wird auch der
Oesophagus verwendet. Nach diesem Autor läßt sich die Erweiterung des Schlundrohres bei den Enten auch als ein Kropf im niedrigsten Entwicklungsstadium

auffassen. Der echte Kropf zeigt seine höchste Ausbildung bei Hühnern und Tauben. Er wird daher als eine Folge der Anpassung an die trockene, schwer verdauliche Körnernahrung aufgefaßt[73]. Der Kropf besteht hier aus einer weiten dehnbaren Ausbuchtung der vorderen Oesophaguswand, die etwas rechtsseitlich der Luftröhre sackartig vorgelagert ist und bis zum Schlüsselbein reicht (Abb. 12). Bei der Taube besteht er aus zwei symmetrisch von der Speiseröhre ausgehenden Säcken, und auch für den Hühnerkropf konnte ich, im Gegensatze zu den bisherigen Angaben der gesamten Literatur, von Gurlt bis heute, mit Ihnen[103, 104] nachweisen, daß er nicht unpaar, sondern ebenfalls deutlich in einen *rechten und einen linken Kropfsack* differenziert ist, was funktionell von Bedeutung ist (s. Abb. 13). Am lebenden Tiere sind diese beiden Kropfsäcke, wie wir noch näher beschreiben werden, deutlich nachzuweisen; bei toten Hühnern zieht sich der Kropf sehr stark zusammen und verstreicht dadurch die Grenzfurche zwischen rechtem und linkem Kropfsack.

Durch die Einschaltung dieses Kropfes, der an seinem Ein- und Ausgang mit funktionell fest verschließbaren Schließmuskeln (Sphincteren) versehen ist, wird von der Speiseröhre ein oberhalb des Kropfes liegender, schon von Hunter und Hasse[84] unterschiedener Halsteil (pars cervicalis) oder *oberer Oesophagus,* und unterhalb des Kropfes ein kürzerer Brustteil (pars thoracica) oder *unterer Oesophagus* abgeteilt. Diese Verhältnisse sind, wie sich aus den genauen Feststellungen von Rubeli[200] ergibt (s. Abb. 14a u. b), bei Huhn und Taube verschieden. Beim Huhn (s. Abb. 14a) verengt sich der obere Oesophagus konisch bis zu seinem Übergange in den Kropf, und die untere Speiseröhre beginnt am Kropfe mit einer größeren Weite, die durch den Übergang in den Drüsenmagen immer mehr zunimmt. Bei der Taube (s. Abb. 14b) dagegen ist das über dem Kropfe gelegene Stück weiter und dickwandiger und der untere Oesophagus verhältnismäßig eng.

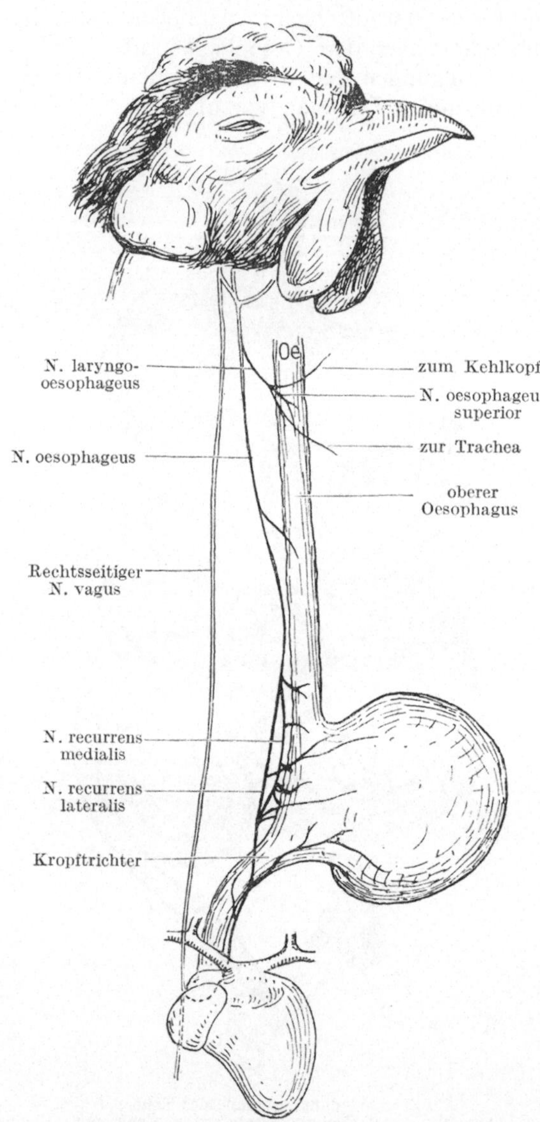

Abb. 12. Kropf und Speiseröhre des Haushuhns mit den sie versorgenden Nerven. (Nach Mangold und Ihnen.)

Der Kropf besteht aus verschiedenen Teilen. Zum Verständnis der Kropffunktionen habe ich mit Ihnen[104] diese Teile folgendermaßen unterschieden: den rückwärts gelegenen Teil, der als einfache Fortsetzung den oberen und unteren

Oesophagus verbindet, nennen wir die „*Kropfstraße*", weil sie den Hauptweg für die Nahrung bildet. Die beiden vorn liegenden Seitenteile die „Kropfsäcke" (s. Abb. 13). Der obere Kropfein-gang, der „*Kropfmund*", liegt als Abschluß des oberen Oesophagus etwas rechts von der Mittelebene des Tieres, während der *untere Kropfausgang* am Brusteingang in der Mitte des Körpers liegt. Den über dem unteren Kropfausgange liegenden trichterförmigen Teil, in den die Kropfstraße und die Kropf-säcke nach unten hin einmünden, nennen wir den „*Kropftrichter*" (siehe Abb. 12 u. 19). Dieser geht in den „unteren Oesophagus" über. Letz-terer reicht bis zum Eingang des

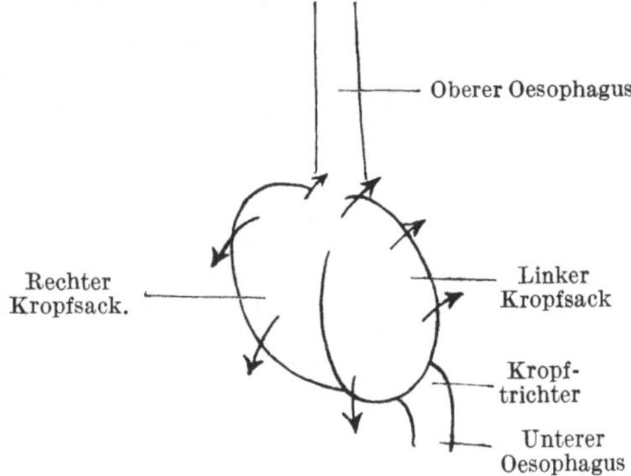

Abb. 13. Der Kropf des Haushuhns mit den beiden Kropfsäcken. (Nach MANGOLD und IHNEN.)

Drüsenmagens, dem eigentlichen Magenmund (cardia), der indessen in seiner funktionellen Bedeutung gegenüber dem Eingange in den Muskelmagen wesentlich zurücktritt.

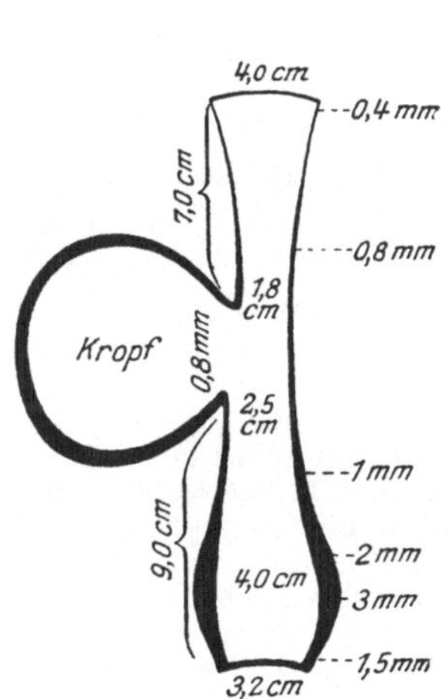

Abb. 14 a.

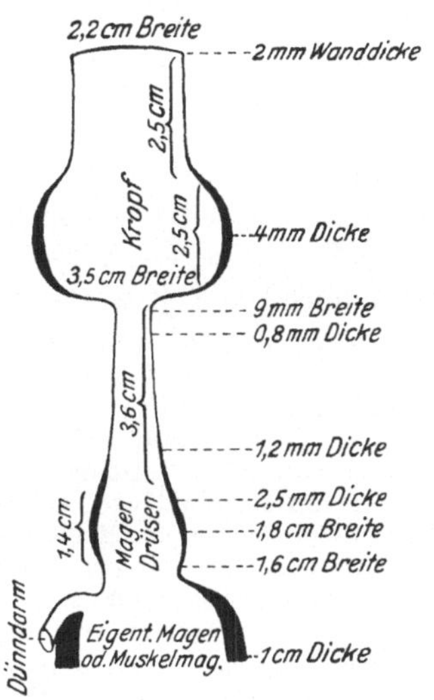

Abb. 14 b.

Abb. 14 a und b. Weitenverhältnisse der Speiseröhre und des Kropfes. *a* beim Haushuhn, *b* bei der Taube. (Nach RUBELI.)

a) Der anatomische Bau der Kropfwand.

Was nun den *Gewebsaufbau des Kropfes* als einer Erweiterung der Speise-röhre angeht, so besteht auch dieser aus jenen drei Gewebsschichten, der äußeren bindegewebigen Hülle, der Muskelhaut und der Schleimhaut. Am Kropfe ist die gesamte *Muskelhaut* wesentlich dünner als in der übrigen Speiseröhre, zeigt aber dieselbe Schichtung und Faltung wie dort.

Die Schleimhaut des Kropfes ist in weniger hohe Falten gelegt als im übrigen Oesophagus, den hohe Längsfalten durchziehen (SCHREINER[209]); sie trägt ein dickeres Epithel mit deutlicher Verhornung. Für die Frage, ob der Kropf durch Absonderung eigener Verdauungssäfte auch zur chemischen Verdauung des Futters beiträgt, ist es natürlich von grundlegender Bedeutung, ob sich in seinen Wänden *Drüsen* finden und welcher Art diese sind. Besonders eingehend ist dies von Teichmann[223] untersucht worden. In der ganzen Wandung der den Hauptteil einnehmenden Kropfsäcke konnte er keine Drüsen, sondern nur geschichtetes Pflasterepithel nachweisen.

Drüsen finden sich dagegen nur an den Längsfalten der Rückwand (Schreiner[209]), also in der Kropfstraße, und am Kropfausgange nach dem unteren Oesophagus, wo sie in 6—8 von drüsenfreien Zwischenräumen getrennten Drüsenleisten um den Kropfausgang herum gruppiert sind; es sind zusammengesetzte schlauchförmige Drüsen mit kurzem Ausführungsgange. Diese, bei Huhn und Taube in gleicher Weise vorhandenen Drüsen setzen sich verstreut auch auf die Schleimhaut des unteren Oesophagus fort, wo sich dann die Drüsen des Drüsenmagens unmittelbar an sie anschließen.

Gegenüber anderslautenden Angaben über das Vorkommen von Drüsen im Kropfe der Hühner und Tauben gibt auch Zietzschmann[246] Tiedemann und Kupfer[123] recht, die das Vorkommen von Drüsen an jene Schleimhautleisten gebunden sehen.

Im Kropf der Ente sind die Schleimhautfalten ziemlich hoch und die Drüsen spärlicher als im Brustteil der Speiseröhre[246].

b) Die Kropfmilch der Tauben

ist eine höchst eigenartige Erscheinung der Brutpflege, wie sie bei keinem anderen Vogel vorkommt. Daß bei den Tauben Männchen und Weibchen ihre Jungen in der ersten Zeit mit einer weißen, fetten, käsigen Masse füttern, die als Kropfmilch oder Milchfutter (Dürigen S. 501[62]) bezeichnet wird, und die sie selbst aus ihrem Kropfe erbrechen, ist zuerst 1786 von J. Hunter[97, 98] und 1865 von Conrad Payer[132] und Hasse[84] beschrieben worden. Hunter verglich diese Substanz mit molkenfreier Milch, die aber zur Milchgärung unfähig sei. Hasse, der das Verhältnis dieser merkwürdigen Absonderung zur Milchsekretion besonders ausführlich untersuchte, sowie Charbonell-Salle und Phisalix[41] stellten fest, daß sie weder Milchzucker noch Casein enthält und nur aus fettig degenerierten Epithelzellen der Kropfwände besteht, die von den darunterliegenden wuchernden Zellen abgestoßen werden.

Nach den Untersuchungen von Hasse und Teichmann[223] zeigen sich 2—3 Tage vor dem Auskriechen der Jungen bei den Taubeneltern die Seitenwände des Kropfes verdickt und gerötet und in lebhafter Epithelwucherung begriffen. Nach Hasse verdickt sich dabei das Kropfepithel von 0,15 mm auf 1,5 mm beim Weibchen und bis zu 2,5—3 mm beim Männchen. Gerade die Drüsenleisten des Kropfes weisen aber keinerlei Veränderungen auf, und die unangenehm stechend wie ranzige Butter riechende krümelige Kropfmilch erweist sich als abgestoßene Masse verfetteter Plattenepithelien mit zu größeren Partikeln verschmolzenen Fetttröpfchen. Litwer[132] fand durch sorgfältige mikroskopische Untersuchungen, daß diese Gewebsveränderungen in den Seitenteilen des Taubenkropfes cyklisch verlaufen, daß diese Veränderungen erst durch die Begattung angeregt werden, und daß die Kropfwand sonst „untätig" ist, d. h. keine solchen stürmischen Zellveränderungen aufweist. In diesem gewöhnlichen Zustande läßt sich nach Teichmann von der Kropfschleimhaut eine weißliche Flüssigkeit abkratzen, die nur aus platten Epithelzellen besteht und ausnahmslos auch viele Bakterien enthält. Etwa vom 8. Tage der Bebrütung an bis zum 26. Tage nach dem Auskriechen der Jungen werden nun von der ganzen Epitheloberfläche der Seitenteile des Kropfes, die dann gewissermaßen ein Drüsenfeld bilden, die fetthaltigen Epithelzellen abgestoßen, während der mittlere Teil des Kropfes in allen Stadien der Bebrütung unverändert bleibt. Nach Arcangeli[2] soll die Zusammensetzung der männlichen und weiblichen Kropfmilch verschieden sein und die beim Männchen gefundenen colostrumähnlichen Körperchen der weiblichen Kropfmilch fehlen.

Der Unterschied in der Bildung dieser sog. Kropfmilch von der echten Milchsekretion bei den Säugern ist ersichtlich. Während diese auf einer Absonderungstätigkeit besonderer Drüsen mit spezifischem Drüsengewebe beruht (siehe Band I Lenkeit), ist die Kropfmilchproduktion durch zeitweilige Wucherung, Umwandlung und Abstoßung von sonst durchaus unspezifischen Plattenepithelien bedingt. Es ist klar, daß sich an diese Erscheinung noch interessante Probleme knüpfen, z. B. die Frage, ob und in welcher Weise die innere Sekretion der Keimdrüsen an ihrer Auslösung beteiligt ist. Litwer untersuchte auch die weiteren

Schicksale dieser Kropfmilch nach der Verfütterung an die Jungen, und fand sie in deren Kropfe mit erweichten Stärkekörnern, die ebenfalls aus dem Kropfe der Alten stammten, untermischt, ferner auch stark von Bakterien durchsetzt. Je mehr letzteres der Fall war, um so mehr waren die Kropfmilchzellen bereits in fortschreitender Zerstörung begriffen. Die Kropfmilch der alten Tauben wird also im Kropfe der Jungen offenbar zum Teil durch Bakterien zerstört. Ob diese Zersetzung für die Aufschließung dieser Nahrung förderlich ist oder ob dabei mit Zersetzungsprodukten Nährwerte verlorengehen, ist bisher nicht untersucht.

Im Anschluß an die Periode der Kropfmilchfütterung werden die Jungen noch weitere drei Wochen aus dem Kropfe der Alten mit eingeweichten Körnern und Erbsen geatzt, was den Eltern größere Muskelanstrengungen verursacht als das Stopfen mit ihrer Kropfmilch (DÜRIGEN S. 501[62]). Die Haustauben pflegen ihren Jungen nach etwa fünf Tagen auch schon aufgeweichte Körner mit zu verabreichen. Die Atzung der Jungen geht in der Weise vor sich, daß diese ihren Schnabel in den Schnabelwinkel eines ihrer Eltern bohren, worauf diese ihren Kropfinhalt heraufwürgen (HEINROTH II, S. 39[89]).

2. Die Veränderungen des Futters im Kropf.

a) Verdauungsfermente im Kropf.

Schon nach den anatomischen Befunden nur äußerst spärlicher Drüsen im Kropfe läßt sich nicht erwarten, daß in den Wänden dieser Vorratskammern Verdauungssäfte nach Art des Säugetierspeichels und Magensaftes gebildet werden, die irgendwie tiefgreifendere chemische Veränderungen der Nahrung hervorrufen könnten. Es kommt hinzu, daß die wenigen Drüsen jener Schleimhautleisten, wie TEICHMANN[223] mikrochemisch nachwies, *Mucin* enthalten, daß es sich also offenbar nur um Schleimdrüsen handelt. Überdies ist auch ihre Absonderungsfähigkeit, selbst bei Anwendung sekretionsanregender Stoffe, wie Pilocarpin, nur gering und wird auch nicht wie die anderen Verdauungsdrüsen durch Nervenreizung (Vagusreizung) erkennbar beeinflußt[223]. Verdauungsfermente lassen sich zwar im Inhalt oder in der Schleimhaut des Kropfes nachweisen, sie stammen aber nicht aus dem Kropfe selbst.

Um derartige Fermente in einer Magen- oder Darmschleimhaut nachzuweisen, kann man aus Stücken davon mit Salzsäure oder Glycerin ein Extrakt bereiten, in dieses Eiweiß oder Stärke hineinbringen und nach einer gewissen Zeit prüfen, ob Eiweiß gelöst oder aus Stärke Zucker gebildet wurde. In derartigen Versuchen fand TEICHMANN[223], daß Extrakte aus der Drüsengegend, aber auch aus drüsenfreien Teilen der Kropfschleimhaut von Tauben, mit 0,2 % Salzsäure imstande waren, Fibrinflocken aufzulösen, also Eiweiß zu verdauen. Extrakte aus dem Drüsenmagen vermochten aber das Eiweiß schneller zu verdauen; hiernach war es sehr wenig wahrscheinlich, daß das dabei wirksame Pepsin aus den Kropfdrüsen stammte; es war vielmehr offenbar mit zurückgetretenem Sekrete aus dem Drüsenmagen in den Kropf gelangt. Den gleichen negativen Erfolg hinsichtlich der *Eiweiß* verdauenden Fähigkeit des Kropfes ergab sich für das Huhn auch aus den Versuchen von SCHWARZ und TELLER[212], die sowohl Spülflüssigkeit aus dem Kropfe wie auch Extrakte aus Kopfschleimhaut prüften und dabei überhaupt *keine eiweißspaltenden Fermente* nachweisen konnten.

Auch *stärkespaltendes Ferment* wird beim *Huhn* oder bei der *Taube* vom Kropf nicht selbst geliefert. SCHWARZ und TELLER fanden die diastatische Wirksamkeit der Kropfflüssigkeiten, soweit eine solche bestand, durchaus abhängig von der diastatischen Kraft der mit dem Futter eingebrachten Fermente. Für die Taube war früher schon FORSTER[70] nach Versuchen mit Kropfflüssigkeit, die Stärkemehl nicht anzugreifen vermochte und auch, wenn sie mit Körnerfutter zugleich entleert wurde, doch keinen Zucker enthielt, zur Ablehnung eigentlicher Verdauungssäfte aus dem Kropfe gelangt.

Entsprechende Versuche an *Gänsen* hatten Klug[116] auch hier davon überzeugt, daß die wenigen Drüsen der Schleimhaut des Schlundes kein verdauendes Sekret, sondern nur Schleim liefern.

Die *Stärke* wird beim Geflügel weder im Kropfe, noch im Drüsen- und Muskelmagen angegriffen. Sehr deutlich und einwandfrei läßt sich durch die *mikroskopische Untersuchung* des Inhaltes der verschiedenen Abschnitte des Verdauungskanals feststellen, daß eine Korrosion und Auflösung der Stärkekörner nur im Darm stattfindet und hier gleich unterhalb des Muskelmagens im Duodenum stürmisch beginnt (E. Mangold[147]).

Diesen Tatsachen gegenüber können die Angaben von Langendorff S. 27[124] und Dulzetto[63] für die Taube und von Emil Fischer und Niebel[68] für das Huhn, wonach Kropfflüssigkeit oder -extrakte eine diastatische Wirkung auf Stärke zeigen sollen, und nach Dulzetto auch eine Saccharase enthalten, dagegen keine Lactase, die aber von Plimmer und Rosedale gefunden war, wohl nur im Sinne von Schwarz und Teller erklärt und auf mit dem Futter eingebrachte Fermente zurückgeführt werden. Und ganz entsprechend kann eine etwaige Eiweißverdauung im Kropfe, wie sie von Tiedemann und Gmelin[227] und auch von Teichmann beobachtet wurde, nur auf Rücktritt von Sekret aus dem Drüsenmagen beruhen. Hierdurch ist es zweifellos auch zu erklären, wenn Bernardi[11] dieselben Fermente im Kropfe wie im Extrakt vom Drüsenmagen fand, wobei auch für letzteren die angebliche Diastase höchst fragwürdig erscheint; auch sein Nachweis einer Invertase wirkt durchaus nicht überzeugend.

b) Säurebildung und Bakterienwirkungen im Kropf.

Ebenso ist wohl die Anwesenheit freier *Salzsäure* als aus dem Drüsenmagen stammend zu deuten, die Teichmann im Taubenkropfe fand. Beim Huhn konnten Schwarz und Teller freie Salzsäure im Kropfe nicht nachweisen. Beide fanden aber bei ihren Versuchstieren fast regelmäßig *Milchsäure* als Produkt der Kohlenhydratvergärung durch Bakterien, die stets zahlreich im Kropfe vorhanden sind (Teichmann[223]). Diese Milchsäure bedingt auch die oft saure Reaktion des Kropfinhaltes, durch die dann wieder die schon von Spallanzani wie von Tiedemann und Gmelin erwähnte Milchgerinnung im Kropfe bedingt wird. So ist auch nach Ausspülen des Kropfes (Teichmann) oder bei Hungertauben die Reaktion der Schleimhaut neutral oder alkalisch, wie es schon Brücke[30] als normal ansieht.

Wenn wir bei der Kropfmilch als einer im strengsten Sinne arteigenen Nahrung mit der Möglichkeit rechneten, daß die *Bakterien*, die sich hier im Kropfe zahlreich finden, vielleicht zur Aufschließung der Nahrung mithelfen, so legt dies natürlich die Analogie zum Pansen der Wiederkäuer sehr nahe. Abgesehen davon, daß die Umsetzungen der Kropfmilch im Jungtaubenkropf noch gar nicht untersucht sind, muß aber auch sonst eine Analogisierung der Verdauung im Vogelkropf mit dem Wiederkäuermagen völlig abgelehnt werden.

Ragnar Berg S. 231, 175, 109[8] nimmt an, daß im Kropf der Vögel eine Vorverdauung stattfinde, die ebenso wie im Pansen der Wiederkäuer auf dem Umwege über Bakterien und Hefen an sich ungeeignete Nahrungsmittel in geeignete verwandeln könne; bei den Körnerfressern kämen dabei hauptsächlich Bakterien in Betracht, da die Nahrung gewöhnlich sehr eiweißreich sei. Demgegenüber muß betont werden, daß im Kropfe die Körner wirklich nur bis zu einem gewissen Grade aufgeweicht werden, daß aber eine Mobilisierung der Eiweißstoffe, die dann von den Bakterien umgewandelt werden könnten, im Kropfe gerade aus dem Körnerfutter nicht möglich ist. Hierzu fehlen dort einmal die Eiweißfermente, auch lehrt die mikroskopische Untersuchung der Eiweißverdauung aus den pflanzlichen Zellen des Körnerfutters (siehe unten S. 95), daß dieses Eiweiß so gut wie ausschließlich erst, nach der Vorbereitung durch die Pepsinverdauung im Magen, im Darme vor sich geht. Besonders kommt ja auch eine Rohfaserverdauung im Kropfe gar nicht in Betracht. Während also beim Wiederkäuer im Pansen das normale Futter der bakteriellen Zersetzung unterliegt, käme eine solche im Kropf der körnerfressenden Vögel nur vielleicht für das den natürlichen Verhältnissen nicht mehr entsprechende Weichfutter in Frage; dieses wird aber einmal zu schnell aus dem Kropfe an den Magen weitergegeben, und es fehlt im Kropfe auch völlig an jener Durchmischung des zunächst als Vorrat aufgenommenen Inhalts, wie sie im Pansen den Bakterien ihre Arbeit am Futter des Wirtstieres ermöglicht.

Aus diesen Erwägungen fehlt auch für die von RAGNAR BERG aufgestellte Hypothese S. 175, 231[8] bisher jeglicher Anhaltspunkt, wonach im Kropfe der Vögel durch Bakterien und Hefen *Vitamine* gebildet würden, die dem Wirtstiere zugute kämen.

Die physiologischen Aufgaben des Kropfes für die Verdauung. Wir sahen, daß dem Kropfe des Geflügels *keine Sekretion von Verdauungssäften* zukommt; diese bleibt hier ganz dem Drüsenmagen und Darm überlassen. Er ist auch keine geeignete Stätte für die Einwirkung der Verdauungssäfte; diese findet erst im Muskelmagen und Darme statt. Immerhin kommt der zähen, fadenziehenden Schleimabsonderung der Kropfschleimhaut, im Vereine mit aufgenommener Tränkflüssigkeit, die Aufgabe zu, das Futter während seines Aufenthaltes im Kropfe zur Quellung und Aufweichung zu bringen. Für die Beurteilung des Kropfes als Verdauungsorgan ist ferner auch die Tatsache wichtig, daß *keine Resorption im Kropfe* stattfindet. Daß dem Kropfe eine Funktion als Resorptionsorgan zukommt, hat unlängst BROWNE[28] zurückgewiesen. Wie SCHWARZ und TELLER[225] in weiteren Versuchen am Haushuhn durch Einspritzung von Wasser, Kochsalz- und Traubenzuckerlösungen in den oben und unten abgebundenen Kropf feststellten, erfolgt in diesem keine Aufsaugung von Flüssigkeiten. Eine Resorption würde übrigens hier ja auch noch zwecklos und biologisch schwer verständlich sein, da im Kropfe noch keine wesentliche Veränderung der Nahrung stattfindet und somit resorptions- und aufbaufähige Stoffe normalerweise im Kropfe kaum vorhanden sind. Die Resorption der Verdauungsprodukte kann vielmehr erst im Darme stattfinden, nachdem die mechanische und chemische Aufschließung des Futters im Magen und Darm vor sich gegangen ist. Die physiologische Bedeutung des Kropfes als Verdauungsorgan entspricht somit einmal dem Bedürfnis nach einem *Futterbehälter für größere Mengen* aufgenommener Nahrung, ferner der Notwendigkeit, die schwer verdauliche vegetabilische Nahrung aufzuweichen (SPALLANZANI[218]) und hierdurch für die Magenverdauung vorzubereiten, und schließlich dem Erfordernis eines *Regulators der Magenfüllung*, der das in beträchtlichen Massen gekröpfte Futter dem Magen nach Maßgabe von dessen jeweiliger Aufnahmefähigkeit weiterleitet (MANGOLD[147], IHNEN[103, 105] u. a.).

3. Die mechanischen Funktionen des Kropfes.

a) Die rhythmischen Gesamtbewegungen des Kropfes,

die bei der Weiterbeförderung seines Inhaltes nach dem Drüsenmagen beteiligt sind und seine Entleerung vollziehen, werden durch die aktiven Kontraktionen seiner Wandmuskulatur ausgeführt und durch die diese versorgenden Nerven beherrscht und reguliert. Die dünnen Muskellagen der Kropfwände bilden, da der Kropf nur als eine Erweiterung in den Verlauf der Speiseröhre eingeschaltet ist, eine Fortsetzung der Oesophagusmuskulatur (s. S. 16, 21). Daß der Kropf während der Verdauung häufig Bewegungen ausführt und daß diese rhythmisch einander folgen, hat wohl zuerst BROWN-SÉQUARD[29] bei Tauben, denen er den Kropf eröffnete, beobachtet. DOYON[59], ROSSI[198], ROGERS und PATTERSON[179] haben dann diese Bewegungen durch Lufttransmission mittels einer, entweder durch den Schnabel oder durch eine in die obere Speiseröhre eingeschnittene Fistelöffnung, in den Kropf eingeführten Ballonsonde auf einen Schreibhebel übertragen und am Kymographion registriert (s. Abb. 15). Hierbei entstehen durch die Auf- und Abwärtsbewegungen der Schreibhebelspitze an der berußten Papierfläche der rotierenden Trommel Kurven, wie die in Abb. 16 wiedergegebenen. Winokurow[242] fand bei Hühnern und Tauben, daß der Kropf auf Anfüllen des eingeführten Gummiballons mit Wasser oder Aufblasen hin stundenlang rhythmische Reihen von Kontraktionen ausführt (s. Abb. 16), und er benutzte diese Reaktion zur Prüfung der motorischen Funktionsfähigkeit des Kropfes. Es ergab sich, daß diese bei Hühnern und Tauben, die mit einem von Vitamin B freien Futter ernährt werden, stark nachlassen, indem die Kontraktionen mit der Zeit an Intensität abnehmen, unregelmäßig werden und längere Pausen aufweisen (s. Abb. 17)· Nach einer Hefezulage kehren dann die Kropfkontraktionen,

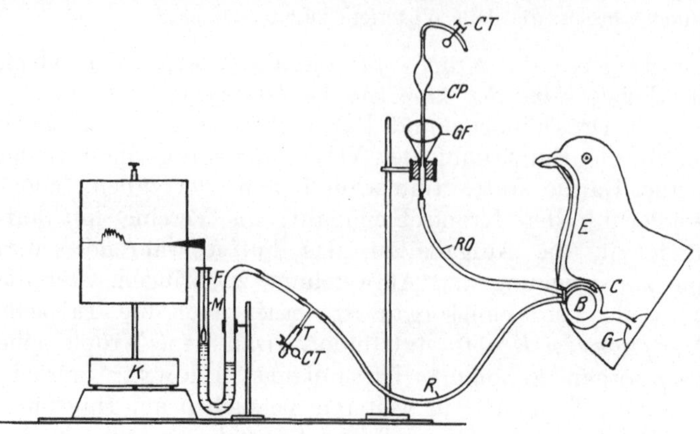

Abb. 15. Methodik der graphischen Registrierung der Kropfbewegungen am Kymographion mittels einer durch eine Fistelöffnung in den Kropf eingeführten Ballonsonde und eines mit dem Ballon verbundenen Manometers. Durch die gleiche Öffnung kann der Kropf von einem Trichter aus mit Flüssigkeit gefüllt werden. *B* Gummiballon im Kropf *C*. *R* Gummischlauch vom Ballon zum Manometer. *T* Glasrohr mit *CT* Schlauchstück und Klemme zum Aufblasen des Ballons. *M* Manometer mit Flüssigkeit. *F* Schwimmer mit Registrierspitze, am Kymographion *K* anliegend und die Kurve der Kropfbewegung aufzeichnend. *E* Speiseröhre. *G* Muskelmagen. *RO* Schlauch zum Füllen des Kropfs mit Flüssigkeit von Glaspipette *CP* und Trichter *GF* aus. (Nach Patterson.)

in ähnlicher Weise wie bekanntlich auch die Besserung der allgemeinen Krankheitserscheinungen der *Avitaminose*, in 24 Stunden fast völlig zur Norm zurück. Die *avitaminotische Atonie der Kropfmuskulatur* führt wohl auch zu längerem Verweilen der Nahrung im Kropf und zu Bedingungen, durch die die Entstehung von Gärungs- und Fäulnisprodukten und dadurch Selbstvergiftungen der Tiere begünstigt werden. Andererseits kann die mangelnde Kropfentleerung zunächst auch zu einer vorübergehenden Gewichtszunahme des Tieres führen. Lawrow und Matzko S. 147[125] sahen in der Lähmung der motorischen Funktionen des Kropfes beim Huhn geradezu eines der ersten Anzeichen für den Eintritt einer Avitaminose. Druckerhöhung

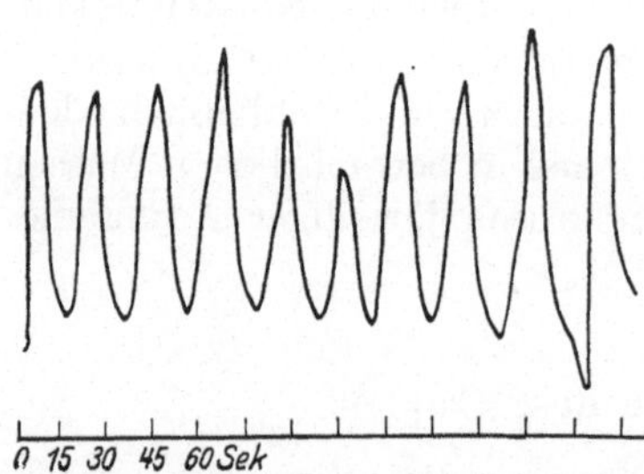

Abb. 16. Rhythmische Kropfbewegungen eines normalen Huhns infolge Spannung des eingeführten Registrierballons. (Nach Winokurow.)

durch die Füllung des Kropfes kann auch ein Nachlassen der Spannung in der Wandmuskulatur des Organes hervorrufen, wie Patterson in einem gewissen Gegensatz zu Winokurow fand. Auch Lieberfarb[128, 129] konnte den von Winokurow angegebenen Einfluß der Größe und Füllung des eingeführten Registrierballons auf die Tätigkeit des Kropfes nicht

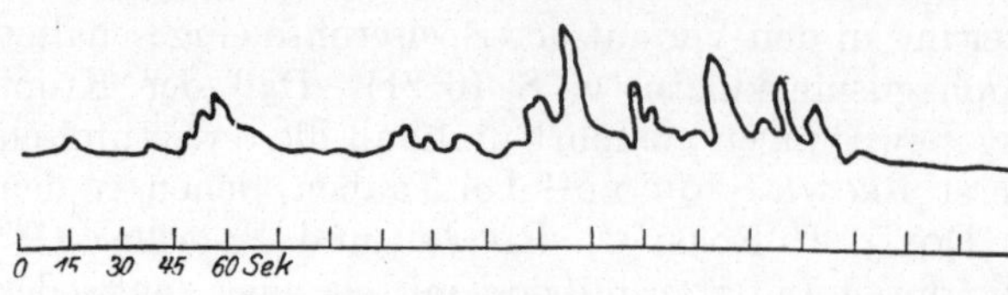

Abb. 17. Kropfbewegungen eines Huhns am 22. Tage der Reisfütterung. (Nach Winokurow.)

bestätigen, ebensowenig auch die von anderer Seite beschriebenen Störungen der Kropfaktion durch Geräusche und Aufschrecken der Tiere. Er sieht den

Ausdruck der normalen motorischen Funktion des Kropfes in den von ihm bei seinen Hühnern registrierten Kropfkontraktionen (s. Abb. 18), die gruppenweise mit Pausen von verschiedener Dauer bis zu 1 Stunde auftreten.

Die Zahl dieser Gruppen betrug 3—12 pro Stunde, die der einzelnen Kontraktionen 32—102, im Durchschnitt 50—60 pro Stunde, die Dauer jeder einzelnen etwa 30 Sekunden, und die Größe der dabei im Kropfe hervorgebrachten Drucksteigerungen 7—18 cm Wasserdruck. Die Kropftätigkeit nimmt nach diesen Versuchen, ebenso wie nach jenen von PATTERSON, im Hungerzustande zu, und zeigt nach Fleischfütterung wie auch infolge der hormonalen Einwirkung der Verfütterung von Schilddrüsensubstanz oder ebenso von reinem Thyroxin (LIEBERFARB[130, 131]) eine Zunahme der Frequenz. Schon vorher hatten FRASER und STANTON[71] beobachtet, daß bei Tauben, die auf dem Höhepunkte der experimentellen Neuritis die Nahrungsaufnahme verweigern, der Reis unverändert im ausgedehnten Kropfe liegen bleibt, und daß, wenn man dann eine kleine Menge Reispolierabfälle einführt, die Verdauungsfunktionen des Kropfes und die Freßlust in normaler Weise zurückkehren.

Wie LIEBERFARB, so fanden auch HANZLIK und STOCKTON[81] mit ihrer Ballonsonden-Registriermethode den Kropf gerade nach frischer Füllung durch Futteraufnahme ohne Bewegung. Wenn dies auch für die dünnen Wände

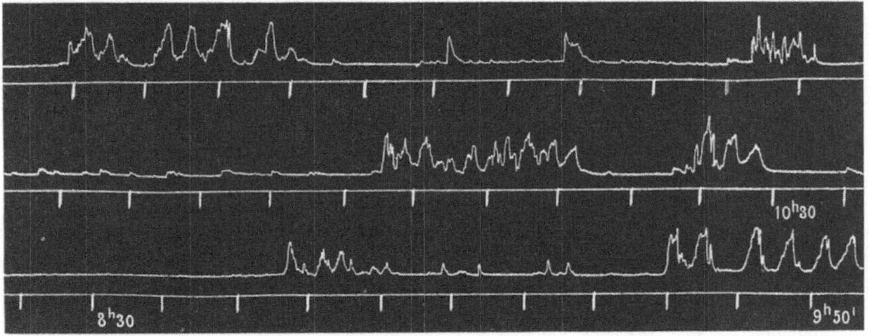

Abb. 18. Gruppenweise Kropfbewegungen des Huhns nach zehn Hungerstunden.
(Nach LIEBERFARB.)

der als Futterbehälter dienenden Kropfsäcke gilt, so darf diese Angabe doch nicht für das ganze Organ verallgemeinert werden, da es sonst unverständlich wäre, daß der Kropf sich stetig wieder entleert. Wie wir gleich nachher sehen werden, ist besonders die Wandmuskulatur der *Kropfstraße* (s. S. 21) auf der Rückseite des Kropfes, die als Fortsetzung des oberen Oesophagus dessen Übergang in den unteren vermittelt, *dauernd automatisch und rhythmisch tätig*, um das Futterdepot im Kropfe portionsweise an den Magen weiterzugeben.

HANZLIK und STOCKTON[81] untersuchten auch die Wirkung pharmakologischer Einflüsse auf die Kropfbewegungen der Taube, wobei sie besonders im anaphylaktischen Chok eine starke Hyperaktivität fanden. Ferner versuchten sie, gleichzeitig mit der inneren Ballonregistrierung, deren Kurven sie vorwiegend als Ausdruck der Kontraktionen der ringförmig angeordneten Kropfmuskulatur auffassen, mittels einer äußeren Verbindung von Kropf und Schreibhebel auch die Aktion der Längsmuskulatur getrennt aufzuzeichnen.

b) Der Einfluß des Nervensystems auf die Bewegungen der Speiseröhre und des Kropfes.

Wie alle den vegetativen Funktionen dienenden Organe der höheren Tiere, so erhalten auch Kropf und Speiseröhre der Vögel die Impulse für ihre Bewegungen durch das vegetative Nervensystem, insbesondere durch die zum Sympathicus gehörenden Nerven und das parasympathische System des Nervus vagus. Daß dieser Lungenmagennerv auch den Kropf mit feinen Nervenästen versorgt, war schon TIEDEMANN und GMELIN S. 101[227] bekannt. Später haben einige Forscher besonders die Lähmungserscheinungen am Kropfe nach der Durchschneidung der Nervi vagi am Halse beschrieben (siehe weiter unten). Da indessen keine eingehenden Untersuchungen über den anatomischen Verlauf und die physiologische Wirkung der verschiedenen vom Vagus ausgehenden Nervenäste vorlagen, habe ich mit MELTZER und IHNEN[103, 104] *die Nerven-*

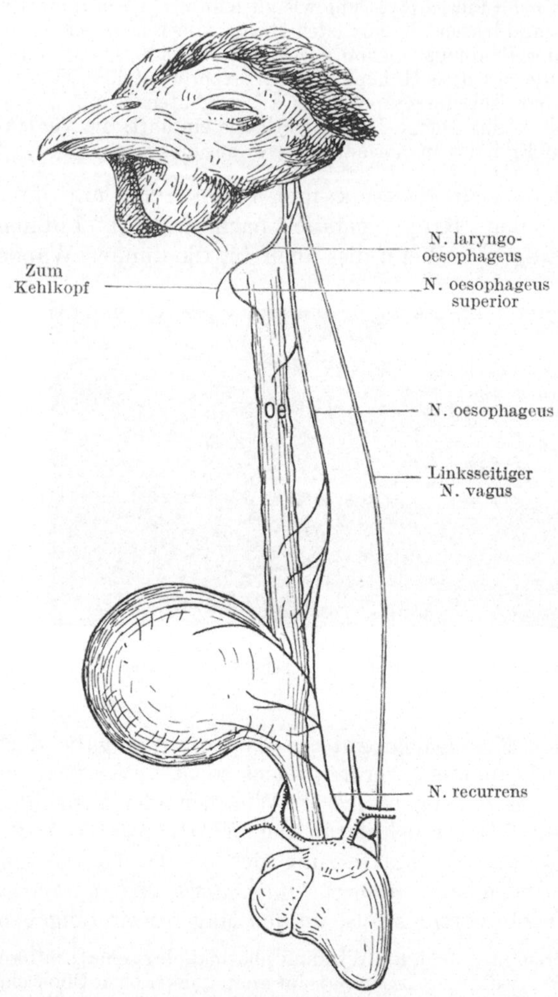

Abb. 19. Speiseröhre und Kropf des Haushuhns mit ihrer linksseitigen Nervenversorgung. (Nach MANGOLD und IHNEN.)

versorgung der Speiseröhre und des Kropfes bei den Hühnern genau festgestellt (s. Abb. 12 und 19).

Der Lungenmagennerv (Nervus vagus) entspringt als der zehnte Gehirnnerv neben dem Zungenschlundkopfnerven (Glossopharyngeus) von seinem Zentrum her beiderseits aus dem Kopfmark und verläßt den Schädel, um alsbald mit dem Zungenschlundkopfnerven wie auch mit dem obersten Nervenzellknoten des Sympathicus durch Nervenfasern in Verbindung zu treten (s. GURLT S. 78[79]), dann am Halse hinabzuziehen und sich mit verschiedenen Ästen an seine Endorgane, Luftröhre, Lungen, Herz, Speiseröhre, Kropf, Magen usw., zu verteilen. Der *Hauptstamm des Vagus* gibt keine direkten Äste an Kropf und Speiseröhre ab, sondern tritt erst am Drüsenmagen an den Verdauungstractus heran, um dann in das Nervengeflecht des Muskelmagens überzugehen (s. Abb. 24, 25). Schon oben am Unterkieferwinkel geht aber der Schlundnerv oder Speiseröhrennerv, Nervus oesophageus, ab, von dem gleich wieder der Nervus laryngo-oesophageus zum

Kehlkopf und zur Speiseröhre übertritt. Der Nervus oesophageus zieht an der Speiseröhre hinab, sendet seine Äste zum oberen Oesophagus und vereinigt sich dicht oberhalb des Kropfmundes mit dem viel tiefer unten in der Herzgegend vom Vagusstamme abgehenden und rückläufig aufwärts ziehenden *Nervus recurrens*, der selbst erhebliche Äste an den Kropf abgibt, zu einem einheitlichen Stamme. Der Recurrens teilt sich, doch nur derjenige der rechten Körperseite, ganz wie ich es beim Hund fand, in einen *Recurrens lateralis und medialis*, die beide Äste zum Kropf abgeben.

Die physiologische Bedeutung aller dieser Nerven läßt sich durch ihre einzelne Reizung oder Durchschneidung feststellen.

Ergebnisse der Reizungsversuche an den Vagusästen zum Kropf und Speiseröhre. Durch unsere Versuche mit elektrischer Reizung der genannten und in Abb. 12 und 19 dargestellten Nerven ergab sich, daß sie alle motorische Nerven für Kropf und Speiseröhre sind, d. h. daß sie deren Muskulatur die vom Gehirn her kommenden erregenden Impulse zuzuleiten vermögen.

Den Darstellungen IHNENS[104] folgend ist hervorzuheben, daß zwischen den vom rechten und linken Vagus aus an den Kropf herantretenden Nerven eine sehr vollkommene funktionelle Arbeitsteilung besteht, die ganz ihrer topographisch anatomischen Verteilung entspricht, so daß jeder Nervenast sein getrenntes Endgebiet versorgt. *Jeder Vagus* bringt so gut wie ausschließlich nur *den auf seiner Seite liegenden Kropfsack* zur Bewegung. Die Kontraktion des linken Kropfsackes bei Reizung der linksseitigen Vagusäste ist mit einer oral-dorsalen *Rollungsbewegung* im Sinne der auf Abb. 13 eingezeichneten Pfeile verbunden; der rechte Kropfsack wird hierbei nur passiv mitbewegt. Die Kontraktion des rechten Kropfsackes tritt auf Reizung der rechtsseitigen Vagusäste ein und ist mit caudal-ventraler Rollung verbunden (s. Abb. 13), wobei sich der untere Teil des linken Kropfsackes aktiv mitbeteiligt. Reizung des linken wie des rechten Hauptstammes des Halsvagus bringt außer dem Kropfsack der entsprechenden Seite auch den Kropftrichter und die Kropfstraße zur Bewegung.

Die *Speiseröhre* wird in ihrem oberen Teile durch die Reizung der Nervi oesophagei und oesophagei superiores (s. Abb. 12, 19) zur Bewegung veranlaßt. Der rechte *Nervus oesophageus* beherrscht vornehmlich den *Schließmuskel des Kropfmundes*, der linke dagegen die peristaltisch *fortschreitende Kontraktion der Speiseröhre.*

Während diese Art der Beobachtung der Kropfteile allein imstande ist, über die motorischen Vorgänge genaue Auskunft zu geben, sind von anderen Forschern auch während der Ballonsondenregistrierung der Kropfbewegungen Vagusreizungen ausgeführt worden. Hierbei konnte NOLF[166, 168] tetanische Kontraktionen während der Dauer der Reizung beobachten, und HANZLIK und STOCKTON[81] durch die sofort zur Erschlaffung führende Wirkung der Vagusreizung auf den durch Pilocarpinverabfolgung tonisch zusammengezogenen Kropf der Taube auch eine Hemmungswirkung des Vagus feststellen. Im übrigen registrierten aber auch HANZLIK und BUTT[82] bei Vagusreizung Kontraktionen des Kropfes.

Die Erfolge der Nervenreizungen werden durch unsere

Ergebnisse der Durchschneidungsversuche an den Vagusästen zum Kropf und Oesophagus ergänzt und vollauf bestätigt. Es konnte z. B. nach Durchschneidung des rechten Nervus oesophageus der *Kropfmund* sich nicht mehr zur Aufnahme verschluckter Körner öffnen, und bei der des linken fand keine *Peristaltik* mehr statt. So zeigte sich die unbedingte Bedeutung dieser Nerven für den Futtertransport zum Kropfe.

1. Die Durchschneidung des rechten und linken Hauptstammes des Halsvagus, von dem ja beiderseits der so wichtige Recurrens abgeht, wirkte verschieden. Während ein Huhn nach der rechtsseitigen Durchschneidung schon nach 3 Tagen wieder völlig normale Kropfentleerungszeiten aufwies, war bei einem linksseitig operierten noch nach 3 Wochen kein völliger Ausgleich der Störung vorhanden und blieben immer Körnerreste im Kropfe. Hiernach fällt offenbar die *Hauptwirkung bei der Kropfentleerung dem linken Vagus* und seinen Ästen zu.

2. Die beiderseitige Vagusdurchschneidung am Halse war bei Hühnern oder Tauben schon von mehreren früheren Autoren ausgeführt worden und stets mit dem gleichen Ergebnis, daß die Tiere nach kürzerer oder längerer Zeit zugrunde gingen.

Zuerst hat wohl Dieckhoff[57] angegeben, daß Gänse hiernach durch Schlundlähmung eingingen. Claude Bernard[10] stellte fest, daß diese Operation bei Vögeln länger überstanden wird als bei Säugern, bei Tauben z. B. 12 Tage lang. Die beiderseits vagotomierten Tauben fraßen schlecht oder gar nicht, ihr Kropf füllte sich mit Flüssigkeit und Gas, ohne daß sie sich derselben anders als durch den Schnabel entleeren konnten. Bernard glaubte hiernach irrtümlicherweise, daß die beiderseitige Vagusdurchschneidung bei den Vögeln sämtliche Verdauungsorgane vollkommen lähmte. Besonders eingehend suchte Zander[244] nach den Ursachen dieses letalen Erfolges der doppelseitigen Vagotomie, der auch von Grober[75] und Siefert[214] bestätigt wurde, und gelangte zu dem Schlusse, daß hier in bemerkenswertem Unterschiede zu den Säugern der Wegfall der Vaguswirkung nicht auf die Atmungsorgane, sondern vielmehr auf die Verdauungsorgane die tödliche Folge nach sich zieht. Blobelt[17], der auf meine Veranlassung den Atmungsstoffwechsel bei doppelseitig vagotomierten Hühnern untersuchte, fand zwar eine unregulierbare Störung der Atemmechanik und Herabsetzung des Energieumsatzes, konnte aber auch bestätigen, daß nicht diese, sondern eine bleibende totale Lähmung der Kropfbewegung und die hiernach bedingte Unmöglichkeit weiterer Ernährung die eigentliche Ursache des Todes dieser Vögel nach der beiderseitigen Vagotomie darstellt.

Der Kropf harrt vom Augenblicke der Durchschneidung des zweiten Vagus an in totaler motorischer Lähmung. Sein Inhalt fällt, ohne auch nur ein einziges Korn oder einen Tropfen Flüssigkeit weiterzugeben, der bakteriellen Zersetzung anheim und stagniert hier bis zum Tode, der beim Huhn nach etwa 6 oder selbst erst nach 21 Tagen eintritt. Der Magen und Darm finden sich dann völlig leer, sie konnten ihren Inhalt noch weitergeben.

Eine geringe Verlängerung der Lebensdauer scheint nach Hanzlik und Stockton[81, 82] durch völlige Nahrungsentziehung möglich zu sein. Ihre vagotomierten Tauben überlebten die Operation durchschnittlich $9^1/_2$ Tage, zum Teil aber 11—28 Tage lang. Offenbar geht von dem sich jauchig zersetzenden Kropfinhalte eine schädigende Wirkung im Sinne einer Intoxikation aus, die den tödlichen Ausgang beschleunigt.

Die eigentliche Todesursache nach der beiderseitigen Vagusdurchschneidung der Vögel sehe ich dementsprechend in dem völligen *Verschluß des unteren Kropfausganges*, der sich sofort nach der zweiten Vagotomie sphincterartig fest zusammenzieht und verschlossen bleibt. Dies Ergebnis erinnert unmittelbar an die von mir mit Klein[155] bei Schafen und Ziegen beschriebenen Folgen der beiderseitigen oder selbst nur der rechtsseitigen, innerhalb der Bauchhöhle vorgenommenen, Vagotomie, wonach ein sofortiger und bleibender Verschluß des Magenpförtners eintritt, so daß die Tiere infolge dieses Pylorospasmus bei leerem Darm, aber vollem Magen, an Inanition zugrunde gehen, genau wie Hühner und Tauben, mit dem einzigen Unterschiede, daß hier der Verschluß an anderer Stelle sitzt. Daß die zum tödlichen Ausgange führende Wirkung der beiderseitigen Vagusdurchschneidung allein auf der Kropflähmung beruht, haben auch die Versuche von Nolf[166] an Hühnern bestätigt. Er fand nämlich, daß diese Operation zwar den gleichen Erfolg hat, wenn die Nervi vagi statt in ihrem Verlaufe am Halse, dicht unterhalb des Kropfes durchschnitten werden, daß sie aber keine lebensgefährlichen Folgen nach sich zieht, wenn die Durchschneidung die Vagusnerven tiefer in der Bauchhöhle in ihrem Verlaufe am Drüsenmagen trifft. In diesem Falle wird der Kropf selbst nicht mehr in Mitleidenschaft gezogen, weil er seine Innervation ja weiter oben nur bis zum Recurrens herunter erhält, und Nahrungsaufnahme und Verdauung sind, bis auf gewisse Störungen der Tätigkeit des Muskelmagens, möglich wie vorher.

Hanzlik und Butt[82] suchten den Einfluß der Innervation dadurch auszuschalten, daß sie die Vagi und den Sympathicus zur Degeneration brachten, wonach die Kropfbewegungen aufhörten, und die Tiere zugrunde gingen.

Der Einfluß des Nervus sympathicus. Bei der doppelten Nervenversorgung, welche alle vegetativen und besonders auch die Verdauungsorgane von seiten des Vagus und *Sympathicus* besitzen, ergibt sich, ebenso wie wir ihn für jenes Versuchsergebnis bei den Wiederkäuern gezogen haben, auch für die Hühner und Tauben der höchstwahrscheinliche Schluß, daß der unlösbare *Schließmuskelkrampf am Kropfausgange* durch die nach Wegfall des Einflusses der Vagusnerven in ein unbestrittenes Übergewicht geratende Wirkung des Sympathicus zustande kommt und aufrechterhalten wird. Hieraus folgt, daß auch normalerweise der Sympathicus wohl dauernd eine tonuserhöhende, constrictorische Wirkung auf jenen Sphincter ausübt, und daß die Öffnungen des Kropfes zum Zwecke des Futtertransportes zum Magen hin jeweils nur durch hemmende, tonuslösende Impulse zustande kommen, die, vom einen oder anderen Vagus ausgehend, auf diesen Schließmuskel wirken.

An experimentellen Erfahrungen scheint über die sympathische Innervation des Kropfes nur diejenige von NOLF[167] vorzuliegen, wonach der Hühnerkropf aus dem Plexus coeliacus des Sympathicussystems sowohl erregende als auch hemmende Fasern erhält.

Ferner erhielten HANZLIK und BUTT[82, 83] bei Reizung des Sympathicus Kontraktionen im Kropf und stellten fest, daß die Degeneration des Sympathicus bei erhaltenen Vagi die spontanen Kropfbewegungen nicht aufhebt.

c) Die Füllung und Entleerung des Kropfes.

Die Versuche mit unmittelbarer Beobachtung oder mit graphischer Registrierung der Kropfbewegungen geben, wie wir sehen, wichtige allgemeine Einblicke in die Abhängigkeit der Mobilität des Kropfes von mancherlei physiologischen und pathologischen Einflüssen. Diese Bewegungen sind zugleich natürlich die Grundlage für die, neben der Aufgabe, als Futterbehälter zu dienen, wichtigste Funktion des Kropfes, das Futter auch in den Magen zu entleeren. Die Füllung und Entleerung des Kropfes, besonders ihre zeitlichen Verhältnisse bei verschiedenartiger Fütterung, sind für die Praxis der Geflügelfütterung von großer Bedeutung. Trotzdem fand sich bisher noch keine zusammenhängende Untersuchung über diese Vorgänge. Sie stellen auch der physiologischen Forschung wieder besondere Aufgaben, die nur die experimentelle Arbeit zu lösen vermag. Um diese Lücke auszufüllen, habe ich daher eine derartige systematische Analyse der Kropffunktionen in neuerer Zeit mit IHNEN[103—105] durchgeführt.

Die Hautmuskelkropftasche. Wir suchten zunächst die *Füllung und Entleerung des Kropfes bei Hühnern* zu beobachten, bei denen wir die *operative Freilegung des Kropfes* mittels Durchschneidung der ihn bedeckenden Haut in der Mittellinie vorgenommen hatten. Bei dieser Freilegung fanden wir den Kropf regelmäßig von einer aus Bindegewebe und quergestreiften Muskelfasern bestehenden Gewebslage umgeben, die wir als „*Hautmuskelkropftasche*" bezeichneten. Dieser Beutel ist beiderseits in der mittleren Kropfhöhe fest mit der Haut verwachsen, und diese Verwachsungsstellen sind durch einen besonderen *Hautmuskelstreifen* verbunden. Weiter unten befindet sich noch eine ähnliche Verwachsungsstelle. Diese aus Hautmuskulatur gebildete Kropftasche finde ich nirgends erwähnt, ihre Existenz ist offenbar allen früheren Untersuchern entgangen.

Die besonderen Hautmuskelstreifen sind wohl mit zwei von HASSE[84] erwähnten Muskelbündeln identisch, von denen er annimmt, daß sie den Kropf in seiner Lage erhalten sollen; dies trifft, wie wir gleich sehen werden, durchaus zu. Dagegen ist die auch von OTTE[175] übernommene, von KUPFER[123] jedoch bezweifelte Annahme von HASSE, daß sie den Zweck hätten, einen Druck der äußeren Hautdecken auf den Kropf auszuüben und diesen so seines Inhalts zu entleeren, experimentell noch nicht erwiesen. Man könnte hier wohl daran denken, daß diese Muskelbündel wie auch die Hautmuskelkropftasche bei den physiologisch vorkommenden Entleerungen von Kropfinhalt durch den Schnabel, nämlich bei der Atzung der Jungen mit Kropfmilch und eingeweichten Körnern (s. S. 22) durch ihre Kontraktionen mithelfen.

Innerhalb dieser Kropftasche ist die Kropfwand selbst glatt verschieblich und nur, wie die Kropftasche an der Haut, beiderseits an der Tasche fixiert. Die Aufgabe dieser Hautmuskelkropftasche besteht darin, den Kropf in einem gewissen *Ausdehnungszustand* zu erhalten, denn bei vollkommener Ausschälung und Loslösung von der Tasche zieht sich der Kropf völlig zusammen und kann

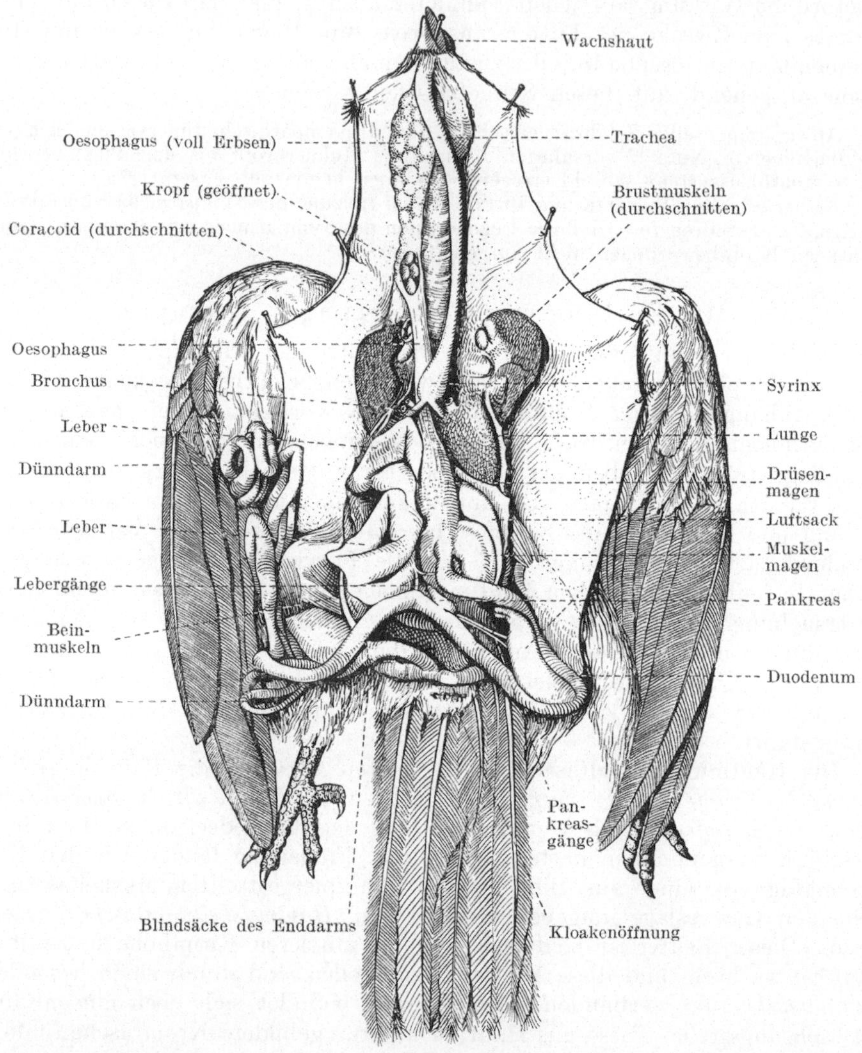

Abb. 20. Die Verdauungsorgane der Taube, am toten Tier freigelegt. Der Kropf hat sich infolge der Ausschälung aus seiner Umgebung zusammengezogen. (Nach Herter.)

bis auf Bohnengröße zusammenschnurren, wie es beim Herauspräparieren des ganzen Verdauungstractus eintritt (Abb. 20).

Nach der Ausschälung der Kropfsäcke aus der sie umfassenden Tasche, wie wir sie bei einer Taube ausführten, blieb der Kropf die ersten Tage in dieser Weise zusammengezogen und vermochte sich überhaupt nicht mit Futter zu füllen, das dann vielmehr gleich durch den unteren Oesophagus weitergedrängt wurde. Vom 4. Tage an begann er sich aber doch wieder etwas zu füllen, bis vom 9. die Füllung und Entleerung wieder normal vor sich gingen, ohne daß sich neue Verwachsungen des Kropfes mit dem anliegenden Gewebe herstellten (IHNEN S. 781[104]). Die Verbindung mit der *Kropftasche* ist also nicht lebensnotwendiges Erfordernis. Auch insofern besteht eine funktionelle Unabhängigkeit des Kropfes von der Hautmuskelkropftasche, als sich beide, wie unsere Versuche mit direkter elektrischer Reizung dieser Organe ergaben, unabhängig voneinander zusammenziehen können, und die Kontraktionen der quergestreiften Hautmuskulatur der Kropftasche nicht ohne weiteres auch aktive Kropfbewegungen nach sich ziehen. Die Hautmuskeltasche ist so dünn, daß man deutlich sehen kann, ob sich der Kropf selbst darunter bewegt oder nicht. Daher läßt sich auch

Das Verhalten der Speiseröhre und des Kropfes beim Schluckakt nach einfacher Spaltung der Haut und Freilegung dieser Organe, schon ohne Ausschälung aus der Kropftasche, beobachten. An Hühnern, die vorher so lange gehungert hatten, bis der Kropf leer war, konnten wir auf diese Weise, indem wir sie Wasser, Weichfutter oder Körner schlucken ließen, folgende Feststellungen machen (IHNEN[104]):

Spontane Bewegungen der Speiseröhre scheinen nur in unmittelbarem Anschluß an den Schluckakt einzutreten Die peristaltische Welle pflanzt sich dabei in etwa 15 Sekunden über den oberen Oesophagus bis zum Kropftrichter hin fort; bei Flüssigkeit verläuft sie rascher, bei Körnern langsamer. Kleine Schlucke Wasser gehen nach der Auslösung des Schluckreflexes und anschließender Oesophagusperistaltik ohne aktive Beteiligung des Kropfes durch die *Kropfstraße* hindurch nach dem Drüsenmagen weiter. Nach jedem Schlucke schließt sich der Schließmuskel des *Kropfmundes* wieder. Nur wenn sich die Schlucke schneller folgen, bleibt er offen. Größere, auf einmal in den Schnabel gegossene Wassermengen stagnieren zunächst oberhalb des geschlossenen Kropfmundes und werden dann durch kräftige peristaltische Wellen in den Kropf befördert. Ein Teil gelangt dabei in den linken Kropfsack und löst nochmalige aktive Entleerungsbewegungen des Kropfes aus, wobei auch ein Rücktritt von Wasser durch den noch nicht wieder geschlossenen Kropfmund in den oberen Oesophagus stattfindet, so daß ein Pendeln des Wassers zwischen Kropf und Oesophagus zustande kommt.

Futterkörner, die man in den Schnabel schüttet, werden portionsweise geschluckt und durch den oberen Oesophagus in den Kropf befördert. Ein Teil davon wandert bemerkenswerterweise auch gleich durch die Kropfstraße in den Magen weiter, der Rest wird in den linken Kropfsack abgelagert. Zuweilen bleiben auch einige Körner erst noch oberhalb des Kropfmundes stecken. Bei weiterer Körnerfütterung wird zunächst der linke Kropfsack bis zu einem beträchtlichen Füllungsgrade weitergefüllt; erst dann wird auch der rechte Kropfsack für die Aufspeicherung des Futters in Anspruch genommen. Schon während der Fütterung aber werden durch Kontraktionen der Kropfstraße und des *Kropftrichters* und ohne ersichtliche aktive Beteiligung der Kropfsäcke kleinere Portionen schubweise in den Magen weiter befördert (IHNEN[104]). Letztere Beobachtung wird durch die schon vorher von STEINMETZER[219] mitgeteilte bestätigt, daß man mit Röntgenverfahren nach Fütterung von Kontrastpillen aus Mehl und Bariumsulfat stets einen Teil dieser Pillen „am Kropf vorüber" gleich in den Magen weitergleiten sieht.

Hier sei auch besonders darauf hingewiesen, daß, wie ich nur bei BROWNE[28] schon erwähnt finde, *im Kropf keine Durchmischung* der verschiedenen nacheinander aufgenommenen Futterportionen stattfindet. Hierzu fehlt es an genügend ausgiebigen peristaltischen Wellenbewegungen der ganzen Kropfwand.

Ihre Kontraktionen sind nur auf die allmähliche Entleerung des Kropfinhaltes eingestellt.

Die Entleerungsdauer des Kropfes. Die für die Fütterungspraxis besonders wichtige Frage nach der Entleerungszeit des Kropfes bei verschiedenartigem Futter hat Ihnen[103, 104, 105] in ausgedehnten systematischen Fütterungsversuchen an Hühnern und Tauben beantwortet, indem er die Zeitdauer von der Fütterung mit wechselnden Mengen verschiedenartigster Futtermittel bis zur völligen Entleerung durch periodisch wiederholte vorsichtige Abtastung des Kropfes zur Feststellung seines Füllungszustandes experimentell bestimmte. Die bis dahin vorliegenden Angaben der Physiologen und Hühnerzüchter hatten nur ganz allgemein zu dem mehr oder minder selbstverständlichen Schlusse geführt, daß die Dauer der Kropfentleerung von der Beschaffenheit des Futters abhängig sei, daß z. B. weiches Futter schneller entleert werde als härteres, ohne indessen die hier gültigen Gesetzmäßigkeiten klargelegt zu haben.

Tiedemann und Gmelin S. 159[227] hatten schon 1827 bei einer Henne die Verweildauer verschiedenen Futters im Kropfe in je einem Versuche ohne Berücksichtigung der Menge festzustellen gesucht. Schwarz und Teller[212] hatten ihre Versuche über die Zeitdauer, in welcher der Kropf des Haushuhnes Weizen, Gerste, Mais oder Hafer entleert, stets auf Futtergaben von 30 g beschränkt und dabei individuelle Schwankungen festgestellt. Nothwang[170] hatte als Folge der Wasserentziehung angegeben, daß dürstende Tauben das Futter im Kropfe lassen. Schon Colin[50], Langendorff[124], Teichmann[223], Breitmaier[26] und neuerdings Browne[28] hatten festgestellt, daß der Kropf bei Tauben nach reichlicher Fütterung selbst nach 20—24 Stunden seine Entleerung noch nicht beendigt zu haben braucht. Nach Colin[50] verstrichen beim Huhn bis zur Entleerung von 10 g Körnern etwa 4—6 Stunden und brauchte ein Truthahn 20 Stunden, um $^2/_{10}$ l Hafer aus dem Kropfe zu entleeren. Ähnliche ganz einzeln stehende Angaben finden sich vielfach in der Literatur. So gibt noch Kupfer[123] an, daß Gerste bei Hühnern in 12—16, bei Tauben in 16—20 Stunden, Erbsen bei Tauben in 15—18 und aufgequellt in 12—15 Stunden, aufgeweichte Semmeln in 9 Stunden aus dem Kropfe entleert würden.

Ohne nähere Berücksichtigung der Futtermenge und der anderen hier noch in Betracht kommenden Versuchsbedingungen lassen sich aus solchen Feststellungen natürlich keinerlei Gesetzmäßigkeiten ersehen und keine Grundlagen für die Fütterungspraxis gewinnen.

Zunächst fiel nun Ihnen bei seinen *Versuchen an Hühnern* die individuell sehr verschiedene *Futterkapazität des Kropfes* auf, die z. B. für Körner bei einem Huhne 120, bei einem anderen 90 und bei einem dritten nur 75 g betrug.

Ferner ergaben die Versuche auch bei völlig gleichen Fütterungsbedingungen sowohl zwischen den einzelnen wie auch beim gleichen Versuchstier zu verschiedenen Zeiten geringe Schwankungen der Kropfentleerungsdauer.

Die Kropfentleerungszeit bei Körnerfutter war bei verschiedenen Mengen der vier verfütterten Körnerarten in Durchschnittswerten zahlreicher Einzelversuche an mehreren normalen Hühnern die folgende (siehe Tabelle 1):

Tabelle 1. Kropfentleerungszeit bei Hühnern, in Stunden angegeben (nach Ihnen).

Futtermenge	5 g	10 g	15 g	30 g	60 g
Weizen	$1^1/_2$	$3^1/_4$	$4^1/_4$	7	14
Gerste	2	$3^1/_2$	$5^3/_4$	9	18
Hafer	$1^1/_2$	$4^3/_4$	6	$8^1/_2$	19
Spratts Henno . .	$1^1/_2$	$2^3/_4$	$3^1/_2$	7	$16^1/_2$

Hiernach geht von gleichen Mengen Hartfutter, bei Mengen von 10 g aufwärts, am schnellsten Weizen, dann Gerste, am langsamsten Hafer durch den Kropf hindurch, und Spratts Henno, ein Mischfutter aus Weizen, Hafer, Gerste, geschrotenem Mais, Dari und Hanf, zeigt kürzere oder ähnliche Entleerungszeiten wie Weizen.

Aus besonderen Versuchsreihen zusammengestellte Tabellen (siehe Ihnen [104, 105]) ergaben weiter, daß der Kropfdurchtritt des Futters durch vorheriges *Hungern* der Hühner allgemein verlangsamt wurde, und daß besonders die *Entziehung des Tränkwassers* eine jäh ansteigende Verlangsamung der Kropfentleerung bewirkte. Die spärliche Absonderung der Kropfdrüsen genügt also in keiner Weise für die Einweichung des Futters als Vorbereitung für seine Weiterbeförderung; hierzu bedarf es vielmehr der Zufuhr von Tränkwasser. Noch genauer ließ sich dieser Einfluß des Wassergehalts auf

Die Kropfentleerungszeit bei Weichfutter bestimmen. Hierfür wurde Spratts Geflügelfutter (bestehend aus Weizennachmehl, Fleischfaser, Knochenmehl, kohlensaurem Kalk und Senf) mit Spratts Crisseln (getrocknetes und geschrotetes Fleisch) im Verhältnis von etwa 7 Teilen zu 2 Teilen als Weichfutter gemischt und mit Wasser im Verhältnis von 1 : 0,5, 1 : 1, 1 : 2, 1 : 2,5 angerührt. Die Versuche ergaben, daß das Weichfutter bei Anrühren mit der halben Wassermenge nur ungern genommen und sehr langsam aus dem Kropf weitergegeben wurde. Ein doppelter Wasserzusatz erwies sich als zuviel, da zwar die Kropfentleerungszeit hierbei die kürzeste war, aber der Kot zu weich und selbst diarrhöisch wurde. Am besten bewährte sich ein Zusatz von gleichen Mengen Wasser zu dem Futter, also das Verhältnis 1 : 1, wenn auch die Kropfentleerungszeiten etwas hinter denjenigen bei 1 : 2 zurückblieben. Als Beispiel sei aus den Ihnenschen Tabellen ein Vergleichsversuch an 3 Hühnern wiedergegeben, der die sich bei allen dreien gleichsinnig ändernden, indessen individuell und auch in den einzelnen gleichartigen Versuchen derselben Tiere etwas verschiedenen Kropfentleerungszeiten erkennen läßt.

Tabelle 2.
Kropfentleerung bei Weichfutter mit verschiedenem Wassergehalt,
in Stunden angegeben. (Nach Ihnen.)

Versuchs-reihe	Futter	Ver-such	Huhn I	Huhn II	Huhn III
1 A	13 g Spratt } 15 g . . 2 g Crissel + 15 cm³ Wasser	a b c d	$6^1/_2$ $6^1/_4$ $4^3/_4$ 5	4 4 $4^1/_2$ 4	$4^1/_2$ 4 $4^1/_4$ 4
1 B	13 g Spratt } 15 g . . 2 g Crissel + 30 cm³ Wasser	a b c d	4 4 4 4	$3^1/_2$ $3^1/_4$ $3^1/_2$ $3^1/_2$	3 3 $3^1/_2$ $3^1/_4$
2 A	26 g Spratt } 30 g . . 4 g Crissel + 30 cm³ Wasser	a b c d	8 $8^1/_2$ $8^1/_4$ $8^1/_2$	$6^1/_2$ 6 $6^1/_4$ $6^1/_2$	8 $7^1/_2$ $7^1/_4$ 8
2 B	26 g Spratt } 30 g . . 4 g Crissel + 60 cm³ Wasser	a b c d	$7^1/_2$ 7 8 $6^1/_2$	$6^3/_4$ 7 6 $6^1/_2$	$7^1/_2$ 8 $7^3/_4$ $7^1/_2$

Aus dem Vergleiche dieser Versuchsreihen geht weiter hervor, daß der beschleunigende Erfolg des doppelten Wasserzusatzes gegenüber dem der gleichen Wassermenge wesentlich stärker bei geringen Futtermengen hervortritt (siehe Tabelle 2, 1A und 1B) als bei etwas größeren Futtermengen (2A und 2B), bei denen sich dieser Unterschied schon fast vollkommen verwischt.

Der Vergleich der Kropfentleerungszeiten bei Hart- und Weichfutter, wie er sich für die trockenen Futtermengen von 15 und 30 g leicht auf Grund der Tabelle 1 und 2 anstellen läßt, zeigt deutlich, daß die *Entleerungszeit für die trockene Substanz des Weichfutters bei Wasserzusatz im Verhältnis 1:1 oder 1:2 durchschnittlich die gleiche ist wie bei Hartfutter mit Gewährung normaler Tränkwasseraufnahme.*

Die Versuche an Tauben konnten die an den Hühnern gewonnenen Ergebnisse der verschiedenen Art nur grundsätzlich bestätigen. Allgemein ergaben sich aber hier entsprechend den kleineren Dimensionen des Kropfes und Magens und deren im Vergleich zum Huhne geringeren Leistungsfähigkeit wesentlich längere Entleerungszeiten, wenn man gleiche Futtermengen zugrunde legt. Hierfür seien einige mit den Werten der Tabelle 1 vergleichbare Zahlen angeführt (Tabelle 3).

Tabelle 3. Kropfentleerungszeiten bei Tauben, in Stunden angegeben. (Nach Ihnen.)

Futtermenge	5 g	15 g	Futtermenge	5 g	15 g
Weizen:			**Gerste:**		
Taube I			Taube I		
Versuch a . .	5	$11^1/_2$	Versuch a . .	6	19
,, b . .	$4^1/_2$	$12^3/_4$	,, b . .	$7^1/_2$	$18^1/_2$
Taube II			Taube II		
Versuch a . .	9	$16^3/_4$	Versuch a . .	$7^1/_2$	$22^1/_2$
,, b . .	8	$17^1/_2$	,, b . .	7	23

Diese Beispiele aus den Taubenversuchen, die infolge der immerhin größeren Schwierigkeit solcher Untersuchungen bei Tauben nicht auf so große Versuchsreihen zur Ermittlung von Durchschnittswerten erweitert wurden wie bei den Hühnern, zeigen deutlich auch die bei den Tauben offenbar wesentlich größeren individuellen Schwankungen der Kropfentleerungszeit.

Die Folgen der operativen Entfernung des Kropfes, wie ich sie mit Meltzer und Ihnen bei Hühnern vornahm, lassen die Bedeutung des Kropfes als Futterbehälter und Vorratskammer am besten erkennen.

Daß diesen Tieren der Kropf nicht unentbehrlich ist, hatte bereits Neergaard[165] 1806 durch die gleiche Operation der Kropfexstirpation erwiesen. Sonderbarerweise hat sich offenbar lange Zeit in tierärztlichen Kreisen die Meinung aufrechterhalten, daß im Gegensatz zu den Hühnern bei Tauben eine Kropfoperation tödlich verlaufen müsse. Erst in neuerer Zeit ist dies von Kupfer[123] durch besondere Operationsreihen widerlegt worden.

Wir fanden, daß die Hühner nach der Kropfexstirpation nur noch kleinere Futtermengen auf einmal zu sich nehmen können. Wie wichtig der Besitz eines Kropfes für sie ist, geht daraus hervor, daß sich allmählich an der alten Kropfstelle in der Speiseröhre eine neue Erweiterung ausbildet, so daß dann wieder etwas größere Futtermengen auf einmal aufgenommen werden können. Auch dann bleibt aber der Durchgang etwa auf das Doppelte im Vergleich zum normalen Kropf beschleunigt, und die Folge ist eine schlechtere Ausnutzung des Körnerfutters und eine Erhöhung der als Erhaltungsfutter notwendigen Futterration.

Normalerweise ist für diese Tiere der Kropf eben doch notwendig als *Vorratskammer und Regulator der Magenfüllung.* In diesem Sinne besteht eine enge *Korrelation zwischen Kropf und Muskelmagen,* die nach den Versuchen von Ihnen, sowie meinen weiter unten zu behandelnden Ergebnissen über die Tätigkeit des Muskelmagens etwa folgendermaßen zusammengefaßt werden kann: je härter das Futter ist, desto langsamer passiert es den Kropf, und desto schneller ist der Rhythmus der das Futter zertrümmernden Magenkontraktionen. Der Kropf hat den Muskelmagen nach Maßgabe von dessen jeweiliger Aufnahmefähigkeit stets mit neuem Material zu versehen. Daher ist die Kropfentleerung hauptsächlich abhängig von dem Füllungszustande und der Aktionsfähigkeit des Magens. Kommt neues Futter in den Muskelmagen, so beschleunigt dieser seine Arbeit, und der Kropf verzögert wieder seine Entleerung.

Dementsprechend macht sich auch die Wirkung von Hart- und Weichfutter im entgegengesetzten Sinne auf Kropf und Magen geltend. Hartfutter beschleunigt die Tätigkeit des Muskelmagens zur besseren Zerkleinerung der Körner und verlangsamt die Kropfentleerung, weil der Magen doch nicht so schnell mit dem Hartfutter fertig wird. Weichfutter verlangsamt die Magenaktion, weil es auch so schnell genug in den Darm übergehen kann, und beschleunigt demgemäß den Nachschub durch die Kropfentleerung.

Diese Beziehungen, nach denen der Füllungszustand des Magens die Kropftätigkeit beeinflußt und reguliert, lassen sich natürlich nur als indirekte, reflektorisch durch das Nervensystem vermittelte Korrelationen erklären. Diese Auffassung findet denn auch ihre kräftigen Stützen in den experimentellen Erfahrungen über die mechanischen Funktionen des Magens und ihre Regulation durch das Nervensystem.

Das Gesamtergebnis dieser Korrelation im Funktionsablaufe des Kropfes und Magens ist für die Art und den Fortgang der Verdauung von größter Bedeutung. Denn es wird hierdurch gewährleistet, daß der Darm als das Hauptverdauungs- und Resorptionsorgan Tag und Nacht ununterbrochen neue, vorverdaute Futtermassen zugeführt bekommt und dadurch seinerseits wieder in den Stand gesetzt wird, einen kontinuierlichen Strom von verdauter Substanz und gelösten Nahrungsstoffen in die Blutbahnen übergehen zu lassen. So kann allen Organen des Vogelkörpers ständig und ohne Unterbrechung neues Nährmaterial zufließen, und kann der bei den Vögeln mit ihrer hohen Körpertemperatur bekanntlich besonders rege Stoffwechsel ohne Störung auf stets gleicher Höhe gehalten werden.

Zugleich können wir in dieser *Gesamtorganisation des Verdauungsapparates* unseres körnerfressenden Geflügels eine Analogie zu den Verhältnissen bei den pflanzenfressenden Säugern und den Nutztieren, besonders bei den Wiederkäuern und auch z. B. beim Kaninchen, erblicken, bei denen ja auch durch den nie leer werdenden Magen für eine ununterbrochene Weitergabe von Nahrung an den Darm gesorgt ist.

C. Die Magenverdauung.

I. Der Drüsenmagen

(Vormagen, Proventriculus, Pars glandularis ventriculi, Bulbus glandulosus, ventriculus succenturiatus, ventricule succenturié, estomac glanduleux, stomaco ghiandolare).

Aus dem Kropfe oder, wo kein solcher vorhanden, aus dem oberen Teil des Schlundes, gelangt die Nahrung beim Geflügel in den unteren Teil der Speiseröhre und von hier gleich weiter durch den Drüsenmagen bis in den Muskelmagen. Der Drüsenmagen erscheint äußerlich wie eine Fortsetzung des unteren Oesophagus (Abb. 21), doch mit verdickter Wandung, und ist auch als Endabschnitt desselben bezeichnet worden. In zutreffenderer Weise ist er jedoch, wie schon HASSE[85] betont hat, als Teil des Magens, und zwar als der durch funktionelle Arbeitsteilung abgetrennte cardiale Teil des ganzen Magens aufzufassen[102], dessen übrigen Teil der Muskelmagen bildet. Es handelt sich offenbar um eine analoge Einrichtung wie bei der Gliederung des Wiederkäuermagens in verschiedene Abteilungen mit verschiedener Funktion und wie bei der Abgrenzung eines Cardia- oder Fundusteiles von dem Pylorusteile des Magens, die wir bei verschiedenen, besonders bei pflanzenfressenden Säugetieren in ausgesprochener Weise antreffen. Von allen diesen unterscheidet sich aber doch die Teilung des Magens beim Geflügel in Drüsen- und Muskelmagen in ganz charakteristischer und einzigartiger Weise. Denn hier ist der Drüsenmagen nur ein, auch für kürzeren Aufenthalt der in ihn eintretenden Nahrung aus Mangel an Raum durchaus ungeeignetes, dem Muskelmagen vorgeschaltetes Durchgangsrohr, das aber allein den typischen, Salzsäure und Fermente enthaltenden Magensaft aus seinen Wanddrüsen liefert.

Die chemische Wirkung dieses Magensaftes kann indessen erst im Muskelmagen vor sich gehen, nachdem hier die mechanische Zerkleinerung des Futters stattgefunden hat. Um diese durchführen zu können, ist der Muskelmagen mit einer harten Innenhaut ausgestattet, so daß hier keine Möglichkeit zur Lieferung eines Magensaftes oder auch nur Schleimes bleibt, wohl aber bietet der Muskelmagen der aufgenommenen Nahrung Raum und Aufenthalt, bis sie, auf diese Weise mechanisch und chemisch vorbereitet, an den Dünndarm weitergegeben werden kann.

Der Drüsenmagen ist also nur Saftlieferant und Durchgangsrohr, der Muskelmagen dagegen der Hauptmagen, in dem die mechanische und chemische Verdauung der Nahrung beginnt.

Nach diesem Sachverhalt erscheint es unzweckmäßig, wenn der Drüsenmagen als der „eigentliche Verdauungsmagen" der Vögel hingestellt wird (S. 363[202]). Mit größerem Rechte ließe sich diese Bezeichnung auf den Muskelmagen anwenden; aber in ihm würde nur mechanische Zerkleinerung und keine chemisch verdauende Wirkung möglich sein, wenn nicht der Saft des Drüsenmagens in ihn hinabflösse. *Beide Magenabteilungen wirken auf diese Weise zusammen,* und ihre räumliche Abtrennung hat sich zweifellos nur deshalb entwickelt, weil der Muskelmagen, um seine mechanischen Aufgaben zu erfüllen, seine Schleimhaut dergestalt umwandeln mußte, daß sie seine harte Innenhaut abzusondern vermochte, dann aber nicht auch zugleich Magensaft liefern konnte, so daß dessen Produktion in den anderen Teil, nämlich den Drüsenmagen, verlegt werden mußte.

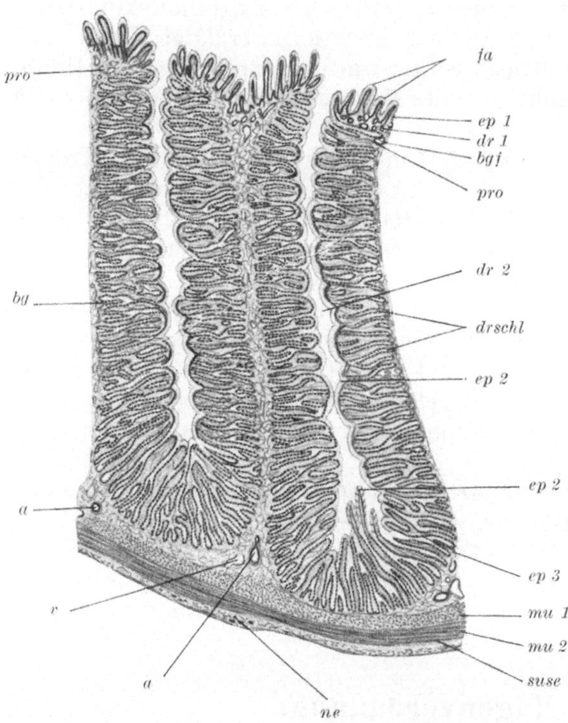

Abb. 21. Teil eines Querschnitts durch den Drüsenmagen der Taube. *fa* Schleimhautfalten, *ep 1* Schleimepithel, *dr 1* Oberflächendrüsen, *bgf* Blutgefäße, *pro* Propria, *dr 2* Lumen einer zusammengesetzten Drüse, *drschl* deren Drüsenschläuche, *ep 2* Epithel der Drüsenhöhle, *ep 3* Epithel der Drüsenschläuche, *mu1* Längsmuskelschicht, *mu 2* Ringmuskulatur, *suse* Subserosa, *ne* Nervengeflecht, *a* Arterien, *v* Venen, *bg* Bindegewebe zwischen den Drüsen. (Nach Krause.)

Das Größenverhältnis des Drüsenmagens zum Muskelmagen ist bei verschiedenen Vögeln außerordentlich verschieden. Während die Raubvögel statt dieser Zweiteilung überhaupt nur einen „häutigen Magen" (Spallanzani[218]) und die Fischefresser einen sehr großen geräumigen Drüsenmagen besitzen, ist dieser bei den Körnerfressern verhältnismäßig klein (siehe Abb. 22), da hier für die Magenverdauung, die ja nur eine Vorbereitung für die weitere Verdauung im Darme ist, in Anbetracht der Härte des Futters hauptsächlich die mechanische Bearbeitung von Bedeutung ist.

1. Der Gewebsaufbau der Wand des Drüsenmagens (HASSE[85])

besteht wie bei der Speiseröhre aus einer bindegewebigen Adventitia, einer
Muskelhaut und der Schleimhaut, die aber hier durch die besonders mächtige
Drüsenschicht ausgezeichnet ist (Abb. 21).

Die Muskelschicht ist wie beim Oesophagus, von dessen Wandung sie ja eine Fortsetzung darstellt, in einer inneren Längs- und äußeren Ringmuskulatur angeordnet (SCHREI-
NER[209]); von manchen Autoren wird auch für den Drüsenmagen noch das Bestehen einer
äußersten Längsmuskelschicht angegeben (s. S. 560[209], [172]). Die innere Längsmuskulatur
umgibt beim Huhn schalenförmig die großen Drüsen und schiebt sich auch in die Längsfalten der Schleimhaut hinein.

Die Wand des Drüsenmagens, der im Vergleich zum oberen Oesophagus
und besonders zum Kropfe eine viel geringere Ausdehnungsfähigkeit besitzt,
ist auch mit feinfaserigem Binde-
gewebe und elastischen Fasern durchsetzt. Die Drüsen sind zusammengesetzte schlauchförmige Drüsen, die
aus pflasterförmigem Epithel mit kör-
nig granulierten Zellen bestehen und
säckchen- oder flaschenförmige Drüsen, aus einzelnen und bei der Gans
aus mehreren Drüsenläppchen, darstellen (HASSE[85], ZIETZSCHMANN[246],
KRAUSE[119], KLUG[116]). Die Abb. 21
zeigt auf einem Querschnitt des Drüsenmagens der Taube zwei solche
Drüsensäckchen im Längsschnitt mit
ihren zahlreichen Drüsenschläuchen
und dem zentralen Kanal, in den sie
alle einmünden.

Die Ausführungsgänge dieser Drüsen münden in den schon mit bloßem
Auge gut sichtbaren Poren der Innenfläche des Drüsenmagens. Diese Poren
liegen auf kleinen papillenartigen Vor-
wölbungen (s. Abb. 22), die entweder
gleichmäßig über die ganze Schleim-
hautfläche verteilt oder, wie bei der
Taube, in schiefen, parallelen Reihen
angeordnet sind. Nach SCHREINER[209],
der diese Drüsen besonders genau
untersucht hat, vollzieht sich der
Übergang vom unteren Oesophagus-

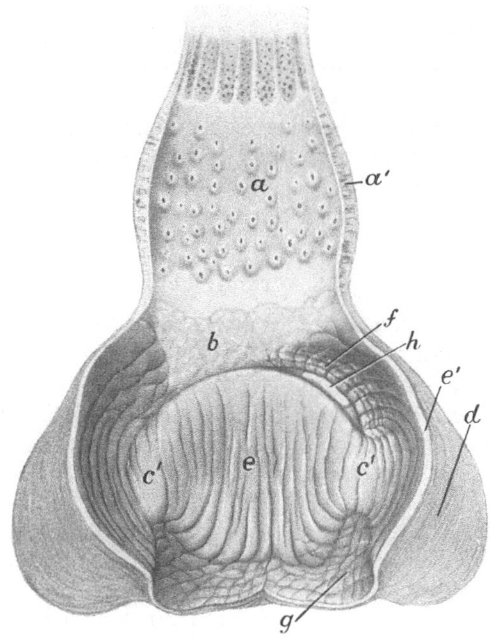

Abb. 22. Hühnermagen, aufgeschnitten; oben die unterste
Zone der Speiseröhre, dann der Drüsenmagen a′ mit den
Wanddrüsen und ihren Mündungsporen a, dann die
Zwischenzone, unten der Muskelmagen mit der hornartigen
Innenhaut und der längs durchschnittenen Muskulatur
eines der beiden Hauptmuskeln, unten der Blindsack g
des unteren Zwischenmuskels.
(Nach ELLENBERGER und BAUM.)

abschnitt zum Drüsenmagen beim Huhne so (s. Abb. 22), daß auf die unterste Zone
der ersteren mit seinem mehrschichtigen Epithel und dichten großen Drüsen
eine drüsenlose Partie folgt und dann plötzlich das mehrschichtige Epithel aufhört, um dem einschichtigen der Drüsenmagenschleimhaut Platz zu machen, die
zugleich dann eine oberflächliche Faltung und Leistenbildung erfährt.

Ihrer Anordnung nach lassen sich diese Drüsen auch noch in oberflächliche und tiefer
gelegene Drüsen unterscheiden (WILCZEWSKI[240], ZIETZSCHMANN[246], KRAUSE[119]). Die feinere
Struktur der Drüsenzellen wurde von GURLT mit den Labdrüsen, von TEICHMANN[223] und
KLUG[116] mit derjenigen der sog. Belegzellen der Fundusdrüsen in der Magenschleimhaut
der Säugetiere ähnlich befunden, wodurch sich noch die Auffassung vom Drüsenmagen als
einer echten Magenabteilung verstärkt. Bemerkenswerterweise und im Gegensatz zu den

Fundusdrüsen des Säugermagens, die in ihren Haupt- und Belegzellen getrennte Bildungs-
stätten für die Fermente und für die Salzsäure des Magensaftes besitzen, kommt eine solche
funktionelle Teilung dem Drüsenmagen des Geflügels nicht zu und werden hier, wie bei den
Fischen, alle Bestandteile des Magensaftes von einer einzigen Zellenart produziert (Breitmaier, Noll, Klug). Zu einer vermittelnden Auffassung kommt Groebbels[76] auf Grund
neuer histologischer Untersuchungen; diese sprechen für einen Doppelcharakter der Zellen
des Drüsenmagens in dem Sinne, daß sie aus einer basalen Hauptzellenzone und einer nach
dem Lumen zu gelegenen Belegzellenzone bestehen. Wie Breitmaier[26] festgestellt hat,
lassen sich auch an den Zellen des Drüsenmagens mikroskopisch je nach ihrem Tätigkeits-
zustande funktionelle Unterschiede nachweisen, indem die Drüsenzellen bei der hungernden
Taube reichlich Sekretkörnchen enthalten, während sie beim „Freßtier", d. h. nach der
Futteraufnahme, durch die Magensaftabsonderung kleiner werden und dann einen mehr
homogenen Inhalt mit sehr feinen Granula besitzen. Ähnliche histologische Unterschiede hat
Michalowsky[161b] an den Zellen des Drüsenmagens bei hungernden und gefütterten Hühnern
gefunden. Groebbels[76] fand die Drüsenepithelzellen bei der Gans im Hungerzustande
bedeutend verschmälert.

Der neben Salzsäure und Eiweißfermenten im Drüsenmagen gebildete
Schleim wird von anderen, nämlich zylindrischen Epithelzellen, die zwischen
den Drüsenmündungen die Falten der Schleimhaut überziehen, abgesondert
(Otte[175], Krause[119]).

Das Schleimhautsekret bildet hier eine durchsichtige, grauweiße oder gelbliche, zähe, mucinhaltige Masse, zwischen der übrigens auch hier und da Reste
der durchgegangenen Nahrung in die Schleimhaut eingedrückt bleiben (Tiedemann u. Gmelin[227], Hasse[85]).

2. Die verdauenden Eigenschaften des Drüsenmagensaftes

lassen sich auf verschiedene Weise feststellen. Schon Spallanzani[218] hat es
verstanden, diesen Saft von seinen Truthühnern zu gewinnen, indem er ihnen
an einem Faden befestigte Schwämmchen durch den Kropfausgang bis in den
Magen vorschob und sie dann an dem Faden wieder herauszog. Den ausgedrück-
ten Saft brachte er mit denjenigen Nahrungsmitteln, wie Fleisch, Brot oder
Körnern, von denen er sehen wollte, ob sie in diesem Magensafte aufgelöst würden, in kleine Gefäße, die er, um dabei Körperwärme wirken zu lassen, mangels
eines Thermostaten in der eigenen Achselhöhle mit sich herumtrug.

Ein anderes Verfahren von Spallanzani wenden wir heute noch an, indem
wir durchlöcherte Metallkapseln mit den Futterstoffen beschicken und sie die
Versuchsvögel bis in ihren Muskelmagen abschlucken lassen, um sie nach einer
gewissen Zeit an einem Faden oder Kettchen wieder herauszuziehen und die
Veränderungen ihres Inhaltes zu untersuchen. Auf diese Weise hat neuerdings
H. Meyer[161a] auf meine Veranlassung hin in großen Versuchsreihen bei Hühnern und zugleich bei Krähe, Raubvogel und Hund, vergleichend den *Verlauf
der Eiweißverdauung* untersucht, indem er mikroskopisch die strukturellen Veränderungen der Muskelfasern von rohem, getrocknetem und gebratenem Fleisch
verschiedener Tiere unter dem Einfluß der fortschreitenden Verdauung im Magen
verfolgte, und ebenso auch die allmähliche Auflösung von verschieden lange
gekochtem Hühnereiweiß, das in Mettschen Röhrchen eingeschlossen war,
quantitativ durch genaue Messungen feststellte. Hierbei ergab sich deutlich,
daß das Huhn das Eiweiß in seinem Magen langsamer verdaute als die zum
Vergleiche herangezogenen anderen, oben genannten Tiere.

Auf andere Weise hatte Collip[51] versucht, bei Hühnern den Drüsenmagensaft zu gewinnen. So konnte er durch Abfangen der Flüssigkeit aus einer *Oesophagusfistel* feststellen,
daß die spontane Aufnahme von Körnerfutter und auch schon Wassertrinken eine starke
reflektorische Sekretion zur Folge hatte. Ferner versuchte er nach Einstechen einer Lumbal-
punktionsnadel durch die Bauchwand und in den mit den Fingern palpierten und festge-
haltenen Muskelmagen hinein, durch eine mit der Nadel verbundene Rekordspritze die Magen-

flüssigkeit zu aspirieren. Hierbei erhielt er, wenn der Kropf leer war, eine alkalische und manchmal auch schwach saure Flüssigkeit und beobachtete nach intravenösen Einspritzungen von Magen- oder Darmextrakten oder Pilocarpin die Sekretion eines stark sauren Magensaftes.

Das vorwiegend übliche, durch EBERLE[64] begründete Verfahren, um aus Magen- oder Darmschleimhäuten die verdauenden Säfte zu gewinnen, besteht in der Extraktion der frisch von eben getöteten Tieren entnommenen und gereinigten Schleimhäute mit Glyzerin oder verdünnten Säuren oder Alkalien und in der Prüfung dieser Auszüge auf ihre Eiweiß-, Fett- oder Stärkestoffe verdauende Kraft.

Für die Magenextraktion kommt in erster Linie eine verdünnte Salzsäure in Betracht, da der Magen im allgemeinen an Fermenten vorwiegend nur Pepsin und Lab produziert und diese Fermente ihre eiweißspaltenden Wirkungen nur bei saurer Reaktion ausüben, wie sie im Magen ja stets auch durch die mit der Fermentabscheidung gleichzeitige Bildung freier Salzsäure geboten wird.

Auch für den Drüsenmagen des Geflügels ist es schon lange bekannt, daß sein Sekret saure Reaktion zeigt (TIEDEMANN u. GMELIN, S. 115, 123 u. a.[227], COLIN[50]), freie Salzsäure enthält und Milch zur Gerinnung bringt. Ferner haben WILCZEWSKI[240], PAIRA-MALL[177] und BREITMAIER mit Salzsäureextrakten der Drüsenmagenschleimhaut von Tauben die eiweißverdauende Wirkung und hiermit das darin enthaltene Pepsin nachgewiesen. PAIRA-MALL und BREIT-MAIER fanden auch, daß diese Wirkung bei Extrakten vom Hungertier bedeutend stärker ist als beim Freßtier; nach letzterem erwies sich der Pepsinvorrat der Schleimhaut am stärksten erschöpft, wenn das betreffende Tier 6—8 Stunden lang Futter verdaut hatte; von da ab steigerte sich der Pepsingehalt wieder, bis er 40—48 Stunden nach der letzten Fütterung seinen Höhepunkt erreichte.

Diese Ladung und Abgabe des Pepsins im Drüsenmagen geht nach den Versuchen von PAIRA-MALL mit Prüfung von Extrakten der Drüsenmagenschleimhaut auf ihre eiweißverdauende Wirkung so vor sich, daß die Drüsen sich während des Hungerzustandes neu mit Ferment bzw. Vorferment laden. Dieses wahrscheinlich in Form von kleinen Körnchen in den Drüsenzellen aufgespeicherte Vorferment wird während der Verdauung ziemlich schnell ausgestoßen, so daß die Magenschleimhaut schon in den ersten Verdauungsstunden viel weniger Pepsin enthält. Auf die freie Magenoberfläche gelangt, wird das Vorferment (Pepsinogen, Propepsin) durch die von denselben Drüsen gelieferte Salzsäure zum Ferment aktiviert. Am wenigsten Ferment ließ sich dann auf der Höhe der Verdauung nach einer reichlichen Fütterung aus der Drüsenmagenschleimhaut gewinnen.

In gleicher Weise hat KLUG[116] Schleimhautextrakte vom Drüsenmagen der Gans auf ihre verdauenden Wirkungen untersucht und eine starke Verdauung von Eiweiß und Leim, doch nicht von Stärke, nachweisen können. Auch er fand neben dem Pepsin ein Labferment, das den Käsestoff der Milch zur Gerinnung brachte, und deutete diesen Befund angesichts der Tatsache, daß Milch für die Vögel keine natürliche Nahrung darstellt, in dem Sinne, daß das Labferment hier wohl für die Aufschließung von Pflanzencaseinen (Legumin, Glutencasein) bestimmt sei. In diesem Zusammenhange kann auf die vielfach ventilierte und immer noch nicht endgültig entschiedene Frage, ob Pepsin und Lab nicht doch als identische Fermente zu betrachten sind, hier nicht näher eingegangen werden.

Nach WILLSTÄTTER, HAUROWITZ und MEMMEN[239] läßt sich in Magenextrakten der Wildente ebenso wie bei verschiedenen Säugetieren auch eine *Lipase* nachweisen, die bei der Wildente ebenso wie bei den Carnivoren (Hund und Katze) für saures Medium eingestellt schien. Leider wird dabei nicht angegeben, ob für diese Versuche die Schleimhaut des Drüsenmagens oder die Innenhaut des Muskelmagens verwendet wurde; in letzterem Falle würde mit ziemlicher Sicherheit die Herkunft dieses fettspaltenden Fermentes in den Darm, bzw. die Bauchspeicheldrüse zu verlegen sein, aus dem dieses, ebenso wie dies mit der Galle der Fall ist, in den Muskelmagen zurücktritt.

Auf die motorischen Funktionen des Drüsenmagens, seine rhythmischen peristaltischen Bewegungen und ihre Beeinflussung durch das Nervensystem, soll hier noch hingewiesen werden. Dieselben wurden nur von NOLF[166] untersucht, der feststellen konnte, daß sich der Drüsenmagen im gleichen Rhythmus zusammenzieht wie der Muskelmagen, daß seine Kontraktion jeweils derjenigen dieser folgenden Magenabteilung vorangeht, und daß der Drüsenmagen vermutlich ebenso wie jener vom Nervus vagus und sympathicus versorgt wird.

3. Der Übergang zwischen Drüsenmagen und Muskelmagen

ist hinsichtlich des Gewebsaufbaues ihrer Wandungen kein plötzlicher, sondern durch eine Grenzzone charakterisiert (s. Abb. 22), in der sich eine allmähliche Umwandlung der Drüsen des Drüsenmagens in die des Muskelmagens vollzieht, so daß die letzten Drüsenblindsäcke des ersteren histologisch den ersten Drüsen des Muskelmagens gleichen (SCHREINER[209]). Bei der Taube ist diese Übergangszone sehr schmal (HASSE[85]). Äußerlich dagegen sehen wir den Muskelmagen vom Drüsenmagen anatomisch scharf abgesetzt und auch funktionell durch Arbeitsteilung streng von ihm unterschieden.

II. Der Muskelmagen und seine physiologischen Funktionen.

(Muskelmagen, Hauptmagen, Kaumagen, Reibemagen, Gizzard, Gézier, Ventricule charnu, Pré, Gigerio, ventriculo muscolare, ventriglio.)

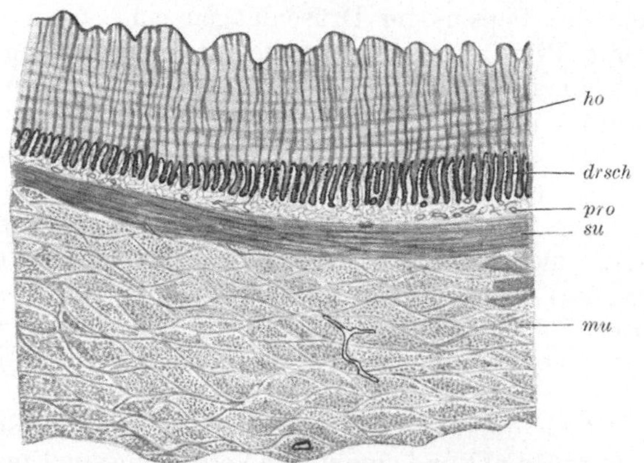

Abb. 23. Teil eines Längsschnittes durch den Muskelmagen der Taube. *ho* Hornartige Innenhaut, *drsch* Drüsenschicht, *su* Submucosa, *mu* Muskulatur, *pro* Propria. (Nach KRAUSE.)

Während der Drüsenmagen lediglich den Magensaft produziert und dadurch die *chemische Magenverdauung* ermöglicht, die aber erst im Hohlraume des Muskelmagens vor sich geht, vermag dieser allein durch die Bewegungen seiner überaus kräftigen Muskulatur zu wirken, wodurch er die *mechanische Magenverdauung vollzieht.*

Obgleich der Muskelmagen selbst in seiner Innenhaut natürlich *keine* *Fermente* zu bilden vermag, lassen sich doch in Extrakten dieser Cuticula geringe Mengen von Pepsin nachweisen (PAIRA-MALL[177]), die indessen aus dem Drüsenmagen stammen und in der Cuticula nur imbibiert sind.

Eine *Drüsentätigkeit* kommt dem Muskelmagen jedoch nur insofern zu, als seine harte Innenhaut das erstarrte Sekret der zwischen ihr und der Muskulatur liegenden Drüsenschicht darstellt (Abb. 23). Alles indessen, was sich hier an Fermenten vorfindet, z. B. Spuren von Pepsin (PAIRA-MALL) oder etwa von Lipase, stammt aus dem Drüsenmagen bzw. dem Darm.

Die *Muskulatur* ist bei den körnerfressenden Vögeln am stärksten entwickelt, während sie im Magen der Raubvögel, den man nach CUVIER[54] noch als einen einfachen Magen bezeichnen kann und den SPALLANZANI[218] wegen der Dünne seiner Wandung einen häutigen Magen nennt, verhältnismäßig ebenso schwach ist wie etwa beim Hund oder Schwein, und während sie im Magen anderer Vögel, z. B. der Krähen, eine mittlere Dicke aufweist, so daß SPALLANZANI diesen als Mittelmagen von den beiden Extremen unterschied. Der jedem Laien schon vom „Gänseklein" her bekannte Muskelmagen ist selbst wieder ein zusammengesetzter Magen und so eigenartig gebaut, daß hier als Grundlage für das Verständnis seiner Funktionen zunächst

1. Der anatomische Bau des Muskelmagens

der Hausvögel beschrieben werden soll. In der gelegentlich auch angewendeten Bezeichnung als Kaumagen drückt sich die Tatsache aus, daß die mechanische Zerkleinerung der Nahrung hierher verlegt ist, die bei den Säugern in der Mundhöhle durch die kauende Kieferbewegung und die Wirkung der Zähne erfolgt, als deren Ersatz wir im Muskelmagen stets die mit dem Futter aufgenommenen Steinchen antreffen. Zähne als Hartgebilde des Magens selbst, wie sie im Kaumagen mancher wirbelloser Tiere vorkommen, sind im Muskelmagen aber nicht vorhanden.

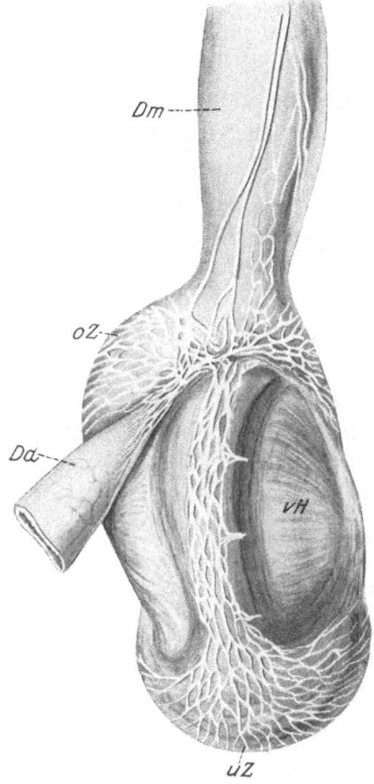

Abb. 24. Der Hühnermagen von der vorderen Kante aus gesehen. Oben der Drüsenmagen, unten der Muskelmagen. *vH* vorderer Hauptmuskel, *oZ* oberer Zwischenmuskel, *uz* unterer Zwischenmuskel, *Dd* Anfang des Darmes (Duodenum). Das Nervensystem des Magens ist durch Säure sichtbar gemacht. Die Nervi Vagi treten vom Drüsenmagen her in das Auerbachsche Nervengeflecht über. Die auf der vorderen Magenkante in dies Geflecht eintretenden (abgeschnittenen) Nervenfasern sind solche des Sympathicus. (Nach E. MANGOLD.)

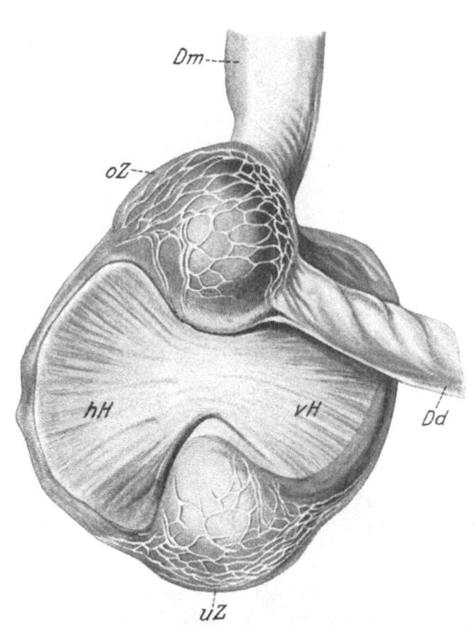

Abb. 25. Der Muskelmagen des Haushuhns von der rechten Seitenfläche aus gesehen. In der Mitte der Sehnenspiegel, oben Drüsenmagen, *vH* vorderer Hauptmuskel, *hH* hinterer Hauptmuskel, *oZ* oberer Zwischenmuskel, *uZ* unterer Zwischenmuskel, *Dd* Anfang des Darmes (Duodenum). Das Nervengeflecht ist durch Säure sichtbar gemacht. (Nach E. MANGOLD.)

a) Die Muskulatur.

Die *Gestalt des Muskelmagens* wird am besten mit der einer großen bikonvexen Linse verglichen. Es ist ein scheibenförmiges, in der Mitte wesentlich dickeres Organ mit einer an zwei Stellen unterbrochenen abgestumpften Kante (s. Abb. 24 u. 25). Die genauere Darstellung soll hier in erster Linie den *Muskel-*

magen des Haushuhns berücksichtigen, und zwar im Anschluß an AUERBACH[3], CAZIN[37 40] und MANGOLD[137].

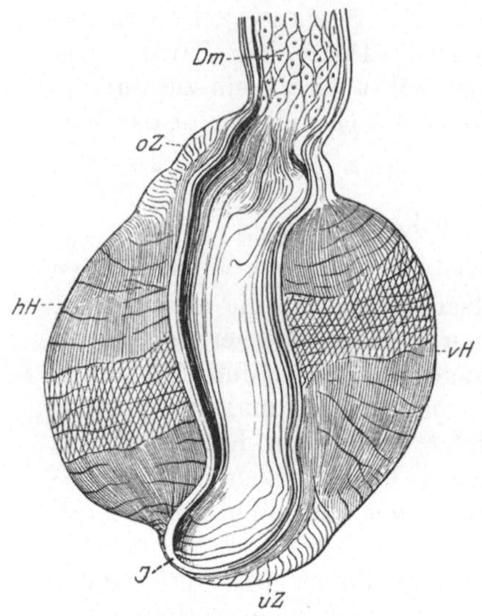

Abb. 26. Der Muskelmagen im mittleren Längsschnitt. Oben Drüsenmagen. Bezeichnungen wie in Abb. 25. *J* die hornartige Innenhaut. (Nach E. MANGOLD.)

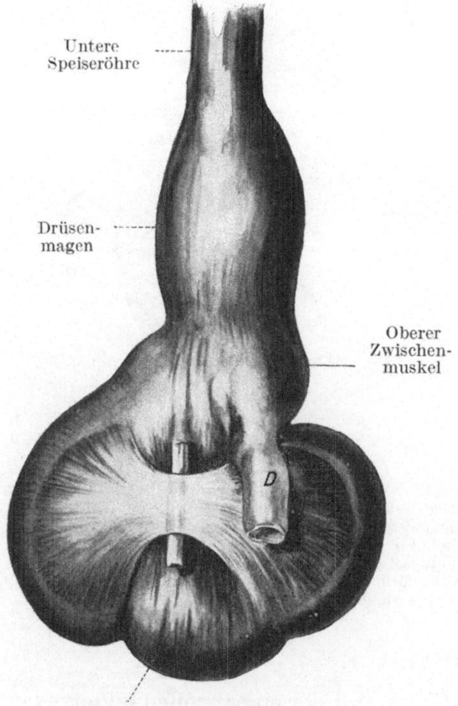

Abb. 27. Drüsen- und Muskelmagen der Gans. Unter dem Sehnenspiegel ein Hölzchen durchgesteckt. *D* Darmanfang.

Die *normale Lage des Muskelmagens*, wie sie im allgemeinen beim sitzenden oder auf dem Rücken liegenden Huhn und ebenso bei der Sektion gefunden wird, ist derart, daß jene Linsenscheibe mit ihrer Randkante etwas links seitlich und parallel der sagittalen Längsebene des Körpers, mit einer geringen Neigung der vorderen Kante nach rechts, ziemlich weit kopfwärts und rückwärts, und größtenteils von dem Brustbein bedeckt, in dem Bauchteile der Brustbauchhöhle liegt. Bei mageren Hühnern läßt sich diese Lage des vorderen und unteren Teiles des Muskelmagens durch Abtasten mit den Fingern durch die Bauchwand hindurch feststellen. Dieser vordere Teil, dessen abgestumpfte Kante und dessen Seiten man auf diese Weise fühlt, ist der vordere Hauptmuskel des Muskelmagens. Ihm entspricht, rückenwärts gelegen, der *hintere Hauptmuskel* (s. Abb. 24, 25). Jener untere Teil ist der *untere Zwischenmuskel*, dem, weiter oben unter dem Brustbein verborgen, der *obere Zwischenmuskel* entspricht (s. Abb. 24, 25). Der ganze Muskelmagen besteht also aus zwei Muskelpaaren. Von diesen sind, wie besonders ein Längsschnitt durch das Organ zeigt (s. Abb. 26), die Hauptmuskeln enorm stark entwickelt, während die Zwischenmuskeln (cul de sac, gelegentlich auch Magenfundus genannt) viel dünner sind und in ihrer Wanddicke etwa nur einem „häutigen" Magen entsprechen (s. S. 43).

Bei der Gans (Abb. 27) ist der vordere (und zugleich mehr rechts liegende) Hauptmuskel regelmäßig etwas schwächer als der hintere, wie schon HOME 1811[96] feststellte und SCHEPELMANN bei allen seinen Gänsen bestätigte[203]. Bei Huhn, Taube, Ente liegen keine Angaben hierüber vor. Die Tatsache deutet auf eine gewisse funktionelle Differenzierung zwischen beiden Hauptmuskeln hin.

Jede der beiden flachgewölbten Seitenflächen des Muskelmagens wird größtenteils von einem weißglänzenden *Sehnenspiegel* bedeckt, in den hier die bindegewebige Außenhaut (Adventitia) verwandelt ist, und von dessen Mitte aus die Sehnenfasern zum peripheren Rande hin ausstrahlen (s. Abb. 27).

Diese Sehnenflächen bedecken also die beiden Hauptmuskeln derart, daß der vordere beiderseits von den beiden vorderen, halbkreisförmigen Hälften dieser beiden Sehnenflächen überzogen ist, und der hintere Hauptmuskel entsprechend von den beiden hinteren Halbflächen der Sehnenspiegel eingeschlossen wird. Die beiden Sehnenflächen berühren sich an der Peripherie der Linsengestalt nicht, da sie hier durch den abgeplatteten Rand derselben getrennt werden (s. Abb. 24). Auch die beiden Hauptmuskeln berühren sich nicht, da sie oben und unten durch je einen Zwischenmuskel getrennt sind, und ähnlich auf jeder Seite des Muskelmagens durch den mittleren Teil eines Sehnenspiegels unterbrochen werden, wie ein durch die Mitte des Magens geführter Querschnitt besonders deutlich erkennen läßt (s. Abb. 28). Ein solcher zeigt auch am besten, wie die höchst merkwürdige Differenzierung der Muskulatur im Vergleich zu derjenigen etwa eines Säugermagens zu verstehen ist. Während sich bei diesem die Muskulatur teils in einer äußeren, *längs* verlaufenden Muskelschicht, teils in einer inneren Schicht, deren Fasern den Magen *ringförmig* umfassen, angeordnet findet, ist beim Muskelmagen die Längsmuskulatur so gut wie völlig weggefallen, die Ringmuskulatur dagegen enorm verdickt und zu den Hauptmuskeln entwickelt, aber auch ihrerseits stellenweise — unter dem Zentrum der Sehnenspiegel — verschwunden. Der Sehnenspiegel ist beim Magen von Huhn und Taube unlösbar mit der Muskulatur verwachsen. Bei der Gans bildet er in seinem Zentrum eine die darunterliegende Muskelfläche unverbunden überspannende ungemein kräftige Sehne (s. Abb. 27).

Allerdings kompliziert sich dieses Verhalten wesentlich dadurch, daß die Richtung der Muskelfaserbündel in den Hauptmuskeln keine vollkommen einheitliche ist, daß es vielmehr durch Teilung der einzelnen Faserzüge zu einer kunstvollen Verflechtung derselben kommt. Diese ist schon auf der Abb. 28, besonders aber auf dem Längsschnitt (s. Abb. 26) zu erkennen. Dieser zeigt vorwiegend die Bindegewebszüge und -schichten, die den Muskel durchlaufen und auf denen die Zellbündel der Ringmuskulatur in querer Richtung ausgestreckt gedacht werden müssen. Hierdurch kommt eine blätterartige Schichtung zustande, indem die Struktur der Bindegewebszüge die Grundlage für die der Muskulatur bildet. Besonders bemerkenswert sind dabei noch die auf der Abb. 26 deutlichen Kreuzungszonen der Bindegewebszüge, die in beiden Hauptmuskeln einander schräg gegenüberliegen und, wie wir sehen werden, für die Art, in der sich der Magen zusammenzieht, von Einfluß sind.

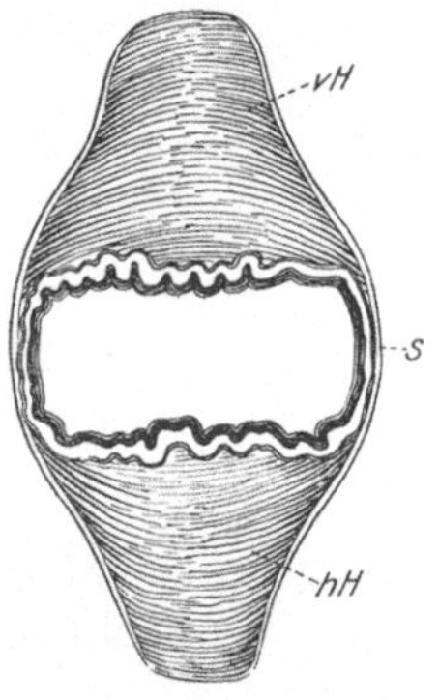

Abb. 28. Querschnitt durch den Muskelmagen. *vH* vorderer, *hH* hinterer Hauptmuskel, *s* Sehnenspiegel. (Nach E. MANGOLD.)

Die Abb. 26 zeigt auch deutlich die *Asymmetrie der Hauptmuskeln*, von denen der eine unten und der andere oben wesentlich dicker ist als am anderen Ende, an dem dann bei beiden auch der Übergang der Faserzüge auf den benachbarten Zwischenmuskel zu erkennen ist. Auch diese Asymmetrie ist von wesentlicher Bedeutung und spricht für ein funktionell gegensätzliches Verhalten beider Muskeln.

Der Muskelmagen steht durch einen kurzen drüsenlosen Kanal mit dem Drüsenmagen in Verbindung, der in das obere Ende des oberen Zwischenmuskels einmündet. Ebenfalls am oberen Zwischenmuskel, und zwar im vorderen unteren Winkel desselben, befindet sich der Eingang nach dem Dünndarm, der Magenpförtner (Pylorus) (s. Abb. 27). Der Muskelmagen stellt daher einen Blindsack dar und besitzt eine schlauchförmige Höhlung (s. Abb. 26), deren Ein- und Ausgang dicht beieinander liegen. Hierdurch wird funktionell zweifellos das längere Liegenbleiben besonders gröberer Teilchen des Mageninhaltes begünstigt, vor allem auch der zur Zerkleinerung dienenden *Steinchen*, die dann auch über Jahr und Tag hier zurückgehalten werden können (s. S. 59).

b) Die harte Innenhaut des Muskelmagens

läßt sich, wie schon ARISTOTELES bekannt war, leicht abziehen. Bei richtiger Ablösung kann man beobachten, daß feine helle Fäden oder Zapfen abreißen, die in Poren der darunter zum Vorschein kommenden hellen Schleimhaut stecken.

So ist diese ganze Cuticula, die schon NEERGARD[165] als den verhärteten Schleim der Magendrüsen ansah, wie CUVIER[54], MOLIN[163] und LEYDIG[127] nachgewiesen haben, eine Absonderung der darunter befindlichen Magenschleimhaut und entsteht aus den erstarrenden Sekretfäden ihrer schlauchförmigen Drüsen (s. Abb. 29, ferner CURSCHMANN[53], WIEDERSHEIM[238], BAUER[7], HASSE[85], CATTANEO[35,36], CAZIN[37,40]).

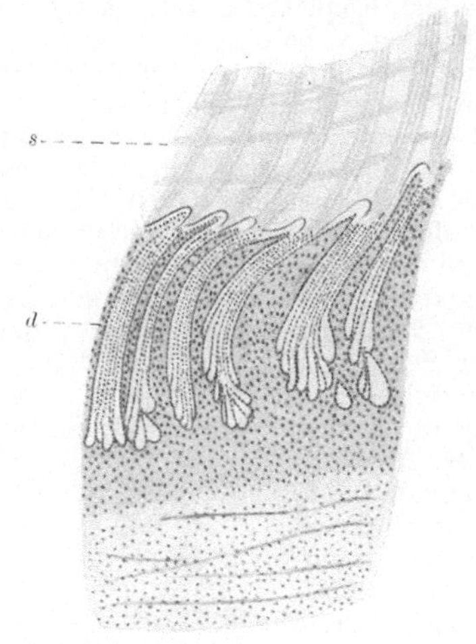

Abb. 29. Stück eines Durchschnitts senkrecht zur inneren Oberfläche des Muskelmagens vom Haushuhn. 67 fache Vergrößerung. *d* Drüsenschicht, *s* Sekretschicht (hornige Innenhaut des Muskelmagens). (Nach CORNSELIUS.)

Diese harte Innenhaut ist also nichts anderes als das zu einer festen Schicht erstarrte Sekret der darunterliegenden Drüsen. Die Abb. 29 läßt deutlich die feinere Struktur der Sekretschicht aus den Sekretsäulchen und der dazwischen in gleicher Weise abgeschiedenen Zwischensubstanz erkennen.

Nach CORNSELIUS[52] besteht zwischen der Entwicklung dieser Innenhaut und der Muskulatur des Muskelmagens bei den Vögeln insofern eine Korrelation, als die erstere am stärksten bei Magen mit starker Muskulatur ausgebildet ist und umgekehrt. Bei den Körnerfressern sind beide am mächtigsten entwickelt. Auch ist die Sekretschicht bemerkenswerterweise schon beim eben ausgeschlüpften Hühnchen in ähnlichem Verhältnis vorhanden wie beim ausgewachsenen (s. Abb. 31).

Chemisch unterscheidet sich diese „Hornhaut" von dem zuerst in ihr vermuteten Chitin durch ihren Schwefelgehalt, besteht aber weder aus typischem Keratin (Hornstoff) noch einfach aus geronnenem Eiweiß, vielmehr aus einer Art Zwischenstufe von beiden, *aus keratinoider, hornartiger Substanz* (HEDENIUS[85]).

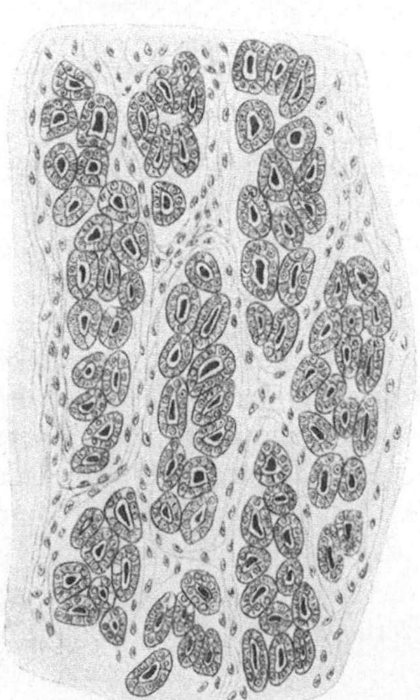

Abb. 30. Stück eines Durchnitts parallel zur inneren Oberfläche des Muskelmagens vom Haushuhn. 515 fache Vergrößerung. Drüsenschläuche im Querschnitt getroffen. (Nach CORNSELIUS.)

Entsprechend dem obenerwähnten Übergange der Schleimhautstruktur des Drüsenmagens in die des Muskelmagens ist auch die hornartige Schicht gewissermaßen als eine Fortsetzung der schleimigen Auskleidung des Drüsenmagens zu betrachten (SCHREINER). Die Haut ist in der Regel mit dem Farbstoff der hier normalerweise aus dem angrenzenden Darm zurücktretenden Galle imbibiert, im Hühnermagen meist mit gelbem (Bilirubin), bei Tauben mit grünem (Biliverdin) (MANGOLD S. 168[137]), wodurch die Färbung der *Magen innenhaut* bedingt wird. Bei den Tauben färben sich auch die Rohfaserhüllen der Futterkörner im Muskelmagen mit diesem grünen Farbstoff, und setzt sich die grüne Farbe der Cuticula am Pylorus scharf gegen die goldgelbe Färbung des Darminhalts (Bilirubin) ab.

Die funktionelle Aufgabe dieser schwieligen Magenhornhaut ist zweifellos die des Schutzes der muskulösen Magenwand gegen die Verletzung durch die Steinchen oder harte Körnerspitzen, und die der Resistenzerhöhung gegen diese Mageninhaltsteilchen bei den gewaltigen Zusammenziehungen, die die Hauptmuskeln zum Zerquetschen der Nahrung ausführen. Daher ist diese Haut auch am dicksten an den Stellen der größten Druckwirkung über der Innenfläche der Hauptmuskeln und bildet hier, besonders bei Enten, Gänsen und Schwänen, auf jeder Seite des Mageninnern eine ziemlich runde, und auf ihrer inneren Oberfläche leicht konkave, außen konvexe *Reibeplatte*, die Risse und Furchen zeigt, in getrocknetem Zustande steinhart wird und in ihrer Funktion Mühlsteinen vergleichbar ist (vgl. auch FLOWER[69]).

Dagegen ist sie dort, wo sie die Zwischenmuskeln auskleidet, viel dünner und zerreißlicher. Bei Fruchttauben (Carpophaga Goliath) ist sie mit eigenen cuticularen Zähnen ausgestattet (VIALLANES[229], Abbildung siehe bei MARSHALL S. 303[158] und BIEDERMANN S. 1190[13]). Bereits SPALLANZANI überzeugte sich von der auffallenden Unverletzlichkeit dieser Haut dadurch, daß seine Truthühner Stahlnadeln und Lanzetten im Magen zerbrachen, ohne daß dieser selbst dadurch verletzt wurde, außer bei jungen Tieren. Auch bei älteren Vögeln, besonders bei Tauben, kann dies immerhin gelegentlich vorkommen und zur Durchstoßung der Magenwand führen, wie aus eigener Beobachtung und einer solchen von HOLMGREN[94] hervorgeht.

2. Der Bewegungsmechanismus des Muskelmagens

wurde schon von älteren Forschern (HUNTER) mit einer Mühle verglichen und als ein Quetsch- und Reibevorgang aufgefaßt, der durch den Druck der Hauptmuskeln gegeneinander das Futter zerdrückt, das die Zwischenmuskeln in die Höhlung zwischen den Hauptmuskeln hineinpressen. Diese von GARROD[74] allein

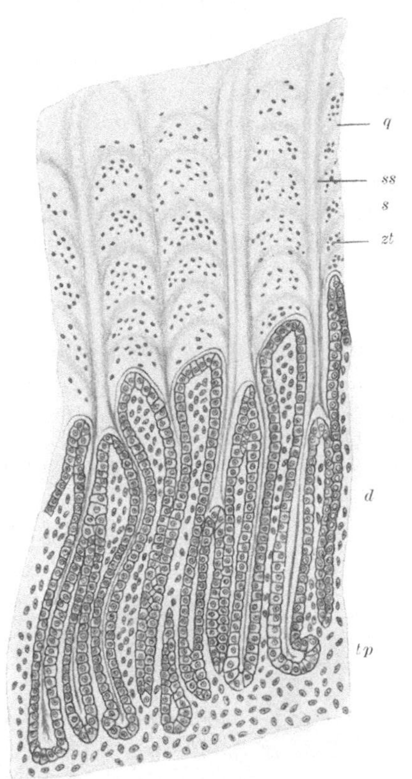

Abb. 31. Durchschnitt durch die Innenhaut des Muskelmagens wie in Abb. 29 vom eben geschlüpften Hühnchen. 285fache Vergrößerung. *d* Drüsenschicht, *s* Sekretschicht, *ss* Sekretsäulchen, *q* Querverbindungen der Sekretsäulchen. (Nach CORNSELIUS.)

auf Grund äußerer Betrachtung gewonnene Anschauung von einem funktionell gegensätzlichen oder ergänzenden Verhalten der beiden Muskelpaare konnte ich bei systematischer Analyse der Bewegungen des Hühnermagens (MANGOLD[137]) experimentell nachweisen.

Eine unmittelbare und direkte *Beobachtung der Magenbewegungen* beim lebenden Huhn erwies sich als unmöglich. Man kann sie nur hören und fühlen. Denn bei jeder der periodisch erfolgenden Zusammenziehungen des Muskelmagens läßt sich, z. B. bei einem in ruhiger Verdauung dasitzenden Huhn, das reibende *Geräusch* der knirschend gegeneinander verschobenen Magensteinchen vernehmen, und bei mageren Hühnern läßt sich der Magen durch die Bauchwand hindurch abtasten und seine Bewegungen durch *Palpation* feststellen. Während es aber nun gelingt, beim lebenden Wiederkäuer nach Eröffnung der Bauchhöhle durch Operation (Laparotomie) die Bewegungen des freigelegten Magens auch direkt zu beobachten (MANGOLD und KLEIN[155]), steht der durch Bauchschnitt freigelegte Hühnermagen so lange still, bis die Bauchhöhle wieder verschlossen wird. So konnten schon REAUMUR[186] und SPALLANZANI[218] nur bei je zwei Hühnern bzw. Truthühnern ganz minimale und unbestimmte Magenbewegungen sehen, und auch ich nur einmal den Eindruck spontaner Kontraktionen des Muskelmagens gewinnen. Dieser Stillstand der Magenbewegungen trat schon ein, wenn ich ein Huhn für die Operation nur durch Anwendung der *tierischen Hypnose* (Mangold[142,143,137]) bewegungslos machte und die in der Hypnose auftretende Herabsetzung der Schmerzempfindlichkeit zum Bauchschnitt benutzte. Und ebenso sicher kam es zum Aufhören der Magenaktion, wenn ich den Bauchschnitt in Chloroform- oder Äthernarkose des Tieres ausführte, denn hierdurch tritt, wie ich dabei fand, eine völlige *Lähmung der Magenkontraktionen durch die Narkose* ein[137,139]. Ebensowenig ließ sich am herausgeschnittenen und in warme physiologische Salzlösungen eingelegten Muskelmagen eine Bewegung feststellen. Ich griff daher zu der von Ranvier eingeführten und von Doyon[58—60] und Rossi[198] auch schon bei Hühnern, später auch von Rogers bei Tauben und von Russinow[201] bei Gänsen angewandten

a) graphischen Registrierung

der Bewegungen des Muskelmagens mittels der Ballonsondenmethode.

Diese Methode (s. Abb. 32, ferner Mangold[137, 138]) beruht darauf, daß ein kleiner Gummiballon, der am Ende eines Gummischlauches befestigt ist, unter Führung einer in dem Schlauche befindlichen Fischbeinsonde durch Schnabel und Kropf eines in Rückenlage leicht auf ein Brett gefesselten Huhnes bis in den Muskelmagen eingeführt wird. Sobald

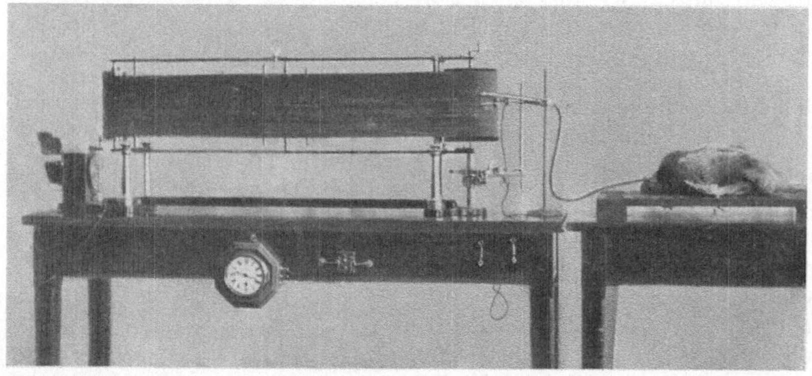

Abb. 32. Vorrichtung zur Aufzeichnung der rhythmischen Bewegungen des Muskelmagens beim Huhn (s. Text). (Nach E. Mangold.)

der Ballon nun durch eine Zusammenziehung des Magens zusammengedrückt wird, entweicht die Luft aus ihm durch den Gummischlauch in eine mit dessen anderem Ende verbundene sog. Mareysche Kapsel und bringt die dünne Gummimembran, mit welcher diese flache Metallkapsel überspannt ist, zur Ausdehnung und Hochwölbung. Bei der Erschlaffung des Magens sinkt die Membran wieder in ihre flache Spannung zurück. So werden die Druckänderungen im Magen durch Lufttransmission auf die Kapselmembran übertragen, die sie ihrerseits auf einen an ihr befestigten leichten Strohhalm- oder Aluminiumhebel weitergibt, der mit seiner Spitze an der berußten Papierfläche eines mittels Uhrwerks rotierenden Kymographions angelegt ist und seine Bewegungen weiß auf schwarz verzeichnet (s. Abb. 32).

So entsteht eine bei jeder Kontraktion des Muskelmagens ansteigende und bei seiner Erschlaffung abfallende Kurve. Durch gleichzeitige Registrierung der Zeit in Sekunden mittels eines Chronographen kann die Frequenz pro Minute oder der Rhythmus dieser automatischen Magenkontraktionen, d. h. die Zeit vom Beginn einer solchen Kontraktion bis zu dem der nächsten, festgestellt werden.

Jede solche *Magenkurve* zeigt nun noch eine Besonderheit in Gestalt eines doppelten Gipfels, den der steile Anstieg erreicht (s. Abb. 33). Wie ich mich durch gleichzeitiges Abtasten des unteren Zwischenmuskels und vorderen Hauptmuskels bei mageren Hühnern während der Kurvenregistrierung überzeugen konnte, ist der erste Kurvengipfel auf die Drucksteigerung im Muskelmagen infolge der Kontraktion der *Zwischenmuskeln* zurückzuführen, der zweite aber durch das völlige Zusammenpressen des Ballons durch die Kontraktion der *Hauptmuskeln* bedingt. Während der letzteren kann man bei der Abtastung auch unmittelbar fühlen, wie der vorher durch die eigene Zusammenziehung abgeflachte Zwischenmuskel von dem andrängenden Mageninhalt wieder prall vorgewölbt wird.

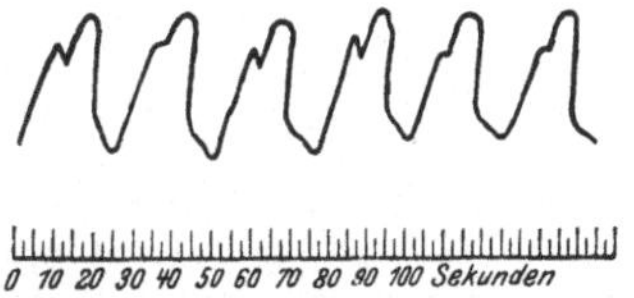

Die gleichen doppelgipfligen Kurven hat neuerdings auch NOLF[166] erhalten. So besteht also eine alternierende Bewegungsfunktion der beiden Muskelpaare des Muskelmagens. Jede Magenbewegung beginnt mit der gleichzeitigen Kontraktion der beiden Zwischenmuskeln, durch die der in diesen liegende Mageninhalt in die Haupthöhle zwischen die Hauptmuskeln gedrängt wird. Letztere beginnen dann ihre Kontraktion in dem Augenblicke, wo die der Zwischenmuskeln nachläßt und zerquetschen den nun zwischen ihren Reibeplatten befindlichen Mageninhalt, der vor diesem Drucke wieder in die Zwischenmuskeln entweicht (s. MANGOLD[137]).

Abb. 33. Normale Magenkurve vom Muskelmagen des Haushuhns. Aufzeichnung der rhythmischen Zusammenziehungen mittels der Ballonsondenmethode. Unten Zeitregistrierung in Sekunden. (Nach E. MANGOLD.)

Diese Zusammenziehung der Hauptmuskeln gegeneinander, die die Zertrümmerung der Körner im Magen bewirkt, ist aber nicht nur ein einfaches Aufeinanderpressen. Entsprechend der Asymmetrie in der Struktur dieser Muskeln (s. S. 45) erfolgt auch ihre Kontraktion in verschiedener Richtung. Wenn sich auch ihre ganze Muskelmasse ungefähr gleichzeitig zusammenzieht, so kontrahiert sich doch der vordere Hauptmuskel vom unteren Zwischenmuskel her und der hintere anscheinend vom oberen Zwischenmuskel aus gegeneinander, wodurch außer dem Aufeinanderpressen auch eine Längsverschiebung beider Hauptmuskeln gegeneinander erfolgt, die die Zerquetschung des Mageninhaltes natürlich sehr wirksam unterstützen muß.

Dazu kommt noch eine Wirkung dieser Muskeln in einer dritten Richtung, indem sich der vordere Hauptmuskel mit dem oberen, und der hintere mit dem unteren Teile bei ihrer Kontraktion etwas nach links dreht, so daß eine gegenseitige Verschiebung beider Muskeln auch in dieser Richtung vor sich geht.

So findet die Gegeneinanderbewegung der beiden Hauptmuskeln bei der Kontraktion des Muskelmagens um drei verschiedene Achsen statt und ist *gleichzeitig als Pressung, Schiebung und Rollung* anzusehen, wodurch die zertrümmernde Kraft dieses Organes außerordentlich erhöht wird.

Die mit der der Hauptmuskeln abwechselnde Kontraktion der Zwischenmuskeln ist aber nur dazu da, den Mageninhalt immer wieder aufs neue in diese Quetschmühle hineinzuschieben (MANGOLD[137]).

b) Die glatte Muskulatur des Muskelmagens.

Wie die gesamte, unwillkürlich betätigte Muskulatur des Verdauungskanals besteht auch die des Muskelmagens mikroskopisch aus glatten Muskelzellen, so daß die Muskelfasern histologisch keine Quer- sondern nur Längsstreifung zeigen. Da die Mächtigkeit dieser Muskulatur fast nur noch im menschlichen Uterus ihre Analogie findet, so hat sich der *Muskelmagen als Objekt zum Studium der physiologischen Eigenschaften der glatten Muskulatur* bewährt. Insbesondere sind hier Untersuchungen über die die physiologischen Erregungsvorgänge im Muskelmagen begleitenden *elektrischen Erscheinungen* zu nennen. Wie von jedem Muskel bei seiner Tätigkeit, so lassen sich auch vom *Muskelmagen elektrische Aktionsströme* mittels empfindlicher Galvanometer ableiten und auch photographisch in ihrem Verlaufe darstellen. Während ich bei lebenden Hühnern durch Ableitung mittels durch die Bauchwand eingestochener Elektroden solche *Elektrogastrogramme* gleichzeitig mit der Ballonsondenregistrierung der *Mechanogramme* am Einthovenschen Saitengalvanometer photographisch aufnehmen konnte (S. 690[138]), hat Stübel[220] dies mit direkter Ableitung von Hühner- und Taubenmagen ausgeführt.

Hierbei erhielt er, obwohl der Muskelmagen schon infolge der Eröffnung der Bauchhöhle stillstand, noch rhythmische Aktionsströme, beim Huhne in einer Frequenz von 50—90, bei der Taube 70—120, bei der Ente 80—130 in der Minute. Vagusreizung rief erhebliche Schwankungen und Frequenzänderungen der elektrischen Aktionsströme hervor. Durch Narkose des Tieres trat sehr schnelle Abnahme bis zum völligen Verschwinden der Aktionsströme ein. Offenbar handelt es sich dabei um den Ausdruck der automatischen und rhythmischen Erregungswellen, von denen die Funktion der Magenmuskulatur abhängt.

Da die Aktionsströme in gleicher Stärke und Frequenz auch beim Hungertiere auftraten, so bestätigte sich hierdurch meine Annahme einer unaufhörlichen und auch im Hungerzustande nicht aussetzenden rhythmischen Tätigkeit des Muskelmagens[220].

Ferner wurden die letzten Lebenserscheinungen am absterbenden Hühner- und Taubenmagen von uns untersucht, und die *Totenstarre* als letzte vitale Kontraktion des Muskelmagens von Potonié[182] sowie die mit dieser parallel gehende *Milchsäurebildung* von mir mit Schmitt-Krahmer[152, 153, 208] eingehend analysiert und mit der der Skeletmuskulatur verglichen[273].

Die vom Muskelmagen ausgeübten Kräfte und Druckwirkungen stellen ganz erstaunliche mechanische Leistungen dar, deren Ermittlung schon mehrfach das Interesse der Forscher in Anspruch nahm. So versuchte Borelli[20] die Nüsse und Glasstücke zertrümmernde Kraft des Truthahnmagens durch Vergleich mit der eigenen Kieferkraft zu messen und auch mathematisch zu berechnen. Redi[189] und Megalotti fanden Krystallkugeln im Magen von Enten und Tauben zu Pulver zermalmt. Réaumur[186, 187] fand Eisenblechröhren im Truthahnmagen zerdrückt, wozu außerhalb des Magens ein Druck von 437 Pfund notwendig war. Spallanzani fand zwölf Stahlnadeln im Truthahnmagen nach $1^1/_2$ Tagen sämtlich zerbrochen, einen eckigen Granat im Taubenmagen nach einem Monat wie auf dem Schleifstein abgeschliffen. Swammerdam opferte einen Louisdor, um dessen Gewichtsabnahme im Magen einer Ente festzustellen.

Ich habe dann *Druckmessungen im Muskelmagen* verschiedener Vögel vorgenommen, indem ich die eingeführte Ballonsonde (s. S. 48) mit Wasser füllte und den Schlauch anstatt mit der Registrierkapsel mit einem Quecksilbermanometer verband[138, 141]. Dabei fand ich, daß die die Magenbewegungen begleitenden aktiven Drucksteigerungen im häutigen Magen des Bussards nur 8—26 mm Hg und bei Schleierkäuzen 34—84 mm Hg betrugen. Im Muskelmagen der Hühner dagegen gelangte ich mit T. Kato[110] auf Werte von 100—150, im Durchschnitt auf 138 mm Hg, bei der Ente auf 180 und bei der Gans auf 265—286 mm Hg.

Mit diesen Druckwerten allein lassen sich jene enormen zertrümmernden Wirkungen des Muskelmagens noch nicht erklären; man muß dabei auch an die unabhängige rhythmische Wiederholung jener Pressung, Schiebung und Rollung denken und an die Unterstützung durch die mechanische Wirkung der Magensteinchen und die hierdurch unaufhörlich wiederholte punktförmige Beanspruchung der zu zertrümmernden Inhaltskörper.

Unsere Untersuchungen[110, 141] ergaben zugleich das Bestehen vielseitiger

c) Einflüsse auf die vom Muskelmagen ausgeübten Druckwirkungen.

Entgegen der Erwartung fanden wir zunächst keinen gleichmäßigen *Einfluß der Muskelmasse des Muskelmagens auf die Größe des Magendrucks.*

Wenn auch die Tiere mit häutigem Magen viel geringere Drucke aufwiesen, als sie im Muskelmagen erzielt werden, und die Gans mit der größten Muskelmasse auch die größten Druckwerte aufwies, so erhielten wir bei einer Ente mit relativ schwacher Magenmuskulatur doch viel höhere Drucke als bei Hühnern mit größerem Gewicht ihrer von der Hornhaut befreiten Muskelmasse des Muskelmagens, und auch unter den Hühnern nicht die größten aktiven Drucksteigerungen bei der größten Muskelmasse (s. Tabelle 4).

Sehr deutlich trat der *Einfluß des Fütterungszustandes* hervor. Im *Hungerzustande der Hühner,* 24—50 Stunden nach der letzten Fütterung, erhielten wir in sechs Versuchen ausnahmslos höhere Werte als sonst. Vermutlich wirkte hierbei der *Einfluß der mechanischen Reizung* durch den eingeführten Ballon und die mit seiner Füllung verbundene Dehnung und Erhöhung der Wandspannung des Magens während seiner Kontraktionen steigernd auf deren Stärke. In diesem Sinne der mechanischen Reizung erwies sich auch der *Einfluß verschiedenartigen Futters,* besonders seiner Konsistenz und Härte, als sehr bedeutend. Denn bei wochenlang fortgesetzten Versuchen an vier Hennen mit verschiedenen Futterperioden (Weizen, Gerste, gekochte Kartoffel) erfolgten bei den Übergängen von einer zur anderen Nahrung ausnahmslos gleichartige Veränderungen des Kontraktionsdruckes im Muskelmagen. Beim Übergang von Weizen auf Gerste trat eine Steigerung der beim Weizen niedrigen Druckwerte um 50% auf, beim Übergang zu Kartoffeln dann wieder ein Abfall (S. 12[110]) (s. Tabelle 5).

Tabelle 4.
Druck und Masse des Muskelmagens.
(Nach MANGOLD und KATO.)

	Muskelmasse des Muskelmagens in g	Drucksteigerung des Muskelmagens bei der Kontraktion (Durchschnittswert) in mm Quecksilber
Huhn 1 . .	28,2	125
„ 2 . .	26,0	116
„ 3 . .	33,3	116
„ 4 . .	33,3	108
Ente. . . .	25,7	178
Gans . . .	102,8	265

Tabelle 5. Durchschnittliche Magendruckwerte in mm Hg bei verschiedener Fütterung. (Nach MANGOLD und KATO.)

Huhn	1	2	3	4
Weizen	107	97	84	89
Gerste	155	141	159	135
Kartoffeln	123	126	137	111

Die Größe der aktiven Magendruckleistungen richtet sich hiernach weitgehend nach den Anforderungen, die die Zerkleinerung des Futters stellt. Der stärkere mechanische Reiz der härteren Futterarten erhöht die Druckwirkung.

Im übrigen ist gerade der *Einfluß der mechanischen Reize* auf den Hühnermagen insofern nicht ohne weiteres durch einfachere Versuche nachzuweisen, weil ja in ihm von den stets vorhandenen Magensteinchen beständig ein solcher Reiz ausgehen könnte, der aber infolge seiner unaufhörlichen Einwirkung unwirksam werden kann.

Besonders leicht läßt sich dagegen der *Einfluß der mechanischen Reizung* beim Bussard nachweisen, dessen Magen ja im Hungerzustande leer ist. Hier gelang es mir, mit einiger Vorsicht, die Ballonsonde ohne wesentliche Anregung der Magenbewegungen einzuführen (s. Abb. 34). Wurden dann an einem Bindfaden befestigte trockene und ausgelaugte Knochen verschluckt, so lösten diese außerordentlich starke Magenkontraktionen aus, die nach dem Herausziehen der Knochen sogleich wieder nachließen (Abb. 34). Der gleiche Erfolg einer rein mechanischen Reizung war mit kleinen Steinen zu erzielen. Ferner ließ sich durch Eingeben von Fleischextrakt oder Salzsäure neben der eingeführten

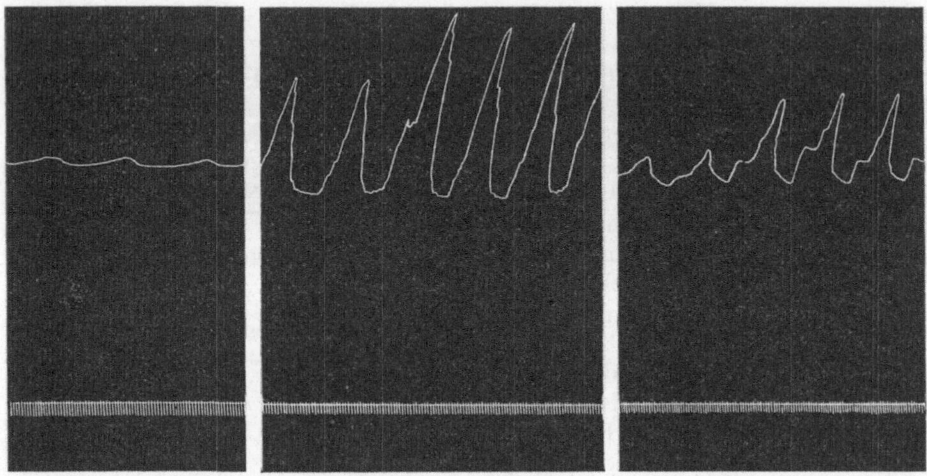

Abb. 34. Einfluß der mechanischen Reizung auf die Bewegungstätigkeit des Vogelmagens (Bussard). Aufzeichnung mit der Ballonsonde. *a* vor der Knochenfütterung, *b* nach der Knochenfütterung, *c* nach der Wiederentfernung der Knochen. (Nach E. MANGOLD.)

Ballonsonde her auch der *Einfluß chemischer Reizung auf die Magenbewegungen* graphisch registrieren. Hierüber sind Versuche am Nutzgeflügel bisher nicht ausgeführt worden; zweifellos spielt auch hier die chemische Beschaffenheit des Futters eine entsprechende Rolle und beeinflußt den Ablauf der Magenbewegungen.

Im *pharmakologischen Verhalten* zeigten die Drüsen- und Muskelmagen von Hühnern und Tauben im Vergleich zum Magen anderer warm- und kaltblütiger Tiere gewisse Besonderheiten, indem das Adrenalin der Nebenniere am Drüsenmagen nur erregend auf die Bewegungen wirkte, und am Muskelmagen keinen nachweisbaren Einfluß äußerte (THORELL[228a]).

d) Frequenz und Rhythmus der Bewegungen des Muskelmagens.

Die die Nahrung zerkleinernde, wie auch ihren Weitertransport in den Darm bewirkende *Leistung des Muskelmagens* findet ihren Ausdruck natürlich nicht nur in der *Stärke* der einzelnen Magenkontraktionen, sondern auch in ihrer in der Zeiteinheit erfolgenden Zahl, der *Frequenz* dieser Kontraktionen.

Die normale Frequenz des Muskelmagens der Hühner beträgt nach meinen Versuchen[137] zwei bis drei pro Minute. Es setzt also alle 20—30 Sekunden eine neue Magenkontraktion ein. Die Dauer einer Magenperiode, d. h. die Zeit vom Beginne einer Magenbewegung bis zu dem der nächsten, nannten wir den Rhythmus (s. S. 48); er kann in Anbetracht der geringen Frequenz besser als Vergleichswert dienen wie jene. Ein solcher ist erforderlich, um die zahlreichen *Einflüsse auf den Rhythmus des Muskelmagens* feststellen zu können. Auch hinsichtlich des zeitlichen Ablaufs seiner Bewegungen erweist sich nämlich der Muskelmagen als außerordentlich anpassungsfähig an die je nach der Art der Fütterung an ihn gestellten Anforderungen. In wochenlang täglich angestellten Registrierversuchen an zwölf normalen Hühnern konnte ich nachweisen, daß zunächst ein *Einfluß des Fütterungszustandes* besteht, indem der Rhythmus des Muskelmagens sich durch die Futteraufnahme beschleunigt, bei Körnerfutter auf 15—25 Sekunden, dann aber sich bis zum *Hungerzustande* immer weiter, bis auf 30 bis 50 Sekunden, verlangsamt, um durch erneute Futteraufnahme wieder zur Norm zurückzukehren (Abb. 35, weitere bei MANGOLD[137]). Auch der *Einfluß verschiedener Futterarten* tritt deutlich hervor. Mit FELLDIN fand ich[144] für die durchschnittliche Dauer der einzelnen Magenbewegung (Rhythmus) in Sekunden, bei verschiedener Fütterung folgende Werte (s. Tabelle 6).

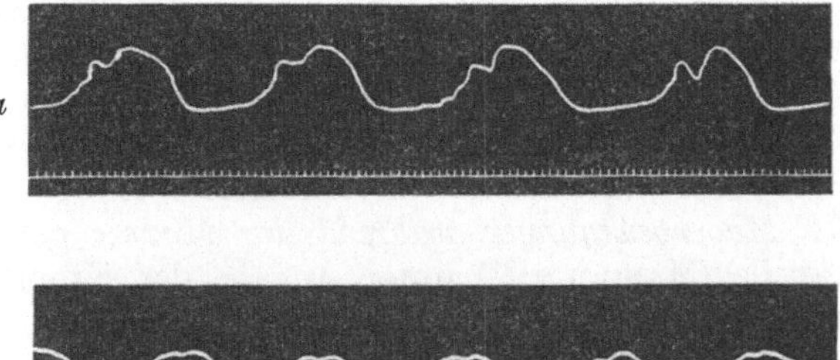
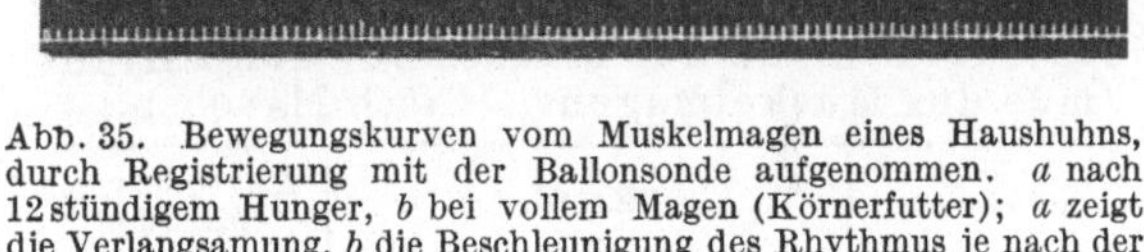

Abb. 35. Bewegungskurven vom Muskelmagen eines Haushuhns, durch Registrierung mit der Ballonsonde aufgenommen. *a* nach 12 stündigem Hunger, *b* bei vollem Magen (Körnerfutter); *a* zeigt die Verlangsamung, *b* die Beschleunigung des Rhythmus je nach der funktionellen Inanspruchnahme des Magens. Unten Zeitschreibung mit Sekundenmarkierung. (Nach H. JAECKEL.)

Tabelle 6. Rhythmus des Muskelmagens bei verschiedener Fütterung.
(Nach MANGOLD und FELLDIN.)

Gekochte Kartoffeln	26—30	Sekunden
Kartoffeln und Körnerfutter	22—25	„
Weizen	18—22	„
Gerste	15—18	„

Es ergibt sich hiernach ein, je härter das Futter ist, um so schnellerer Rhythmus. Beim Übergange vom Hart- auf Weichfutter vollzieht sich die Verlangsamung immer nur allmählich, weil die Körnerreste erst nach einiger Zeit den Magen verlassen. Dagegen wird nach Weichfutter schon durch einmalige Körnerfütterung eine starke Beschleunigung des Magenrhythmus hervorgerufen; in einem Versuche erfolgte diese Beschleunigung in $^1/_4$ Stunde von 30 auf 22 Sekunden. Bei erhöhter Anforderung vermag der Hühnermagen sich demnach sehr schnell auf die neue Aufgabe einzustellen. Auch hierbei ist offenbar der *mechanische Reiz* wieder das Wirksame.

Die Zahlen lassen sich indessen nicht schematisieren. Es spielen offenbar auch individuelle Unterschiede mit. In weiteren Versuchen von KATO[110] ergaben sich nämlich die folgenden durchschnittlich langsameren Rhythmen (Tabelle 7), die übrigens den bereits in Tabelle 4 mitgeteilten Druckwerten der gleichen Versuchsreihe parallel gehen:

Tabelle 7. Rhythmus des Muskelmagens bei verschiedener Fütterung. (Nach KATO.)

Huhn	1	2	3	4
Weizen	28	28	30	27
Gerste	24	23	20	19
Kartoffeln	34	25	27	21

e) Einfluß der Mauser und des Vitaminmangels auf die Magentätigkeit.

Die tiefgreifenden Veränderungen im ganzen Stoffwechsel, die die Mauser mit sich bringt, lassen auch die Magenfunktion nicht unberührt. Bei wochenlang täglich durchgeführter Registrierung der Bewegungen des Muskelmagens macht sich der Eintritt der Mauser dadurch deutlich bemerkbar, daß die Kurven unregelmäßig werden und bald Verlangsamung und vollkommene Ruhepausen, bald wieder Beschleunigungen des Rhythmus und ebenso auch einen ungeordneten Wechsel in der Höhe der Kontraktionen aufweisen. Die Tiere erscheinen auch in dieser Hinsicht nervös, ihre Empfindlichkeit gesteigert. Die Durchschnittswerte für den Rhythmus können dann noch weit die Hungerwerte übersteigen und besonders bei Weichfutter enorme Zahlen erreichen. Auch während der Mauser bleibt aber der Einfluß des Fütterungszustandes und der Futterart, ob Hart- oder Weichfutter, unverkennbar. Als Beispiel für diese *Unregelmäßigkeit der Magenbewegungen während der Mauser* gebe ich einen Auszug aus einer Tabelle (Mangold[137]) unter Angabe der Kropffüllung als Anhalt für die Beurteilung des jeweiligen Fütterungszustandes; die Zahlen bedeuten die durchschnittliche Dauer einer Magenperiode (Rhythmus) und beziehen sich alle auf das gleiche Huhn (s. Tabelle 8).

Tabelle 8. Einfluß der Mauser auf den Rhythmus des Muskelmagens. (Nach Mangold.)

Datum	Kropf	Rhythmus in Sekunden
3. Oktober	voll Weizenkörner	25
3. „	einige Weizenkörner	30—80
4. „	leer	35—50
4. „	voll Weizenkörner	25
6. „	leer	45—50
7. „	leer	30—55
19. „	voll weiche Semmeln	60—100
25. „	—	130—180
25. „	voll weiche Semmeln	60—90

Als Ursache der Störungen der normalen Bewegungstätigkeit des Muskelmagens in der Mauser nehme ich, da sich in diesem Zustande besonders leicht gewisse Hemmungen seiner Funktionen erzielen lassen, und schon infolge eigener plötzlicher Bewegungen des Tieres Pausen der Magenaktion hervorgerufen werden können, an, daß diese Störungen vor allem das Nervensystem betreffen, das normalerweise die Magenrhythmik reguliert, daß die Mauser also gewissermaßen eine „funktionelle Neurose" darstellt.

Eine analoge Störung läßt sich am Muskelmagen als *Folge des Vitaminmangels* hervorrufen, der ja bekanntlich gerade beim Geflügel eine beriberiartige Polyneuritis nach sich zieht. Wie ich höre, hat Prof. T. Kato neuerdings beträchtliche Veränderungen im Druck und Rhythmus des Muskelmagens als Avitaminoseerscheinungen nachgewiesen; diese Versuche hat Inawashiro[105a] kürzlich eingehend beschrieben.

f) Der Einfluß des Nervensystems auf den Muskelmagen

ist schon unter physiologischen Verhältnissen von größter Bedeutung. Wie alle Organe, die der Ernährung und Verdauung der Tiere dienen, dem vegetativen Nervensystem unterworfen sind und von ihm aus ohne Zutun des Willens in ihren Funktionen reguliert werden, so gilt in der Physiologie auch die Lehre, daß die spontan und unwillkürlich ablaufenden Kontraktionsbewegungen des Magens und Darmes den Ursprung ihrer Automatie und Rhythmizität dem vegetativen Nervensystem, dem Sympathicus- und Parasympathicus- (Vagus-) System, verdanken.

Am Muskelmagen lassen sich diese Einflüsse, die tief in alle bisher besprochenen Regulationen eingreifen, leicht nachweisen. Rein anatomisch kann das den Muskelmagen umspinnende Nervengeflecht besonders reizvoll dargestellt werden. Allgemein findet sich zwischen der Längs- und Ringmuskelschicht des Magens und Darmes der Tiere der nach seinem Entdecker benannte Auerbach*sche Nervenplexus.*

Da nun der Muskelmagen unter Wegfall der äußeren Längsmuskulatur nur aus der übermäßig verdickten Ringmuskulatur besteht (vgl. S. 45), so liegt dieses Nervengeflecht hier ganz oberflächlich und kann nach AUERBACH[3] an jedem Hühnermagen durch Einlegen in eine verdünnte Säure, die den Nerven eine weiße Färbung verleiht, sichtbar gemacht werden (s. Abb. 24, 25). Dieses ungemein zierliche Netzwerk der Nervenfasern und Nervenzellen überzieht die beiden Zwischenmuskeln und die bandförmige Kante der Hauptmuskeln, d. h. die ganze Oberfläche der an den Seiten der Hauptmuskeln ja wieder stark reduzierten Ringmuskulatur.

Von dem AUERBACHschen Nervengeflechte aus treten allenthalben die Nervenfasern in die Muskulatur ein, innerhalb deren in der ganzen Dicke auch kleine Nervenzellknoten nachgewiesen sind (DOYON S. 873[60]).

Obgleich es für den Magen und Darm der Vögel bisher nicht besonders nachgewiesen wurde, dürfen wir nach Analogie mit den am Magen-Darm-Kanal der Säuger bekannten Tatsachen auch hier annehmen, daß die *automatischen Impulse für die rhythmischen Bewegungen des Hühnermagens von dem AUER-BACHschen Plexus ausgehen.* Dieses eigene Nervensystem des Magens steht indessen ausgiebig mit dem übrigen vegetativen Nervensystem in Verbindung und erhält seine nervösen Elemente aus den Fasern des Vagus und Sympathicus. Der Eintritt der letzteren ist in der Abb. 24 bei *s* angedeutet, auf der gleichen Abbildung auch der Eintritt des über Speiseröhre, Kropf und Drüsenmagen her verlaufenden rechten und linken Vagus in den AUERBACHschen Plexus am oberen Zwischenmuskel dargestellt.

Der Einfluß der Reizung und Durchschneidung der Nervi vagi. Besonders die Nervi vagi besitzen eine für die Erhaltung der normalen Tätigkeit des Hühnermagens unerläßliche Bedeutung, die ich in eingehenden Untersuchungen nachweisen konnte (S. 200[137]). Wie schon DOYON[58—60] und ROSSI[198] suchte ich durch elektrische Reizungen der Vagusnerven ihre motorischen Einwirkungen auf den Muskelmagen und nach der Durchschneidung der Vagi die hierdurch hervorgerufenen Ausfallserscheinungen festzustellen. Hierbei ergab sich durch Registrierung der Magentätigkeit mittels der Ballonsonde, daß die *Durchschneidung eines der beiden Vagi* den Rhythmus des Muskelmagens bedeutend verlangsamt, der jedoch in 2—3 Tagen wieder die Norm erreicht. Es gehen also normalerweise vom Gehirn durch die beiden Vagi Impulse auf den Muskelmagen aus, die seine automatische Rhythmik beschleunigen, und die nach Ausfall des einen auch durch den anderen Vagus allein übernommen werden können (s. Abb. 36 Kurve a—d). Wird auch dieser durchschnitten, so bleibt ein dauernder Ausfall bestehen, die Rhythmik verlangsamt sich nach diesem Eingriff enorm, und die Magenbewegungen, die dann oft gruppenweise auftreten, bleiben verlangsamt und unregelmäßig (s. Abb. 37).

NOLF[166, 167] hat neuerdings diese Versuche fortgesetzt und bestätigen können, daß die mechanische Leistungsfähigkeit des Muskelmagens nach der beiderseitigen Vagusdurchschneidung herabgesetzt ist. Weiter fand er, daß aber selbst bei völliger Abtrennung vom Nervensystem, soweit sich diese durch Operationen technisch ausführen läßt, die Verdauungsfunktionen nicht lebensgefährlich beeinflußt werden, obwohl ein Muskelschwund im Magen eintritt. NOLF konnte auch die anregenden und hemmenden Wirkungen der Vagusreizung auf den Muskel- und Drüsenmagen eingehender untersuchen.

In den Versuchen mit elektrischer *Reizung der Vagi am Halse,* wo sie freigelegt wurden, fand ich, daß die Reizung eines unverletzten Vagus meist hemmend auf den Ablauf der Magenbewegungen wirkte, die hierdurch verlangsamt oder vorübergehend stillgestellt wurden. Diese Wirkung ist eine reflektorische und nicht direkt durch den gereizten Vagus selbst auf den Magen übertragen. Der Vorgang ist dabei vielmehr so zu erklären, daß die Erregung zentralwärts zum Gehirn fortgeleitet wird, und hier, vermutlich im Vaguszentrum im Kopfmarke, auf den Vagus der anderen Seite als Hemmungsimpuls übertragen wird.

Denn auch nach Durchschneidung eines Vagus hat die Reizung seines zentralen
Stumpfes die gleiche Hemmungswirkung. Die periphere Reizung, d. h. die des
noch direkt mit dem Magen verbundenen Vagusendes, hat dagegen meist nur

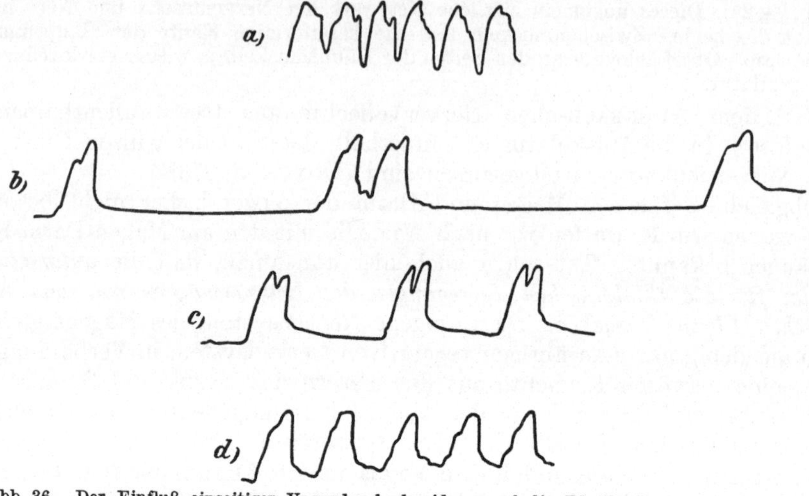

Abb. 36. Der Einfluß einseitiger Vagusdurchschneidung auf die Rhythmik des Muskelmagens
beim Huhn. *a* normaler Rhythmus vor der Vagusdurchschneidung, *b* nach der Vagotomie,
c Wiederbeschleunigung des Rhythmus 23 Stunden nach der Vagotomie, *d* fast normale
Frequenz zwei Tage nach der Vagotomie. (Nach E. Mangold.)

eine erregende, die bestehenden Magenbewegungen beschleunigende und verstärkende Wirkung[137], zu denen auch hier wohl noch eine den Tonus, den Span-

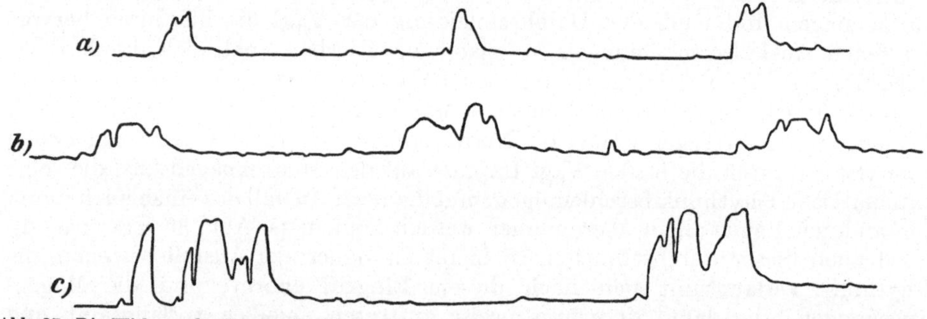

Abb. 37. Die Wirkung der Durchschneidung auch des zweiten Vagus. *a* Ausbleiben der Wiederbeschleunigung
des Rhythmus am ersten Tage nach der zweiten Vagotomie, *b* zwei Tage nach der zweiten Vagotomie, *c* drei Tage
nach der zweiten Vagotomie. Die Magenbewegungen bleiben verlangsamt, gruppenweise und ungeordnet.

nungszustand der Muskulatur steigernde Wirkung hinzukommt, wie ich sie besonders bei Versuchen über den Vaguseinfluß auf den Krähenmagen nachweisen
konnte[140].

Die erwähnten, reflektorisch
über das Vaguszentrum als Reflex-
zentrum vermittelten *Hemmungen
der Magenbewegung* spielen eine
sehr bedeutende Rolle. Sie
können außer durch direkte

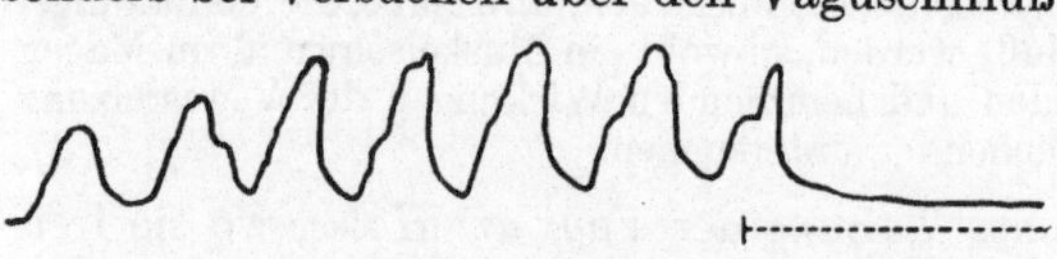

Abb. 38. Nach spontanen Bewegungen des Muskelmagens
Hemmung durch mechanische Reizung der Magenkapsel.
(Nach E. Mangold.)

Vagusreizung auch durch periphere sensible Reizung ausgelöst werden, z. B.
durch mechanische Reizung der Magenwand und durch Kratzen mit dem
Finger durch die Bauchwand hindurch (Abb. 38). Auch durch jede Verletzung
des Bauchfells, besonders durch die Bauchschnittoperation, wird ja die Be-

wegung des Muskelmagens völlig eingestellt, so daß man nach Eröffnung der Bauchhöhle am freigelegten Magen keine Bewegungen sieht (s. S. 47). Dergleichen reflektorische Hemmungen sind es offenbar auch, die die *Unregelmäßigkeit der Magenaktion in der Mauserzeit* bedingen (s. S. 53).

Der Einfluß des sympathischen Nervensystems auf den Muskelmagen ist bisher nur von NOLF[166] untersucht worden. Eine eingehende Studie über das Vagus-Sympathicus-System bei den Vögeln hat auch THÉBAULT[224] geliefert. NOLF führte einige Versuche mit Reizung und Durchschneidung der zum Muskelmagen führenden Sympathicusäste aus. Dabei erhielt er ebenso wie bei Vagusreizung erregende oder aber hemmende Wirkung. Jedenfalls besteht hier nicht der sonst an manchen vegetativen Organen nachweisbare Antagonismus zwischen Vagus und Sympathicus. Jeder der beiden Nerven enthält vielmehr erregende und hemmende Fasern, ist also sein eigener Antagonist, wie er auch der des anderen Nerven sein kann.

Hierbei ist aber zu bedenken, daß Vagus und Sympathicus schon oben beim Austritt des Vagus aus dem Schädel in anatomische Wechselbeziehungen treten, so daß hier, wie in ähnlichen Versuchen an anderen Tieren, nicht ausgeschlossen werden kann, daß der Vagus auch sympathische Fasern führt und umgekehrt. Daher ist auch nicht sicher zu unterscheiden, ob nicht doch z. B. die erregende Wirkung nur durch Vagusfasern und die hemmende nur durch sympathische Elemente vermittelt wird.

Jedenfalls aber ergibt sich aus diesen Tatsachen, daß die an sich automatisch, d. h. in dem Organe selbst, entstehenden Bewegungen des Muskelmagens durch seine mehrfachen nervösen Verbindungen mit dem zentralen Nervensystem und insbesondere dem verlängerten Marke in ausgezeichneter Weise reguliert werden können. Hierauf beruht die Fähigkeit des Muskelmagens, die Stärke und Zahl seiner Bewegungen dem je nach Art des Futters verschiedenen Bedürfnis anzupassen.

3. Funktionelle Veränderungen und Anpassungen des Magens beim Geflügel.

Es kann kein Zweifel sein, daß der Magen unserer Hausgeflügelarten mit seiner Vorschaltung eines Kropfes als Vorratskammer und Aufweichungsraum, mit seiner räumlichen Trennung in Drüsenmagen und Muskelmagen, und dieser mit seiner enorm verstärkten Muskulatur und seiner harten Innenhaut, eine im höchsten Maße zweckmäßig erscheinende und weitgehende Anpassung an seine schwierigen Aufgaben gegenüber der harten Pflanzennahrung und besonders dem Körnerfutter deutlich erkennen läßt. Offenbar sind es die funktionellen Reize der besonders gearteten Nahrung, die bei diesen Tieren jenen eigenartigen Bau der Verdauungsorgane zur Entwicklung brachten. Schon GEGENBAUR (vgl. Anatomie) und WIEDERSHEIM[237] sprechen es aus, daß die verschiedene Entwicklung des Magens und speziell des Muskelmagens durch die Art und Konsistenz der Nahrung bestimmt wird. Hieraus ergibt sich die Frage, wieweit die anatomische Struktur der Verdauungsorgane bei diesen Tieren durch die Vererbung genotypisch festgelegt ist und wieweit sie etwa bei jedem einzelnen Tiere unter dem Einflusse der für seine Art üblichen Ernährung neu erworben wird. Wenn auch nach allgemeinen biologischen Erfahrungen die erstere Frage im weitesten Sinne bejaht und die zweite sicher nur in äußerst beschränktem Maße als zutreffend erwartet werden kann, so bleibt doch das Problem bestehen, wieweit es etwa möglich ist, den Bau der Verdauungsorgane bei einzelnen Tieren durch verschiedenartige Ernährung in seiner strukturellen Entwicklung zu beeinflussen.

An solche Möglichkeiten hat schon SPALLANZANI gedacht, als er feststellte, daß die hornartige Innenhaut des Muskelmagens einer Taube, die einen Monat lang einen nußgroßen Granaten im Magen hatte, dreimal dicker war, als er sie sonst im Taubenmagen fand. Von gleichen Gesichtspunkten aus fütterte Hunter Möven mit Körnern und Tauben mit Fleisch und glaubte bei ersteren die Ausbildung einer Magenhornhaut, bei letzteren eine Rückbildung der Hornhaut und Annäherung der Beschaffenheit des Magens an den der Raubvögel feststellen zu können. Brandes[27] dagegen fand bei einer Taube nach 7 Monate langer Fleischfütterung unter Ausschluß der Steinchenzufuhr den Muskelmagen und seine Innenhaut normal und unverändert. Ähnliche Versuche von Houssay, Weiss u. a. an Hühnern und Enten finden sich in der viel besprochenen Arbeit von Babak S. 625[4] über die Variabilität des Verdauungskanals unter dem Einfluß der Nahrung wiedergegeben.

Eine weitgehendere Untersuchung über diesen Gegenstand hat, angeregt durch die von Roux ins Leben gerufene entwicklungsmechanische Forschungsrichtung, Schepelmann[203, 204], Roux[199], an Gänsen durchgeführt. Er verglich Nudel-, Brei-, Körner- und Fleischgänse und suchte festzustellen, ob die verschiedene Art der Nahrung eine gestaltende Wirkung auf den Bau und die Maße der Verdauungsorgane ausgeübt hatte. Leider war das Material an Gänsen teils nicht einwandfrei und teils nicht zahlreich genug, so daß die Ergebnisse dieser mühevollen Untersuchung nur mit Vorsicht verwertet werden können. Die Nudelgänse, wenn auch 55 an der Zahl, waren ganz verschiedener Herkunft und stammten aus Hannover, Böhmen und Posen, das „Nudeln“ hatte nur wenige Wochen gedauert, die Art dieser und der vorhergehenden Fütterung war unbekannt. Die Brei-, Körner- und Fleischgänse wurden nur je 2 an der Zahl, erst mit 9 Wochen in den auf die betreffende Futterart spezialisierten und dann 6 Monate lang durchgeführten Fütterungsversuch eingestellt und hatten schließlich ganz verschiedene Körpergewichte.

Als Ergebnis war natürlich erwartet, daß die Körnergänse infolge der stärksten Inanspruchnahme der mechanischen Verdauungswerkzeuge den größten Muskelmagen haben würden. Im Verhältnis zum Körpergewicht erwies sich aber der ganze Muskelmagen wie auch die Fleischmasse seiner Hauptmuskeln am schwersten bei den Fleischgänsen. Dieses unerwartete Resultat wurde nun von Schepelmann einfach auf die bessere Ernährung im Sinne einer Fleischmast und auf eine, rein vermutungsweise angenommene, stärkere Durchblutung bei den Fleischgänsen zurückgeführt. Die Körnergänse blieben aber hinsichtlich des Muskelmagens sehr deutlich hinter den Fleischgänsen zurück; hinter ihnen allerdings mit noch weit größerem Abstande die Nudel- und Breigänse, die untereinander keine großen Unterschiede zeigten, und deren schwächeres Magenmuskelgewicht als eine infolge des geringeren Gebrauches verringerte Weiterbildung oder als Rückbildung (Inaktivitätsatrophie) gedeutet wurde.

Auch die *Reibeplatten* entsprachen nicht der Erwartung, indem sie bei den Körnergänsen das geringste und bei den Brei- und Nudelgänsen das größte Gewicht im Vergleich zum ganzen Muskelmagen hatten. Dies wird nun einfach durch die größere Abnutzung bei den ersteren und die fehlende Abnutzung bei den letzteren erklärt, und das Ergebnis für eine positive funktionelle Anpassung durch den Hinweis auf eine angebliche, indessen rein subjektiv festgestellte, Festigkeit der Reibeplatten bei den Körnergänsen gerettet.

Auch der Drüsenmagen hätte sich, da in ihm nur ein Ferment für die Eiweißverdauung gebildet wird, während die Kohlenhydratverdauung allein dem Darm und Pankreas zufällt, anders entwickeln müssen. Denn seine Masse, die doch die das Ferment produzierenden Drüsen enthält, erwies sich bei den Brei- und Nudelgänsen schwerer als bei den Fleischgänsen. Hier wird nun geltend gemacht, daß die gemessene Oberfläche der Schleimhaut des Drüsenmagens bei den Fleischgänsen am größten war und hieraus eine funktionelle Hypertrophie konstruiert. Die wahre in Betracht kommende Oberfläche ist aber die gar nicht meßbare, die Fermente absondernde Oberfläche der Drüsenzellen im Innern der Drüsenmasse.

So können diese Versuche von Schepelmann kaum als einwandfreier Beweis für den von ihm daraus gezogenen Schluß anerkannt werden, wonach der Drüsenmagen und Muskelmagen im Laufe eines individuellen Lebens sehr wohl der funktionellen Anpassung an die verschiedenartige Nahrung fähig sei.

Mit dieser Kritik soll indessen weder der hier zugrunde liegende Gedanke, der eine wertvolle Arbeitshypothese darstellt, zurückgewiesen noch die Möglichkeit abgestritten werden, daß diese Organe vielleicht der funktionellen Anpassung fähig sind. Die Frage kann aber erst durch neue, exaktere Versuche geklärt werden.

Wie früh im Lebensalter der Tiere solche Versuche anfangen müssen, und wie stark die gestaltende Kraft des in der Vererbung festgelegten Bauplanes des Tierkörpers ist, geht daraus hervor, daß, wie SCHEPELMANN erwähnt, der Muskelmagen schon nach wenigen Lebenstagen ganz die charakteristischen Verhältnisse aufweist und schon vor Beginn einer Körnerfüttrung stark entwickelte Hauptmuskel, Sehnenspiegel und harte und sogar bereits rissige Reibeplatten besitzt. Daß die harte Innenhaut des Muskelmagens schon beim eben ausgeschlüpften Hühnchen ohne jede vorangegangene Inanspruchnahme in erstaunlicher Dicke ausgebildet ist, wurde bereits oben erwähnt und abgebildet (s. S. 47).

Andere Versuche, und zwar von MAGNAN[136a], bei Enten die Größenverhältnisse des D a r m s durch verschiedenartige Ernährung zu beeinflussen, halten der Kritik nicht stand, wie HAESLER[80a] in einer auf meine Veranlassung durchgeführten experimentellen Arbeit über die Möglichkeit, derartige Veränderungen bei Schweinen hervorzurufen, nachgewiesen hat.

4. Die ernährungsphysiologische Bedeutung der Magensteinchen.

1. Steinchen und Sand im Muskelmagen. Ganz allgemein findet sich bei den körnerfressenden Vögeln stets eine gewisse Menge von Steinchen oder Sand im Muskelmagen, und auch unser Hausgeflügel nimmt diese regelmäßig mit der Nahrung auf. Diese Steinchen werden bei den kräftigen Zusammenziehungen des muskelstarken Magens rein passiv mitbewegt und gegeneinander verschoben, so daß man z. B. bei einem ruhig dasitzenden und verdauenden Huhn schon, wenn man daneben steht, deutlich das, bereits von HUNTER (COLIN[50]) wahrgenommene, reibende Steinchengeräusch hören kann. Besonders auffällig ist es nun, daß diese Steinchen, wenn keine neue Zufuhr an solchen stattfindet, sehr lange im Magen zurückgehalten werden. In seinen klassischen Versuchen über die Verdauung hat SPALLANZANI[218] bei Truthühnern, Hühnern und Tauben bereits festgestellt, daß es selbst durch eine über die Dauer eines Monats fortgesetzte steinchenfreie Ernährung nicht gelingt, die vor dieser Zeit aufgenommenen Steinchen aus dem Muskelmagen zu entfernen. Neuerdings fand ZAITSCHEK[243] nach $2^{1}/_{2}$ Monate langer Entziehung noch Steinchen im Hühnermagen, JACOBI[99] noch nach $^{1}/_{2}$ Jahre solche bei der Taube, und KAUPP und IVEY[114] gelang es durch Versuche an 36 Plymouthhennen nachzuweisen, daß der Grit (die auch bei den deutschen Geflügelzüchtern vielfach übliche englische Bezeichnung für groben Sand und Kies) bei dauernder Entziehung zwar nach etwa 12 Tagen bis auf eine Mindestmenge ausgeschieden ist, die dann aber selbst über 365 Tage zurückbehalten wird. Die Tiere dieser Untersuchungsreihe wurden einzeln nach verschieden langer Dauer des Versuches geschlachtet, wobei sich die hier tabellarisch wiedergegebenen Gritmengen in ihrem Muskelmagen vorfanden (s. Tabelle 9).

Auch die Beobachtungen am schottischen Moorhuhn (Grouse, Lagopus scoticus) ergaben, daß bei Entziehung weiterer Steinchenzufuhr, wenn auch am ersten Tage noch 100 Sandkörner ausgeschieden wurden, am 2. und 3. Tage schon kaum mehr Verluste eintraten. So z. B. schied ein Tier am 1. Tage 160 Sandkörner aus, am 2. noch 27, vom 3. an nie mehr als 13 kleine Körnchen; auf diese Weise enthielt der Magen am 21. Tage daher noch die ganze Hälfte der ursprünglich vorhandenen Steinchen (SMITH[215]).

Tabelle 9. Gritmengen im Muskelmagen nach verschieden langer Verhinderung neuer Gritaufnahme. (Nach KAUPP.)

Gritlose Tage	Gritmengen in g
14	9,5
42	22,7
93	11,6
150	6,5
365	2,6

Diese *Retention der Steinchen im Magen* geschieht natürlich nicht absichtlich; sie ist auch nicht durch die Größe der Steinchen bedingt, da oft auch ebenso große ausgeschieden werden, als man im Magen noch vorfindet; sie kann nur auf einem gewissen Sortiervermögen des Muskelmagens und seines Magenpförtners (Pylorus) beruhen, wie wir es vom Magen der Säuger her gut kennen, und von dem wir wissen, daß es auf reflektorisch durch das vegetative Nervensystem vermittelten Regulationen beruht.

Diese Regulation der Steinchenmenge und ihre Retention muß offenbar eine tiefere physiologische Bedeutung. haben, ebenso wie der Instinkt dieser Tiere, der bei ihnen, im Gegensatze zu anderen Vögeln, zur stets erneuten Aufnahme der Steinchen führt. Denn daß die Tiere sie nur aus Dummheit mitfräßen, wie Spallanzani meinte, war, abgesehen von der tierpsychologischen Unhaltbarkeit einer solchen Unterstellung, eine irrtümliche Deutung. Man braucht nur nach längerer Verhinderung erneuter Steinchenaufnahme zu sehen, wie gierig die Hühner die ihnen wieder gebotenen Steinchen aufpicken, um festzustellen, daß es sich hier offenbar um die Befriedigung eines tief eingewurzelten Instinktes handelt. Dem wird ja auch durch die altbewährte Praxis der Geflügelzüchter Rechnung getragen, und Dürigen[62], R. Römer[195, 196], Reckhard-Rhynern[188], Burgwedel[33] empfehlen alle, bei der Fütterung auch zur Aufnahme von grobem Sand, feinem Kies, kleinen Steinchen, Mauerschutt, Ziegelbrocken, zerklopftem Porzellan Gelegenheit zu geben. Sehr lehrreich ist es in diesem Zusammenhange, einen Blick auf die Verbreitung der Steinchenaufnahme bei den Wildhühnern und überhaupt der körnerfressenden Vögel zu werfen.

Am besten geht man dabei zunächst von *ganz natürlichen Verhältnissen* aus. Dies haben besonders Jacobi[99] und Rey[191] getan, indem sie den Mageninhalt zahlreicher Wildvögel untersuchten. Einige der Angaben von Jacobi habe ich in der folgenden Tabelle zusammengestellt:

Tabelle 10.
Die Magensteinchen bei Wildvögeln. (Nach Jacobi.)

Vogelart	Durchschnittliches Gesamtgewicht der Steinchen eines Tieres in g	Durchschnittliche Zahl der Steinchen eines Tieres.
Nebelkrähe	2,4	29
Saatkrähe	2,7	78
Dohle	1,7	85
Eichelhäher . . .	1,2	210
Tannenhäher . . .	Steine nur bei 2 von 38 Tieren	
Elster	„ „ „ 23 „ 133 „	
Ringeltaube . . .	4,9	183
Auerhahn	25 (19—62)	275 (einzelne bis 1010)
Birkhuhn	7,9	387 (217—679)
Fasan	4,8	275—465
Rebhuhn	2,1	290
Wachtel	0,2	59
Trappe	Steine nur bei 9 von 15 Tieren	
Kranich	38 (18—62)	380

Alle die se Vögel haben nach Jacobi regelmäßig derartige Mengen Steinchen in ihrem Muskelmagen; am meisten an Zahl und Gewicht der Auerhahn, bei dem sich die verschluckten Quarzkiesel besonders schön gerundet und glattpoliert vorfinden und als „Auerhahnperlen" Jagderinnerungen bilden. Auch bei Schwänen, Gänsen und Enten finden sich stets große Mengen, besonders von Sand, im Magen, ebenso in kleineren Mengen auch beim Storch und Flamingo und allen Sumpf- und Strandvögeln. Während sie bei letzteren offenbar mehr zufällig mit der Nahrung aufgenommen werden und sich bei den insektenfressenden Singvögeln, wie auch Rey bestätigte, immer nur gelegentlich dergleichen im Magen findet, konnte Jacobi einen sehr einleuchtenden Indizienbeweis dafür erbringen, daß die Steinchenaufnahme dem *instinktiven Triebe* entspricht, die Magenverdauung mechanisch zu unterstützen, und daß sie mit der *Aufnahme der härteren Pflanzennahrung* zusammenhängt, die ja, um verdaut und ausgenutzt zu werden, einer viel stärkeren mechanischen Zerkleinerung bedarf, als die animalische. Jacobi konnte nämlich durch eine genaue Statistik über den Mageninhalt der

Krähen feststellen, daß die drei einheimischen Krähenarten bei *pflanzlicher Kost bedeutend mehr Steinchen* aufnehmen als bei tierischer; ferner auch, daß sie eine weit höhere Steinchenaufnahme in der kalten Jahreszeit aufweisen als in der Vegetationsperiode; hierbei macht er zugleich eine steigernde Wirkung des Nahrungsmangels auf die Steinchenaufnahme geltend. SCHEPELMANN möchte dies mehr auf das Überwiegen von Hartfutter über die sommerlichen weicheren Vegetabilien zurückführen. Vielleicht spielt auch das noch stärkere Zurücktreten der tierischen Nahrung im Winter für diese Erscheinung eine Rolle.

Daß die *Schwerverdaulichkeit der pflanzlichen Nahrung die biologische Ursache der Gritaufnahme* ist, zeigen besonders auch die außerordentlich sorgfältigen und umfassenden Untersuchungen am schottischen Moorhuhn (SMITH[215]); dieses nährt sich ganz vorwiegend von Heidekraut, das seiner Härte entsprechend einer sehr ausgiebigen mechanischen Aufschließung bedarf. Die Tiere haben nun durchschnittlich 350—550 Sandkörner im Muskelmagen. Die Menge nimmt mit dem Lebensalter zu. Schon 48 Stunden nach dem Ausschlüpfen sind sie zu finden. Bei einem Alter von 2—3 Wochen sind bereits 3 Grains an Gewicht vorhanden, halb erwachsene Tiere haben im Durchschnitt 58 Grains an Steinchen und Sand und erwachsene 118—120. Auch bei den Fasanen haben die männlichen größeren Tiere mehr oder größere Steinchen als die Weibchen. Die Steinchen der alten Vögel sind durch ihre Größe und die Hochglanzpolitur ausgezeichnet, die zugleich die lange Zeit ihres Gebrauchs beweist.

Für die Moorhühner ist der Grit so lebenswichtig, daß sie schon zugrunde gehen können, wenn die Steinchen nicht genügend ersetzt werden können. Daher fliegen sie oft weit, um im steinchenarmen Moor Grit zu finden, und versammeln sich dazu mit Vorliebe an Eisenbahnen und Landstraßen, die die Moorlandschaft durchziehen.

Auch das *Material der Steinchen* ist von Bedeutung. So nehmen diese Grouse nur Quarz auf, solange sie ihn haben können, und Steinchen, die weicher sind als Quarz, Flint und Feldspat, werden kaum bei den Moorhühnern gefunden. Dies beruht zum großen Teil auf der *Auswahl*, die die Tiere treffen, zum Teil auch darauf, daß die weicheren, kalkhaltigen Mineralien verrieben und aufgelöst werden.

Bei diesen Moorhühnern haben die Steinchen, abgesehen von ihrer Bedeutung für die mechanische Aufschließung des Futters, auch noch die hygienische Wirkung, daß sie die zahlreichen Würmer zertrümmern, an denen diese Tiere leiden und auf denen die Grouse disease beruht.

In Käfigversuchen an Tauben fand JACOBI, daß die *Steinchenaufnahme nicht regelmäßig,* sondern in individuell verschiedenen, unregelmäßigen Zwischenräumen stattfindet, und daß ein Zuviel bei Tauben auch durch den Schnabel *wieder abgegeben* werden kann; ähnlich wie es bei Krähen im Gewölle und bei anderen Vögeln, z. B. Rebhühnern, durch den Kot geschieht. Hierüber stellte REY fest, daß im allgemeinen der Magen mehr Steinchen als Sand und der Kot mehr Sand als Steinchen enthält, auch daß die Steinchen nicht erst auf ein Minimum abgeschliffen werden, bis sie den Magen verlassen und durch den Darm ausgeschieden werden. Bei alten Vögeln fand er immer mehr und auch stärker abgeschliffene Steinchen, was auch wieder auf eine lange Verweildauer hinweist.

Nicht ohne Interesse dürfte es sein, hervorzuheben, daß das Vorkommen von Magensteinen, die von außen aufgenommen werden, auch bei den Krokodilen bekannt ist und gleichfalls für Eidechsen angegeben wird. Ja selbst schon bei fossilen Dinosauriern sind durch JANENSCH[101] solche Gastrolithen mehrfach nachgewiesen worden. Durch Prüfung dieser Magensteine sowie derjenigen von Krokodilen und vom Auerhahn und auch vom Haushuhn und Taube gelangte JANENSCH zu der Feststellung, daß die Hochglanzpolitur, die sich hier als Folge der ausgiebigen gegenseitigen Abschleifung findet, ein nicht selten auftretendes und dann sicher kennzeichnendes Merkmal der Magensteine darstellt.

2. Die physiologische Bedeutung der Magensteinchen für die Verdauung.
Über die physiologischen Aufgaben der Steinchen herrscht, freilich meistens ohne daß dafür Gründe und Beweise angeführt würden, die, wie wir sehen werden,

jetzt auch experimentell bestätigte Anschauung vor, daß sie, wie schon der alte REDI[189] meinte, *die den Vögeln fehlenden Zähne ersetzen*, jedenfalls aber die körnerzermalmende Wirkung des Magens unterstützen (DÜRIGEN[62], RÖMER[196]).

Wenig glaubhaft erscheint die Annahme, daß sie, die doch selbst als „Fremdkörper" betrachtet werden müssen und oft recht spitz und zum Verletzen des Magens geeignet erscheinen, imstande seien, als Schutz gegen zufällig mitverschluckte verletzende Fremdkörper zu wirken. Es fehlt aber auch nicht an Stimmen, die selbst den Sand- und Quarzkörnern, die das Geflügel aufnimmt, die Möglichkeit absprechen, zum Vermahlen der Getreidekörner im Magen zu dienen und sie vielmehr für notwendig zur Deckung des Mineralbedarfes halten, indem so viel von ihnen abverdaut würde, wie die Tiere an Mineralien für ihren Körper, die Federn, die Eierschalen und sogar für den Eiinhalt verbrauchen (RECKHARD-RHYNERN[188], DANNER[56]); hier wird also die mechanische Wirkung mehr oder minder abgestritten, und mit Unterschätzung der Quantitäten des Mineralbedarfs und unter Verwechslung mit den leicht löslichen und kalkhaltigen Mineralsubstanzen, wie Muschelschrot u. dgl. werden hier Steinchen und Sand einfach als Mineralfutter betrachtet (s. S. 65).

Nur das physiologische Experiment am lebenden Tier vermag derartige Differenzen der Auffassung zu entscheiden. In diesem Sinne ist zunächst die Feststellung wichtig, daß *Steinchen und Sand nicht lebensnotwendig für das Geflügel* sind. Denn schon SPALLANZANI hat durch seine Versuche nachgewiesen, daß eben aus dem Ei geschlüpfte Tauben auch ohne Steinchen mit ihrem Futter fertig werden, und daß sich Hühner und Truthühner auch ohne Steinchen ernähren und aufziehen lassen. Dies wurde durch neuere Versuche von BUCKNER, MARTIN und PETER[31] bestätigt, die während 30 Wochen weder Wachstum noch Legeleistung der Hühner durch Fehlen von Sand bei sonst guter Ernährung beeinflußt fanden.

Diese Tatsachen beweisen zwar, daß die Magensteinchen für Leben und Entwicklung entbehrlich sind, sie besagen aber nichts dagegen, daß die Steinchenaufnahme doch wünschenswert und nützlich sein könne. Diese Frage habe ich in größeren Versuchsreihen, in denen der *mechanische Einfluß der Magensteinchen auf die Verdauung* untersucht wurde, mit JAECKEL und KATH der experimentellen Prüfung unterzogen[145, 148, 149, 150, 146, 100, 110]; siehe auch BÖHME[18].

Für unsere Versuche war es unbedingt erforderlich, die Versuchshühner sicher und vollkommen von ihren Magensteinchen zu befreien. Da dies erfahrungsgemäß auch durch längere Steinchenentziehung nicht möglich war, so blieb nichts übrig, als die *Entfernung der Magensteinchen durch Operation* vorzunehmen. Hierfür habe ich nun mit Tierarzt Dr. JAECKEL[100] eine Methode ausgearbeitet.

Diese gelang dadurch, daß die Hühner eine Bauchoperation besonders leicht und ohne schädigende Nachwirkung überstehen. Es kam nur darauf an, den Muskelmagen, der ja zur Ausräumung auch selbst noch eröffnet werden mußte, hiernach wieder haltbar zu verschließen, damit sein Inhalt nicht in die freie Bauchhöhle gelangen und tödliche Bauchfellentzündung verursachen konnte. Das Ziel ließ sich folgendermaßen erreichen: Nach Anlegung des Bauchschnittes wird der Muskelmagen etwas hervorgezogen und der untere Zwischenmuskel (s. Abb. 24) 1 cm lang durchschnitten, hierdurch der Magen eröffnet, dann durch den Schnabel und Kropf und Drüsenmagen ein Gummischlauch bis in den Muskelmagen eingeführt, von diesem aus der gesamte Mageninhalt mit warmem Wasser unter Druck durch die Öffnung im Zwischenmuskel herausgespült, der etwaige Rest mit einem scharfen Löffelchen herausgeholt, dann die hornartige Innenhaut des Muskelmagens, die unter dem Zwischenmuskel mit durchschnitten war, ebenso wie dieser, einzeln wieder zugenäht und schließlich die Bauchwunde sorgfältig durch Naht verschlossen.

An derartig operierten Hühnern wurde nun nach entsprechender Nachbehandlung und Verheilung der Wunde in abwechselnden Perioden mit Körner- und Weichfütterung zunächst die Frage untersucht, ob ein wesentlicher *Einfluß der Steinchen auf die Häufigkeit und Kraft der Magenbewegungen* besteht, durch die ja das Futter zerkleinert wird. Ich hatte früher mit FELLDIN (s. S. 53) gefunden, daß die Zahl der Magenbewegungen bei Hühnern sehr stark von der Art des Futters abhängig ist, so daß jede einzelne Magenbewegung mit der darauffolgenden Pause bis zur nächsten bei Weichfutter 28 Sekunden, bei Mischfutter 23 Sekunden, schließlich bei Gerste nur 16 Sekunden dauert, d. h. also, daß sich die Magenbewegungen mit der zunehmenden Härte des Futters beschleunigen. JAECKEL fand nun, daß dieser Futterwechsel *auch bei den steinchenlosen Hühnern* ganz die gleichen Veränderungen des Magenrhythmus hervorrief, was dann von KATH bestätigt wurde (siehe die Kurven der Magenbewegungen in Abb. 35 und Tabelle 11).

Tabelle 11· Kein Einfluß der Steinchen auf die Veränderungen des Bewegungsrhythmus des Muskelmagens durch die verschiedene Härte des Futters beim Haushuhn. (Nach JAECKEL.)

Datum	Futterart	Steinchen	Rhythmus der Magenbewegungen in Sekunden (Durchschnitt)
26. Feb. —18. März	Gerste	mit	18—20
18. März	Entfernung der Steinchen durch Operation		
21. März — 8. April	Weichfutter	ohne	25—35
9. April—18. April	Weichfutter + Weizen	,,	
19. April—24. April	Weizen + Gerste	,,	17—23
25. April— 3. Mai .	Gerste	,,	
3. Mai	Neue Aufnahme von Steinchen		
5. Mai —24. Mai .	Gerste	mit	16—20

Auch blieb eine allgemeine Verlangsamung der Magenbewegungen bei den steinchenlosen Tieren aus, die man in der Annahme hätte erwarten müssen, daß die Steinchen einen physiologischen Anreiz auf die Magentätigkeit ausüben. *Der Einfluß der Magensteinchen auf die Verdauung* beruht hiernach also offenbar *nicht* in bemerkenswertem Maße auf einer anregenden Wirkung derselben für die Bewegungsfunktionen des Magens.

In diesem Zusammenhange will ich hervorheben, daß eine anregende Wirkung der Steinchen durch den *mechanischen Reiz*, den sie auf den Magen ausüben, im Sinne einer stärkeren Absonderung von Magensaft, wie sie JACOBI als wahrscheinlich bezeichnet, kaum in Betracht kommen kann. Denn der Magensaft wird nur vom *Drüsenmagen* abgesondert, durch den die Steinchen ebenso wie die Körner zweifellos schnell hindurchgleiten, um dann in dem blindsackartigen Muskelmagen zu verbleiben. In diesem wird aber kein Saft mehr abgesondert. Auch H. MÜLLER[164] kommt zu der Annahme einer die Sekretion steigernden Wirkung der Steinchen, bezieht diese aber ausgesprochen auf den allein hierfür in Betracht kommenden Drüsenmagen, der den Magensaft mit seiner Salzsäure und den Eiweißfermenten liefert. Für den normalen Ernährungszustand kann man allerdings annehmen, daß diese Magensaftproduktion durch den beständig vom Kropfe her nach dem Muskelmagen hin erfolgenden Futterdurchschub aufrechterhalten wird, indem das Futter bei seinem Durchgange durch das Rohr des Drüsenmagens auf dessen Wandung einen Reiz ausübt, der, da besonders die Körnernahrung hier ja noch in keiner Weise aufgeschlossen ist, kaum ein chemischer sein kann, vielmehr wohl mechanischer Natur sein müßte, indem der Druck auf die Wand des Drüsenmagens direkt oder reflektorisch die Sekretion der hier liegenden Drüsen anregt. Für die abgeschluckten Steinchen wäre es also nicht Besonderes, wenn sie sich bei ihrem Durchgleiten durch den Drüsenmagen an dieser mechanischen Reizung beteiligten, nur daß der Reiz, da sie noch härter als Körner sind, wirksamer sein könnte. Da aber die Steinchen ihrer Menge nach gegenüber den eigentlichen Futtermassen doch sehr zurücktreten, und da, wie erwähnt, die Aufzucht und Legeleistung durch den Steinchenmangel nicht unbedingt zu leiden braucht, eine ausreichende Magensaftproduktion mithin auch ohne sie gewährleistet wird, so kann in dieser angenommenen und auch wohl zuzugebenden, die Sekretion des Magensaftes anregenden Wirkung der Steinchen jedenfalls nicht ihre physiologische Hauptaufgabe gesehen werden.

Die Bedeutung der Magensteinchen liegt vielmehr offenbar in ihrer direkten mechanischen Wirkung auf den Futterinhalt des Muskelmagens.

Wenn es Jaeckel nun auch gelang, die künstlich *entsteinten Hühner monatelang am Leben* zu erhalten, so schien es zunächst auf Grund seiner in dieser Richtung gemachten Vorversuche noch nicht möglich, sie bei reiner Körnerfütterung auch im Zustande des Ernährungsgleichgewichts zu erhalten.

Um diesen *Einfluß der Magensteinchen auf die Ausnutzung des Futters* genauer bewerten zu können, habe ich mit Kath[110] weitere Versuchsreihen durchgeführt, in denen Hühner, die auf die gleiche Weise sicher und vollkommen ihrer Magensteinchen beraubt waren, bei verschiedenartigem Körnerfutter gehalten, und wobei genau die täglichen Körnermengen kontrolliert wurden, die für die Erhaltung des Körpergleichgewichts notwendig waren. Dabei ergab sich aus einzelnen, bis zu 3 Monaten durchgeführten Versuchen, daß es doch möglich ist, steinchenlose Hühner solange allein mit Körnerfutter bei gleichem oder dauernd steigendem Körpergewicht zu halten. *Doch zeigten diese Versuche nun ganz deutlich, daß die steinchenlosen Hühner,* um sie bei gleichbleibendem Körpergewicht zu *halten, regelmäßig größere tägliche Körnerrationen nötig hatten als die normalen* nicht entsteinten Kontrolltiere, oder auch als wenn sie selbst dann wieder Steinchen erhielten. So ergab sich z. B. für ein Huhn, das *nach* der Entsteinung täglich 57 g Weizen zur Erhaltung seines Körpergewichtes brauchte, daß es nach erneuter Steinchenzufuhr hierfür nur noch 35 g benötigte. Bei einem anderen Huhn betrugen diese Zahlen 81 und 62 g. Und ebenso fiel der Vergleich aus zwischen steinchenlosen und normalen Kontrollhühnern, wenn man berechnete, wieviel die letzteren tatsächlich aufnahmen und wieviel sie hätten aufnehmen müssen, wenn sie, nach dem Verhältnis ihres Körpergewichtes, ebensoviel aufgenommen hätten als die steinchenlosen. So hielt sich eine Henne im Gleichgewicht mit täglich 61 g Weizen, während sie steinchenlos 87 g hätte aufnehmen müssen; eine andere mit 63 g Gerste, während sie ohne Steinchen, verglichen mit 2 entsteinten Tieren, 77 bzw. 86 g Gerste hätte fressen müssen.

Hieraus zeigt sich deutlich, daß die Magensteinchen eine sehr *wesentliche Bedeutung für die Ausnutzung des Körnerfutters haben. Die Steinchen wirken futterersparend,* indem sie das aufgenommene Futter durch die Unterstützung der mechanischen Verdauung der Körner, als der Voraussetzung für ihre chemische Verdauung, sehr wirksam zerkleinern helfen. Die Futterersparnis, die durch die Steinchen bedingt wird, beläuft sich nach den Kathschen Versuchen auf etwa ein Drittel bis ein Viertel, indem *mit* Steinchen 60 g Körner dasselbe leisten (Erhaltung des Tieres auf seinem Gewicht) als *ohne* Steinchen 80 g.

Diese *bessere Ausnutzung des Körnerfutters bei vorhandenen Magensteinchen ließ sich auch noch durch die vergleichende mikroskopische Untersuchung des Kotes von steinchenlosen und Steinchentieren erweisen.* Hierbei ergab sich bei den steinchenlosen eine viel schlechtere Zertrümmerung der Körnerschalen und daher auch schlechtere Ausverdauung des Inhaltes der pflanzlichen Zellen, der im allgemeinen erst dann aufgelöst werden kann, wenn die Rohfaserhülle der einzelnen *Zellen gesprengt ist.*

Während es nun in diesen Versuchen gelang, die schlechtere Ausnutzung des Körnerfutters bei den völlig steinchenlosen Hühnern durch vermehrte Futterzufuhr, die willig aufgenommen wurde, auszugleichen, berichtet H. Müller[164] von einem Versuche, in dem sich bei 2 Hühnern, die nach den oben angeführten Erfahrungen zweifellos noch Steinchen oder Sand im Magen hatten, allein schon durch Entziehung einer Sandbeigabe zum Futter eine verminderte Freßlust einstellte, so daß diese Tiere, im Gegensatze zu zwei anderen, mit Sandbeigabe ernährten, infolge der Minderaufnahme von Futterstoffen an Körpergewicht und Legeleistung zurückgingen. Nach unseren vorerwähnten und neuen, monatelang von Kohlbach[118] in unserem Institute durchgeführten Versuchen erscheint es mir fraglich, ob wirklich zwischen der Entziehung der Sandbeigabe und der im Anschlusse daran beobachteten Appetitlosigkeit ein ursächlicher Zusammenhang bestand, den Müller, wie schon erwähnt, im mangelnden Anreiz der Magensaftsekretion gesehen hatte. Eine wesentliche Beeinträchtigung der mechanischen Verdauung hatte MÜLLER[164] bei diesen Tieren nicht feststellen können, der prozentische Abgang unverdauter Körner erhöhte sich bei der Vorenthaltung der Sandbeigabe nur wenig; dies erklärt sich ohne weiteres aus dem Zurückbleiben von Sand oder Steinchen im Muskelmagen von der früheren Fütterung her.

3. *Die Beziehung der Magensteinchen zum Mineralbedarf* wurde bereits oben (S. 62) angeschnitten.

Es erübrigt sich hier noch, die Frage zu behandeln, ob die aufgenommenen Steinchen zur Deckung des *Bedarfes an Mineralsubstanzen* irgendwie in Betracht kommen. Das führt uns zunächst zu dem *Material, aus dem sie bestehen.* Bei Wildvögeln handelt es sich hauptsächlich um Sand und Kieselsteinchen, bei Hühnern und Tauben fast ausschließlich um Quarze und Quarzite, bei den Rabenvögeln kommen daneben besonders Mörtel, Mauersteintrümmer, Tuff, Schlacken, Koks und verwitterte Knochen vor; beim Hausgeflügel noch Topfscherben, Metallstücke, Glas- und Porzellansplitter (JACOBI[99], REY[191]).

Es liegt auf der Hand, daß für die meisten dieser Materialien verneint werden muß, daß sie geeignet wären, durch ihren Gehalt an Mineralsalzen als anorganisches Nährmittel zu dienen. Hierzu ist auch die allmähliche Abschleifung der härteren Steinchen, wie sie durch die unaufhörlichen Bewegungen des Muskelmagens in dieser Schrotmühle vor sich geht, eine viel zu geringe, als daß davon nennenswerte Substanz in den Körper übergehen könnte. Anderes, wie z. B. Kohlenstückchen, kommt auch für eine solche Auflösung nicht in Betracht. Auch zerkleinerte Holzkohle, wie sie in der Praxis gegeben wird, hat wohl nur eine diätetische, Flüssigkeit aufschlämmende und bakterienbindende Wirkung im Darme.

Streng hiervon zu unterscheiden ist aber die *Bedeutung der leichter löslichen und kalkhaltigen Mineralsubstanzen,* die in Form von Mörtel u. dgl. im weiteren Sinne gelegentlich mit zu den „Magensteinchen" gerechnet werden. *Deren Wirkung liegt natürlich in der gleichen Richtung wie diejenige der als Knochen- oder Muschelschrot, Eierschalen und Kalkpulver in der Praxis verfütterten Zusätze,* die den Tieren für ihren normalen Stoffwechsel und besonders auch für die Eierschalenbildung das nötige Material zuführen sollen. Diese dürfen nicht *mit den eigentlichen Magensteinchen verwechselt* werden.

Diese Scheidung läßt sich wohl auf Grund der hier wiedergegebenen Versuche leicht durchführen. Die Hilfe der *Steinchen* beim Zermahlen der Körner ging ja daraus deutlich genug hervor; andererseits vermögen die Hühner natürlich nicht, aus Sand- und Quarzkörnern, die ja bei ihrer, wie wir sahen, monate- und jahrelangen Dauer ihrer Abschleifung so wenig Substanz im Magen abgeben können, „so viel abzuverdauen, wie sie für ihren Körper brauchen". Hierfür müssen sie vielmehr selbstverständlich leichtlösliche Mineralien bekommen, die allerdings nicht nur in Lösung oder als Pulver, z. B. Schlemmkreide, dem Futter zugesetzt, sondern auch in Steinchenform, z. B. als Muschelschrot, gegeben werden können. Steinchen und Steinchen, Grit und Grit sind nicht immer dasselbe. Auf diese wichtige Unterscheidung der mehr oder minder unlöslichen Steinchen oder der Quarzkörner des Sandes, die rein mechanisch die Zertrümmerung der Körner im Magen unterstützen und dadurch futtersparend wirken, und andererseits des löslichen Steinchen- oder Gritmaterials, das zur Deckung des Mineralbedarfes beim Geflügel nötig ist, habe ich an anderen Stellen bereits nachdrücklich hingewiesen[148, 149, 150].

Gegenüber der von DANNER[56] geäußerten, physiologisch aber unbegründeten Meinung, wonach die Magensteinchen und überhaupt Mineralien beim Geflügel, besonders bei langdauernder einseitiger Ernährung mit Körnerfutter, in irgendeiner Weise als Eiweißersatz dienen könnten, hat KOHLBACH[118] durch monatelange genaue Verfolgung des Mineral- und besonders des Kalkstoffwechsels bei Hühnern nachgewiesen, daß bei der Gewichtsabnahme, die bei einseitiger Körnerfütterung bei den Hühnern schließlich eintritt, der Mineralstoffwechsel am wenigsten beteiligt ist; denn im Gegensatze zu der Wirkung von Eiweißzulagen vermochten solche von Mineralstoffen den Zustand der Tiere nicht zu bessern, und es konnte umgekehrt auch bei ständiger Unterbilanz des Mineralstoffwechsels Gewichtszunahme erzielt werden.

Auf den Mineralstoffwechsel des Geflügels hier besonders einzugehen, würde indessen zu weit führen. Hier handelt es sich nur darum, die Physiologie der Magenverdauung beim Geflügel durch den Nachweis der physiologischen Bedeutung der Magensteinchen zu vervollständigen.

D. Die Darmverdauung.

Wie aus den vorhergehenden Darstellungen ohne weiteres ersichtlich ist, liegt die physiologische Bedeutung der gesamten Vorgänge und der Veränderungen des aufgenommenen Futters, die sich beim Geflügel in den dem Darme vorgeschalteten Abschnitten des Verdauungskanals, Kropf und Magen, abspielen, ganz vorwiegend und fast ausschließlich in einer mechanischen Vorverdauung. Der Kropf dient zur Aufnahme größerer Futtermengen, um dem ununterbrochen arbeitenden Muskelmagen nach Maßgabe seiner Leistungs- und Aufnahmefähigkeit stets so viel Futter weiterzugeben, als er bewältigen kann. Dabei findet im Kropfe nur gegebenenfalls und bei Aufnahme von Tränkflüssigkeit eine gewisse Aufweichung und Quellung der pflanzlichen Futterteile statt, die der Zertrümmerungsfunktion des Muskelmagens zugute kommt.

An *Verdauungsfermenten* kommt bis zum Magenausgange nur das Pepsin des Drüsenmagens in Betracht, das im Verein mit der ebenfalls dort gebildeten Salzsäure, mit der zusammen es in den Muskelmagen hinabfließt, hier einen gewissen Beginn der Eiweißverdauung bewirkt. Diese kann im Muskelmagen nur für leicht zugängliches *Eiweiß*, wie z. B. Fleisch, Regenwürmer u. dgl., ein beachtenswertes Maß erreichen. Dagegen ist die Verdauung des pflanzlichen Eiweißes, besonders bei Körnerfutter, ganz von der auch erst im Muskelmagen stattfindenden mechanischen Zerkleinerung des Futters abhängig, da erst durch diese das Zelleneiweiß dem verdauenden Safte zugänglich wird. Erfahrungsgemäß und, wie wir noch besonders in dem Abschnitte über die Ausverdauung der Pflanzenzellen im Magen und Darm des Geflügels (s. S. 95) zeigen werden, wird daher das pflanzliche Eiweiß im Magen noch sehr wenig angegriffen; hierfür gibt auch der Muskelmagen jeweils den fein geschroteten Anteil seines Inhalts zu schnell an den Darm weiter.

Bakterielle Zersetzungen zur Aufschließung der Nahrung kommen ebenfalls im Kropf und Magen nicht in irgendeinem beachtenswerten Grade in Betracht; im Kropfe nicht, weil der Inhalt dort nicht flüssig genug ist für die Inangriffnahme durch Bakterien; bei Körnerfutter nicht, weil es ja erst im Muskelmagen eröffnet und zerkleinert wird; im Muskelmagen nicht, weil hier die starke Salzsäure die Bakterien nicht aufkommen läßt; und allgemein deshalb nicht, weil das Futter weder im Kropf noch im Magen lange genug verweilt, um den Bakterien angesichts der erwähnten Ungunst der sonstigen Lebens- und Wirkungsbedingungen für sie einen Einfluß auf das Futter zu gestatten.

Aus diesem Grunde kann also bis zum Darm auch noch keinerlei Auflösung der *Rohfaser* vor sich gehen.

Auch eine Verdauung anderer *Kohlenhydrate* kommt bis dahin nicht zustande. Eine gewisse Möglichkeit wäre hier nur für eine invertierende Wirkung der Magensalzsäure auf Rohrzucker anzunehmen, der indessen im Hühnerfutter keine Rolle spielt.

Eine *Stärkeverdauung* ist bis zum Übertritt der Nahrung in den Darm ausgeschlossen, da weder die Speicheldrüsen noch Kropf und Drüsenmagen ein diastatisches Ferment liefern, und da im Muskelmagen keinerlei Schichtung des Inhalts stattfindet, die für eine solche Stärkeverdauung notwendig wäre, weil sonst, wie es auch hier geschieht, die Salzsäure den ganzen Mageninhalt durchsetzt und dadurch ein eventuell vorhandenes stärkespaltendes Ferment inaktivieren würde.

Auch *Resorptionsvorgänge* finden im Kropf und Magen noch nicht statt; die Nahrung ist ja auch hier noch gar nicht resorptionsfähig aufgeschlossen.

So sind außer der hier in den Muskelmagen verlegten mechanischen Zerkleinerung des Futters und einem geringgradigen Beginn der Eiweißspaltung *beim Geflügel alle wichtigen Verdauungsvorgänge auf den Darm konzentriert.* Hier findet die fermentative Aufspaltung der Eiweißstoffe und Kohlenhydrate durch die Fermente der Darmschleimhaut und der Bauchspeicheldrüse, hier auch, besonders in den Blinddärmen, eine bakterielle Aufschließung von Nahrungsstoffen statt.

I. Der Mittel- und Enddarm.

1. Anatomisches.

a) Der Übergang zwischen Muskelmagen und Darm

wird beim Geflügel nach den Untersuchungen von ZIETSCHMANN[245, 246] beim Hausgeflügel, Huhn, Taube und Ente, durch eine etwa 3 mm breite Grenzzone gebildet, die aber erst 5 mm unterhalb der Pylorusöffnung beginnt; bis dahin ist das Abzugsrohr des Muskelmagens noch mit der Magenschleimhaut ausgekleidet, die die hornartige Schicht liefert. Letztere schneidet beim Huhn und der Taube scharf hier ab, während sie sich bei der Ente allmählich verläuft. Die Grenzzone (Schaltstück) weist Drüsen auf, die den echten Pylorusdrüsen des Säugermagens entsprechen, so daß sie als die „Pylorusdrüsenzone" des Hühnermagens bezeichnet werden kann (ZIETZSCHMANN), während die die Hornhaut produzierenden Drüsen des übrigen Muskelmagens offenbar spezifisch umgewandelte, auf die Bildung hornartiger Substanz spezialisierte Pylorusdrüsen darstellen.

b) Einteilung des Darmes.

Der eigentliche Darm der Vögel ist äußerlich und nach der Beschaffenheit seiner Schleimhaut nicht in allen Teilen so charakteristisch gegliedert wie der der Säugetiere. Doch werden die hier üblichen Bezeichnungen meist auch für den Vogeldarm angewendet. Wir haben zunächst einen langen *Dünndarm*, der vom Magenausgang (Pylorus) bis zur Einmündung der Blinddärme gerechnet wird, und einen kurzen *Enddarm*, der von hier beginnend und oft auch als Dickdarm bezeichnet, sehr bald als *Mastdarm* (Rectum) in die nach außen führende Kloake (s. Abb. 11 u. 39) mündet. Am Dünndarm wird, ganz den Verhältnissen beim Säugetier entsprechend, als *Duodenum oder Zwölffingerdarm* (beim Menschen ist dieser Teil so lang wie 12 Finger breit sind) eine an den Pylorus anschließende Uförmig umgebogene Darmschleife bezeichnet, in der die Bauchspeicheldrüse (Pankreas) liegt, und in deren Schenkel die Ausführungsgänge dieser Drüse wie auch die der Leber und Gallenblase einmünden (s. Abb. 40).

Vom distalen Ende des Duodenums bis zu der Einmündung der Blinddärme wird der Mitteldarm meist einfach als „*der übrige Teil des Dünndarms*" (GADOW[73], ELLENBERGER und BAUM[65], DÜRIGEN[62]) oder auch in einer morphologisch eigentlich nicht gerechtfertigten Analogie zum Säugerdarm als *Ileum* (Leerdarm) (SCHAUDER[202], CLARA[43]) bezeichnet. Selten wird diese Analogie bis zur Unterscheidung auch noch eines Jejunums vom Ileum auch für das Geflügel durchgeführt (A. KRÜGER[121]).

c) Die Länge des Darmes und seiner Teile

ist beim Geflügel häufig beachtet und, den allgemeinen Vorstellungen entsprechend, mit der verschiedenen Art ihrer Ernährung in Zusammenhang gebracht

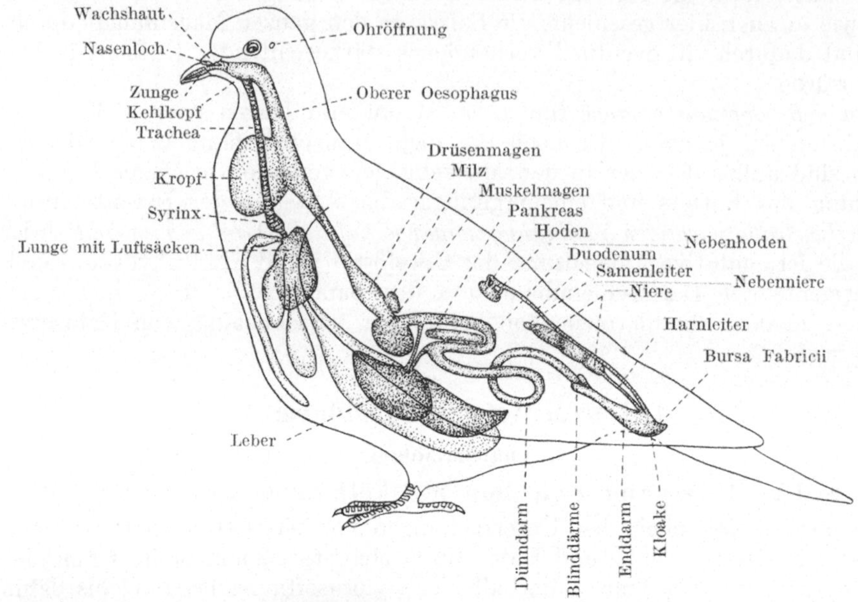

Abb. 39. Eingeweide der Taube.

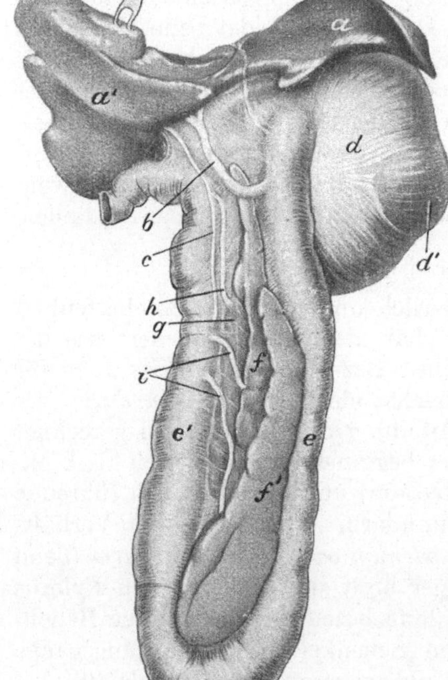

Abb. 40. Schleife des Zwölffingerdarms (Duodenum) der Taube. *e* absteigender Schenkel, *e'* aufsteigender Schenkel, *d* Muskelmagen, *a* und *a'* linker und rechter Leberlappen; die beiden Lappen der Bauchspeicheldrüse, *b* und *c* Lebergänge, *h* und *i* Ausführungsgänge der Bauchspeicheldrüse. (Nach Ellenberger und Baum.)

worden. Zunächst ist der Darmkanal bei den Vögeln meist verhältnismäßig kürzer als bei Säugetieren. Von der Länge des Mitteldarmes wird angegeben, daß sie bei früchte- und insektenfressenden Vögeln geringer ist als bei Körner- und Fleischfressern (Ihle[102] u. a.), und daß die sich vegetarisch ernährenden Hühnervögel sowie Enten, Gänse und Schwäne den längsten Darmkanal haben (Tiedemann und Gmelin[227]). Die ganze Länge des Darmkanals soll sich zur Körperlänge bei gewissen Raubvögeln (Kauz) wie 1,9:1, bei der Krähe wie 3,3:1 und beim Haushuhn wie 4:1 verhalten (Marshall[158]); nach anderen Messungen beim Haushuhn wie 5—6:1, bei Gans und Ente wie 4—5:1 (Ellenberger und Baum, Dürigen). Auch Browne[28] fand bei Hühnern 6:1, Otte[175] 5—6:1. Im ganzen sollen Schwankungen vom 1,7—8fachen der Körperlänge vorkommen (Schepelmann[204]). Bei 30 Tauben schwankte die Darmlänge zwischen 96 und 130 cm (Custos[55]). Nach Krause[119] variiert hier die Gesamtlänge zwischen 90 und 125 cm, wovon 25 cm auf das Duodenum und über 60 cm auf den übrigen Dünndarm kommen. Bei 23 ausgewachsenen Hühnern fand A. Krüger[121] eine durchschnittliche Darmlänge (einschließlich der Blinddärme) von 217 cm mit einer Variationsbreite von 170—260 cm. Von dem Durchschnittswerte entfielen auf den Dünndarm 170,5 cm und auf den einzelnen Blinddarm 19 cm. Auch der Rasse nach scheinen Unterschiede zu bestehen. Krüger maß bei einer $4^{1}/_{2}$ jährigen Henne der Dominikanerrasse als Gesamtlänge 258 cm, wovon 197,5 auf den Dünndarm und 25 cm auf jeden Blinddarm kamen; dagegen bei einem 9 Monate alten Italienerhahn 174 cm, wovon 130 auf den Dünndarm und 16 bzw. 18 cm auf die Blinddärme entfielen. Bei Hühnern gleicher Herkunft und gleichen Alters ergaben die Messungen aber annähernd gleiche Resultate. Roeseler[197] maß bei 8 Hühnern eine Darmlänge (vom Pylorus bis zum After) von 117—160 cm, wovon 12—19 cm auf jeden Blinddarm kamen. Nach Krüger wird die Darmlänge durch Alter, Rasse, Art und Menge des Futters, Häufigkeit der Nahrungsaufnahme beeinflußt. Die Versuche von Magnan, die Größenverhältnisse des Darmes bei Enten durch die Art der Ernährung zu beeinflussen, wurden schon oben erwähnt (s. S. 59). Nach Schepelmann[204] spielt vor allem auch die Anpassung der Organe und ihrer Gewichtsverteilung an das Flugvermögen eine Rolle. Über die Länge des Duodenums und des übrigen Dünndarms macht Otte[175] noch folgende Angaben: Ersteres war im Durchschnitt bei Gänsen 45, bei Enten 36, bei Hühnern 30, bei Tauben 14 cm lang; letzterer entsprechend 240 bzw. 160, 150, 90 cm lang.

d) Der feinere Bau der Darmwand

zeigt bei den Vögeln die gleichen Gewebslagen wie bei den Säugern, außen die bindegewebige Serosa, eine mittlere Muskelhaut, und innen die Schleimhaut (s. Abb. 41). Die *Muscularis* ist in allen Teilen dreischichtig, aus einer äußeren und inneren Längsmuskulatur und mittleren Ringmuskulatur zusammengesetzt, von denen die letztere regelmäßig am stärksten entwickelt ist, während die beiden anderen in verschiedenen Darmteilen und bei verschiedenen Arten der Nutzvögel eine wechselnde Dicke aufweisen (Zietzschmann[246], Krause[119]). Auch die typischen, mit Nervenzellen durchsetzten Nervenfasergeflechte, durch welche die Darmbewegungen reguliert werden, sind vorhanden.

Die *Darmschleimhaut* zeigt vom Magenausgange bis zur Kloake gleichartige Schleimhauterhebungen, die entweder fingerförmige *Zotten der Schleimhaut* allein oder unter Beteiligung gewisser Muskellagen echte Falten darstellen (Clara[43], A. Krüger[121], Zietzschmann). Die Zotten und Falten dienen zur Vergrößerung der Schleimhautoberfläche, von deren Größe ja die absondernde und aufsaugende Funktion (Sekretion und Resorption) der Darmschleimhaut abhängig ist. Die Zotten sind bei den Hühnern und Schwimmvögeln besonders lang und nehmen vom Pylorus bis zur Kloake allmählich an Zahl und Länge ab. Im Duodenum stehen sie am dichtesten und längsten, ihre Länge beträgt hier bei der Taube etwa das Fünffache der Dicke aller übrigen Schichten zusammen (Zietzschmann, Krause, Otte) (s. Abb. Krause[118]). Sie verleihen der inneren Darmoberfläche ein samtartiges Aussehen und sind bei Lupenvergrößerung deutlich zu erkennen (s. Abb. 42).

Das auch die Zotten bedeckende *Epithel der Darmschleimhaut*, das besonders von Clara[43--48] genauer beschrieben wurde, besteht aus Cylinderepithelzellen und Schleim absondernden Becherzellen (s. Abb. 41). Erst in der Kloake geht es in geschichtetes Pflasterepithel und am After dann in das verhornte Epithel der äußeren Haut über.

Die Zahl der Becherzellen nimmt gegen das Darmende hin zu. Ihr Inhalt wird in Gestalt von Schleimpfröpfchen ausgestoßen.

Nach Cloetta[49] finden sich die den Schleim liefernden Becherzellen bei Huhn und Taube gesetzmäßig so in der Darmschleimhaut verteilt, daß die jüngsten Stadien in der Tiefe liegen, die älteren mehr in der Höhe und den Zottenspitzen näher; er schließt hieraus, daß die Becherzellen nur einmal sezernieren und danach durch neue ersetzt werden.

Auch die gewöhnlichen Cylinderepithelzellen des Enddarms und der Kloake können Schleimkörnchen enthalten; andere Epithelzellen von verschiedenem Typus übernehmen die Sekretion der Fermente (Clara[46]).

Die Zotten der Darmschleimhaut haben bei den Nutzvögeln verschiedene Form und erscheinen cylindrisch, breitgedrückt, kegel- oder keulenförmig (Bass-

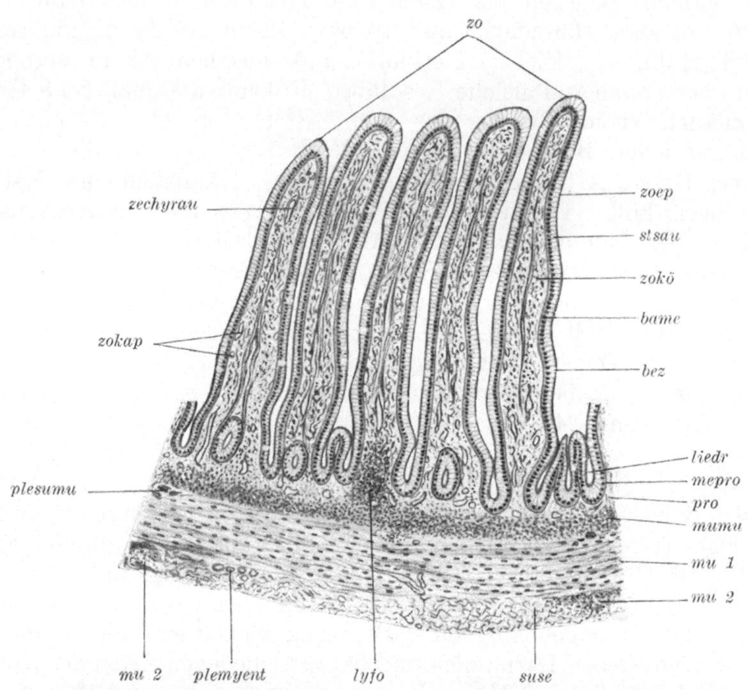

Abb. 41. Teil eines Querschnitts vom Dünndarm (Duodenum) der Taube. *zo* Darmzotten, *zoep* Zottenepithel, *bez* Becherzellen, *zechyrau* zentraler Chylusraum der Zotte, *liedr* Lieberkühnsche Drüse, *mepro* deren Membrana propria, *lyfo* Lymphfollikel, *mu*₁ Ringmuskulatur, *mu*₂ Längsmuskulatur, *suse* Subserosa, *stsau* Stäbchensaum, *zokö* Zottenkörper, *bame* Basalmembran, *pro* Propria. *mumu* Muscularis mucosae, *plemyent* Plexus myentericus, *plesumu* Plexus submucosus, *zokap* Zottenkapillaren. (Nach Krause.)

Linger[5, 6], Schepelmann[204], Bujard. Nach Bujard hätte man die blattförmigen, sehr dünnen und langen Dünndarmzotten, die im Blind- und Enddarm fehlen, als charakteristisch für die Körnerfresser anzusehen (Abb. 43).

Bei der Taube sind nach Vogt und Yung die zahlreichen Zotten im ganzen Dünndarm fingerförmig, sehr lang und schmal, und reichen bis in die Mitte des Darmrohrs; bei der Gans finden sich im Dünndarm neben cylindrischen auch breitgedrückte lamellöse, kugel- und keulenförmige Zotten (Oppel[173, 174]). Die Zotten zeigen merkwürdige Anordnungen in zickzackförmigen oder gegabelten Reihen oder in spiralig sich darmabwärts windenden Zügen.

A. Krüger[121], Clara[48]) erklärt die Entstehung dieser Zickzacklinien und „Schleusenreihen" beim Huhn aus der Wirkung der Ring- und Längsmuskulatur durch die Diagonale des Parallelogrammes der Kräfte als technische Anpassung der Zottenstellung an die peristaltischen Bewegungen der Darmmuskelschichten. Auf diese Weise wird der Nahrungsbrei in bestimmten Bahnen darmabwärts geführt und mit den die sezernierende und resorbierende Oberfläche vergrößernden Zotten in innigster Berührung gehalten. Die Zotten können durch ihre eigene Muskulatur erigiert werden. So wird auch hier wohl der vom Säugerdarm her bekannte Mechanismus der *„Zottenpumpe"* betätigt, durch den die einzelne Zotte abwechselnd in den Nahrungsbrei des Darminhaltes ausgestreckt und dann wieder bis zu einem gewissen Grade zurückgezogen wird, damit der resorbierte Inhalt ihres zentralen Chylusraumes (s. Abb. 41) in die Lymph- und Blutgefäßbahnen der Darmschleimhaut hineingepreßt wird.

Am Grunde der einzelnen Zotten senkt sich das Darmepithel zur Bildung einfacher oder gegabelter Schläuche in die Tiefe, die als Darmkrypten oder *Lieberkühnsche Drüsen* bezeichnet werden (s. Abb. 41). Diese Drüsen liefern zusammen mit dem Zottenepithel den wasserhellen *Darmsaft.* KRÜGER[121] hat beim Huhn versucht, die Zahl dieser darmeigenen Drüsen, die sich über den

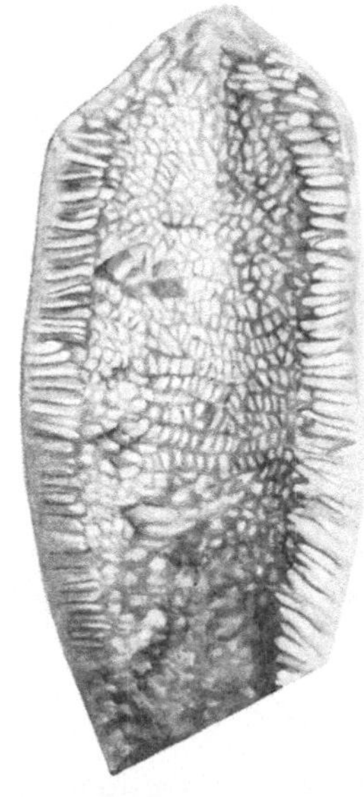

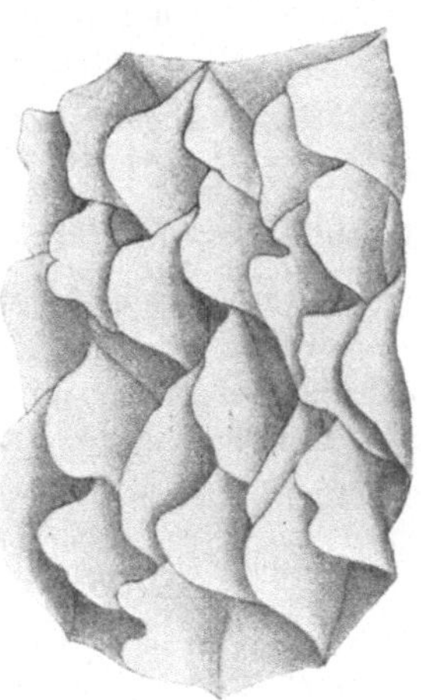

Abb. 43. Innenrelief der Darmschleimhaut mit ihren Zotten aus dem Dünndarm des Haushuhns. Starke Vergrößerung. (Nach BUJARD aus BIEDERMANN.)

Abb. 42. Die Zotten der Darmschleimhaut (Duodenum) der Taube (Lupenvergrößerung). (Nach KRAUSE.)

ganzen Darmkanal hin verbreiten, zu berechnen; er fand im Duodenum 8000 Lieberkühnsche Drüsen pro Quadratzentimeter und gelangt für den ganzen Hühnerdarm zu einer Gesamtzahl von $3\text{—}3^1/_2$ Millionen.

Ferner sind in der Darmschleimhaut auch noch zahlreiche Anhäufungen von *Lymphzellen* in Lymphfollikeln (s. Abb. 41, 45, 46), Lymphknötchen und Lymphknötchenaggregaten als lymphoretikuläre, tonsillen- (mandel-)artige Gebilde vorhanden. Besonders reichlich sind sie in den Blinddärmen, vor allem bei der Taube, zu finden.

2. Die verdauende Wirkung des von der Darmschleimhaut abgesonderten Darmsaftes

läßt sich experimentell von derjenigen des normalerweise in der Darmhöhle auf die Nahrung einwirkenden, zugleich auch noch den vom Pankreas abgesonderten Bauchspeichel und die Galle enthaltenden gemischten Darmsaftes unterscheiden. EMIL FISCHER und NIEBEL[68] konnten mit wäßrigen Extrakten vom Hühnerdünndarm die fermentative Spaltung von Stärke, Glykogen und Rohrzucker erhalten. Auch KLUG[116], der Schleimhautextrakte vom Gänsedarm untersuchte, erhielt Stärkespaltung und konnte daneben auch eiweiß- und leimspaltende, doch keine fettspaltenden, Fermente nachweisen; die Wirkung war also die gleiche wie diejenige von Pankreasextrakten. Um festzustellen, ob diese Darmfermente aber überhaupt nur aus der Bauchspeicheldrüse stammten, stellte er gleichartige Extrakte aus der Darmschleimhaut einer fünf Tage hungernden Gans her, bei der also die Absonderung des Bauchspeichels seit einigen Tagen ruhte, und fand, daß diese Extrakte keinerlei verdauende Wirkung ausübten. Hiernach würde bei der Gans die Darmschleimhaut selbst gar keine verdauenden Fermente liefern, sondern nur Schleim.

Dieses von der Darmschleimhaut der Säugetiere durchaus verschiedene Verhalten scheint sich indessen durch Versuchsergebnisse anderer Autoren nicht zu bestätigen. Immerhin können bei derartigen Prüfungen von Schleimhautextrakten auf ihre Fermentwirkungen auch irrtümliche Resultate dadurch entstehen, daß z. B. die Darmschleimhaut mit Fermenten aus dem Pankreassaft imbibiert sein kann und dadurch Fermentwirkungen gibt, die eigentlich jenem zukommen. Ein bekanntes Beispiel dieser Art ist die Labwirkung, die sich mit der hornigen Innenhaut des Muskelmagens erzielen läßt.

Von einzelnen Angaben über Fermente der Darmschleimhaut unseres Geflügels sei erwähnt, daß Lactase bei den Vögeln fehlt (Plimmer[180]).

3. Die Verdauungsfunktion der Bauchspeicheldrüse (Pankreas).

Angesichts des Fehlens eines die Stärke spaltenden Fermentes in den oberen Verdauungswegen und der geringen Wirkungsmöglichkeit des Magenpepsins ist die Bauchspeicheldrüse beim Geflügel in noch höherem Maße als die wichtigste Verdauungsdrüse zu bezeichnen, wie dies schon für die Säugetiere zutrifft.

Sie liegt auch hier in der Schleife des Zwölffingerdarmes (s. Abb. 39, 40). Sie zerfällt in drei Lappen, von denen zwei, der dorsale und ventrale, entweder vollkommen voneinander getrennt oder durch Gewebsbrücken verbunden oder endlich auch völlig miteinander verwachsen sein können, wie letzteres bei den Hühnern der Fall ist. Der bei allen Vögeln vorhandene dritte Lappen ist klein und stellt nur einen zarten Gewebsstreifen dar; dieser ist sehr reich an Langerhansschen Inseln, die das den Zuckerstoffwechsel regulierende Hormon *Insulin* liefern.

Die Ausführungsgänge des Pankreas zeigen wechselnde Verhältnisse. In der Regel sind zwei vorhanden, so z. B. bei der Gans, mitunter auch drei, wie bei Huhn und Taube. Sie münden getrennt in den aufsteigenden Schenkel des Duodenums, ganz nahe der Mündung der Gallengänge [202, 72]. Die Zahl der Ausführungsgänge des Pankreas ist nicht nur bei verschiedenen Arten des Geflügels, sondern auch bei verschiedenen Individuen der gleichen Art wechselnd (Tiedemann und Gmelin[227]). So können auch zwei oder vier Ausführungsgänge vorkommen[124].

Über diese wechselnden Verhältnisse der Lappen und Ausführungsgänge haben Ukai und Kimura[228b] eingehendere Untersuchungen angestellt, und die Entwicklung des Pankreas und die morphologische Ausgestaltung mit Lappen und Ausführungsgängen ist für die Ente von Weissberg[236] näher untersucht worden.

Im abgesonderten Safte und in Extrakten des Pankreas finden sich beim Geflügel an *Fermenten* Diastase, Lipase, Trypsin.

Die *diastatische Wirkung* des Hühner- und Gänsepankreas wurde zuerst von Bonchardas und Sandras (1846[19]) gefunden, und dann von Claude Bernard (1856[10]) für Huhn, Taube, Gans und Ente bestätigt.

Eine eingehende Untersuchung über die Pankreassekretion der Taube wurde von Langendorff[124] durchgeführt, der die Absonderung des Saftes aus einer an einem Ausführungsgange angelegten *Pankreasfistel* beobachtete.

Hierbei konnte er auch die schon von Magendie 1826[136] gesehenen peristaltischen Bewegungen dieser Gänge bestätigen. Diese sind bei der Taube gut zu sehen; durch die rhythmischen Kontraktionen der einzelnen Abschnitte eines Ganges erfolgt ein stoßweises Vorrücken des Sekretes in der Fistelkanüle. Es gelang ihm, im Laufe einer Stunde bis zu 0,5 g

Pankreassaft aufzufangen. Dabei konnte LANGENDORFF den Einfluß des Fütterungszustandes feststellen; am stärksten sezerniert die Bauchspeicheldrüse 3—4 Stunden nach einer Fütterung, am wenigsten im Hungerzustande etwa 12—15 Stunden nach der letzten Fütterung. Auch andere Einflüsse auf die Drüsentätigkeit des Pankreas konnten beobachtet werden, so die Verlangsamung der Saftproduktion durch das allgemein die Sekretion hemmende Atropin.

Der Pankreassaft erwies sich in diesen Versuchen wasserklar und schwach alkalisch, von salzigem Geschmack, und enthielt ebenso wie Glycerinextrakte der Drüse die drei Fermente *Diastase, Pepsin bzw. Trypsin und Lipase.*

Im Anschluß an frühere Versuche von CLAUDE BERNARD, COLIN, SCHIFF über die Pankreasexstirpation bei Vögeln, wobei zum Teil keine schweren Folgen, zum Teil aber tödlicher Ausgang beobachtet worden war, führte LANGENDORFF auch die *Unterbindung der Pankreasgänge* bei Tauben aus. Den hiernach in 6—12 Tagen eintretenden Tod durch verminderte Freßlust und Abmagerung sieht LANGENDORFF vorwiegend in der *Aufhebung der Stärkeverdauung* begründet, zumal dieser Ausgang durch Fütterung mit Zuckerlösung auf 22—23 Tage hinausgeschoben werden konnte. Zugleich konnte LANGENDORFF im Blute der in dieser Weise operierten Tauben Trypsinogen und diastatisches Pankreatin in wesentlich erhöhter Menge nachweisen.

LOMBROSO[133] fand bei der Taube nach Unterbindung der Ausführungsgänge des Pankreas nur vorübergehende Veränderungen der histologischen Drüsenstruktur und schloß hieraus, daß die Ferment liefernde Funktion der Bauchspeicheldrüse nach diesem Eingriff nicht zum Stillstande kommt. Dies steht im Einklang mit LANGENDORFF, der unter gleichen Bedingungen die Pankreasfermente im Blute der Tauben vermehrt fand, das offenbar jene aufnimmt, wenn sie nicht in den Darm entleert werden können.

In weiteren Versuchen mit Pankreasextrakten fanden PAIRA-MALL[177] und BREITMAIER[26] in diesen den *Gehalt an Fermenten abhängig vom Fütterungszustande.* Während ersterer die Eiweiß und Stärke verdauende Kaft größer fand in Pankreasextrakten von der gefütterten als von der hungernden Taube, und hieraus schloß, daß die Ladung der Drüsenzellen mit Fermenten erst durch die Fütterung ihren Höhepunkt erreicht, fand BREITMAIER das Pankreas bei der Hungertaube bei weitem reicher an Eiweiß, Stärke- und Fettferment als beim Freßtier in der sechsten Verdauungsstunde. Vielleicht läßt sich dieser Widerspruch dadurch erklären, daß die Fütterung zwar zunächst eine Steigerung, dann aber durch die Abgabe des Saftes in einigen Stunden eine gewisse Erschöpfung der Drüse an Verdauungsfermenten hervorruft.

Das *fettspaltende Ferment* konnte von KLUG[116], im Gegensatz zur Diastase und zum Trypsin, in Pankreasextrakten von Gänsen nicht nachgewiesen werden, nach SHAW[213] soll es aber doch vorhanden sein, wie es auch von PLIMMER und ROSEDALE[180] beim Huhn wiedergefunden wurde.

Derartige Prüfungen der Pankreasextrakte auf ihre Fermentwirkungen sind auch für anderweitige physiologische Fragen wichtig. So hat ROTHLIN[194] gefunden, daß die diastatische Wirkung der Pankreasextrakte von Beriberi-Tauben gleich groß ist wie bei normalen Tieren und damit den Nachweis geliefert, daß bei dieser Avitaminose eine mangelhafte Kohlenhydratverdauung nicht beteiligt ist. Dagegen fand sich ein relativer Mangel an Gewebsoxydasen im Pankreas.

4. Die Leber und die Galle.

Die Leber ist nur durch die Gallenbereitung an der Verdauung beteiligt, ihre übrigen vielseitigen Funktionen gehören dem Stoffwechsel an. Die Galle wirkt im Darm durch ihren Alkaligehalt zur Abstumpfung der aus dem Magen herüberkommenden Salzsäure mit und ferner unterstützt sie die Emulgierung und Verseifung der Fette.

Die Leber der Vögel besteht aus einem rechten und einem linken Leberlappen. Jeder Lappen hat einen Ausführungsgang. Eine *Gallenblase* besitzen Huhn, Ente und Gans, während sie der Taube und dem Perlhuhn fehlt. Sonst fehlt sie bei den Vögeln nur noch einigen Papageien, Kuckucken, Pfefferfressern und Straußvögeln (Pagenstecher[176]). Besonders groß ist sie bei den Raubvögeln (Gadow[73]). Bei den *Vögeln ohne Gallenblase* mündet je ein Ausführungsgang der Leber in den absteigenden und den aufsteigenden Schenkel der Duodenalschleife (s. Abb. 39). Bei den *Vögeln mit Gallenblase* geht in der Regel ein Gallengang aus dem linken Leberlappen direkt zum Duodenum, und der aus dem rechten mündet in die Gallenblase, die selbst einen Ductus cysticus in das Duodenum einmünden läßt.

Die Leber kann an Größe und Gewicht beim Geflügel beträchtliche Schwankungen zeigen. Sie nimmt $^1/_{25}$—$^1/_{43}$ des Körpergewichtes ein. Beim Huhn wiegt sie 30—120 g, bei der Taube 5—16 g, bei Jungenten 50—60 g, bei Mastgänsen kann sie 1000—1500 und selbst 2000 g erreichen (Dürigen[62], Otte[175]).

Über den Einfluß verschiedenartiger Fütterung der Tauben auf die histologische Struktur der Leber hat Marziani[160] Untersuchungen angestellt, die für die Physiologie des intermediären Stoffwechsels von Interesse sind.

Ein allgemeineres physiologisches Interesse und zugleich eine große Bedeutung für experimentell pathologische Stoffwechseluntersuchungen als Grundlage für medizinisch-klinische Forschungen hat die von Naunyn und Minkowski ausgeführte *Exstirpation der Leber bei Vögeln*, besonders bei Gänsen, gewonnen, auf der sich zahlreiche weitere Forschungen aufgebaut haben (vgl. Rosenthal[193])

Über die *chemische Zusammensetzung der Galle* finden sich Angaben in der die Untersuchung der Galle allgemein betreffenden physiologisch-chemischen Literatur.

Daß die *Galle des Geflügels* in ihrer chemischen Zusammensetzung nicht in jeder Hinsicht mit der der Säugetiere übereinstimmt, haben Windaus und van Schoor[241] nachgewiesen, indem sie für die Hühnergalle zeigten, daß sie als charakteristische Gallensäure die Cheno-desoxycholsäure enthält, andere Gallensäuren dagegen nicht. Auch zwischen den einzelnen Geflügelarten bestehen Unterschiede, indem z. B. nach Windaus und van Schoor die Hühnergalle Oxystearinsäure enthält, die in der Gänsegalle nicht vorkommt.

Über die Mitwirkung der Galle bei der Verdauung im Darme, besonders der der Fette, scheinen beim Geflügel keine gesonderten Untersuchungen vorzuliegen.

Die Farbstoffe der Galle bedingen die Färbung des Darminhalts und durch Rücktritt in den Magen auch diejenige der Innenhaut des Muskelmagens (Mangold[137]).

5. Die Darmbakterien.

In diesem Zusammenhange sind die bis jetzt allerdings nur spärlichen Feststellungen über die *Bakterienflora des Geflügeldarmes* von Bedeutung.

Rahner fand beim Haushuhn als einziges obligates Bacterium das *Bact. coli*. Dieses nahm im Verdauungstractus nach der Kloake hin stetig zu und war besonders reichlich in den Blinddärmen vorhanden, wo alle anderen Bakterien ihm gegenüber fast ganz zurücktreten. Im Magen fand sich Bact. coli noch nicht, dort waren Bac. megatherium und grampositive Kokken und Stäbchen zu finden. Vom oberen Dünndarm an zeigte sich eine Veränderung der Bakterienflora durch Eintreten des Bact. coli, neben dem noch gelegentlich Oidium lactis, Bac. megatherium und andere fakultative Keime gefunden wurden.

Bei der Taube fand dagegen KERN im Magen eine sehr reichliche Flora, und im Darm auffälligerweise *kein Bact. coli*. Dieser bemerkenswerte und zu den Verhältnissen beim Säugerdarm und selbst beim Huhn im Gegensatze stehende Befund wurde von SCHEUNERT und SCHIEBLICH[207] bestätigt, welche die Magen-Darm-Flora der Haustaube einer genaueren Prüfung unterzogen und tatsächlich wesentliche Unterschiede besonders gegenüber der vom Menschen und den Haussäugetieren her bekannten Flora feststellen konnten.

Angesichts der verhältnismäßig nicht großen Länge des Magen-Darm-Kanals beim Geflügel und des Fehlens geräumiger Darmabteilungen, die etwa wie der Pansen der Wiederkäuer als Gärkammern dienen könnten, ist von vornherein anzunehmen, daß die bakteriellen Zersetzungen im Magen-Darm-Kanal hier eine weitaus geringere Rolle für die Aufschließung der Nahrung spielen als es bei den in gleicher Weise vorwiegend oder ausschließlich von pflanzlichem Futter lebenden Säugetieren der Fall ist.

Nur die *Blinddärme*, die bei einigen unserer Hausvögel relativ groß, bei der Taube aber wieder zu rudimentären Stummeln verkümmert sind, müssen hier hervorgehoben werden. Wie wir an anderer Stelle eingehend besprechen (s. S. 90), findet hier bei den Hühnern auch eine nicht unbeträchliche bakterielle Vergärung der Rohfaser statt, wie sie bei den Tauben in geringerem Maße auch im Hauptkanal des Darmes erfolgt. Auch von den im Kropfe auf das Futter wirkenden Bakterien ist bereits die Rede gewesen (s. S. 24). Bezüglich der aeroben Darmbakterien fiel SCHEUNERT und SCHIEBLICH sofort auf, daß das bei Menschen und Haussäugetieren obligate, in einigen Abschnitten des Verdauungsschlauches bei weitem dominierende *Bact. coli* bei den Tauben entweder völlig fehlt oder zumindest eine ziemlich untergeordnete Rolle spielt, also nicht als obligat zu bezeichnen ist. Der gleiche, von Kern an einer Taube erhobene Befund war also kein Zufall, sondern ist nunmehr als die Regel sichergestellt. Anders verhält es sich mit den *Milchsäurebakterien*. Wenn auch Bact. acidi lactici und Bact. lactis aerogenes stark zurücktreten, so ist der Streptococcus acidi lactici im ganzen Verdauungsstractus oft mit an erster Stelle gefunden worden; SCHEUNERT und SCHIEBLICH möchten ihn deshalb als obligat bezeichnen.

Die Hauptmasse der Bakterienflora macht jedoch eine bunte, mit der Nahrung, Wasser und Steinchen aufgenommene, fakultative Flora aus, unter welcher Erde und Pflanzen bewohnende Bazillen, Mikrokokken und Actinomyceten eine vorherrschende Stellung einnehmen. Von höherstehenden pflanzlichen Organismen wurden Hefen und verschiedene Schimmelarten öfter gefunden. Diesbezüglich wurden also die oben zitierten Angaben von KERN voll bestätigt.

Die Betrachtung der anaeroben Darmbakterien zeigt den Unterschied zwischen den Tauben einerseits und Mensch und Haussäugetieren andererseits noch in bei weit schärferem Lichte, insofern als die bei diesen obligaten Einweißfäulniserreger und Buttersäurebildner bei der Taube völlig fehlen. *Eine typische Eiweißfäulnis erscheint demnach im Verdauungsstractus der Taube so gut wie ausgeschlossen*, zumal auch aerobe Eiweißfäulniserreger mit einer einzigen Ausnahme niemals isoliert werden konnten. Dies schien insbesondere auch deshalb bemerkenswert, weil vom mittleren Dünndarmabschnitt ab die Reaktion des Darminhaltes alkalisch oder neutral, also für die Entwicklung der Fäulniserreger günstig gefunden wurde. Die Untersuchung auf Anaerobier ergab aber stets in den meisten Abschnitten des Verdauungskanals die Anwesenheit eines Vertreters der „*Langen Milchsäurebakterien*", der Milch bei schwach saurer Reaktion koagulierte, und den die Autoren daher als für die Taube *obligat* bezeichnen möchten.

Eine bemerkenswerte Besonderheit der Darmflora der Haustaube war ferner darin zu erblicken, daß ein grundsätzlicher oder wenigstens auffälliger

Unterschied zwischen der Flora der einzelnen Abschnitte des Verdauungsschlauches nicht gefunden wurde.

Größere Unterschiede zwischen der Darmflora von in offenem und geschlossenem Schlage gehaltenen und in verschiedenen Gegenden untersuchten Tauben waren nicht zu verzeichnen; nur die fakultative aerobe Flora wich bei den Dresdner Tauben von der der Berliner etwas ab, auch schien bei ersteren die aerobe Milchsäureflora etwas zurückzutreten.

Fütterungseinflüsse unter normalen Futterverhältnissen erwiesen sich nicht als erheblich; dagegen gelingt es nach Scheunert und Schieblich, durch einseitige Fütterung mit Reis und Hefe, die Flora deutlich zu verändern.

6. Die Darmbewegungen

spielen sich wohl in grundsätzlich gleicher Weise ab wie bei den Säugetieren, so daß auch am Vogeldarm die motorischen Funktionen hauptsächlich in der peristaltischen Bewegung bestehen, durch deren wurmförmig fortschreitende Wellen der Darminhalt vom Dünndarm aus immer weiter nach dem After hin vorgeschoben wird.

Wie Sugano[207] an herausgeschnittenen überlebenden Teilstücken des Hühnerdarms, die er in der für die physiologischen Versuche am Säugerdarm üblichen Weise in warmer physiologischer Salzlösung hielt, feststellte, tritt auch die zweite, vom Darm der Säugetiere her bekannte Bewegungsart, die der Pendelbewegungen, ebenfalls am Hühnerdarm auf. Am stärksten waren sie im Dünndarmgebiet, weniger lebhaft im Dickdarm und am schwächsten am Duodenum und Coecum. Bei den Küchlein sind die Darmbewegungen noch weit weniger stark und regelmäßig als bei ausgewachsenen Tieren, und auch viel empfindlicher gegen Sauerstoffmangel und Kohlensäurevergiftung. Die optimale Temperatur für die Darmbewegungen liegt bei 40—43°, also ungefähr bei der Körpertemperatur der Vögel.

Auch am Geflügeldarm entstehen die zur Auslösung dieser rhythmischen Bewegungen erforderlichen Reize in der Darmwand selbst und geht die *Automatie* von dem hier liegenden Auerbachschen Nervengeflechte aus. Nolf[168, 166] konnte die Bewegungen der verschiedenen Darmteile mittels der Einführung einer Ballonsonde durch künstlich in der Darmwand angelegte Fistelöffnungen graphisch registrieren und dabei durch gleichzeitige Reizung der an die Darmwand übertretenden Nerven nachweisen, daß die Muskulatur besonders des Dünndarms sowohl vom Nervus vagus wie dem Sympathicus erregende und hemmende Impulse erhält, die den automatisch-rhythmischen Ablauf der Darmbewegungen beeinflussen. Auch stellte er fest, daß meist jeder Kontraktion des Muskelmagens auch eine Bewegung des Duodenums folgt.

Über den Bau und die Funktion der Blinddärme unserer Hausvögel wird in einem besonderen Abschnitt berichtet werden (s. S. 81).

7. Der Enddarm.

Hier sei zunächst noch die schon mehrfach erwähnte *Kloake* berücksichtigt, die bei den Vögeln die Mündung des Enddarmes darstellt, aber zugleich auch an der rückwärtigen Wand die Ausmündungen der Harnleiter und ferner die der Ausfuhrgänge der Geschlechtsdrüsen aufnimmt.

Von unbekannter Bedeutung ist der Fabriciussche Beutel (Bursa Fabricii), der eine sich ebenfalls in die Kloake öffnende Schleimhauttasche darstellt, die mit zunehmendem Lebensalter der Vögel immer mehr verkümmert. Die Schleimhaut der Kloake bildet am Eintritt des Dickdarms eine ringförmige, mit Muskulatur versehene Falte, die sie gegen den Dickdarm hin verschließen kann (Otte[175]).

Der *After* ragt als kurzer Zapfen in die Kloake hinein; er ist durch einen Schließmuskel (Sphincter ani) verschlossen, der nur für die Entleerung geöffnet wird.

Die Afteröffnung der Vögel ist nicht rund, sondern ein querer Schlitz, der von einem Wulst umgeben ist, in dem der Schließmuskel des Afters (Sphincter ani) mit kreisförmigen Fasern liegt und die Enden der vom Schambein und Sitzbein entspringenden Hebermuskeln des Afters (Levator ani) verlaufen. Da die Vögel kein Zwerchfell und nur eine sehr schwache Bauchmuskulatur haben, so erfolgt die *Entleerung des Kotes,* wie MARSHALL ausführt, nicht wie bei den Säugetieren unter Anwendung der sog. Bauchpresse, sie wird vielmehr in anderer Art durch die Atmung unterstützt. Ehe das Tier seinen Kot läßt, atmet es stark ein, und die Luft tritt in die Luftsäcke, die sich zum Teil auch in ausgedehnter Größe in der Bauchhöhle befinden. Diese luftgefüllten Säcke sollen nun ihrerseits auf das Darmrohr einen Druck ausüben und, nachdem die Aftermuskeln in Tätigkeit getreten sind, beim Auspressen des Faeces helfen. Dabei tritt zugleich meist auch der in den Harnleitern befindliche weiße und breiige Harn nach außen.

Die *Beschaffenheit des Kotes* richtet sich naturgemäß nach der Art und Menge der Nahrung. So wird er z. B. bei den Hühnern bei normaler Fütterung in Gestalt walzenförmiger, gebogener Ballen von dunkelgrüner Farbe entleert. Bei der Ente ist er dünnflüssiger und von schmutzig dunkler Farbe, bei Gänsen bei Körnerfütterung schmutzig gelblich und im Sommer grasgrün und breiweich.

Der Umstand, daß bei dem Geflügel Harn und Kot aus der gleichen Körperöffnung entleert werden und sich daher teilweise vermischen, erschwert für manche Fragen die exakte Durchführung von Stoffwechselversuchen an unseren Nutzvögeln. Um diese trotzdem ähnlich wie bei den Säugetieren zu gestalten und den Vogel in dieser Beziehung gewissermaßen auf die Stufe des Vierfüßlers zu erheben, hat DÜRIGEN[62] angeregt, bei den Versuchstieren einen *künstlichen After* anzulegen, um Harn und Kot zu trennen. Derartige Versuche wurden zuerst 1908 von VÖLTZ[230] ausgeführt, nach dem die Anlegung des anus praeternaturalis beim Geflügel als die VÖLTZsche Operation bezeichnet wird. Die Technik dieser Operation, die seitdem mehrfach wieder zur Anwendung kam, kann etwas verschieden gehandhabt werden (VÖLTZ[232], siehe auch bei DÜRIGEN Bd. 2, S. 75[62]); ebenso auch die ergänzend erforderliche Vorrichtung zum getrennten Auffangen des Kotes und Harns. Hierfür verwandte VÖLTZ zwei Gummibeutel, die dem Huhn festsitzend angeschnallt wurden. Die VÖLTZsche Operation des anus praeternaturalis läßt sich beim Huhn leicht durchführen. Eigene Versuche haben uns aber gezeigt, daß die spontane Kotentleerung aus der Darmfistel nicht recht zu funktionieren pflegt, daß sich der unentleerte Kot wie auch die Darmgasbildung anstaut, und daß diese Stauung, auch wenn täglich durch Eingehen mit Sonde und Löffel nachgeholfen wird, zur Erweiterung der oberhalb liegenden Darmteile und insbesondere der Blinddärme führen kann. Schon bei geringeren Graden der Retention kann aber von normaler Verdauung nicht die Rede sein. Auch KATAYAMA[109], der wie VÖLTZ, LEHMANN[26]. PARASCHTSCHUK[178] die operative Trennung des Mastdarms von der Kloake ausführte und den offenbar sorgfältig angelegten künstlichen After, ebenso wie neuerdings LAWROW und MATZKO[125], für eine große Zahl seiner Stoffwechselversuche anwandte, berichtet, daß die eigene Funktion der Bauchöffnung zur Kotentleerung ausblieb, daß trotz Bougieren mit einem Aluminiumröhrchen leicht Verstopfung eintrat, besonders bei rohfaserreichem Futter, und daß er aus diesen Gründen die Öffnung täglich dreimal stumpf ausgeräumt habe.

8. Die Durchgangszeit des Futters durch den Magen-Darm-Kanal.

Die Frage, wie lange das Futter oder verschiedene Futterarten brauchen, bis nach der Nahrungsaufnahme ihre unverdaulichen Reste den Körper wieder verlassen, und die Frage, ob und wieweit dies von bestimmten Eigenschaften des Futters oder von seiner Menge abhängt, ist beim Geflügel gänzlich vernachlässigt worden. Insbesondere herrschen darüber in den Kreisen der Geflügelzüchter, wie die spärlichen Angaben in ihren Büchern und Anleitungen zeigen, durchaus irrtümliche Vorstellungen und eine Neigung zum Schematisieren und z. B. für die gesamte Passage beim Huhn eine bestimmte Zeitdauer festzulegen. Die genauere Kenntnis der Durchgangszeiten und besonders ihrer *Schwankungen unter dem Einflusse der Tierart, der Art, Menge, Beschaffenheit und Zubereitung des Futters, seines Flüssigkeitsgehaltes und der Art und Menge des Beifutters, wie auch die Abhängigkeit vom jeweiligen Fütterungszustande der Tiere* ist aber zweifellos nicht nur vergleichend physiologisch, sondern auch praktisch von großer Bedeutung. Denn der Geflügelzüchter wie der Tierarzt wird die Beobachtung der Zeit und Beschaffenheit der Ausscheidungen der Tiere nur dann zur Beurteilung ihres Gesundheitszustandes und dessen Störungen verwerten können, wenn ihm bekannt ist, wie die Faeces normalerweise bei verschiedener Fütterungsart aussehen sollen, und in welcher Zeit bei gesunden Tieren nach der Aufnahme eines Futters frühestens oder spätestens die Reste davon im Kot zu erwarten sind. In dieser Hinsicht wird von den Geflügelzüchtern selbst auffallend wenig beobachtet; dies geht schon daraus hervor, daß die einfache Tatsache der zweierlei Kotausscheidung, aus dem Enddarm und den Blinddärmen, mehrmals neu entdeckt werden mußte (s. S. 85). Aber auch von seiten der Verdauungsphysiologen sind diese Fragen nach den Durchgangszeiten der Nahrung bei verschiedenen Tieren und verschiedenem Futter immer nur sehr oberflächlich gestreift worden. Daher werden vereinzelte und unter ganz einseitigen Bedingungen oder auch zufälligen Umständen gewonnene Angaben verallgemeinert und in den Werken der Literatur oft wieder erneut ohne Korrektur übernommen.

Das Beispiel der *Kropfentleerungszeit* (s. S. 34) als eines Teilfaktors der gesamten Passagedauer hat uns gezeigt, wie mannigfaltige physiologische Einflüsse auf diese zeitlichen Abläufe mitbestimmend einwirken. Über die Zahl und Zeit der Darm- und Blinddarmentleerungen wird an anderer Stelle berichtet (s. S. 86).

Über die *Gesamtdauer der Durchgangszeit* kann hier auch nur das Wenige und Unzusammenhängende Erwähnung finden, was aus einigen mehr beiläufigen Befunden und wenigen experimentellen Prüfungen her darüber bekannt ist.

Wie groß die Verschiedenheiten sind, mit denen hier zu rechnen ist, geht daraus hervor, daß nach Dürigen[62] beim Huhn verfütterte Kartoffeln unter Umständen schon nach $1^1/_2$ Stunden den Körper wieder verlassen, während Winokurow[202] für die Taube angibt, daß sich die Reste einer Fütterungsportion normalerweise in 36 Stunden und bei Magenkrankheit an Vitamin B erst in 72—96 Stunden entleeren. Browne[28] hat an Hühnern einige Versuche systematisch durchgeführt und das erste Erscheinen von gefärbten Flüssigkeiten oder gefärbtem Brot in den Entleerungen festgestellt. Bei Flüssigkeiten erschien der Farbstoff schon nach 2 Stunden im Kot, Hafer erschien, nach der Fütterung am hungernden Tier mit leerem Kropf nach 5—6 Stunden, während dann aber der Kropf selbst sich erst in 18—20 Stunden völlig entleerte, und eine ganze Kropffüllung mit Hafer etwa 27—28 Stunden für ihren gesamten Durchgang brauchte.

Der *Einfluß der Flüssigkeitszufuhr* äußert sich nach Browne in der Weise, daß sich die Geschwindigkeit des Futterdurchganges ganz entsprechend der aufgenommenen Flüssigkeitsmenge ändert. Die Flüssigkeit selbst passiert, wie wir in den Versuchen von Ihnen bestätigen konnten, den Kropf und Magen im allgemeinen sofort und kann schon gleich nach dem Abschlucken in den Darm gelangen. Speziell für den Durchgang bis zu den Blinddärmen und das Eindringen von Flüssigkeiten bis in deren blinde Enden konnte Browne ebenfalls den Einfluß der Menge feststellen, indem er die Farbstoffe bei Zufuhr größerer Flüssigkeitsmengen durch den Schnabel schon nach $1^1/_2$—2 Stunden, bei kleineren Mengen erst nach $3^1/_2$—4 Stunden bis dorthin vorgedrungen fand.

In einer allein der Durchgangszeit des Futters durch den Magen-Darm-Kanal der Hühner gewidmeten Studie haben sich auch Kaupp und Ivey[114] der für solche Versuche zur Abgrenzung der aus verschiedenen Fütterungen herstammenden Kotentleerungen üblichen Zusätze leichtkenntlicher Stoffe zum Futter bedient und hierfür Lampenruß, Methylenblau und Gentianaviolett benutzt. Hierbei fanden sie aber, daß die beiden letzteren Farbstoffe keine einwandfreien

Ergebnisse zuließen, da sie selbst die normalen Funktionen des Darmtraktus beeinflußten, so daß in einzelnen Fällen schon nach 1 Stunde 30 Minuten oder 2 Stunden 30 Minuten der Kot gefärbt war. Als größte Durchgangsgeschwindigkeiten beobachteten diese Forscher in den Rußversuchen bei legenden Plymouth Rocks, daß Weizen in 3 Stunden bzw. 3 Stunden 5 Minuten, Kornmehl in 3 Stunden 20 Minuten passierte. Diese Zahlen bedeuten immer das erste Auftreten des mit Ruß versetzten Futters im Kot. Im Durchschnitt betrug diese Zeit bei noch wachsenden Hühnern 3 Stunden 52 Minuten und bei legenden Hennen 3 Stunden 46 Minuten.

Als *Einfluß des physiologischen Zustandes der Tiere* ergab sich, daß nichtlegende Hühner eine verlängerte Durchgangszeit aufwiesen, und zwar 8 Stunden, und Bruthennen mit einer solchen von durchschnittlich 11 Stunden 44 Minuten eine noch stärkere Verlangsamung des Futterdurchgangs haben; bei letzteren erfolgten die einzelnen Kotentleerungen auch seltener und in größeren Portionen als im gewöhnlichen Zustande der Hennen.

Hiermit sind schon wichtige Hinweise auf die *physiologische Bedeutung der Futterdurchgangszeit* gewonnen, und deren Abhängigkeit von mannigfaltigen Faktoren, die teils in der Menge und Beschaffenheit des Futters, teils in den physiologischen Zuständen der Hühner selbst liegen, erwiesen. Auf die Bedeutung dieser Verdauungsgeschwindigkeit für den Stoffwechsel der Vögel hat auch GROEBBELS[77, 78] hingewiesen. Er hat gezeigt, daß besonders bei Nestlingen der Sperlingsvögel die Zeit zwischen Nahrungsaufnahme und Entleerung im Vergleich zu den älteren Tieren beträchtlich verkürzt ist, und daß unmittelbar nach dem Verschlucken des dargereichten Futters eine Entleerung erfolgt, die dem neuen nachrückenden Futter Platz machen soll. Das Ineinandergreifen dieses *Entleerungsreflexes* mit dem Schnabelsperreflex der Jungen hört dann aber auf, sobald die Tiere zur selbständigen Futtersuche übergehen. GROEBBELS hebt hervor, daß die schnellere Verdauung eine relativ größere Nahrungszufuhr ermöglicht. Wieweit allerdings bei beschleunigter Verdauungsgeschwindigkeit, d. h. bei schnellerem Durchgang des Futters, die Ausnutzung desselben leidet und die bei den Vögeln, besonders den Körnerfressern, an sich schon relativ schlechte Aufschließung der pflanzlichen Nahrung zu einer größeren Luxuskonsumption führt, ist noch nicht untersucht.

Neuerdings haben auch KEITH, CARD und MITCHELL[115] wieder Versuche über den Nahrungsdurchgang bei den Hühnern angestellt.

Bei derartigen Versuchen mit Darreichung gefärbten Futters, dessen erstes Erscheinen im Kot und dessen vollständige Entleerung festgestellt werden soll, müssen, wenn sie richtige Ergebnisse liefern sollen, auch die physiologischen Tatsachen hinsichtlich der Kropfentleerung, die wir oben besprachen (s. S. 34), sorgfältig berücksichtigt werden. Denn aus jenen Kropfversuchen geht hervor, daß bei leerem Kropfe gereichtes Futter mit seiner ersten Portion sogleich nach dem Magen weitergeht, während die weiteren Portionen im Kropf aufgestapelt werden. Wird also ein gefärbtes Futter im Anfang einer Fütterung gegeben, so wird der Farbstoff relativ schnell auch im Kote erscheinen; wird er aber nur wenige Minuten später als letztes Futter einer Mahlzeit gegeben, so wird der Farbstoff vielleicht erst einige Stunden später in den Entleerungen auftreten; wird aber bei schon mäßig gefülltem Kropfe flüssiges oder weiches Futter gegeben, so kann dies an der Kropffüllung vorbei direkt durch die „Kropfstraße" (s. S. 21) in den Magen gelangen und, obgleich es das spätere Futter war, früher im Kot erscheinen. Hierbei wird es ferner zugleich darauf ankommen, in wie großen Mengen die einzelnen unmittelbar hintereinander gereichten gefärbten und ungefärbten Futterportionen gegeben werden.

Unter Berücksichtigung dieser Überlegungen habe ich mit Habeck größere systematische *Versuchsreihen über die Durchgangszeit bei Hühnern und Tauben* begonnen, aus deren ersten Ergebnissen einige Beispiele hier schon mitgeteilt werden können (s. Tabelle 12).

Tabelle 12. Passageversuche mit Hafer. (Nach Habeck.)

| | Indicator Fuchsinhafer gegeben als: | | | |
| | Vorfutter | | Mittelfutter | |
	Anfangszeit	Endzeit	Anfangszeit	Endzeit
Huhn Nr. 1 . . .	$3^1/_4$ Stdn.	—	5 Stdn.	6 Tage
„ Nr. 2 . . .	$3^1/_4$ „	3 Tage	$4^1/_2$ Stdn.	5 Tage
„ Nr. 3 . . .	$3^1/_4$ „	3 „	$6^1/_4$ „	6 „
Taube Nr. 1 . . .	$3^1/_4$ „	2 „ 2 Stdn.	5 Stdn.	6 „
„ Nr. 2 . . .	$3^1/_4$ „	2 „ 2 „	5 „	6 „ 4 Stdn.

Die Versuche wurden mit *Hart- und Weichfutter* angestellt. Als Hartfutter dienten Hafer- oder Gerstenkörner, die mit Fuchsin gefärbt wurden, als Weichfutter Kartoffelbrei, dem als Indicator etwas entspelztes und mit Fuchsin gefärbtes Hafermehl oder auch mit Fuchsin gefärbtes Fließpapier zugesetzt wurde. Die einzelne Probemahlzeit wurde so verabreicht, daß das gefärte Futter dabei neben ungefärbtem entweder als Vorfutter oder als Nachfutter oder zwischen ungefärbtem Vor- und Nachfutter als Mittelfutter gegeben wurde.

Die Tabelle 12, deren einzelne Zahlen stets Durchschnittswerte aus 3—4 Versuchen darstellen, zeigt deutlich den Unterschied: Wird die gefärbte Haferportion als Vorfutter in den leeren Kropf verfüttert, so ist die „Anfangszeit", d. h. die Zeit des ersten Auftretens gefärbter Anteile in den Faeces, bedeutend kürzer, als wenn das Farbfutter als „Mittelfutter" die mittlere Portion der ganzen Mahlzeit einnahm, also wenn auch gleich danach, so doch etwas später, verfüttert wurde. Aber auch die „Endzeit", d. h. die Zeit, innerhalb deren alle gefärbten Futterteile entleert sind, wird dadurch wesentlich beeinflußt und auf die zwei- bis dreifache Dauer verlängert (Tabelle 12).

Die Versuchsreihe dieser Tabelle beweist, daß die Durchgangszeit der ersten und der späteren Portionen einer und derselben Mahlzeit beim Geflügel außerordentlich verschieden ist.

Zwischen den einzelnen Hühnern und zwischen diesen und den Tauben ergaben diese Versuche keine wesentlichen Unterschiede, abgesehen von einer Verkürzung der „Endzeit" des „Vorfutters".

In gleichartigen Versuchen mit Weichfutter (Tabelle 13) traten die Unterschiede zwischen dem „Vorfutter" und „Mittelfutter" hinsichtlich der „Anfangs-

Tabelle 13. Passageversuche mit Weichfutter. (Nach Habeck.)

| | Indicator gegeben mit dem: | | | |
| | Vorfutter | | Mittelfutter | |
	Anfangszeit	Endzeit	Anfangszeit	Endzeit
Huhn Nr. 1 . . .	4 Stdn. (s. Anm.)	2 Tage	3 Stdn.	4 Tage
„ Nr. 2 . . .	3 „	3 „	3 „	4 „
„ Nr. 3 . . .	3 „	$1^1/_2$ Tage	4 „ (s. Anm.)	2 „
Taube Nr. 1 . . .	5 „	1 Tag 4 Stdn.	$4^1/_2$ Stdn.	3 „
„ Nr. 2 . . .	4 „	1 „ 4 „	3 Stdn.	3 „

Anm.: Als Indicator wurde hier zur Abwechselung mit Fuchsin gefärbtes Fließpapier verwendet.

zeit", offenbar infolge der leichteren Durchmischung einzelner Weichfutterportionen im Gegensatz zum Körnerhartfutter, vollkommen zurück, und bestanden nur für die „Endzeit", doch in geringerem Maße beim Hartfutter. Auch hier waren die „Endzeiten", die die Beendigung der von der Probemahlzeit stammenden Entleerungen anzeigen, bei den Tauben im Vergleich zu den Hühnern meist verkürzt.

Der Vergleich der Tabellen 12 und 13 ergibt, als *Unterschied für die Gesamtdurchgangszeiten zwischen Hart- und Weichfutter*, für die „Anfangszeit" des Vorfutters eine deutliche Beschleunigung für Hartfutter bei den Tauben, im übrigen aber eine Verkürzung sowohl der Anfangs- wie der Endzeiten für das Weichfutter im Gegensatze zum Hartfutter.

II. Die Blinddärme beim Geflügel und ihre physiologische Bedeutung für die Verdauung.

1. Anatomisches.

Als Blinddarm wird bei den Säugetieren die blindsackartige Erweiterung bezeichnet, die sich am Übergange vom Dünndarm zum Dickdarme vorfindet, und von der ein wurmförmiger, ebenfalls blind endigender Anhang, der Wurmfortsatz (Appendix), ausgeht. Wenn beim Menschen in diesem Wurmfortsatz eine Entzündung (Appendicitis) vorliegt, so spricht man von „Blinddarmentzündung". Ebenso wird ein solches blind endigendes Darmstück auch bei denjenigen Tieren, wo es eine bedeutende Länge und Weite besitzt, meist einfach selbst als Blinddarm bezeichnet.

Über die Entwicklung und verschiedene physiologische Bedeutung des Blinddarmes in der Tierreihe habe ich kürzlich eine Zusammenfassung gegeben[156].

Bei den Vögeln fehlt wohl stets jene blindsackartige Erweiterung eines eigentlichen Blinddarmes und sind nur ein oder zwei wurmförmige Anhänge als „Blinddärme" entwickelt (s. Abb. 44), die freilich meist die Dicke des übrigen Darmes mindestens beibehalten. Bei manchen Vögeln fehlt er allerdings vollkommen, so bei den Papageien, Nashornvögeln, Lerchen, Spechten und manchen Kuckucksvögeln (BIEDERMANN[13], MARSHALL[158]), bei anderen, z. B. den Reihern und Rohrdommeln, ist er als unpaares Organ vorhanden, und bei den übrigen paarig und in ganz verschiedener Länge und Weite entwickelt. Beim Bläßhuhn (Fulica) soll außer den zwei paarigen noch ein unpaarer vorhanden sein. Beim Strauß teilen sich die Blinddärme erst nach einem mehrere Zentimeter langen gemeinsamen Stamm, sind zottenfrei, haben aber eine Spiralfalte von ca. 20 Umdrehungen.

Diese verschiedene Ausbildung der Blinddärme wird im allgemeinen mit der Art der Nahrung in Zusammenhang gebracht (s. MANGOLD[156]).

Nach HEINROTH[89] ist gerade bei den Vögeln der Zusammenhang der Entwicklung der Blinddärme mit der Ernährungsweise unverkennbar. Wenn z. B.

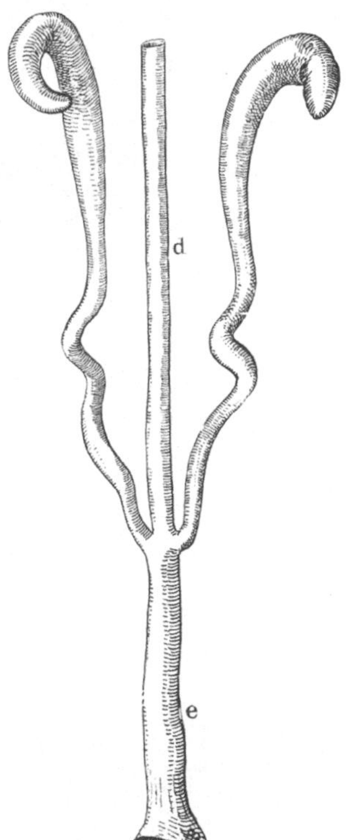

Abb. 44. Blinddärme des Huhns
d letzter Teil des Dünndarmes.
e Enddarm.

das Bläßhuhn (Fulica) besonders lange und noch einen unpaaren Blinddarm hat, so stimmt das gut zu seiner Nahrung, die es sich durch Abfressen von allerlei übriggebliebenen Halmen usw. auch in der schlechten Jahreszeit unter der Wasseroberfläche sucht. Ebenso hat das Schneehuhn mit seinen Blinddärmen von gleicher Länge wie der ganze Darm als Nahrung hauptsächlich äußerst rohfaserreiche kümmerliche Pflanzenteile, wie man sich bei den in den Handel kommenden Tieren überzeugen kann. Ebenso frißt der Auerhahn, der auch so große Blinddärme hat, eine große Zeit des Jahres nur alte Kiefernadeln, und dies in so großer Menge, daß er eine tägliche Kotsäule von 3 m Länge absetzt.

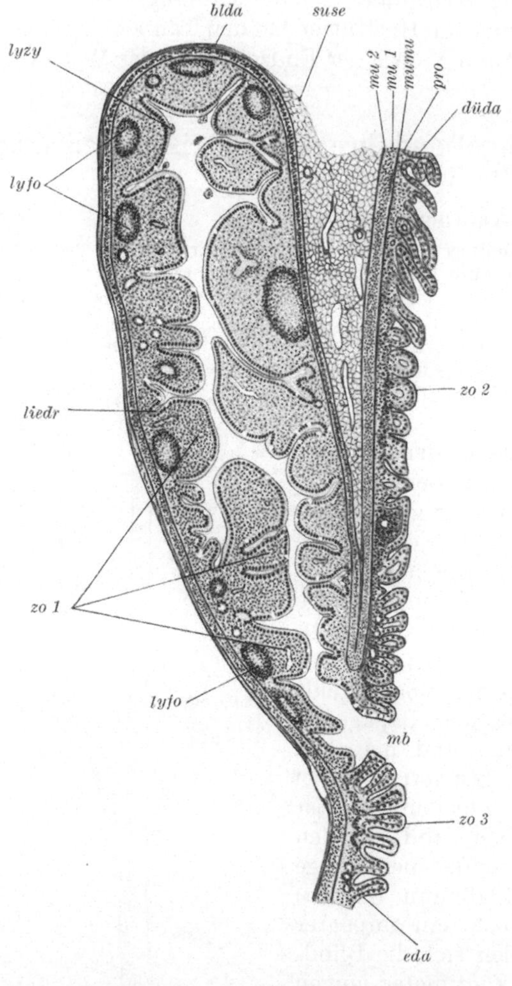

Am stärksten sind nach Heinroth die Blinddärme bei den Blatt- und Grasfressern ausgebildet, während die Körnerfresser verhältnismäßig nicht so große Blinddärme haben. Während die fleischfressenden Vögel meist kurze Blinddärme haben, sind sie bei den Pflanzen- und Allesfressern in der Regel lang und weit, wie diese auch einen längeren Enddarm haben[102].

Doch stehen dieser Regel auch bemerkenswerte Ausnahmen gegenüber, da z. B. die Eule lange Blinddärme und die Tauben nur ganz schwach und rudimentär entwickelte haben (s. Abb. 11, 20). Pagenstecher (S. 293[176]) sucht diese Verkümmerung der Blinddärme bei der Taube, zum Unterschiede von Hühnern, Enten, Gänsen, Schwänen, damit zu erklären, daß die stärkere Blinddarmentwicklung das Flugvermögen erschweren würde und daher nur solchen Vögeln zukommen könne, die ihre Nahrung mehr am Boden als auf Bäumen suchen. Daher habe der Pfau Blinddärme von 30 cm, der Strauß von 70 cm, die Trappe von 3 Fuß Länge, während sie bei den mehr in der Höhe und auf Bäumen lebenden pflanzen- und früchtefressenden Vögeln gar nicht oder nur spärlich entwickelt seien. Gadow bezeichnet die Blinddärme bei den Vögeln als stark entwickelt, wenn beide zusammen von der gesamten Darmlänge höchstens fünfmal

Abb. 45. Blinddarm der Taube im Längsschnitt. *düda* Dünndarm mit Zotten (*zo 2*), Propria (*pro*), Muscularis mucosae (*mumu*), Ring- (*mu 1*) und Längsmuskulatur (*mu 2*), *eda* Enddarm mit Zotten (*zo 3*), *mb* Mündung des Blinddarms (*blda*) in den Enddarm, *zo 1* Zotten des Blinddarms, *lyfo* Lymphfollikel, *liedr* Lieberkühnsche Drüsen, *lyzy* Lymphozytenhäufchen im Innern des Blinddarms. (Nach R. Krause.)

übertroffen werden. Dies ist bei den Hühnern, Enten und Gänsen der Fall. Ganz außergewöhnlich lang sind die Blinddärme nach den Untersuchungen von Schumacher[210, 211] bei den Waldhühnern; denn sie sind beim Schneehuhn ebenso lang, beim Auerhahn nahezu ebenso lang und beim Hasel- und Birkhuhn $^3/_4$ so lang wie der ganze übrige Darm, und beim schottischen Moorhuhn sind sie sogar 76,2—91,5 cm lang (Smith[215]). Die Länge der Blinddärme wird für das Haushuhn zu je 15—25 cm (Ellenberger und Baum[65]) oder 20—25 cm Schauder[202]) oder 25—35 cm (Otte[175]) angegeben. A. Krüger[121] fand bei 23 Hühnern

Coeca von je 16—25 cm Länge, wobei die beiden Blinddärme eines Tieres nur bis zu 2 cm differierten; dieser Blinddarmlänge stand die durchschnittliche Gesamtlänge des Darms, einschließlich der Blinddärme, mit 217 cm (174—258 cm) gegenüber, so daß sich für das Verhältnis beider Blinddärme zur gesamten Darmlänge im Durchschnitt etwa 1:5 ergibt. Auch ROESELER[197] fand dies Verhältnis beim Huhn gleich 1:4 bis 1:5, bei einem Rebhuhn dagegen gleich 3:8.

Auch bei Enten ist jeder Blinddarm 15—20 cm (OTTE), bei der Gans 23—28 cm, beim Pfau etwa 20—33, bei Fasanen 10—15 cm lang (OTTE, ELLENBERGER und BAUM, SCHAUDER), bei der Taube dagegen nur 3—5 mm lang (ELLENBERGER und BAUM, KRAUSE[119]).

Nach SCHUMACHER lassen sich an jedem Blinddarm 3 Teile unterscheiden: ein engerer, kürzerer und dickwandigerer *Halsteil*, ein weiterer, längerer und dünnwandigerer *Hauptteil* und ein ganz kurzer *Spitzenteil*. Am Hauptteil befinden sich außen helle Längsstreifen mit Fetteinlage, denen innen Längsfalten entsprechen. Die Schleimhaut zeigt hier auch dichte wulstförmige oder zungenförmige Erhebungen und Schleimsekretion. Im Halsteil zeigt die Schleimhaut dichte Zotten und soll bei den Waldhühnern auch ein flimmerndes Epithel besitzen (SCHUMACHER[210, 211]).

Auch beim Haushuhn entspringt jeder Blinddarm mit einem kurzen, engen Halsteil, dem sich der weitere zylindrische Hauptteil anschließt. Dieser führt durch eine engere Röhre in den oft wieder weiteren blinden Spitzenteil (ZIETZSCHMANN[246]). Hier befinden sich wulstige Schleimhauterhebungen und dazwischen tiefe Spalträume mit vielen *Lymphknötchen* (Abb. 46, siehe auch KRÜGER[121]), wie sie bei der Ente schon im Halsteile[246] und besonders stark auch in den kleinen Blinddarmrudimenten bei der Taube entwickelt sind (s. Abb. 45).

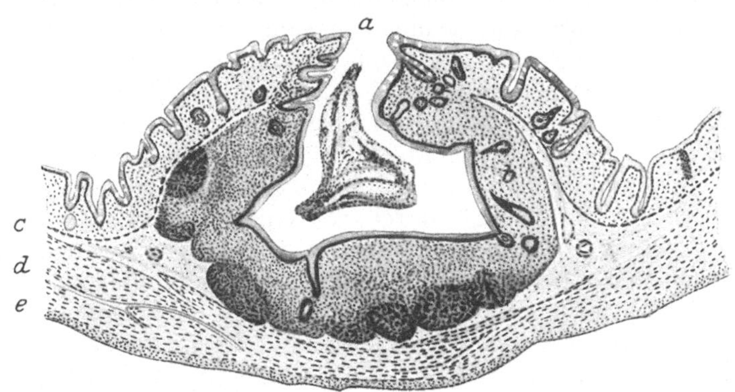

Abb. 46. Balgfollikel aus dem Caecum von Huhn. *a* Öffnung der Balghöhle, *b* Lymphoide und Follikelansammlungen in der Balgwand, *c* Innere Längsmuskelschicht (Muscularis mucosae), *d* Kreisfaserschicht, *e* äußere Längsmuskelschicht. (Aus ELLENBERGER.)

Beim Truthahn fand MATHIEU[160b] in jedem der sehr großen Blinddärme im zottenlosen Teil 14 Balgfollikel auf den geschlängelten Strukturfalten der Schleimhaut sitzen.

Die drei *Muskelschichten* der Darmwand, die äußere Längs-, mittlere Ring- und innere Längsmuskulatur, sind beim Huhn (KRÜGER) und der Gans (SCHEPELMANN[204]) auch in den Blinddärmen gut entwickelt. Die Schleimhaut des engen Halsteiles ist mit *Zotten* ausgestattet, die dann plötzlich aufhören und im Hauptteil Längsfalten Platz machen, die nach dem blinden Ende hin verlaufen[246, 204, 121].

Die Zotten stehen bei der Taube im Zickzack (CLARA[43]). MATHIEU konnte bei der Zählung der Zotten im Blinddarm auf je $1/_4$ cm² der Schleimhautoberfläche beim Truthahn 65, bei der Wildente 45 und beim Rebhuhn 40 Zotten feststellen.

Der Ursprung der Blinddärme am Übergang vom Dünndarm in den Dickdarm vollzieht sich bei den Hühnervögeln bemerkenswerterweise ganz anders als bei den Säugetieren; denn das Ileum setzt sich ohne eine wesentliche Veränderung der Darmweite auf geradem Wege auf den Enddarm fort, und die Blinddärme bilden einfach blinde wurmförmige Schläuche des Colons (KRÜGER[121]). Das Colon ist hier durch einen Muskelring abgegrenzt, der eine Faltung der Schleimhaut bedingt und etwas nach afterwärts umgelegt eine in den Dickdarm vorragende Ringfalte oder Klappe (Valvula coli) bildet. Hierdurch besteht für den Halsteil des Blinddarms gegen den Dickdarm eine Abschlußvorrichtung in Gestalt einer Art Schließmuskulatur oder eines Blinddarmsphincters (Sphincter caeci ZIETZSCHMANN[246], Sphincter ilei A. Krüger[121]). Über diese ganzen histologischen Verhältnisse der Blinddärme finden wir bei Zietzschmann[246] eingehende Aufschlüsse.

Angesichts der soeben dargestellten anatomischen Verhältnisse ist der Mechanismus der

2. Füllung und Entleerung der Blinddärme beim Huhn

physiologisch schwer zu verstehen.

Die Füllung der Blinddärme. Mit diesem Mechanismus hat sich besonders Browne[28] näher beschäftigt. Die Schwierigkeit für das Verständnis ergibt sich erstens daraus, daß die beiden Blinddärme in der zum Magen aufsteigenden Richtung am Dünndarm anliegen und durch ein besonderes kurzes Gekröse an diesem befestigt sind; ferner daraus, daß ihre Mündungen in den Darm analwärts, d. h. nach dem Afterende des Darmes hin gerichtet und noch von den soeben erwähnten Schleimhautfalten mit ihrem analwärts gerichteten Rande überlagert sind. Hiernach kann die Füllung der Blinddärme nicht einfach so vor sich gehen, daß von dem Hauptstrom des Darminhaltes, der durch die peristaltischen Bewegungen des Darmrohres vom Dünndarm zum Dickdarm weitergeschoben wird, zwangläufig ein Teil seitwärts in die Blinddärme eindringt, denn gerade dieser peristaltische Druck muß ja die Klappen der Blinddarmmündung verschließen. Alles was vom Darm aus durch die Blinddarmmündung hindurchpassiert, muß dies vielmehr in retrograder, antiperistaltischer Richtung tun.

Ganz allgemein entgeht jedenfalls ein sehr großer Teil des Darminhaltes überhaupt der Passage durch den einen oder anderen Blinddarm.

Dies ergibt sich schon aus der, wie wir gleich sehen werden, ganz verschiedenen Beschaffenheit der Inhaltsmassen der Blinddärme und des übrigen Darms. Diese Ungleichheit zeigt zugleich, daß es normalerweise auch wohl keine antiperistaltische Aufwärtsbewegung vom Dickdarminhalt sein kann, die hiervon einen Teil durch die Blinddarmmündung durchpreßt, wie es seinerzeit von Völtz[231] in Betracht gezogen wurde. Künstlich konnte Browne allerdings einen solchen Vorgang am eben getöteten Huhn durch direkte Reizung des Dickdarms hervorrufen. Durch weitere derartige Reizungsversuche auch an den Blinddärmen selbst, wobei er an diesen kräftige peristaltische Kontraktionswellen von der Reizstelle aus zum blinden Ende und auch umgekehrt zum Darme hin auftreten sah, gelangte Browne zu der Anschauung, daß die Blinddärme durch derartige eigene Bewegungen wie durch eine hierdurch erzeugte Pumpwirkung selbsttätig einen kleinen Teil vom Darminhalt anzusaugen vermögen. Hiernach kann das weitere Vorrücken des Blinddarminhaltes nach seiner Spitze hin natürlich dann durch dessen eigene Peristaltik erfolgen, wie es auch von W. Meyer angenommen wird[162].

Wie die eigenartige Beschaffenheit des Blinddarminhaltes weiter beweist, wirkt beim Eintritt von Darminhalt in den Blinddarm offenbar der Klappen- und Sphincterapparat an der Blinddarmmündung als eine Sortier- und Filtervorrichtung, die die gröberen Teilchen im allgemeinen nicht durchläßt.

Im Gegensatze zu der eben erwähnten Ansaugungshypothese halten es die Erforscher des schottischen Moorhuhns für gegeben, daß die Füllung der Blinddärme doch durch die vis a tergo der Dünndarmperistaltik erfolge, wobei aber der Enddarm den Zugang sperrt und dadurch das Eindringen der Masse in die Blinddärme ermöglicht; hierbei würde die Sortierung des einzulassenden Darminhaltes durch den dünnen Halsteil vorgenommen, der nur weichere Massen einließe (Smith[215]). Die Ansaugungshypothese wurde ferner auch von Bittner[16] bezweifelt, der in ähnlicher Weise annimmt, daß unter der Blinddarmmündung eine Art Sphincter bestehe, der zeitweilig dem Vordringen des Darminhaltes nach dem Enddarm Halt gebietet und durch die dann oberhalb stattfindende Drucksteigerung die Blinddärme zur Füllung bringt. Dies stimmt auch gut mit einem Versuchsergebnis von BROWNE[28] zusammen, der beobachtete, daß beim Huhn von der Kloake aus in den Darm gebrachte Flüssigkeit oft nicht bis über die Einmündungsstelle der Blinddärme hinausging, weil der Darm dort eine wesentliche Konstriktion aufwies.

Die zuletzt dargelegte Auffassung vom Füllungsmechanismus der Blinddärme scheint hiernach viel für sich zu haben, wenn sie auch noch nicht experimentell gestützt werden konnte. Da die beiden Blinddärme sich meist in durchaus ungleichem Füllungszustande erweisen, so muß als weiterer Mechanismus noch am Eingange jedes Blinddarmes eine Sphincterwirkung bestehen, die es ermöglicht, daß bald nur der eine und bald der andere Blinddarm neu sich füllt.

Der Mechanismus der Entleerung der Blinddärme geht dann nach den Darlegungen von W. MEYER und BROWNE so vor sich, daß der Inhalt, nachdem er längere Zeit im Blinddarm verblieben und hier gewisse weitere Veränderungen erfahren hat, durch seinen Füllungsdruck und die dadurch erzeugte Wandspannung eine mechanische Reizung auf das Nerven- und Muskelsystem des Blinddarmes ausübt, die reflektorisch zur entleerenden peristaltischen Kontraktionswelle führt.

Die Art der Entleerung und die Beschaffenheit des Blinddarminhaltes ist zuerst von VÖLTZ[231] als eine besondere Erscheinung gewürdigt worden. Er wies bereits auf die außerordentlich wichtige Tatsache hin, daß der Blinddarminhalt bei den Hühnern eine im Vergleich zum übrigen Darminhalte durchaus eigenartige Beschaffenheit habe und daß dementsprechend auch der Kot der Hühner verschieden sei, je nachdem er aus den Blinddärmen oder dem übrigen Darm herstammt; denn auch der Blinddarm stoße seinen Inhalt diskontinuierlich als Faeces ab. Dieser Blinddarmkot erscheint im Gegensatz zum übrigen Darmkote als eine viel stärker nach Gärung und Zersetzung riechende, dickbreiige, homogene, dunkelbraune Masse. Auch BROWNE hatte gelegentlich Entleerungen beobachtet, die dem Blinddarminhalt entsprachen.

Diese Beschaffenheit des Blinddarminhaltes, der keinerlei gröbere Teilchen mehr erkennen läßt, ist ein untrügliches Zeichen für die in den Blinddärmen stattfindende ungemein gründliche Aufschließung der dorthinein gelangenden Futterteile.

Weiter beschrieben auch die Erforscher des schottischen Grouse die beiden Formen der Exkremente. Diese Tiere liefern von ihrem an Holzfaser so reichen Heidekrautfutter täglich eine erstaunliche Menge kompakter Exkrementrollen, die sich an ihren Ruheplätzen häufen; daneben aber die flüssigeren oder breiartigen aus den Blinddärmen, die sich mit den anderen gar nicht vermischen und auch unabhängig von ersteren, meist in kurzem Intervall nach diesen, entleert werden. Nachts finden hier überhaupt keine Blinddarmentleerungen statt, sondern erst morgens, nachdem sich die Tiere schon etwas bewegt haben. Für die Regulierung dieser getrennten Entleerungen nehmen diese Autoren eine Sphincterwirkung an den Blinddarmeingängen an (SMITH[215]).

Auch die Pathologen kennen bereits die Unterscheidbarkeit der Blinddarmfaeces und sogar die Entleerungen aus den beiden einzelnen Coeca. Wie NÖLLER[171] mitteilte, läßt sich bei der Blinddarm-Coccidiose, die bei Truthühnern sehr oft zum Tode führt, an den Entleerungen feststellen, ob einer oder beide Blinddärme erkrankt sind, je nachdem nur blutige oder dazwischen auch normal gefärbte Blinddarmfaeces vorliegen. Anschließend sei hier darauf hingewiesen, daß auch bei der mit großer Sterblichkeit verbundenen Grouse-disease die Blinddärme der Sitz der Erkrankung sind und sich hier durch massenhaftes Auftreten von Würmern verstopfen und entzünden.

O. und M. HEINROTH III S. 164, 238[89], die auch für die Gänse den leicht von dem übrigen zu unterscheidenden, braunen, teerartigen, schmierigen, streng riechenden Blinddarmkot erwähnen, weisen auf die gleiche Erscheinung bei den Rebhühnern hin und heben hervor, daß sie in Jägerkreisen nur wenig oder gar nicht bekannt sei; und doch könne man sich vorstellen, daß die Hundenase eine einzige solche streng riechende Blinddarmentleerung auf viel größere Entfernung wahrnimmt als ein ganzes Hühnervolk mit dem umherliegenden festen Kot; daher rührten wohl auch die oft so verschieden ausfallenden Urteile bei Gebrauchshundprüfungen auf der Hühnerjagd.

Ebenso kann unsererseits als bemerkenswert hervorgehoben werden, daß auch den Geflügelzüchtern die zweierlei Art der Exkremente noch ganz unbekannt zu sein scheint; sie haben wohl die weicheren Blinddarmentleerungen für den Ausdruck leichter Darmkatarrhe gehalten.

Nachdem ich ganz unabhängig von diesen Erfahrungen vor Jahren gelegentlich ebenfalls beobachtet hatte, daß Hühner und Gänse zweierlei Arten von Kot absetzen, habe ich mit Roeseler[197] in ausgedehnten Versuchsreihen an Hühnern die *Zahl und die chemische Beschaffenheit der Blinddarmentleerungen* eingehend untersucht, um so zu Anhaltspunkten über die physiologische Rolle des Blinddarmes als Verdauungsorgan zu gelangen. In diesen Versuchen wurde zunächst bei drei Hühnern bei reiner Weizenfütterung sechs Wochen lang die tägliche Zahl und Tageszeit der Blinddarmentleerungen und der gewöhnlichen Kotentleerungen beobachtet. Die Ergebnisse der ersten Tage von zwei Hühnern sind in der Tabelle 14 zusammengestellt.

Tabelle 14.

Zahl und Zeit der Darm- und Blinddarmentleerungen bei Weizenfütterung. (Nach Roeseler.)

| Huhn I | | | | Huhn II | | | |
| | | Defäkationen aus | | | | Defäkationen aus | |
Datum	Uhr	Darm	Blind-darm	Datum	Uhr	Darm	Blind-darm
7. Oktober	9	5	1	20. Oktober	9	5	1
7. „	12	1	—	20. „	12	2	—
7. „	15	—	—	20. „	15	2	—
7. „	18	2	—	20. „	18	2	—
8. „	9	6	1	21. „	9	6	1
8. „	12	3	—	21. „	12	$^1/_2$	$^1/_2$
8. „	15	2	—	21. „	15	2	—
8. „	18	3	—	21. „	18	2	—
9. „	9	4	—	22. „	9	6	1
9. „	12	2	—	22. „	12	3	—
9. „	15	1	—	22. „	15	5	—
9. „	18	2	—	22. „	18	1	—
10. „	9	5	2	23. „	9	$5^1/_2$	$1^1/_2$
10. „	12	—	—	23. „	12	2	—
10. „	15	3	—	23. „	15	2	—
10. „	18	2	—	23. „	18	2	—
		41	4			48	5

Insgesamt wurden also bei diesen zwei Tieren in vier Tagen 89 Darm- und 9 Blinddarmentleerungen beobachtet, so daß auf je 10 gewöhnliche Defäkationen 1 Blinddarmentleerung kam. Die weitere Fortführung des Versuches ergab für alle drei Tiere in 40 Tagen 1389 gewöhnliche und 144 Blinddarmentleerungen, also wieder rund 10 (genauer 9,65) gewöhnliche auf 1 Blinddarmkotentleerung. Auch W. Meyer[162], der auf meine Veranlassung schon einige vorläufige Beobachtungen in dieser Richtung angestellt hatte, hatte bei reiner Weizenfütterung auf 8—10 gewöhnliche Darmentleerungen je 1 aus den Blinddärmen beobachtet. Es herrscht hier also eine bemerkenswerte Regelmäßigkeit.

Diese Versuche haben wir in derselben Weise noch je zwei Wochen lang bei Fütterung allein mit Gerste, bzw. mit grob geschrotenem Mais durchgeführt und dabei auch wie beim Weizen das *Gewichtsverhältnis der Darm- und Blinddarmentleerung* festgestellt. Das Gesamtergebnis hierüber ist in der Tabelle 15 enthalten.

Hiernach stehen also die Blinddarmentleerungen nach Zahl und Gewicht bei verschiedenartiger Körnerfütterung zu den übrigen Darmentleerungen in verschiedenem Verhältnis. Relativ am zahlreichsten und auch am schwersten sind sie bei reiner Gerstenfütterung, relativ am wenigsten zahlreich bei Mais, relativ am geringsten an Masse bei Weizen. Diese Verhältnisse sind demnach von der Art der Fütterung abhängig. Das ging auch aus weiteren Versuchen, z. B. mit reiner Kohlfütterung,

Tabelle 15. Verhältnis der Blinddarm- zu den übrigen Darmentleerungen. (Nach ROESELER.)

Futterart	Nach der Zahl der Entleerungen	Nach der Gewichtsmenge der Entleerungen
Gerste . . .	1 : 7,32	1 : 6,6
Weizen . .	1 : 9,65	1 : 16,68
Mais	1 : 11,5	1 : 13,7

hervor. Ohne daß hierbei eigentlicher Durchfall eintritt, geht der Kohl sehr schnell durch den Verdauungstractus hindurch, und es fällt dabei auf, wie wenig Blinddarmentleerungen erfolgen. Dies beruht wohl teilweise darauf, daß die verhältnismäßig großen Blatteile auch des vor der Fütterung grob zerkleinerten Kohles, die im Kote fast unverändert wieder erscheinen, durch jenen Klappen- und Verschlußapparat der Blinddarmmündung zurückgehalten werden und nicht in die Blinddärme eindringen können. Jedenfalls war es aber sehr charakteristisch, wie schon bei geringer Beifütterung von Weizen zu dem Kohl die Blinddarmentleerungen alsbald bedeutend größer wurden, die Beteiligung der Blinddärme also gleich wieder in höherem Maße eingeschaltet wurde.

Was nun das *Verhältnis der Füllung und Entleerung der beiden Blinddärme* zueinander angeht, so war bisher nur von BROWNE[28] angegeben worden, daß gelegentlich der eine oder andere leer, meist aber in beiden eine gewisse Inhaltsmasse gefunden wird. MEYER[162] hatte sie beide bei einigen Hühnern in gleichmäßigem Füllungszustande gefunden. Aus meinen Versuchen mit ROESELER[197] geht aber hervor, daß zeitweise pro Tag nur eine Blinddarmentleerung auftritt, die dann nur aus einem der beiden stammt. ROESELER fand auch bei fünf geschlachteten Versuchshühnern gewichtsmäßig stets ziemlich große Unterschiede im Füllungszustande. Die Füllung und Entleerung der beiden Blinddärme erfolgt also wohl kaum jemals gleichmäßig oder einheitlich. Dies spricht auch wieder dafür, daß die Füllung des einzelnen Blinddarmes, wie wir oben mit BROWNE annahmen, durch die Saugwirkung seiner eigenen peristaltischen Kontraktionen erfolgt; es könnte aber auch durch einen verschiedengradigen Verschluß des Sphincters an den Mündungen der beiden Blinddärme erklärt werden.

Die physiologischen Funktionen der Blinddärme bei der Verdauung. Betrachtet man nun die gewonnenen Ergebnisse (s. Tabelle 15), so zeigt sich, daß die Blinddärme im Vergleich zum übrigen Darme nur einen bestimmten, nämlich den 6.—16. Teil der Kotmenge abscheiden.

Andererseits ist zu beachten, daß die Blinddärme sich nur langsam füllen und verhältnismäßig selten entleeren. Diese Tatsache berechtigt zu der Annahme, daß es sich beim Blinddarmkot um Stoffwechselschlacken konzentrierter Natur handelt, die chemisch anders zusammengesetzt sind als der Darmkot und die trotz ihrer geringen Menge aus einer erheblich größeren Menge von Nahrung resultieren, als man im ersten Augenblick anzunehmen geneigt ist. Es schien daher von großer Wichtigkeit, auch chemisch die zwischen den beiden Kotarten existierenden Unterschiede zu prüfen, um so zu Ergebnissen zu kommen, die auf die Bedeutung der Blinddärme für die Verdauung Schlüsse zulassen.

Die nachfolgenden Untersuchungen erstreckten sich daher auf die Bestimmung der Trockensubstanz, des Eiweißgehaltes und der Rohfaser in beiden Kotarten, und führten zunächst den Nachweis für

3. Die Blinddärme als Resorptionsorgane.

a) Für die Wasserresorption.

Chemische Untersuchungen des Darm- und Blinddarmkotes. Rein äußerlich schien der Blinddarmkot feuchter zu sein als der gewöhnliche Darmkot. Roeseler[197] stellte nun in beiden den Prozentgehalt an Trockensubstanz fest, und zwar wieder in verschiedenen Perioden reiner Fütterung mit Weizen, Weißkohl mit und ohne Weizenbeifütterung, Spratts Krisseln, Stärkefutter, Mais.

Wie aus diesen Versuchen und der übersichtlichen Zusammenstellung ihrer durchschnittlichen Ergebnisse in Tabelle 16 hervorgeht, stimmt die Trockensubstanz des Blinddarmkotes mit der des Darmkotes bei Körnerfutter wie auch bei Krisselfütterung überein.

Tabelle 16.
Trockensubstanz der Entleerungen bei verschiedener Fütterung in %.

Futter	Darmkot	Blinddarmkot
Weizen	19—28	19—27
Kohl	6—7	17
„ mit Weizen .	6—10	19
Krissel.	14—22	17—18
Stärkefutter . . .	39—43	45—47
Mais.	21—24	21—23
Weizen (blinddarm- lose Hühner) . .	7—17	—

Bei Stärkefutter steigt in beiden die Trockensubstanz außerordentlich hoch, wobei der Blinddarmkot noch höhere Werte zeigt. Bei Kohlfütterung endlich zeigt der Blinddarmkot das Doppelte an Trockensubstanz; hierbei kommen also entweder die stark wasserhaltigen Kohlschnitzel gar nicht in die Blinddärme hinein, oder es findet in diesen eine starke Wasserresorption statt.

Versuche am blinddarmlosen Tier. Daß die Blinddärme tatsächlich bei der Aufsaugung von Feuchtigkeit eine bedeutende Rolle spielen, ließ sich dadurch feststellen, daß wir bei zwei Hühnern die Caeca durch operativen Eingriff entfernten und Roeseler vor- und nachher die Trockensubstanz der Entleerungen untersuchte. Diese Operation wird auch von den Hühnern gut überstanden. Dagegen ist es durchaus unzweckmäßig, die Blinddärme durch einfaches Abbinden ausschalten zu wollen, wie Browne[28] angab; diese Maßnahme führt sicher zu Blutstauungen, Absterbe- und Entzündungserscheinungen im Darm und, wie auch in jenen Fällen, zum Tode.

Schon Radeff[183] war es aufgefallen, daß ein blinddarmloses Huhn meist einen feuchteren Kot hatte als die anderen. Roeselers an den blinddarmlosen Tieren bei Weizenfütterung in größerer Zahl gemachte Bestimmungen der Trockensubstanz hatten das Ergebnis, daß dieselbe bei dem einen Huhn zwischen 13,0 und 17,08 %, bei dem anderen zwischen 7,2 und 15,5 % schwankte. Beim Fehlen der Blinddärme fiel also der Gehalt an Trockensubstanz im Kote, der sonst bei Weizenfütterung 19—28 % betrug (s. Tabelle 16), deutlich ab. Der Kot blinddarmloser Hühner fließt auch meist breiig auseinander.

Diese Versuche sprechen sehr zugunsten der Auffassung, daß die Blinddärme bei den Hühnern eine funktionelle Bedeutung für die Wasserresorption besitzen. An diese Möglichkeit hatten beim Blinddarm anderer Tiere und besonders beim Pferd schon Ellenberger (1879), und beim Haushuhn auch schon Völtz[231] und Browne[28] und Marek gedacht, ohne indessen irgendwelche Anhaltspunkte dafür anführen zu können. Besonders Browne war vielmehr zu dem Ergebnis gelangt, daß die Blinddärme beim Huhn wohl sonst keine weitere Bedeutung für die Verdauung haben, als die Kürze des übrigen Darmes etwas auszugleichen, und daß sie ferner der Hauptsitz aller Infektionserreger und tierischen Parasiten seien.

Daß in den Blinddärmen Flüssigkeit aufgesaugt wird, geht auch noch aus weiteren Versuchen von ROESELER hervor, wonach die Trockensubstanz des Inhaltes zwischen beiden Blinddärmen eines Tieres, wie aus Analysen an geschlachteten Versuchstieren hervorging, stets größere Unterschiede aufweist, als sie zwischen den Blinddarmentleerungen bestehen. Die bei der Sektion in beiden Blinddärmen gefundene Trockensubstanz zeigt diese Unterschiede offenbar infolge der verschiedenen Stadien der Resorption, in denen sich der Inhalt des einen und des anderen Blinddarmes gerade befindet, während diese Resorption bis zur Entleerung des einzelnen Blinddarmes bis zu einem, je nach dem Futter verschiedenen, aber doch für jede Futterart ziemlich konstanten Grade beendigt ist; daher denn auch im entleerten Blinddarmkote stets höhere Werte für die Trockensubstanz gefunden werden als es im zufällig bei der Sektion erhaltenen Blinddarminhalte der Fall ist.

b) Resorption stickstoffhaltiger Nährstoffe.

Angesichts der Tatsache der Wasserresorption lag die Vermutung nahe, daß auch gelöste Nährstoffe von der Blinddarmschleimhaut mit aufgesaugt werden. ROESELER[197] analysierte daher in Fortsetzung unserer Versuche den gewöhnlichen Darmkot und die Blinddarmentleerungen der Hühner auf ihren Gehalt an Roh- und Reinprotein bzw. Amiden. Schon VÖLTZ[231] hatte in einigen derartigen Analysen bei Haferfütterung gewisse Unterschiede gefunden. ROESELER fand nun bei seinen Versuchshühnern stets im Darmkot mehr Rohprotein als im Blinddarmkot, z. B. bei drei Hennen in je zwei mehrtägigen Weizenfütterungsperioden im Gesamtdurchschnitt 45,96% in jenem gegenüber 41,54% im Blinddarmkot. Andererseits erwies sich der Reinproteinanteil höher im Blinddarmkot. Beide Befunde sprechen also für ein Verschwinden von Rohprotein, und zwar von Amiden, im Blinddarm, das wohl durch Resorption dieser Stoffe von der Blinddarmschleimhaut erklärt werden könnte.

Da die Entleerungen hierbei im natürlichen Zustande vermischt mit dem gleichzeitig aus der Kloake entleerten Harn analysiert waren und diese Beimengung stickstoffhaltiger Substanzen eine Rolle spielen konnte, wurde in anderen Versuchen der *Harnbelag mechanisch vom Kote entfernt*. Hierbei ergaben sich in einem drei Wochen lang durchgeführten Versuche die in der Tabelle 17 zusammengestellten Werte:

Tabelle 17. Roh- und Reinprotein im Hühnerkot
bei Weizenfütterung in % (Huhn II).

Periode	Darmkot		Blinddarmkot	
	Rohprotein	Reinprotein	Rohprotein	Reinprotein
9.—11. Januar	22,12	14,59	38,47	32,12
12.—14. ,,	23,00	16,12		
16.—18. ,,	18,20	12,27	38,61	34,69
19.—21. ,,	19,60	12,70		
22.—24. ,,	26,56	22,75	42,66	36,50
26.—28. ,,	29,97	21,54		
Durchschnitt:	23,24	16,66	39,913	34,436

Beim Vergleich dieser Werte des Darmkotes und des Blinddarmkotes ohne Harnbelag zeigt sich erstens, daß absolut genommen im Blinddarmkot an Rohprotein bis zum Doppelten, an Reineiweiß bis über das Doppelte vorhanden sein kann als im Darmkot. Zweitens ist aber auch der Reinproteinanteil am gesamten Rohprotein im Blinddarmkot größer. Er beträgt beim Darmkot im Mittel 0,75 : 1 und beim Blinddarmkot im Mittel 0,85 : 1. Es ist also auch hiernach im

Blinddarmkot relativ mehr als unverdaulich abgeschiedenes Reineiweiß vorhanden, was darauf schließen läßt, das Amide im Blinddarm resorbiert wurden.

Vergleicht man nun noch die Werte aus dieser Tabelle mit den Werten, die von zwei
Hühnern mit Anus praeternaturalis ebenfalls bei Weizenfütterung gewonnen wurden, und
wobei der nicht durch Harnbelag beeinflußte gemischte Fistelkot einen ähnlichen hohen
Anteil des Reinproteins am Rohprotein ergab, so zeigt sich, daß der durch die Harnbeimischung bedingte Fehler ganz gut durch die mechanische Entfernung des Harnbelages
von den normalen Entleerungen ausgeschaltet war (Roeseler).

Auch die weiteren Versuche mit Hafer- und Gerstenfütterung zeigten in
vollkommen gleichem Sinne, daß die Amide im Blinddarm verhältnismäßig ausgiebiger resorbiert werden als im übrigen Darm, und daß die *Blinddärme der
Hühner auch als Resorptionsorgane für gelöste stickstoffhaltige Nährstoffe dienen.*

4. Die Blinddärme als Organe der Rohfaserverdauung.

Wieweit die *Verdaulichkeit der Rohfaser* verschiedener Herkunft beim
Geflügel in Betracht kommt, wird an anderer Stelle ausführlich behandelt
(s. S. 92). Hier soll nur die Bedeutung der Blinddärme für die Rohfaseraufschließung beim Huhn hervorgehoben werden, über deren Nachweis aus unserem Institut
ich unlängst berichtet habe[154, 156]. Schon Völtz[231] hatte gelegentlich die Möglichkeit erwähnt, daß in den Blinddärmen der Hühner eine beschränkte Zersetzung von Rohfaser erfolgen könne. Eine Aufschließung durch Verdauungsfermente kommt hierbei natürlich nicht in Frage, wohl aber eine solche durch
Bakterien, wie im Pansen der Wiederkäuer. Zur bakteriellen Rohfaserzersetzung
bedarf es nicht nur der Zeit sondern auch des Raumes im Tierkörper. Der Kropf
der Vögel, der noch vor den Ort der mechanischen Zerkleinerung, den Muskelmagen, geschaltet ist, hat hierfür keine Bedeutung, der Drüsenmagen ist nur
Durchgangskanal, und auch der Muskelmagen und der Hauptdarm bieten zu
wenig Raum und Aufenthalt, so daß schon morphologisch die Blinddärme für
die Möglichkeit einer Rohfaserverdauung beim Geflügel in erster Linie in Betracht
kommen. Den Blinddärmen der Hühner schreiben nun bereits Tiedemann und
Gmelin, wenn auch in unbestimmter Weise, den Beginn eines neuen Verdauungsstadiums zu, und es liegt nahe, dieses neue Moment in der bakteriellen Zersetzung
von Nahrungsbestandteilen zu suchen, wie sie zuerst von Ellenberger für den
Blinddarm des Pferdes und von Zuntz und Ustjanzew für den Blinddarm des
Kaninchens als Ort der Rohfaserzersetzung nachgewiesen wurde und wie es
begründetermaßen allgemein für den Blinddarm der Herbivoren angenommen
wird[154].

a) Die Bedeutung der Blinddärme des Haushuhnes für die Aufschließung der Rohfaser

ist durch die unter meiner Leitung entstandenen Arbeiten von W. Meyer,
Radeff, Roeseler und Henning nachgewiesen.

Meyer fand bei seinen mikroskopischen Untersuchungen in dem Blinddarmkot neben einer ungeheuren Menge von Bakterien zahlreiche Schalentrümmer
der verfütterten Getreidekörner. Während die Bruchstücke der Frucht- und
Samenschalen hier ganz ebenso wie im Panseninhalt von Schafen keine Auflösungserscheinungen zeigten, waren solche reichlich an den Kleberzellkomplexen vorhanden, deren einzelne Membranen wie besonders die intercellulären
Mittellamellen ganz oder teilweise aufgelöst waren. Derartige tiefeingreifende
Veränderungen durch bakterielle Zersetzung fanden sich in dem übrigen Kote
der Hühner zwar gelegentlich auch, aber nur in einem weit hinter dem Blinddarmbefunde zurückbleibenden Maße.

Die von RADEFF durchgeführte Versuchsreihe sollte zeigen, ob sich diese die Rohfaser aufschließende Blinddarmfunktion auch in einem chemisch quantitativ nachweisbaren Ausmaße der Rohfaserverdauung äußert. Er verglich hierfür die Verdaulichkeit der Rohfaser verschiedener Körnerarten bei normalen Hühnern und einem weiteren Tiere, dem wir operativ die Blinddärme entfernt hatten. Bei der Gerste ergab sich kein Unterschied, da diese Rohfaser auch von den normalen Tieren nicht angegriffen wurde. Beim Weizen und Roggen erhielt er, im Gegensatz zu den Rohfaserverdauungskoeffizienten der normalen Hühner von 4,58 bzw. 5,71%, bei den blinddarmlosen nur noch 1,42%. Noch größer war der Unterschied beim Mais, dessen Rohfaser sich beim normalen Huhn bis zu 17,01%, beim blinddarmlosen dagegen als gar nicht mehr verdaulich erwies. Diese Ergebnisse wurden noch von HENNING[91] bestätigt und erweitert, der am blinddarmlosen Huhn die Verdaulichkeit der Rohfaser des Maises ebenfalls völlig aufgehoben und die des Hafers von 9,25 auf 1,65 bzw. 0,98% herabgesetzt fand.

ROESELER suchte dann diese die Rohfaser aufschließende Funktion der Blinddärme wieder durch vergleichende Analysen des Darm- und Blinddarmkotes unserer Versuchshühner zu erweisen. Die Tiere wurden in verschiedenen Perioden allein mit Weizen oder Weizenschrot, Hafer, Gerste, Mais, Weißkohl, Spratts Krissel, Kartoffeln, Gras gefüttert. Hierbei ergab sich, daß bei Fütterung mit Gerste, deren Rohfaser nach übereinstimmender Feststellung verschiedener Autoren für das Haushuhn sicher völlig unverdaulich ist, der Prozentgehalt an Rohfaser im Blinddarmkot ziemlich eben so hoch war wie der des Darmkotes. Die Rohfaserteilchen waren also unbehindert in die Blinddärme eingetreten. Bei allen anderen Körnerarten aber, deren Rohfaser nachweislich überhaupt beim Huhn bis zu einem gewissen Grade verdaulich ist, war der Prozentgehalt an Rohfaser im Blinddarmkote erheblich niedriger als im Darmkote, nach einer Probe mit Weizenschrot auch dann noch, wenn das Eindringen der Rohfaserteilchen durch Schroten des Kornes vor der Fütterung erleichtert schien. Bei alleiniger Fütterung mit Weizenkörnern zeigte der Darmkot in achtzehn je zweitägigen, an fünf Hühnern angestellten Versuchsperioden einen durchschnittlichen, sehr konstanten Rohfasergehalt von 11,8%, mit Schwankungen nur von 9,97—13,81%; der entsprechende Blinddarmkot 1,83—5,15%. Die übrigen Werte für den Prozentgehalt an Rohfaser seien nach ROESELERS Angaben hier in der Tabelle 18 zusammengestellt:

Tabelle 18. Rohfaser im Darm- und Blinddarmkot in %.

Futterart	Darmkot	Blinddarmkot	Durchschnittliches Verhältnis von Darmkot zu Blinddarmkot
Weizen	9,97—13,81	1,83—5,15	4,95 : 1
Weizenschrot . .	7—10	4,68	1,8 : 1
Kartoffeln . . .	5,2—6,7	2,4	2,4 : 1
Spratts Krissel .	3,46—6,5	2,2—3,0	3,8 : 1
Mais	9,4—11,5	1,45—3,8	4,2 : 1
Weißkohl	17,89—22,9	4,34—6,75	3,6 : 1
Gras	8,7—15,3	2,3	5,2 : 1
Hafer	27,4	2,5	10,9 : 1

Im Gegensatze zu der überhaupt nicht verdauten Rohfaser der Gerste mußte nach diesen vergleichenden Analysen von ROESELER bei den übrigen Futtermitteln im *Blinddarm eine bakterielle Aufschließung der hier verschwundenen Rohfaser stattgefunden* haben.

Wie wir an anderer Stelle (s. S. 94) ausführlich betont haben, ist hinsichtlich dieser Rohfaseraufschließung durch Bakterien bei den Tauben, deren Blinddärme nur kurze Stummel darstellen, ein Ausgleich vorhanden, indem die auch bei ihnen bis zu einem gewissen Grade nachweisbare Auflösung der pflanzlichen Zellmembran hier im Hauptdarme stattfindet, während sie beim Huhn fast völlig auf die Blinddärme beschränkt ist. Dies geht auch aus den mikroskopischen Darminhalt- und Kotuntersuchungen hervor, die W. Meyer S. 420[162] auf meine Veranlassung bei diesen Tieren durchgeführt hat.

b) Die Verdaulichkeit der Rohfaser beim Geflügel

ist früher sehr verschieden beurteilt worden und konnte lange nicht geklärt werden, da die Ergebnisse verschiedener Forscher hierüber zu großen Widersprüchen führten. So wurde z. B. die Weizenrohfaser bei Hühnern von Kalugin[107] zu 25,06—34,85%, von Lössl[134, 135] zu 17,72%, von Katayama[109] bis zu 9,8%, von Lehmann[126] gar nicht verdaulich gefunden. Für die Maisrohfaser schwankten die Werte zwischen 0 und 43,52%, und ähnlich stand es mit der Erbsenrohfaser (vgl. Mangold[154]). Hiernach durfte jedenfalls nicht ohne weiteres zugegeben werden, daß der Rohfaser beim Geflügel keine ernährungsphysiologische und wirtschaftliche Bedeutung zukomme. Neue Versuche waren vielmehr notwendig, und zwar mit möglichst exakter Methodik, um so mehr als die Kritik der früheren Untersuchungen zeigte, daß diese keineswegs mit der nötigen Vorsicht ausgeführt worden waren. Bei solchen Versuchen über die Verdaulichkeit der Rohfaser kommt es ja nicht allein auf deren verschiedene Art und Herkunft an. Vielmehr sind methodisch auch die Art und Dauer der Vorfütterung, Art und Dauer des Hauptversuchs, das etwaige Beifutter zu dem rohfaserhaltigen Versuchsfuttermittel, die Art der Haltung der Tiere, das Verfahren zur quantitativen Gewinnung des Kotes, die Methode der Rohfaseranalyse, und endlich auch die Deutung der erhaltenen Zahlenwerte von großer Bedeutung (Mangold[154]).

Besonders die Art der Vorfütterung läßt sich nun beim Geflügel, das ja ohne Schaden eine Zeitlang ganz ohne rohfaserhaltige Pflanzenteile ernährt werden kann, methodisch sehr günstig gestalten, indem man der Hauptfütterungsperiode, bei der das rohfaserhaltige Versuchsfutter gegeben wird, eine völlig rohfaserfreie Vorfütterung vorausgehen läßt. Und ebenso läßt sich ohne weiteres der Hauptfütterungsperiode eine rohfaserfreie Nachfütterungsperiode anschließen. Hierdurch besteht, im Gegensatze zu den Wiederkäuern und anderen herbivoren Säugetieren, beim Geflügel die Möglichkeit, den ganzen Verdauungskanal vor der Hauptperiode völlig von den Resten der aus der früheren Fütterung stammenden Rohfaser zu befreien und während der Nachperiode alle Rohfaserreste im Kote zu erhalten, die noch von der Hauptperiode herrühren. Für die Hauptfütterungsperiode läßt sich also auf diese Weise eine sehr genau abgegrenzte Bilanz zwischen Einnahmen und Ausgaben an Rohfaser gewinnen.

Merkwürdigerweise hatten die früheren Untersucher aber, genau wie etwa bei einem Versuche über die Rohfaserverdaulichkeit beim Wiederkäuer, meist der Hauptperiode eine Vorfütterung mit dem gleichen rohfaserhaltigen Futter vorangehen und eine ebensolche Nachperiode folgen lassen. Man glaubte, daß sich die Rohfaserverdauung auf eine gleichmäßige Bilanz einstellen würde und beachtete nicht, daß der Muskelmagen des Geflügels so geartet ist, daß er Rohfaserreste, wie z. B. Spelzenteile und Schalentrümmer von Getreidekörnern, noch einige Tage ebenso wie seine Steinchen zurückhalten kann, und daß hierdurch Unregelmäßigkeiten in der Rohfaserausscheidung entstehen, die sich nur in längeren Versuchsperioden ausgleichen können. Die Versuchsdauer wurde aber oft nur auf wenige Tage bemessen.

Aus den Versuchen von Radeff[183], die er auf meine Veranlassung ausführte, ergab sich in dieser Hinsicht, daß sich die Rohfaserbilanz beim Huhn manchmal wohl auch in kurzen, z. B. viertägigen, aufeinanderfolgenden Perioden einigermaßen gleichmäßig einstellen kann, daß sie sich aber infolge jener unberechenbaren Ausscheidung unverdaulicher Schalentrümmer meist sehr ungleich gestaltet. So erhielt Radeff z. B. bei Maisfütterung für drei aufeinanderfolgende viertägige Teilperioden als Verdauungskoeffizienten für die Maisrohfaser die beträchtlich verschiedenen Werte 21,1%, 7,7%, 12,3%; erst für die ganze zwölftägige Periode ergab dies eine Verdaulichkeit von 17%, wie sie mit den Werten anderer derartiger Versuche gut übereinstimmte. Für solche Versuche muß demnach mindestens eine Gesamtdauer der Hauptfütterungsperiode von zwölf Tagen eingehalten werden, um zu brauchbaren Durchschnittswerten zu gelangen, die den tatsächlichen Verhältnissen gerecht werden.

Für die Haltung der Hühner bei derartigen Stoffwechselversuchen sind Zwangskäfige oder Kotbeutelbandagen nicht erforderlich. Vielmehr ist es erwünscht, den Tieren, die nach Maßgabe der Versuchsanforderungen größtmögliche Bewegungsfreiheit und normale Lebensführung zu gewähren, die auch der Stoffwechselkäfig ohnehin schon stark beschränkt. Ich habe für die Hühner einigermaßen geräumige, je 1 m breite, hohe und tiefe Stoffwechselkäfige aus Zinkdraht mit einem schubladenartig herausziehbaren Zinkblechboden herstellen lassen, die eine quantitative Gewinnung der Ausscheidungen vollkommen ermöglichen. Auch die Anlegung eines künstlichen Afters (Anus praeternaturalis), wie sie von VÖLTZ, LEHMANN, PARASCHTSCHUK, KATAYAMA bei Hühnern ausgeführt wurde, um die getrennte Gewinnung des Kotes und Harnes zu ermöglichen, hat sich nicht bewährt, da sie im Enddarme zu Stauungen des Kotes führt, der dann öfters künstlich ausgeräumt werden muß, wodurch anormale Zustände der Versuchstiere bedingt werden (vgl. S. 77).

RADEFF und HENNING haben nun in unserem Institut an normalen Hühnern mit natürlicher Kotgewinnung im Stoffwechselkäfig größere Versuchsreihen durchgeführt, um für die wichtigsten Futtermittel die Verdaulichkeit ihrer Rohfaser bei den Hühnern festzustellen.

Die Analyse der Rohfaser im Futter und Kot erfolgte dabei nach dem von HENNEBERG und STOHMANN[90] angegebenen und zum Teil auch nach WATTENBERG und SCHEUNERT[205] abgeänderten Weender-Verfahren. Der Kot wurde bei 70—80⁰ getrocknet, mit dem Mörser zerkleinert und nach Absieben der Steinchen fein zermahlen. Hiervon wurden 3 g in Porzellanschale mit 1,25 proz. Schwefelsäure eine halbe Stunde lang gekocht, sodann durch eine mit Asbest abgedichtete Porzellansiebplatte filtriert und das Filter nebst der aufgefangenen Substanz von Säure befreit. In gleicher Weise wurde dann mit 1,25 proz. Kalilauge behandelt und schließlich mit Alkohol und Äther nachgewaschen. Die hierdurch getrocknete Asbestschicht ließ sich bequem unter Erhaltung ihrer Form in kleine Porzellantiegel bringen. Diese blieben über Nacht bei 103—105⁰ C im Trockenschrank, worauf sie gewogen, ausgeglüht und wieder gewogen wurden. Der Gewichtsverlust gibt die in 3 g enthaltene Menge Rohfaser an. Hieraus und aus den Trockensubstanzbestimmungen wurde der Prozentgehalt der Trockensubstanz an Rohfaser berechnet.

HENNING[91] hat die Methodik dieser Rohfaserversuche weiter ausgearbeitet. Als rohfaserfreies Futter für die Vor- und Nachfütterungsperiode bewährte sich ein Mischfutter, das aus 60 % Maisstärke, 15 % Casein, 22,85 % Butter, 2 % Lebertran und 0,15 % Salzen hergestellt und gebacken wurde, noch besser ein solches, das nur aus 79,7 % Maisstärke, 20 % Casein und 0,3 % Salzen bestand. Der Kot erwies sich bei derartigem Futter vom vierten Tage an rohfaserfrei, d. h. er gab noch zu 0,03 % die Rohfaserreaktion, die hierbei indessen nur durch den Eiweißgehalt des Futters bedingt wurde. Die Versuche wurden nun so angestellt, daß durch eine 4—6tägige Vorfütterung der Magen-Darm-Kanal des Versuchstieres rohfaserfrei gemacht wurde, dann folgte die sechs Tage lang durchgeführte Hauptperiode mit dem rohfaserhaltigen Versuchsfutter und hiernach wieder eine viertägige Nachfütterung, um noch die Rohfaserreste aus dem Tiere im Kote zu gewinnen.

Die Ergebnisse zahlreicher Versuche mit verschiedenen Arten von Rohfaser sind in der Tabelle 19 zusammengestellt, in der die Verdauungskoeffizienten angegeben sind.

Tabelle 19. Die Verdaulichkeit der Rohfaser verschiedener Art beim Huhn
(Nach HENNING.)

Art der Rohfaser	Verdaulichkeit in %	Art der Rohfaser	Verdaulichkeit in %
Filtrierpapier	0,00	SPRATTS „Henno"	8,63
Weizen (Körner)	5,10	Erbsen, roh	7,05
Weizenschrot	6,78	,, gekocht	0,00
Gerste (Körner).	0,00	SPRATTS Geflügelfutter	9,02
Gerstenschrot	0,24	Weißkohl, roh, zerschnitten . .	21,07
Hafer (Körner)	9,25	,, gekocht	15,68
Mais, grob zerkleinert.	19,72	Wirsingkohl, roh, zerschnitten .	14,70
Maisschrot	19,76	Kartoffelschalen, gekocht . . .	9,20

Wie aus den Ergebnissen dieser Tabelle hervorgeht, erwies sich auch hier Filtrierpapier und Gerstenrohfaser als völlig unverdaulich. Die mechanische Zerkleinerung der Getreidekörner durch *Schroten vor der Fütterung hat keinen steigernden Einfluß auf die Verdaulichkeit der Rohfaser.* Durch Kochen wird die Verdaulichkeit der Erbsenrohfaser aufgehoben, die der Weißkohlrohfaser nur wenig herabgesetzt.

Im übrigen stimmen die Werte, soweit sie sich auf Rohfaserarten beziehen, deren Verdaulichkeit auch schon von Radeff[183] untersucht wurde, gut mit dessen Analysen überein, wonach sich die Rohfaser der Weizenkörner ebenfalls zu 5%, die des Hafers zu 7% und diejenige geschroteter Maiskörner zu 17% verdaulich erwiesen hatte.

Bei diesen für die einzelnen Futtermittel so verschiedenen Verdaulichkeitswerten der Rohfaser entsteht die Frage, ob nicht vielleicht doch bei der einen oder anderen Art der Rohfaser eigentlich eine höhere Verdaulichkeit erzielt werden könnte, die jedoch bei dem verhältnismäßig schnellen Durchgange des Futters durch den Verdauungskanal bei den Hühnern nicht zur vollen Auswirkung komme. Um hierüber Aufschluß zu gewinnen, hat Henning in unseren weiteren Versuchen getrockneten Hühnerkot, der von Weizen- bzw. Maisfütterung herstammte, nochmals an die Tiere verfüttert und die *Verdaulichkeit der im Kote enthaltenen Rohfaser* geprüft. Hierbei ergab sich, daß der Kot tatsächlich keine für die Hühner verdauliche Rohfaser mehr enthielt; die mit ihm verfütterte Rohfaser wurde vielmehr quantitativ im neuen Kote wieder ausgeschieden.

Daß die Rohfaserverdauung beim Huhn zum überwiegend größten Teile durch bakterielle Aufschließung in den Blinddärmen stattfindet, wurde bereits an anderer Stelle eingehend dargelegt, so daß hier nur nochmals darauf verwiesen sei (s. S. 90).

Bei der *Taube,* die ja nur rudimentäre Blinddarmstummel besitzt (s. Abb. 11, 20), findet dagegen die Zersetzung der Rohfaser im Hauptdarme statt. Dies ergab sich aus unseren mikroskopischen Kotuntersuchungen, wobei W. Meyer[162] sogar zum Teil eine noch stärkere Auflösung der pflanzlichen Zellmembranen der Kleberzellen von Futterkörnern im Taubenkote fand, als es im Hühnerkote der Fall war. Durch neuere chemische Analysen fand Radeff[184] indessen bei *Tauben* die Verdaulichkeit der Weizen- und Maisrohfaser geringer als bei den Hühnern, und zwar für Weizen zu 2%, für Mais zu 10,9%, während sich Roggenrohfaser als unverdaulich erwies. Sehr bemerkenswerterweise zeigte aber in diesen Versuchen die Gerste, im Gegensatz zu den mehrfach gesicherten Ergebnissen an Hühnern, bei den Tauben eine Verdaulichkeit ihrer Rohfaser von durchschnittlich 11,1% (8,9—13,4%). Ob dieser Unterschied auf einer wesentlich abweichenden chemischen Zusammensetzung der Gerstenrohfaser in diesen Taubenversuchen oder etwa auf einer für die Tauben andersartigen und spezifischen Flora der celluloselösenden Bakterien im Darmkanal beruhte, konnte noch nicht entschieden werden.

Über die Rohfaserverdauung bei anderem Geflügel liegen nur vereinzelte gelegentliche Angaben meist älteren Datums vor. Nach dem Verhalten bei Hühnern und Tauben erscheint es zum mindesten zweifelhaft, ob die Angaben von Weiske und Mehlis[234, 235] sowie von Weiser und Zaitschek[233] zu Recht bestehen, wonach bei *Gänsen* allgemein keine Verdauung an Rohfaser stattfindet. Dem stehen auch bereits Angaben von Sokolowska[216] gegenüber, wonach auch hier zwar die Rohfaser der Gerste völlig unverdaulich sei, diejenige von Weizen und Kartoffeln dagegen zum größten Teil ausgenutzt würde. Gerade in Anbetracht der langen Blinddärme bei Gänsen und Enten ist auch bei diesen Vögeln die Fähigkeit, bis zu einem gewissen Grade Rohfaser zu verdauen, höchst wahrscheinlich.

Die Bedeutung der Rohfaserverdauung für das Geflügel liegt nun aber nur zum geringen Teile in der Ausnutzung der in der Rohfaser enthaltenen Calorien für den Tierkörper. Eine weit größere Bedeutung kommt ihr noch zu durch die Auflösung der Zellmembranen und die Zugänglichmachung des Zellinhaltes der pflanzlichen Futtermittel für die Verdauungsfermente. Wie unsere Arbeiten[147, 122, 162] am Beispiel der Kleberzellen ergeben haben, werden ja im allgemeinen nur solche Zellen mit ihrem wertvollen eiweißreichen Zellinhalte völlig ausverdaut, die bei der Zertrümmerung der Körner im Muskelmagen mechanisch eröffnet werden, oder aber diejenigen, deren Zellwände durch die bakterielle Rohfaserzersetzung aufgelöst werden. Die mikroskopische Kotuntersuchung zeigt ja deutlich, wie viele Pflanzenzellen mit völlig intaktem Inhalte unausgenutzt den Tierkörper verlassen (s. S. 96), daß unzählige Zellen der mechanischen Eröffnung entgehen. Da ist es denn von nicht zu unterschätzender Bedeutung, daß der Inhalt vieler von diesen Zellen doch noch durch die bakterielle Auflösung ihrer Zellwand zur Ausnutzung kommt.

Alles in allem ist die Rohfaser verschiedener Futtermittel beim Geflügel zwar in sehr verschiedenem Grade verdaulich und bei einigen völlig unverdaulich. Wenn die Rohfaser auch, wie DÜRIGEN urteilt, für das Geflügel in der Hauptsache nur ein nichtnährender Belastungstoff ist, so muß doch zugegeben werden, daß ihre Verdaulichkeit, wie wir sahen, bei manchen Körnerarten einen solchen Grad erreicht, daß die Rohfaser bei der Zusammenstellung und Nährwertberechnung des Geflügelfutters immerhin berücksichtigt werden muß, und daß ihr bei größeren Betrieben und größerem Umsatze auch eine wirtschaftliche Bedeutung zukommt.

E. Die Ausverdauung der Pflanzenzellen im Magen und Darm des Geflügels.

Die Rohfaser ist, wie wir sahen (S. 92), für das Geflügel nur wenig und bei manchen pflanzlichen Futtermitteln überhaupt nicht verdaulich. Nun bildet aber die Rohfaser die Stütz- und Hüllsubstanz aller Pflanzenteile, und besteht die Wandung der einzelnen Zellen, jener mikroskopisch kleinen Bausteine aller Organe des Pflanzenkörpers, aus einer Rohfaserhülle, die den Zellinhalt umschließt; und dieser wieder stellt das an Eiweiß und Kohlenhydraten reiche und auch fetthaltige Nährmaterial dar, das den Nährwert der pflanzlichen Futtermittel bedingt, zumal eben die Zellwände kaum verdaulich sind. So entsteht für die Beurteilung der Ausnutzbarkeit eines pflanzlichen Futters beim Geflügel die wichtige Frage, wieweit denn angesichts der geringen Verdaulichkeit der Rohfaser der wertvolle Inhalt der Pflanzenzellen auch ohne die Auflösung ihrer Zellwände überhaupt verdaulich ist. Über diese Frage habe ich [147, 145, 146, 151] mit K. KRÜGER[122] und W. MEYER[162] ausgedehnte Versuchsreihen angestellt, wobei wir zunächst die Kleberzellen der Getreidekörner als besonders günstiges Untersuchungsobjekt wählten und ihre Veränderungen durch die Verdauung im Magen und Darm der Hühner und Tauben durch *mikroskopische Untersuchungen* verfolgten, ferner auch die Veränderungen mit denjenigen verglichen, die sie im Magen-Darm-Kanal der Wiederkäuer erfuhren. Die mikroskopische Methode erweist sich hier als ein sehr wichtiges und die chemischen Verdauungs- und Stoffwechselanalysen in aufklärender Weise ergänzendes Verfahren. Man braucht z. B. nur eine Probe von normalem Hühner- oder Taubenkot unter dem Mikroskop zu betrachten, um sich davon zu über-

zeugen, daß die aus Cellulose bestehenden Zellhüllbestandteile der verzehrten
und durch den Magen und Darm hindurchgegangenen Futterkörner zum weitaus
größten Teile kaum verändert sind. Zugleich fällt dabei in geradezu erstaunlicher Weise auf, wie *viele Zellen noch ihren ganzen Inhalt aufweisen und der
Verdauung vollkommen entgangen sind.* Hier wird offenbar eine höchst beträchtliche Luxuskonsumption getrieben. Für die Ausverdauung des Zellinhaltes ist die Vorbedingung natürlich die, daß er den aus den Magen-Darm-
Drüsen sich ergießenden Verdauungssäften mit ihren Verdauungsfermenten zugänglich gemacht wird. Hierfür gibt es offenbar nur zwei Möglichkeiten. Die
eine besteht darin, daß die Rohfaserwände der Pflanzenzellen *mechanisch eröffnet*
werden, so daß die Verdauungsfermente freien Zutritt zum Zellinhalt erhalten.

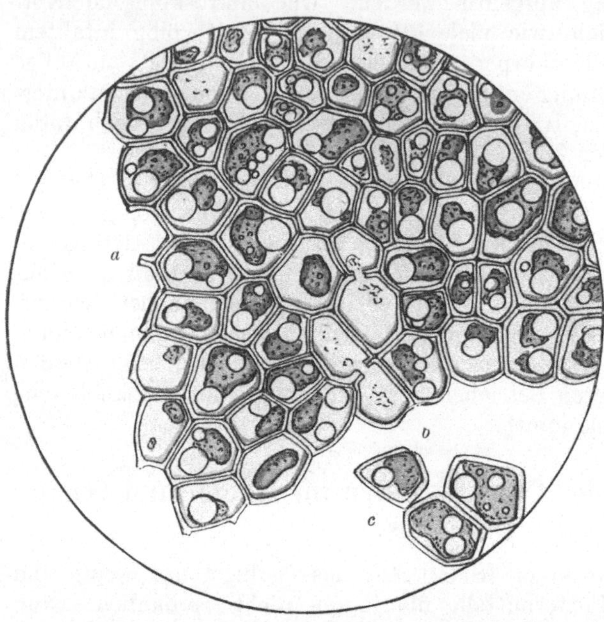

Abb. 47. Bruchstücke der Kleberzellenschicht eines Weizenkorns im
Taubenkot. Tropfige Entmischung. *a* leere Zellenwandreste, *b* leere Zellen,
c Loslösung von Zellen durch Zersetzung der Mittellamellen.
(Nach W. Meyer.)

Die zweite besteht darin,
daß die fermenthaltigen
Verdauungssäfte durch die
Zellwände hindurchdringen
und den Zellinhalt so
weit verdauen und löslich
machen, daß die entstandenen Verdauungsprodukte
ihrerseits wieder die Zelle
verlassen und durch ihre
Wand hindurchtreten
können, damit sie dann
auch von der Darmschleimhaut resorbiert und in das
Blut des Tieres übergeführt
werden können.

Die erstgenannte Möglichkeit ist natürlich bei
allen denjenigen einzelnen
Pflanzenzellen verwirklicht,
die entweder bei einer schon
außerhalb des Tierkörpers
vorgenommenen mechanischen Zerkleinerung der
betreffenden Pflanzenteile
einzeln durch Aufbrechen

oder Aufreißen ihrer Zellwand verletzt und durch die entstehenden Öffnungen
oder Spalten dem Eindringen der Fermente zugänglich wurden; ferner auch bei
allen denjenigen Pflanzenzellen, die durch die mechanische Quetsch- und Mahlwirkung im Muskelmagen zwischen den Magensteinchen in ähnlicher Weise eröffnet wurden. Nun werden bei der maschinellen oder im Magen erfolgenden Zertrümmerung doch immer nur verhältnismäßig wenige und hauptsächlich die am
Rande liegenden Zellen der dabei entstehenden Bruchstücke der Pflanzenteile
einzeln eröffnet, während die großen Flächen der Zellkomplexe unverletzt bleiben. Völlig leer und ausverdaut erweisen sich daher z. B. im normalen Hühnerkote nach Weizenfütterung nur die ausgiebig eröffneten Randzellen der Kleberschichtfragmente, von denen dann die Zellwandtrümmer hervorragen, oder solche
weiter einwärts in dem Komplexe gelegene Zellen, bei denen ein stellenweiser
Durchbruch der Zellwand stattgefunden hat (Abb. 47 a u. b).

Zellen mit nur kleiner Öffnung enthalten gelegentlich noch Fetttropfen,
entweder mehrere kleinere oder einzelne große, während das übrige Plasma

herausverdaut ist. In den den Randzellen benachbarten besteht, soweit sie nicht durch kleinere Wandverletzungen hindurch entleert sind, hochgradige *tropfige Entmischung* des Zellinhalts, der ursprünglich aus Proteinkörnern inmitten einer fettreichen plasmatischen Grundsubstanz besteht, in deren Mitte der Zellkern liegt. Der Zustand entspricht ganz demjenigen, den die Pathologie als fettige Degeneration bezeichnet, wie sie HABERLANDT[80] auch in absterbenden Kleberzellen auftreten sah und als ein immer zahlreicheres Auftreten stark lichtbrechender Tröpfchen beschreibt, die ihren Reaktionen zufolge aus Fettsubstanz bestehen. In unserem Falle handelt es sich offenbar um eine Herausverdauung des Plasmaeiweißes aus dem Plasma und auch mindestens teilweise aus der Zelle heraus, wobei die Spaltprodukte offenbar die Zellwand passieren, und um ein *Zurückbleiben von Fetttröpfchen*, die zu immer größeren konfluieren (s. Abb. 47, 48).

Die vom Rande eines Kleberschichtfragments weiter zentralwärts gelegenen Zellen zeigen im Hühnerkot gewöhnlich etwa von der vierten Reihe an so gut wie keine Inhalts-

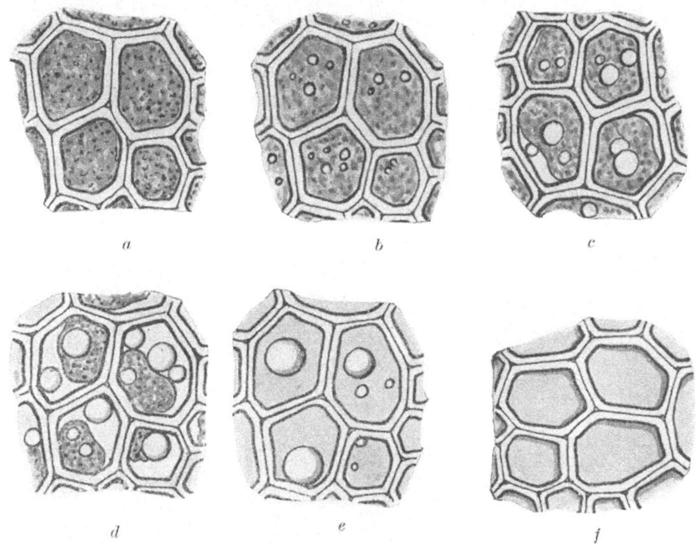

Abb. 48. Die Ausverdauung der Kleberzellen eines Weizenkorns im mikroskopischen Kotbilde von Huhn und Taube. *a* Zellinhalt unverändert, *b—d* tropfige Entmischung des Zellinhaltes, *e* Eiweißverdauung vollendet, *f* Fettverdauung vollendet. (Nach MANGOLD, KRÜGER und MEYER.)

veränderung durch Verdauung. In die Zellen der ersten Reihen muß demnach proteolytische Ferment vom Rande her, in die zweite Zellreihe, also von den Zellen der ersten her, eingedrungen sein. Dabei ist wohl anzunehmen, daß durch die zwischen den Magensteinchen erfolgende Abtrennung einzelner Fragmente auch die Wandstruktur der nächsten Zellreihen mechanisch verändert wird.

Auch ein flächenhaftes Eindringen der Verdauungsfermente muß indessen angenommen werden, wie aus den Befunden von W. MEYER hervorgeht. Bekanntlich ist das Getreidekorn in seiner Schichtenfolge von außen nach innen derart aufgebaut, daß wir zunächst die aus Längs-, Quer- und Schlauchzellen bestehende Fruchtschale, darunter die Samenschale, dann aber die Kleberzell- oder Aleuronschicht vor uns haben (Abb. 49), die direkt dem Mehl- oder Stärkekörper aufliegt. Die Kleberzellen sind also doppelseitig geschützt; einmal durch Frucht- und Samenschale, die vermöge ihrer Undurchlässigkeit für die Verdauungsfermente eine Einwirkung der letzteren auf die Kleberzellen unmöglich machen, andererseits durch den Mehlkörper, der erst durch Diastase aufgelöst oder mechanisch entfernt werden muß, bevor die Fermente die Wand der Kleber-zellen erreichen können. Diese Schalen werden nun durch die Quellung der Cellulosemembranen in der Verdauungsflüssig-keit vom Rande des Frag-mentes abgehoben und durch die von den Darm-bewegungen begünstigte Reibung gegeneinander verschoben. Entsprechend der relativ kurzen Ver-weildauer der Nahrung im Körper vollzieht sich die-ser Vorgang nicht gleich-mäßig stark bei allen Zellkomplexen, so daß in vielen Fällen die Entfer-nung von Frucht- und Samenschale im Kotbild noch unvollständig er-scheint (s. Abb. 49). Dem entspricht dann auch der Grad der Ausverdauung der Kleberzellen, wobei außerdem die Mächtig-keit der der Aleuron-schicht noch anhaften-den Amylumschicht eine Rolle spielt. Je früher nun diese bei dem Schutz-mittel entfernt werden, um so stärker kann die Ausverdauung der Kle-berzellen erfolgen. Diese Auffassung findet ihre Begründung in der in Abb. 49 veranschaulich-ten Tatsache, daß sich überall dort, wo Frucht-und Samenschale von der Kleberzellschicht isoliert sind, eine weitgehende Ausverdauung der letz-teren vorfindet.

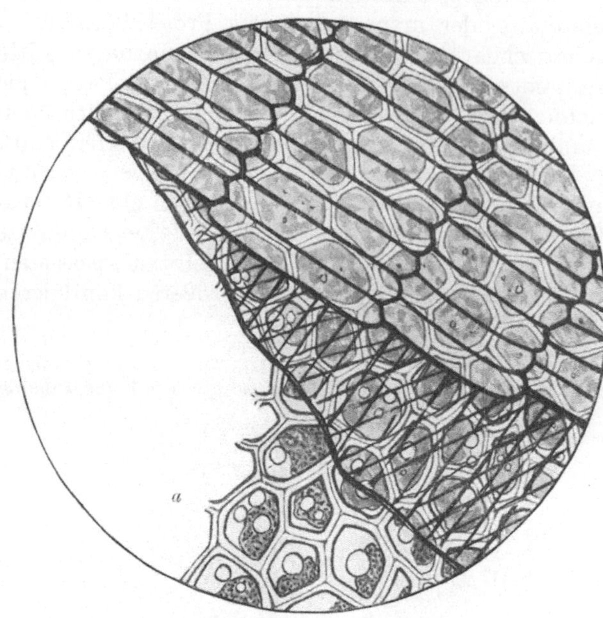

Abb. 49. Bruchstück eines Weizenkorns im Hühnerkot. Kleberzellen-schicht mit darüberliegender Frucht und Samenschale. *a* Zellwandreste ausverdauter Randzellen. (Nach W. Meyer.)

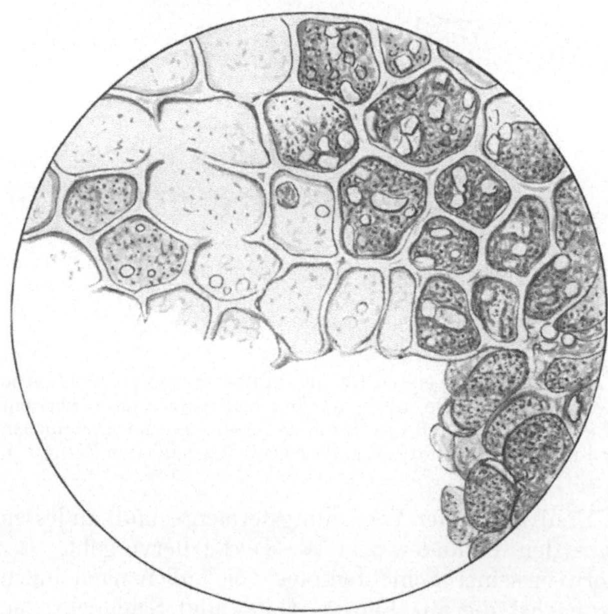

Abb. 50. Weizenkleberzellen aus dem Blinddarm des Huhnes. Rohfaser-aufschließung, Auflösung der Zellenwände, rechts unten die Zellen über-einandergeschoben, Ausverdauung des Zellinhaltes nach dem Typus der bakteriellen Zersetzung. (Nach W. Meyer.)

Im Gegensatze zu dieser *tropfigen Ent-mischung*, wie wir es nannten, als Typus der

fermentativen Ausverdauung, findet im Blinddarm des Huhnes wie beim Kaninchen die bakterielle Ausverdauung nach dem Typus der körnigen Auflockerung oder der scholligen Zersetzung statt (s. Abb. 50 und MEYER[162]).

Die Ausverdauung der Kleberzellen, die sich unter dem Bilde der *tropfigen Entmischung* abspielt, hat auf meine Veranlassung K. KRÜGER[122] bei Hühnern eingehend untersucht. Hierbei ergab sich, daß die Veränderungen, die die Kleberzellen durch die Verdauung im Magen-Darm-Traktus erleiden, bei Weizen, Roggen, Gerste und Hafer grundsätzlich durchaus übereinstimmen und nur quantitative Unterschiede zeigen.

Die Tropfen, die sich im Innern der Kleberzellen bilden (s. Abb. 48), entstehen hier zunächst zahlreich an verschiedenen Stellen, sind erst ganz klein und zeigen häufig die tanzenden Bewegungen der BROWNschen Molekularbewegung. Allmählich vereinigen sie sich durch Konfluieren zu größeren Tropfen, und während der übrige plasmatische Zellinhalt immer mehr und schließlich vollkommen aus der Zelle verschwindet, bleiben zuletzt darin noch einige größere oder endlich nur ein großer Tropfen übrig, der immer noch einen sehr großen Teil der Zelle ausfüllen kann. Schon in ihren Anfangsstadien und noch deutlicher nach ihrer Vereinigung, erweisen sich diese Tropfen durch ihr Lichtbrechungsvermögen und durch ihre Dunkelbraun- bis Schwarzfärbung bei Zusatz von Osmiumsäure als *Fett*. Dieses Fett entsteht indessen keineswegs durch eine *fettige Degeneration* im Sinne der Umwandlung aus anderen, eiweiß- oder kohlenhydratartigen Bestandteilen des Zellplasmas. Vielmehr handelt es sich um eine *kolloidale Entmischung des Zellinhaltes*, bei der sich infolge der Herausverdauung des Eiweißes die im natürlichen Zustande mit diesem in feinster Dispersion verteilten und gemischten Fetteilchen absondern und zu Tropfen vereinigen.

Nach meinen mit MEYER[162] durchgeführten mikroskopischen Kotuntersuchungen bei Hühnern und Tauben ergab nun ein *Vergleich der verschiedenen Körnerarten* die beste Ausverdauung der Kleberzellen beim Hafer. Der hohe Spelzenanteil erwies sich hier für das Eindringen der Fermente als bedeutungslos, offenbar weil die Fruchtschale beim Haferkorn nur in zwei Zellschichten differenziert ist und die Längszellen fehlen, daher die Verdauungssäfte leichteres Spiel haben. Dem Hafer steht dann am nächsten der Weizen, sodann folgt die Gerste, und die geringste Ausverdauung zeigen die Kleberzellen des Roggens. Bei der Gerste schien es gut möglich, daß die mikroskopisch geringer scheinende Ausverdauung nur eine relative ist, indem doch im ganzen aus den hier in drei- bis vierfacher Lage vorhandenen Kleberzellen im Vergleich zum Weizen mehr verdaut werden könnte.

Der *Vergleich zwischen Huhn und Taube* ergab nach MEYERS Kotuntersuchungen eine wesentlich weitgehendere Ausverdauung der Kleberzellen bei der Taube (s. Abb. 47). Dieser Unterschied war so deutlich, daß es bei einiger Übung möglich wurde, hiernach am Kotpräparate festzustellen, ob es vom Huhn oder der Taube herrührte. KRÜGER hat weiter im einzelnen untersucht, wieweit beim Huhn bereits die Magenverdauung und wieweit allein erst der Aufenthalt im Darm imstande ist, diese tropfige Entmischung und Ausverdauung der Kleberzellen hervorzubringen.

Zur Prüfung der Magenverdauung verwandte er die Methode von SPALLANZANI, die Hühner durchlöcherte *Metallkapseln* schlucken zu lassen und diese in den Magen weiterzuschieben, und dann nach verschieden langer Zeit an dem an ihnen befestigten Bindfaden wieder heraufzuziehen. Für den vorliegenden Zweck wurden versilberte Messingkapseln mit mäßig geschrotenen Körnern gefüllt eingeführt. Dabei ergab sich selbst nach 24 stündigem Aufenthalt im Muskelmagen keinerlei Verdauung der Kleberzellen. Die im Kote vorgefundenen Veränderungen konnten also erst durch die Darmverdauung entstanden sein.

Zum Vergleiche wurden auch derartige Kapselversuche mit frischen Pflanzenteilen, Gras, Weißkohl und Elodea canadensis, ausgeführt. In deren Zellen fand sich nach Aufenthalt im Muskelmagen auch nur eine Plasmolyse (Ablösung des Zellinhaltes von der Zellwand), genau wie nach einem 24stündigen Aufenthalte in 0,3proz. Salzsäure. Eine Einwirkung von Verdauungsfermenten, wie sie im Magen durch das Pepsin des Magensaftes hätte erwartet werden können, ließ sich dagegen nicht feststellen. Dies wurde dann auch in künstlichen Verdauungsversuchen mit Pepsinlösung bestätigt, wobei selbst eine 72stündige Einwirkung an jenen Pflanzenteilen und auch an den Kleberzellen der Körner

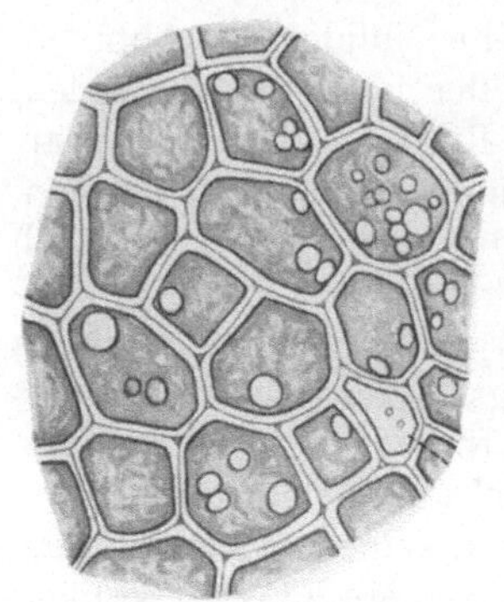

keinerlei mikroskopisch erkennbare Veränderung ergab. Somit stimmten diese Tatsachen vollkommen mit den Angaben von Biedermann[15] überein, wonach Pflanzenzellen, gleichgültig ob roh oder gekocht, vom sauren Magensaft auch dann sogut wie gar nicht angegriffen werden, wenn sie vollkommen eröffnet sind.

Künstliche Verdauungsversuche mit Trypsin ergaben dagegen bei 48stündiger Einwirkung eine bei verschiedenen Körnerarten bis zu gewissen Graden fortschreitende tropfige Entmischung (Abb. 51), während frische Elodeablätter, wie schon in Biedermanns Versuchen, auch hier unverändert blieben. Eine weitgehendere Ausverdauung des Kleberzellinhaltes blieb jedoch aus, und auch die vorhergehende Einwirkung einer Pepsinlösung vermochte die Trypsinwirkung nicht zu erhöhen.

Abb. 51. Kleberzellen des Weizenkorns nach 48 Stunden künstlicher Verdauung in Trypsinlösung. (Nach K. Krüger.)

Ebensowenig vermochte auch die *künstliche Nachverdauung* durch Pepsin-Trypsin den Grad der Ausverdauung in den im normalen Hühnerkote vorgefundenen Kleberzellen zu steigern.

Für die Untersuchung der Frage, warum die Eiweißfermente nur in so außerordentlich geringem Maße in den Kleberzellinhalt einzudringen vermögen, waren die Anhaltspunkte in Versuchen von Biedermann[14] gegeben.

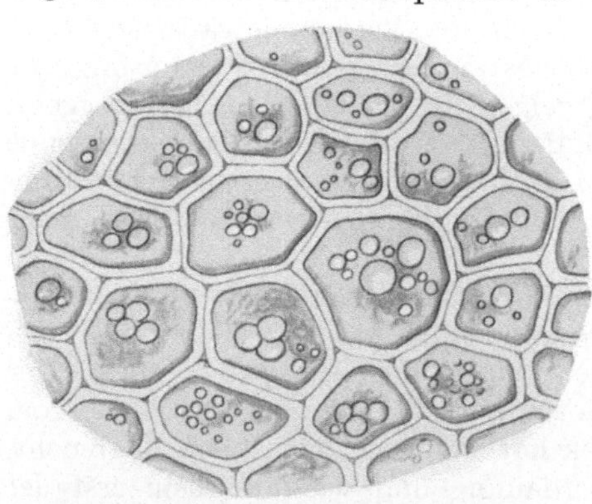

Dieser hatte gefunden, daß frische Blattzellen von Elodea, wenn sie zunächst mit Alkohol extrahiert wurden, im Gegensatz zu den nicht in dieser Weise vorbehandelten in einer Trypsin-Soda-Lösung eine weitgehende Verdauung erfuhren. Biedermann hatte hieraus geschlossen, daß alkohollösliche Stoffe der pflanzlichen Zellsubstanz, wahrscheinlich Lipoide, es seien, die dem Plasma jenen Widerstand gegen die Einwirkung der Eiweißfermente verleihen. Im Anschluß hieran fand nun Krüger in weiteren Versuchen das gleiche auch bei den Kleberzellen bestätigt, die, nach 24stündiger Vorbehandlung mit Alkohol, durch Pepsin

Abb. 52. Kleberzellen des Weizenkorns nach 24stündiger Vorbehandlung mit Alkohol und je 24stündiger künstlicher Verdauung in Pepsin- und Trypsinlösung. (Nach K. Krüger.)

oder Trypsin, am besten durch die aufeinanderfolgende Einwirkung beider Eiweißfermente, eine tropfige Entmischung und selbst Ausverdauung zeigten (Abb. 52).

Eine noch besser vorbereitende Wirkung als Alkohol hatte Äther, und eine dem Alkohol ähnliche fand Krüger auch bei Verwendung einer pflanzlichen Lipase. Die Vorbehandlung durch Plasmolysierung in Salzsäure hatte dagegen einen hinter dem der Lipiodextraktion zurückbleibenden Erfolg.

Eine ungeklärte Frage bleibt es hier freilich, warum diese die Lipoide lösenden oder Fette spaltenden Substanzen zwar die Eiweißverdauung durch Pepsin und Trypsin ermöglichen, aber nicht auch selbst das Fett aus den Kleberzellen herauslösen, das vielmehr größtenteils in diesen in Tropfenform erhalten bleibt. Offenbar verhält sich die Zellwand gegenüber diesen Produkten weniger durchlässig als gegenüber den Abbaustoffen des Eiweißes.

Die immerhin wesentlich bessere Ausverdauung der Kleberzellen im Tierkörper selbst läßt sich wohl nur so erklären, daß auch hier die Wirkung von Lipasen und Lipoidasen als Vorbereitung für die Eiweißverdauung hinzukommt[147]. Und doch ist nach allen unseren Versuchen das Haushuhn gegenüber geschlossenen Pflanzenzellen nur bis zu einem gewissen Grade imstande, den Zellinhalt auszunutzen, während ein großer Teil von Eiweiß und Fett unausgenutzt in den Zellen zurückbleibt. Da die Vorbehandlung mit der Salzsäure zur Plasmolysierung, und noch besser die Extraktion mit Alkohol oder Äther oder die Anwendung fettspaltender Fermente nach dem Ergebnis der mikroskopischen Untersuchungen jene Aufschließung zu steigern vermag, liegt der Gedanke nahe, auch für Zwecke der Praxis zur rationelleren Gestaltung der Fütterung durch bessere Ausnutzung der wertvollen Nährstoffe des Körnerfutters, dieses auf die eine oder andere Weise vorzubehandeln.

Einfluß des Schrotens. Eine nützliche Maßnahme scheint zunächst die mechanische Vorbereitung außerhalb des Tierkörpers durch Schroten der Körner zu sein, da hierdurch die Möglichkeit gegeben wird, daß mehr Zellen der Kleberschicht als sonst einzeln eröffnet und demnach leicht ausverdaut werden. Indessen geht das Material hierbei, wenigstens bei alleiniger Körnerfütterung, beim Huhn zu schnell durch den Magen-Darm-Traktus hindurch, so daß sich dann im Kote oft größere Mengen unverdauter Stärke wiederfinden (MANGOLD[147]). Daß umgekehrt eine mangelhafte Zerkleinerung der Körner eine weniger ausgiebige Ausverdauung der Kleberzellen zur Folge hat, zeigte sich in den Versuchen, in denen ich mit KATH[110] den Hühnern die Magensteinchen entfernte, wonach das mikroskopische Kotbild eben diese verringerte Verdauungswirkung ergab.

Übrigens zeigen Salate, Gras, Kohlblätter oder auch Elodea als Hühnerfutter eine viel ausgiebigere Verdauung als das Körnerfutter, so daß dort im Kotpräparat auch die unverletzten Zellen meist vollkommen ausverdaut erscheinen[122, 147].

Einfluß des Kochens. Eine weitere Maßnahme muß dagegen nach unseren Versuchen völlig abgelehnt werden; es ist dies das Kochen des Körnerfutters, wodurch nach KRÜGERS mikroskopischen Befunden an den Kleberzellen deren Inhalt sowohl für die Einwirkungen der natürlichen Verdauung im Tierkörper wie auch für die verschiedenartigen hier erwähnten Formen der künstlichen Verdauung mit und ohne Vorbehandlung so gut wie unangreifbar wird.

Eine sehr wirksame Maßnahme ist dagegen die *Verfütterung gekeimten Getreides*, wie sie ja auch in der Praxis der Geflügelzüchter zur Erzielung einer besseren Eierproduktion angewendet wird (RECKHARDT-RHYNERN[188], RÖMER[196]). Wie sich hierbei die Aufschließung der Kleberzellen gestaltet, hat auf meine Veranlassung W. MEYER[162] eingehend untersucht. Hierbei ergab sich denn auch, daß die Kleberzellen von Keimweizen, der am vierten Tage der Keimung, wo schon deutliche Auflockerung des Zellinhaltes erkennbar ist, verfüttert wurde, nach dem Durchgange durch den Verdauungskanal von Hühnern oder Tauben eine wesentlich erhöhte Ausverdauung zeigten. Unveränderte Kleberzellen waren dann gar nicht mehr vorhanden, und häufig sogar in größeren Bruchstücken der Kleberzellschicht neben völlig leeren Zellen nur noch solche, die ausschließlich noch einen großen Fetttropfen enthielten (s. Abb. 53). Als Ursache ist zweifellos die durch das Aufkeimen erfolgte Auflockerung des Korninhaltes anzusehen, besonders die beginnende fermentative Auflösung des Stärkekörpers, dessen den Kleberschichtfragmenten anhaftende Teile dann für das Eindringen der Ver-

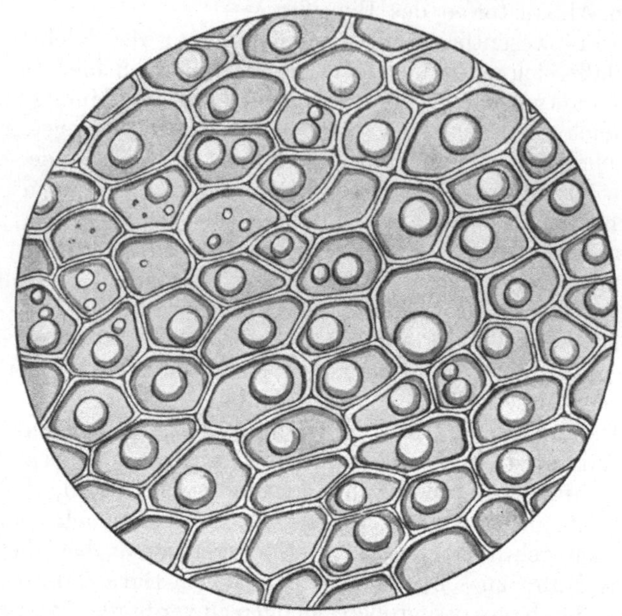

Abb. 53. Bessere Verdauung des Keimweizens. Kleberzellen von gekeimtem Weizenkorn aus Taubenkot.
(Nach W. Meyer.)

dauungsfermente in die Kleberzellen kein so großes Hindernis mehr bieten. Zugleich wird dieser Vorgang wohl auch durch die Quellung der Zellmembranen der Samen- und Fruchtschale wie auch der Kleberzelle selbst begünstigt.

Literatur zum Kapitel: Verdauung des Geflügels.

(1) Anthony, M.: Zool. Jb. Abt. f. Anat. 41, 547 (1920). — (2) Arcangeli: Ricerche istologiche sopra il gozzo del colombo. Monit. zool. ital. 15, 218 (1904). — (3) Auerbach: De ventriculo carnoso avium. Breslau 1863.

(4) Babak, E.: Experimentelle Untersuchungen über die Variabilität der Verdauungsröhre. Arch. Entw.mechan. 21, 611 (1906). — (5) Basslinger: Untersuchungen über die Schichtung des Darmkanals der Gans, über Gestalt und Lagerung seiner Peyerschen Drüsen. Sitzgsber. Akad.Wiss.Wien, Math.-naturwiss. Kl. 13, 536 (1854). — (6) Z. Zool. 9, 299 (1858). — (7) Bauer, E.: Beitrag zur Histologie des Muskelmagens der Vögel. Arch. mikrosk. Anat. u. Entw. mechan. 57, 653 (1901); Dissert., Freiburg 1901. — (7a) Bayer: Z. f. Psychol. 112 (1929) — (8) Berg, Ragnar: DieVitamine, 2. Aufl. Leipzig: Hirzel 1927. — (9) Bernard, Cl.: Leçons sur la physiol. et la pathol. du système nerveux 2, 426 (1858). — (10) Mémoire sur le pancréas. C. r. Acad. Sci. Paris, Suppl. aux C. R. 1, 379 (1856). — (11) Bernardi, A.: I fermenti nell'intestino anteriore dei polli. Biochimica e Ter. sper. S. 287 (1926). — (12) Bescherer, C. v.: Einiges über Hühnerzucht. Wirtschaftl. Frauenschule Reifenstein b. Birkungen. — (13) Biedermann, W.: Handbuch der vergleichenden Physiologie 2, 1. 1911. — (14) Flora 11, 604 (1908). —, (15) Pflügers Arch. 174, 376 (1919). — (16) Bittner: Diskussionsbemerkung zu E. Mangold 156. — (17) Blobelt, P.: Über Gaswechsel und Energieumsatz der Vögel. Biochem. Z. 172, 451 (1926). — (18) Böhme, H.: Dtsch. landw. Geflügel-Z. 1928, 261, 617. — (19) Bonchardat et Sandras: Des fonctions du pancreas, S. 147. Paris 1846. — (20) Borelli: De motu animalium. 1743. — (21) Botezat: Die Nervenendapparate in den Mundteilen der Vögel. Z. Zool. 84 (1906). — (22) Botezat, E.: Anat. Anz. 34, 449 (1908). — (23) Geschmacks-

organ der Vögel. Anat. Anz. **36**, 428 (1910). — (*24*) Bottazzi, F.: Beiträge zur Physiologie der glatten Muskeln. P. A. **113**, 146 (1906). — (*25*) Z. allg. P. **9**, 368 (1909). — (*26*) Breit-maier, H.: Beitrag zur Physiologie und Histologie der Verdauungsorgane bei Vögeln. Med. Dissert., Tübingen 1904. — (*27*) Brandes, G.: Über den vermeintlichen Einfluß veränderter Ernährung auf die Struktur des Vogelmagens. Biol. Zbl. **16**, 825 (1896). — (*28*) Browne, T. G.: Some observations on the digestive system of the fowl. J. comp. Path. a. Ther. **35**, 12 (1922). — (*29*) Brown-Séquard: C. r. Soc. Biol. Paris. **1850**, S. 83. — (*30*) Brücke, E.: Beitrag zur Lehre von der Verdauung. Sitzgsber. Akad. Wiss. Wien, Math.-naturwiss. Kl. **37**, 131 (1859). — (*31*) Buckner, Martin, Peter: Concerning the growth of chicken raised without grit. Poultry science **5** (1926). — (*32*) Buglia, G.: Z. Biol. **54**, 249 (1910). — (*33*) Burgwedel, A.: Kurze Anleitung zur Aufzucht von Nutzgeflügel. Obernkirchen 1908.

(*34*) Cannon u. Moser. Amer. J. Physiol **1**, 435 (1898). — (*35*) Cattaneo: Sulla struttura e formazione dello strato cuticolare del ventriculo muscolare degli uccelli. Boll. scientif. **7**, p. 87. Pavia 1885. — (*36*) Atti Soc. ital Sci. Nat. **27**, 88 (1884). — (*37*) Cazin: Développement de la couche cornée du gésier. C. r. Acad. Sci. Paris **101** (1885). — (*38*) Recherches sur la structure de l'estomac des oiseaux. C. r. Acad. Sci. Paris **102** (1886). — (*39*) Glandes gastriques à mucus et a ferment chez les oiseaux. C. r. Acad. Sci. Paris **104**, 590 (1887). — (*40*) Recherches anatomiques, histologiques et embryol. sur l'Apparat gastrique des oiseaux. Ann. des Sci. natur. Paris 7. série. Zool T. **4**, 177 (1887). — (*41*) Charbonell-Salle et Phisalix, C.: Sur la sécrétion lactée du jabot de pigeons en incubation. C. r. Acad. Sci. Paris. **2**, 103, 286 (1886). — (*42*) Cholodkowsky, N.: Zur Kenntnis der Speicheldrüsen der Vögel. Zool Anz. **15**, 250 (1892). — (*43*) Clara, M.: Beiträge zur Kenntnis des Vogeldarmes. Arch. mikrosk. Anat. **4**, 346 (1926). — (*44*) II. Die Hauptzellen des Darmepithels. Z. mikrosk.-anat. Forschg. **6**, 1 (1926). — (*45*) III. Die basalgekörnten Zellen im Darmepithel. IV. Über das Vorkommen von Körnerzellen vom Typus der Panethschen Zellen bei den Vögeln. Ebenda **6**, 28 (1926). — (*46*) V. Die Schleimbildung im Darmepithel mit besonderer Berücksichtigung der Becherzellenfrage. Ebenda **6**, 256 (1926). — (*47*) VI. Das lymphoretikuläre Gewebe im Darmrohre mit besonderer Berücksichtigung der leukocytären Zellen. Ebenda **6** (1926). — (*48*) VIII. u. letzter Teil. Das Problem des Rumpfdarmschleimhautreliefs. Ebenda **9**, 1 (1927). — (*49*) Cloetta, M.: Arch. mikrosk. Anat. **41**, 88 (1893). — (*50*) Colin, G.: De la digestion gastrique des oiseaux; in traité de physiol. comp. des animaux, 2. Aufl., **1**, S. 772. Paris 1871. — (*51*) Collip, J. B.: The activity of the glandul. stomach of the fowl. Amer. J. Physiol. **59**, 435 (1922). — (*52*) Cornselius: Histologie und Embryologie des Muskelmagens der Vögel. Gegenbaurs Jb. **54**, 507 (1925). — (*53*) Curschmann: Z. Zool. **16**, 224 (1866). — (*54*) Cuvier: Vorlesungen über vergleichende Anatomie. Übers. v. Meckel. **3**, S. 416. Leipzig 1810. — (*55*) Custos: Arch. f. Anat. **1873**.

(*56*) Danner: Geflügel-Börse Nr. 97/98. Leipzig 1927. — (*57*) Dieckhoff, J. Cl.: De actione, quam nervus Vagus in digestionem ciborum exerceat. Dissert., Berlin 1835. — (*58*) Doyon: Influence des nerfs sur la motricité de l'estomac. C. r. Soc. Biol. Paris **93**, 578 (1925). — (*59*) Arch. Phys. norm. et pathol. **26**, 887 (1894). — (*60*) Contribution à l'étude des phénomènes mécaniques de la digestion gastrique chez les oiseaux. Ebenda **26**, 869 (1894). — (*61*) Ducceschi, V.: Sulle funzione motrici dello stomaco. Arch. Sci. med. **21**, 121 (1897). — (*62*) Dürigen, B.: Die Geflügelzucht, 4. u. 5. Aufl., **2**, S. 252. Berlin: Parey 1927. — (*63*) Dulzetto: Sulla funzione digestiva delle ghiandole del gozzo di columba livia. Boll. Soc. Biol. sper. **2**, 575 (1927).

(*64*) Eberle: Physiologie der Verdauung. Würzburg 1834. — (*65*) Ellenberger, W., u. H. Baum: Handbuch der vergleichenden Anatomie der Haustiere, 16. Aufl., S. 1003. 1926. — (*66*) Ellenberger, W.: Arch. f. Anat. u. Physiol. **1906**, S. 139.

(*67*) Fienga, G.: Neue Untersuchungen über die glatten Muskeln (Hühneroesophagus). Z. Biol. **54**, 230 (1910). — (*68*) Fischer, E., u. Niebel: Über das Verhalten der Polysaccharide gegen einige tierische Sekrete und Organe. Sitzgsber. Berliner Akad. Wiss. **1896**, 1. Halbbd., S. 73. — (*69*) Flower, W. H.: On the structure of the gizzard of the Nicobar pigeon. Proc. zool. Soc. London **28**, 330 (1860). — (*70*) Forster, J.: Zur Lehre von der Verdauung bei den Vögeln. Dtsch. Z. Tiermed. **3**, 90 (1877). — (*71*) Fraser, H., und Stanton, Philipp: J. Sci. **5**, 55 (1910); Biochem. Z. **10**, 861 (1910).

(*72*) Gadow: Versuch einer vergleichenden Anatomie des Verdauungssystems der Vögel. Jen. Z. Naturwiss. **13**, 92, 339 (1879). — (*73*) Gadow-Selenka: In Bronn: Klassen und Ordnungen der Vögel **4**, Abt. 4., S. 498. 1891. — (*74*) Garrod: On the mechanism of the gizzard in birds. Proc. zool. Soc. London **1872**, S. 102, 525. — (*75*) Grober, J. A. Pflügers Arch. **76**, 427 (1899). — (*76*) Groebbels: Untersuchungen über die histologische Physiologie der Magenschleimhaut einiger Säugetiere und Vögel. Z. Biol. **80**, 1 (1924). — (*77*) Zur Physiologie des Sperr- und Entleerungsreflexes der Vögel. Pflügers Arch. **216**, 6 (1927). — (*78*) Über den Stoffwechsel der Vögel und seine biologische Bedeutung. Biol. Zbl. **47**, 344 (1927). — (*79*) Gurlt, E. F.: Anatomie der Hausvögel. Berlin: Hirschwald 1849.

(80) Haberlandt: Physiologische Pflanzenanatomie, S. 428. Leipzig 1896. — (80a) Haesler, K.: Der Einfluß verschiedener Ernährung auf die Größenverhältnisse des Magen-Darm-Kanals bei Säugetieren. Dissert. d. Landwirtschaftl. Hochschule Berlin 1929. — (81) Hanzlik u. Stockton: Reactions of the circular muscle of the crop. J. of Immun. 13, 395 (1927). — (82) Hanzlik, Butt u. Stockton: Reciprocal action of the crop muscles. Ebenda 13, 409 (1927). — (83) Hanzlik u. Shoemaker: Proc. Soc. exper. Biol. a. Med. 23 (1926). — (84) Hasse, C.: Über den Oesophagus der Tauben und das Verhältnis des Kropfes zur Milchsekretion. Z. rat. Med. 23, 101 (1865). — (85) Beiträge zur Histologie des Vogelmagens. Ebenda 28, 1 (1866). — (86) Hedenius: Chemische Untersuchung der hornartigen Schicht des Muskelmagens der Vögel. Skand. Arch. Physiol. 3, 244 (1892). — (87) Heidrich, K.: Gegenbaurs Jb. 37, 1, S. 10 (1907). — (88) Anatomisch-physiologische Untersuchung über den Schlundkopf des Vogels, mit Berücksichtigung der Mundhöhlenschleimhaut und ihrer Drüsen bei Gallus dom. Med.-Dissert., Gießen 1906. — (89) Heinroth, O., u. M.: Die Vögel Mitteleuropas. 1—3. Berlin-Lichterfelde 1924—28. — (90) Henneberg u. Stohmann: Z. Biol. 21, 613 (1885). — (91) Henning, H. J.: Landw. Versuchsstat. 108, 253 (1929). — (92) Herter, K.: Gewinnung wichtiger Organe bei Tieren. In Oppenheimer und Pincussen, Die Fermente und ihre Wirkungen. Leipzig, Thieme 3, 527 (1928) — (93) Hess, C. v.: Arch. Augenheilk. 57 (1907). — (94) Holmgren, F.: Physiol. undersökn. öfver dufransmagar. Uppsala Läk. för. Förh. 1867. — (95) Om röttätande dafvor. Ebenda 1872. — (96) Home, E.: On the different structure and situation of solvent glands in the digestive organs of birds. Philos. Transact. 2, 394 (1812); 1, 77 (1813). — (97) Hunter, J.: On a secretion in the crop of breeding pigeons for the nourishment of their young. London 2. Edition 1792. — (98) Über eine Absonderung im Kropfe brütender Tauben zur Ernährung ihrer Jungen. Über die tierische Ökonomie (Übersetzung). Braunschweig 1786.

(99) Jacobi. Die Aufnahme von Steinen durch Vögel. Arb. ksl. Gesdh.amt, biol. Abt. Land- u. Forstw. 1, 223 (1900). — (100) Jaeckel, H.: Über die Bedeutung der Steinchen im Hühnermagen. Cremers Beitr. Physiol. 3, 11 (1924). — (101) Janensch, W.: Über Magensteine bei Dinosauriern aus Deutsch-Ostafrika. Sitzgsber. Ges. naturforsch. Freunde Berlin 1926, S. 34. — (102) Ihle, van Kampen, Nierstrass, Versluys: Vgl. Anatomie der Wirbeltiere. Berlin: Julius Springer 1927. — (103) Ihnen, K.: Bewegungsmechanismus, Füllung und Entleerungszeiten des Kropfes bei Huhn und Taube. Fortschr. Landw. 2, 797 (1927). — (104) Beiträge zur Physiologie des Kropfes bei Huhn und Taube. I. Bewegung und Innervation des Kropfes. Pflügers Arch. 218, 767 (1928). — (105) II. Entleerung des Kropfes bei verschiedenartiger Nahrung. Ebenda 218, 783 (1928). — (105a) Inawashiro, R. Motilitätsstörung des Muskelmagens bei reiskranken Vögeln. Tohoku Il. of exp. Med. 13, 79. (1929).

(106) Kahlbaum: De avium tractus alimentarii anatomia et histologia nonnulla. Dissert., Berlin 1854. — (107) Kalugin: Mitt. landw. Inst. Nowaja Alexandrija 1896, zit. nach Paraschtschuk (178). — (108) Kamkow, J.: Über die Innervation des Oesophagus der Amphibien und Vögel. Wratsch 1899, S. 919 (Russisch). — (109) Katayama, T.: Bull. imper. agric. exper. stat. Japan 3, 1 (1924). — (110) Kath, M.: Die Bedeutung der Steinchen im Hühnermagen für die mechanische Verdauung des Körnerfutters. Dissert., Landw. Hochschule Berlin 1925. — (110a) Kato, Toyojiro: Druckmessungen im Muskelmagen der Vögel. Pflügers Arch. 159, 6 (1914). — (111) Katschkowski: Ebenda 84, 6 (1901). — (112) Katz, D., u. Revesz, G.: Experimentell-psychologische Untersuchungen mit Hühnern. Z. Psychol. 50, 93 (1908). — (112a) Wiener Med. Woch. 1929, S. 29. — (113) Kaupp· The digestive organs of the fowl. Vet. Med. 19, 522. — (114) Kaupp, B. F., u. J. E. Jvey: Time required for food to pass through the intestinal tract of fowls. J. agricult. Res. 23, 721 (1923). — (115) Keith, Card u. Mitchell: The rate of passage of food through the digestive tract of the hen. Ebenda 34 (1927). — (116) Klug, F.: Zur Kenntnis der Verdauung der Vögel, insbesondere der Gänse. II. internat. Ornithologenkongr. 1891. Budapest. Dass. Autorreferat Zbl. Physiol. 5, 131 (1891). — (117) v. Knieriem: Z. Biol. 21, 76 (1885); Landw. Jb. 29, 517 (1900). — (118) Kohlbach, C.: Mineralstoffwechsel des Haushuhnes bei einseitiger Körnerfütterung mit Weizen und Gerste. Arch. Geflügelk. 1929. — (119) Krause, R.: Mikroskopische Anatomie der Wirbeltiere. II. Vögel und Reptilien. Berlin u. Leipzig 1922. — (120) Kroh, O., Götz, Scholl, W. Ziegler: Psychologie des Haushuhns. Z. Psychol. 103, 203 (1927). — (121) Krüger, A.: Beiträge zur makro- und mikroskopischen Anatomie des Darmes von Gallus dom., mit besonderer Berücksichtigung der Darmzotten. Dtsch. tierärztl. Wschr. 34, 112 (1926); Inaug.-Dissert., Original Tierärztl. Hochschule Hannover 1923. — (122) Krüger, K.: Vermögen die Verdauungsfermente des Haushuhns in die Pflanzenzellen einzudringen. Landw. Jb. 1925, S. 909. — (123) Kupfer, O.: Über Kropfoperationen bei Hühnern und Tauben. Med.-Vet.-Dissert., Bern 1908.

(124) Langendorff, O.: Versuche über die Pankreasverdauung der Vögel. Du Bois-Reymonds Arch. Anat. Physiol., Abt. Physiol. 1879, S. 1. — (125) Lawrow, B. A., u. Matzko: Biochem. Z. 198, 138 (1928). — (126) Lehmann, F.: Landw. Jb. 31 (1903), Erg.-Bd. 4, 137. — (127) Leydig: Müllers Arch. Anat. Physiol. 1854, S. 330. — (128) Lieberfarb: Bewegungen

des leeren Kropfes der Hühner bei akuter Hyperthyreose. Pflügers Arch. **216**, 437 (1927). — (*129*) Einfluß von Schilddrüsenfütterung auf die Kropfbewegung bei Hühnern. Ž. èksper. Biol. i Med. (russ.) **4**, 968 (1927) vgl. Ber. Physiol. **40**, 809 (1927). — (*130*) Kropfbewegungen bei thyreoidektomierten Vögeln. Ž. èksper. Biol. i Med. (russ.) **10**, 332 (1928). — (*131*) Über den Einfluß der Sättigung und dauerndem Hungern auf die Kropfbewegung bei Hühnern. Ebenda **10**, 341 (1928). — (*132*) LITWER: Die histologischen Veränderungen der Kropfwandung bei Tauben zur Zeit der Bebrütung und Ausfütterung ihrer Jungen. Z. Zellforschg **3**, 695 (1926). — (*133*) LOMBROSO, H.: Observations histologiques sur la structure du pancréas du pigeon après ligature et résection des conduits. C. r. Soc. Biol. Paris **57**, 611 (1904). — (*134*) LÖSSL, H.: Untersuchungen über die Verdaulichkeit des Proteins und der Rohfaser verschiedener Futtermittel beim Haushuhn. Dtsch. landw. Tierzucht **28**, 730 (1924). — (*135*) Fortschr. d. Landw. **1926**, H. 8.

(*136*) MAGENDIE: Lehrb. Physiol. **2**, 334(1826), übers. v. HOFACKER. — (*136a*)MAGNAN,A.: C. r. Acad. Sci. Paris **154**, 1535; **155**, 1546 (1912). — (*137*) MANGOLD, E.: Der Muskelmagen der körnerfressenden Vögel. Pflügers Arch. **111**, 163 (1906). — (*138*) MANGOLD, E., u. E. SCHILF: Die graphische Registrierung der Magenbewegungen und die Druckmessung im Magen. Handb. biol. Arbeitsmeth. Abt.VI, Teil 6/1, S. 655 (1925). — (*139*) Die Lähmung des Magens durch die Inhalationsnarkose. Münch. med. Wschr. Nr. 35 (1911); Dtsch. med. Wschr. Nr. 1 (1912). — (*140*) MANGOLD, E.: Die Magenbewegungen der Krähe und Dohle und ihre Beeinflussung vom Vagus. Pflügers Arch. **138**, 1 (1911). — (*141*) Die funktionellen Schwankungen der motorischen Tätigkeit des Raubvogelmagens. Ebenda **139**, 10(1911). — (*142*) Zur tierischen Hypnose. Dtsch. med. Wschr. Nr. 4 (1910); Pflügers Arch. — (*143*) Hypnose und Katalepsie bei Tieren. Jena: G. Fischer 1914. — (*144*) MANGOLD u. FELLDIN: Über den Einfluß verschiedenartiger Fütterung auf die Bewegungen des Hühnermagens. Zbl. Physiol. **23**, Nr. 9 (1909). — (*145*) MANGOLD, E.: Über Verdauung und Ernährung der Vögel. Sitzgsber. Ges. naturforsch. Freunde Berl. **1925**, S. 49. — (*146*) Dtsch. landw. Geflügel-Z. **30**, 697 (1927). — (*147*) Über Kohlenhydrat- und Eiweißverdauung bei Tauben und Hühnern usw. Biochem.Z. **156**, 3 (1925). — (*148*) Sitzgsber. Ges. naturforsch. Freunde Berlin **1927**, S. 20. — (*149*) Die Bedeutung von Steinchen und Sand im Hühnermagen. Arch. Geflügelk. **1**, H. 5 (1927). — (*150*) Geflügel-Börse Leipzig **49**, Nr 18 (1928). — (*151*) Mechanische und chemische Verdauung. Volksernährg. **2**, 305 (1927). — (*152*) Die Totenstarre der glatten Muskulatur. Erg. Physiol. **25**, 46 (1926). — (*153*) MANGOLD, E., u. C. SCHMITT-KRAHMER: Über die Milchsäurebildung bei der Totenstarre glatter Muskeln. I. Biochem. Z. **167**, 1 (1926); II. Ebenda **169**, 186 (1926). — (*154*) MANGOLD, E.: Die Verdaulichkeit der Rohfaser und die Funktionen der Blinddärme beim Haushuhn. Arch. Geflügelk. **2**, 312 (1928). — (*155*) MANGOLD, E., u. W. KLEIN: Bewegungen und Innervation des Wiederkäuermagens. Leipzig: G. Thieme 1927. — (*156*) MANGOLD, E.: Die Funktionen des Blinddarms im allgemeinen und besonders bei Vögeln. Sitzgsber. Ges. naturforsch. Freunde Berl. 1928. — (*157*) MAREK, J.: Vergleichende pathologische Physiologie der Verdauung. Handb. norm. path. Physiol. **3**, 1045 (1927). — (*158*) MARSHALL, D.: Bau der Vögel. Leipzig: J. Weber 1895. — (*159*) MARTIN, P.: Lehrb. Anat. Haustiere, 2. Aufl. 1923; SCHAUDER, Anatomie der Hausvögel. — (*160a*) MARZIANI: Über die Histophysiologie der Elemente des intermediären Stoffwechsels in der Leber bei Tauben unter verschiedenen Ernährungsbedingungen. Bull. Soc. Biol. sperim. **1**, 150 (1926). — (*160 b*) MATHIEU, WALTER: Beitrag zur makro- und mikroskopischen Anatomie des Vogeldarms. Med.-vet. Dissert., Hannover 1923. — (*161a*) MEYER, H.: Mikroskopische Untersuchungen über den Verlauf der Verdauung von Fleisch und Hühnereiweiß im Magen verschiedener Tiere. Dissert., Landw. Hochsch. Berlin 1929. — (*161 b*) MICHALOWSKY: Zur Frage über funktionelle Änderungen in den Zellen des Drüsenmagens bei Vögeln. Anat. Anz. **34**, 257 (1909). — (*162*) MEYER, W.: Vergleichende mikroskopische Untersuchungen über die Verdauung der Kleberzellen . . . im Magen . . . Huhn, Taube. Z. vergl. Physiol. **6**, 402 (1927). — (*163*) MOLIN, R. S.: Stomachi d. ucelli. Studi anatom.-morfol. Viennae 1850. — Denkschr. K. K. Akad. Wiss. Wien, Math.-nat. Kl. **3**, Abt. 2 (1852). — (*164*) MÜLLER, H.: Arch. Geflügelkde. **1**, 432, 434 (1927); 25. Jahresber. Lehr- u. Versuchsanst. Halle-Cröllwitz 1926.

(*165*) NEERGARD, J. W.: Vergleichende Anatomie und Physiologie der Verdauungswerkzeuge der Säugetiere und Vögel. Berlin 1806. — (*166*) NOLF, P.: L'innervation motrice du tube digestide l'oiseau. Arch. internat. Physiol. **25**, 291—341 (1925); **28** (1927). — (*167*) C. r. Soc. Biol. Paris **93**, 455, 839 (1925). — (*168*) Le système nerveux entérique de l'oiseau. Ann. de Physiol. **3** (1927). — (*169*) NOLTE, W.: Zum Geruchsvermögen der Enten. Zool. Anz. **71**, 115 (1927). — (*170*) NOTHWANG: Die Folgen der Wasserentziehung. Arch. f. Hyg. **14** (1892). — (*171*) NÖLLER: Diskussionsbemerkung zu E. MANGOLD 156.

(*172*) OPPEL, A.: Über die Muskelschichten im Drüsenmagen der Vögel. Anat. Anz. **11** (1895). — (*173*) Lehrbuch der vergleichenden mikroskopischen Anatomie der Wirbeltiere. Jena: G. Fischer **1** (1896); **2**, **3** (1900, 1898). — (*174*) Verdauungsapparat. Erg. Anat. **7** (1897/98); **8** (1899). — (*175*) OTTE, W.: Die Krankheiten des Geflügels mit besonderer Berücksichtigung der Anatomie und der Hygiene. Berlin: R. Schoetz 1928.

(*176*) Pagenstecher, H. A.: Allg. Zool. 2 (1877). — (*177*) Paira-Mall: Über die Verdauung bei Vögeln. Pflügers Arch. 80, 600 (1900). — (*178*) Paraschtschuk, S.: J. Landw. 50, 15 (1902). — (*179*) Patterson, G.: Movements in the pigeon with economy of animal material. Comparative studies V. J. Labor. a. clin. Med. 12 (1927). — (*180*) Plimmer u. Rosedale: Distrib. of enzymes in the alim. canal of the chicken. Biochemic. J. 16, 23 (1922). — (*181*) Postma, G.: Bydrage tot de Kennis v. d. Bouw van het Darmkanal d. Vogels. Akad. Proefschr. Leiden 1887. — (*182*) Potonié, H.: Neues über die Totenstarre glatter Muskeln. Pflügers Arch. 209, 395 (1925).

(*183*) Radeff, T.: Über Rohfaserverdauung beim Huhn und die hierbei dem Blinddarm zukommende Bedeutung. Biochem. Z. 193, 191 (1928). — (*184*) Jber. Vet.med. Fak. Sofia 1928. — (*185*) Rahner: Bakteriologische Mitteilungen über den Darmtractus der Hühner. Zbl. Bakter., Abt. I, 30 (1901). — (*186*) Réaumur: C. r. Acad. Sci. Paris 1752; Hist. de l'acad. royale Sci. 1752, S. 55; Mém. l'acad. royal Sci. 1752, S. 270; (*187*) Second mémoire. Mém. l'acad. Sci. Paris 1752, S. 461, 701. — (*188*) Reckhard-Rhynern: Gewinnbringende Geflügelzucht, 2. Aufl. Berlin: Pfenningstorff 129. — (*189*) Redi, F.: Opere varie Napoli 1867. — (*190*) Revesz, G.: Tierpsychologische Untersuchungen an Hühnern. Z. Psychol. 87, 130 (1921). — (*191*) Rey, E.: Mageninhalt der Vögel, Verbleib der Steine im Vogelmagen. Ornith. Mschr. 32, 185 (1907). — (*192*) Riekel, A.: Psychologische Untersuchungen an Hühnern. Z. Psychol. 89, 81 (1922). — (*193*) Rosenthal, F.: Die Bedeutung der Leberexstirpation für Pathophysiologie und Klinik. Erg. inn. Med. 33, 63, 389 (1928). — (*194*) Rothlin: Hoppe-Seylers Z. 121, 300 (1922). — (*195*) Römer, R.: Neuere Erfahrungen und Bestrebungen auf dem Gebiete der Geflügelzucht und -haltung, 3. Aufl. Berlin: DLG. 1928. — (*196*) Praktische Geflügelfütterung, 5. Aufl. S. 28. Berlin: Pfenningstorff 1926. — (*197*) Roeseler: Z. Tierzüchtg 1929. — (*198*) Rossi, G.: Richerche sulla meccanica dell'apparato digerente del pollo. Atti Accad. Lincei, V. Ser. Rendiconti. Cl. Sci. fis., mat. e natur. 13, 120, 356, 473 (1904); 14, 36 (1905); Arch. di Fisiol. 2, 3, 375 (1905). — (*199*) Roux: Arch. Entw.mechan. 21, 461 (1906).— (*200*) Rubeli, O.: Über den Oesophagus des Menschen und verschiedener Haustiere. Med.-Dissert., Bern, S. 11, 24, 46; Abb. 9, 10. — (*201*) Russinow: Material zur Verdauungslehre der Vögel (russ.) 1918.

(*202*) Schauder, W.: Anatomie der Hausvögel. In Martin: Lehrbuch der Anatomie der Haustiere, 2. Aufl. Stuttgart: Schickhardt u. Ebner 1913. — (*203*) Schepelmann: Über die gestaltende Wirkung verschiedener Ernährung auf die Organe der Gans, insbesondere über die funktionelle Anpassung an die Nahrung. Arch. Entw.mechan. 21, 500 (1906). — (*204*) Verschiedene Ernährung auf die Organe der Gans. Ebenda 23, 183 (1907).— (*205*) Scheunert: In Abderhalden: Handbuch der biologischen Arbeitsmethoden. Liefg. 112. — (*206*) Scheunert u. Krzywanek: Die Verdauung der Vögel. In Oppenheimer: Handbuch der Biochemie der Menschen und der Tiere, 2. Aufl. 5, 206. 1924. — (*207*) Scheunert u. Schieblich: Über die Magen-Darm-Flora der Haustaube. Zbl. Bakter. I. Abt., 88, 122 (1922).— (*208*) Schmitt-Krahmer, C.: Die Milchsäurebildung in roten und weißen und funktionell verschiedenen Muskeln der Vögel. Biochem. Z. 180, 272 (1927). — (*209*) Schreiner: Beiträge zur Histologie und Embryologie des Vorderdarms der Vögel. I. Z. Zool. 68, 481 (1900). — (*210*) Schumacher, S.: Darmdrüsen und Darmzotten bei den Waldhühnern. Anat. Anz. 54; Z. Anat. 64, 76 (1922); 76, 640 (1925). — (*211*) Die Entwicklung der Glandulae oesophageae des Huhnes. Z. mikrosk.-anat. Forschg. 5, 1 (1926). — (*212*) Schwarz, C., und H. Teller: Über die Kropfverdauung des Huhnes. Fermentforschg 7, 254 (1924). — (*213*) Shaw: Digestion of the chicken. Amer. J. Physiol. 31, 439 (1913). — (*214*) Siefert, E.: Pflügers Arch. 64, 428 (1896). — (*215*) Smith, Hammond u. Rastell: The grouse in health and in disease. London: Smith, Elder & Co. 1911. — (*216*) Sokolowska (polnisch): Beiträge zur Kenntnis des Stoffumsatzes bei Vögeln. Rozn. Nauk Rolniczych (poln.) 9, 211 (1923) (zitiert nach Groebbels 92). — (*217*) Sugano: Physiologische Studien am Hühnerdarm mit besonderer Berücksichtigung des Altersunterschiedes. Fol. jap. pharmacol. (japan.) 5, 327 (1927). — (*218*) Spallanzani, L.: Versuche über das Verdauungsgeschäft. Übers. v. Michaelis. Leipzig 1785. — (*219*) Steinmetzer: Pflügers Arch. 206, 500 (1924). — (*220*) Stübel, H.: Der Erregungsvorgang in der Magenmuskulatur nach Versuchen am Frosch- und Vogelmagen. Pflügers Arch. 143, 382 (1911); Zbl. Physiol. 25, 1098 (1912). — (*221*) Swenander: Beiträge zur Kenntnis des Kropfes der Vögel. Zool. Anz. 22, Nr. 583, S. 140 (1899). — (*222*) Studien über den Bau des Schlundes und Magens der Vögel. Trondhjem 1902.

(*223*) Teichmann: Der Kropf der Taube. Arch. mikrosk. Anat. 34, 235 (1889). — (*224*) Thébault, M. V.: Etude des rapports qui existent entre les systèmes pneumogastrique et sympathique chez les oiseaux. Paris: Masson et Cie., Thèses de la faculté de Sci. de Paris 1898. — (*225*) Teller, H.: Über die Kropfverdauung des Huhnes. Fermentforschg. 7, 254 (1924). — (*226*) Tiedemann: Anatomie und Naturgeschichte der Vögel. 1. Heidelberg 1810. — (*227*) Tiedemann, F., u. L. Gmelin: Die Verdauung. Heidelberg u. Leipzig 2, 96 (1827). — (*228a*) Thorell: Einige vergleichende physiologische Untersuchungen über die Reaktion der Magenwände auf Suprarenin. Internat. Physiol.-Kongr. Stockholm 1926.

(*228 b*) UKAI u. KIUMURA: Über die Struktur des Pankreas von Vögeln. Transact. jap. path. Soc. **14**, 76 (1924). —

(*229*) VIALLANES: Sur le tube digestiv du Carpophaga Goliath etc. Paris 1878; Annali di Sci. natur., Ser. 6. **7**, 3 (1878). — (*230*) VÖLTZ: Stoffwechsel an Hühnern. Zbl. Physiol. **23**, 201 (1909). — (*231*) VÖLTZ u. YAKURA: Landw. Jb. **38**, 554 (1909). — (*232*) VÖLTZ: In ABDERHALDEN: Handbuch biologischer Arbeitsmethoden, Teil 9, H. 2, S. 300, 1922. —

(*233*) WEISER u. ZEITSCHEK: Pflügers Arch. **93**, 98, 115 (1903). — (*234*) WEISKE u. MEHLIS: Landw. Versuchsstat. **21**, 411 (1878); **24**, 211 (1880). — (*235*) WEISKE: J. Landw. 1878, 26. — (*236*) WEISSBERG: Beiträge zur Kenntnis der Pankreasentwicklung bei der Ente. Z. mikrosk.-anat. Forschg. **11**, 493 (1927). — (*237*) WIEDERSHEIM, R.: Grundriß der vergleichenden Anatomie der Wirbeltiere. 3. Aufl. Jena 1893. — (*238*) Die feineren Strukturverhältnisse der Drüsen im Muskelmagen der Vögel. Arch. mikrosk. Anat. **8**, 435 (1872). — (*239*) WILLSTÄTTER, HAUROWITZ u. MEMMEN: Z. physiol. Chem. **140**, 205, 215 (1924). — (*240*) WILCZEWSKI, P.: Untersuchungen über den Bau der Magendrüsen der Vögel. Med.-Dissert., Breslau 1870. — (*241*) WINDAUS, A., u. VAN SCHOOR: Z. physiol. Chem. **161**, 143 (1926). — (*242*) WINOKUROW, S. J.: Die motorische Funktion des Kropfes bei experimenteller Polyneuritis. Pflügers Arch. **210**, 576 (1925).

(*243*) ZAITSCHEK: Zur Physiologie des Muskelmagens der körnerfressenden Vögel. Pflügers Arch. **104**, 608. — (*244*) ZANDER: Folgen der Vagusdurchschneidung bei Vögeln. Ebenda **19**, 263 (1879). — (*245*) ZIETZSCHMANN, O.: Über eine eigenartige Grenzzone in der Schleimhaut zwischen Muskelmagen und Duodenum beim Vogel. Anat. Anz. **33**, 456 (1908). — (*246*) Der Verdauungsapparat der Vögel. In ELLENBERGER: Handbuch der vergleichenden mikroskopischen Anatomie der Haustiere. **3**, 377. Berlin 1911.

3. Die Verdauung der Wiederkäuer.

Von

Professor Dr. ERNST MANGOLD

Direktor des Tierphysiologischen Instituts der Landwirtschaftlichen Hochschule Berlin.

Mit 49 Abbildungen.

Einleitung: Die biologische Bedeutung des Wiederkauens.

Als Wiederkäuer (Ruminantia) werden alle diejenigen Tiere bezeichnet, die die Gewohnheit haben, den Mageninhalt einige Zeit nach der Futteraufnahme portionsweise in das Maul zurückzubringen, nochmals durchzukauen und wieder abzuschlucken.

Diese Besonderheit in der Beziehung zwischen Mund- und Magenverdauung kommt in der Tierwelt nur bei den Säugetieren und auch hier nur bei einigen Pflanzenfressern vor.

Von landwirtschaftlichen Nutztieren aller Länder gehören zu den Wiederkäuern die Rinder, Schafe und Ziegen, die Büffelarten, Kamele, Lamas und das Renntier. An jagdbaren Tieren kommen hinzu die Hirsche, Gemsen, Antilopen und Giraffen, sowie die Wildformen der Büffel, Schafe und Ziegen.

Das Wiederkauen ist wohl die weitgehendste und speziellste Anpassung an die schwer verdauliche Pflanzennahrung, die wir bei Tieren finden. Denn die Symbiose mit celluloselösenden Mikroorganismen, die ja auch im Pansen und Dickdarm der Wiederkäuer die größte Rolle spielen, ist bei Herbivoren viel allgemeiner verbreitet.

Die rein pflanzliche Nahrung erfordert gebieterisch derartige besondere Ergänzungen der Verdauungsfunktionen. Denn die pflanzlichen Futtermittel, welche die Tiere unter natürlichen Verhältnissen finden, sind ihrem Caloriengehalt wie ihrer Zusammensetzung nach nicht so hochwertig und vor allem auch nicht so leicht verdaulich und nicht so hochprozentig verwertbar wie die Beute der Raubtiere für diese Fleischfresser. Das Pflanzenfutter muß daher sowohl in größeren Mengen aufgenommen als auch mühevoller verdaut werden.

Wenn die Natur nun auch den Tisch für die herbivoren Tiere besonders reichlich mit Futtermengen gedeckt hat, so hat sie ihnen doch nicht die Fähigkeit verliehen, daraus den vollen Nutzen zu ziehen, der nach der chemischen Zusammensetzung all der pflanzlichen Futterstoffe tatsächlich daraus zu gewinnen wäre. Die Tiere können nicht einfach durch die Verdauungs- und Stoffwechselfunktionen ihres eigenen Organismus aus Holz Zucker machen, wie der moderne Chemiker es kann; und für die Erschließung der Pflanzenzellen brauchen sie zur Auflösung der Zellenwände, die aus Rohfaser und daher zum größten Teil aus Cellulosen bestehen, Fermente, die sie selbst nicht zu liefern vermögen, die ihnen aber durch die Bakterien ihres Verdauungskanals ersetzt werden.

Diese *bakterielle Cellulosevergärung* bringt den Wirtstieren erstens den Vorteil, einen Teil der entstehenden Spaltungsprodukte für den eigenen Stoffhaushalt ausnutzen zu können; der zweite besteht darin, daß so überhaupt erst der wertvolle, Eiweiß, Kohlenhydrate und Fette enthaltende Inhalt der Pflanzenzellen für die Verdauung durch die Mikroorganismen und die körpereignen Fermente des Pflanzenfressers zugänglich gemacht wird.

Letzteres kann aber auch auf mechanischem Wege, durch Eröffnung der einzelnen Pflanzenzellen mittels des Aufbeißens und Zerquetschens derselben beim Kauen, erfolgen. Hier tritt nun ergänzend das Wiederkauen hinzu, indem es die angesichts der mikroskopischen Kleinheit der einzelnen Pflanzenzellen zunächst nicht sehr große Wahrscheinlichkeit in außerordentlichem Maße erhöht, daß möglichst viele einzelne Zellen durch Aufbrechen ihrer Wand eröffnet werden.

Daß diese gründliche *mechanische Aufschließung* nicht gleich beim ersten Kauen während der Nahrungsaufnahme geschieht, hat im Verein mit den anderen Anpassungen seiner Verdauungsorgane wieder mehrere Vorteile für den Wiederkäuer. Einmal kann er hierdurch in verhältnismäßig kürzerer Zeit die großen, für seine Ernährung erforderlichen Futtermengen aufnehmen, um sie im Pansen als geräumiger Vorratskammer aufzubewahren und dann in Ruhe und — wenn wir an die natürlichen Verhältnisse der in Freiheit lebenden Wiederkäuer denken — auch an beliebiger, vor Raubtieren geschützter Stelle der erneuten und ausgiebigen mechanischen Bearbeitung zu unterziehen. Zugleich erwächst hieraus der Vorteil, auf den schon Bergmann und Leuckart[13] hingewiesen haben, daß das erst *nach* der Futteraufnahme stattfindende Wiederkauen eine bedeutende Ersparnis an Muskelkraft und daher auch an Erhaltungsfutter bewirkt. Denn beides würde viel größer sein müssen, wenn die Tiere die für eine gründliche und ausreichende Ausnutzung des Futters erforderliche Zerkleinerung durch Kauen schon *während* der Futteraufnahme vollziehen würden, weil dann diese selbst und die dazugehörigen Körperbewegungen außerordentlich viel länger dauern und entsprechend mit einem viel größeren Stoffverbrauche verbunden sein würden.

Es kommt aber noch ein weiterer Vorteil hinzu, den das Wiederkauen bietet: da es nicht am frischen, harten Pflanzenmaterial ausgeführt wird, sondern an dem Panseninhalt, in dem sich bereits eine Aufweichung und Mazeration, besonders aber die bakterielle Auflösung der Zellenwände schon energisch im Fortschreiten befindet, so wird an den hierdurch leichter angreifbar gewordenen Pflanzenteilen durch das Wiederkauen mit seinen Mahlbewegungen selbst bei geringerem Kraftaufwande die Zerquetschung und Eröffnung viel gründlicher und an einer viel größeren Zahl von Zellen erfolgen können, als es beim ersten Kauen während der Futteraufnahme möglich wäre.

In diesem Sinne erscheint es dann auch besonders erklärlich, daß das Wiederkauen nach der Futteraufnahme immer erst nach einer Pause einsetzt, während deren schon eine gewisse Vorbereitung im Pansen Platz greifen konnte. Das Wiederkauen arbeitet nicht nur der bakteriellen und fermentativen Aufschließung mechanisch vor, es wird auch selbst schon durch erstere unterstützt.

So sehen wir bei der Verdauung der Wiederkäuer die Vorgänge der mechanischen und chemischen Verdauung ganz besonders innig miteinander verknüpft.

A. Die Mundverdauung.

I. Futteraufnahme, Kauen und Schluckakt.

1. Futteraufnahme und Kauen.

Die Freßwerkzeuge der Wiederkäuer lassen sich in kurzen Zügen, hauptsächlich im Anschluß an die Arbeiten von COLIN[32], MARTIN[146] und G. SCHWARZ[202], ELLENBERGER[55], ELLENBERGER und SCHEUNERT[59] etwa folgendermaßen beschreiben.

Der *Kauapparat* setzt sich aus drei verschiedenen Teilen zusammen: den passiven, nämlich den Kiefern und Zähnen, den aktiven, nämlich den Muskeln, die die Kiefer bewegen, und den akzessorischen, nämlich der Zunge, den Lippen und den Backen, die das Herausfallen der Nahrung aus dem Maule verhüten und sie zwischen die Zähne schieben, damit sie zerkaut werden kann.

Die *Kiefer* bilden eine Art Schere, deren Blätter sich vertikal bewegen und so angeordnet sind, daß sie sich mehr oder weniger weit öffnen bei den verschiedenen Tieren, je nach Umfang und Art ihrer Nahrung, und zwar bei den Herbivoren beträchtlich weniger weit als bei den Carnivoren. Während der Oberkiefer fest mit dem Schädel verwachsen ist, ist der Unterkiefer gegen jenen beweglich.

Die *Muskeln*, welche die Kieferbewegungen bewirken, sind gewöhnlich auf jeder Seite in der Fünfzahl vorhanden, Temporalis (Schläfenmuskel), Masseter, zwei Pterygoidei (Flügelmuskel), Digastricus.

Diese Teile des Kauapparates sind bei einzelnen Tierarten sehr verschieden, besonders besteht ein großer Unterschied zwischen Fleisch- und Pflanzenfressern und unter diesen wieder zwischen Nagern, Dickhäutern, Einhufern und Wiederkäuern.

Die Wiederkäuer haben lange, schwache und gebogene Kiefer, nur wenig scharfe Schneidezähne, vielfach überhaupt keine Hakenzähne, aber kräftige breite *Backenzähne*, die auf ihrer Oberfläche mit Schmelzfalten bedeckt sind, wodurch die Kauflächen sehr widerstandsfähig und geeignet werden, die pflanzlichen Futtermittel zu zermahlen.

Das *Kiefergelenk* ist derart gestaltet, daß es dem Unterkiefer nicht nur Abwärts- und Aufwärts-, sondern auch Vorwärts-, Rückwärts- und Seitwärtsbewegungen gestattet. Diese einzelnen Nebenbewegungen charakterisieren durch ihre bestimmten Modifikationen die Kautätigkeit der einzelnen Tiergruppen. Die *Gelenkfläche* für den Unterkiefer ist transversal verlängert und eben oder konvex und ermöglicht dadurch hauptsächlich auch die Bewegungen nach der Seite, die für das Wiederkauen charakteristisch sind; das freie Ende des Unterkiefers beschreibt dabei einen mehr oder minder großen Kreisbogen.

Die Beteiligung der einzelnen Kaumuskeln und ihr Zusammenwirken bei den verschieden gerichteten Kaubewegungen ist dabei genau definiert (s. G. SCHWARZ[202]).

Beim *Wiederkauen* sind die *Seitwärtsbewegungen* des Unterkiefers dadurch bemerkenswert, daß sie nicht immer zwischen der rechten und linken Seite abwechseln müssen, sondern auch längere Zeit nach der gleichen Seite ausgeführt werden können. Diese unsymmetrische Tätigkeit mehrerer Muskeln ist bei der Mehrzahl der Wiederkäuer, deren Kauen während einer längeren Periode einseitig bleibt, sehr markant; denn sie setzt von einem Teil der Muskeln einer Seite eine nach jedem Kieferschlage sich erneuernde Kontraktion voraus, während die entsprechenden Muskeln der anderen Seite in dieser Zeit untätig bleiben.

In dieser Hinsicht kann man die für längere Perioden *einseitig kauenden und die alternierend kauenden Wiederkäuer* unterscheiden. Bei letzteren, zu denen Kamel, Dromedar und Lama gehören (G. Schwarz), wechselt die Muskeltätigkeit mit jedem Kieferschlage. Bei ersteren wird, ebenso bei längerer Dauer des Kauens, die Kauseite meist in unregelmäßigen Zwischenräumen gewechselt; nach Gurlt[85], Ellenberger, Osthof[156] wird aber bei Rind, Schaf und Ziege wie beim Pferd jeder Bissen auf einer Seite zu Ende gekaut.

Die *Tätigkeit des Gebisses* beginnt bei dem Wiederkäuer, der sich in naturgemäßer Weise sein Futter auf der Weide selber sucht, damit, daß die Schneidezähne zusammen mit dem Wulst des Oberkiefers bzw. der Dentalplatte des Zwischenkiefers die Pflanzenteile erfassen und, zugleich mit Hilfe der *Lippen*, abreißen.

Das eigentliche Kaugeschäft besorgen dann die Molaren. Hierbei genügen nicht die Auf- und Abwärtsbewegungen des Unterkiefers gegen den Oberkiefer, da durch dieses Aufeinanderpressen das Futter nur zerquetscht werden könnte; erst die seitlichen Bewegungen vermögen die harten Pflanzenteile zu zerreiben. Dieses Spiel ist am besten dem Zermahlen zwischen Mühlsteinen vergleichbar. Es kann dabei aber nicht gleichzeitig auf beiden Seiten gearbeitet werden, da die beiden oberen Molarreihen weiter voneinander entfernt sind als die unteren; wenn also die rechten Zahnreihen übereinanderstehen, so berühren sich die linken nicht mehr. Hierdurch wird das Kauen immer nur auf einer Seite möglich.

Die *Zunge* ist beim Kauen ein wichtiges Hilfsorgan, beteiligt sich durch Schmecken und Fühlen bei der Nahrungsaufnahme und als Bewegungsorgan beim Ergreifen, Kauen und Abschlucken des Futters. Durch zahlreiche Muskeln wird sie zu einem in vielseitigster Weise beweglichen aktiven Hilfswerkzeug, durch welches der Bissen immer wieder zwischen die Zähne oder zum Schlucken nach hinten geschoben wird. Sie ist am Zungenbein und Unterkiefer so befestigt, daß sie passiv deren Bewegungen folgt.

Durch ihre eigene Muskulatur kann sich die Zunge nach oben, unten und seitwärts bewegen, sich abplatten und wieder vorwölben und durch Auf- und Abwärtsbiegen ihrer Ränder ihre Gestalt verändern.

Grasbüschel und längere Pflanzenteile erfaßt die Zunge, indem sie sich so um sie herumschlägt, daß der rauhe, mit Hornüberzug und scharfen, rachenwärts gerichteten Warzen versehene Zungenrücken die Pflanzenteile umschlingt.

Als weitere akzessorische Organe dienen auch die dicken, kurzen und weniger beweglichen *Lippen* zum Ergreifen des Futters und helfen mit den *Wangen* während des Kauens die Nahrung zurückzuhalten und zwischen die Zähne zu bringen.

Die Wiederkäuer nehmen bei der Futteraufnahme in der Zeiteinheit bedeutend größere Mengen und größere Bissen auf als die nicht ruminierenden Pflanzenfresser. So kann das Rind in $^1/_3$ Minute einen großen Bissen bilden und mehr hinunterschlucken als ein Pferd in einer ganzen Minute.

Allgemein muß der

a) Kauakt bei der Futteraufnahme

von demjenigen beim Wiederkauen unterschieden werden. Die Wiederkäuer kauen alle bei der Nahrungsaufnahme nur sehr oberflächlich, beim Ruminieren aber sorgfältig. Als Maßstab für das nur oberflächliche Kauen bei der Futteraufnahme kann die Feststellung von Schalk und Amadon[169] dienen, daß von ganzen Getreidekörnern etwa die Hälfte unzerbrochen den Magen erreicht.

Die nicht wiederkauenden Pflanzenfresser dagegen müssen schon bei der Futteraufnahme gründlicher kauen, eben weil sie nicht wiederkauen. Aus diesem Grunde brauchen auch die letzteren zur Aufnahme einer gleichen Menge Futters eine längere Zeit mit einer viel größeren Zahl von Kieferschlägen als die Wiederkäuer.

. So braucht z. B. nach Osthof[156] ein Pferd zum Kauen von 1 kg Heu im Durchschnitt 30,8 (18—42) Minuten, eine Kuh zum Kauen von 1 kg Grummet durchschnittlich 8,3 Minuten. Kleine Wiederkäuer brauchen aber verhältnismäßig wieder längere Zeit; so brauchten für $^1/_8$ kg Heu die Ziegen 8—11, im Durchschnitt 9,3 Minuten, und Schafe 11,2 Minuten. Auch die *Zahl der Sekunden pro Bissen* erwies sich bei gleicher Futterart, einerseits beim Pferd und andererseits bei Ziege und Schaf, als verschieden, z. B. bei Heufütterung beim Pferd 34,6 (25—48) Sekunden, bei Ziege und Schaf dagegen gleich, nämlich bei der Ziege 24,5 (20—30) und beim Schaf 24,4 (17—31) Sekunden. Bei den Kühen stimmte die entsprechende Zahl ziemlich mit der der kleinen Wiederkäuer überein, indem sie 21,4 (15—30) Sekunden bei Grummetfütterung betrug.

Die Zahl der Kieferschläge für den einzelnen bei der Futteraufnahme gebildeten Bissen kann auch bei den Wiederkäuern kleiner sein als beim Pferd. Nach Angaben, die schon Colin[32] hierüber machte, kamen beim Pferde 30—50 Kieferschläge auf einen Bissen, beim Rinde dagegen nur 15—30 und ähnlich beim Schaf nur 5—12.

Osthof[156] fand bei Heufütterung mehr übereinstimmende Zahlen: beim Pferde 43 (28—60), bei Ziegen 47 (41—52), bei Schafen 46 (30—52), und nur bei Kühen bei Grummetfütterung weniger, nämlich 30 (16—40) Kieferschläge für jeden neu aufgenommenen Bissen.
Einfluß der Futterbeschaffenheit auf die Zahl der Kieferschläge bei der Futteraufnahme. Auch Cipiccia[29] fand die Zahl der Kieferschläge, die erforderlich sind, um eine bestimmte Futtermenge zu schlucken, bei den Wiederkäuern wieder geringer als bei den nicht wiederkauenden Herbivoren. Er meint auch, daß Tiere mit reichlicher Speichelabsonderung eine geringere Zahl von Kaubewegungen dabei ausführen als solche mit geringerer Speichelproduktion. Bei der Gemse fand er die Zahl kleiner als beim Damwild.
Im Einklange hiermit steht nach Gaudenzi[74] die Zahl der Kaubewegungen bei Schafen im umgekehrten Verhältnis zum Feuchtigkeitsgehalt des Futters. Bei Rindern gibt er dagegen eine um so größere Zahl der Kaubewegungen an, je feuchter die Nahrung war, während auch hier die zum Kauen nötige Zeit mit steigender Feuchtigkeit des Futters abnahm.

Wie schon vorher G. Schwarz[202] durch größere Beobachtungsreihen an Wiederkäuern des Frankfurter Zoologischen Gartens nachgewiesen hatte, ist die *Zahl und Zeit für einen Bissen bei der Futteraufnahme nach der Tierart, nach dem Alter der Tiere und nach der Beschaffenheit des Futters durchschnittlich verschieden*. Die nach seinen Ergebnissen zusammengestellte Tabelle 1 zeigt diesen Unterschied am deutlichsten zwischen Heu und gemischter Frucht, während der zwischen trocken und angefeuchtet verabreichter gemischter Frucht und auch zwischen den einzelnen Tierarten, letztere abgesehen von den Antilopen, nicht so deutlich hervortrat.
Die Art der Ausführung der einzelnen Kaubewegung ist, wie ebenfalls G. Schwarz[202] beobachtete, bei verschiedenen Tierarten verschieden, innerhalb der einzelnen Arten und Rassen aber gleich, wenn auch hier sich gewisse individuelle Verschiedenheiten zeigten.

Tabelle 1. Zahl der Kaubewegungen für einen Bissen. (Nach G. Schwarz.)

Tierart:	Heu	Futter: trocken gemischte Frucht	angefeuchtet gemischte Frucht
Einseitig kauende			
Zebu	65	31	27
Ind. Büffel	61	26	27
Bison	66	29	37
Wisent	57	25	33
Yak	68	42	41
Gemsbüffel . . .	62	41	30
Pferdeantilope . . .	42	14	18
Rappenantilope . .	36	15	23
Alternierend kauende			
Kamel	—	20	—
Dromedar	—	19	—
Lama	—	26	—

Allgemein fand er sie verschieden zwischen dem ersten Kauen bei der Futteraufnahme und andererseits beim Wiederkauen. Während letzteres in monotoner Weise mit genau gleichen Kieferschlägen, abgesehen von dem Seitenwechsel, ausgeführt wird, werden bei der Futteraufnahme die einzelnen Kaubewegungen nicht in gleicher Weite und Kraft ausgeführt. Besonders wird der Unterkiefer hierbei nicht soweit abwärts geführt wie beim Wiederkauen, und auch die Seitwärtsbewegung ist oft nicht so ausgeprägt. Schwarz erklärt dies damit, daß die noch unzerkauten Teile des Bissens, der ja erst eingespeichelt und als zusammenhängende Masse geknetet werden muß, sonst aus dem Maule wieder herausfallen könnten, während der Wiederkaubissen ja schon eine zusammenhaltende Masse bildet.

b) Der Kauakt beim Wiederkauen.

Diese Untersuchungen von G. Schwarz schließen bereits an ausgedehnte Studien über die Art der Ausführung der einzelnen Wiederkaubewegungen an, in denen Lubosch[121, 122] an Tieren des Berliner Zoo eine sorgfältige *Analyse des Kauaktes beim Wiederkauen* durchführte. Lubosch konnte hier zeigen, daß die spezialisierte Bewegung, als welche man gewöhnlich das Wiederkauen auffaßt, selbst wieder in außerordentlich mannigfaltigen Modifikationen auftritt.

Als *typischen Ablauf einer Wiederkaubewegung* schildert er am Beispiel der Giraffe, wie der Unterkiefer dabei deutlich und mit größter Exaktheit in einer dreizeitigen Bewegung geführt wird. Die drei durch diese Bewegungen beschriebenen Linien bilden die Seiten eines rechtwinkligen Dreiecks. Die erste Bewegung öffnet das Maul, die zweite führt den Unterkiefer in der Diagonale von rechts unten nach links oben. Diese beiden Bewegungen bilden zusammen die *Vorbereitungsbewegung*. Auf sie folgt als dritte die *Hauptbewegung*, die mit schlagartiger Wucht die Zähne des Unterkiefers an denen des Oberkiefers vorbeiführt, bis beide Zahnreihen in Schlußstellung stehen. Diese Hauptbewegung wird niemals über die Zahnreihe des Oberkiefers nach außen weitergeführt.

Von dieser *Grundform der Wiederkaubewegung* kommen nun sehr zahlreiche Abweichungen vor. Diese ergeben sich aus den mannigfaltigen Veränderungen der *Richtung, Ausdehnung* und gegenseitigen *Abgrenzung* dieser drei einzelnen Bewegungsphasen, aus Änderungen von *Tempo* und *Rhythmus* und verschiedener Gestaltung des *Wechsels* zwischen den beiderseitigen Bewegungen. Hierdurch kommen nach Lubosch fast ebenso viele Formen der Wiederkaubewegung zustande, wie es Arten, und vielleicht wie es Individuen unter den Wiederkäuern gibt.

Gemeinsam ist allen Wiederkäuern nur die Zusammensetzung des einzelnen Kauaktes aus Vorbereitungs- und Hauptbewegung und der *taktmäßige Rhythmus*, in dem sich die einzelnen Kauakte wiederholen und den Lubosch niemals durch eine andersartige Zwischenbewegung unterbrochen sah.

Durch die verschiedenartigen Abweichungen jener Varianten ist aber der Ablauf des einzelnen Wiederkauaktes für alle Wiederkäuerarten, von denen hier Giraffe, Dromedar, Alpaka, Anoa, zahmer und Sundabüffel, Elen-Antilope untersucht wurden, in durchaus charakteristischer Weise verschieden, wie Lubosch durch eine Anzahl von Diagrammen der Kieferbewegung veranschaulicht. Beim einzelnen Tiere wiederholt sich aber alles stets in der gleichen Weise und soll nicht die geringste Abweichung vorkommen.

Nach LUBOSCH werden auch beide Seiten des Gebisses beim Wiederkauen gleichmäßig benutzt, wenn auch in verschiedener Einteilung; selbst wenn beim periodischen Alternieren der rechts und links gerichteten Kauakte die einzelnen Perioden nicht die gleiche Zahl einzelner Kauakte aufweisen, soll sich dies doch bei längerem Wiederkauen zu einer Gleichheit für beide Seiten ausgleichen.

Nach diesen und weiteren vergleichenden Untersuchungen desselben Autors über Kauen und Kaugelenk erweist sich die Art der Kaubewegung bei den Tieren als eine Wirkung der Anpassung an eine bestimmte Nahrung. Zur Bewältigung einer bestimmten Nahrung wird nicht nur das Gebiß in bestimmter Weise modifiziert, sondern auch das Kiefergelenk erfährt Umgestaltungen, um dem Gebiß und den Kaubewegungen genügenden Spielraum zu gewähren, damit sie ihre ganze mechanische Wirksamkeit entfalten können (LUBOSCH[121, 122], siehe auch FABIAN[60]).

2. Der Schluckakt.

Bei den Wiederkäuern muß wie für den einzelnen Kauakt so auch für das Abschlucken der Nahrung unterschieden werden zwischen dem Schluckakt, wie er bei der Futteraufnahme stattfindet, und dem Abschlucken des Wiederkaubissens. Hinsichtlich des ersteren scheinen für die Wiederkäuer keine grundsätzlich verschiedenen Verhältnisse vorzuliegen als bei anderen Säugetieren.

Auf den Schluckakt beim Wiederkauen und ebenso auf die Bewegungen und anatomischen Verhältnisse des Oesophagus werden wir an geeigneter Stelle (s. S. 130, 215) zurückkommen.

II. Die Speichelabsonderung.

Die Speichelabsonderung ist bei den Wiederkäuern physiologisch für die Verdauung besonders wichtig. Sie ist dies bei verschiedenen Tieren in sehr verschiedenem Grade. Beim Geflügel fehlt sie z. B. so gut wie völlig und würde nach der hier verwirklichten Anordnung der Verdauungsorgane auch keine Bedeutung haben. Bei den Säugetieren dient der Speichel allgemein zum Schlüpfrigmachen des Bissens und der Speiseröhre für den Schluckakt. Die Carnivoren, die ihre Nahrung in größeren Bissen gleich in den Magen schlucken, machen sonst für deren Verdauung wenig Gebrauch von ihrem Mundspeichel. Bei den omnivoren Säugetieren gelangt er mit der Nahrung in den Magen und wirkt hier noch lange durch sein diastatisches Ferment auf die Kohlenhydrate verdauend ein.

Beim Wiederkäuer dagegen kommt dem Mundspeichel hauptsächlich eine wieder in anderen Richtungen liegende *dreifache funktionelle Bedeutung* zu. Hier ist der Speichel zunächst das Befeuchtungsmittel der Nahrung, das sie außer für das Hinabschlucken auch für die Rejektion zum Wiederkauen geeignet macht. Zweitens ist er die eigentliche Mazerationsflüssigkeit für ihr pflanzliches Futter, mit dem er beim Kauen und Wiederkauen und dann besonders im Pansen durch dessen gewaltige, seinen Inhalt bewegenden Kräfte, aufs intensivste durcheinander gemischt wird, so daß er außer der Verflüssigung der löslichen Teile besonders die feine Verteilung und den Zerfall der festeren Teile der Futterstoffe herbeiführt, deren Zersetzung und Aufschließung durch die bakteriellen Gärungsvorgänge er hierdurch vorbereitet und überhaupt erst ermöglicht.

Diese unentbehrliche Funktion des Speichels hat schon HAUBNER[93] dadurch erwiesen, daß er zeigte, wie die Futterstoffe in dem Pansen und der Haube, wenn der Speichelzutritt durch Unterbindung des Schlundes verhindert wird, trocken werden und sich zu kompakten Massen formen, in denen die Verdauungsvorgänge zum Stillstande kommen.

Drittens ist der Speichel beim Wiederkäuer gerade für den regulären Ablauf jener für die Pansenverdauung typischen bakteriellen Gärungen durch seine stark alkalische Reaktion von großer Bedeutung, indem die in ihm enthaltenen kohlensauren Alkalien die bei den Gärungen entstehenden Säuren neutralisieren, die sonst der für die Aufschließung der Cellulose so wichtigen Tätigkeit der Bakterien ein Ende bereiten, sowie auch wohl nach ihrem Übergange in den Darm die dort ablaufenden Verdauungsvorgänge ungünstig beeinflussen würden.

1. Die Speicheldrüsen.

Die Absonderung des Speichels erfolgt beim Wiederkäuer aus acht Speicheldrüsen und aus den Drüsen der Mundhöhle, die zusammen den gemischten Speichel liefern.

Wie die Abb. 54 zeigt, sind auf jeder Seite die *Ohrspeicheldrüse* (Glandula parotis), die *Unterkieferdrüse* (Glandula submaxillaris oder mandibularis) und je

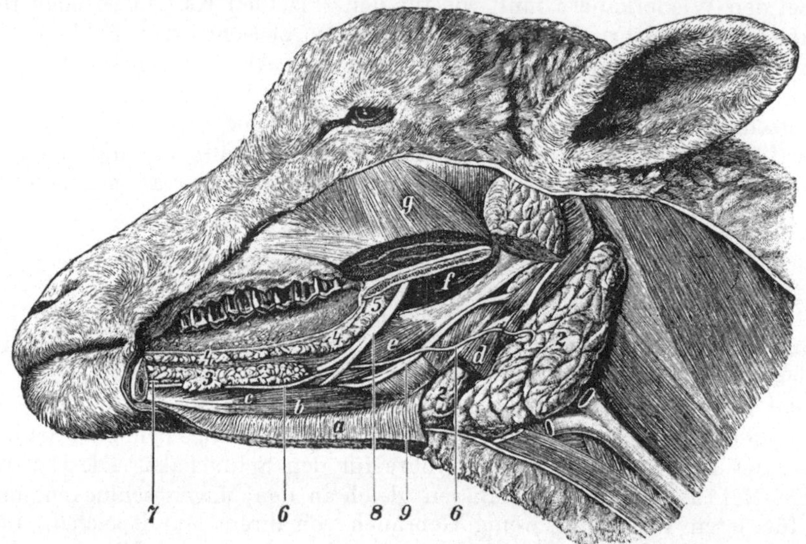

Abb. 54. Die Speicheldrüsen des Schafes. *1* Ohrspeicheldrüse (Glandula parotis), *2* Unterkieferdrüse (Glandula submaxillaris s. mandibularis), *3* und *4* Unterzungendrüsen (*3* Glandula sublingualis grandicanalaris, *4* parvicanalaris), *5* Gaumendrüsen, *6* Ausführungsgang der Gland. submaxillaris, *7* Ductus sublingualis major, *8* Nervus lingualis, *9* Nervus hypoglossus, *a—g* Kaumuskeln. (Nach Ellenberger und Baum.)

zwei *Unterzungendrüsen* (Glandula sublingualis parvicanalaris und grandicanalaris) vorhanden. Der Ausführungsgang der Parotis (Ductus parotideus) mündet beim Rinde am 5. Backenzahn des Oberkiefers, bei Schaf und Ziege in der Gegend des 3. oder 4. Backenzahnes in der Mundhöhle. Der Ductus submaxillaris mündet unten vorn an der Caruncula sublingualis (Abb. 55). Neben diesem oder zuletzt mit ihm vereinigt, mündet der Ausführungsgang der grandikanalären Unterzungendrüse, während der der parvikanalären seitlich unter der Zunge mündet.

Neue und sehr eingehende Untersuchungen über die Unterzungendrüsen der Wiederkäuer verdanken wir H. Ziegler[247—250], der sie an einem großen Material von Rindern, Schafen und Ziegen verschiedenster Altersstufen untersucht hat. Ziegler teilt das System der Unterzungendrüse in die große Unterzungendrüse (Glandula sublingualis major) und die kleinen Unterzungendrüsen (Glandulae sublinguales minores) (siehe Abb. 55). Die bei der mikroskopischen

Untersuchung eines Schnittes durch die Speicheldrüsen deutlich zutage tretenden Hauptstücke, die aus den das Sekret bildenden Zellen bestehen und sonst meist als Endstücke bezeichnet werden, sind entweder seröser oder muköser oder

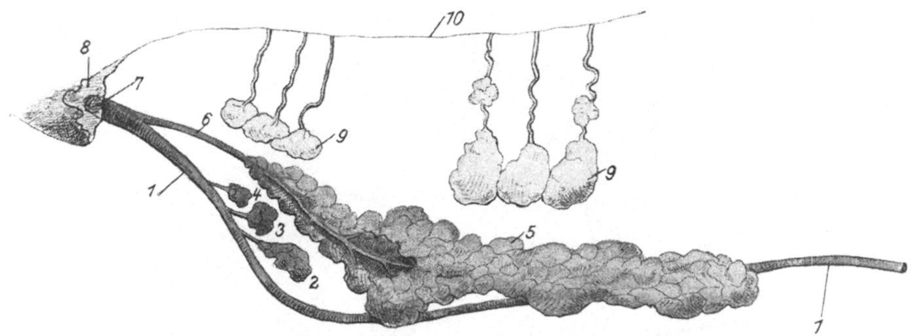

Abb. 55. Unterzungendrüsen des Rindes. *5* die große Unterzungendrüse, *6* Ausführgang derselben, *9* die kleinen Unterzungendrüsen, *10* Mundschleimhaut, *1* Ausführgang der Unterkieferdrüsen, *2, 3, 4* akzessorische Drüsenläppchen, die nur in vereinzelten Fällen vorhanden sind, *7* gemeinsame Mündung des Ausführganges der Unterkiefer- und der großen Unterzungendrüse an der Caruncula sublingualis *8*. (Nach H. ZIEGLER.)

gemischter Natur (s. Abb. 56). Bei allen Wiederkäuern fand sie ZIEGLER größtenteils gemischt, doch kommen auch rein seröse Hauptstücke vor (Abb. 56). An jedes Hauptstück schließt sich ein Schaltstück oder Halsstück an, das durch

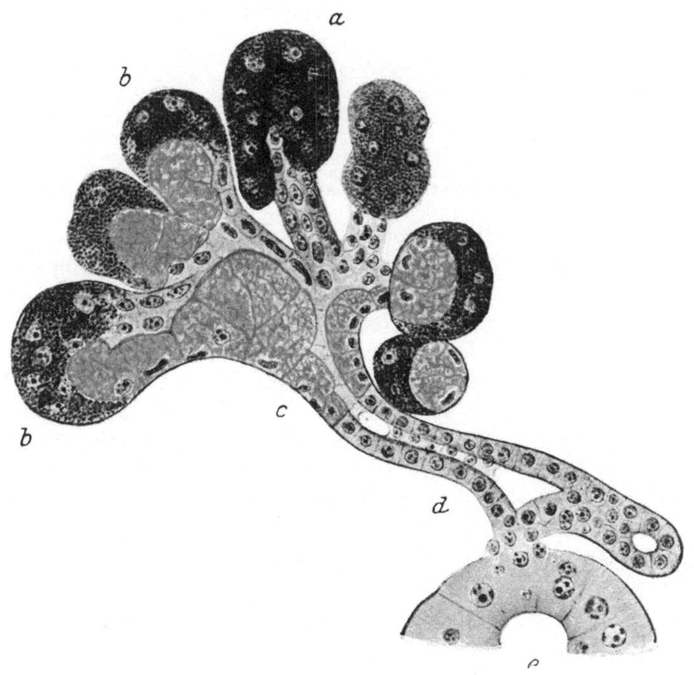

Abb. 56. Schnitt durch die Unterkieferdrüse des Rindes. *a* seröses Hauptstück, *b* einseitig verschleimte (gemischt serösmuköse) Hauptstücke, *c* gemeinsames Hauptschleimstück, *d* Halsstück, *e* Streifenstücke. (Nach H. ZIEGLER.)

ein Streifenstück die Verbindung mit dem Ausführungsgang des betreffenden Drüsenläppchens herstellt. Die Ausbildungsart der Hauptstücke fand ZIEGLER[248] beim Rind und bei Schaf und Ziege insofern verschieden gestaltet, als dieselben

bei der Unterzungendrüse des Rindes in verzweigten, bei den kleinen Wiederkäuern dagegen in mehr oder minder vollständig geteilten Endkomplexen angeordnet sind (s. Abb. 57). Zwischen diesen Extremen kommen aber alle
möglichen Übergangsformen vor.

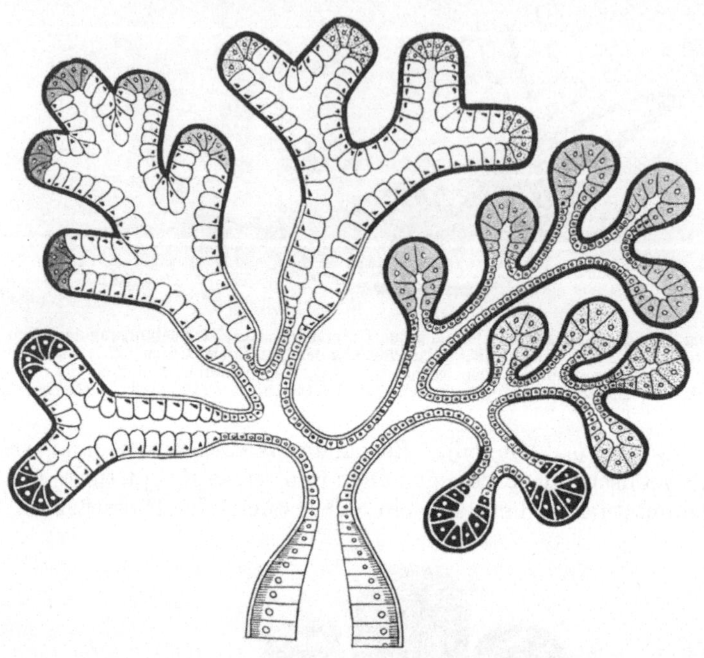

Abb. 57. Gewöhnliche Ausbildungsart der Hauptstücke der Unterzungendrüse beim Rinde. *a b c* albuminöse
(seröse) Hauptstücke mit Eiweißzellen (dunkel), *d e f* gemischte Hauptstücke (Eiweißzellen dunkel, Schleimzellen
hell). Verbindung durch die Halsstücke mit dem Ausführungsgang (unten). (Nach H. Ziegler.)

Beim Rinde erwies sich die Glandula sublingualis major als gemischte Drüse,
bei älteren Tieren dagegen als vorwiegend mukös, wobei allerdings die Schleimzellen einen besonderen, vom gewöhnlichen Typus abweichenden Zellcharakter
aufweisen und neben den rein mukösen auch noch gemischte und albuminöse

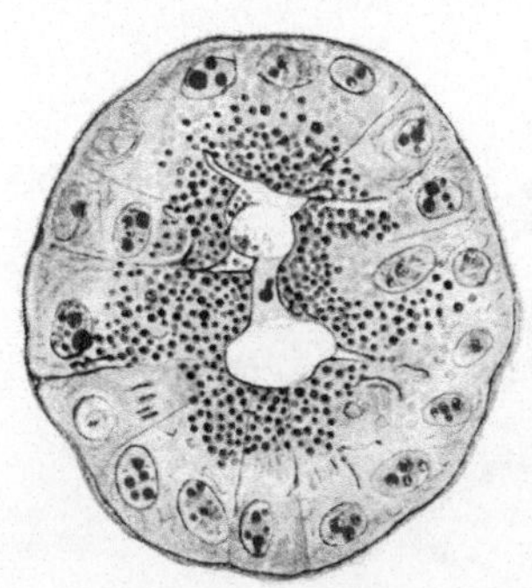

Abb. 58. Schnitt durch ein seröses
Hauptstück der Unterzungendrüsen
des Rindes. Eiweißzellen mit Kern
und Sekretgranula.
(Nach H. Ziegler.)

Hauptstücke sich vorfinden. Die Eiweißzellen stellen
sechsseitige stumpfe Pyramiden dar und enthalten
in ihren nach dem Lumen des Drüsenschlauchs
hingewandten Teilen mucinfreie Sekretkörnchen
(Granula) (s. Abb. 58). Auch bei der Ziege fand
Ziegler dieselben Altersunterschiede in der Drüsenstruktur.

An dem gemischten Speichel beteiligen sich
ferner die in der Schleimhaut der Mundhöhle selbst
gelegenen Drüsen. Hier sind besonders die *Backendrüsen* hervorzuheben (vgl. Ellenberger und
Baum[57]).

Die *mandibularen* Backendrüsen bilden jederseits ein
zusammenhängendes Drüsenlager, das vom Hauptkaumuskel (Musc. masseter) bis zum Lippenwinkel reicht.
Die sich an diese anlegenden *mittleren* Backendrüsen bilden
ein schmaleres und weniger zusammenhängendes Paket.
Die *maxillaren* Backendrüsen liegen am Zahnrande des Oberkiefers entlang. Die Ausführgänge dieser drei Arten der Backendrüsen münden zwischen den Wärzchen der
Backenschleimhaut.

Die Drüsen des Oesophagus liefern beim Wiederkäuer (Schaf) nicht rein muköses, sondern mukös-seröses Sekret Grahame[77]).

2. Die Menge und Zusammensetzung des Speichels und ihre Veränderungen.

Zur *Gewinnung des Speichels* vom lebenden Tiere (siehe auch Scheunert[177]) sind gewisse operative Eingriffe erforderlich. Sonst kann man nur den gemischten Mundspeichel sammeln, wenn er bei stärkerem Speicheln aus dem Maule fließt. Diesen erhält man auch aus einer am Oesophagus angebrachten Fistelöffnung. Der Speichel einzelner Speicheldrüsen muß durch Kanülen abgeleitet werden, die in Fistelöffnungen der betreffenden Ausführungsgänge eingeführt werden.

Auf diese Weise kann Material für die chemische Untersuchung des Speichels gewonnen werden; und ferner läßt sich die Tätigkeit der verschiedenen Speicheldrüsen in Beziehung zu den wechselnden Fütterungszuständen beobachten und quantitativ feststellen.

So ergab sich, daß bei den Wiederkäuern die Parotis unausgesetzt und auch in den Ruhepausen zwischen Nahrungsaufnahme oder Wiederkauen sezerniert, und daß die Maxillaris nur während der Futteraufnahme, nicht aber auch beim Wiederkauen und in den Zwischenpausen Sekret abgibt; die Sublingualis und die kleineren Drüsen sondern aber ebenfalls dauernd Speichel ab.

Daß die Parotiden der Wiederkäuer, ganz abweichend von denen anderer Tiere und auch z. B. des Pferdes, nicht nur während der Nahrungsaufnahme, sondern auch beim Wiederkauen und auch noch in den Ruhepausen Sekret liefern, wurde unabhängig von Colin[30] und Eckhardt[49] entdeckt und ist, wie Biedermann S. 1172[16] betont, um so bemerkenswerter, als eine derartige kontinuierliche Absonderung bei den echten Verdauungsdrüsen sonst nicht vorkommt. Sie findet aber doch noch eine Analogie bei den Wiederkäuern selbst in der ununterbrochenen Sekretionstätigkeit des Labmagens.

Daß auch die kleinen Munddrüsen dauernd tätig sind, schlossen Ellenberger und Hofmeister daraus, daß der gemischte Speichel des Rindes auch beim Fasten Mucin enthält, das in dem Parotissekret nicht vorhanden sein soll.

Für die Parotis des *Schafes* hat Eckhardt ferner nachgewiesen, daß die Sekretion auch nach möglichst sorgfältiger Durchschneidung aller cerebralen Drüsennerven (die betreffenden Fasern verlaufen in einem Zweig des *N. buccalis trigemini*), deren Reizung eine außerordentlich starke Absonderung bewirkt, völlig unverändert fortdauert (auch beim Ochsen soll nach Moussu nach Durchtrennung des genannten Nervenstammes die Sekretion, wenngleich stark vermindert, fortdauern). Eckhardt durchschnitt außerdem auch noch den Sympathicus, so daß wohl nur die Annahme übrig bleibt, daß die *Parotis der Wiederkäuer in sich selbst die Ursache der dauernden Erregung trägt*. Zudem hatte schon früher Schwahn (Eckhardts Beitr.VII, S. 161) bewiesen, daß weder der Facialis, noch der Glossopharyngeus, noch der Auriculotemporalis, noch der Sympathicus Einfluß auf die *kontinuierliche* Sekretion der Parotiden des *Schafes* besitzen. „Da nun auch die Durchschneidung des *N.* buccalis daran nichts ändert, so ist es schwer, sich vorzustellen, wo ein solcher anderer Nerv sich ziehen sollte" (Eckhardt).

a) Die Menge des abgesonderten Speichels.

Die Quantität der Speichelabsonderung richtet sich ganz nach der Art des Futters, besonders nach seiner mechanischen Beschaffenheit, Rauhigkeit und Wassergehalt; die Menge paßt sich den Bedürfnissen der Einspeichelung an. Auch ist sie beim ersten Kauen und beim Wiederkauen verschieden.

Für das erste Kauen rechnet man z. B. bei Fütterung mit Hafer die gleiche Gewichtsmenge an Speichel, bei Grünfutter nur etwas über die Hälfte (vgl. S. 208[95]).

Colin gibt für die Ruhesekretion aus beiden Parotiden eines Ochsen 800 bis 2400 g pro Stunde an und nimmt, da die Sekretmenge bei der Nahrungsaufnahme um das 4—8fache steigt, für das erwachsene Rind bei Heufütterung eine tägliche Absonderung von etwa 56kg Speichel an. Hiervon sollen etwa 40 kg während des Kauens und Wiederkauens, und etwa 16 kg auf die Zwischenzeiten fallen (Ellenberger und Scheunert, S. 226[59]). Eine Parotis kann nach Ellenberger und Hofmeister[58] beim Kauen in 1 Stunde 200—700 cc und eine Submaxillaris 200—480 cc Speichel liefern. Die beiderseitigen Drüsen sondern gleichzeitig und, bei den Maxillardrüsen, gleiche Mengen ab, bei Beginn jeder Futteraufnahme mehr als später. Bei den Parotiden, deren Sekretion durch Nahrungsaufnahme und Wiederkauen erheblich gesteigert wird, ist die Menge dann von der Kauseite abhängig.

Die Abhängigkeit der Sekretion vom Kauakte läßt sich gerade bei den Wiederkäuern besonders deutlich erkennen, indem man nach Einbinden einer Kanüle in den *Stenonschen Gang* sieht, daß während des Kauens, das diese Tiere abwechselnd mit den Molaren beider Kieferseiten bewerkstelligen, auch die Absonderung der Ohrspeicheldrüsen abwechselt, so daß der Speichel immer auf derjenigen Seite reichlicher fließt, auf welcher die Kaumuskeln in stärkerer Tätigkeit sich befinden (Cl. Bernard).

Die Parotis des Rindes soll, obwohl sie der Mandibularis an Masse gleich ist, 4—6mal mehr Speichel sezernieren als diese (S. 227[59]).

Eingehende Untersuchungen über die Tätigkeit der Speicheldrüsen beim Wiederkäuer verdanken wir Scheunert und Trautmann[174, 182, 183], die bei Schafen und Ziegen nach der Pawlowschen Methode Fisteln an den Speichelgängen der Parotis (s. Abb. 59) und Mandibularis anlegten und nach Beendigung der Versuchsreihen diese Drüsen auch histologisch untersuchten.

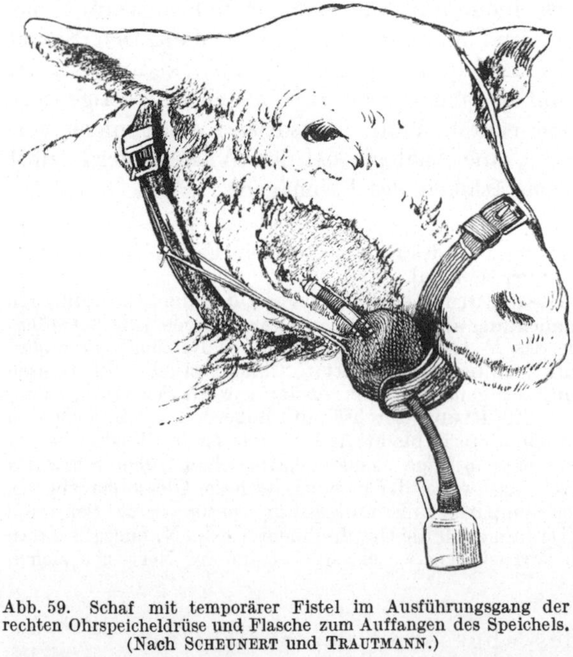

Die Anlegung auch nur einer *Parotisdauerfistel* führte bei diesen Tieren dazu, daß sie in einiger Zeit unter kachektischen Erscheinungen zugrunde gingen; sie konnten nicht mehr richtig wiederkauen und gaben rejizierte trockene und nur grob zerkleinerte Massen wieder von sich, da sie diese infolge des Ausfalles an Speichel nicht wieder abschlucken konnten. Auch feuchte Nahrung vermochte ihren Tod nicht zu verhindern, der offenbar durch den starken Alkaliverlust und die nachlassende Nahrungsaufnahme bedingt wurde. Besonders erstere Erklärung, die Scheunert mit Zimmermann[251] gegeben hat, liegt nahe, da ein Wiederkäuer in der täglichen Speichelmenge das Sechsfache des Blutalkaligehaltes abgibt (Zuntz[257]).

Abb. 59. Schaf mit temporärer Fistel im Ausführungsgang der rechten Ohrspeicheldrüse und Flasche zum Auffangen des Speichels. (Nach Scheunert und Trautmann.)

Trotzdem und obgleich auch das Ankitten des den Speichel auffangenden Gefäßes Schwierigkeiten machte, gelang es den Autoren aber doch, bei Schafen einige Versuche durchzuführen, wobei sie sich statt der permanenten der temporären Fisteln bedienten.

Diese Versuche führten zu der Bestätigung der Anschauung, wonach eine der Hauptaufgaben der *Dauersekretion der Parotiden* in der Feuchterhaltung des Vormageninhaltes zur Ermöglichung der Rejektion zum Wiederkauen und zur Weiterbeförderung liegt, und eine zweite Aufgabe darin, die sauren Gärungsprodukte durch den Alkaligehalt zu neutralisieren.

Ferner konnten Scheunert und Trautmann in Bestätigung von Beobachtungen Ellenbergers am Rinde auch eine *psychische Steigerung der Speichelsekretion* aus der Parotis bei Reizung des Tieres durch Vorhalten von Futter erzielen, bei der wie bei der Steigerung durch eine tatsächlich erfolgende Futteraufnahme die Erhöhung der Alkalescenz auffällig war; diese psychische Steigerung war aber nur vorübergehend, da die Tiere das Interesse an dem Futter verloren, das sie doch nicht erhielten, und die Absonderung sich bald wieder auf Dauersekretion einstellte.

Die *Versuche an der Parotis des Schafes* wurden von Scheunert mit Zimmermann fortgesetzt. Dabei ergab sich, daß auch chemische Reize nahezu unwirksam waren, während die *mechanischen Reize der aufgenommenen Nahrung* die Sekretion nachdrücklich beeinflußten; die Steigerung der Sekretion hierdurch war um so deutlicher, je stärker schon die Dauersekretion ausgeprägt war.

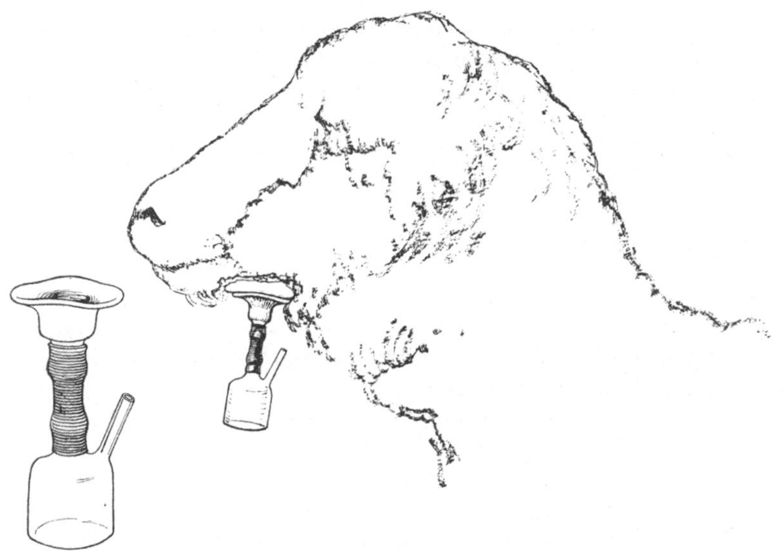

Abb. 60. Schaf mit Speichelfistel der Unterkieferdrüse und Sammelgefäß.
(Nach Scheunert und Trautmann.)

Die Parotiden arbeiten unabhängig voneinander, und der Ausfall der einen wird nicht durch die Tätigkeit der anderen Drüse kompensiert. Ihre Tätigkeit richtet sich nach der Kauseite, indem die kauseitige Parotis bei der Nahrungsaufnahme mit erhöhter Sekretion reagiert, während die gegenseitige in ihrer Tätigkeit nachläßt. Die Anregung der Sekretion hängt also bei jeder der beiden Parotiden von dem Grade ab, in dem der jeder Drüse zugeordnete rezeptorische Apparat in der Mundhöhle durch die aufgenommene Nahrung mechanisch gereizt wird.

Da der rejizierte Bissen einseitig gekaut wird, ist auch die Sekretion beim Wiederkauen an der einen Parotis erhöht, bei der anderen vermindert.

Der Verlust des Parotidensekretes übt aber an sich keinen die Kauseite bestimmenden Einfluß aus (Zimmermann[251]).

Die weiteren *Versuche mit Submaxillarisspeichel*, der von Scheunert und Trautmann in der gleichen Weise aus einer Fistel im Ausführungsgang gewonnen wurde (s. Abb. 60), zeigten, daß diese Drüse nur dann secerniert, wenn Nahrung aufgenommen wird. In den Pausen und auch beim Wiederkauen konnten die genannten wie die früheren Autoren keine eigentliche Sekretion beobachten.

Auch hier gelang es beim Schafe, durch vorgezeigte Nahrung eine geringe psychische Speichelsekretion von geringer Dauer hervorzurufen. Ein Einfluß der Kauseite war nicht festzustellen.

Nach längerem Bestehen der Fistel traten an der Submaxillaris (Mandibularis) eine sehr erhebliche Gewichtsverminderung und bedeutende Veränderungen der mikroskopischen Struktur der Drüse ein; unter den gleichen Einflüssen wurden auch in der Parotis schwere Strukturveränderungen beobachtet.

b) Die chemische Zusammensetzung des Speichels und ihre Veränderungen.

Der Speichel der Wiederkäuer zeichnet sich dadurch aus, daß Parotis und Submaxillaris in ihrem Sekret *kein diastatisches Ferment* liefern, wie es sonst dem Speichel der Säugetiere eigen ist (Scheunert und Trautmann[182], Markoff[143, 144], Schwarz mit Steinmetzer[200] und Rasp[198]). Schwarz und Rasp konnten diese Tatsache an 6 Schafen und 6 Ziegen in deren gemischtem Maulspeichel feststellen.

Dagegen ist der *hohe Alkaligehalt des Parotisspeichels* hier charakteristisch. Beim Schafe fanden die genannten Autoren eine Alkalescenz, die einer 0,56 bis 0,77 proz. Sodalösung entsprach, während sie bei der Parotis des Pferdes meist nur 0,23—0,24% entspricht.

Diese starke Alkalescenz der parotischen Dauersekretion hat, wie erwähnt, die physiologische Aufgabe, die sauren Gärungsprodukte im Pansen ständig zu neutralisieren.

Das *Sekret der Maxillardrüse* (Mandibularis), das nicht dauernd, sondern nur bei der Futteraufnahme abgegeben wird, erwies sich dagegen nur als äußerst schwach alkalisch oder nahezu neutral. Dafür ist es schleimig fadenziehend und enthielt 0,07—0,18% Mucin. Es dient offenbar im wesentlichen der mechanischen Aufgabe des Speichels, die Futterbissen und ihren Weg beim Schlucken und bei der Rejektion gleitfähig zu machen.

Bei der Untersuchung auf *oxydierende Fermente* fand Andryewsky[4] bei Schaf und Rind Extrakte aus den Sublingualdrüsen sehr reich an Peroxydase, die sich auch in der Submaxillaris des Rindes in großen Mengen nachweisen ließ, dagegen in der Submaxillaris des Schafes und bei beiden in der Parotis fehlte.

Der *Aschegehalt des Parotisspeichels* betrug 0,75—0,9 %, die Trockensubstanz 1,1—1,25 %. Der Aschegehalt des Maxillarspeichels betrug 0,05—0,2 %, die Trockensubstanz 0,4—1 %.

Die Zusammensetzung des Parotisspeichels wurde in den Versuchen von Scheunert und Trautmann durch das Wiederkauen nicht verändert. Die des Mandibularspeichels wurde von der Art der Nahrung beeinflußt, aber nicht so eindeutig, daß von einer spezifischen Einstellung und Anpassung gesprochen werden konnte.

In Zimmermanns[215] Versuchen zeigten sich individuelle Unterschiede in der Alkalescenz des Parotisspeichels der Schafe, doch nur unbeträchtliche Schwankungen bei jedem einzelnen Tiere. Auch hinsichtlich des Asche- und Trockensubstanzgehaltes ließen sich zwischen Ruhe- und Freßspeichel keine regelmäßigen Unterschiede erkennen.

Anscheinend lieferte die kauseitige Parotis einen etwas anders zusammengesetzten Speichel als die gegenseitige. Spezifische Anpassungen an die Nahrung waren aber nicht festzustellen.

Der unter ganz natürlichen Ernährungsbedingungen bei der Sondierung des Magens aus dem Maule fließende *gemischte Speichel des Rindes* wurde von Markoff S. 40[144] auf seine chemische Zusammensetzung untersucht. Dabei ergaben sich als Durchschnittswerte für die Trockensubstanz 1,16, Asche 0,845, organische Substanz 0,32, Protein 0,163%, für die Alkalinität, auf Soda berechnet, 0,609%, und für die CO_2-menge in Carbonaten 0,402%. Auch hier für den gemischten Gesamtspeichel trat wieder der *hohe Alkaligehalt* hervor, durch den ein Rind bei Heufütterung in den täglichen 50 Liter Speichel etwa 300—350 g Alkalicarbonat liefern kann[144, 270]. Nach Markoff würde selbst diese riesige Menge Soda noch nicht zur Neutralisation der großen Säuremengen ausreichen, die sich nach seinen Berechnungen im Pansen bilden.

Auch der Rinderspeichel enthält, wie MARKOFF nachwies, *keine Diastase* (siehe auch ELLENBERGER und SCHEUNERT, S. 220[59]). Nur wenn der Speichel mit Säure nahezu neutralisiert war, konnten nach 24 stündiger Einwirkung großer Speichelmengen auf gekochte Stärke, nicht aber auf rohe, geringe Zuckermengen durch Reduktion Fehlingscher Lösung nachgewiesen werden, wobei bakterielle Spaltungen durch Toluolzusatz ausgeschlossen wurden.

Gegenüber den Mitteilungen von ELLENBERGER und seinen Mitarbeitern, wonach der Rinderspeichel nur als arm an Diastase galt, überraschte das völlige Fehlen dieses Fermentes. Nach MARKOFF erscheint dies jedoch außerordentlich zweckmäßig, da das Auftreten von Zucker im Pansen die Gärungsvorgänge mächtig steigert und nach ZUNTZ[254] von der Cellulosezersetzung ablenkt. Durch die hier fehlende fermentative Spaltung der Stärke wird so für einen großen Teil derselben ein erheblicher Energieverlust vermieden.

Von neuem bestätigt wurde die diastatische Unwirksamkeit des Rinderspeichels noch von C. SCHWARZ und STEINMETZER[200]; sie gewannen für diese Versuche den Speichel vom Rinde, ebenso wie beim Pferde, nach Einlegen eines vernickelten Maulkeiles und Ausspülen des Maules zur Beseitigung von Futterresten, durch Auffangen in einem ausgekochten Glasgefäße und konnten so in wenigen Minuten die nötige Menge erhalten.

Trotz dieser tatsächlichen Feststellungen findet man auch neuerdings immer noch die Annahme vertreten, daß der Rinderspeichel auch Ptyalin enthalte. BRUCHHOLTZ[20] entwickelt hieraus sogar bestimmte Vorschriften für die Fütterungspraxis. Hierbei stützt er sich freilich zugleich auf die weitere irrtümliche Meinung, daß der flüssige Teil der Nahrung beim Rinde direkt bis in den Labmagen gelange, was, wie wir sehen werden, beim erwachsenen Wiederkäuer nur in verschwindendem Maße zutrifft; da nun eine Kraftfuttertränke vermeintlich nicht im Pansen bleibt und daher auch nicht durch die angenommene Speicheldiastase in Zucker verwandelt werden könne, so soll man nach BRUCHHOLTZ Kraftfutter trocken oder nur leicht angefeuchtet geben, um das Rind zu zwingen, das Kraftfutter in der von ihm angenommenen Weise zu verdauen. Der Vorschlag ist physiologisch unbegründet. Dieses Beispiel zeigt zugleich, daß es nicht angängig ist, neue Vorschriften zur Fütterungspraxis zu geben, ohne sich vorher mit der Verdauungsphysiologie der betreffenden Tiergruppe vertraut zu machen.

Weiter sieht MARKOFF darin, daß das Alkali des Speichels seinerseits durch die Gärungssäuren des Pansen überkompensiert wird, ebenfalls eine zweckmäßige Einrichtung, da nach dem Übertritt in den Labmagen nun gleich die ersten Salzsäuremengen der peptischen Verdauung dienen können und nicht zur Neutralisation des Speichelalkalis verbraucht werden müssen.

Zu den chemischen Eigenschaften des Speichels der Wiederkäuer ist schließlich noch hinzuzufügen, daß derselbe, wie SCHEUNERT[173] in berichtigender Ergänzung zu Angaben von HOFMEISTER[98] am gemischten Schafspeichel nachweisen konnte, *keinerlei die Cellulose der Rohfaser lösenden Fermente* besitzt.

Anhangsweise sei noch besonders erwähnt, daß das Sekret der *Flotzmauldrüsen* und der ihnen verwandten Drüsen der Wiederkäuer, die eine feuchte Schnauze haben, nichts mit dem Speichel zu tun hat. Wie C. SCHWARZ und JUNGHERR[196] nachgewiesen haben, enthält es keine Fermente und hat nur die Aufgabe, den Nasenspiegel efeucht und kalt zu erhalten, der dadurch als Organ für die Wahrnehmung von Luftströmungen und zur Witterung dient.

B. Die Magenverdauung.

I. Entwicklung, topographische Lagerung, Größenverhältnisse und Kapazität der einzelnen Magenabteilungen.

Wie sich die *Entwicklung des Wiederkäuermagens* als kompliziertes mehrhöhliges Organ im Gegensatze zum einhöhligen Magen anderer Säugetiere gestaltet, können wir kurz folgendermaßen skizzieren (vgl. MARTIN[147]):

Die erste Anlage des Magenschlauches der Wiederkäuer hat mit derjenigen des Magens der Tiere, die nur einen einfachen, sackförmigen Magen besitzen, die größte Ähnlichkeit. Es erfolgt bei ihnen ebenso wie bei jenen eine Ausbuchtung der Wand nach links und eine linksseitige Achsendrehung. Nun entsteht als linksseitige Ausbuchtung die Hauben-Pansen-Anlage. Die Haube tritt zuerst an der ventralen linken Wand des Magenrohres auf und sackt sich hauptsächlich ventral aus. Der Pansen wächst bald craniodorsal aus. Die erste Psalteranlage stellt eine rechtsseitige Erweiterung des Magenrohres am Caudalende der Schlundrinne dar. Der Labmagen bildet zuerst einen nach links und dorsal ausgewölbten Bogen, der sich später immer mehr ventral senkt und schließlich durch den

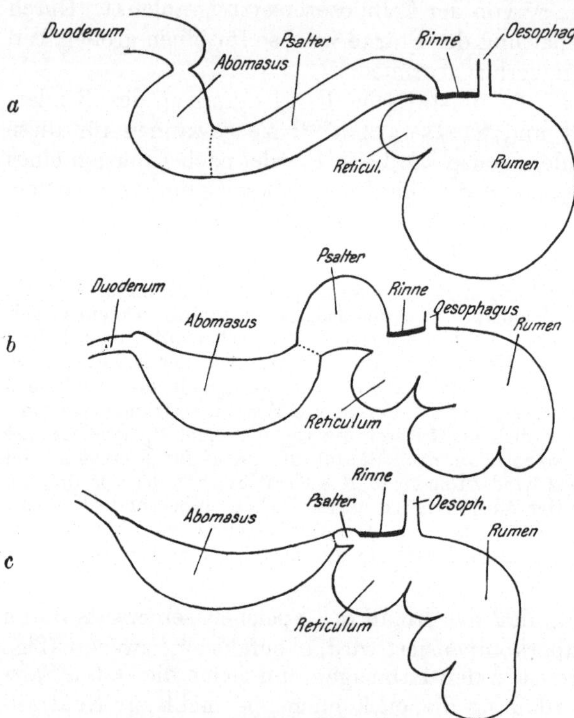

mächtig wachsenden Pansen nach rechts verschoben wird. So bildet sich die ganze Magenanlage der Wiederkäuer durch Schlängelung und Ausbuchtung einzelner Teile des Magenrohrs und gleichzeitig bedeutendes Längenwachstum aus. Ursprünglich liegen alle Magenabteilungen in einer Flucht, wobei der Pansen dorsal und links, die Haube ventral, der Psalter rechts und der Labmagen links sich anlegen. Nach der endgültigen Entwicklung bildet die gesamte Magenanlage ein Hufeisen, dessen linker Schenkel der Pansen und dessen Querteil die Haube ist, während der rechte Schenkel in den Psalter und in den Labmagen ausläuft (s. Abb. 61 u. 63).

Abb. 61. Der Wiederkäuermagen mit seinen Abteilungen, a schematisch. b Typus vom Schaf und Rind. c Typus vom Kamel; ein Psalter ist hier nicht vorhanden. (Nach Boas aus Ihle und Versluys.)

Auf die *topographische Lagerung der Baucheingeweide* kann hier nur andeutungsweise hingewiesen werden. Sie ist für das Rind von Schmaltz[184] grundlegend dargestellt. Nach langjährigen Untersuchungen an 79 Rindern verschiedenen Alters sind Murphey, Aitken und Mc Nutt[152] zur Feststellung von Situsverhältnissen gelangt, die in mancher Hinsicht wesentlich von der (auch in Deutschland) bisher üblichen Darstellung abweichen. Die Ergebnisse zeigen vor allem, daß manche für physiologische und klinische Untersuchungen wichtige Organe in der Bauchhöhle des Rindes nicht als in stets derselben Lage befindlich — sozusagen „als anatomisch fixiert" — betrachtet werden dürfen, sondern daß als normale Variation bedeutungsvolle Verschiebungen des Pansens eintreten können, wodurch sekundär auch wichtige Lageveränderungen anderer gleitender Organe, vor allem des Dünndarms, bedingt werden. Im allgemeinen füllt der *Pansen* fast die ganze linke Bauchhöhlenhälfte aus und reicht dann nur wenig über die Medianebene nach rechts; häufig jedoch kann auch der ventrale Pansensack in der rechten Bauchhöhlenhälfte sich befinden, wobei er in extremen Fällen die ganze rechte Flankengegend besetzt. Dieser rechtsseitigen Lagerung paßt sich der Darmsitus insofern an, als eine Verschiebung des beweglichen Teiles der Darmmasse um die hintere Fläche des Pansens stattfindet, womit der sonst vom ventralen Pansensack eingenommene ventrale Teil der linken Bauchhöhlenhälfte nunmehr von Darmschlingen ausgefüllt wird. Die Rechtslagerung des ventralen Pansensackes und die Linkslage des Dünndarmes wird vor allem bei gravid gewesenen Kühen angetroffen; es muß daher angenommen werden, daß die Trächtigkeit derjenige Faktor ist, der diese besondere Lage der vorgenannten Organe veranlaßt (s. Abb. 62). Die Haube kann trotz ihrer im allgemeinen ziemlich konstanten Lage Verschiebungen verschiedener Art gegenüber der Medianebene eingehen. Der Omasus ist in seinem Situs recht konstant, variiert jedoch in Form und Richtung. Der Abomasus wurde immer auf dem Boden der Bauchhöhle gefunden; die ihm benachbarten Organe variieren mit der durch Pansenverschiebung bedingten Lageveränderung in der Bauchhöhle. Jejunum und Ileum zeigen infolge ihrer Verschieblichkeit eine sehr variable Lage, auch das Caecum variiert[152].

Die *Größe und das Fassungsvermögen* der Vormägen und des Labmagens entsprechen in den verschiedenen Altersstadien des Wiederkäuers ganz den funktionellen Anforderungen, die für die Verdauung des Futters an sie gestellt werden. Insbesondere wird hiernach auch das *Größenverhältnis zwischen Pansen und Labmagen* geregelt. Solange der Wiederkäuer in seinen ersten Lebenszeiten noch ganz auf die Milchnahrung angewiesen ist, hat er als Fermente liefernde Magenabteilung einen relativ enorm großen Labmagen. In der folgenden Zeit, in der die Aufnahme auch fester Nahrung beginnt, die eine bakterielle Vorverdauung notwendig macht, holen Pansen und Haube in ihrer Entwicklung auf, und beim ausgewachsenen Tiere, wo die Gärverdauung im Magen die Hauptrolle spielt, ist der Pansen als mächtige Gärkammer längst zur weitaus größten Abteilung geworden (s. Abb. 63).

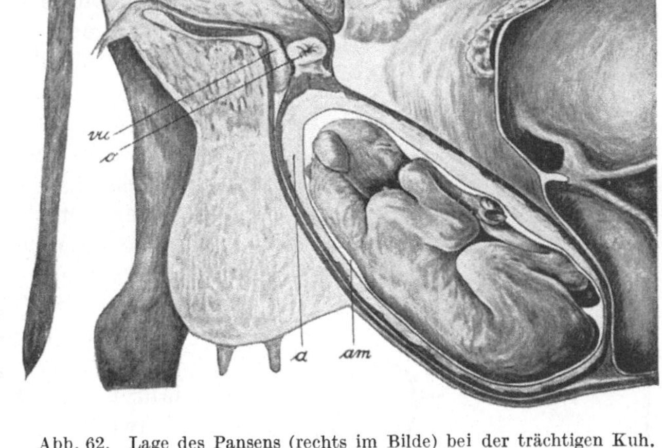

Abb. 62. Lage des Pansens (rechts im Bilde) bei der trächtigen Kuh. *vu* Harnblase, *o* Uterusmund, *a* Allantois, *am* Amnion. (Nach DRAHN.)

Doch wenn die großen Inhaltsmassen des zu enormen Dimensionen heranwachsenden Pansens auch vollends verdaut und im Stoffwechsel nutzbar werden sollen, so darf die *Drüsentätigkeit* des Magens nicht zurückbleiben. Diesem Bedürfnis kann aber, wie GROTE[79] in seinen eingehenden Darstellungen über die Entwicklung des Wiederkäuermagens sehr einleuchtend begründet, nicht wie sonst durch Vermehrung des Umfanges des Labmagens genügt werden; das erlauben nun die Raumverhältnisse nicht mehr, denn die Verdauung durch die Bakterien braucht den meisten Platz und findet ihn jetzt im Pansen. Im Labmagen tritt daher für die Vergrößerung der Oberfläche, die den fermenthaltigen Magensaft liefern muß, für dessen Wirkung aber nicht soviel Raum nötig ist, die Ausbildung der großen Schleimhautfalten auf. Diese Veränderungen gehen dementsprechend zugleich Hand in Hand mit denjenigen an der Schleimhaut der ersten Vormägen und auch der Entwicklung der blätterförmigen Gestaltung im Innern des Psalters. Die Wandlungen der äußeren Formen und des histologischen Aufbaues der Schleimhäute halten dabei Schritt miteinander.

Zur Orientierung über die während der Entwicklung wechselnden Größenverhältnisse der einzelnen Abteilungen des Wiederkäuermagens entnehmen wir den anatomischen Werken (Ellenberger und Baum[57], Martin[146], [147], Schmaltz[186], Auernheimer[6], auch Colin[30]) kurz einige Angaben.

Die Pansenabteilung verhält sich beim Kalbe in ihrer Größe zum Labmagen in den ersten drei Lebenswochen wie 1:2, mit sechs Wochen wie 2:3, mit acht Wochen wie 3:2 und mit 10—12 Wochen wie 2:1 (s. Abb. 63). Auch der Psalter bleibt zuerst gegen den Labmagen stark zurück, der ihn noch mit 4—6 Monaten im Verhältnis 8:1 übertrifft; erst mit anderthalb Jahren ist der Psalter dem Labmagen ziemlich gleich geworden, zugleich auch größer als die Haube. Bei Schaf und Ziege wird dagegen die Haube größer als der Psalter.

Um weitere Anhaltspunkte für die Größenverhältnisse der einzelnen Mägen während des Wachstums und für das beim erwachsenen Rind und Schaf erreichte *Fassungsvermögen* derselben und des ganzen Magens zu geben, stelle ich in der Tabelle 2 aus den Statistiken der genannten Autoren einige Zahlen zusammen. Da es sich hierbei meist nur um Bestimmungen der bei der Schlachtung vorgefundenen *Inhaltsmengen*, zum Teil aber auch um Feststellung des eigentlichen *Fassungsvermögens* handelt, und vor allem um Angaben verschiedener Beobachter an verschiedenartigem Material, besonders an sehr verschieden großen Tieren, so stimmen diese Zahlen natürlich, z. B. bei ihrer Addition, nicht miteinander überein. Sie können daher nur die ungefähren Größenanordnungen und die Schwankungen der einzelnen Werte erkennen lassen.

In den letzten Kolumnen dieser Tabelle 2 füge ich noch die Inhaltsmengen hinzu, die Colin[30] bei einem neugeborenen Kalbe feststellte, und diejenigen, die Ferber[61] bei einem etwa einjährigen Hammel, nach Abbinden der einzelnen Magenabteilungen in diesen fand.

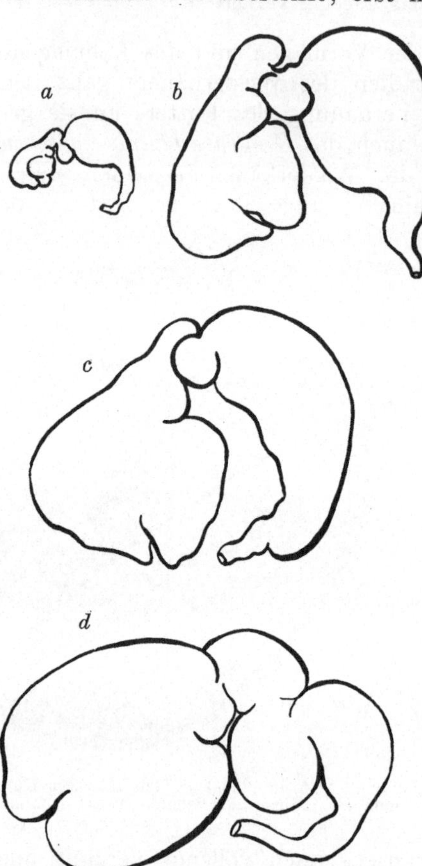

Abb. 63. Verschiebung des Größenverhältnisses zwischen Pansen und Labmagen während der Entwicklung des Kalbes. *a* mit 6 Tagen, *b* mit 4 Wochen, *c* mit 3 Monaten, *d* mit 14 Jahren. (Nach Martin.)

Eine wertvolle Ergänzung hierzu bilden noch die systematischen Feststellungen von Nevens[153] über die in den Magen- und Darmabteilungen einzelner, zum Teil normal gefütterter, zum Teil hungernder Rinder vorgefundenen Inhaltsmengen (s. Tabelle 3).

Anm. bei der Korrektur: Nach einer soeben erschienenen Mitteilung fanden Winogradowa-Fedorowa und Winogradoff (242a) in Pansen und Haube bei 13 Ochsen einen Inhalt von 56,4—86,8 Liter und bei 9 etwa 6 Monate alten Ziegen 2,785—5,160 Liter.

Tabelle 2.
Inhaltsmengen der einzelnen Magenabteilungen bei Schaf und Rind.

		Lebensalter:					neugeb. Kalb	Hammel
		3 Wochen	3 Monate	6 Monate	1 Jahr	erwachsen		
			l	l	l	l	g	g
Haube	Schaf	30 cm³	0,56	0,70	1,3	1,5—2	—	172
	Rind	—	—	—	—	—	100	—
Pansen	Schaf	320 cm³	4,9	6,3	10	13—23	—	3200
	Rind	3 l	10—15	37	68	50—200	1175	—
Psalter	Schaf	—	—	—	—	0,3—0,9	—	50
	Rind	—	0,5	2	8,5	7—18	160	—
Labmagen	Schaf	720 cm³	1,45	1,7	2,75	1,7—3,3	—	420
	Rind	4,5 l	6	10	12	8—20	3500	—
Total	Schaf	—	—	—	—	27—62	—	3842
	Rind	—	10	51—56	—	95—235	4935	—

Tabelle 3.
Inhaltsmengen der einzelnen Magen- und Darmabteilungen von Rindern.
(Nach Nevens.)

Tier Nr.	Pansen			Haube	Psalter	Lab-magen	Dünn-darm	Dick-darm	Ge-samt-inhalt
	Feste Sub-stanz	Flüssig-keit	Total						
	Pfund	Pfund	Pfund	g	g	g	g	g	kg
Hungertiere:									
1.	87,5	88,5	176,0	—	5561	3176	4416	4320	97,5
11.	94,0	52,0	146,0	1379	6909	1642	3787	4535	84,5
19.	36,0	49,0	85,0	458	6367	1230	4279	—	57,0
21.	40,0	19,0	59,0	569	4131	657	2799	2271	37,2
26.	50,5	27,5	78,0	—	4347	590	1861	1876	44,1
27.	38,0	25,0	63,0	1272	2974	—	2235	1645	37,7
644.	45,0	58,5	103,5	91	4705	2085	5685	3341	62,9
718.	30,0	9,5	39,5	160	4947	1331	2583	3066	30,0
742.	32,0	10,5	42,5	111	6615	2285	2095	5252	35,7
Guernsey-Bulle . . .	53,5	28,0	81,5	316	6859	1466	6108	7532	59,3
Holsteiner Bulle . . .	40,0	102,0	142,0	486	5763	3964	6820	5853	87,4
Voll ernährte Kühe:									
663.	103,0	—	103,0	191	10035	4334	5580	9192	76,1
738.	109,5	—	109,5	2828	8395	3338	5255	4134	73,7
12313.	106,0	—	106,0	654	8078	1220	3470	2519	64,1

II. Vorhof und Haube.

1. Der Vorhof.

Der Vorhof (Hauben-Pansen-Vorhof, Pansenvorhof, Atrium ruminis oder Schleudermagen) ist die erste Abteilung des Wiederkäuermagens, die vor und neben den sonst meist allein als Teile desselben aufgezählten Abschnitten: Haube, Pansen, Psalter und Labmagen, als anatomisch und funktionell bis zu einem bemerkenswerten Grade selbständige Magenabteilung genannt werden muß (Abb. 64).

Der von den Anatomen als selbständiger Magenabschnitt beschriebene Magenvorhof, Atrium ventriculi, Vestibulum ventriculi, Magenschlundkopf, wird dagegen von Czepa und Stigler[35] nicht als funktionell selbständige Magenabteilung anerkannt.

Wir[138] konnten die funktionelle Selbständigkeit des an der Oesophagusmündung zwischen Haube und Pansen auch anatomisch abgrenzbaren Abschnittes, den wir mit Marschall[145] als *Hauben-Pansen-Vorhof* bezeichneten, bei lebenden Schafen experimentell sicherstellen.

Nach Czepa und Stigler ist dieser Magenabschnitt, wie gesagt, nicht mit einem „Magenvorhof", wohl aber mit dem als Pansenvorhof oder Atrium ruminis (Martin[146], Ellenberger und Baum[57]) beschriebenen identisch; ferner offenbar auch mit dem von Schmaltz[185] als Vestibulum reticuli bezeichneten Teile, den er ausdrücklich nicht einfach als Erweiterung des Oesophagus, sondern als Verlängerung der Haube auffaßt.

Seine Lage bei erschlaffter und kontrahierter Haube ist aus den Abb. 65, 66 ersichtlich. Man sieht hier den Vorhof deutlich durch zwei Furchen abgegrenzt, deren eine ihn von der Haube und deren andere ihn vom linken Pansensacke trennt. In der Furche zur Haube verläuft ein großes Gefäß,

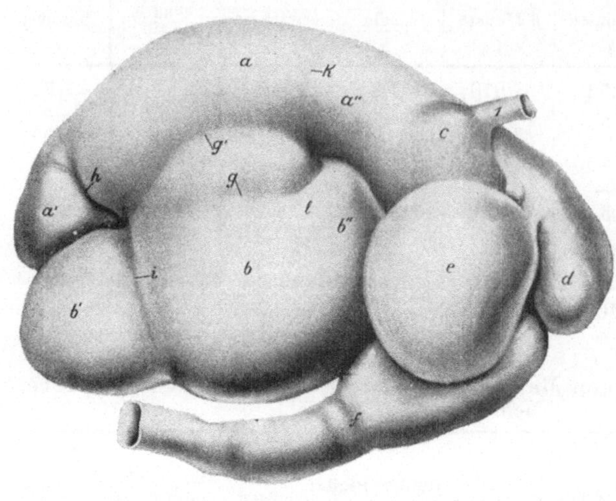

Abb. 64. Magen des Rindes, von rechts dorsal gesehen. *a* dorsaler Pansensack, *a'* dorsaler Endblindsack, *a"* dorsaler Anfangsblindsack, *b* ventraler Pansensack, *b'* ventraler Endblindsack, *b"* ventraler Anfangsblindsack, *c* gemeinsamer Magenvorhof, *d* Haube, *e* Psalter, *f* Labmagen, *g* rechte Längsfurche, *h* dorsale und *i* ventrale rechte caudale Kranzfurche, *k* dorsale und *l* ventrale rechte kraniale Kranzfurche, *1* Ende der Speiseröhre. (Aus Ellenberger und Baum.)

das diese mit seinen Ästen versorgt und einen beträchtlichen Zweig abgibt, der, sich über den Vorhof entlang ziehend, mit seinen Endästen in der flacheren Furche verläuft, die den Vorhof vom Pansen trennt. Gerade in diesem Falle war nach der Eröffnung der Bauchhöhle deutlich zu beobachten, wie der Vorhof völlig ruhig blieb, während der sich einrollende mediale Haubenrand bei den spontanen Haubenkontraktionen auf der Wand des Vorhofs entlang glitt. Andererseits war hier bei *direkter elektrischer Reizung des Vorhofs* im Winkel zwischen Haube und Pansen deutlich zu sehen, wie er sich nun seinerseits ganz allein mittelstark kontrahierte und dabei gegen die Haubenwand verschob, die ebenso wie der benachbarte Pansenteil völlig inaktiv blieb, wobei höchstens die angrenzenden Partien des letzteren passiv etwas durch den Vorhof mitgezogen wurden. Umgekehrt wurde bei Reizkontraktion dieses Pansenteils der Vorhof passiv etwas herangezogen. Endlich ließ sich die funktionelle Selbständigkeit des Vorhofs durch die isolierte Reizung des in der Abb. 65 mit 3 bezeichneten oder des von

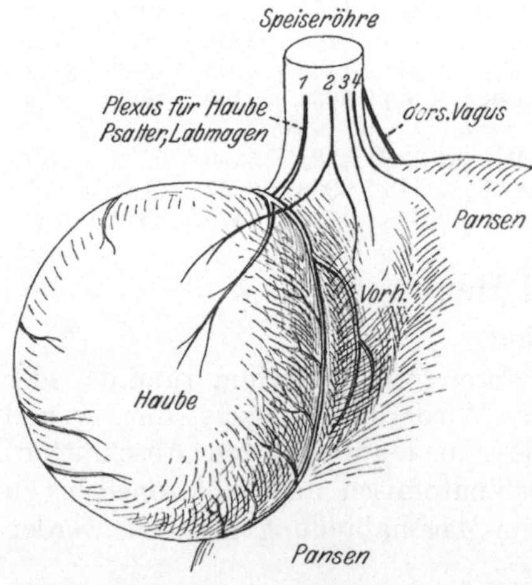

Abb. 65. Der Vorhof zwischen Haube und Pansen; rechts im Hintergrund der dorsale (linke) Bauchvagusstamm, der zum Pansen zieht. *1—4* sind Äste des ventralen (rechten) Bauchvagus; *1* geht zu Haube, Psalter und Labmagen, *2* zu Haube und Vorhof, *3* zum Vorhof, *4* zum Pansen. (Nach Mangold und Klein.)

2 zum Vorhof gehenden Nervenästchens mit Sicherheit erweisen, wobei der Vorhof allein zur Kontraktion gelangte und sich mit seinen Rändern sowohl

an der Haube wie am Pansen entlang vorschob, während sich bei Reizung des noch vereinigten Stämmchens Nr. 2 auch die Haube mitbewegte. *Der Vorhof hat also seine besondere Innervation.* Seine Bewegung bei Reizung des Nerven bestand jedesmal in einer tetanischen Kontraktion mit deutlicher Abflachung und Zurückziehung der gesamten vorgewölbten Vorhofsfläche und gleichzeitiger Verschiebung in der Richtung auf die Oesophagusmündung, während dann nach Aufhören der Reizung die Wiedervorwölbung folgte.

Die Sektion ergab später, daß die beiden den Vorhof abgrenzenden Furchen innen den Pfeilern zwischen Haube und Pansen entsprachen. Diese Furche zwischen Vorhof und Haube nennen CZEPA und STIGLER Sulcus atrio-reticularis; auch sie geben an, daß dieser Furche an der Innenwand ein ringsherum laufender Pfeiler, Plica atrio-reticularis, entspricht, der früher

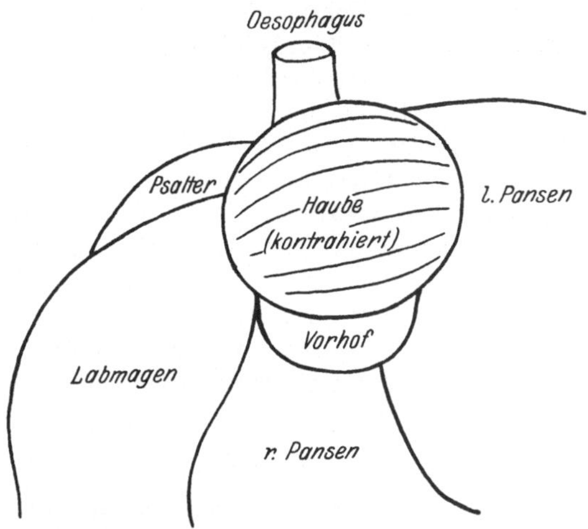

Abb. 66. Die fünf Abteilungen des Wiederkäuermagens. Ventrale Ansicht. Der Vorhof ist infolge der Haubenkontraktion sichtbar. (Nach MANGOLD und KLEIN.)

Hauben-Pansen-Pfeiler, Plica rumino-reticularis, genannt wurde. Diese Plica bildet keinen in sich geschlossenen Kreis, sondern eine Spirale, indem ihre rechte Hälfte dorsal in die hintere Lippe der Schlundrinne übergeht, während sich die linke dorsal etwa 1 cm pansenwärts von der Oesophagusmündung verliert[35].

Auf Grund des von ihnen mittels Röntgendurchleuchtung beobachteten Bewegungsmechanismus des Vorhofes möchten CZEPA und STIGLER diesen Magenabschnitt als *Schleudermagen* bezeichnet wissen; denn er schleudert seinen Inhalt mit großer Geschwindigkeit in die Haube hinein (S. 135).

Gerade nach dieser Bewegungsform und Kontraktionsart, die wir selbst ja als eine tetanische erkannten, und von der CZEPA und STIGLER hervorheben, daß man sie einer glatten Muskulatur kaum zutrauen möchte, scheint dieser Magenabschnitt, der nach dem bisherigen Gebrauche eher als ein Teil des Pansens bezeichnet wurde, in seiner Funktionsweise durchaus mit der Haube übereinzustimmen.

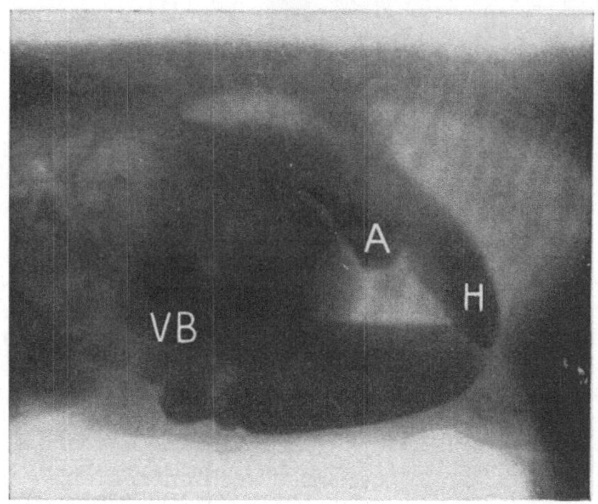

Abb. 67. Ziege, 24 Tage alt. Rechts oben Lunge mit Rippen. Kontrastflüssigkeit in allen fünf Magenabteilungen. *H* Haube im Beginn der Kontraktion, *A* Vorhof deutlich gegen Haube und Pansen abgesetzt, *V B* ventraler Pansenblindsack. Labmagen gefüllt, im oberen Teil Gasblase, im Pylorusteil peristaltische Wellenfurchen. (Nach CZEPA und STIGLER.)

In dieser Hinsicht ist es nun außerordentlich bemerkenswert, daß nach den Beobachtungen von CZEPA und STIGLER ein höchst charakteristisches und vordem gänzlich unbekanntes funktionelles Wechselspiel zwischen Vorhof und Haube stattfindet, auf das wir nachher zurückkommen (s. S. 135).

2. Die Haube.

Die Haube (Netzmagen, Reticulum, reticolo, cuffia, réseau, bonnet) liegt haubenförmig über dem Winkel, in dem die cranial gelegenen Teile des Pansens und Labmagens aneinanderstoßen (Abb. 64). Sie hat im erschlafften Zustand eine flache ballonförmige Gestalt und ist durch die eigenartige Netzstruktur ihrer Innenhaut ausgezeichnet. Sie liegt in der Mittellinie des Körpers und kopfwärts dem Zwerchfell an und berührt auch die Leber und zuweilen die Milz. Vom Herzbeutel ist sie nur 2—4 cm entfernt, wodurch gelegentlich traumatische Herzbeutelentzündungen infolge Eindringens von Fremdkörpern, die die Haubenwand und das Zwerchfell durchbohren, entstehen[146]. Ventral liegt die Haube der Bauchwand an. Bei Röntgendurchleuchtung ist die mit Kontrastbrei gefüllte Haube in allen ihren Konturen deutlich erkennbar; an ihrer dem gefüllten Labmagen anliegenden Fläche findet eine gegenseitige Abplattung dieser beiden Magenabteilungen statt[34].

a) Der innere Bau der Haube.

Die zu der Bezeichnung als Netzmagen Anlaß gebende Struktur der Haube ist die der sie auskleidenden *Schleimhaut*[57, 146]. Diese ist eine unverschiebliche kutane Haut, die leisten- oder bänderartige, auf ihr senkrecht stehende Vorsprünge aufweist, die sich wieder durch Querleisten verbinden und so ein *Netzwerk von wabenartigen Haubenzellen, Cellulae reticuli*, bilden (s. Abb. 68). Beim Rinde sind diese Leisten 8—12 mm hoch, beim Schafe viel niedriger und weniger gut entwickelt. Die Haubenzellen sind durch niedrigere Leistchen oder beim Schafe durch strichartige Hervorragungen noch in kleinere Felder untergeteilt.

Im übrigen ist diese ganze Netzhaut einschließlich der Leisten noch mit kleinen Spitzen oder Wärzchen versehen.

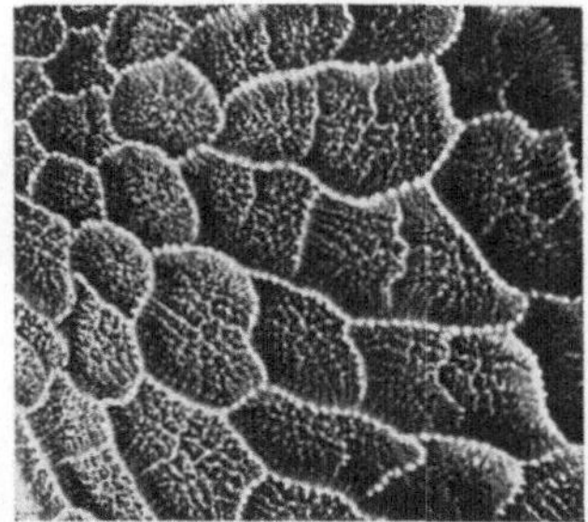

Abb. 68. Netzstruktur der Haubenschleimhaut des Schafes. (Aus Ellenberger und Baum.)

Man wird nicht fehlgehen, in dieser eigenartigen Schleimhautstruktur, analog wie auch beim Psalter, den Ausdruck einer *mechanischen Funktion* zu sehen. Denn zweifellos ist diese rauhe Haut wie ein Reibeisen geeignet, den durch die Haubenkontraktionen gegen sie gepreßten und sich an ihr vorbeischiebenden Mageninhalt zu zermürben und zu macerieren. Dabei kann auch die eigene Beweglichkeit der Leisten mitwirken, die immer auch noch mit Muskulatur versehen sind. Die Hauptrolle spielt aber gewiß die energische Hin- und Herverschiebung des Mageninhaltes durch das Wechselspiel zwischen der Haube und dem von Czepa und Stigler deshalb ja direkt als Schleudermagen bezeichneten Vorhof (s. S. 135). Auch mit den Wassersäcken der Kamele und Lamas sind die Netzstrukturen der Haube im Sinne rudimentärer Überbleibsel in Zusammenhang gebracht worden (Colin[32], vgl. Czepa und Stigler S. 303[34]). Hier finden sich nämlich in der Wand des dem Pansen entsprechenden Magensackes zahlreiche Divertikel oder Taschen mit muskulösen Septen und sphincterähnlicher Anordnung ihrer Mündung, wodurch sie von der Magenhöhle abgeschlossen werden können. Es sind dies die sog. *Wasserzellen*. Beim *Lama* sind dieselben in zwei Gruppen angeordnet. Die größere umfaßt 16, die kleinere 20 Reihen von Zellen. Auch die dem Netzmagen (Haube) entsprechende zweite Abteilung ist ganz von solchen Wasserzellen ausgefüllt, aber sie sind nicht so tief, und die Muskelbänder, welche ihre Mündung schließen, sind nicht so mächtig wie im ersten Magen. Es dürfte wohl kaum zu bezweifeln sein, daß wir in den „Waben" der Haube bei *allen* Wiederkäuern ein Analogon der „Wasserzellen" der *Tylopoden* zu erblicken haben, um so mehr, als Ellenberger feststellen konnte, daß dieselben durch Kontraktion der muskulösen Seitenwände und des Bodens „zu höheren oder engeren Zellen werden", wodurch sie „zum Sammeln und Aufbewahren von Flüssigkeiten (als Wasserzellen) geeignet erscheinen".

Die *Kardiamuskelschleife*, die am Mageneingang der anderen Säugetiere besteht, ist auch am Wiederkäuermagen vorhanden. Hier gehört sie der Haube und dem Hauben-Pansen-Vorhof an. Sie umgreift wie bei anderen Tieren eine Seite der Kardia mit ihrem Scheitel, während ihre beiden Schenkel in den Lippen der Speiserinne liegen und deren Hauptmuskulatur bilden. Der übrige Teil der Schenkel endet an der Hauben-Psalter-Grenze, also am Ende der Speiserinne, und zwar in der Weise, daß beide Schenkel zum Teil einander und zum Teil zugleich die Hauben-Psalter-Öffnung umgreifen, zum Teil strahlen die Fasern der einen Lippe in die Muskulatur der anderen zurück, zum Teil helfen sie den Sphincter der Hauben-Psalter-Öffnung bilden (MARSCHALL[145]).

b) Die Schlundrinne (Speiserinne).

Am Grunde der Haube zieht sich, als offene halbrinnenförmige Fortsetzung der Speiseröhre, und an die Magenstraße der kleinen Curvatur des menschlichen

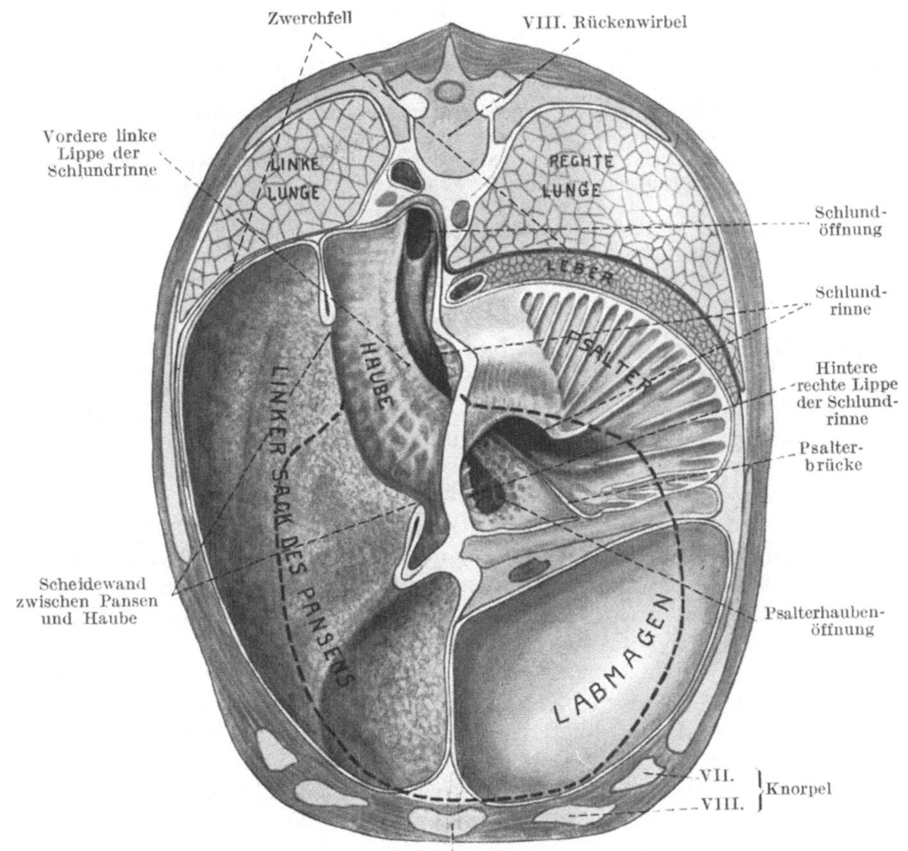

Abb. 69. Topographie der Schlundrinne und der angrenzenden Vormägen beim Rinde. Die unterbrochene Linie gibt den Umriß der Haube an. (Nach SCHMALTZ.)

Magens erinnernd, von älteren französischen Autoren auch als Milchstraße bezeichnet, von der Cardia bis zur Hauben-Psalter-Öffnung die *Schlundrinne* (Speiserinne, Sulcus oesophageus) entlang (Abb. 69). Diese wird von wulstigen Längsleisten, den *Lippen*, begrenzt, durch deren spiralige Drehung die Speiserinne eine langgezogene Schraubenwindung bildet[57, 146, 245], und zwischen denen der *Schlundrinnenboden* gelegen ist. Nach CZEPA und STIGLER[35] sind die Lippen so gelagert, daß man im oberen Anteil eine linke vordere und eine rechte hintere

Lippe unterscheiden kann. Weiter unten überkreuzen sie sich und erzielen dadurch bei ihrer Kontraktion einen festen Verschluß der Schlundrinne, die dadurch eine geschlossene Röhre bildet.

Die *Muskulatur der Speiserinne* ist, wie die der Haube, eine Fortsetzung derjenigen der Speiseröhre. Die äußere dünne Längsfaserschicht der Speiserinne besteht wesentlich aus quergestreifter Muskulatur, findet sich beim Rinde auch nur im ersten Fünftel des Bodens der Speiserinne, reicht aber beim Schafe bis zum Psalter (Würfel[245]).

Die innere Querfaserschicht der Muskulatur der Speiserinne ist erheblich stärker. Noch dicker ist die Lippenmuskulatur, beim Rind etwa 7 mm, bei Schaf und Ziege 3 mm dick, die aus längsgerichteten Strängen glatter Muskulatur besteht, in die sich ein Blatt der inneren Querfaserschicht einsenkt[57].

Die Haube ist durch ihre *Muskulatur* ein außerordentlich lebhaft bewegliches Organ. Sie nimmt dadurch in der ganzen vergleichenden Physiologie eine einzigartige Sonderstellung ein, insofern, als wohl kein anderer Tiermagen bekannt ist, der an Schnelligkeit der Bewegung wie auch in der Art der konzentrischen Kontraktion der Haube gleichkäme.

Die beiden *Muskelschichten* der Haube entstammen der Ringmuskulatur des Oesophagus, deren direkte Fortsetzung die Haubenmuskulatur darstellt (Würfel[245]). Sie teilen sich in eine innere, in der Längsrichtung des Organs parallel zur Speiserinne verlaufende, und eine zirkulär angeordnete Muskelschicht. Die Muskulatur der *Haube und Speiserinne* stehen in direktem Zusammenhange. Die äußere dünne Längsfaserschicht der Speiserinne, die wesentlich aus quergestreifter Muskulatur besteht, geht nicht auf die Haube über, deren Wandung nur glatte Muskulatur enthält und auch reich an Ganglien und Nervengeflechten ist[245], die jedenfalls nach Art des Auerbachschen und Meissnerschen Plexus die motorischen Funktionen der Haube beherrschen.

An der *Hauben-Psalter-Öffnung* bildet die sich hier noch verstärkende Muskulatur beider Lippen einen *Schließmuskel.*

Dieser Sphincter ist indessen nach Czepa und Stigler von der Schlundrinne ganz unabhängig und kann sich auch unabhängig von den Lippen kontrahieren. Die Bewegungen an der Schlundrinne lassen sich von der Bauchhöhle aus oder durch eine Pansenfistel mit der eingeführten Hand abtasten. Auch kann man den Finger in die Schlundrinne legen und ihre partiellen Kontraktionen und Erweiterungen oder ihren völligen Verschluß beim Abschlucken von Flüssigkeiten (Luchsinger[123]) fühlen. Haubner[93] fühlte dabei, indem er bei einem Schaf mit der Hand in die operativ eröffnete Bauchhöhle einging, die Haube umfaßte und seine Finger längs der Schlundrinne anlegte, daß diese sich beim Abschlucken von Milch keineswegs in ihrer ganzen Länge zusammenzog; daß sie sich vielmehr nach Art einer peristaltischen Bewegung, die vom Schlunde her nach dem Psalter hin ablief, stellenweise zusammenzog und verkürzte, und an anderen Stellen ausdehnte und verlängerte.

Ferner gelingt es auch, die Schlundrinne durch Vernähen ihrer beiden Lippen auszuschalten (Colin), um ihren Einfluß auf die Rejektion des Wiederkaubissens zu prüfen.

Auch Wester[237, 238] konnte beim Rinde endoskopisch von einer Magenfistel aus die Kontraktionen der Schlundrinne beobachten, die er denjenigen der Haube vorangehen sah. Auch gelang es ihm, mit der in die Haube eindringenden Hand die funktionellen Bewegungen der Schlundrinne abzutasten. Sie ist besonders bei Kälbern verhältnismäßig stark entwickelt und hat hier für die Weiterleitung der Milch nach dem Labmagen hin zu dienen. Schon beim Beginn des Schluckaktes tritt der „*Schlundrinnenreflex*" (Wester S. 38[238], Czepa und Stigler[35]) ein (s. S. 220). Die Speiserinne bildet dadurch eine geschlossene Röhre wie der Oesophagus selbst. Peristaltische Bewegungen der Schlundrinne traten dabei nicht auf. Beim heranwachsenden Kalbe entwickeln sich dann die Vormägen schneller, während die Schlundrinne einigermaßen im Wachstum zurückbleibt.

Später soll nach WESTER die Schlundrinne noch mehr zurückbleiben, so daß sie sich nicht mehr vollkommen zu schließen vermag.

Experimentell läßt sich der Schlundrinnenreflex auch dadurch ausschließen, daß den Tieren die Tränkflüssigkeit durch eine Magensonde eingeflößt wird, so daß deren Öffnung unterhalb des Pharynx zu liegen kommt; dann bleibt der zur Auslösung des Schlundrinnenreflexes erforderliche Reiz des Schluckaktes aus, die Schlundrinne schließt sich nicht, und Pansen und Haube füllen sich allein, wie es CZEPA und STIGLER auf diese Weise zum Zwecke der Röntgenbeobachtung dieser Mägen erzielten.

c) Die Bewegungen der Haube.

Der Mechanismus der Haubenkontraktionen ist gerade in den letzten Jahren ziemlich genau bekanntgeworden. Die früheren Autoren sahen nur an getöteten

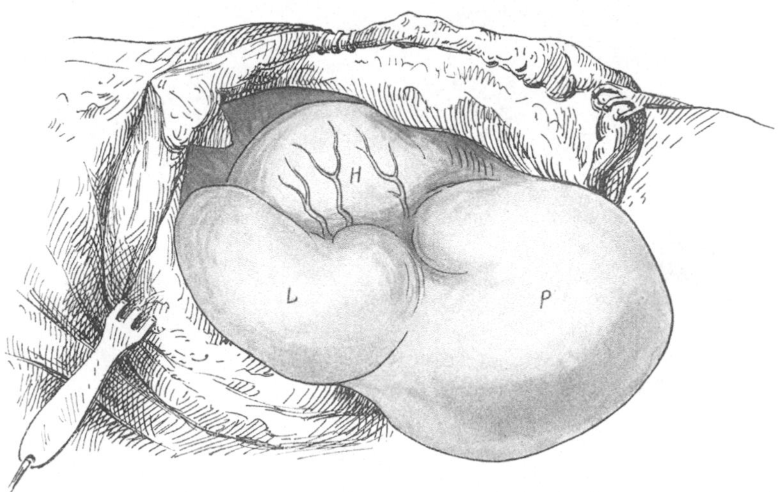

Abb. 70. Haube, Labmagen, Pansen des Schafes, durch Bauchschnitt freigelegt. Haube in schlaffem Ruhezustande, auf ihrer Oberfläche drei Blutgefäße. (Nach MANGOLD und KLEIN.)

Schafen unregelmäßige Wellenbewegungen oder bei Vagusreizung kräftigere Kontraktionen dieses Magenteils (HARTUNG[92], ELLENBERGER[53], MARSCHALL[145]).

Indessen hatte bereits HARTUNG festgestellt, daß die Haube sich bei Vagusreizung stets total zusammenzieht, und daß die Kontraktion so lange bestehen bleibt, wie die Reizung dauert; und ELLENBERGER hatte bei Vagusreizung richtig gesehen, daß sich die hierauf sofort einsetzende Kontraktion gleichmäßig nach allen Richtungen über die Haube erstreckt, und daß dieser Magenteil, der sich dabei bis auf eine derbe und runzelige Gestalt von Apfel- oder Hühnereigröße zusammenzieht (Abb. 70 u. 71), dies, worauf auch schon HARTUNG hinwies, in ganz anderer Weise tut, als sich sonst glatte Muskulatur zusammenzuziehen pflegt, nämlich genau so, wie es bei der quergestreiften Körpermuskulatur vor sich geht.

Im Gegensatz zu der hiernach anzunehmenden Tetanisierbarkeit der Haubenmuskulatur gewann WESTER den Eindruck, daß bei den Haubenbewegungen ebenso wie bei den rhythmischen Herzkontraktionen eine refraktäre Phase im Spiele sei; hiernach dürfte dann die Haubenmuskulatur nicht tetanisierbar sein. Die Frage ließ sich leicht entscheiden, und aus der Art der *Haubenbewegung bei direkter elektrischer Reizung* konnten wir ausnahmslos feststellen, daß die *Haube gut tetanisierbar* und *ein Refraktärstadium bei ihr nicht nachweisbar* ist.

Diese Versuche stellten wir[138] in der Weise an, daß wir die durch Bauchschnittoperation freigelegte Oberfläche der Haube an verschiedenen Stellen durch Anlegen feiner Drahtelektroden von einem DuBois-Reymondschen Schlitteninduktorium aus mit frequenten Induktionsströmen von verschiedener Stärke reizten.

Wie bei einer mechanischen Reizung der Haubenwand, z. B. durch Kneifen mit einer Pinzette, lassen sich auch durch schwache elektrische Reize *örtlich beschränkte Kontraktionen* der Haubenwand auslösen.

Je nach Anlegen der Elektroden am rechten oder linken Pol der Haubenoberfläche erhält man auch *asymmetrische Kontraktionen*, indem sich die direkt von den Strömen getroffene Gegend stark zusammenzieht, wobei die quer über die Haube verlaufenden Muskelbündel runzelig hervortreten und auch eine Verkleinerung des Organs erfolgt, während seine Oberfläche auf der gegenüber-

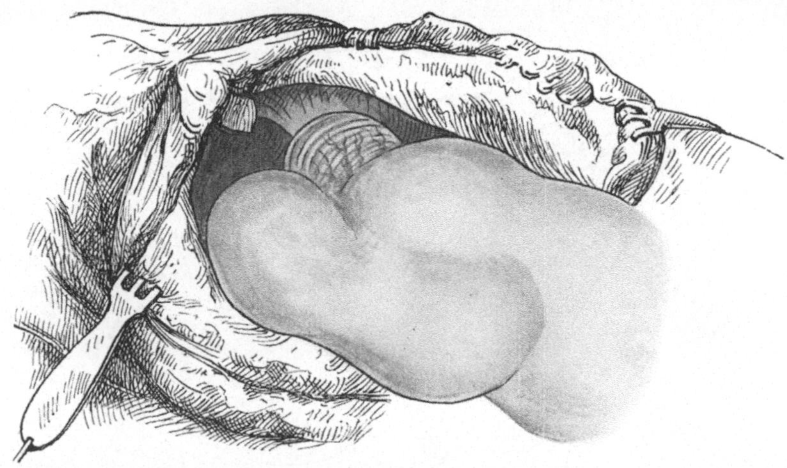

Abb. 71. Wie in Abb. 70. Haube bei maximaler Kontraktion. Am Zwerchfell wird die Leber sichtbar.
(Nach Mangold und Klein.)

liegenden Seite passiv und ziemlich glatt bleibt. Bei direkter Reizung der Haube, seitlich oder an der unteren (caudalen) Kuppe, kommt daher eine charakteristische Einrollung des Organs nach der gereizten Seite hin zustande.

Totale Kontraktionen der Haube lassen sich erst durch noch stärkere elektrische Reizungen hervorrufen. Da sich aber auch hierbei die den Reizorten fernliegenden Teile nicht so intensiv beteiligen, so bleibt das Ausmaß der gesamten Zusammenziehung hinter dem der in der spontanen Rhythmik oder bei Vagusreizung auftretenden Totalkontraktion etwas zurück.

Durch intermittierende Reizung der Haubenoberfläche gelingt es auch, das ganze Organ in einer wenn auch schwankenden Totalkontraktion zu erhalten. Hierbei war es uns[138] auffällig, daß besonders bei Reizung in der Mitte der frei liegenden Oberfläche, also des ventralen Haubenpols, gelegentlich auch vom caudalen Pole aus, gerade die dem Reizorte entfernteren Teile des Organs sich kräftig und aktiv zusammenzogen. Da sich die hieraus resultierende Gesamtkontraktion erst mit einer längeren, etwa 1 Sekunde betragenden Latenz an die sofort bei Beginn der Reizung auftretenden lokalen Kontraktionen anschloß, da diese Verzögerung offenbar durch die Leitung der Erregung vom Reizorte her bedingt war, so glaubten wir, diese Haubenbewegungen als *eigenreflektorische Totalkontraktionen* auffassen zu dürfen, bei denen die Erregung der dem Reizorte ferneren Teile erst durch reflektorische Übertragung der Erregung auf Wegen des in der Haubenwand gelegenen Nervensystems ausgelöst wird.

Derartige eigenreflektorische Kontraktionen könnten, durch mechanische Füllungsreize von innen her bedingt, auch bei den spontanen Bewegungen der Haube wohl eine wichtige Rolle spielen.

Die zweizeitigen Spontanbewegungen der Haube. Daß die spontanen periodischen Kontraktionen der Haube in einem sehr charakteristischen zweizeitigen Typus erfolgen, hat erst WESTER beim Rinde von einer Pansenfistel aus durch manuelle Palpation wie durch graphische Registrierung festgestellt. Die Kontraktion vollzieht sich in 2 Absätzen, wobei die erste Kontraktion weniger kräftig erscheint. Bei Vivisektionen an Zicklein glaubte er beobachten zu können, daß die erste Kontraktion als peristaltische Welle von der Schlundrinne aus und die zweite als antiperistaltische Welle über die Haube abliefe.

Doch die Röntgenbeobachtungen von CZEPA und STIGLER[34] konnten jene peristaltische Natur der Haubenbewegung nicht

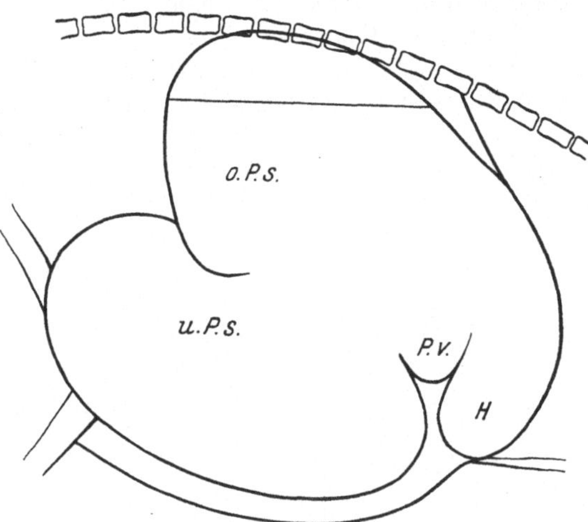

Abb. 72. *oPs* oberer und *uPs* unterer Pansensack in Ruhe, *Pv* Vorhof kontrahiert, *H* Haube erschlafft. (Nach CZEPA und STIGLER.)

bestätigen. Sie sahen die Haube sich in toto und ruckartig mit großer Kraft und Schnelligkeit kontrahieren, indem sie sich von unten nach oben hebt, ohne aber dabei vom Zwerchfell abzurücken, an das sie vielmehr immer angelehnt bleibt. Der erste Absatz der zweizeitigen Kontraktion verkleinerte die Haube bis zur Größe einer kleinen Mandarine; in diesem Kontraktionszustande verharrte die Haube einen Augenblick, worauf sogleich eine zweite Kontraktion einsetzte, die das Organ im Röntgenbilde fast völlig zum Verschwinden brachte (Abb. 72 bis 74). Nach dieser totalen und zur vollständigen Entleerung führenden Kontraktion erfolgte ebenso rasch wieder die Erschlaffung und neue Füllung.

Unmittelbar mit bloßen Augen haben bis jetzt nur KLEIN und ich diese *zweizeitigen konzentrischen Totalkontraktionen der Haube* bei unseren laparotomierten Schafen gesehen und wiederholt genau beobachten können (s. Abb. 70 u. 71).

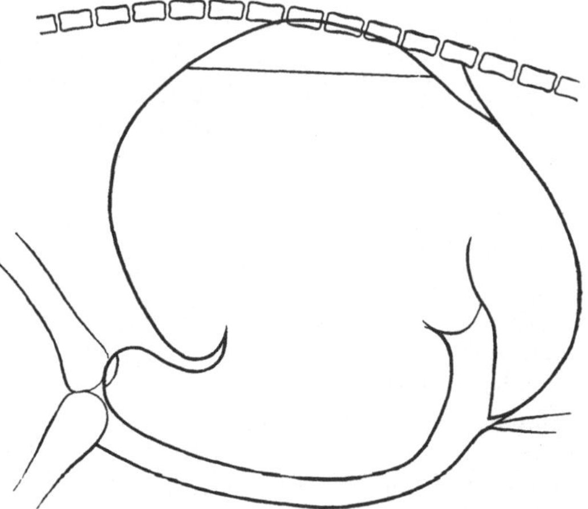

Abb. 73. Unterer Pansensack kontrahiert, der obere erschlafft. (Nach CZEPA und STIGLER.)

Dieser spontane Haubenmechanismus setzt damit ein, daß sie sich plötzlich und, soweit man sehen kann, an ihrer ganzen Oberfläche gleichzeitig, auf etwa $^{1}/_{2}$—$^{2}/_{3}$ ihres Umfanges zusammenzieht, wobei eine Furchung der Oberfläche quer zur Längsachse des Körpers und Schlängelung der Blutgefäße auftritt.

Die Haube zieht sich dabei etwas in der Richtung auf die Kardia hinauf und in die Tiefe zurück. Sobald der erste Kontraktionsgrad rasch erreicht ist, erfolgt ebenso plötzlich eine Erschlaffung, die die Haube bis auf etwa $^2/_3$—$^3/_4$ ihres Ruhevolums wieder ausdehnt; bei diesem elastischen Rückgang durch Dilatation glätten sich die vorher entstandenen Runzeln der Oberfläche wieder vollkommen, und die Haube drängt sich wieder etwas aus der Tiefe hervor. Hiernach setzt dann die zweite Kontraktion ein, die die Haube bis auf etwa Pflaumengröße zusammen- und vollends nach der Kardia hin in die Tiefe zieht, und wobei eine enorme Runzelung der Oberfläche und Schlängelung der Gefäße auftritt (Abb. 71). Diese zweite Zusammenziehung erscheint als eine durchaus maximale Kontraktionsleistung der Haubenmuskulatur, während dieser Grad bei der ersten Kontraktion niemals erreicht wird.

Die Erschlaffung nach der ersten Kontraktion geht aber niemals bis zur völligen Dilatation, wie es nach den von WESTER aufgenommenen Kurven den Anschein hat; es bleibt vielmehr stets ein Kontraktionsrückstand, so daß keine doppelte, sondern eine anakrote Kurve den Ablauf richtig wiedergeben würde. Dabei ist aber noch hervorzuheben, daß die *teilweise Dilatation nach der ersten Kontraktion*, wie die direkte Inspektion lehrt, auch ganz ausbleiben kann, so daß nur eine kurze Pause eintritt und die zweite Kontraktion unmittelbar auf der Höhe der ersten aufsetzt, so daß die Kurve zwischen dem ersten und zweiten Gipfel keine Remission, sondern ein Plateau zeigen würde.

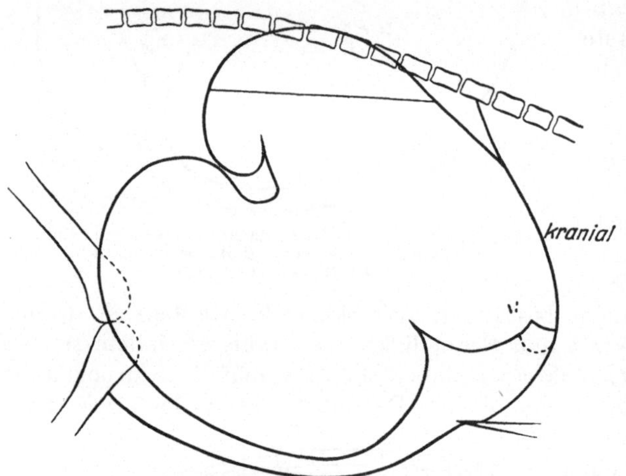

Abb. 74. Oberer Pansensack kontrahiert, Vorhof erschlafft. Haube zweizeitig maximal kontrahiert, die punktierte Linie deutet die erste Kontraktionsstufe der Haube an. (Nach CZEPA und STIGLER.)

Abb. 72—74. Der Wiederkäuermagen im Röntgenbild.

Beide Typen der zweizeitigen Haubenkontraktion, mit und ohne Remission, lassen sich manchmal in unregelmäßiger Abwechslung bei demselben Tiere beobachten; unter anderen war dies bei einem Schafe in tiefer Chloralhydratnarkose der Fall, bei dem die Haube im Ruhezustande besonders schlaff erschien und ihre Atonie in langen Abständen von typischen zweizeitigen Kontraktionen von normaler Intensität unterbrochen wurde.

Schon dieses Verhalten der Haube spricht unzweideutig dafür, daß ihr normaler *zweizeitiger Kontraktionsablauf von der Aufeinanderfolge zweier gesonderter Bewegungsimpulse abhängig ist.* Der eine Kontraktionstypus ist dann offenbar dadurch bedingt, daß die Wirkung des zweiten Impulses erst einsetzt, wenn die des ersten schon abzuklingen begonnen hat; der andere Typus dagegen dadurch, daß der zweite Impuls das Organ noch auf der Höhe der Kontraktionswirkung des ersten Impulses trifft. Ob diese Impulse neurogener oder myogener Art sind, ob sie autochthonen Reizbildungszentren des Organs, ob einem oder zwei verschiedenen entspringen, ob sie reflektorisch von anderen Stellen ausgelöst werden, läßt sich noch nicht sagen (MANGOLD und KLEIN[138]).

Es sei noch erwähnt, daß CZEPA und STIGLER[35] die von uns festgestellte Erschlaffung der Haube während der Pause zwischen der ersten und zweiten Kontraktionsphase am Röntgenschirme niemals sehen konnten, und daß sie in dieser Erscheinung daher eine Folge operativer Schädigung vermuten. Da sich das von ihnen und uns erhobene umfangreiche Tatsachenmaterial über die Mechanik der verschiedenen Abteilungen des Wiederkäuermagens sonst aber in erfreulichster Weise gegenseitig bestätigt, so liegt es ebenso nahe anzunehmen, daß die teilweise Dilatation nach der ersten Kontraktion, die ja nach unseren Befunden auch ausbleiben kann, im Schattenbilde am Röntgenschirm nicht deutlich genug hervortritt, oder aber, daß bei der Ziege im Gegensatze zum Schafe der Typus der zweizeitigen Haubenkontraktion *ohne* Remission in der Pause die Regel bildet.

Eher waren wir selbst geneigt, den von uns auch mehrfach beobachteten *Typus der einzeitigen Spontankontraktionen der Haube* auf Veränderungen der Motilität zurückzuführen. Wir sahen die Haubenkontraktionen gelegentlich bei demselben Schafe teils zwei-, teils einzeitig verlaufen. Und zwar entspricht die einfache Kontraktion stets nur der ersten Phase der zweizeitigen, erreicht niemals die maximale Zusammenziehung der zweizeitigen, und läßt sich hiernach offenbar darauf zurückführen, daß jener zweite gesonderte Bewegungsimpuls für die Haube ausbleibt.

Pendelbewegung und Rotation der Haube. Bei einigen unserer laparotomierten Schafe konnten wir kaum einige reguläre ein- oder zweizeitige Kontraktionen beobachten. Dafür traten hier oberflächliche *pendelnde und wogende Kontraktionen der Haubenmuskulatur* auf. Diese waren auch sonst oft zwischen den regulären Spontanbewegungen zu sehen und traten dann in den Pausen zwischen den zweizeitigen jedesmal mit allmählicher Steigerung auf, bis wieder eine reguläre Kontraktion erfolgte. Auch als Nachwirkung von direkten oder Nervenreizungen der Haube sahen wir sie auftreten. Sie machten uns den Eindruck unregelmäßiger Erregungszustände.

Endlich konnten wir bei den regulären Spontanbewegungen der Haube noch feststellen, daß die symmetrisch konzentrische Totalkontraktion manchmal mit einer *seitlichen Rotation der Haube* um ihre in der Längsrichtung des Körpers liegende Achse herum verbunden ist. So rollt sich bei einer Rechtsrotation der Haube ihr rechtsseitiger Rand in der Grenzfurche zum Labmagen, an dessen Wand entlang gleitend, ein. Bei der Linksrotation schiebt sich der linke Haubenrand an der Wand des angrenzenden Hauben-Pansen-Vorhofs entlang (s. Abb. 65). Letzteres wurde auch bei regulären einzeitigen Haubenkontraktionen beobachtet, bei denen auch Einrollung des unteren (caudalen) Randes nach oben (ventral) herum vorkam.

Seitliche Pendelbewegungen der ganzen Haube nach rechts und links konnten CZEPA und STIGLER bei der erwachsenen Ziege feststellen, und zwar besonders deutlich mittels der Röntgendurchleuchtung von unten nach oben in ventrodorsaler Richtung. Diese seitlichen Hin- und Herverschiebungen der Haube treten ein oder mehrere Male in der Pause zwischen zwei Haubenkontraktionen in unregelmäßigen Zeitintervallen auf, ohne daß dabei Bewegungen am Pansenvorhof oder am Pansen selbst zu sehen sind. Sie sind von den größeren Pansenbewegungen sicher unabhängig; doch ließ es sich nicht entscheiden, ob sie durch aktive Bewegungen der Haube zustande kommen.

Das schon kurz erwähnte **Wechselspiel der Hauben- und Vorhofsbewegungen** findet in einem koordinierten Mechanismus statt, durch den sich diese beiden Magenabteilungen ihren Inhalt wechselweise gegenseitig zuschleudern (CZEPA und STIGLER[35]). Am Röntgenschirm stellt dieser Mechanismus sogar die weitaus auffallendste Bewegungserscheinung am ganzen Wiederkäuermagen dar.

Diese höchst eigenartigen Bewegungen von Haube und Schleudermagen gehen in der Weise vor sich, daß gleichzeitig mit der Kontraktion der Haube das vorher zusammengezogene Atrium erschlafft und dabei den Hauptteil des entleerten Haubeninhaltes aufnimmt. Während der gleich darauf folgenden Erschlaffung der Haube kontrahiert sich dann ebenso stark und rasch der Vorhof und entleert dabei einen breiigflüssigen Inhalt sturzwellenartig in die sich erweiternde Haube. Nach der Erschlaffung des Schleudermagens verharren dann beide Magenabschnitte eine Zeitlang in Ruhe. Von diesem Wechselspiel der Hauben- und Vorhofbewegung geben die orthodiagraphischen Röntgenskizzen (Abb. 72 u. 74) eine deutliche Vorstellung.

Es ist hier eine physiologische Analogie mit dem Verhältnis zwischen den Vorhöfen und Hauptkammern des Herzens unverkennbar, und so sprechen Czepa und Stigler auch von einer „Hauben-Vorhof-Revolution". Eine solche zerfällt dann in folgende drei Phasen:

1. Kontraktion (Systole) der Haube und gleichzeitig Erschlaffung (Diastole, Erweiterung) des Vorhofs.

2. Kontraktion (Systole) des Atriums und gleichzeitige Erschlaffung (Diastole) der Haube.

3. Pause mit gleichzeitigem Verharren der Haube und des Vorhofs im erschlafften Zustande.

Die erste und zweite Phase folgen einander unmittelbar und dauern nur etwa fünf Sekunden, während die Pause $^1/_2$—1 Minute oder noch länger dauert.

Bei diesen Bewegungen der ersten Magenabteilungen besteht offenbar eine vollkommene Koordination zwischen Haube und Vorhof; von den jeweiligen Bewegungsphasen des Pansens sind die beiden Magenteile dagegen unabhängig; dies gilt für die *erwachsene* Ziege. *Bei ganz jungen Tieren*, etwa bis zum Ende der dritten Lebenswoche, bestehen diese koordinierten Hauben-Vorhof-Revolutionen noch nicht; wie auch wir bereits erkannten, entwickelt sich die motorische Funktion des Vorhofs erst zuletzt. Bis dahin ist aber nach Czepa und Stigler eine wechselseitige Abhängigkeit und ein ähnliches

Wechselspiel zwischen Hauben- und Pansenbewegung vorhanden, das mit der Entwicklung jener anderen Koordination aufgegeben wird.

Czepa und Stigler haben durch ihre Röntgenbeobachtungen an Schaf- und Ziegenlämmern feststellen können, daß sich dieser entwicklungsgeschichtlich bedingte und auf die veränderte Ernährung vorbereitende Übergang des Wechselspiels zwischen Haube und Pansen in denjenigen zwischen Haube und Vorhof individuell sehr verschieden vollzieht und selbst bei Ziegen aus dem gleichen Wurf nicht immer mit gleicher Geschwindigkeit verläuft.

Analog jener koordinierten Hauben-Vorhofs-Mechanik läßt auch das Hauben-Pansen-Wechselspiel verschiedene einzelne Phasen unterscheiden:

1. Kontraktion der Haube mit Entleerung des Inhalts in den Pansen.

2. Erschlaffung der Haube und sofort darauffolgende Kontraktion des dorsalen Pansensackes.

3. Erschlaffung des dorsalen und Kontraktion des ventralen Pansensackes bis annähernd zum Verschwinden seines Lumens.

4. Erschlaffung des ganzen Pansens. Pause, nach der sich wieder die Haube kontrahiert.

Es besteht aber, wie besonders betont werden muß, diese *Koordination und zeitliche Abhängigkeit der Hauben- und Pansenbewegungen nur in diesem ganz jugendlichen Zustande*. Bei erwachsenen Tieren konnten Czepa und Stigler hiervon niemals mehr als eine Andeutung beobachten. Wester nahm noch eine gewisse Abhängigkeit an, da er nach seinen Untersuchungen am Rinde im allgemeinen jeder Pansenbewegung im Abstande von 6—8 Sekunden eine Haubenkontraktion vorangehen läßt; er betont aber schon selbst, daß die Zahl der Hauben- und Pansenbewegungen nicht miteinander übereinstimmt. Wir sahen bei unseren direkten Beobachtungen des durch Operation freigelegten Magens an lebenden Schafen meistens eine deutlich unabhängige Rhythmik beider Magenabteilungen, manchmal aber auch eine lange Reihe von Pansenbewegungen den vorangehenden Haubenperioden mit auffallend regelmäßigem Abstande von 15—20 Sekunden folgen, der eine gewisse Koordination der beiden Bewegungen nahelegte. Zweifellos hat die *Haube ihre eigenen Automatiezentren* für die Bildung der zur Anregung und Aufrechterhaltung ihrer Rhythmik notwendigen Reize. Diese Zentren könnten auf direktem oder reflektorischem Wege nervöser Bahnen mit dem in der Wand des Pansens liegenden und dessen Bewegungen regulierenden Nervengeflecht in einer Verbindung stehen, die bei ganz jungen Tieren, wie wir sahen, regelmäßig, später vielleicht nur zeitweise und unter bestimmten Bedingungen, eine *funktionelle Koordination von Haube und Pansen* vermittelt.

Wenn eine solche Zuordnung von Hauben- und Pansenbewegung beim erwachsenen Tier noch gelegentlich auftritt, könnte sie aber, wie wir seinerzeit schon hervorhoben, auch dadurch bedingt sein, daß der Übertritt von Inhaltsmassen, der von dem sich gerade kontrahierenden Magenabschnitt in den anderen hinein erfolgt, diesen durch den Reiz des dabei stattfindenden Füllungsdruckes reflektorisch zu einer gleich anschließenden Kontraktion veranlaßt.

Endlich könnten einander zugeordnete Hauben- und Pansenbewegungen gelegentlich auch durch Erregungen hervorgerufen werden, die von der, beiden Abschnitten bis zu einem gewissen Grade gemeinsamen äußeren Innervation von seiten des Vagussystems ausgehen.

Was nun die **Frequenz der Haubenbewegungen** angeht, so beträgt diese nach WESTER[238], der beim *Rinde* feststellte, daß jede Haubenbewegung mit darauffolgender Pause 30—60 Sekunden dauert, 1—2 pro Minute.

Bei unseren laparotomierten *Schafen* sahen wir die Kontraktionsdauer mit Pause zwischen 17 und 75 Sekunden schwanken und durchschnittlich 40 Sekunden betragen, woraus sich $1^1/_2$ Haubenbewegungen in der Minute ergeben.

Aus den von CZEPA und STIGLER an Ziegen und einem Schafe bestimmten Werten, die zwischen 30 und 80 Sekunden schwankten, ergibt sich durchschnittlich etwa 1 Haubenbewegung pro Minute. Im einzelnen betrug ihre Dauer bei einem Schafe mit vier Wochen 41, bei demselben mit fünf Wochen, und ebenso bei einer Ziege von zwei Monaten, 80 Sekunden; bei einem zehn Tage alten Zicklein wie bei einer alten Geiß 60 und bei einem einjährigen Bock etwa 37 Sekunden.

Solange die Haubenrhythmik im beständigen Wechselspiel mit den Vorhofsbewegungen einhergeht, wobei sie selbst ja die Führung hat, ist natürlich die *Frequenz der Vorhofsbewegungen* gleich der der Haubenkontraktionen.

Allgemein wird diese Frequenz, die, wie die Magenfrequenz auch bei anderen Tieren, nach den obigen Angaben ziemlich beträchtlich variiert, jedenfalls von verschiedenen Faktoren beeinflußt und ist wohl, wie das von BENKENDÖRFER[11] für die Pansenbewegungen festgestellt wurde, vor allem vom Fütterungszustande und der Art des Futters abhängig.

III. Der Pansen.
1. Äußerer und innerer Bau des Pansens.

Der Pansen (Wanst, Rumen, rumine, paunch) ist, wie erwähnt, bei ganz jungen Kälbern und Lämmern viel kleiner als der Labmagen, der hier noch die Hauptrolle spielt; beim erwachsenen Wiederkäuer ist der Pansen aber die bei weitem größte und geräumigste Magenabteilung. Er stellt einen mächtigen, seitlich abgeflachten Doppelsack dar, der die ganze linke Hälfte und das ventrale Drittel der Bauchhöhle ausfüllt und vom Zwerchfell bis in das Becken reicht[57, 146].

Der Pansen wird durch eine rechte und linke Längsfurche in einen dorsalen (linken) und einen ventralen (rechten) Pansensack geteilt, deren jeder am caudalen Ende einen Blindsack (Endblindsack) trägt (s. Abb. 64). Die Anatomen unterscheiden außer diesem caudalen Blindsacke an jedem Pansensack noch einen kranialen Blindsack (Anfangsblindsack). Dies sind aber eigentlich gar keine Blindsäcke, auch ist der eine, der kraniale dorsale Blindsack, nach CZEPA und STIGLER identisch mit dem Pansenvorhof, der eine funktionell selbständige Magenabteilung darstellt (vgl. S. 125). Den äußerlich sichtbaren Pansenfurchen entsprechen im Innern die Pansenpfeiler.

Die beiden Pansensäcke sind nämlich im Innern des Pansens durch ein System sichelförmiger Falten abgeteilt. Diese Pansenpfeiler bilden einen annähernd ringförmig in das Innere vorragenden Grenzwall zwischen beiden Säcken. Der *kraniale Hauptpfeiler*, Pila cranialis, fällt nach Czepa und Stigler S. 8[35] vollkommen mit dem Grenzpfeiler zwischen Pansen und Vorhof zusammen, ist daher auch als Plica atrio-ruminalis zu bezeichnen. Die ihm außen entsprechende Furche ist die kraniale Pansenfurche, Sulcus ruminis cranialis, auch als Sulcus atrio-ruminalis bezeichnet.

Der *caudale Hauptpfeiler* trennt die beiden Endblindsäcke des Pansens. Ihm entspricht außen der Sulcus ruminis caudalis.

Die Fortsetzung vom kranialen zum caudalen Hauptpfeiler wird durch den rechten und linken Längspfeiler mit verschiedenen Nebenpfeilern gebildet.

Die caudalen Blindsäcke werden von den Pansensäcken durch die caudalen Querfurchen oder *Kranzfurchen*, innen durch die caudalen Querpfeiler oder *Kranzpfeiler* getrennt. Die Blindsäcke reichen beim Rinde beckenwärts gleich weit; bei Schaf und Ziege reicht der ventrale Endblindsack weiter beckenwärts als der dorsale.

Gegen die dem Pansen benachbarte Haube, mit der er durch die sehr weite *Pansen-Hauben-Öffnung* kommuniziert, bildet ventral der beim Rinde bis 5 cm hohe *Hauben-Pansen-Pfeiler* eine innere Abgrenzung.

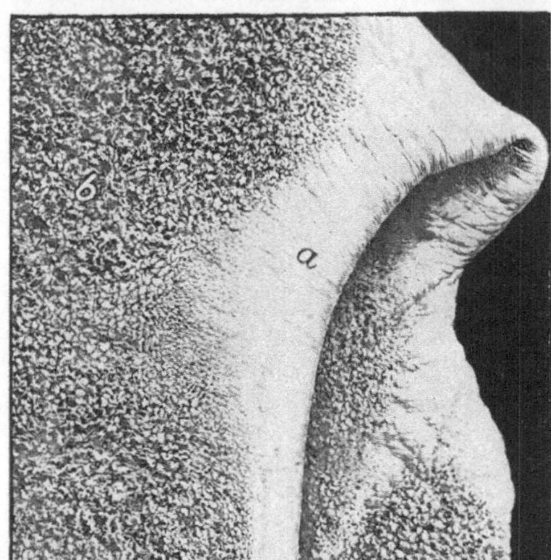

Die Pansenpfeiler (Abb. 75) sind Verdickungen der Muskelschicht der Pansenwand, die von seiner cutanen Schleimhaut überzogen sind.

Die *Pansenschleimhaut* trägt starkes, geschichtetes, an der Oberfläche verhorntes Pflasterepithel, ist dunkelbraun, rauh und zottig und nur an den Pfeilern glatter und heller. Die dicht stehenden und meist zungenförmigen Pansenzotten sind beim Rinde stellenweise bis zu 1 cm, beim Schafe bis 5 mm lang, in der Nähe der Pfeiler werden sie kleiner, auf ihnen fehlen sie (Abb. 75).

Drüsen und Lymphfollikel fehlen der Pansenschleimhaut im allgemeinen. Doch enthält nach Zimmermann und Sal[252] der Pansen der Schafe Schleimdrüsen, aber nur in der Nähe der Schlundrinne und nur in ganz geringer Zahl. Lymphknoten kommen nur höchst selten vor. Die Pansenpapillen gleichen in ihrem Bau ganz der übrigen Pansenschleimhaut.

Abb. 75. Ein Stück Pansenschleimhaut. *a* Pfeiler, *b* Zotten. (Aus Ellenberger und Baum.)

Bei der Untersuchung auf *oxydierende Fermente* fand Andryewsky[4] die Extrakte der cutanen Schleimhäute der Vormägen frei von Peroxydasen.

Kaum angängig scheint es, dem Pansen, weil er keinen Magensaft absondert, die Eigenschaft eines eigentlichen Magens abzusprechen, wie es Bruchholz[20] tut. Dann wäre z. B. der Muskelmagen der Hühner auch kein eigentlicher Magen. Eine solche Unterscheidung läßt sich nicht durchführen. Es gibt eben Mägen, die mechanische Funktionen haben, solche, die nur der bakteriellen Zersetzung als Raum dienen, solche, die eigene Verdauungssäfte liefern, und auch solche, in denen mehrere dieser Aufgaben zugleich erfüllt werden; endlich wirken in den verschiedenen Mägen oft auch Säfte, die von der Mundhöhle (Speichel) oder von einer höheren Magenabteilung (Drüsenmagen der Vögel) in sie hineinfließen. Durchaus verwirrend und physiologisch unhaltbar ist aber die Auffassung des Pansens als eine in das Körperinnere verlagerte Kropfanschwellung, wie sie von Bruchholz geäußert wird.

Die *glatte Muskulatur* des Pansens besteht aus einer vorwiegend in Längsfasern angeordneten äußeren Schicht und einer inneren kreisförmig verlaufenden Hauptschicht. Von der Längsfaserschicht überbrückt ein äußeres Blatt die Pansenfurchen, während das innere in die Furchen eintritt. Die Kreisfaserschicht verläuft im Bereich der Furchen in deren Richtung und bildet durch ihre Verdickung die Pfeiler[57, 146]. Außer diesen mächtigen Längsfassträngen haben die Pfeiler eine aus der rechtwinklig zu den Pfeilern gerichteten Pansenmuskulatur stammende dünne Quermuskulatur.

Die *Wasserzellen des Pansens* der Tylopoden (Kamel, Lama) wurden schon bei der Darstellung der Haube erwähnt.

2. Die Bewegungen des Pansens.

lassen sich, allerdings mit ungleichem Erfolge, auf sehr verschiedene Weise untersuchen. Man kann sie von innen her von einer Pansenfistel aus abtasten, ableuchten und auch graphisch registrieren, von außen durch die Bauchwand hindurch ablaufen sehen, auskultieren und ebenfalls durch mechanische Übertragung in Kurvenform aufzeichnen, auch nach operativer Eröffnung der Bauchhöhle direkt beobachten, ferner aber mit Röntgenstrahlen sichtbar machen und photographieren.

Das Ziel der Untersuchungen ist die Feststellung der Art und Richtung des Ablaufs sowie der Stärke und Frequenz der Pansenbewegungen.

Die *Methode der Pansenfistel* (s. E. MANGOLD[133]) ist besonders von den älteren Autoren, aber gelegentlich auch wieder in neuerer Zeit, angewendet. Sie ist für mancherlei Zwecke geeignet, um den *Mechanismus und Chemismus des Wiederkäuermagens* zu studieren, wie es auf diese Weise durch FLOURENS[69, 70] und HAUBNER, COLIN, HARMS[91], LUCHSINGER, STALFORS, WESTER, CZEPA und STIGLER geschehen ist. Freilich hat die Methode in beiden Hinsichten mehrfach auch zu irreführenden Ergebnissen und falschen Verallgemeinerungen Anlaß gegeben. Der Vorteil der Magenfistel liegt einmal darin, daß sich aus den mit Fistel versehenen Magenteilen stets beliebig Inhalt entnehmen läßt, und zweitens darin, daß man mit der durch die Fistel eingeführten Hand die verschiedensten Teile des Wiederkäuermagens abtasten und ihre Bewegungen fühlen kann. Hauptsächlich läßt sich die Fistelmethode zur Untersuchung der Frage nach den *Wegen des Futters im Wiederkäuermagen* verwenden. Mit der durch eine Pansenfistel eingeführten Hand kann man den Eintritt des Futters durch die Kardia fühlen und auch in die Kardia selbst mit dem Finger eingehen, der durch ihre Kontraktionen kräftig zusammengedrückt wird, da diese Gegend sich als mechanisch besonders leicht reizbar erweist.

Von einer Pansenfistel aus können die spontanen Kontraktionen des Pansens und der Haube und die in ihnen stattfindenden Flüssigkeitsbewegungen abgetastet werden.

Ferner besteht auch die Möglichkeit zur Endoskopie durch die Magenfisteln mittels Einführung eines elektrischen Lämpchens.

Schon ohne dieses Hilfsmittel lassen sich durch eine genügend große Pansenfistel die Schwankungen des in ihm vorhandenen Flüssigkeitsspiegels beobachten. Das Hin- und Herströmen wird teils durch die Bewegungen des Pansens selbst, teils auch als respiratorisches Schwanken durch die Atembewegungen infolge der Zwerchfell- und Bauchmuskelkontraktionen bedingt; ferner auch durch Entleerungen der sich kräftig zusammenziehenden Haube in den Pansen hinein, wobei die einströmende Flüssigkeit den Panseninhalt überschwemmt und manchmal bis zur Fistelöffnung vordringt (COLIN).

Aus den mächtigen wellenförmigen Bewegungen des Flüssigkeitsspiegels im Pansen schloß COLIN auf wellenförmige Kontraktionen der Pansenwand, die er auch endoskopisch durch eine eingeführte elektrische Lampe sichtbar machte.

Das Ausbleiben dieser Schwankungen des Flüssigkeitsspiegels im Pansen in der ersten Zeit nach der Fisteloperation bestätigt, daß hiernach zunächst doch eine Hemmung der Magenbewegungen eintreten kann. Im Gegensatze zu WESTER berichtet auch STALFORS von solchen Störungen nach der Fisteloperation bei einer Kuh, die in der ersten Woche herabgesetzte Pansenbewegungen und gestörte Verdauung zeigte. Auch die Anlegung einer Labmagenfistel scheint nicht ganz störungslos zu verlaufen, da nach FLOURENS' Erfahrungen die mechanische Verletzung dieser Magenabteilung ebenso wie die intravenöse Injektion von Brechweinstein beim Hammel Brechbewegungen, wenn auch kein wirkliches Erbrechen, herbeiführt.

Auch die Ausräumung des Panseninhaltes läßt sich durch die Fistel bewerkstelligen und durch Ausspülung mittels eines Wasserstrahles vervollständigen.

Nach Aggazzotti[3] kann man auf diese Weise die Schleimhaut des Pansens und Netzmagens und die Schlundrinne freilegen, um die Wirkung der *direkten Reizungen* der Magenschleimhaut an verschiedenen Stellen zu studieren.

a) Die Art des Ablaufs der Pansenbewegungen.

Die Pansenbewegungen gehören zu den langsamen peristaltischen Kontraktionen, wie sie für die aus glatten Muskelzellen bestehende Muskulatur, also auch die der Pansenwand, typisch sind.

Diese peristaltischen Pansenbewegungen, die in verschiedenen Richtungen ablaufen können, haben die *Fortbewegung der auf der inneren Oberfläche der Pansenwände gelegenen Futtermassen* zur Folge.

Die *Bewegungen des Pansens* sind, wie Fürstenberg und Rhode[73] hervorhoben, *von seinen Befestigungspunkten abhängig*, an denen er durch Bänder und Bindegewebe an angrenzenden, eine feste Lage besitzenden Organen angeheftet ist. Oben und vorn ist er an die Zwerchfellpfeiler befestigt, außerdem noch durch die Milz, die am vorderen Teile des linken Sackes liegt und am Zwerchfell fest anliegt, mit diesem verbunden; letzteres ferner auch durch das vom Schlunddurchtritt auf den Pansen übergehende Magen-Zwerchfells-Band. Diese Befestigungen bewirken die Feststellung einiger Teile des Pansens als Achsenpunkte seiner Bewegungen.

Während die älteren Autoren für die Pansenbewegungen meist einen über das ganze Organ rotierenden Ablauf annahmen, stellten doch schon Fürstenberg und Rhode durch Einstechen eines Trokars durch die Bauch- und Pansenwand, dessen Hin- und Herbewegungen sie beobachteten, fest, daß die Pansenbewegungen in verschiedenen Richtungen, und zwar von vorn nach hinten, unten nach oben, und von oben nach vorn, erfolgen.

Wester[238] beschreibt auf Grund seiner am Rinde angestellten endoskopischen Beobachtungen eine in kraniocaudaler Richtung verlaufende peristaltische Welle in der Wand und den Falten des Pansens: erst erfolgt eine einigermaßen schraubenförmige Zusammenziehung des vorderen Teiles des Pansens, wobei sich auch die vordere Falte anspannt; hierauf richtet sich mit unwiderstehlicher Kraft, infolge der Kontraktion des Muskelwulstes an ihrem freien Rande, die große Querfalte zu einer hohen, straff gespannten und festen Scheidewand auf, die den Pansen in zwei Säcke teilt. Durch die Kontraktion der längsverlaufenden Muskelwülste der Seitenwände wird der Pansen verkürzt. Die weitere Beschreibung zeigt, besonders im Vergleiche mit den Röntgenbeobachtungen von Czepa und Stigler, daß es wohl kaum möglich ist, sich von einer Pansenfistel aus ein klares Bild über den Ablauf der Pansenbewegungen zu machen (vgl. auch Mangold[133]). Ebenso liefert die graphische Registrierung der Pansenbewegungen von der Fistel aus (Wester) kaum mehr als die Möglichkeit, ihre Frequenz zu bestimmen.

Auch bei unseren[138] *direkten Beobachtungen des bei Schafen durch Bauchschnitt freigelegten Pansen* konnten wir von dem lebhaften Ablauf seiner spontanen Kontraktionen meist nur einen unvollständigen Eindruck gewinnen, da man keine genügende Übersicht über dieses große Organ erhält und es durch weiteres Herauslegen aus der Bauchöffnung aus seiner natürlichen Lage bringen muß und auch wohl in seiner Funktionsfähigkeit beeinträchtigt. Durch direkte elektrische Reizung der Pansenoberfläche erhielten wir langsame, mit einer Latenz von 3—4 Sekunden auftretende, mehr oder minder örtlich beschränkte, tetanische Kontraktionen, und nach Aufhören der Reizung ebenso langsame Erschlaffung.

Die einwandfreieste und ungestörteste Beobachtung der spontanen Pansenbewegungen wird zweifellos durch die *Röntgenmethode* ermöglicht. Hierbei konnten Czepa und Stigler zweierlei Pansenbewegungen unterscheiden, nämlich wurmförmige *peristaltische Wellen*, die über die Ränder des Pansenschattens, besonders auf seiner ventralen Seite, mitunter aber auch an der kranialen Wand des Pansens, ablaufen; und zweitens *abwechselnde Totalkontraktionen der beiden Pansensäcke*. Der rechte bzw. der linke Pansensack ziehen sich dabei niemals gleichzeitig zusammen, stets aber jeder für sich in toto mit dem entsprechenden Endblindsack.

Die hier beigegebenen Abbildungen von Röntgenskizzen des Ziegenmagens nach Czepa und Stigler zeigen deutlich im Vergleich zur Ruhelage (Abb. 72) die *Totalkontraktion* des ventralen (Abb. 73) und analog des dorsalen Pansensackes (Abb. 74).

Der *dorsale Pansensack* ist im Röntgenbilde durch seine große Luftblase und das zeitweilig ganz geradlinige Flüssigkeitsniveau zu erkennen, das sich gegen die Gasgrenze absetzt.

Der dorsale Pansensack kontrahiert sich von caudal nach kranial und von ventral nach dorsal gegen die am Milzschatten liegende Pansenpartie hin. Auch beim ventralen Pansensack erfolgt die Kontraktion kranial- und dorsalwärts. Das Ausmaß der Kontraktion ist bei beiden Pansensäcken so groß, daß sie sich mitunter um die Hälfte ihrer ganzen Länge zusammenziehen. Bei der Ziege kann der ganze ventrale Pansensack dadurch bis auf etwa Faustgröße zusammenschrumpfen.

Die abwechselnden Totalkontraktionen der beiden Pansensäcke erfolgen so, daß der rechte bei der Zusammenziehung des linken erschlafft und umgekehrt; beide können dann auch zu gleicher Zeit noch in erschlafftem Zustande verharren (Pansenpause).

Auf das im ganz jugendlichen Alter der Wiederkäuer bestehende Wechselspiel zwischen den Pansen- und Haubenbewegungen gingen wir bei Besprechung der letzteren bereits ein (vgl. S. 136).

Die Röntgenbeobachtung zeigt auch, daß der ventrale rechte Pansenblindsack vom ventralen Pansensacke durch ein den Schatten der Bariumsulfatkleisterfüllung unterbrechendes helles Band, eine Querfurche, scharf abgegrenzt wird, das sich parallel mit sich selbst von vorn nach hinten und wieder zurück verschiebt und dem rechten (caudalen) Querpfeiler (Kranzpfeiler) am Grunde der ventralen (caudalen) Querfurche entspricht.

Die *großen Kontraktionen des Pansens* erfolgen, nach CZEPA und STIGLERS Röntgenbeobachtungen, um einen fixen Punkt, der ziemlich weit kranial gelegen ist und etwa der Kommunikation der beiden Pansensäcke entspricht.

Durch diese Kontraktionen gerät der *Panseninhalt in mächtige Bewegung.* Besonders im dorsalen Pansensack werden durch die bei seiner Kontraktion stattfindende Hebung seines caudalen Endes an dem, während der Pansenruhe geradlinigen Flüssigkeitsspiegel geradezu Sturzwellen sichtbar, die sich nach kranial-ventral bewegen.

Die *wurmförmigen peristaltischen Wellen* laufen nach CZEPA und STIGLER im Röntgenbilde als mehr oder weniger tiefe Einziehungen meist nicht die ganze ventrale Kurvatur des ventralen Pansensackes entlang, sondern beschränken sich auf kürzere Strecken. Sie treten vornehmlich am kranialen Ende und ungefähr an der Grenze des mittleren und caudalen Drittels auf. Intensität und Geschwindigkeit der Pansenkontraktionen wechseln[34].

Mehrfach ist auch schon ohne Röntgenmethode die

b) Untersuchung der Pansenbewegungen von außen

versucht worden (FÜRSTENBERG und RHODE[73], BENKENDÖRFER[11]). Adspektion, Palpation und graphische Registrierung von der Bauchwand aus sowie Auskultation der Pansengeräusche gestatten hier, gewisse Normen für die Pansenbewegungen festzustellen und hiernach deren Veränderungen unter verschiedenen physiologischen und pathologischen Verhältnissen bis zu einem gewissen Grade zu beurteilen.

In dieser Richtung haben besonders GMEINER und seine Schüler, unter diesen zuerst BENKENDÖRFER, eine dankenswerte Vorarbeit geleistet, indem sie derartige Untersuchungen systematisch an Ziegen, Schafen und Kühen durchführten.

I. Adspektion und Palpation.

Die Beobachtung der Pansenbewegungen am lebenden Tiere durch einfache Adspektion geschieht hiernach am besten beim stehenden Tiere, bei Ziege und

Schaf nach Abscheren des Felles. Die Pansenbewegungen sind dann an den Hebungen und Senkungen der linken Hungergrube vor dem Hüfthöcker zu erkennen. Bei sehr fetten Tieren, und auch im Hungerzustande, sind sie meist nicht wahrzunehmen. Hier kann dann die *Palpation mit aufgelegter Hand* ergänzend nachhelfen. Auch kann man gleichzeitig mit Adspektion und Palpation noch die Auskultation der Pansengeräusche vornehmen.

Als objektives Verfahren läßt sich auch die *graphische Registrierung der Pansenbewegungen von außen* nach Benkendörfer verwenden (siehe auch Mangold[133]). Zu dieser automatischen Aufzeichnung wird auf die Hungergrube ein flacher Gummiballon aufgeschnallt und mit einer Mareyschen Registrierkapsel verbunden, deren Schreibhebel die durch die Pansenbewegungen verursachten Druckschwankungen dieses Systems am Kymographion aufzeichnet. Diese Kurven zeigen einen mehr oder minder stark ausgeprägten treppenförmigen oder zackigen Verlauf, als dessen Ursache Benkendörfer die peristaltische Art des Fortschreitens dieser Bewegungen ansieht.

Die Gestalt dieser Kurven ist wie der von außen sichtbare oder palpierte *Ablauf der Pansenbewegungen je nach dem Fütterungszustande verschieden,* aber bei den verschiedenen Tierarten, Ziegen, Schafen, Kühen grundsätzlich übereinstimmend. Bei der Kuh kommt es zu kräftigeren Ausschlägen und ausgeprägteren Einkerbungen der Kurven. Beim Hungerzustande können diese den an sich dann niedrigeren Kurven fehlen. Auch die

II. Auskultation der Pansengeräusche

verdient nähere Beachtung. Die Pansengeräusche, die zuerst von Colin beschrieben wurden, lassen sich entweder mittels des Stethoskops, Phonendoskops oder binotischen Membranstethoskops (Weithaus[235], Sommer[205]) oder durch direktes Anlegen des Ohres an die Seite eines Wiederkäuers auskultieren, zum Teil auch schon ohne Ohrenanlegen vernehmen. Nach Benkendörfer sind diese Magengeräusche am lautesten bei der Ziege, beim Schafe lassen sie sich schon seltener und beim Rinde kaum je ohne Ohrenanlegen hören. Am besten hört man sie beim Anlegen des Ohres an die linke Hungergrube. Um diese akustischen Phänomene möglichst laut wahrzunehmen, ist es ratsam, sie kurz nach der Futteraufnahme abzuhorchen.

Hauptsächlich sind *zwei Arten von Pansengeräuschen* festzustellen. Bei jeder äußerlich sichtbaren Vorwölbung der Hungergrube infolge des Einsetzens einer Pansenbewegung tritt nach Benkendörfer ein Geräusch auf, das an ein dumpfes Grollen oder ein Katzenschnurren erinnert, rasch zunimmt und ebenso wieder abklingt. Dazwischen vernimmt man weniger laute, knisternde, krepitierende Geräusche, seltener Pfeif- und Zischtöne. Besonders die brodelnden, klein- und großblasigen Geräusche beruhen offenbar auf der Gasbildung bei der Pansengärung und auf den Bewegungen des Futterbreies, während die periodischen regelmäßiger wiederkehrenden Geräusche nach Benkendörfer vielleicht auch durch die Kontraktionen der Pansenmuskulatur bedingt sind.

Die Pansengeräusche können daher als *Indicator für die Frequenz und Intensität der Pansenbewegungen* dienen. Am stärksten sind sie nach Fütterung mit Rauhfutter, Hafer und Heu, schwächer bei Naßfütterung. Fünf Stunden nach einer Futteraufnahme sind sie nicht mehr regelmäßig, und beim Hungerzustande hört man oft nur noch weiche reibende Geräusche.

Besonders eingehend hat noch Sommer[205] die Pansengeräusche studiert. Bei der Kuh fand er das direkte Anlegen des Ohres an die Bauchwand, bei Ziege und Schaf die Verwendung des binotischen Membranstethoskops am geeignetsten, das noch Geräusche unterscheiden läßt, die mit dem freien Ohre nicht mehr festzustellen sind und zugleich den Vorteil hat, daß man sich nicht so weit zu dem Versuchstier herabbücken muß.

Die verschiedenen Pansengeräusche stimmen, da sie durch die Pansenbewegungen entstehen, zeitlich genau mit deren einzelnen Phasen überein.

Schon einige Sekunden bevor die aufgelegte Hand durch Palpation die Kontraktion des Pansens fühlt, vernimmt das auskultierende Ohr ein reibendes, knisterndes Geräusch, das leise einsetzt und anschwillt, als käme es aus der Ferne näher. Auf der Höhe der Kontraktion erfolgt dann 2—3 Sekunden lang ein polterndes und krachendes Geräusch, das bei der Ziege schon ohne Anlegen des Ohres aus 1—2 m Entfernung vernehmbar ist. Gleich darauf hören die Geräusche für 2—5 Sekunden auf, während die Hand noch eine starke Kontraktion fühlt, die aber bald darauf nachläßt. Zu gleicher Zeit treten die Reibegeräusche wieder auf, jetzt aber zuerst stark und dann schwächer werdend, bis völlige Ruhe eintritt.

Je nach der Beschaffenheit des Panseninhaltes machen sich *verschiedene Arten der Geräusche* geltend; Flüssigkeiten erzeugen Gurgeln und Glucksen, die Gärungsgase krepitierende Geräusche; auch knarrende, knatternde, schwirrende, zischende und pfeifende Geräusche können auftreten.

Zwischen zwei Pansenbewegungen hört man, aber auch nur in den ersten Stunden nach der Futteraufnahme, seltene Geräusche, die wohl von den anderen Magenabteilungen her fortgeleitet sind.

Der von GMEINER und seinen Schülern in zahlreichen Arbeiten geführte Nachweis, daß diese sichtbaren, fühlbaren, hörbaren und registrierbaren Pansenbewegungen unter verschiedenen physiologischen Verhältnissen gesetzmäßige Veränderungen erfahren, hat zu dem Ergebnis geführt, daß der *Untersuchung der Pansenbewegungen von außen für physiologische und auch für klinisch-diagnostische Zwecke eine größere Bedeutung zukommt.* Es scheint bisher aber noch nicht genügend anerkannt und gewürdigt zu sein, daß diese Methoden neben dem Röntgenverfahren verdienen, weiter angewandt und ausgebaut zu werden.

Hauptsächlich ist es die Frequenz der Pansenbewegungen, die auf diese Weise für physiologische und klinische Zwecke festgestellt werden kann.

c) Die Frequenz der Pansenbewegungen

kann mit allen diesen Methoden bestimmt werden, am ungestörtesten wohl durch die Adspektion oder Palpation von außen.

Auf diese Weise hat zuerst BENKENDÖRFER[11] durch systematische Untersuchungen an drei Schafen, einer Anzahl Kühe und einer Ziege festgestellt, daß die Zahl der Pansenbewegungen durchaus nicht gleichbleibt, sondern nach der Art der Fütterung und normalerweise schon im Laufe des Tages mit dem Fütterungszustande wechselt und auch bei kranken Tieren von der Norm abweicht. Andere Schüler von GMEINER (WOLF[244], WERNER[236], WEITHAUS[235], OETTERICH[155], TREI[227], WIESE[240], SOMMER[205], STEGMAIER[212], STÖCKEL[215], SCHMOLL[187], SCHÜTZ[192], WINKLER[242]) haben diese Untersuchungen fortgesetzt und die Pansenfrequenz für Kühe, Schafe und Ziegen in verschiedenen physiologischen Zuständen der Tiere, wie auch unter dem Einfluß von Arzneimitteln, bestimmt.

Hierdurch sind unsere Kenntnisse von der Pansenfrequenz auf eine ganz andere Grundlage gestellt, als es nach den nur spärlichen und gelegentlichen Beobachtungen früherer Autoren der Fall war. Die ersten Angaben stammten wohl von HAUBNER[93], der mitteilt, daß normalerweise etwa alle 20 Sekunden und bei Schwächezuständen alle 1—2 Minuten, eine Pansenbewegung ablaufe. Nach HARMS[91] sollten sie sich alle 30 Sekunden wiederholen. Nach FRIEDBERGER und FRÖHNER, EBER, SCHNEIDEMÜHL (s. BENKENDÖRFER[11]) wären gleichfalls etwa zwei Pansenbewegungen pro Minute zu rechnen. Auch CZEPA und STIGLER erhielten durch Röntgenbeobachtung als Pansenfrequenz 2 pro

Minute, genauer: bei einem erwachsenen Schafe 2,1, bei einem Ziegenbock 2,2 bei einem 11 Tage alten Zicklein dagegen 3,1. Bei den erwachsenen Tieren kamen von der Gesamtdauer von 27 Sekunden für eine Pansenrevolution je 5—11 Sekunden auf die Kontraktionsphase und 17—18 Sekunden auf die Diastole und Pause.

Nach jenen neueren Untersuchungen der Gmeinerschen Schule bestehen nun zunächst zwischen dem Rinde einerseits und Schaf und Ziege andererseits gewisse Unterschiede, und ferner unterliegt die Frequenz im Laufe jedes Tages mehrmaligen Schwankungen, die durch die Fütterungen bedingt werden.

I. Die normale Frequenz der Pansenbewegungen bei Kuh, Schaf und Ziege und ihre Tagesschwankungen.

Die genannten Autoren stellten bei ihren Versuchstieren mittels der verschiedenen, vorhin angegebenen Methoden die Pansenfrequenz fest, indem sie sie am stehenden Tiere, morgens vor der ersten Fütterung beginnend, in halbstündigen Abständen je 5 Minuten lang bestimmten. Hierdurch erhielten, sie für die Pansenfrequenz das Minimum und Maximum des Tages und konnten auch aus den jedesmal über 12 Stunden eines Tages fortgesetzten Feststellungen den gesamten Tagesdurchschnitt für je 5 Minuten berechnen.

Tabelle 4.

Zahl der Pansenbewegungen in je 5 Minuten bei normaler Fütterung.

Kuh			Schaf			Ziege			Autor
Tages-mini-mum	Tages-maxi-mum	Tages-durch-schnitt	Tages-mini-mum	Tages-maxi-mum	Tages-durch-schnitt	Tages-mini-mum	Tages-maxi-mum	Tages-durch-schnitt	
10	15	11,35	10	15	11,6	10	15	12,2	Benkendörfer
11	14	11,9	5	15	8,5	8	14	10,1	Wolff
8	14	10,9	5	17	7,77	7	14	9,25	Weithaus
10	15	11,9	6	13	8,3	8	14	9,5	Trei
8	14	—	4	18	—	6	14	—	Oetterich
9	14	11,3	5	14	7,78	4	15	7,4	Sommer
8	13	—	7	12	—	6	11	—	Stöckel
8	13	—	6	12	—	5	12	—	Schmoll
—	—	10,7	—	—	7,8	—	—	9,7	Winkler
—	—	9,91	—	—	7,7	—	—	8,2	Ehrenreiter
8	13	—	5	12	—	9	16	—	Spranger
9	14	—	7	12	—	9	12	—	Leuffen

Aus allen diesen Arbeiten habe ich in der Tabelle 4 die dort angegebenen minimalen und maximalen Pansenfrequenzen pro 5 Minuten und, soweit sie bestimmt wurden, auch die Tagesdurchschnittsfrequenzen zusammengestellt. Auch die Minima und Maxima sind meist das Ergebnis wiederholter Bestimmungen an mehreren Einzeltieren.

Der *Einfluß der Tierart* macht sich, wie die Tabelle zeigt, bei einer für jede Tierart normalen Ernährung dadurch geltend, daß das Tagesminimum und der Tagesdurchschnitt bei der Kuh im allgemeinen höher liegt als bei den kleinen Wiederkäuern, während die Maxima, bis auf zwei beim Schafe nach oben herausfallende Werte, ziemlich gleichbleiben.

Auch *individuelle Unterschiede* treten in den Zahlen der Tabelle deutlich zutage.

Ferner werden oft auch *tägliche Schwankungen* bei demselben Tiere beobachtet. Diese sollen beim Schafe am größten sein (Oetterich[155]).

II. Der Einfluß der Fütterung.

Die *Tagesschwankungen werden durch die Fütterungen bedingt.* Übereinstimmend haben alle Untersucher bei ihren einzelnen Versuchstieren das tägliche Minimum stets morgens um 6 Uhr vor der ersten Fütterung beobachtet.

Jede Futteraufnahme beschleunigt und verstärkt die Pansentätigkeit, so daß nach der Morgenfütterung das erste Maximum der Pansenfrequenz auftritt; nach einigen Stunden ist sie dann auf ein zweites Minimum gesunken, dem nach der Mittagsfütterung ein zweites Maximum folgt. Das zweite Minimum wird bei der Ziege schon 1 Stunde nach der Morgenfütterung erreicht, beim Schafe erst nach etwa 3 Stunden (SOMMER[205]); es bleibt aber oft etwas über der morgens nüchtern bestimmten Zahl stehen, ohne dieses Minimum ganz zu erreichen; dies soll nach SOMMER besonders für die Kuh zutreffen, während TREI auch hier Rückgang bis zum Morgenwert beobachtete.

Nach dem durch die Mittagsfütterung bewirkten zweiten Maximum sinkt die Frequenz meist schneller auf ein drittes Minimum als dies beim zweiten Minimum der Fall ist.

Der Grad der Beschleunigung durch die Futteraufnahme sowie die täglichen Minimal-, Maximal- und Durchschnittswerte sind von der Art des Futters abhängig. Dies geht aus den Versuchsreihen von SOMMER hervor, deren Ergebnis ich hier tabellarisch zusammenstelle (Tabelle 5).

Tabelle 5. Zahl der Pansenbewegungen in je 5 Minuten bei verschiedener Fütterung. (Nach SOMMER.)

Futter	Kuh			Schaf			Ziege		
	Tages-mini-mum	Tages-maxi-mum	Tages-durch-schnitt	Tages-mini-mum	Tages-maxi-mum	Tagesdurch-schnitt	Tages-mini-mum	Tages-maxi-mum	Tagesdurch-schnitt
Normal	9	14	11	5	14	8	4	**15**	7—8
Kleie	5	**18**	8	4	**18**	6—7	4	14	5—7
Heu	7	11	9	6	12	8—9	4	14	7—9
Hafer.	—	—	—	4	13	6	5	14	7—9
Gras	8	**16**	11	7	**18**	10—11	7	15	9—10

Aus dieser Tabelle geht hervor, daß, wenn sowohl bei der Kuh wie auch bei Schaf und Ziege von der für jedes Tier „normalen" Fütterungsart zu einer für alle gleichartigen Fütterung übergegangen wird, sich die Unterschiede, die zwischen der Kuh und den kleinen Wiederkäuern bestanden, ziemlich ausgleichen, indem z. B. bei Grasfütterung oder bei Heufütterung die Werte für die drei Tierarten schon sehr annähernd übereinstimmen, und bei Kuh und Schaf die Maximalwerte, zugleich in fast völliger absoluter Übereinstimmung, bei Kleie- und bei Grasfütterung am höchsten sind.

Der die Pansenfrequenz erhöhende Reiz liegt in der Erhöhung des Füllungszustandes. Dies geht aus Versuchen von TREI hervor, wonach der Grad der Füllung von Bedeutung ist; denn wenn den Tieren ihre täglichen Futterrationen auf die Hälfte oder ein Viertel herabgesetzt werden, so ist schon am nächsten Tage die Morgens-nüchtern-Frequenz etwas verringert. Dies zeigt zugleich, in Übereinstimmung mit der schon bei normaler Fütterung täglich einige Stunden nach jeder Futteraufnahme auftretenden Herabsetzung der Frequenz, *daß der Einfluß des Hungers die Pansentätigkeit herabsetzt,* wie es auch noch aus einer besonderen Versuchsreihe von WERNER[236] hervorgeht. Nach VLASZ[230] und MAREK[142] sollen die Pansenbewegungen durch 24 stündige Nahrungsentziehung bei Eisenbahnbeförderung bis auf ein Viertel der üblichen Zahl herabsinken und durch 44 stündiges Hungern sogar gänzlich zum Stillstand kommen.

Tabelle 6. Zunahme der Pansenfrequenz (Zahl der Bewegungen in je
5 Minuten) bei wachsenden Kälbern. (Nach Wiese.)

Lebensalter	Tages-mini-mum	Tages-maxi-mum	Tages-durch-schnitt	Lebensalter	Tages-mini-mum	Tages-maxi-mum	Tages-durch-schnitt
5 Wochen .	3	6	4,5	5 Monate .	5	8	6,4
7 ,, .	5	8	5,8	7 ,, .	5	9	6,9
8 ,, .	4	8	6,1	8 ,, .	5	9	7,2
10 ,, .	5	8	6,3	10 ,, .	5	10	7,8
13 ,, .	5	8	6,0	11 ,, .	5	10	7,7
4 Monate .	5	7	6,0				

Unter den Faktoren, die, außerhalb der speziellen Fütterungsverhältnisse
liegend, die Pansentätigkeit verändern, ist zunächst

III. Der Einfluß des Lebensalters

zu nennen. Dieser wird dadurch bedingt, daß der Pansen erst allmählich
während der Entwicklung der Jungtiere seine eigentliche Bedeutung er-
hält, während zunächst bei der reinen Milchnahrung der Labmagen die
Hauptrolle spielt. Bei Saugkälbern konnte Wiese[240] durch die äußeren
Methoden auch noch gar keine Pansenbewegungen feststellen; Haube und
Pansen haben an der Milchverdauung keinen Anteil. Vom Zeitpunkt der ersten
Aufnahme fester Nahrung an steigt aber dann die Frequenz der nun begonnenen
Pansenbewegungen mit zunehmendem Alter und erweist sich auch gleich schon
wie beim Erwachsenen am größten nach der Fütterung. Wie die Zusammenstellung der Versuchsergebnisse von Wiese in der Tabelle 6 zeigt, nimmt mit
steigendem Lebensalter auch die Pansenfrequenz zuerst rasch, dann langsam
zu, hat aber auch mit 11 Monaten noch nicht die für die Kuh bekannten Werte
(s. Tabelle 4 S. 144) erreicht.

Wie bei anderen Säugetieren ist auch der

IV. Einfluß der Körperbewegung auf die Pansentätigkeit

untersucht worden. Hierbei ergab sich für Kuh, Schaf und Ziege, daß, wenn
die Tiere sofort nach einer Fütterung $^1/_2$—1 Stunde im Schritt umhergeführt
wurden, die durch die Futteraufnahme gesteigerte Pansenfrequenz nicht wie
sonst 1—2 Stunden lang auf der Höhe bleibt; daß sie sich vielmehr bei der Kuh
nach dem Herumführen von 13 auf 11 bzw. von 14 auf 12, bei der Ziege von
14 auf 8, beim Schafe von 14 auf 9—6 Pansenbewegungen pro 5 Minuten herabgesetzt erweist und auch nicht wieder auf die der Zeit nach der Fütterung entsprechende Höhe steigt (Wolff[244]).

Die passive *mechanische Beeinflussung des Pansens durch Massage* der Bauchwand wirkt dagegen anregend und kann die Frequenz wie auch die Stärke der
Pansenbewegungen bis zu einem gewissen Grade steigern; diese Wirkung kann
zunächst ziemlich bedeutend sein (Leuffen[117]), hält aber nicht lange an
(Schütz[192]); doch durch äußerliche fraktionierte Wärmeapplikation kann sie
längere Zeit auf der Höhe gehalten werden (Spranger[207]).

Ferner soll auch *durch die Trächtigkeit eine Beschleunigung der Pansentätigkeit* stattfinden (Weithaus[235]). Auch diese Wirkung wird sich auf mechanische Weise durch den *erhöhten Füllungsdruck* in der Bauchhöhle erklären lassen,
der sich von dem trächtigen Uterus auf den cranialwärts verdrängten Pansen
(s. Abb. 62 S. 123) fortpflanzt.

Weithaus berichtet übrigens auch von geringer Steigerung der Pansenbewegungen durch *psychische Einflüsse*.

V. Der Einfluß des Wiederkauens auf die Zahl und Stärke der Pansenbewegungen ist mehrfach, aber meist nur sehr beiläufig, geprüft worden. Schon FÜRSTENBERG und ROHDE[73] betonen einen Zusammenhang insofern, als die Bewegungen des Pansens zur Zeit des Wiederkauens am lebhaftesten und energischsten vor sich gehen sollen. Eine Vermehrung der Zahl der Pansenkontraktionen tritt hierbei aber nicht ein (BENKENDÖRFER, WOLFF, SOMMER), sondern nur eine Verstärkung der einzelnen Pansenkontraktionen und daher auch der Pansengeräusche (WOLFF, SOMMER, WIESE, STEGMAIER). Im Gegensatze hierzu fanden SCHALK und AMADON[169] bei ihren Beobachtungen und graphischen Registrierungen von der Pansenfistel aus die Wellenbewegungen des Pansens am langsamsten während des Wiederkauens vor sich gehend, deutlich beschleunigt aber während der Futteraufnahme. Nach den vorher genannten Autoren soll ferner zwischen Wiederkauen und Pansenfunktion ein zeitlicher Zusammenhang bestehen, indem ganz regelmäßig 5—7 Sekunden nach jeder Rejektion eine intensive Pansenbewegung auftritt, und die nächste Pansenbewegung dann in der Regel erst nach der folgenden Rejektion eines Bissens einsetzt.

Von klinischem Interesse ist noch

VI. Die pharmakologische Beeinflussung der Pansentätigkeit,
wie sie von GMEINER und seinen Schülern mit zahlreichen Arzneimitteln systematisch untersucht wurde. So kombinierte SCHÜTZ[192] die Verabfolgung von Kornbranntwein mit Massage und konnte dadurch eine Zunahme der Pansenbewegungen bei der Kuh, je nach der Dosierung um 1—6, bei Schaf und Ziege um 1—5 pro 5 Minuten erzielen. Auch Rum (OETTERICH[155]), Kirschwasser (WINKLER), Zwetschenwasser (EHRENREITER[51]), Rotwein (GLÜCKHER[76]), Kaffee (EDER[50]) erwiesen sich als Pansen-Peristaltika geeignet. Auch Arak vermochte die Pansentätigkeit bei Rind und Ziege zu erhöhen, bewirkte beim Schafe dagegen häufig Pansenlähmung (WEITHAUS[235]). Oleum Juniperi (Wacholderbeeren) und Rhizoma Veratri haben Steigerung der Frequenz und zum Teil auch der Intensität der Pansenbewegungen zur Folge, in größeren Dosen aber eine lähmende Wirkung (STÖCKEL[215], SCHMOLL[187]).

d) Rhythmik der Pansenbewegungen.

Ein eigentlicher Rhythmus, ein in regelmäßigen Abständen erfolgendes Auftreten der einzelnen Pansenbewegungen, wie es früher angenommen wurde, ist im allgemeinen nicht vorhanden; manchmal kann 1 Minute verlaufen, ohne daß eine Pansenkontraktion erscheint; erst in etwas größeren Zeiträumen gleichen sich diese Unregelmäßigkeiten aus; daher ist zur Bestimmung der Pansenfrequenz jedesmal die Zählung über 5 Minuten erforderlich, wie sie ja auch in den vorstehend erwähnten Untersuchungen angewendet wurde.

Nur hier und da können die sonst in ziemlich weitem Spielraum schwankenden Abstände zwischen den einzelnen Pansenrevolutionen auch einmal regelmäßiger werden und dadurch dann doch für eine Zeitlang eine gewisse Rhythmik hervorbringen (SOMMER).

Auf die Störungen und pathologischen Veränderungen der Magenbewegungen und sonstigen Funktionen der Wiederkäuer ist neuerdings MAREK[142] näher eingegangen.

3. Die biologischen Vorgänge im Panseninhalt.

a) Die bakteriellen Gärungen im Pansen.

Als deutlichster Beweis für die gewaltigen Umsetzungen, die alle an Art und Zahl so massenhaft im Pansen ihr Wesen treibenden Bakterien (siehe SCHIEBLICH in diesem Bande) an den von den Wiederkäuern aufgenommenen Futtermassen vollziehen, werden im Pansen große Mengen von Gasen gebildet. Durch Auffangen und Analysieren dieser Gase läßt sich ein qualitatives und quantitatives Bild vom Chemismus der bakteriellen Zersetzungen in der großen Gärkammer des Pansens gewinnen.

I. Die Pansengase.

A. Die chemische Natur der Gase.

Als erster hat Tappeiner[218] diesen Weg beschritten. Er band sofort nach der Tötung der zu untersuchenden Wiederkäuer die einzelnen Magen- und Darmabteilungen ab, damit die in jeder einzelnen befindlichen Gase nicht in die benachbarten Abteilungen entweichen konnten. Diese Gase wurden dann bei den kleinen Wiederkäuern unmittelbar unter Quecksilber aufgefangen; bei den großen erwies sich dies, besonders beim Pansen, unmöglich, und das Auffangen wurde unter gesättigter Kochsalzlösung vorgenommen, dann aber die Gase so rasch als möglich in durch Quecksilber abgesperrte Gefäße umgefüllt.

Als zweites Verfahren überließ Tappeiner Proben des Inhalts aus den verschiedenen Magen- und Darmabteilungen ihrer weiteren spontanen Nachgärung, um dann ebenso die neugebildeten Gase aufzufangen. Endlich verwandte er[219] noch die Impfmethode, indem er Aufschwemmungen von Nährstoffen, z. B. von Cellulose, in geeigneten Nährlösungen durch Zusatz von etwas Panseninhalt oder ausgepreßter Pansenflüssigkeit mit den Pansenbakterien impfte, um deren aufschließende Wirkungen auf bestimmte Stoffe festzustellen.

Die chemische Untersuchung der Gase erfolgte mit der Bunsenschen Gasanalyse. Sie ergab für die verschiedenen Wiederkäuer bei einheitlicher Heufütterung auffallend gleichartige Gasverhältnisse im Pansen, wie dies aus der Tabelle 7 hervorgeht.

Tabelle 7. Pansengase der Wiederkäuer bei Heufütterung (in Prozent der gesamten Pansengasbildung). (Nach Tappeiner[218].)

Tierart	Rind	Ziege I	Ziege II	Schaflamm (saugend u. Heu)
Gase: CO_2	—	—	64,80	45,16
CO_2 u. SH_2	65,77	61,55	—	—
O_2	0,19	—	0,70	0,71
H	0,19	3,56	0,60	4,69
CH_4	30,55	30,74	32,00	34,24
N	3,99	4,00	1,90	15,20

Die Tabelle 7 zeigt, daß von den zweifellos mit dem Futter abgeschluckten atmosphärischen Gasen der N durch Mischung mit den Gärgasen außerordentlich stark verdünnt und der Sauerstoff offenbar durch die Umsetzungen im Pansen schnell verbraucht wird. Die geringen Mengen SH_2 entstammen einer gewissen Eiweißzersetzung oder der Reduktion schwefelsaurer Salze.

Der Hauptanteil fällt auf *Kohlensäure und Methan*, von denen Tappeiner besonders letzteres, da CO_2 auch bei vielen anderen Gärungsvorgängen entsteht, als charakteristisch erkannte. Er fand also eine Sumpfgasgärung, und zwar, da zugleich auch große Mengen freier Säuren vorhanden waren, eine *saure Sumpfgasgärung*.

Wenn der Panseninhalt alkalisch oder neutral war, so ergab die Nachgärung außerhalb des Tierkörpers eine sich rasch entwickelnde Säuerung. Beim lebenden Tier wird der Panseninhalt durch den beständig zufließenden Speichel neutralisiert; wenn mit dem Tode dieser Zufluß aufhört, so erfolgt auch innerhalb des Magens diese saure Nachgärung. Diese Säurebildung bei der Nachgärung kann dieser selbst ziemlich schnell, unter Umständen schon in 24 Stunden ein Ende bereiten.

Auch im *Labmagen* wird, durch die hier gebildete Salzsäure, die Gärung des übergetretenen Panseninhalts aufgehoben; jedoch kann auch der Labmageninhalt, und zwar nach Neutralisierung, in eine saure Nachgärung übergehen.

Tappeiner fand weiter noch, daß die Pansenbakterien auch gegen Alkali empfindlich sind, und daß die Nachgärung, wenn sie durch Zusatz von Magnesia usta für einige Tage oder Wochen gehemmt wurde, schließlich in eine *alkalische Sumpfgasgärung* überging, analog derjenigen, die unter physiologischen Verhältnissen im Blinddarm vor sich geht.

Ausgehend von der Entdeckung Haubners[94], daß die Pflanzenrohfaser für die Wiederkäuer verdaulich sei, und im Anschluß an Ausführungen von Zuntz[255], wonach beim Schafe die Hauptstätten der Rohfaserzersetzung diejenigen Orte sind, wo der Futterbrei längere Zeit stagniert, also die Vormägen und der Blinddarm, konnte TAPPEINER in weiteren Arbeiten[219, 220, 221] durch Impfung cellulosehaltiger Nährlösungen mit Pansen- und auch mit Darminhalt von Wiederkäuern, wobei er eine bedeutungsvolle Übereinstimmung mit den aus dem Panseninhalt selbst gewonnenen Gasen erhielt, noch den Nachweis führen, daß es sich *im Pansen in erster Linie um eine bakterielle Vergärung der Cellulose* handele, aus der CO_2, CH_4 und H entstehen könne, und daß an der Sumpfgasbildung Eiweiß, Fette und Stärke nicht wesentlich beteiligt seien.

Ferner zeigte er auch, daß von der gelösten Cellulose durch die Gärung der größere Teil in flüchtige Fettsäuren, hauptsächlich Essigsäure, verwandelt werden kann, der kleinere Teil in CO_2 und CH_4. An *Säuren* konnte er im Panseninhalt von mit Heu gefütterten Rindern weiter noch Ameisensäure, Propionsäure, Buttersäure nachweisen.

Auch *Milchsäure* wird in den Vormägen der Wiederkäuer aus Kohlenhydraten gebildet (ELLENBERGER); MARKOFF[144] meint, daß die Milchsäurebakterien im Pansen wohl durch die Erreger der Methangärung überwuchert, aber kaum ganz unterdrückt werden. Durch die Milchsäuregärung kann dann auch, neben der Gärungs-CO_2, weitere CO_2 aus Carbonaten abgespalten werden.

B. Den Einfluß verschiedener Fütterung auf die Zusammensetzung der Pansengase

hat LUNGWITZ[124] beim Rinde untersucht, indem er das Versuchstier, einen Bullen, von dem jeweiligen Versuchsfutter mindestens sechs Mahlzeiten aufnehmen ließ und hiernach durch einen eingestochenen Dauertrokar zu verschiedenen Zeiten nach der Fütterung Pansengas entnahm. Das Gasgemenge setzte sich stets aus CO_2, CH_4, N, O, H_2S zusammen, von denen nur O gelegentlich fehlte. Stets war auch die *CO_2* mit dem größten Prozentsatz vertreten; sie erreichte einmal, bei Buchweizenfütterung, über 80 %, häufig 70—80 % (bei Luzerne, Klee, Gras u.a.), oft auch 60—70 % (bei Lupine, Wicke, Kartoffeln und Schlempe), seltener nur 50—60 % (Runkelkraut, Spreu mit Rüben) und einmal nur 40—50 % (Kohlblätter). Wenn die CO_2 weniger als 66 % betrug, handelte es sich stets um an sich weniger zur Vergärung neigende Futterstoffe. Der Betrag an CO_2 zeigte meist in den ersten Stunden nach der Fütterung eine ziemliche Konstanz, immerhin auch einige Schwankungen, ebenso auch der der anderen Gase. Hierfür seien einige Beispiele aus dem Material von LUNGWITZ in der Tabelle wiedergegeben.

Tabelle 8. Pansengase bei verschiedener Fütterung, zu verschiedenen Zeiten nach einer Futteraufnahme. (Nach LUNGWITZ.)

	Luzerne			Klee			Luzerneheu			Kartoffeln		
	2 Stdn.	4 Stdn.	5 Stdn.	2 Stdn.	4 Stdn.	6 Stdn.	2 Stdn.	4 Stdn.	6 Stdn.	2 Stdn.	4 Stdn.	6 Stdn.
$CO_2 + H_2S$ . .	69,7	74,2	57,6	70,2	68,4	65,4	57,6	53,1	55,4	67,6	67,2	60,0
CH_4	20,0	23,6	26,7	20,5	25,6	27,7	28,6	25,2	24,2	25,7	27,1	26,8
N	9,7	2,1	13,9	9,0	5,6	6,6	12,4	18,7	17,4	6,7	4,9	11,6
O	0,6	0,1	1,8	0,3	0,4	0,3	1,4	3,0	3,0	0,0	0,8	1,6

An zweiter Stelle stand der Menge nach stets *CH_4*, das im Minimum (bei Buchweizen) zu 16,2 % und im Maximum (Wicken) zu 33,8 % gefunden wurde und meist im Laufe der ersten Stunden anstieg.

Im *Pansen hungernder* Tiere fand LUNGWITZ wenig Gase und diese verhältnismäßig arm an CO_2, dafür reich an CH_4, das dann die CO_2 übertrifft, ferner auch relativ reich an N und O.

Auch über die *Gase bei tympanitischer Aufblähung* der Rinder wie über die pharmakologische Beeinflussung dieses Zustandes hat Lungwitz[124, 125] anschließende Untersuchungen durchgeführt. Bei der chronischen Aufblähung überstieg das Methan die CO_2.

C. Das Verhältnis CO_2 : CH_4 im Pansengas

kann sich, wie wir soeben sahen, beim Hungerzustande wie auch bei tympanitischer Aufblähung des Pansens, zugunsten des CH_4 verschieben. Normalerweise überwiegt jedoch stets die CO_2. In den Versuchen von Tappeiner (s. Tabelle 7 S. 148) betrug es etwa 2 : 1, außer bei dem noch nicht ganz entwöhnten Schaflamm; in denen von Lungwitz (s. Tabelle 8) etwa 2 : 1 bis 3,5 : 1. Krogh und Schmidt-Jensen[112] fanden den Quotienten = 2,6 : 1. Klein[104, 105] war ebenfalls auf 2,6 bis 2,73 : 1 gekommen und fand dann Schwankungen zwischen 1,5 : 1 und 4 : 1; nach längerer Fütterung mit demselben Futtergemisch stellte sich der Quotient auf annähernd 2 : 1 ein und wurde nur wieder gestört durch raschen Futterwechsel.

Aus allem ergibt sich, daß für das Verhältnis CO^2 : CH_4 der Pansengase kein konstanter, wohl aber ein annähernder Durchschnittswert angegeben werden kann, um den der Quotient je nach Art des Futters und Fütterungszustandes variiert.

Durch bestimmte Fütterungsweise gelingt es auch, die Gasverhältnisse im Pansen sehr weitgehend zu beeinflussen. So beobachtete Klein[106] bei einem Schafe nach Aufnahme größerer Mengen von Mehltränke eine starke *Wasserstoffgärung*, die die Methangärung vollständig unterdrückte und dann bei Heufütterung wieder zurückging. So fanden sich im geblähten Pansen nach der Mehlfütterung z. B. in einer Probe 7,36 cm^3 CO_2, 7,38 cm^3 H_2, 0,26 cm^3 CH_4, 0,58 cm^3 O_2.

Auch der Wasserstoff im Pansen entsteht durch Vergärung der Kohlenhydrate durch verschiedenartige Bakterien, so auch durch sog. Buttersäurebazillen (vgl. Scheunert und Schieblich[181]).

II. *Der Nutzen und die Grenzen der bakteriellen Celluloseaufschließung im Pansen.*

Auch die verdauungsphysiologische Bedeutung der Cellulosevergärung im Pansen für den Wiederkäuer ist von Tappeiner[219] klar erkannt und charakterisiert worden. Der Nutzen liegt vor allem in der Aufschließung des wertvollen Zellinhaltes der pflanzlichen Futtermittel. Diese wird erreicht, indem die Zellwände dadurch, daß die Bakterien die Cellulose so wirksam angreifen, verdünnt, durchlöchert, aufgelöst werden, so daß nun der Zellinhalt den Verdauungssäften zugänglich wird.

Das Ausmaß dieser nützlichen Cellulosegärung im Pansen hat aber offenbar seine *Grenzen*; denn weder durch die Erhöhung der Gärung im Magen-Darm-Kanal, z. B. durch eiweißreiche Kost, noch auch durch die bakterielle Vorgärung, z. B. durch die Sauerfutterbereitung, wird eine bessere Ausnutzung erreicht.

Eher kann je nach der Art des Futters, eine *Beeinträchtigung der Cellulosegärung* eintreten, die dann infolge der ungenügenden Aufschließung der Rohfaser der pflanzlichen Zellmembranen eine allgemein schlechtere Ausnutzung auch des übrigen Futters zur Folge hat. Tappeiner beobachtete, daß, wenn er seine Versuchsflaschen außer mit dem cellulosehaltigen und mit Pansenbakterien geimpften Fleischextrakt noch mit gelösten Kohlenhydraten beschickte, zwar die letzteren zersetzt wurden, die Cellulose aber ganz oder teilweise gar nicht angegriffen wurde. Und er erklärt es mit diesem Befunde, daß, wenn bei der Fütterung zuviel Kohlenhydrate in Gestalt von Stärke und Zucker als Kartoffeln und Rüben als Beifutter gegeben werden, die Gärungserreger sich zunächst auf dieses leichter angreifbare Material werfen und die Cellulose zum Teil nicht angreifen, so daß infolge der mangelhaften Aufschließung der Zellhüllen auch die übrigen Nährstoffe schlechter ausgenutzt werden oder, mit anderen Worten, eine *Verdauungsdepression* eintritt.

Zuntz[253] hat diesen ungünstigen Einfluß einer zu hohen Beigabe von stärke- und zuckerhaltigem Futter auf die Celluloseaufschließung und auf die gesamte Futterausnutzung bestätigt. Er sieht darin zugleich die Erklärung für die scheinbare Gleichwertigkeit von Cellulose und Stärke als Nährstoffe für den Wiederkäuer, indem Stärke und Zucker dadurch entwertet werden, wenn sie statt Cellulose vergoren werden und als Gase und organische Säuren verlorengehen. Zuntz[254] hat hieraus auch den Rat für die Fütterungspraxis abgeleitet, für möglichst rationelle Ausnutzung die leicht verdaulichen Kohlenhydrate, also Kartoffeln, Mehle, Rüben, Melasse, zeitlich getrennt von Kraft- und Eiweißfutter zu geben, und hat den Einfluß der Verteilung der Nahrung im Tagesfutter auf die Verwertung desselben dargetan S. 796[258]. Zuntz[254, 256, 143] hat mit seinen Mitarbeitern auch eine große Reihe systematisch durchgeführter Untersuchungen mitgeteilt, in denen er durch Gärungsversuche mit Panseninhalt, wie auch durch Stoffwechselversuche unter Zuhilfenahme der Respirationsapparate und Gasanalysen, und der Berechnung der energetischen Verhältnisse zeigte, in welcher Weise die Kombination verschiedener Stoffe bei der Fütterung der Wiederkäuer die Gärungsprozesse und damit den Nährwert beeinflußt. Hierbei wurde auch für die Entnahme der Pansengase bzw. von Panseninhalt aus dem lebenden Rinde von Zuntz und Markoff[143, 144] eine besondere Methodik ausgearbeitet (vgl. auch Mangold[133]).

Nach diesen mit seinen Mitarbeitern durchgeführten Untersuchungen hat Zuntz[257] u. a. die Bedeutung der Pansengärung für den gesamten Haushalt der Wiederkäuer schärfer präzisiert. Bei normaler Fütterung der Tiere mit cellulosereichem Material, also etwa mit Heu, verläuft der Prozeß so, daß aus der Cellulose brennbare Gase in solcher Menge gebildet werden, daß diese 6,9 % ihres Energievorrates ausmachen. Weitere 3,1 % gehen als Wärme verloren, die durch den Lebensprozeß der Bakterien entsteht. Es gehen also 10 % *des Nährwertes als Gärungsverluste im Pansen* verloren. Es bleiben noch 90 % der Energie der Cellulose in Form der flüchtigen Fettsäuren, welche durchschnittlich das Molekulargewicht der Buttersäure haben, zurück. Diese Säuren resorbiert der Darmkanal der Tiere, so daß sie für dessen Lebensprozeß zur Verwertung kommen, und zwar, wie Zuntz mit von Mering nachgewiesen hat, die höheren Säuren ihrem vollen Brennwert nach. Durch diese Versuche konnte auch festgestellt werden, in welchem Umfange sich die CO_2-Ausscheidung durch die Haut und in den Pansen- und Darmgasen an der gesamten Kohlensäureproduktion eines Tieres beteiligt. So berechnete Klein[103] für den Ochsen Anton, daß er in 24 Stunden insgesamt 3193 Liter CO_2 lieferte, von denen 2800 durch die Lungenatmung und 395 durch die Haut als Magen- und Darmgase abgeschieden wurden.

Zu den Bedingungen, die für die Cellulosegärung im Pansen erforderlich sind, gehört die Reaktion des Panseninhaltes, die nach Tappeiner wie nach Zuntz und Markoff schwach alkalisch bzw. neutral sein muß. Die Gefahr, daß die Cellulosevergärung durch die Säurebildung ihre Grenze findet, wird im Pansen selbst durch den ständigen Zufluß des alkalischen Speichels verhütet. Auch Mineralstoffe und eine reichliche Stickstoffquelle sind für das Bakterienleben erforderlich. Für künstliche Verdauungsversuche mit Pansenbakterien hat Brahm[17] eine nach diesen Gesichtspunkten folgendermaßen zusammengesetzte Nährlösung verwendet: 2 g Ammoniumsulfat, 1 g Dikaliumphosphat, 0,5 g Magnesiumsulfat, 2 g Natriumchlorid, ad 1000 cm³ Aqua dest.

Mit dieser Lösung und Impfung mit einer aus Panseninhalt hergestellten Stammlösung von Pansenbakterien lassen sich, wie es von Brahm mit einer sehr einfachen Versuchsmethodik durchgeführt wurde, vergleichende Versuche sowohl über die Aufschließung verschiedener cellulosehaltiger Futterstoffe, wie auch über die aufschließenden Fähigkeiten des Inhalts der verschiedenen Magen- und Darmabteilungen durchführen. Dabei dient die Menge der aus den Versuchsgefäßen aufgefangenen CO_2 als Maßstab.

Über die *Temperatur im Panseninhalt* hat Krzywanek[114] bei fortlaufender thermoelektrischer Messung an einem Schafe mit Pansenfistel beobachtet, daß sie gewöhnlich 40,5° beträgt, ohne Fütterung im Laufe des Tages 0,5° abnimmt, bei Aufnahme stark wasserhaltiger Futtermittel (Rüben) deutlich absinkt, sonst im allgemeinen durch Fütterung nur eine geringe, bei Heu aber eine deutliche Erhöhung erfährt.

III. *Die mikroskopische Beobachtung der Rohfaseraufschließung im Pansen.*

Die bakterielle Aufschließung der Cellulose im Pansen, wie auch entsprechend diejenige im Darme, hat eine doppelte Bedeutung für die Ernährung der Wiederkäuer: 1. für die stoffliche und energetische Verwertung der Cellulose selbst, und 2. für die Aufschließung der Pflanzenzellen, jener von Rohfaser umgebenen Zellen des pflanzlichen Futters, die ihren an Eiweiß und anderen Nährstoffen wertvollen Inhalt erst nach ihrer Aufschließung — im wahren Sinne des Wortes — d. h. nach der *Eröffnung oder Auflösung ihrer Zellwände* hergeben und verdauen lassen. Wenn wir diese beiden Aufgaben der bakteriellen Zellulosezersetzung im Pansen in ihrem ernährungsphysiologischen Werte für den Wiederkäuer gegeneinander abschätzen, so ist es nicht schwer, zu entscheiden, welche Funktion die wichtigere ist. Besonders für das natürliche Futter, das sich die wildlebenden und auch die ganz auf der Weide gehaltenen Wiederkäuer selber suchen, ist es die Hauptsache, daß die Pflanzenzellen eröffnet werden, die hier im ganzen Futter noch die Nährstoffe verbergen und besonders auch das lebenswichtige Eiweiß enthalten, das sonst für die Verdauung dieser Tiere gar nicht zugänglich sein würde. Das gleiche gilt auch für die Stallfütterung der Nutzwiederkäuer, wenn auch in etwas vermindertem Maße, da sie ja außer unverändertem oder nur durch Trocknung und Einsäuerung konserviertem Futter auch solche Futtermittel erhalten, welche die Nährstoffe in konzentrierter und leichter verdaulicher Form enthalten.

Die Auffassung der Rohfaser vorwiegend als Ballast- und Füllstoff und der Nachweis, daß die Rohfaseraufschließung hinsichtlich der Ausnutzung der Rohfaser selbst erst dann für den tierischen Stoffhaushalt rentabel wird, wenn ihre Verdaulichkeit eine ziemlich hohe Grenze überschreitet, jenseits deren erst nach Abzug der durch die Gärungsvorgänge und die mechanische *Verdauungsarbeit* bedingten·Verluste eine energetischer Gewinn übrigbleibt, bestärken uns darin, in der *Zugänglichmachung des Zellinhaltes die Hauptaufgabe der bäkteriellen Aufschließung der Cellulose* im Pansen und im Darme zu sehen.

Aus diesen Gründen ist es wünschenswert, sich über die Vorgänge bei der Aufschließung der Zellenwände durch die Bakterienwirkung ein Bild machen zu können. Dies ist mit Hilfe des Mikroskops durchaus möglich, indem die, ihrer Struktur nach ja bekannten, pflanzlichen Zellenverbände der Futtermittel, die sich in den verschiedenen Abschnitten des Magen-Darm-Kanals und schließlich im Kote wiederfinden, auf Art und Umfang ihrer strukturellen Veränderungen untersucht werden. Mit dieser einfachen Beobachtungsmethode ergeben sich dann auch die *Unterschiede in der bakteriellen Aufschließung der Pflanzenzellen der verschiedenen Futtermittel.*

Derartige Untersuchungen sind bei Wiederkäuern bisher nur von W. Meyer[150] auf meine Veranlassung hin ausgeführt worden, und zwar an Schafen, die mit ganzen Körnern verschiedenartiger Ceralien, Weizen, Roggen, Hafer, Gerste, gefüttert wurden, deren *Kleberzellen* mikroskopisch auf ihre Veränderungen geprüft wurden.

Hierbei stellte sich zunächst durch die mikroskopische Untersuchung des Kotes heraus, daß die Auflösung der genannten Zellen durch die Verdauung des

Schafes, im Gegensatz z. B. zum Geflügel (siehe dieser Band S. 95), restlos erfolgt. Außer den Frucht- und Samenschalen der Körner, die immer unverändert im Kote ausgeschieden werden, fanden sich in hundert Fällen kaum einmal noch Spuren von den charakteristischen Kleberzellmembranen. Es galt nun weiter zu ermitteln, in welcher Abteilung des Verdauungstraktus diese Auflösung erfolgt. Es zeigte sich, daß dies so gut wie restlos bereits im Pansen der Fall ist.

Die Proben des *Panseninhalts* wurden hierbei zu verschiedenen Zeiten nach der Aufnahme des Probekörnerfutters in der in unserem Institute üblichen Weise mittels der Schlundsonde entnommen.

Der *Vorgang der Auflösung der Zellmembranen* spielt sich dabei so ab, daß die Membranen zuerst verquellen, sich aufhellen, mit fortschreitender Zersetzung der Cellulose Risse und Löcher bekommen und durch die bereits vorangehende Auflösung der Mittellamellen aus ihrem Verbande gelöst werden.

Die Abb. 76 zeigt als Beispiel das Bruchstück einer Kleberzellenschicht, das im Pansen eines Schafes 4 Stunden lang der Einwirkung der Bakterien ausgesetzt war. In der Mitte sind die Zellen durch Auflösung der Mittellamellen bereits mehr oder minder aus ihrem Verbande gelöst. Nach dem Rande zu findet sich die Cellulose noch stärker angegriffen, und zwar zunächst die äußeren Teile der Membranen und schließlich auch die Innenauskleidung in Auflösung begriffen. Die geringere Veränderung der in der Mitte des Bildes gelegenen Zellen war hier zum Teil auf den Schutz durch die an dieser Stelle noch haftende Samen- und Fruchtschale zurückzuführen, hauptsächlich aber auf eine größere Mächtigkeit der hier der Kleberschicht noch anhaftenden Teile des Stärkekörpers des Korns, die ebenfalls den Zutritt der Bakterien hinderten. Die Bakterien selbst sieht man bei der mikroskopischen

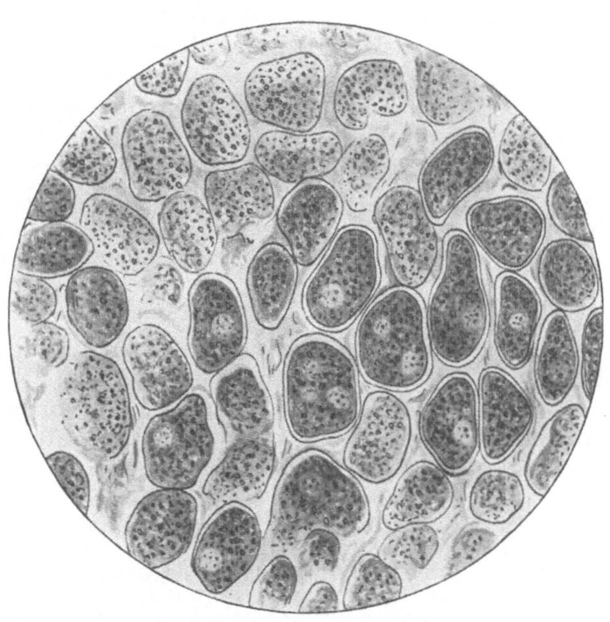

Abb. 76. Fragment der Kleberzellenschicht des Weizenkorns im Pansen des Schafes. Auflösung der Zellwände, körnige Auflockerung des Zellinhaltes. (Nach W. MEYER.)

Beobachtung an den Zellmembranen angesammelt und sich auch im Innern der bereits stärker ausverdauten Zellen bewegen.

Die *Ausverdauung des Zellinhaltes*, der durch die Zersetzung der Zellmembranen für die Bakterien zugänglich wird, geht nun hierbei nicht wie bei den Hühnern auf dem für die Fermentverdauung charakteristischen Wege der „tropfigen Entmischung" vor sich (siehe diesen Band S. 97 Abb. 48), sondern als eine „körnige Auflockerung" des Zellinhaltes, wie sie für die bakterielle Zersetzung charakteristisch ist und sich in ähnlicher Form als „schollige Zersetzung" auch im Blinddarm der nicht wiederkauenden Pflanzenfresser (Kaninchen, Meerschweinchen) vorfindet (W. MEYER).

In der Abbildung zeigen die in der Mitte gelegenen dunkleren Zellen noch kaum Veränderungen ihres Inhaltes. Andere lassen als Anfangsstadium der Zersetzung eine leichte Aufhellung und das Auftreten typischer heller Flecken erkennen. Das Zellplasma fließt dann, wie an den Zellen am Rande des Bildes ersichtlich ist, unter Bildung zahlreicher, das Maß der normalen Granulation weit überschreitender Körnchen auseinander, daher wir diese Art der Zersetzung als „körnige Auflockerung" bezeichneten. Mit fortschreitender Zersetzung wird die Zahl der Körnchen immer größer, Fettansammlungen treten auf und verschwinden allmählich wieder, und der Zellinhalt verblaßt schließlich völlig.

Diese Vorgänge spielen sich bei Schafen und Ziegen an den Kleberzellen der verschiedenen Körnerarten in einer qualitativ übereinstimmenden Weise ab. Wesentliche Unterschiede jedoch zeigten die zeitlichen Verhältnisse.

Zeitliche Unterschiede im Beginn und bis zur Vollendung der Auflösung der Kleberzellen verschiedener Cerealien im Pansen:
Durch die Untersuchung der zu verschiedenen Zeiten nach der Verabfolgung der Körner entnommenen Proben des Panseninhaltes stellte sich nämlich heraus, daß die ersten wahrnehmbaren Veränderungen an den Kleberzellen beim Hafer bereits nach einstündigem Aufenthalt im Pansen, bei Weizen und Roggen nach 2 Stunden, bei der Gerste dagegen erst nach 8 Stunden auftraten.

Als Verweildauer im Pansen bis zur völligen Auflösung und zum gänzlichen Verschwinden der Kleberzellen aus dem Pansen ergaben sich beim Hafer 16 bis 18 Stunden, bei Weizen und Roggen 22—24 Stunden, und bei der Gerste 30—32 Stunden. Nach diesen Zeiten sind von den einzelnen Körnerarten im Pansen keine Kleberzellen mehr auffindbar. Einiges von diesem Material wird natürlich schon vor der Auflösung in den Labmagen weiterbefördert.

Wie Meyer ferner noch an Schafen, deren *Panseninfusorien* zum Verschwinden gebracht waren, feststellen konnte, sind diese Mikroorganismen an der Auflösung und Ausverdauung der Kleberzellen nicht beteiligt, jedenfalls nicht so weit, daß ihr Fehlen hier einen andersartigen Verlauf bedingen würde.

b) Die Reaktion des Panseninhaltes.

Wie erwähnt, findet im Pansen durch die Dauersekretion einiger Speicheldrüsen ein beständiger Zustrom von Alkali und durch die Bakterientätigkeit eine ununterbrochene Säurebildung statt. Ersterer steigt noch mit der Futteraufnahme, und letztere ist von der Art des Futters abhängig. Ebenso muß die sich aus beiden Faktoren ergebende Reaktion des Panseninhaltes wechseln.

So fand ihn Ellenberger manchmal alkalisch bei Fütterung mit Heu, Stroh, Gras, Weizen, und manchmal sauer bei Fütterung mit Hafer, Rüben, Kartoffeln und Milch. Stalfors[209] untersuchte bei einer Magenfistelkuh 9 Wochen lang täglich dreimal die Reaktion des Panseninhaltes mit Lackmuspapier und fand sie bei gleichbleibender Fütterung mit Heu, Stroh, Weizenkleie, Hafergraupen, Kraftfutter ohne Hackfrüchte, ziemlich gleichartig sauer, ab und zu neutral und ein einziges Mal schwach alkalisch. Die letztere und auch die neutralen Reaktionen wurden fast ausnahmslos bei Proben aus den oberen Teilen des Pansens gefunden, während die tiefer entnommenen Proben mehr sauer waren.

In gleicher Weise fand Stalfors bei einer ausschließlich mit Heu gefütterten Kuh, der der Panseninhalt teils durch Schlundsonde, teils durch einen in die Bauchwand eingestochenen Trokar entnommen wurde, daß die in letzter Art gewonnenen Proben gewöhnlich sauer, und die durch Schlundsonde entnommenen immer deutlich alkalisch reagierten. Er führt diese Unterschiede auf die Vermischung der durch die Schlundsonde herausbeförderten Proben mit dem alkalischen Speichel zurück und nimmt zugleich eine leichter und stärker vor sich gehende Gärung in den tieferen Teilen des Pansens an, weil diese meist flüssigkeitsreicher seien.

Wenn auch, wie wir sahen, eine unaufhörliche und außerordentlich gründliche Durchmischung des Panseninhalts durch die gewaltigen Bewegungen dieses Magenteils stattfindet, so ist es doch natürlich klar, daß der ebenso beständige Speichelzufluß sich oben auch in der Reaktion wohl geltend machen kann, da dieses Alkali zur Bindung und Neutralisation immer erst mit dem übrigen Panseninhalt durchmischt werden muß. Wenn wir uns des lebhaften Wechselspiels zwischen Haube und Vorhof erinnern (s. S. 135), so kann man sich kaum dem Eindruck verschließen, daß gerade dieses Hin- und Herschleudern des Vormageninhaltes in den oberen, der Oesophagusmündung nahegelegenen Teilen wesentlich zur ständigen Vermischung und zum *Ausgleich der Reaktion* beitragen wird.

Die H-Ionenkonzentration ist im Panseninhalt einer Serie von 32 zuletzt nur mit Heu gefütterten Schlachthausrindern durch C. Schwarz und Gabriel[195] bestimmt worden. Hierbei wurde immer alkalische Reaktion gefunden; p_H schwankte zwischen 8,61 und 9,68 und betrug im Durchschnitt 8,89. Auch Kreipe[111] fand bei 24 Rindern verschiedenster Herkunft nur alkalische Reaktionen, die zwischen p_H 7,5—8,0 schwankten. Knoth[108] fand bei Schlachthausrindern für den Panseninhalt, wenn er ihn mit der Spritze entnahm oder nachher wieder mit Kohlensäure vermengte, p_H 6,98 bzw. 6,91; dagegen nach der Berührung des entnommenen Panseninhaltes mit der Luft 7,82. Er schließt daraus, daß die Reaktion im Pansen schwach sauer oder neutral ist und erst an der Luft durch Entweichen der Kohlensäure alkalisch wird. Unsere eigenen, von Ferber[61] ausgeführten Untersuchungen der aktuellen Reaktion bezogen sich auf Schafe und Ziegen und erstreckten sich mit ständiger Wiederholung der Prüfung auf Jahresfrist hinaus.

Der Panseninhalt wurde stets mittels der Schlundsonde entnommen, die p_H colorimetrisch mit der Tüpfelprobe nach Tödt[223] bestimmt, bei der die Eigenfärbung des zu untersuchenden Materials nicht störend einwirkt.

Einmal wurde auch der Inhalt sämtlicher Magen- und Darmabteilungen eines nach längerer Fütterung mit Heu und Gerstenschrot-Leinkuchenmehl-Tränke getöteten Hammels geprüft, wobei sich die in der Tabelle 9 zusammengestellten Werte für p_H ergaben.

Bei diesem Versuche wurde mit Hinblick auf die von Stalfors im Anschluß an seine Feststellungen gemachten Erwägungen so vorgegangen, daß das Tier in Rückenlage auf dem Operationstisch aufgebunden und durch Verbluten getötet wurde und ihm dann die einzelnen vorsichtig freigelegten Magenabteilungen vor der Entnahme des Inhalts oben und unten abgebunden wurden.

Tabelle 9. p_H im Magen- und Darminhalt eines Schafes. (Nach Ferber.)

Haube	7,9	Psalter	7,0
Pansen, linker Sack . .	7,6	Labmagen . . .	3,8
„ rechter Sack .	7,7	Duodenum . . .	5,8
„ ventraler Teil .	7,7	Dünndarm . . .	7,8
„ durchmischt .	7,7	Dickdarm . . .	8,4

Wie die Tabelle zeigt, stimmten die Werte für den Pansen in allen seinen Teilen überein. Hiernach könnten allerdings die von Stalfors gefundenen Unterschiede durch den bei der Entnahme mit Schlundsonde mitspielenden Speichel bedingt worden sein. Andererseits sind aber hiernach die von ihm bei Entnahme durch die Pansenfistel festgestellten Differenzen des p_H für verschieden tiefe Entnahmen wohl dadurch zu erklären, daß die Pansenbewegungen durch die angelegte Fistel, wie wir das auch gelegentlich beim Fistelschaf gesehen haben und auch schon oben erwähnten (s. S. 140), behindert waren und nicht mehr eine genügende Durchmischung des Inhalts bewirken konnten, wie sie für völlig gleiche Beschaffenheit in allen Teilen notwendig ist, und daß aus diesem Grunde die unteren Schichten nicht so stark durch den Speichel alkalisiert werden konnten.

Bei der kontinuierlich über Monate hinaus teils täglich, teils mit mehrtägigen Zwischenräumen, stets morgens vor der Fütterung und bei normaler Ernährung mit der Schlundsonde entnommenen Proben ergab sich in Ferbers Versuchen z. B. bei einer an fünf Hammeln durchgeführten Versuchsreihe aus 28 Einzelproben als *Durchschnitt für p_H im Panseninhalt* des Schafes $p_H = 8,18$ mit den nur geringen Schwankungen zwischen 7,6 und 8,5. Aus der Gesamtheit der Versuche ergab sich im Mittel etwa $p_H = 7,9$.

Diese beträchtliche Konstanz der p_H war überhaupt bemerkenswert und zeigte, daß normalerweise eine *selbsttätige Regulation zwischen den Gärungssäuren und dem Speichelalkali* stattfindet, wodurch die infolge eines Übergewichtes des einen oder anderen Faktors etwa vorübergehend gestörten Säureverhältnisse immer wieder auf den mittleren Wert zurückgeführt werden. Auch bei der Ziege ergab sich eine erstaunliche Konstanz. Der *Durchschnitt für p_H im Pansen einer Ziege betrug 7,8* als Mittelwert aus 27 im Laufe von über vier Monaten entnommenen Proben.

In weiteren Versuchen von Ferber traten auch durch *veränderte Ernährung* keine wesentlichen Änderungen der H-Ionenkonzentration im Pansen ein. Der Übergang von der Ernährung mit Heu und Schrottränke zu Heu und Stärketränke, der z. B. die Infusorienzahl sehr wesentlich beeinflußte (s. S. 169) brachte keine Änderung der p_H mit sich, obgleich durch die kohlenhydratreiche Fütterung wohl eine Beeinflussung der Pansengärungen eingetreten war. Ebensowenig ließ sich p_H z. B. durch Zulage oder Weglassen verschiedener Mengen von Harnstoff oder Ammoniumacetat verändern. Wenn aber doch Veränderungen eintraten, so lagen sie stets nach der sauren Seite. So wurden bei Versuchen mit völligem Entzug des Rauhfutters sehr niedrige p_H-Zahlen gefunden (bis $p_H = 5,4$); dabei war auch schon am Geruch starke Buttersäuregärung festzustellen. Hervorgerufen wurden diese Veränderungen durch ungewöhnliche Gärungsvorgänge, die wohl ihrerseits wieder durch mangelhaften Speichelfluß infolge unlustigen Fressens oder Aufhören des Wiederkauens begünstigt wurden.

Eine geringe Änderung wurde auch in zwei Parallelversuchen an zwei Schafen durch Hunger und auch durch die *erneute Futterzufuhr nach Hungertagen* hervorgerufen, wie aus der Tabelle 10 hervorgeht. In diesem Versuche war auffallend, daß bei beiden Tieren in ganz gleicher Weise am sechsten Hungertage und den ersten Tagen erneuter Fütterung die niedrigsten Werte für die p_H, also die größere Säuerung erreicht wurde.

Tabelle 10. p_H im Pansen der Schafe bei Hunger und erneuter Fütterung.
(Nach Ferber.)

Ernährung	Hammel I	Hammel II	Ernährung	Hammel I	Hammel II
Normal	7,6	7,5	3. Fütterungstag . .	7,8	7,5
1. Hungertag	8,2	8,4	4. „ . .	7,9	7,5
2. „	8,5	8,4	5. „ . .	7,9	7,7
3. „	8,2	8,4	6. „ . .	8,4	8,3
4. „	8,1	8,4	8. „ . .	8,3	8,5
5. „	8,4	8,4	9. „ . .	8,3	8,4
6. „	7,4	7,4	11. „ . .	8,4	8,2
1. Fütterungstag . . .	7,3	6,0	13. „ . .	8,5	8,3
2. „ . . .	7,3	7,7	15. „ . .	8,5	8,4

c) Die Protozoen des Wiederkäuermagens.

Außer durch die charakteristische Bakterienflora, die für die Aufschließung der Nahrung im Stoffhaushalt des Wiederkäuers eine so große Rolle spielt, sind die Mikroorganismen im Pansen noch durch eine an Art und Zahl reiche Fauna von Protozoen vertreten, die gleichfalls ernährungsphysiologisch von Bedeutung sind. Dies trifft jedenfalls für die hier massenweise auftretenden Wimperinfusorien zu, so daß wir deren Treiben und Wirken im Pansen eingehend darstellen wollen.

Nur der Vollständigkeit halber seien auch die gegen die Ciliaten weit zurücktretenden Amöben und Flagellaten erwähnt.

I. Amöben.

Durch Liebetanz[118] wurde beim Rinde eine sich zeitweilig dort findende Amoeba bovis = Entamoeba bovis Liebetanz entdeckt. Braune[18] fand sie im Pansen von Rind und Schaf beinahe stets, aber nie in großen Mengen; ihre Züchtung außerhalb der Wirtstiere mißlang. Eine andere, Mastigamoeba bovis Liebetanz, die von diesem Autor dreimal beobachtet war, wurde von Braune nicht gefunden.

II. Die Panseninfusorien.

Flagellate Infusorien wurden ebenfalls von Liebetanz im Pansen und Haube entdeckt und im Mageninhalt vom Rind, Schaf, Ziege, Reh, der aus Deutschland, Schweiz, Italien,

Holland stammte, ständig, auch von Braune ziemlich regelmäßig, gefunden. Am häufigsten war Sphaeromonas communis Liebetanz = Monas communis Liebetanz, ferner Oikomonas communis, Cercomonas rhizoidea communis, Piromonas communis, die Liebetanz hier unterschied, daneben von Oikomonas noch eine minima und von den anderen Formen je eine minima und maxima. Braune fand Piromonas communis mit als häufigste Form und entdeckte noch als weitere Amoeben des Pansens: Trichomastix ruminantium, Trichomonas ruminantium und Callimastix frontalis Braune. Diese Flagellaten besitzen meist keinen deutlichen Zellenmund, ernähren sich also durch Osmose und spielen wohl schon nach ihrer geringen Menge keine wesentliche Rolle im Stoffhaushalt des Wiederkäuers. Die Dauercysten, als welche sie jedenfalls mit der Pflanzennahrung in den Magen geraten, wo sie dann geeignete Entwicklungsbedingungen vorfinden, konnte Braune nicht nachweisen.

Auch *Dinoflagellaten* fand Liebetanz zeitweise im Rinderpansen, und zwar Peridinium tabulatum und Amphidinium acustre. Bei ihnen handelt es sich wohl nur um zufällige Befunde.

Von weitaus größtem Interesse unter den Vertretern der Mikrofauna des Wiederkäuermagens sind die *Ciliaten oder Wimperinfusorien*, die schon durch ihre Zahl und Masse eine so bedeutende Rolle spielen, daß auch heute wieder die schon von ihren Entdeckern Gruby und Delafond[80] aufgeworfene Frage aktuell ist, wieweit sie selbst als *Nährstoffquelle für ihre Wirtstiere von Bedeutung* sind. Auf diese Frage beziehen sich die zahlreichen Untersuchungen der neueren Zeit, während sich die der früheren Autoren meist nur auf die Feststellung ihrer Arten bezogen.

Aus der gesamten Literatur habe ich hier die Systematik der Panseninfusorien zusammengestellt:

Vorkommen und Systematik. Pansen-Infusorien der Wiederkäuer, systematische Übersicht.

Heterotricha. Oligotricha. Ophryoscolecidae Stein 1859[213].
  I. *Ophryoscolex* Stein 1859.
     1. Ophryoscolex inermis Stein 1859,
     2. Ophryoscolex caudatus Eberlein 1895[48],
     3. Ophryoscolex purkynei Stein 1859; erste von Gruby und Delafond gesehene Art. Synonym Diplodinium vortex Fiorentini.
  II. *Caloscolex* Dogiel 1927[42, 43],
     4. Caloscolex camelinus Dogiel 1927. Verschiedene Formen: laevis, cuspidatus, bicuspis, tricuspis, quadricuspis, quinquecuspis (Dogiel[43]).
  III. *Diplodinium* Schuberg 1888[189].
     5. Diplodinium maggii Fiorentini 1889[65]; nach Buisson[24] = Dipl. medium = Metadinium medium,
     6. Diplodinium bursa Fiorentini 1889. Nach einigen identisch mit Entodinium bursa Stein, nach Eberlein[48] vielleicht mit Diplodinium maggii; nach Awerinzew und Mutafowa 1914[7] Metadinium medium.
     7. Diplodinium ecaudatum Fiorentini 1889. Sehr ähnlich den übrigen Diplodinium und Entodinium minimum; identisch mit Diplodinium hamatum P. Schulze; nach Sharp 1914[204] in sechs Varietäten: 1. var. ecaudatum = Ophryoscolex inermis = Ophryoscolex labiatus Awerinzew u. M. 2. var. caudatum = Diplodinium caudatum = Ophryoscolex inermis = Ophryoscolex intermixtus = Diplodinium rostratum Fiorentini. 3. var. bicaudatum. 4. tricaudatum. 5. quadricaudatum. 6. var. Cattaneoi = Ophryoscolex cattaneoi = Ophryoscolex fasciculus.
     8. Diplodinium caudatum Eberlein 1895 = Diplodinium rostratum Fiorentini = Diplodinium longispinum P. Schulze = Diplodinium Eberleinii Sharp 1914.
     9. Diplodinium dentatum Fiorentini 1889 = Diplodinium denticulatum Fiorentini 1889, nach Eberlein Formschwankungen einer Art = Diplodinium Fiorentinii = Diplodinium mammuosum = Diplodinium anisacanthum,
    10. Diplodinium gracile V. Dogiel[41],
    11. Diplodinium crassum Dogiel,
    12. Diplodinium bubalidis Dogiel, bubali[44],
    13. Diplodinium costatum Dogiel,
    14. Diplodinium multivesiculatum = Polyplastron multivesiculatum Dogiel[44],
    15. Diplodinium polygonale Dogiel[44].
  IV. 16. Opisthotrichum janus Dogiel[41].
   V. Entodinium Stein 1859[213].
    17. Entodinium bursa Stein 1859,
    18. Entodinium caudatum Stein 1859,

   19. Entodinium rostratum Fiorentini 1889. Var. mamillatum de Cunha 1914[33] bei
       Cavia aperea,
   20. Entodinium minimum Schuberg 1888,
   21. Entodinium dentatum Stein 1859,
   22. Entodinium furca Cunha 1914,
   23. Entodinium bicarinatum Cunha 1914,
   24. Entodinium Dubardii Buisson 1923[24],
   25. Entodinium vorax Dogiel.
   Holotricha. Isotrichidae Bütschli.
 VI. Isotricha Stein 1859.
   26. Isotricha prostoma Stein 1859,
   27. Isotricha intestinalis Stein 1859.
 VII. Dasytricha Schuberg 1888[189].
   28. Dasytricha ruminantium Schuberg 1888 = Isotricha ruminantium Schuberg-
       Braune[18].
 VIII. Bütschlia Schuberg 1888.
   29. Bütschlia parva Schuberg 1888,
   30. Bütschlia neglecta Schuberg 1888,
   31. Bütschlia lanceolata Fiorentini 1890,
   32. Bütschlia nana Dogiel[44],
   33. Bütschlia omnivora Dogiel.

Andere Arten von Infusorien, die im Magen-Darm-Kanal bei anderen Herbivoren,
z. B. im Caecum des Pferdes, dann auch beim Schwein, und ferner bei Nicht-Nutztieren,
Tapir, Rhinozeros, Anthropoiden, gefunden werden oder endlich pathologisch auch beim
Menschen vorkommen, können hier nicht berücksichtigt werden (s. u. a. Bundle[25],
Schwarz[193, 194], Buisson[24]).

Nachtrag bei der Korrektur: Eine mir soeben zugegangene systematische Darstellung der Protozoenfauna des Pansens amerikanischer Rinder von Elery R. Becker
und M. Talbott[8a] zählt *einschließlich* der Amöben und Flagellaten 34 Arten auf und
bringt als sehr begrüßenswerte Ergänzung 26 Abbildungen von den hauptsächlichen
Formen.

Die *Wirtstiere*, bei denen die vorstehend systematisch aufgezählten Magen-
infusorien nach den Angaben der Literatur und neueren eigenen Untersuchungen
(Ferber[61]) bis jetzt gefunden wurden, sind mit den entsprechenden Infusorienarten in der folgenden Tabelle 11 zusammengestellt. Hiermit ist nicht gesagt, daß die
einzelnen Infusorienarten nicht auch bei anderen Wiederkäuern vorkommen
oder bei den hier für sie bezeichneten gelegentlich fehlen könnten. Selbst bei
ganz gleichartiger und gemeinsamer Fütterung und somit gleicher Infektions-
möglichkeit fand Ferber bei zwei zusammen in unserem Stalle stehenden Ziegen
längere Zeit den Unterschied, daß der einen stets die Isotrichen fehlten. Nachdem dann von der anderen Ziege einmal 100 cm³ Panseninhalt durch Schlundsonde
in ihren Pansen hinein mit isotrichahaltigem Material übertragen worden waren,
blieben nach dieser *Impfung mit Infusorien* die Isotrichen auch bei ihr nun als
regelmäßiger Befund.

Sonst wurden bei unseren Ziegen stets die gleichen Arten gefunden (siehe
Tabelle 11 S. 159).

Bei manchen Wiederkäuern scheinen im Pansen ziemlich alle dafür bekannten Infusorien vereinigt vorzukommen. So berichtet Dogiel[44], daß er
beim Büffel (Buffalus bubalus) alle ihm bis dahin bekannten 31 Arten gefunden habe.

Wie sich die Vertreter dieser einzelnen Arten im Pansen zahlenmäßig zueinander verhalten, wird weiter unten gezeigt werden.

Schon in der *systematischen Übersicht* ist mehrfach erwähnt, daß einzelne
Arten von einem Autor identifiziert, von anderen für verschieden gehalten
werden, und daß gewisse Arten in mehrere Varietäten oder Formen untergeteilt
werden können. Der Systematik bieten sich hier Schwierigkeiten, die wohl nur
mit Hilfe genetischer Untersuchungen vom Standpunkt der neueren Vererbungs-
lehre bis zu einem gewissen Grade gelöst werden könnten.

Tabelle 11. Vorkommen der Infusorien (im Pansen) der Wiederkäuer.

	Rind	Schaf	Ziege	Reh	Renn-tier	Anti-lope	Kamel	Lama
Ophryoscolex inermis	/	/	/		/			/
„ caudatus	/	/	/		/		/	
„ purkynei	/	/	/		/		/	/
Caloscolex camelinus							/	
Diplodinium maggii	/	/	/		/		/	/
„ bursa		/	/		/		/	/
„ ecaudatum	/	/	/		/		/	/
„ caudatum		/	/		/		/	/
„ dentatum	/	/	/		/		/	/
„ gracile						/		
„ crassum						/		
„ bubalidis						/		
„ costatum						/		
Opisthotrichum janus								
Entodinium bursa					/		/	/
„ caudatum	/	/	/		/		/	/
„ rostratum	/	/	/		/		/	
„ minimum	/	/	/		/		/	/
„ dentatum	/	/	/		/		/	/
„ furca	/							
„ bicarinatum	/							
„ Dubardii				/				
„ vorax	/							
Isotricha prostoma	/	/	/		/		/	/
„ intestinalis	/	/	/		/		/	/
„ ruminantium	/	/	/		/		/	/
Bütschlia parva	/	/	/		/		/	/
„ neglecta	/	/	/		/		/	/
„ lanceolata	/							/

In dieser Hinsicht sind einige Tatsachen über das *Variieren der Arten und Formen* interessant und charakteristisch, die wir DOGIEL und FEDOROWA-WINOGRADOWA[43, 47] verdanken. So zeigt nach diesen Autoren Ophryoscolex purkynei in jeder „Population" eine verschiedene Art der Verzweigung seiner Stacheln. Und auch bei verschiedenen Individuen der gleichen Population und selbst an den Stacheln der einzelnen Individuen wechselt die Zahl der Stacheläste. Sehr oft ist auch bei der Fortpflanzung durch Teilung die Zahl der Stacheläste des einen Tochterindividuums eine andere als die des anderen. Ähnlich verhält es sich nach DOGIEL[43] bei Caloscolex camelinus, bei dem 42 % der stachellosen Muttertiere (laevis) ein bestacheltes Tochtertier erzeugen (cuspidatus) (s. Abb. 77), und alles in allem nach der Zahl der Stacheln sechs verschiedene „Formen" der gleichen Art als systematische Einheiten niederen Grades unterschieden werden können. Die einstachelige Form cuspidatus z. B. erzeugte aber in der untersuchten Infusorienpopulation immer nur ihresgleichen.

Die *Fortpflanzung der Infusorien*[18, 39] kann bei der gleichen Art sowohl durch Teilung wie durch Konjugation erfolgen, wie dies z. B. für Isotricha

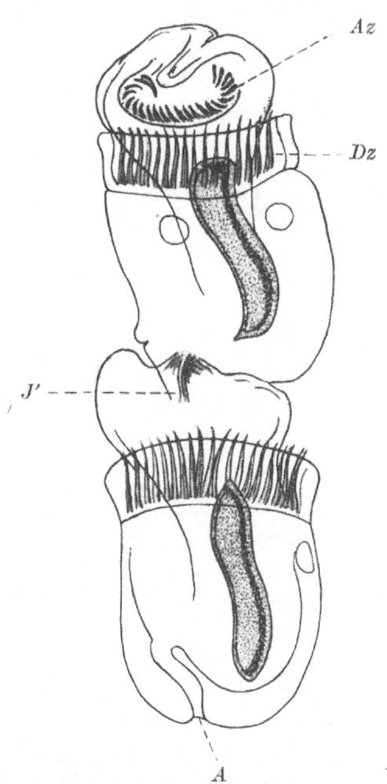

Abb. 77. Caloscolex camelinus (Forma laevis) ohne Stachel, mit Tochtertier mit caudalem Stachel (Forma cuspidatus). (Nach DOGIEL.)

(Dasytricha) ruminantium von Dogiel und Fedorowa-Winogradowa[46] gezeigt wurde (s. Abb. 78 a, b, c).

Die *Züchtung von Panseninfusorien* wurde von Knoth[108], der auch über frühere derartige Bestrebungen berichtet, unter Berücksichtigung der Reaktion und der Gase versucht. Dabei wurde Panseninhalt und filtrierter Pansensaft von Schlachthausrindern verwendet. Die Ophryoscolexarten lebten aber längstens nur 52 Stunden und Entodinien auch nie länger als 5 Tage. Auch wiederholte Überimpfung in frische Nährlösung brachte keinen Vorteil.

Die ernährungsphysiologische Bedeutung der Panseninfusorien. Um die ernährungsphysiologische Bedeutung der Panseninfusorien für die sie beherbergenden Wiederkäuer untersuchen zu können, kam es darauf an, ihre *quantitativen Verhältnisse und deren etwaige Veränderungen* unter dem Einflusse verschiedener Ernährung ihrer Wirtstiere festzustellen. Erst hierdurch konnte sich die Aussicht eröffnen, ihre Rolle im Stoffhaushalt der Wiederkäuer und die beiden wichtigsten Fragen zu beurteilen, ob und wieweit sich die Panseninfusorien etwa ähnlich wie die Bakterien an der Aufschließung des Futters im Magen beteiligen, und wieweit sie selbst als Nahrungs- und besonders als Eiweißquelle für ihre Wirtstiere zu betrachten sind.

Hierfür mußten zunächst die *methodischen Grundlagen* geschaffen und Verfahren ausgearbeitet werden, um sowohl die *Zahl* als auch die *Masse* der Panseninfusorien quantitativ exakt zu fassen und die Infusorien auch vom übrigen Panseninhalt zu *isolieren* und so der *chemischen Analyse* zugänglich zu machen. Es ist das Verdienst von Ferber[61], der auf meine Anregung die physiologische Methodik zur Untersuchung der Panseninfusorien ausarbeitete, auf dieser Grundlage auch die wichtigsten, diese Mikroorganismen und ihr Verhältnis zum Wiederkäuer betreffenden Fragen weitgehend geklärt zu haben.

1. Die Gesamtzahl der Panseninfusorien und das Zahlenverhältnis der einzelnen Arten. *Die Zählung der Infusorien* hat Ferber auf meine

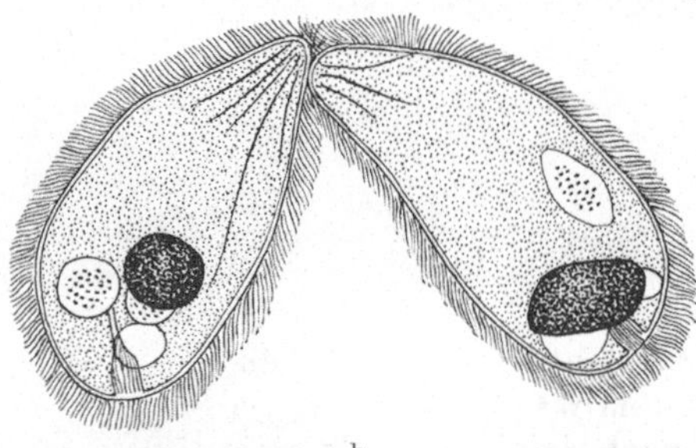

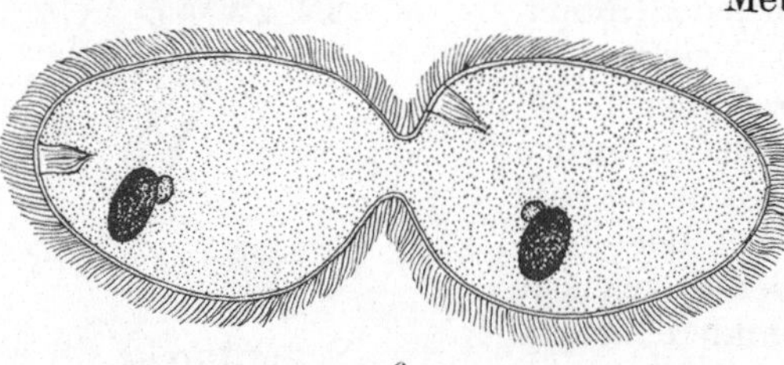

Abb. 78 a—c. *a* Isotricha ruminantium, *b* dasselbe in Konjugation, *c* dasselbe in Teilung.
(Nach Dogiel und Fedorowa-Winogradowa.)

Veranlassung im Anschluß an die zur Blutkörperchenzählung üblichen Methoden durchgeführt.

Hierfür erwies sich die Fuchs-Rosenthalsche Zählkammer (Carl Zeiss, Jena) als brauchbar. Sie hat eine Höhe von 0,2 mm und ist in kleine Quadrate von 0,25 mm Seitenlänge eingeteilt, so daß der über einem kleinen Quadrat befindliche Raum einen Kubikinhalt von 0,0125 mm³ hat. Die Kammer wird mittels einer Pipette viermal mit 1 Tropfen gut durchmischten, mit der zweifachen Menge Wasser verdünnten und nochmals gründlich durchmischten Panseninhalts beschickt, und jedesmal werden 20 kleine Quadrate ausgezählt, so daß im ganzen in 80 kleinen Quadraten 1 mm³ ausgezählt wird. Die Zählungen wurden durchweg in Proben vom Panseninhalt lebender Schafe und Ziegen ausgeführt, die den Tieren mittels einer durch das Maul bis in den Pansen eingeführten Schlundsonde entnommen waren.

Auf diese Weise konnte die Zahl und Masse der Infusorien bei den gleichen Tieren durch beliebig oft wiederholte und über Monate und bis auf nahezu zwei Jahre fortgesetzte Entnahmen von Panseninhalt unter dem Einflusse verschiedener Fütterungsarten und verschiedener physiologischer Zustände der Tiere (Lebensalter, Wachstum, Trächtigkeit, Lactation) untersucht werden.

Die Zahl der Panseninfusorien bei normaler Ernährung betrug bei Schafen und Ziegen mit einer von vornherein auffallenden Konstanz rund 1000 pro mm³ oder 1 Million pro cm³ des Panseninhalts.

Das Zahlenverhältnis der einzelnen Infusorienarten, die bei großen Versuchsreihen getrennt gezählt wurden, ist aus der Tabelle 12 an einigen Zählungsbeispielen und nach den aus größeren Reihen gewonnenen Durchschnittswerten ersichtlich. Auch hier ergeben sich auffallend konstante Verhältnisse. Stets überwiegen Diplodinium bursa und ecaudatum mit Entodinium bursa und minimum bei weitem die anderen Arten und stellen die Diplo- und Entodinien zusammen beim Schaf etwa 80 % und bei der Ziege sogar 90 % der gesamten Infusorienzahl. Von Ophryoscolexarten, die beim Schafe fast 20 % der Gesamtzahl darstellen, überwiegen caudatus und purkynei, von Isotrichen intestinalis und prostoma, während die Bütschlien nur 1—2 % betragen, oft auch gar nicht zu finden sind.

FERBER konnte mit FEDOROWA-WINOGRADOWA[64] seine Zählungsergebnisse auch mit denjenigen vergleichen, die sich mit einer zur gleichen Zeit von DOGIEL und WINOGRADOWA ausgearbeiteten Zählungsmethode ergeben.
Bei dieser Zählmethode werden die Pansenproben mit Formalin und Wasser auf das 20fache verdünnt und hiervon mit einer Stempelpipette 0,1 mm³ auf eine in 900 Quadrate von 1 mm Seitenlänge eingeteilte Zählplatte gebracht.
Dieses Verfahren ergab meist um 5—8 % niedrigere Zahlen als die FERBERsche Methode. Auch ist die Zählung umständlicher und zeitraubender.
Anm. bei der Korrektur: Daher wendet auch WINOGRADOWA[242a] in neueren Untersuchungen die FERBERsche Methode an.

2. Das Verschwinden der Panseninfusorien beim Hungertier und ihr Auftreten bei Fütterung und beim jungen Tier. Für ungünstige Ernährungsverhältnisse sind die Infusorien außerordentlich empfindlich. Ich hatte schon mit TRIER[228] und SCHMITT-KRAHMER[139] gefunden, daß bei Schafen am dritten Tage eines Hungerversuches nur noch wenige, meist tote, am vierten nur noch vereinzelte tote Infusorien im Pansen zu finden sind, und daß sie nach ihrem Verschwinden dann erst bei erneuter Fütterung mit Heu, nicht aber nur mit Hafer und Kraftfuttertränke, wieder auftreten. Die verhungerten Infusorien verlassen offenbar den Pansen und die Haube noch unzersetzt, um erst im Psalter und Labmagen zerstört und verdaut zu werden.
Die Methode von E. R. BECKER[8] zur Befreiung des Pansens von seinen Infusorien durch Mageneinlauf mit Kupfersulfatlösung scheint mir unnötig gewaltsam, da dasselbe Ziel sich ja auch auf physiologische Weise ohne derartige, den Gesundheitszustand der Tiere vorübergehend stark beeinträchtigende Maßnahmen erreichen läßt.
FERBER hat das *Verschwinden der Infusorien aus dem Hungerpansen* mit seiner Zählungsmethode quantitativ verfolgt, wie Tabelle 13 es zeigt.
FERBER hat zugleich festgestellt, daß sich die *verschiedenen Infusorienarten dabei verschieden verhalten*. Die Isotrichen und Bütschlien verschwinden zuerst, hiernach Ophryoscolex und Diplodinium maggii, danach Entodinium minimum und zuletzt Diplodinium bursa, das sich hierdurch als die resistenteste Art erweist.

Tabelle 12. Zahlenverhältnis der Infusorienarten

Hammel Nr.	Zahl der Infusorien pro mm³	Ophryoscolex				Diplodinium					
		inermis	caudatus	purkynei	zusammen %	maggii	bursa	caudatum	dentatum	ecaudatum	zusammen %
1	861	1,7	4,3	1,3	7,3	0,2	19,8	4,2	1,1	20,2	45,5
1	1038	2,1	5,6	1,5	9,2	1,2	30,1	7,2	—	5,6	44,1
2	1038	—	—	7,2	7,2	1,1	10,7	11,4	5,2	7,9	36,3
2	768	1,3	4,5	4,5	10,3	—	23,4	7,6	—	7,5	38,5
3	933	1,0	6,1	1,2	8,3	2,0	30,3	2,0	—	10,2	44,5
3	1053	—	—	3,7	2,7	4,7	15,2	—	1,8	15,2	36,9
4	1194	—	3,5	4,1	7,6	3,4	17,4	4,8	2,6	13,2	41,4
4	1077	2,1	1,6	5,7	9,4	—	20,3	3,0	2,4	19,0	44,7
Durchschnitt aus 24 Pansenproben von *4 Hammeln* .		1,13	3,70	3,38	8,21	1,57	22,33	6,51	1,56	12,19	44,16
Durchschnitt aus 15 Pansenproben von *5 Ziegen* . .		2,73	—	—	2,73	2,74	6,0	5,4	4,33	5,0	23,47

An einer *Veränderung der* p_H, wogegen Infusorien empfindlich sein sollen (Bresslau[19]), liegt dieses Verschwinden der Infusorien nicht, da p_H, wie die Zahlen der Tabelle zeigen, nur unerheblich schwankt und, wie die weiteren Ferberschen Versuche mit erneuter Fütterung zeigten, die Infusorien bei derselben p_H wiederkehren, bei der sie zugrunde gegangen waren.

Die *Wiederkehr der Infusorien bei wieder einsetzender Fütterung* vollzog sich hinsichtlich des Auftretens der verschiedenen Arten genau in der umgekehrten Reihenfolge, in der sie verschwunden waren. Die ersten Infusorien waren nach sechstägigem Hunger bei dem einen Schaf schon am 4. Fütterungstage, bei dem anderen erst am 9. Tage zu finden; bei beiden Tieren war die Zahl bis zum 15. Tage schon wieder annähernd auf die Norm (891 bzw. 831 pro Kubikmillimeter) gestiegen. Es wurde ferner geprüft, wie sich die Infusorien bei *Ersatz des Heues durch Stroh und darauf bei vollkommenem Entzug des Rauhfutters* verhielten. Die Menge der Tränke blieb die gewöhnliche, pro Kopf und Tag 300 g Gerstenschrot und 150 g Leinmehl. Bei Ersatz des Heues durch Stroh waren Unterschiede im Verhalten der Infusorien der beiden Versuchshammel festzustellen. Während bei dem älteren der beiden Hammel die Infusorienzahl sich sehr bald auf eine bedeutend niedrigere Zahl einstellte und dieses beibehielt, blieb bei dem jüngeren der beiden Hammel die Infusorienzahl der Heufütterungstage während der ganzen Dauer der Strohfütterung die gleiche, so daß hier kein Unterschied zwischen Heu- und Strohfütterung festzustellen war.

Tabelle 13. Zahl der Panseninfusorien bei Hunger des Schafes. (Nach Ferber.)

Ernährung	Hammel I		Hammel II		Zustand der Infusorien bei I und II
	Zahl der Infusorien pro mm³	p_H	Zahl der Infusorien pro mm³	p_H	
Normal	1266	7,6	1089	7,5	lebhaft beweglich
1. Hungertag .	531	8,2	351	8,4	viele tot
2. ,, .	128	8,5	93	8,4	nur noch Diplod. u. Entod. lebend
3. ,, .	33	8,2	13	8,4	nur noch Diplod. bursa lebend
4. ,, .	8	8,1	5	8,4	alle tot
5. ,, .	4	8,4	0	8,4	—
6. ,, .	0	7,4	0	7,4	—

Bei vollkommenem *Entzug des Rauhfutters* verschwanden jedoch die Infusorien innerhalb einer Woche ganz aus dem Pansen, bei gleichzeitiger starker im Pansen von Schaf und Ziege. (Nach FERBER.)

Entodinium					Isotricha				Bütschlia		
bursa	cau- datum	denta- tum	mini- mum	zu- sammen %	intesti- nalis	pro- stoma	ruminan- tium	zu- sammen %	parva	neglecta	zu- sammen %
15,2	3,9	3,1	11,7	33,9	9,0	2,2	—	11,2	2,0	0,1	2,1
7,5	5,1	2,2	20,1	34,9	2,5	7,1	1,1	10,7	1,1	—	1,1
20,4	7,5	2,1	20,4	50,4	2,3	3,8	—	6,1	—	—	—
19,4	8,6	—	17,3	45,3	—	5,9	—	5,9	—	—	—
17,3	10,5	—	5,4	33,2	7,1	5,2	—	12,3	1,2	0,5	1,7
20,4	10,0	—	15,3	45,7	5,3	9,4	—	14,7	—	—	—
10,4	9,4	0,6	13,1	33,5	8,6	7,9	1,0	17,5	—	—	—
17,5	3,3	—	17,0	37,8	2,8	5,3	—	8,1	—	—	—
13,79	6,73	1,35	15,14	37,01	3,72	5,67	0,31	9,70	—	0,8	0,8
20,0	17,0	21,2	9,0	67,2	3,93	—	—	3,93	—	1,59	1,59

Veränderung der p_H zur sauren Seite hin. Um sie wieder hervorzurufen, konnte an Stelle von Heu auch Stroh gefüttert werden. Bei dieser wieder eintretenden Strohfütterung zeigten sich die ersten Infusorien nach einer Woche und erreichten die Normalzahl nach drei Wochen.

Auch das *erste Auftreten der Infusorien beim jungen Tiere*, wo es im Anschluß an die beginnende Heufütterung stattfindet, vollzieht sich hinsichtlich der einzelnen Arten ziemlich ebenso wie dasjenige bei erneuter Fütterung eines Hungertieres und in umgekehrter Reihenfolge wie das Verschwinden im Hungerzustande. Denn die wiederholte Prüfung des Panseninhaltes bei drei ganz jungen Ziegenlämmern (vgl. Tabelle 19 S. 175) ergab, daß sich auch hier zuerst die Diplodinien und Entodinien einstellen und von ersteren zuerst bursa, zuletzt maggii, und daß die Isotrichen und Bütschlien erst viel später nachweisbar sind, während hier die Ophryoscolexarten zuletzt kamen. Allgemein stimmen diese Verhältnisse auch mit dem prozentigen Anteil der einzelnen Arten an der gesamten Infusorienzahl zusammen.

Der Stoffwechsel der Panseninfusorien. Die Bedeutung der Mikroorganismen und insbesondere der Panseninfusorien für die Ernährung und den Stoffhaushalt der Wiederkäuer läßt sich natürlich nur aus der Kenntnis ihres eigenen Stoffwechsels beurteilen. Denn wenn sich z. B. herausstellt, daß eine Kategorie von Nährstoffen von den Infusorien in keiner Weise angegriffen wird, so können sie auch ihrem Wirtstiere für deren Aufschließung und bessere Ausnutzung nicht von Nutzen sein.

Daß die Infusorien aber nicht nur *in* den Wiederkäuern leben, sondern auch *mit* ihnen und von *ihrem* Futter, ergibt sich schon daraus, daß die Infusorien nur bei guter normaler Ernährung ihrer Wirtstiere gedeihen, und daß sie dieser auch schon ihre Entstehung und Entwicklungsmöglichkeit im Pansen verdanken.

Sie treten, wie erwähnt und wie schon EBERLEIN[48] wußte, erst nach den ersten Heufütterungen der Lämmer auf. Durch Perioden reiner Milchfütterung hatte er es in der Hand, den Pansen wieder von ihnen zu befreien und sie durch Heu wieder hervorzurufen. Nach GÜNTHER[82, 83] verliert aber das Heu durch Sterilisieren durch Kochen die Fähigkeit, die Infusorien entstehen zu lassen; zweifellos werden hierdurch die im Heu befindlichen Dauerstadien abgetötet. Diese Cysten konnten übrigens bisher weder im Heu noch im Panseninhalt selbst direkt nachgewiesen werden (EBERLEIN, GÜNTHER, BRAUNE). Auch bei anderen pflanzlichen Futtermitteln, wie Bohnenstroh, sah Günther die Infusorien auftreten. Ausschließliche Fütterung mit Kartoffeln, Rüben, Leinkuchentränke läßt dagegen nach Liebertanz[118] den Pansen unbelebt.

Daß auch Stroh genügt, um die Panseninfusorien hervorzurufen, wurde im vorigen Abschnitte bereits erwähnt.

1. Fütterungs- und Stoffwechselversuche an Panseninfusorien lassen sich auf zweierlei Weise anstellen; einmal, indem man die Infusorien in den mit dem Magenschlauch aus dem Pansen lebender Wiederkäuer entnommenen Panseninhaltsproben nach verschiedenartiger Fütterung der Versuchstiere untersucht; und ferner durch unmittelbare Verabreichung von fein verteilten Futterstoffen an die mit entnommenem Panseninhalte in einem Thermostaten aufbewahrten Infusorien, in dem sie sich einige Tage halten.

Eine eigentliche *Züchtung dieser Infusorien* außerhalb ihres Wirtstieres zum Zwecke derartiger Versuche ist bisher, wie erwähnt, noch nicht gelungen.

Durch beide der erwähnten Verfahrungsweisen läßt sich feststellen, welche in den Futtermitteln ihrer Wirtstiere gebotenen Stoffe die Infusorien verschmähen, welche sie aufnehmen und ob und wie sie diese verdauen. Derartige Versuche hat auf meine Veranlassung zuerst Trier[228] durchgeführt.

Besonders eindrucksvoll läßt sich

a) Der Kohlenhydratstoffwechsel der Panseninfusorien verfolgen (Trier). Wenn hungernden Infusorien im Thermostaten reichlich reine Kartoffelstärke zur Verfügung gestellt wird, so sind nach $^1/_2$—1 Stunde alle mit Stärkekörnern angefüllt, die auch durch die Jodfärbung nachgewiesen werden können (Abb. 79, 80). Manche fressen sich damit so voll, daß die Körnermasse die Konturen ihrer Leibeswand wellenförmig ausbuchtet, und daß sie durch diese Leibesfülle deutlich in ihrem Bewegungsvermögen gehemmt und schwerfällig werden. Der Vorgang der Aufnahme der Stärkekörner durch die Infusorien kann mit dem Mikroskop ohne weiteres beobachtet werden; ebenso übrigens auch in dem frisch ausgeheberten Panseninhalte eines Schafes, das kurz vorher eine wäßrige Aufschwemmung von Stärkekörnern zu sich genommen oder durch den Magenschlauch eingeflößt bekommen hat (Praktikumsversuch). Nach Triers Beobachtungen zwängen die Infusorien die größeren Stärkekörner durch ihren Zellenmund, indem sie meistens dabei das Korn gegen festere Partikel als Widerlager dagegendrängen.

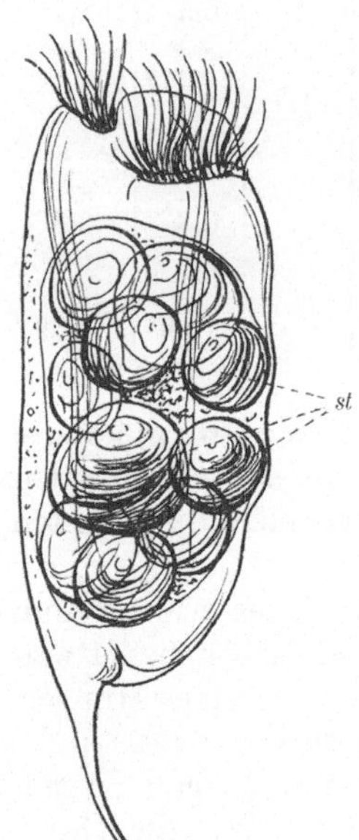

Abb. 79. Diplodinium longispinum mit Stärkekörnern *st* vollgefressen. (Nach Trier.)

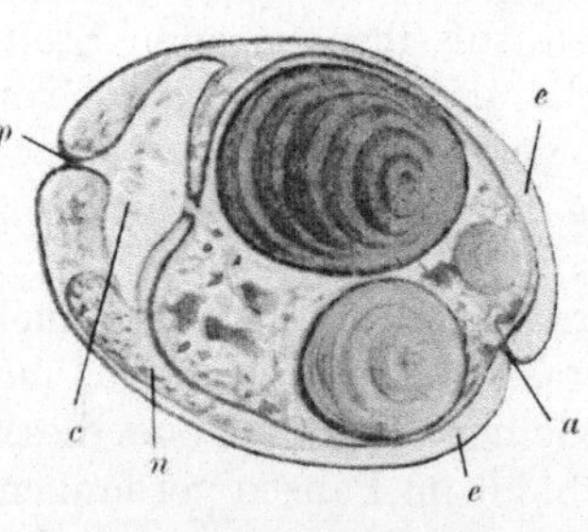

Abb. 80. Diplodinium bursa nach Aufnahme von Kartoffelstärke und grünen Pflanzenteilen. Glykogenfärbung negativ. *e* Ektoplasma, *n* Kern, *a* After, *p* Peristom, *c* Cilien. (Nach Trier.)

Die Stärkekörner gelangen so völlig unversehrt in das Innere der Infusorien; bei oder vor dem Verschlucken können die Infusorien weder mechanisch noch nach Art einer extracellulären Verdauung eine Veränderung daran hervorbringen. Nach einiger Zeit aber treten an den Stärkekörnern deutliche Korrosionserscheinungen auf (s. Abb. 81), genau wie bei anderweitiger Verdauung derselben durch diastatisches Ferment, z. B. des menschlichen Speichels.

Auch hier handelt es sich um eine *diastatische Verdauung*, durch die die Infusorien innerhalb ihres Nahrungssackes die Stärke vollkommen auflösen, so daß nach Triers Beobachtungen 30—36 Stunden nach der Aufnahme der Körner von diesen in den Infusorien nichts mehr zu sehen ist. Sowohl an den Thermostateninfusorien wie an frisch dem Magen entnommenen Infusorien kann nun beobachtet werden, daß statt dessen im Ektoplasma aus feinen Körnchen gebildete Anhäufungen auftreten, die sich durch die Reaktion mit Lugolscher Jodlösung unzweifelhaft als *Glykogenanlagerung* erkennen lassen (Abb. 81). In Triers Versuchen konnte schon drei Stunden nach der Stärkeaufnahme die beginnende Glykogenablagerung deutlich sein. Bereits Eberlein hat feinkörnige intracelluläre Ablagerungen als Glykogen angesprochen, gestützt auf den von Certes[27, 28]

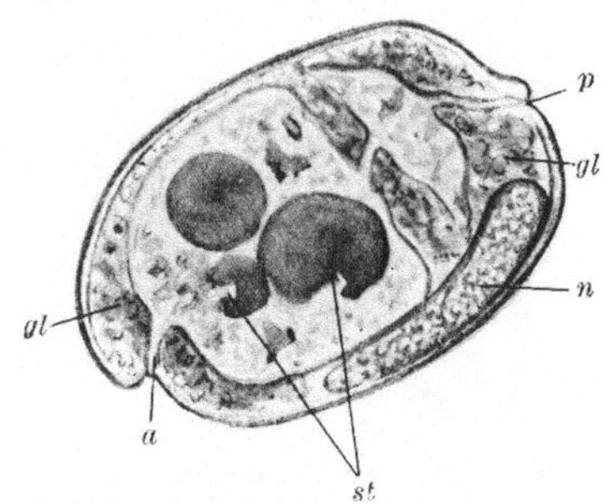

Abb. 81. Korrosion der Stärke *st*, Anhäufung von Glykogen *gl*, mit Jod braun gefärbt, *p* Peristom, *n* Zellkern, *a* Zellafter. (Nach Trier.)

gelieferten Nachweis, daß im Plasma der Panseninfusorien Glykogen vorhanden sei. Bei anderen Infusorien hatte Meissner[149] die Glycogenbildung aus Stärke nachgewiesen.

Dieses Glykogen wird nun selbst dann wieder im Stoffwechsel der Infusorien aufgezehrt, so daß es meist nach 48 Stunden wieder verschwunden ist (s. Abb. 82). Es dient als Reserve- und Verbrauchsstoff für den Hungerzustand, in dem sich die Infusorien vom Verschwinden ihrer aufgenommenen Stärke an befinden.

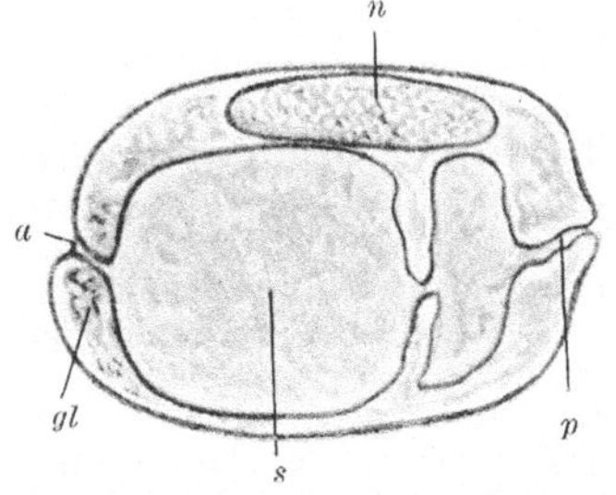

Abb. 82. Hungertier, letzte Reste von Glykogen *gl. s* Nahrungssack, *a p n* wie in Abb. 81. (Nach Trier.)

Diese *Glykogenbildung* kann in den Infusorien, wie Trier weiter zeigte, nicht nur aus selbstverdauten Stärkekörnern, sondern auch aus Stärkekleister, ebenso aber auch ohne vorher sichtbare oder durch Jod nachweisbare Veränderungen aus Traubenzucker oder aus Milchzucker stattfinden.

Auf etwaige *Celluloseverdauung* durch die Panseninfusorien wird auf S. 166 eingegangen.

b) Die Fettzersetzung in den Panseninfusorien. Die Frage, ob auch Fett in den Panseninfusorien in irgendeiner Weise zersetzt wird, konnte Ferber[61] in bejahendem Sinne lösen. Analog den Trierschen Versuchen mit Stärkekörnern setzte er Proben von frisch den Schafen entnommenem Panseninhalt, die dann im Thermostaten aufbewahrt wurden, einige Tropfen Milch hinzu. Schon nach einer Stunde fanden sich dann in den Infusorien Milchtröpfchen aufgenommen und traubenartig zusammengeballt (Abb. 83).

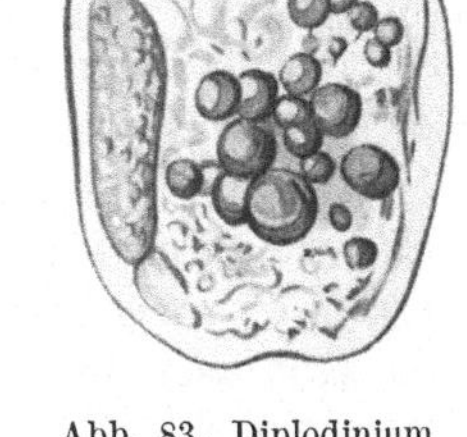

Abb. 83. Diplodinium bursa nach Aufnahme von Milchfetttröpfchen. Diese zeigen noch keine Veränderungen. (Nach Ferber.)

In vitro konnte er dann keine deutlichen Veränderungen feststellen; wohl aber bei Infusorien von solchen Pansenproben, die einem Hammel zu verschiedenen Zeiten nach Einflößung von $^1/_2$ l Kuhmilch entnommen wurden. Hierbei zeigte sich nämlich, daß die Fetttropfen sowohl innerhalb wie auch außerhalb der Infusorien alsbald in ganz der gleichen Weise stark deformiert wurden, und zwar so, wie es von der bakteriellen Fettzersetzung her bekannt ist (Abb. 84). Sie nehmen die Gestalt zusammengefallener Ballons an, die Farbenreaktion mit Sudan III ging vom schönen Orangegelb in Schmutziggelb

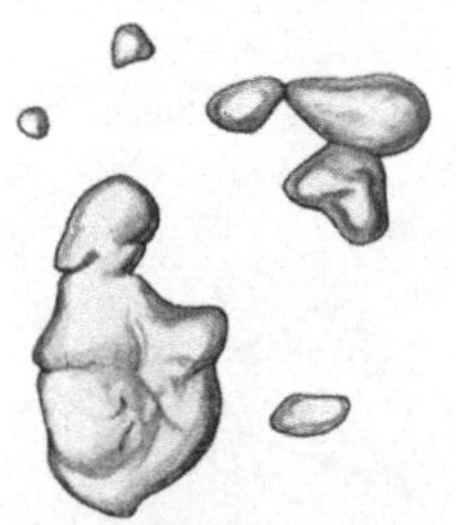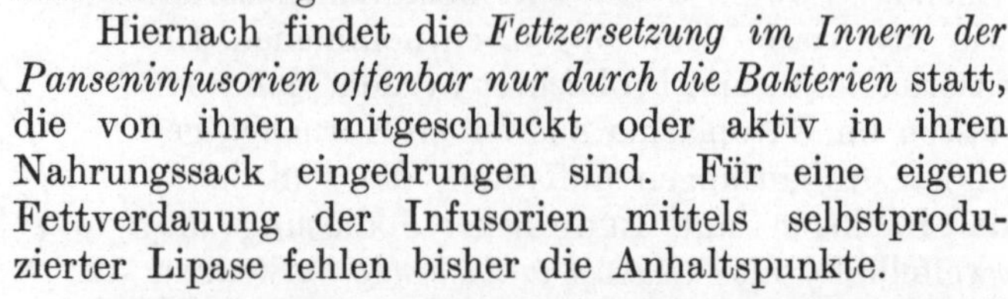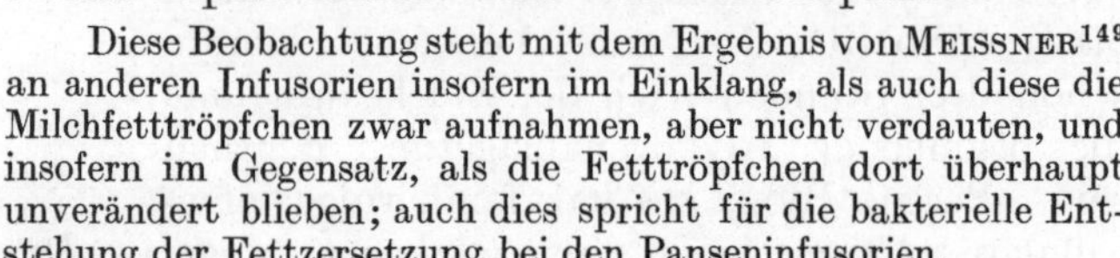

über, und bei erneuten Proben verschwand das Fett schließlich völlig aus dem Pansen.

Hiernach findet die *Fettzersetzung im Innern der Panseninfusorien offenbar nur durch die Bakterien* statt, die von ihnen mitgeschluckt oder aktiv in ihren Nahrungssack eingedrungen sind. Für eine eigene Fettverdauung der Infusorien mittels selbstproduzierter Lipase fehlen bisher die Anhaltspunkte.

Abb. 84. Bakteriell zersetzte Milchfetttröpfchen aus dem Pansen eines Schafes. (Nach Ferber.)

Diese Beobachtung steht mit dem Ergebnis von Meissner[149] an anderen Infusorien insofern im Einklang, als auch diese die Milchfetttröpfchen zwar aufnahmen, aber nicht verdauten, und insofern im Gegensatz, als die Fetttröpfchen dort überhaupt unverändert blieben; auch dies spricht für die bakterielle Entstehung der Fettzersetzung bei den Panseninfusorien.

Von anderer Seite (F. J. Kraus[110]) ist der Vermutung Ausdruck gegeben worden, daß eine, vermeintlich nachgewiesene, *Fettbildung im Pansen* aus N-freien Bestandteilen der Futterstoffe „durch die Lebenstätigkeit der Infusorien erfolgen dürfte". Hierbei wird aus dem Vergleich des Verhältnisses von Rohfett zu Stickstoff im Wiesenheu mit demjenigen im getrockneten Panseninhalt der Schlachtrinder nach Wiesenheufütterung, wobei sich eine relative Zunahme des Rohfettes um 31 % ergab, auf eine absolute Zunahme des Fettes im Panseninhalt durch Fettbildung geschlossen. Bei Kleeheufütterung sollte sich im Vergleich zum Ausgangsmaterial sogar eine Fettzunahme um 59 % ergeben. Dafür, daß die gefundene relative Fettzunahme im Verhältnis zum N als ein Beweis für Fettbildung aufgefaßt wird, fehlen meines Erachtens ausreichende Grundlagen. Denn einmal ist die Veränderung des N-gehaltes vom Wiesenheu zum Panseninhalt unbekannt; wenn man in Betracht zieht, daß der gewaltige Speichelstrom mit seinem N-gehalt, der nach Markoff[144] beim Rinde 0,163 % beträgt, den N-gehalt auch in dem getrockneten Panseninhalt erhöhen muß, so würde sich, wenn trotzdem darin im Vergleich zum Heu im Verhältnis mehr Fett gefunden wird, eine jene 31—59 % noch übersteigende, also ganz ungeheuerliche Fettbildung durch die Infusorien ergeben. Wieweit andererseits der N-gehalt des Futters im Pansen durch Entweichen von NH_3, den wir (E. Mangold und Schmitt-Krahmer[139]) im Panseninhalt von Schafen zu 0,043 bis 0,052 % vorfanden, herabgesetzt wird, entzieht sich ebenfalls bei diesen Versuchen der Kontrolle. Vor allem aber entfällt mit den soeben angeführten Versuchsergebnissen von Ferber die Kraus zum Ausgangspunkt seiner Untersuchung dienende Annahme, daß „eine Störung des angenommenen Prozesses durch den Abbau von Fett nicht wahrscheinlich" sei. Denn nach unseren Erfahrungen muß angenommen werden, daß jeweils ein Teil des aus dem Futter durch die Erschließung des Zellinhaltes frei werdenden Fettes sogleich durch die Bakterien zersetzt wird und hiervon doch mindestens ein kleiner Teil der Rohfettbestimmung dann nicht mehr zugänglich ist. Hierdurch würde also der relative Rohfettgehalt im Pansen verringert werden. Auch hiernach kann die trotzdem gefundene Fettzunahme, die infolge der bakteriellen Verluste noch nicht einmal voll erfaßt sein könnte, in Wirklichkeit also noch größer sein würde als Kraus es angibt, ohne weitere Beweise nicht als glaubhaft gelten und darf wohl mindestens zum großen Teil als eine nur scheinbare bezeichnet werden.

c) *Das Verhalten der Panseninfusorien gegenüber Cellulose.* Im Innern der Infusorien trifft man, wenn ihren Wirtstieren frisches oder dürres Grünfutter verabreicht wird, stets eine Menge von grünen Pflanzenteilchen, die vorwiegend aus Rohfaser bestehen. In manchen Infusorien sieht es aus wie auf einem Trümmerfeld (Trier[223]), in dem die Bruchstücke pflanzlicher Nahrung durcheinanderliegen. Bei Fütterung der Schafe mit Heumehl oder Grünkohl fand Trier schon wenige Minuten später die kleinen Teilchen davon in den Infusorien aufgenommen, und nach einer Stunde waren alle mit diesen grünen Brocken gefüllt. Der grüne Farbstoff verschwindet dann, als ob das Chlorophyll herausgezogen würde, doch sind selbst nach vier Hungertagen unter den Überlebenden noch Infusorien mit grünen Einschlüssen zu finden. Stets bleiben noch lange die farblosen Teilchen, die erst in ausgesprochenen Hungerinfusorien ganz verschwunden sein können.

Daß die Infusorien aus den aufgenommenen grünen Pflanzenteilen allerlei Stoffe herausverdauen und für sich verwerten, ist wohl sicher anzunehmen.

Der Nutzen, den sie hierbei gewinnen, würde vollauf genügen, um die Aufnahme dieser Teilchen durch die Infusorien als nicht bloß zufällig erscheinen zu lassen, zumal auch die direkte Beobachtung der Tierchen zeigt, daß sie nicht wahllos, sondern durchaus wählerisch ihre Nahrung aufnehmen.

Am wichtigsten ist hier aber die Frage, ob die Infusorien sich in irgendeiner Weise neben den Bakterien, von denen dies ja feststeht, an der *Celluloseaufschließung im Pansen* beteiligen. SCHUBERG und EBERLEIN nahmen eine solche Bedeutung der Infusorien an. BRAUNE sah sie auch oft mit Celluloseteilchen vollgepfropft, ohne daß er die Wiederabgabe dieser Partikel beobachten konnte. Auch TRIER sah nur feinkörnige Ausscheidungen durch den Zellafter der Infusorien, berichtet aber nichts von der Abgabe größerer Teilchen durch den Zellenmund. PAUL SCHULZE[193, 194] zog aus der Farbreaktion zahlreicher Individuen von Ophryoscolex mit Chlorzinkjodlösung den vorläufigen Schluß, daß die Cellulosepartikel im Innern der Infusorien verschwinden und nur feiner Detritus ausgestoßen wird. Im Gegensatz zu diesen Ophryoscoleciden, die überhaupt keine größeren Rohfaserteilchen aufnehmen, verzehren Diplodinium maggii und medium große Grassplitter, und an diesen konnten V. DOGIEL und FEDOROWA-WINOGRADOWA[45] sicher feststellen, daß die Cellulosebestandteile gewöhnlich ohne morphologische Veränderungen den Zelleib durch den After verlassen, nicht nur als feiner Detritus, sondern auch manchmal als große Cellulosefasern. Auch in weiteren Beobachtungen fand DOGIEL[41], daß die aufgenommenen Cellulosestücke mit völlig scharf bleibenden Umrissen wieder abgestoßen werden. Diese Autoren stellen hiernach fest, daß die Cellulose jedenfalls nicht gänzlich gelöst, sondern großenteils wieder nach außen abgestoßen wird, und erwägen, ob sie durch die Infusorien vielleicht wenigstens irgendwie chemisch für die weitere Aufschließung vorbereitet würde.

DOGIEL und FEDOROWA-WINOGRADOWA[38, 45] stellen übrigens noch eine besonders nahe Beziehung der Ophryoscoleciden zur Cellulose auf, indem sie den ihre Skelettplatten bildenden Stoff als eine der Cellulose nahe verwandte Substanz ansehen, die sie als Ophryoscolecin bezeichnen, während P. SCHULZE sie als Paraglykogen auffaßt.

Eine gewisse *Zersetzung der Cellulose im Innern der Infusorien*, und zwar *durch Bakterien*, halte ich für sicher. Wie wir bei der Fettzersetzung durch die Infusorien sahen (s. S. 166), geht diese *in* ihnen ebenso vor sich wie im umgebenden Panseninhalt, so daß wir hierfür eine im Innern der Infusorien erfolgende Zersetzung durch Bakterien annehmen mußten. Da die Infusorien, gleichgültig ob es sich um bakteriophage Arten handelt oder nicht, zweifellos auch celluloselösende Bakterien aufnehmen, so ist eigentlich schon deshalb als unvermeidlich anzusehen, daß in ihrem Innern auch eine gewisse Celluloselösung erfolgt.

Wenn diese Aufschließung der Cellulose aber durch eigene *Cellulasen der Infusorien* vor sich ginge, müßte man erwarten, eine wesentlich intensivere Celluloseauflösung in ihrem Innern beobachten zu können, als es bis jetzt möglich war. Eine besondere Untersuchung hierüber scheint bisher nur von DOGIEL[41] an Infusorien aus dem Magen und Darm verschiedener Huftiere angestellt worden zu sein. Dieser Autor konnte die Inangriffnahme von Grassplittern durch Infusorien, besonders durch Diplodinium gracile und Diplodinium crassum aus dem Antilopenmagen, mehrfach im einzelnen beobachten (Abb. 85). Die Infusorien packten dabei nur die aus einem Grashalmstückchen frei herausragenden Enden der Faserbündel, rissen diese zwischen den Parenchym- und

Epidermiszellen heraus und verschluckten sie, indem sie sie in ihrem Endoplasma zu einem Knäuel aufrollten (s. Abb. 86). Diplodinien aus dem Antilopen- und Rindermagen sah er dagegen keine langen Fasern, wohl aber große flache Graspartikel verschlingen (s. Abb. 87). Er sieht hierin eine gewisse Arbeitsteilung, indem die einen Arten die Faserbündel wegreißen und die anderen dann die Zellenkomplexe verschlingen, und sieht in diesem ganzen Verhalten der Infusorien den Beweis dafür, daß sie ihren Wirtstieren wenigstens beim Zerkleinern der Nahrung einen großen Dienst erweisen.

Daß die Infusorien an der Auflösung der Zellmembranen nicht selbst wesentlich beteiligt sind, geht auch aus der Feststellung von W. MEYER[150] hervor, wonach die Kleberzellen der Cerealien im Pansen ebensogut bei völligem Fehlen der Infusorien aufgelöst werden.

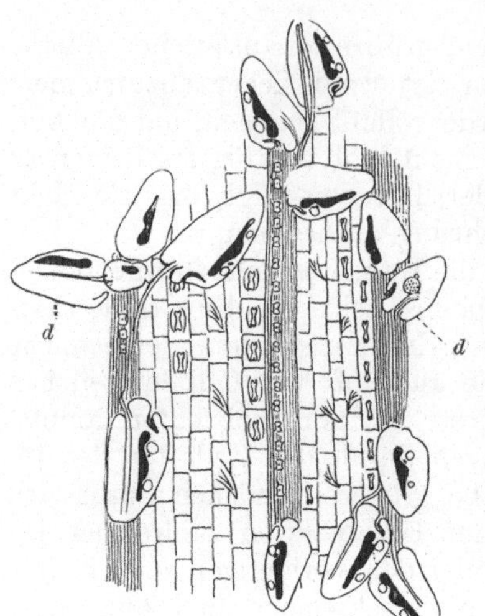

Abb. 85. Grashalmstücke, von Diplodinium gracile (*d*) besetzt. (Nach DOGIEL.)

d) Die mechanische Bedeutung der Infusorien für die Verdauung im Pansen. Mit diesen Feststellungen lenken DOGIEL und FEDOROWA-WINOGRADOWA die Aufmerksamkeit auf eine neben der chemischen bestehende *mechanische Mitwirkung der Panseninfusorien* bei der Aufschließung der Nahrung im Pansen und — soweit sie dort vorkommen — auch im Darm. Es ist klar, daß diese die Pflanzenteile zerzupfende und zerreißende Kleinarbeit der Infusorien an diesem schwer verdaulichen Material im ganzen eine gewaltige Auflockerung und Oberflächenvergrößerung der Futterteile bewirken muß. Diese kann sowohl den die Cellulose auflösenden Bakterien den Zutritt erleichtern und dadurch die Celluloseaufschließung sehr wesentlich begünstigen, als auch für die nachher im Labmagen und Darm herantretenden Fermente die Angriffsfläche vergrößern und das Eindringen beschleunigen.

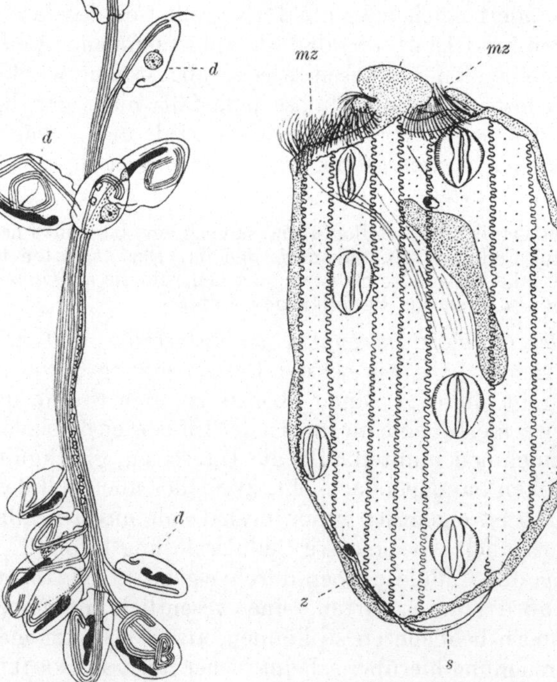

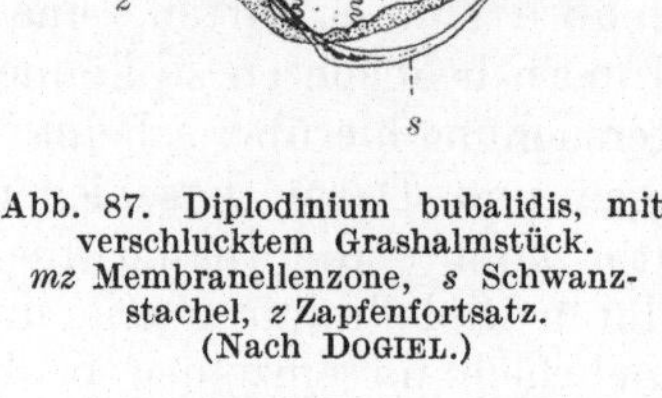

Abb. 86. Pflanzenfaserbündel, von Diplodinium (*d*) in Angriff genommen. (Nach DOGIEL.)

Abb. 87. Diplodinium bubalidis, mit verschlucktem Grashalmstück. *mz* Membranellenzone, *s* Schwanzstachel, *z* Zapfenfortsatz. (Nach DOGIEL.)

So würden die Infusorien zwar nicht direkt, wohl aber indirekt durch Begünstigung der Bakterientätigkeit, die Celluloseauflösung fördern. Neben der noch näher zu besprechenden Beziehung zum Eiweißhaushalt würde die *Bedeutung der Symbiose* mit den Infusorien für den Wiederkäuer also ebenso wie die mit den Bakterien in der Rohfaseraufschließung liegen und sich den zahlreichen Fällen anschließen, die BUCHNER[23] für die Beziehung zwischen Holznahrung und Symbiose beschrieben hat.

In anderem Sinne hatten auch schon andere Autoren auf die mechanische Bedeutung der Infusorien im Magen-Darm-Kanal der Herbivoren für die Aufschließung der Nahrung hingewiesen. BUNDLE[25] hob dabei ihre beständige lebhafte Bewegung hervor, mit der sie den Inhalt kreuz und quer durcheilen, so daß sie dadurch die Teilströmungen in dem Futterbrei und hierdurch wieder das Eindringen der Flüssigkeit zwischen die Pflanzenteilchen und -zellen und deren Mazeration und Quellung befördern.

Auch SCHEUNERT hat sich mehrfach (S. 159[171], S. 143[172]) für eine vorwiegend mechanische Bedeutung der Infusorien und ihren Einfluß auf die Durchmischung, Mazeration und Quellung des Mageninhaltes ausgesprochen.

Zu dieser Auffassung stimmt auch die ganze Art ihrer Bewegung gut zusammen. Denn diese Ciliaten sind, wie BRAUNE[18] besonders betont hat, weniger Schwimmtiere als vielmehr „Wühlformen", die sich in leicht gewundenen Spiralen zwischen den festen Bestandteilen bewegen. Dabei sollen ihnen die Stachelfortsätze zur Verhinderung eines Rückgleitens dienen. Tatsächlich finden sich ja auch die Infusorien, wie alle unsere Zählungen (FERBER) ergaben, immer zahlreicher im dickflüssigen als im dünnflüssigen Panseninhalt und sind auch beim Stehenlassen desselben nicht als Schwimmtiere in der sich abtrennenden Flüssigkeit, sondern als Wühltiere in der dicken Masse zu finden.

e) Der Eiweißstoffwechsel der Panseninfusorien. Der Weg, die Eiweiß verdauung der Panseninfusorien ebenso wie bei den Versuchen mit Stärke und Fett durch Verfütterung leicht erkennbarer Eiweißteilchen, z. B. von Blutmehl, direkt zu verfolgen, erwies sich nicht als gangbar, da die Infusorien hiervon nichts aufnahmen (TRIER[228]). Daher suchten wir ihren Stickstoffhaushalt durch verschiedenartige Fütterung der Schafe zu beeinflussen.

Hierbei nahmen wir als Kennzeichen für die Wirkung des verfütterten Eiweißes oder anderer N-Substanzen auf das Befinden und die Ernährung der Infusorien die bei den wiederholten Zählungen sich ergebende Anzahl pro Kubikmillimeter des Panseninhaltes.

Während die früheren Autoren mehrfach dem Eindruck nach von Zunahme der Infusorien bei Heufütterung sprechen, fanden wir in weiteren Versuchen von FERBER[61], daß *Heu allein* keineswegs eine optimale Nahrung für die Panseninfusorien darstellt. Sie sind viel anspruchsvoller und brauchen zu ihrem maximalen Gedeihen vor allem eine eiweißreiche Fütterung ihrer Wirtstiere. Wenn statt Heu und Gerstenschrot-Leinkuchenmehltränke, wobei zwei Versuchshammel 879 bzw. 936 Infusorien pro Kubikmillimeter aufwiesen, nur noch Heu und Wasser gegeben wurde, so gingen die Infusorienzahlen schon in drei Tagen auf rund 400 und in 8—9 Tagen auf 285 bzw. 315 herunter.

Auch *kohlenhydratreiche Fütterung* kann die Eiweißarmut in keiner Weise ausgleichen: bei zwei Hammeln, die bei Heu und Schrottränke 843 bzw. 759 Infusorien hatten, gingen diese Zahlen nach Übergang zu Heu und einer Tränke aus Maisstärke innerhalb fünf Tagen schon auf 495 bzw. 351 und in 8—9 Tagen bis auf 360 bzw. 228 zurück.

Umgekehrt stieg bei einem Hammel, der infolge fortgesetzter Fütterung mit *Heu und Stärketränke* nur noch 375 Infusorien hatte, diese Zahl bei erneuter Verabreichung von *Heu und Schrottränke* in vier Tagen schon auf 654 und in elf Tagen auf 801.

Hieraus geht klar hervor, daß die Infusorien einen erheblichen Eiweißbedarf haben. Andererseits gelang es aber nicht, bei erwachsenen und normal ernährten Tieren durch eine *Erhöhung der Eiweißgabe* über das normale Maß hinaus eine Vermehrung der Infusorien hervorzurufen. Bei diesen Versuchen wurde den Hammeln zu der täglichen Normalration pro Kopf und Tag die erhebliche Menge von 1.) 200 g Sojaschrot hinzugegeben und 2.) zu dieser Ration außer dem Sojaschrot noch 100 g Blutmehl pro Kopf und Tag. 3.) Wurde die übliche Futterration so abgeändert, daß statt der 150 g Leinkuchenmehl 300 g Leinkuchenmehl gegeben wurden. Durch alle diese Maßnahmen änderte sich die Anzahl der Infusorien aber nicht.

f) Die Infusorien bei Fütterung mit Amiden als Eiweißersatz. Von theoretischem Interesse und großer praktischer Bedeutung erschien uns die Frage, ob der Stickstoffbedarf der Panseninfusorien durch Reineiweiß gedeckt werden muß oder ob er auch, und wieweit er etwa durch N-haltige Stoffe nichteiweißartiger Natur gedeckt werden kann. Weitere Versuche von Ferber[61] brachten die Antwort. Als sog. Amide wurden *Ammonacetat und Harnstoff* verfüttert.

Nach Erfahrungen von Honcamp und Koudela[99] schienen zunächst *Amide bei eiweißarmer, aber kohlenhydratreicher Fütterung* Aussicht auf Erfolg zu bieten. Als Beispiel für die Versuche mit Ammonacetat sei einer der beiden, vollkommen gleichartig verlaufenden Versuche in der Tabelle 14 auszugsweise wiedergegeben. Bei diesen Tieren, deren Infusorienzahl durch Fütterung mit Heu und Stärke herabgesetzt war, ging sie trotz Verabreichung verschiedener Mengen von Ammonacetat noch weiter herunter und stieg erst wieder zur Norm, als wieder Schrottränke gegeben wurde; hierbei war die Beibehaltung der Zulage von Ammonacetat indifferent.

Der gleiche Versuch wurde nun mit *Harnstoff* gemacht (s. Tabelle 15). Auch dieser konnte die durch Stärkefütterung verminderte Zahl nicht auf die höhere, der Schrottränke entsprechende zurückbringen, was bei dieser selbst dann ohne weiteres gelang.

Tabelle 14. Versuch mit Ammonacetat als Eiweißersatz (Hammel 3).

Datum	Futter	Zahl der Infusorien pro mm³
30. Nov. 1927	Heu + Stärke + 10 g Ammonacetat	474
3. Dez. 1927	„ + „ + täglich 15 g Ammonacetat	561
10. „ 1927	„ + „ + „ 20 g „	339
19. „ 1927	„ + „ + „ 20 g „	336
21. „ 1927	„ + Schrottränke + 20 g Ammonacetat	417
28. „ 1927	„ + „ + 20 g „	711
3. Jan. 1928	„ + „ + 20 g „	751
7. „ 1928	„ + „ + 20 g „	840

Tabelle 15. Versuch mit Harnstoff als Eiweißersatz (Hammel 1).

Datum	Futter	Zahl der Infusorien pro mm³
4. Januar 1928	Heu + Schrottränke	888
6. „ 1928	„ + Stärketränke	762
9. „ 1928	„ + „	447
12. „ 1928	„ + „ + 15 g Harnstoff	660
14. „ 1928	„ + „ + 25 g „	456
17. „ 1928	„ + „ + 30 g „	291
19. „ 1928	„ + „ + 30 g „	341
24. „ 1928	„ + „ + 30 g „	352
27. „ 1928	„ + „ + 30 g „	366
31. „ 1928	„ + Schrottränke + 30 g „	692
4. Febr. 1928	„ + „ + 30 g „	804
7. „ 1928	„ + „ + 30 g „	771
17. „ 1928	„ + „	1011

Weiterhin versuchte FERBER, ob die *Amide bei eiweißreicher Fütterung* eine Wirkung als Zulage hätten. Diese Versuche sind in den Tabellen 16 und 17 abgekürzt wiedergegeben. In diesen beiden Versuchen mit Harnstoff bzw. Ammonacetat war aber lediglich eine ganz vorübergehende und geringe Steigerung der Infusorienzahl bemerkenswert, die sich indessen im wesentlichen durch die bei jener Entnahme zufällig dickflüssigere Konsistenz des Panseninhalts hinreichend erklären läßt (s. Tabelle 16 und 17), bei der erfahrungsgemäß stets mehr Infusorien gefunden werden.

Tabelle 16. Versuch mit Harnstoff als Eiweißersatz (Hammel 6).

Datum	Futter	Zahl der Infusorien pro mm³	Konsistenz des Panseninhaltes
4. Januar 1928	Heu + Schrottränke	912	normal
6. „ 1928	„ + „ + 15 g Harnstoff . . .	1217	dickflüssig
9. „ 1928	„ + „ + 20 g „ . . .	1038	normal
12. „ 1928	„ + „ + 30 g „ . . .	792	„
14. „ 1928	„ + „ + 30 g „ . . .	762	„
17. „ 1928	„ + „ + 30 g „ . . .	648	dünnflüssig
19. „ 1928	„ + „ + 30 g „ . . .	813	normal
24. „ 1928	„ + „ + 30 g „ . . .	619	dünnflüssig
31. „ 1928	„ + „ + 20 g „ . . .	837	normal
7. Febr. 1928	„ + „ + 20 g „ . . .	930	„

Tabelle 17. Versuch mit Ammonacetat als Eiweißersatz (Hammel 8).

Datum	Futter	Zahl der Infusorien pro mm³	Konsistenz des Panseninhaltes
16. Dez. 1927	Heu + Schrottränke	873	normal
22. „ 1927	„ + „ + 15 g Ammonacetat .	1077	dickflüssig
28. „ 1927	„ + „ + 20 g „ .	1002	„
3. Jan. 1928	„ + „ + 20 g „ .	837	normal
5. „ 1928	„ + „ + 20 g „ .	729	dünnflüssig

Alle diese Versuche, die Zahl der Infusorien durch Zulage von Amiden zu steigern oder mit diesen als Ersatz für Eiweiß wenigstens auf gleicher Höhe zu halten, waren also negativ ausgefallen. Die Amide, jedenfalls Harnstoff und Ammonacetat, sind für die Panseninfusorien nicht verwertbar. Wie KRZYWANEK[114] hervorhebt, kann nach diesen Versuchen von FERBER und den im allgemeinen ebenso negativen Ergebnissen der Bakterienversuche die Annahme eines verschiedenen Verhaltens der Omni- und Herbivoren in bezug auf die Verwertung von Amiden kaum mehr aufrechterhalten werden.

2. **Die natürliche Eiweißernährung der Panseninfusorien.** Bei der natürlichen Ernährung dieser Infusorien spielt außer dem unmittelbar aus den Futterstoffen des Wirtstieres stammenden Eiweiß auch noch lebendiges Eiweiß eine Rolle, zum Teil in Gestalt wieder von Infusorien, zum Teil von Bakterien.

Kannibalismus ist bei den Panseninfusorien mehrfach festgestellt worden. Nach SCHUBERG fressen die größeren Diplodinien auch kleinere Entodinien und Isotrichen auf. Nach seinen Beobachtungen vollzieht sich dies allerdings auch so, daß die Isotrichen durch den After in die Diplodinien hineinkriechen, ganz wie sie sich zwischen den Futterpartikeln hindurchzwängen, und daß sie dann nicht wieder heraus können und im Innern der Diplodinien zunächst noch herumschwimmen. Nach BUISSON[24] werden auch die Bütschlien von Diplodinien gefressen und sollen daher meist nur dort zu finden sein, wo die letzteren fehlen. Nach FERBERS zahlreichen Untersuchungen gehören aber doch auch die Bütschlien zu den regelmäßigen Bewohnern des Schaf- und Ziegenpansens, wenn sie auch an Zahl sehr zurücktreten.

DOGIEL[41] sieht im Kannibalismus bei ziemlich vielen Ophryoscolexarten eine gelegentliche oder auch ständige Erscheinung. Er fand ziemlich oft Entodinien im Endoplasma von

Diplodinium costatum der Rhaphiceros-Antilope; manchmal waren bis zu sechs Entodinien in einem Diplodinium anzutreffen (Abb. 88). Ferner beobachtete er Opisthotrichum janus beim Verschlingen eines Diplodinium gracile und selbst von Individuen der eigenen Art, in echtem Kannibalismus. Besonders häufig sah er Entodinien dem großen Entodinium vorax des Rindes zum Opfer fallen, das fast immer ein bis mehrere Exemplare von kleineren Entodinien enthalten soll. Im Gegensatze zu oben erwähnten Angaben hebt Dogiel hinsichtlich Isotricha als bemerkenswert hervor, daß sie niemals von Diplodinien oder Entodinien angegriffen würde. Reine Kannibalen hat Dogiel aber unter den Ophryoscoleciden nicht angetroffen; sie alle nehmen zugleich Pflanzenteile auf. Unter Umständen nähren sich auch die kleinen auf Kosten der großen Infusorien; so sah er Entodinien in ein großes absterbendes Diplodinium bubalidis eindringen und in seinem Innern aus halbleeren Cuticularschläuchen die Protoplasmareste abfressen.

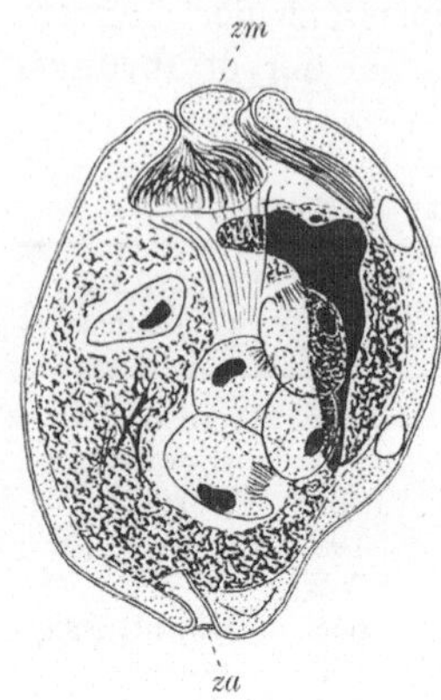

Abb. 88. Diplodinium costatum mit sechs verschluckten Entodinien, *zm* Zellmund, *za* Zellafter. (Nach Dogiel.)

Bakteriophagie ist eine bei Infusorien geläufige Erscheinung (vgl. Lepsi[116]). Wieweit die Bakterien im Pansen zur obligaten Ernährung von Infusorien gehören, läßt sich mangels einschlägiger Untersuchungen heute noch nicht mit Sicherheit angeben. Daß Bakterien aktiv in das Innere der Infusorien eindringen und auch mit den Futterpartikeln in sie hineingeraten, ist eine selbstverständliche Erscheinung. Die Wirkung solcher Bakterien sahen wir bei der Fettverdauung der Infusorien. Vielleicht helfen die Bakterien den Infusorien auf diese Weise, die von ihnen aufgenommene Nahrung auch für ihr Ektoplasma resorptionsfähig zu machen; dann würde der Nahrungssack der Infusorien gewissermaßen selbst wieder einen Mikropansen bilden, in dem die Bakterien ihren Wirtstieren, den Infusorien, das Futter aufschließen helfen; und die Infusorien würden dann, *in doppelter Symbiose*, mit dem Wiederkäuer und mit den Bakterien, zwischen diesen beiden eine Zwischeninstanz bilden, die für die stofflichen Umsetzungen eine mittelnde Rolle spielt.

Dies sind alles mögliche Zusammenhänge, über deren Verwirklichung und Ausmaß noch keine Untersuchungen angestellt wurden.

Vor allem ist noch unbekannt, wieweit die Panseninfusorien, sowie sie Pflanzenteile und Stärkekörnchen aufnehmen, dies in natürlicher Futtersuchreaktion auch mit den *Bakterien* tun und ob sie diese überhaupt verdauen, wenn sie so oder so in ihr Inneres hineingeraten sind. Einstweilen kann wohl nur angenommen werden, daß alle Bakterien, die dieser Infusorienfalle nicht wieder durch Mund oder After entrinnen, von den Infusorien auch verdaut und ausgenutzt werden. Jedenfalls würden die Infusorien auf diese Weise eine für sie durchaus natürliche Eiweißzukost gewinnen. Auf diese allein sind sie aber sicher nicht angewiesen, da sie trotz des Bakterienreichtums im Panseninhalt stets ja auch Pflanzenteile als Eiweißquelle zu sich nehmen. Reine Bakteriophagen scheint es unter den Panseninfusorien wohl nicht zu geben.

Das Ergebnis unserer Versuche mit Fütterung von Amiden als Eiweißersatz sowie mit eiweißarmer, aber kohlenhydratreicher Ernährung der Schafe, wobei — besonders in letzterem Falle — das Bakterienleben im Pansen vermutlich besonders floriert, kann wohl auch schon als Beweis dafür angesehen werden, daß, ebenso wie die verwendeten Amide Harnstoff und Ammonacetat, *auch die Bakterien selbst den Infusorien keinen vollen Ersatz für das Eiweiß der pflanzlichen Futterstoffe bieten können.*

Die Panseninfusorien im Eiweißhaushalt der Wiederkäuer. Das Ergebnis unserer bereits erwähnten Versuche zeigte deutlich, daß es nicht möglich ist, die Panseninfusorien durch Verfütterung von Amiden anzureichern. Ammonacetat und Harnstoff werden von den Panseninfusorien nicht verwertet; *die Hypothese vom Eiweißersatz für die Wiederkäuer durch stickstoffhaltige Stoffe* *nicht eiweißartiger Natur auf dem Wege über Mikroorganismen muß, soweit sie die Infusorien angeht, abgelehnt werden.*

Wohl aber erwiesen sich die Infusorien selbst als gute Eiweißverwerter, indem sie bei eiweißarmer Fütterung des Wirtstieres auf die Hälfte bis ein Drittel ihrer Zahl abnahmen, danach aber bei eiweißreicher Fütterung schnell wieder zur Norm zurückkehrten. Und zwar vermochten sie pflanzliches Eiweiß in dieser Weise auszunutzen.

Hiernach kann die *ernährungsphysiologische Bedeutung der Panseninfusorien im Stoffhaushalte ihres Wirtstieres darin gesehen werden, daß sie das schwerer verdauliche Eiweiß seines pflanzlichen Futters in leichter verdauliches animalisches Infusorieneiweiß umwandeln*; man könnte mit einem sonst öfters mißbrauchten Ausdruck auch sagen, es „biologisch veredeln".

In dieser Mithilfe bei der Aufschließung und Ausnutzung des Nahrungs-eiweißes liegt der Nutzen der Panseninfusorien für den Wiederkäuer; dieser gibt ihnen dafür einen geschützten Aufenthalt mit freier Verpflegung durch das eigene Futter, und hierdurch die Möglichkeit dafür, daß ihre im Heu und anderen grünen Pflanzenteilen enthaltenen Dauerkapseln aufkeimen und daß sich die daraus entwickelnden Infusorien der verschiedenen Arten in schneller Folge weiter vermehren.

Dieses Nutzverhältnis auf Gegenseitigkeit stellt offenbar eine typische Symbiose dar.

Wenn dem so ist, so mußte erwartet werden, daß die symbiontischen Panseninfusorien auch imstande sind, sich gewissen *Zustandsänderungen des Wirtstieres*, durch die deren Eiweißhaushalt betroffen wird, bis zu einem gewissen Grade *anzupassen*, oder daß sie zum mindesten durch jene beeinflußt werden.

Von diesem Gedanken ausgehend hatte ich zunächst Dr. FERBER veranlaßt, die Infusorien bei einer trächtigen und nachher in verschiedener Ausgiebigkeit lactierenden Ziege zu zählen[61]. Diese und die weiteren Versuche[62] an Schafen und Ziegen ergaben nun auch tatsächlich einen unverkennbaren *Parallelismus zwischen Infusorienzahl und Eiweißstoffwechsel des Wiederkäuers* und leicht ansprechende Veränderungen der ersteren mit dem letzteren.

1. **Die Infusorienzahl bei Trächtigkeit und Lactation.** Die Tabelle 18 auf Seite 174, welche die von FERBER tabellarisch zusammengestellten Versuchsergebnisse in abgekürzter Form wiedergibt, zeigt besonders bei Ziege I einen sehr charakteristischen Verlauf in dem soeben angedeuteten Sinne.

In den letzten sechs Wochen vor dem Lammen (2. Dezember 1927 — 13. Januar 1928) steigt bei diesem hochträchtigen Tiere (Ziege I) die Infusorienzahl von der normalen Zahl 1080 auf über das Doppelte und bis zu 2364 Infusorien pro mm³; dann hält sie sich während der Lactationszeit bei täglicher Milchproduktion von rund 2000 g auf derselben Höhe, geht mit der durch täglich nur einmaliges Melken herabgedrückten Milchmenge parallel zurück, so daß bei 1080 g Milch nur noch 1446 Infusorien gezählt werden, und steigt mit der durch zweimaliges Melken wieder auf 2000 g gesteigerten Milchmenge auch wieder auf über 2000, um dann mit der allmählichen Trockenstellung der Ziege wieder auf die Normalzahl von rund 1000 Infusorien abzusinken.

Der Versuch mit der Ziege II beginnt, da er erst drei Wochen vor dem Lammen einsetzt, mit einer offenbar schon gegen die Norm erhöhten Anfangszahl, steigt danach mit der Milchmenge so, daß auch wieder den 2 kg Milch 2000 Infusorien entsprechen, um bei und nach der Trockenstellung wieder abzusinken.

2. **Die Infusorienzahl bei jungen wachsenden Tieren.** Nach diesen Feststellungen lag es nahe, die Infusorienzahl noch bei anderen *Zuständen, die mit starker Steigerung des Eiweißumsatzes einhergehen*, auf etwaige Veränderungen zu prüfen. Ein solcher Zustand des Stoffwechsels besteht beim jungen wachsen-

Tabelle 18. Veränderungen der Anzahl der Panseninfusorien zweier Ziegen bei
Hochträchtigkeit und Lactation. (Nach Ferber).

	Ziege I				Ziege II		
Datum	Konsistenz des Panseninhaltes	Zahl der Infusorien pro cmm	Milchmenge in g	Datum	Konsistenz des Panseninhaltes	Zahl der Infusorien pro cmm	Milchmenge in g
2. Dez. 1927	normal	1080	—	11. Mai 1928	dünn	1449	—
12. „ 1927	dickflüssig	1215	—	19. „ 1928	„	1446	
22. „ 1927	„	1896	—	3. Juni 1928	wirft 2 Lämmer		—
3. Jan. 1928	„	2244	—	6. „ 1928	dünn	1689	700
13. „ 1928	„	2364	—	11. „ 1928	„	1953	1000
14. „ 1928	wirft 1 Lamm			30. „ 1928	„	1791	1800
18. „ 1928	normal	1833	—	9. Aug. 1928	„	1746	1800
30. „ 1928	dickflüssig	2361	2110	11. Sept. 1928	dick	2094	2000
6. Febr. 1928	normal	2271	1995	1. Okt. 1928	normal	2103	2000
22. „ 1928	dickflüssig	1728	1400	30. „ 1928	dick	1776	2000
7. März 1928	normal	1446	1080	9. Nov. 1928	sehr dick	2310	2000
20. „ 1928	„	1635	1840	13. Dez. 1928	dick	2043	1500
12. April 1928	„	2241	2000	3. Jan. 1929	normal	1740	960
10. Mai 1928	„	2067	1900	17. „ 1929	„	1645	430
12. Juni 1928	„	1758	1100	26. „ 1929	nicht mehr gemolken		—
27. „ 1928	„	1659	900	11. Febr. 1929	dick	1780	—
30. „ 1928	„	1449	600	21. „ 1929	„	1140	—
8. Juli 1928	nicht mehr gemolken						
23. „ 1928	normal	1479	—				
20. Aug. 1928	„	1056	—				
23. Okt. 1928	dick	900	—				

den Tiere. Daher wurden bei den drei Lämmern jener beiden Ziegen die Infusorien
von ihrem ersten, durch die Heuzufütterung bedingten Auftreten an gezählt.
Wie der kurze tabellarische Auszug (s. Tabelle 19) aus Ferbers ausführ-
licheren Tabellen zeigt, fällt, wenn wir zunächst nur Lamm I berücksichtigen,
der bis zum 5. Monat fortschreitende Anstieg der Infusorienzahl mit dem steilen
Anstieg der Wachstumskurve zusammen, die im 7. und 8. Monat fast einen Stillstand erreicht und hiernach bedeutend weniger steil weitersteigt als in der Zeit
bis zum 7. Monat. Es ergeben sich also in der *Zeit des stärksten Wachstums auch
die größten Infusorienzahlen*, und somit auch beim wachsenden Tier ein Parallelismus zwischen Eiweißbedarf und Infusorienmenge. Im 10.—11. Monat ist die
Zahl dann wieder auf die für die erwachsene Ziege normale Zahl von rund
1000 Infusorien pro Kubikmillimeter zurückgegangen.

Grundsätzlich ebenso spielen sich die Verhältnisse bei Lamm II und III ab. Der Höhepunkt der Infusorienzahlen wird auch hier etwa im 5. Lebensmonat erreicht, und bei II
gleichzeitig hiermit, bei III schon früher, tritt ein vorübergehender Stillstand der Gewichtszunahme ein; im 7. bzw. 9. Monat ist die Zahl wieder ziemlich auf die Norm der Erwachsenen gesunken. Der Vergleich zwischen II und III ist noch insofern bemerkenswert, als
dem bei II gegenüber III deutlich in die Erscheinung tretenden Vorsprung in der Gewichtszunahme auch ein schnellerer Anstieg der Infusorienzahl entspricht.

Da auch diese Versuchsreihe somit deutlich auf einen Zusammenhang zwischen
Infusorienzahl und Eiweißstoffwechsel hinwies, untersuchte Ferber auch noch.
3. Die Infusorienzahl bei Ziegen und Schafen verschiedenen
Alters, Geschlechts und Ernährungszustandes, und zwar draußen in der
Praxis auf Gütern an Tieren, deren Zustand und Leistungen den Tierhaltern genau
bekannt waren. Hierbei ergaben sich für die verschiedenen Kategorien sehr gut
übereinstimmende Werte mit den an unseren Institutstieren gewonnenen Zahlen.

Tabelle 19. Veränderungen der Anzahl der Panseninfusorien bei jungen wachsenden Ziegenlämmern.

	Lamm I, geb. 10. Jan. 1928				Lamm II, geb. 3. Juni 1928			Lamm III, geb. 3. Juni 1928		
Datum	Konsistenz des Panseninhaltes	Zahl der Infusorien pro mm³	Gewicht des Tieres in kg	Datum für II und III	Konsistenz des Panseninhaltes	Zahl der Infusorien pro mm³	Gewicht des Tieres in kg	Konsistenz des Panseninhaltes	Zahl der Infusorien pro mm³	Gewicht des Tieres in kg
30. März 1928	wenig	einige	17	14. Juli 1928	wenig	noch keine	9	wenig	noch keine	8
10. April 1928	dick	200	18	20. ,, 1928	dick	183	10	dick	207	9
18. ,, 1928	normal	1002	19	5. Aug. 1928	normal	204	13	normal	240	12
21. Mai 1928	,,	1821	23	10. ,, 1928	,,	402	13,5	,,	201	13
2. Juni 1928	,,	2020	25	22. ,, 1928	,,	1116	16,5	,,	178	14
21. ,, 1928	,,	2220	26	9. Sept. 1928	,,	1044	18	,,	201	14,5
25. Juli 1928	,,	2008	30,5	28. ,, 1928	dick	1473	19,2	dick	648	15
9. Aug. 1928	dick	2313	31	9. Okt. 1928	normal	1611	20,3	normal	1617	16
2. Sept. 1928	normal	2022	32	9. Nov. 1928	,,	1828	21,8	dick	2240	17,8
10. ,, 1928	dick	2320	32,5	8. Dez. 1928	dünn	1284	25,1	dünn	1572	20,5
12. Okt. 1928	normal	1413	34	15. Jan. 1929	normal	1295	30	normal	1520	24,2
30. ,, 1928	,,	1290	36,3	23. ,, 1929	,,	1000	30	dick	1820	25,3
20. Nov. 1928	dick	933	38,3	10. Febr. 1929	dünn	875	32,2	normal	1350	26,3
20. Dez. 1928	sehr dick	1170	38	20. ,, 1929	,,	850	33,7	,,	1295	27,8

Bei Schaf- und Ziegenlämmern im 4. Lebensmonat fand er im Panseninhalt bei normaler Konsistenz rund 900, im 5. Monat 2000, einmal sogar 2745 Infusorien pro mm³; bei Mutterlämmern von neun Monaten bei normaler Konsistenz des Panseninhaltes; bei solchen von schlechtem Ernährungszustand rund 880, bei mittlerem 1000, bei gutem Ernährungszustande aber 1000—1300 Infusorien. Bei lactierenden Ziegen mit 1500—2000 g Milchleistung wieder rund 2000—2300 Infusorien; bei älteren Mutterschafen, bei normalem Panseninhalt und gutem Ernährungszustand bei zwei Jahren rund 1000, bei sechs Jahren 714, und selbst bei einer, allerdings durch ihre Leistungen als übernormal bekannten, neunjährigen Merze noch 687; bei schlecht ernährten Merzen von fünf und acht Jahren aber nur 488 bzw. 405; bei einjährigen Masthammeln endlich, von Ziege und Haidschnucke, wieder rund 2000 Infusorien.

Aus allen diesen umfangreichen statistischen Experimentaluntersuchungen von FERBER[62, 63] ergibt sich zwanglos und zwingend die *Tatsache, daß sämtliche Zustände der besseren Ernährung, des lebhafteren Stoffwechsels, des größeren Eiweißbedarfs, des stärkeren Ansatzes von Leibessubstanz, des schnelleren Wachstums, bei den Wiederkäuern mit Erhöhung der Anzahl der Panseninfusorien* auf rund 2000 pro Kubikmillimeter des Panseninhaltes einhergehen; während schlechtere Ernährung, Herabsetzung der Milchleistung, Verlangsamung des Wachstums, wie auch das Älterwerden, die Infusorienzahlen auf niedere Werte bis zu etwa 500 herabdrücken und die den mittleren und indifferenten Lebenszuständen entsprechende Norm rund 1000 Panseninfusorien pro Kubikmillimeter beträgt.

Anm. bei der Korrektur: Auffallend geringe Zahlen fanden nach einer soeben erschienenen Mitteilung WINOGRADOWA-FEDOROWA und WINOGRADOFF[242a] bei 9 etwa 6 Monate alten Ziegen. Diese hatten pro mm³ des Pansen- und Haubeninhalts nur 121—391 Infusorien, während unsere Ziegenlämmer in diesem Alter schon 1500—2300 Infusorien hatten (vgl. Tab. 19). Auch im Ochsenmagen fanden diese Autoren nur 69—117 Infusorien pro mm³.

Die Symbiose zwischen Wiederkäuer und Panseninfusorien. Mit diesem Nachweis einer *Proportionalität zwischen Eiweißstoffwechsel und Infusorienzahl* glauben wir unsere Anschauung näher begründet zu haben, wonach die Beziehung zwischen Infusorien und Wiederkäuer als eine echte Symbiose aufzufassen ist. Die gelegentlich aufgetauchte Meinung (ZÜRN), daß die Infusorien zu pathologischen Erscheinungen führen können, wird wohl von niemand mehr geteilt. Auch daß die Infusorien einfache Parasiten seien, hat BIEDERMANN S. 1343[16] schon zurückgewiesen. BIEDERMANN hält es bereits vielmehr für erwiesen, daß es sich um eine Symbiose handelt, indem die Infusorien ihren Wirten von Nutzen und wahrscheinlich unentbehrlich seien. Nach unseren Versuchen war es so, daß, wenn der Eiweißbedarf und -umsatz des Wiederkäuers stieg, auch die Infusorien besser gediehen und ein höheres Zahlenniveau erreichten; mit dieser Vermehrung der Infusorien wird aber offenbar auch für den Wiederkäuer als Wirtstier eine erhöhte Möglichkeit geschaffen, das pflanzliche Eiweiß seines Futters auszunutzen; und wie wir sahen, kommt auch dabei in gleichem Sinne noch eine Verbesserung der Kohlenhydratausnutzung hinzu, indem die Infusorien aus Stärke und Zucker Glykogen ansetzen und dadurch jene Kohlenhydrate der Vergärung durch die Bakterien entziehen, um sie in ihrer Leibessubstanz aufzuspeichern, bis diese nach dem Weitertransport der Infusorien in den Labmagen fermentativ aufgelöst und resorbiert wird.

Die Beziehung zwischen der Größe des Eiweißumsatzes und der Infusorienzahl ist nach allen bis jetzt vorliegenden Versuchs- und Beobachtungsergebnissen eine unbestreitbare Tatsache. Die parallel und gleichsinnig verlaufenden Veränderungen des Eiweißstoffwechsels und der Infusorienzahl sind auch, von dem Standpunkt, daß es sich um eine *Symbiose* handelt, *biologisch* durchaus verständlich und einleuchtend. Doch ist hiermit der *physiologische Zusammenhang* noch nicht aufgeklärt. Denn es muß noch die Frage gelöst werden, welche physiologischen Veränderungen im Pansen des Wiederkäuers es sind, die, sobald sein Eiweißumsatz ansteigt, die Erhöhung der Infusorienzahl herbeiführen, und umgekehrt, welche physiologischen Faktoren beim Sinken des Eiweißumsatzes die Herabsetzung der Infusorienzahl bedingen.

Daß die *primäre Veränderung immer von dem Wirtstier ausgeht* und die Änderung der Infusorienzahl die sekundäre Erscheinung darstellt, scheint durch Versuche erwiesen. Denn es gelang, durch künstliche Herabdrückung der Milchproduktion bei den Ziegen, wodurch also ihr Eiweißumsatz sank, eine Verminderung der Infusorienzahl herbeizuführen und bei Steigerung der Milchleistung jene wieder zu erhöhen. Auch bei dem trächtigen Tiere muß das Primäre sein Zustand und das Sekundäre die Zunahme der Infusorien sein. Auch gelang es ja nicht, durch Eiweiß- und Kraftfutterzulagen zu einem normalen und ausreichenden Futter, also durch erhöhte Nahrungszufuhr in den Pansen, dort die Infusorien anzureichern, wenn der physiologische Zustand des Tieres nur ein normaler war und kein erhöhter Eiweißumsatz vorlag.

Es ist ja auch undenkbar, daß z. B. bei der Trächtigkeit erst die Infusorien zunehmen und dann die Frucht wächst oder daß bei der Lactation erst die Infusorien und dann die Milchleistungen zunehmen.

Wohl aber besteht *das Wesen der Symbiose* hier darin, daß die durch den Zustand erhöhten Eiweißumsatzes ausgelöste Vermehrung der Infusorien dem Wiederkäuer in dem oben dargelegten Sinne dazu dient, das Futter besser auszunutzen. Der Wiederkäuer macht sich also diese Symbionten in erhöhtem Maße dienstbar, wenn seine eigenen erhöhten Bedürfnisse dies erfordern.

Dieser *Einfluß des Wiederkäuers auf seine Panseninfusorien* kann physiologisch offenbar nur dadurch vermittelt werden, daß in dem Panseninhalte als der *Umwelt* (Milieu, Peristase) *der Panseninfusorien* Veränderungen der chemischen, physikalischen oder physikalisch chemischen *Lebensbedingungen für die Infusorien* auftreten. Ja, das Verhalten der Infusorien, ihre Vermehrung oder Verminderung, beweist, gewissermaßen als Indicator, daß irgendwelche derartige Veränderungen in dem Panseninhalte Platz gegriffen haben müssen. Hierbei liegt das besonders Bemerkenswerte in der selbsttätigen Regulierung, die je nach Bedarf und dem physiologischen Zustande des Wirtstieres auch für die kleinen Symbionten die verschiedenen Lebensbedingungen auf eine jeweils optimale und harmonische Konstellation einstellt.

Eine Anzahl dieser einzelnen Faktoren, und zwar einige chemische, sind uns bekannt: Rohfaser- und grüne Pflanzenteilchen, Zufuhr von Stärke oder Zucker und reichlich pflanzliches Eiweiß, Regelung der H-Ionenkonzentration, die Verschiebungen des p_H nach der sauren Seite Depressionen der Infusorienzahl hervorrufen können. Ferner spielen wohl die noch ganz unklaren Beziehungen zwischen Infusorien und Bakterien eine wichtige Rolle. Von physikalisch-mechanischen Faktoren ist ferner von großer Bedeutung:

Der Einfluß der Konsistenz des Panseninhaltes. Von Anfang meiner Untersuchungen mit FERBER wurde es klar, daß im allgemeinen bei einem dickbreiigen Zustande des entnommenen Panseninhaltes verhältnismäßig viel mehr Infusorien als bei dünnflüssigerem vorhanden waren; während sich bei einem Zustand des Pansenbreies, wie er in der Mehrzahl der Fälle gewonnen wurde, Durchschnittswerte der Infusorienzahlen fanden; dieser Zustand wurde als „normal" bezeichnet; für die anderen Zustände wurden die Bezeichnungen „dick" bzw. „sehr dick" und „dünn" bzw. „sehr dünn" eingeführt, und diese schätzungsweise gewonnenen Werte in Verbindung mit den Zählungen vermerkt. Mit Hilfe von *fraktionierten Bestimmungen der Sedimentierung* haben wir auch versucht, von diesen schätzungsweisen Benennungen zu exakt gewonnenen Bezeichnungen zu kommen. Wir gelangten jedoch zu keinem befriedigenden Ergebnis, insofern als die mit Hilfe der exakten Methode erhaltenen Ergebnisse zwar etwas über die Dickbreiigkeit bzw. Dünnflüssigkeit des erhaltenen Panseninhaltes aussagten, jedoch nicht die erwarteten Rückschlüsse und Beziehungen auf die Infusorienmenge zuließen, die durch Schätzung erhaltenen Resultate also nicht verbessert werden konnten. Es bestand zwar in den weitaus *meisten Fällen* eine Übereinstimmung in der Art, daß „dick" mit erhöhter Infusorienzahl, „dünn" mit verminderter Infusorienzahl zusammenfiel, jedoch nicht ausnahmslos in allen Fällen (FERBER[63]).

Es spielen für das optimale Gedeihen der Infusorien nicht *nur* die Grob- bzw. Feinteiligkeit des Pansenbreies und ihr Verhältnis zueinander in verschiedenen Fraktionen desselben, sondern auch noch eine ganze Reihe von Faktoren eine Rolle, die soeben aufgezählt wurden.

Man kann wohl sagen, daß es einen Zustand des Panseninhaltes gibt, in dem *das optimale Verhältnis aller dieser Bedingungen zueinander die Höchstzahl der bei dem jeweiligen Alter und Leistungszustand des Wiederkäuers möglichen Infusorienmenge hervorruft.*

Hiermit wird die Frage der Konsistenz und der Infusorienzahl des Panseninhaltes über das theoretische Interesse hinaus *für die Fütterungspraxis bedeutungsvoll.* Denn es unterliegt nach den bisherigen Untersuchungen aus dem hiesigen Institut wohl keinem Zweifel, daß bei dem soeben beschriebenen und durch eine beträchtlich dicke Konsistenz ausgezeichneten Zustande des Panseninhaltes und seiner Infusorienfauna auch die höchstmögliche Leistungsfähigkeit des Wiederkäuers verwirklicht ist.

Für die praktische Ernährung des Wiederkäuers wäre es also von großer Bedeutung, jene Bedingungen für den optimalen Zustand des Panseninhaltes durch die geeigneten Fütterungsmaßnahmen einzeln regulieren und in ihrer Gesamtheit auf konstanter Höhe halten zu können.

Hierbei tritt wieder in den Vordergrund die Frage, wieweit **Die Panseninfusorien als Eiweißquelle für den Wiederkäuer** eine ernährungsphysiologische Bedeutung haben. In diesem Zusammenhange ist es natürlich zunächst wichtig, die *täglich vom Wiederkäuer verdaute Infusorienmasse* zu kennen. Denn die Beantwortung der Frage, wieweit die Mikroorganismen und zunächst die Infusorien des Pansens dem Wiederkäuer als Nahrungs- und besonders als Eiweißquelle dienen, wird ganz davon abhängen, ob die täglich im Wiederkäuermagen verdauten Infusorien eine für das Wirtstier einigermaßen auch quantitativ ins Gewicht fallende Masse darstellen.

Hierfür wieder ist es notwendig, den *Anteil der Infusorien am gesamten Panseninhalt* und dann auch den Anteil des Infusorieneiweiß am ganzen Panseneiweiß, und ferner den täglichen Abgang an Infusorienmasse, zu bestimmen.

1. Die Bestimmung der Infusorienmasse durch Isolierung aus dem Panseninhalt ist ebenfalls von Ferber S. 57[61] methodisch ausgearbeitet worden.

Hierfür werden von der dem Pansen durch die Magensonde entnommenen und gut durchgemischten Inhaltsprobe einige Gramm abgewogen und daraus die Infusorien durch ein wechselndes Verfahren von Aufschwemmen und Zentrifugieren isoliert. Die abgewogene Menge wird in Reagensgläschen gefüllt, mit destilliertem Wasser verdünnt, durchgeschüttelt und solange zentrifugiert, bis in der obenstehenden Flüssigkeit bei mikroskopischer Untersuchung keine Infusorien mehr zu finden sind. Dieses Verfahren wird solange wiederholt, bis die über den schweren Teilchen stehende Flüssigkeit vollkommen klar und ohne alle Beimengungen ist. Alle löslichen Teile und die Bakterien lassen sich auf diese Weise entfernen und nur die groben pflanzlichen Teilchen des Panseninhaltes bleiben mit den Infusorien zurück. Nun setzen sich die Infusorien beim Zentrifugieren stets als Grenzschicht zur Flüssigkeit den groben Bestandteilen an. Daher wird nach Entfernung der löslichen Teile so verfahren, daß wieder mit destilliertem Wasser aufgeschwemmt und durchgeschüttelt wird. Dabei setzen sich dann die groben Teilchen in kurzer Zeit, während deren die Gläschen stehenbleiben, auf dem Grunde ab, während sich die Infusorien bedeutend länger schwebend erhalten, so daß sie mit einer Pipette abgesaugt werden können. Dies wird so oft ausgeführt, bis sich bei mikroskopischer Prüfung keine Infusorien mehr zwischen den groben Teilchen finden. Jetzt wird die abgesaugte Flüssigkeit filtriert, und so werden die gesamten Infusorien ziemlich rein von Beimischung, nur noch mit wenigen Teilchen von Samenschalen und sonstigen Rohfaserteilchen, isoliert gewonnen.

Diese *Isolierung der Infusorien aus dem Panseninhalt* erscheint besonders auch deshalb von Bedeutung, weil sie außer der gewichtsmäßigen Bestimmung der Infusorien im Panseninhalt natürlich auch gestattet, den Anteil der Infusorien an gewissen chemischen Bestandteilen, z. B. an Eiweiß, quantitativ zu bestimmen, wie es auch von Ferber ausgeführt wurde.

Auf diese Weise hat Ferber[61] eine große Reihe von Isolierungen der Panseninfusorien, stets in Verbindung mit ihrer Zählung an vier Hammeln und einer laktierenden Ziege durchgeführt. Es ergab sich, daß höheren Zahlen auch ein größerer gewichtsmäßiger Anteil der Infusorien am Panseninhalt entsprach. Bei der Ziege mit 1446—1635 Infusorien pro Kubikmillimeter betrug deren Masse 8,14%; bei den Schafen, die bei diesen Versuchen nur 720—1053 Infusorien pro Kubikmillimeter hatten, betrug sie 5,25% der abgewogenen Menge des Panseninhaltes (s. Tabelle 20).

Tabelle 20. Gewichtsmäßige Befunde bei Isolierung
der Infusorien aus dem Panseninhalt.

Datum	Name des Versuchstieres	Pro 1 mm³ gefundene Infusorien	Zur Isolierung abgewogener Panseninhalt in g	Gewicht der isolierten Infusorien in g	Anteil der Infusorien am Panseninhalt %
21. Jan. 1928	Hammel 6	813	5,280	0,245	4,44
23. „ 1928	„ 7	882	7,230	0,365	5,05
24. „ 1928	„ 3	1053	6,450	0,450	6,99
26. „ 1928	„ 6	720	8,200	0,360	4,42
2. Febr. 1928	„ 8	876	7,520	0,395	5,29
4. „ 1928	„ 3	912	6,730	0,400	5,84
5. März 1928	„ 6	882	5,800	0,280	4,83
7. „ 1928	Ziege . . .	1446	7,750	0,580	7,46
15. „ 1928	„ . . .	1548	6,880	0,600	8,69
20. „ 1928	„ . . .	1635	7,340	0,610	8,26

Auch C. Schwarz[199] hatte bereits, und zwar für den Panseninhalt von Schlachthausrindern, allerdings nur an drei Tieren und nur auf dem indirekten Wege über die N-Bestimmung, wobei die mit Pepsin-Salzsäure verdauliche Fraktion als Infusorien angenommen und der Eiweißgehalt andersartiger Mikroorganismen zugrunde gelegt wurde, deren Mengenverhältnis zu bestimmen versucht. Er errechnete so 2,08% Infusorien für den frischen Panseninhalt.

Um hiernach den auf die Infusorien fallenden Anteil des Stickstoffes im Pansen zu berechnen, muß zunächst allgemein auf die N-Verhältnisse im Panseninhalt eingegangen werden.

2. Die Eiweißverteilung im Pansen ist zuerst von C. Schwarz[199] untersucht worden, und zwar am Panseninhalt von Schlachtrindern. Durch Verwendung von Nutsche, Filter und Bakterienfilter teilte er den Gesamt-N-Gehalt der gut durchgemischten Pansenproben in die drei Fraktionen: Futterreste plus Infusorien, gelöste Stoffe, Bakterien, auf und suchte auch den Infusorien-N noch in der schon vorhin erwähnten Weise gesondert zu bestimmen. So fand er, um ein Beispiel herauszugreifen, in einer solchen Probe den N zu 9,1% in den gelösten Stoffen, zu 12% in den Bakterien, zu 20,3% in den Infusorien, zu 58,6% in den unverdauten Futterresten.

Ich habe dann mit C. Schmitt-Krahmer[139] diese fraktionierte N-Bestimmung im Pansen noch weiter differenziert, indem wir außer dem Gesamt-N den Gehalt an Roh- und Reinprotein, Aminostickstoff und Ammoniak berücksichtigten. Auch haben wir hierbei lediglich frisch aus dem Pansen lebender Schafe entnommene Inhaltsproben verwendet.

a) *Der Gesamt-N-Gehalt im Pansen* betrug bei den Schlachtrindern, die Schwarz untersuchte, im Durchschnitt 0,13% (0,08—0,21%). Wir konnten[139] an unseren Schafen zeigen, daß der Gesamt-N-Gehalt im Pansen einer ganzen Reihe von Einflüsssen unterliegt. Bei normal mit Heu und einer Gerstenschrot-Leinkuchenmehltränke ernährten Schafen betrug er 0,2—0,3% (0,17—0,349%). Die niedrigeren Werte, die Schwarz aus dem Rinderpansen erhielt, erklären sich wohl daraus, daß diese Schlachttiere, wie er angibt, in den letzten Tagen ausschließlich minderwertiges Heu erhalten hatten, während unsere Schafe neben gutem Heu noch jene Tränke bekamen, die selbst etwa 4% N enthielt. Doch auch nach längerer alleiniger Fütterung mit Gerstenschrot und Leinkuchenmehl stieg der Gesamt-N im Pansen unserer Schafe nicht höher als einmal bis 0,439. Zum Teil wirkt ja auch der *Speichelzufluß* beständig herabsetzend auf die N-Konzentration des Mageninhaltes. Vom Speichel in erster Linie hängt auch wohl die *Konsistenz des Panseninhaltes* ab, die von wesentlichem Einfluß, wie auf den Infusorien — so auch anf den N-Gehalt des Pansens ist. Bei dünnflüssiger Konsistenz des Panseninhaltes erhält man für seinen Gesamt-N-Gehalt stets die niedrigeren (i. D. 0,197%), bei dickflüssiger Beschaffenheit stets die höheren (i. D. 0,268%) Werte.

Im Hungerzustande sinkt der Gesamt-N sehr schnell von Tag zu Tag ab und geht in einem Hungertag bereits auf 0,12—0,14 und in 4—7 Hungertagen auf 0,05% herab. Diese niedrigen Werte werden noch dadurch begünstigt, daß der Panseninhalt gerade im Hungerversuch bei völliger Futter- und Wasserenthaltung stets am dünnflüssigsten ist.

Allgemein war der Anteil des Reineiweißes am Gesamt-N-Gehalt des Pansens bei den einzelnen Schafen ziemlich konstant und betrug bei normaler Ernährung 90—96%, während die übrigen 4—10% auf sog. Amide, d. h. N-haltige Substanzen nicht eiweißartiger Natur fielen. Beim Hunger sank er in einigen Tagen nur wenig, bis auf 87; 81; 72%.

Auch für *Ammoniak* fanden wir im Panseninhalt der lebenden Schafe recht konstante Werte, die 0,043—0 052⁰/₀ betrugen.

b) *Das Infusorieneiweiß im Pansen.* Bei einem Vergleich zwischen Hungerversuchen mit normalen *infusorienhaltigen* Schafen und infusorienfreien, bei denen durch einige Zeit vorher auferlegtes Hungern die Infusorien zum Verschwinden gebracht waren, ergaben sich keine bemerkenswerten Verschiedenheiten im Abfall des Gesamt-N-Gehaltes im Pansen, obwohl bei ersteren, im Gegensatze zu letzteren, infolge des bei ihnen auch noch mitverschwindenden Infusorien-N ein größerer Abfall des Gesamt-N erwartet wurde. Auch in einer Veränderung des Verhältnisses des Reineiweiß, an dem ja besonders die Infusorien beteiligt sein müssen, zum Rohprotein, ließ sich in diesen Versuchen kein besonderer Einfluß der Infusorien auf die N-Verhältnisse des Panseninhaltes ersehen.

Den *Gehalt an Infusorieneiweiß* im Pansen wenigstens auf indirektem Wege zu bestimmen hatte C. Schwarz[199] in den schon erwähnten Untersuchungen versucht. Indem er hierbei von einem von Panzer[157] für Coccidien gefundenen Werte ausgehend den N-Gehalt der Infusorien gleich 1,25% setzte, berechnete für die drei Panseninhaltsprobenvon Schlachtrindern, wie erwähnt, die Infusorienmasse. Für den Anteil des Infusorienstickstoffs am Gesamt-N des Pansens ergaben seine Analysen 20% (18,3; 20,3; 21,5%). Da Schwarz, wie erwähnt, den Panseninhalt von Tieren hatte, die in den letzten Tagen minderwertig ernährt waren, so hatten diese nach unseren Erfahrungen sicher wenig Infusorien, und es erscheint daher ein 20proz. Anteil des Infusorien-N am Gesamtpansen-N etwas hoch gegriffen. Denn normalerweise würde er dann wesentlich höher und bei jenen mit doppelt-normalen Infusorienzahlen einhergehenden Zuständen der Wiederkäuer also über das Doppelte betragen; die Infusorien würden dann also etwa 50% des Gesamtpansen-N enthalten müssen. Hiernach würde man Schwarz wohl zustimmen können, wenn er es für nicht unwahrscheinlich hält, daß der größte Teil des Eiweißbedarfs der Wiederkäuer auf dem Umwege über Mikroorganismen — wozu ja noch die Bakterien kommen — gedeckt würde.

Wir haben aber in den umfangreichen Ferberschen Untersuchungen, die mit der besonders ausgearbeiteten Methodik den Infusorien-N ja ziemlich genau erfassen konnten, im allgemeinen wesentlich niedrigere Werte erhalten. Jene von Schwarz unter ungünstigen Bedingungen festgestellten Werte von rund 20% haben wir nur in den günstigsten Fällen gefunden, die in Analogie zu Schwarz' Ergebnissen etwa 50% hätten haben müssen. Bei diesen Vergleichen setzen wir freilich voraus, daß die Infusorienzahl pro Kubikmillimeter beim Rinde im allgemeinen ebenso groß ist wie bei Schaf und Ziege, bei denen sie ja genau übereinstimmte.

Unsere bei Schafen und Ziegen gewonnenen Werte für das Verhältnis des Infusorien-N zum Gesamt-N sind aus der Tabelle 21 ersichtlich. Sie schwanken zwischen 10 und 20%. Einmal beträgt der Wert schon bei 885 Infusorien pro Kubikmillimeter 14%, die sonst erst bei rund 1000 fast erreicht werden. Und bei rund 2000 Infusorien wechselt er zwischen 15 und 20%. Im Durchschnitt von sieben Bestimmungen bei vier Hammeln betrug er 12,99%, und im Durchschnitt von fünf Bestimmungen bei der laktierenden Ziege 18,23%.

Der Anteil des Infusorieneiweißes am Gesamtpanseneiweiß beträgt also für den gewöhnlichen Ernährungszustand des Wiederkäuers (bei rund 1000 Infusorien pro Kubikmillimeter) 10—15% und bei allen Zuständen erhöhten Eiweißstoffwechsels 15—20%.

Tabelle 21. N-Bestimmungen im Panseninhalt von Schaf und Ziege.

Tier Nr.	Zahl der Infusorien pro 1 mm³	Gesamt-N in %	Von Infusorien freier Panseninhalt-N in %	Infusorien-N in %	Verhältnis von Infusorien-N zu Gesamt-N in %
3	837	0,166	0,147	0,0183	11,35
7	885	0,223	0,201	0,0313	14,03
8	864	0,222	0,207	0,0228	10,27
3	1053	0,380	0,3102	0,0516	13,58
3	1101	0,193	0,162	0,0226	13,95
6	876	0,412	0,360	0,0524	12,71
6	882	0,402	0,339	0,0606	15,07

i. D. 12,99 %

Tier Nr.	Zahl der Infusorien pro 1 mm³	Gesamt-N in %	Von Infusorien freier Panseninhalt-N in %	Infusorien-N in %	Verhältnis von Infusorien-N zu Gesamt-N in %
Ziege (lactierend)	1956	0,278	0,193	0,0429	15,43
	1896	0,394	0,311	0,0798	20,00
„	1728	0,381	0,290	0,0792	20,33
„	2079	0,411	0,349	0,0625	17,90
„	1584	0,375	0,301	0,0657	17,52

i. D. 18,23 %

Absolut genommen bedeutet dies, daß von dem normalerweise zu 0,3 % bestimmten N-Gehalte im Pansen 0,03—0,06 % N in den Infusorien enthalten sind.

Vom Standpunkt der Symbiose aufgefaßt, ergibt sich, daß sich diese für das Wirtstier als durchaus lohnend erweist; denn *$1/10$—$1/5$ des ganzen ihm im Pansen zur Verfügung stehenden N ist dort in Gestalt des leicht verdaulichen Infusorieneiweißes vorhanden.*

Hierzu kommt von symbiontischen Mikroorganismen her noch

c) *Das Bakterieneiweiß im Pansen.* Dies ist von C. SCHWARZ[199] im Panseninhalt von Schlachtrindern bestimmt worden. Er fand dabei für den Anteil des Bakterien-N am Gesamt-N des Pansens im Durchschnitt 11,7 %, mit Schwankungen von 8,1—17,5 %.

An lebenden normal ernährten Schafen habe ich mit SCHMITT-KRAHMER[139] den Bakterien-N bestimmt. Wir fanden dabei in guter Übereinstimmung mit SCHWARZ im Durchschnitt 10 % für den Anteil des Bakterien-N am Gesamt-N. Die Schwankungen bei wiederholter Untersuchung betrugen bei einem Hammel zwischen 5 und 9 %, bei einem anderen 11—16 %.

Wieweit dieser Bakterienanteil am N des Pansens etwa ebenso wie der Infusorienanteil bei verschiedenen Stoffwechselzuständen des Wiederkäuers wechselt, ist nicht untersucht.

Legen wir für das Bakterieneiweiß nur den Durchschnitt mit 10 % zugrunde, so erhalten wir an Infusorien-N + Bakterien-N *immerhin 20—30 % oder $1/5$—$1/3$ des ganzen im Pansen zur Verfügung stehenden N in Gestalt leicht verdaulichen Mikroorganismeneiweißes.* Aus diesen Daten läßt sich schließlich auch

3. Die täglich als Mikroorganismeneiweiß vom Wiederkäuer verdaute Eiweißmenge berechnen. Hierfür sind freilich noch als weitere Grundlagen gewisse andere *tägliche Werte* erforderlich, und zwar: die Gesamtmenge des von dem Tiere verdauten Eiweißes, die Menge des aus dem Pansen in den Labmagen und Darm weitergegebenen Inhaltes bzw. des darin enthaltenen Eiweißes, die Menge bzw. Eiweißmasse der vom Pansen weitergegebenen Bakterien und die Menge bzw. Eiweißmasse der vom Pansen weitergegebenen Infusorien.

Zu dem letzten Punkte haben FERBER und WINOGRADOWA[64] noch eine wichtige Vorarbeit geleistet. Sie haben die „Teilungsquote" der Infusorien bestimmt und festgestellt, daß sich von den Panseninfusorien mit ziemlicher Konstanz etwa 4—9 % mit Schwankungen von 4—15 %, im Durchschnitt 7 % in Teilung befinden. Da nun die Gesamtzahl der Infusorien unter gleichbleibenden normalen Ernährungsverhältnissen konstant ist, so muß angenommen werden, daß ebenso viele Infusorien täglich aus dem Pansen eliminiert werden als neu entstehen, mithin 7 %. Hiernach würden auch von dem Infusorieneiweiß im Pansen täglich 7 % aus dem Pansen weitergehen und von dem Wiederkäuer verdaut werden.

Anm. bei der Korrektur: In Verfolgung ihrer früheren Studien und ihrer Arbeiten in unserem Institut hat Winogradowa-Fedorowa die Infusorienstudien mit Winogradoff[242 a] im Leningrader Institut fortgesetzt und hierüber soeben eine Mitteilung veröffentlicht, die hier noch kurz erwähnt werden muß, da sie irrtümliche Schlußfolgerungen enthält und auch gegen die gewählte Methodik Einwände bestehen. Die darin geäußerte Meinung, daß die Beschränkung der Untersuchung auf die Bestimmung der Dichtigkeit der Infusorienfauna allein ausreichendes Material zur Bewertung ihrer Rolle nicht geben könne, muß, im Hinblick auf die vorstehend beschriebenen Ergebnisse von Dogiel über das Verhalten der Panseninfusorien zur Rohfaser und zu den Bakterien, sowie auf diejenigen von Trier über den Kohlenhydratstoffwechsel und von Ferber über den Fett- und Eiweißstoffwechsel der Infusorien und über die gesetzmäßigen Veränderungen ihrer Dichtigkeit bei verschiedener Ernährung des Wirtstieres, zurückgewiesen werden, da schon durch diese Feststellungen die ernährungsphysiologische Bedeutung dieser Mikroorganismen analysiert werden konnte. Es ist daher auch unrichtig, daß bei der Entscheidung der Frage nach der Bedeutung der Infusorien für die Ernährung des Wirts die Bestimmung der Gesamtzahl eine wichtige Rolle spiele. Die Bestimmung der Gesamtzahl spielt lediglich eine Rolle für die Frage nach der *quantitativen* Bedeutung der Infusorien und für die Feststellung der täglich dem Wirtstiere zur Verfügung stehenden Infusorien-Eiweißmenge. Diese Feststellung stand auf dem für Winogradowas Arbeiten von mir festgelegten Programm und wurde von ihr gemeinsam mit Ferber in Angriff genommen und bis zu einem gewissen Grade beantwortet[64]. Daß die Bestimmung der Dichtigkeit der Infusorien im Panseninhalt nicht die gesamte Infusorienmenge ergeben kann, wie Winogradowa und Winogradoff es als neues Ergebnis in ihrer Zusammenfassung hervorheben, ist eine Selbstverständlichkeit. Methodisch stellten diese Autoren fest, daß die Dichtigkeit der Infusorien in den mit der Schlundsonde entnommenen Proben des Panseninhaltes sich von der wirklichen mittleren Dichtigkeit unterscheidet (dies wird nur durch einen Versuch belegt, in dem die Sondenproben 224 und 245, der nach Obduktion umgerührte Panseninhalt aber 300 Infusorien pro mm³ ergab); trotzdem benutzen sie aber die Sondenproben zur Feststellung der Dichtigkeit, um die Gesamtzahl der Infusorien zu berechnen, wozu ferner noch der Gesamtinhalt von Pansen und Haube berechnet wurde, und auch diesen selbst berechnen sie aus den mit Sondenproben vor und nach Einführen einer bestimmten Wassermenge in den Pansen der Ziege festgestellten Dichtigkeitszahlen für die Infusorien; und trotz alledem finden sie dann doch eine praktisch zufriedenstellende Übereinstimmung sowohl zwischen den berechneten und wirklichen Werten der Gesamtzahl wie auch des Gesamtvolumens. Hiermit lassen sie also selbst wieder die Sondenproben gelten. Gegen die Berechnung des Gesamtinhaltes des Pansens aus Inhaltsproben vor und nach Verdünnung desselben durch eine bestimmte Flüssigkeitsmenge haben die Autoren den wichtigen Einwand unberücksichtigt gelassen, daß bekanntlich von aufgenommener Flüssigkeit unkontrollierbare Mengen sofort in den Psalter und Labmagen weitergehen können (s. weiter unten S. 219). Daher kann diese Art der Berechnung nur Annäherungswerte geben. Winogradowa war der Mißerfolg meiner in dieser Hinsicht schon mit Schmitt-Krahmer und Radeff angestellten gleichartigen Versuche wohl nicht bekannt, wegen dessen ich sie veranlaßte, von der Teilungsquote der Infusorien aus die Frage nach dem täglich zur Verfügung stehenden Gesamtinfusorieneiweiß in Angriff zu nehmen[64]. Daß die Gesamtzahl der Infusorien im Pansen mit ihrer Dichtigkeit nicht stets parallel geht, war ferner schon durch Ferbers Versuche genugsam erwiesen, bei denen in den Fällen von Zu- oder Abnahme der Infusoriendichtigkeit niemals ein Anlaß vorlag, eine entgegengesetzte Änderung des Gesamtinhaltes des Pansens anzunehmen, durch die die Gesamtzahl der Infusorien hätte ausbalanciert werden können. Eine unrichtige Annahme ist es schließlich, daß die Probeentnahme mit der Schlundsonde vornehmlich den flüssigen Teil des Panseninhaltes zutage fördert, denn erstens sind diese Proben, wie erwähnt, oft sehr dick, zweitens besteht beim lebenden Tiere eine völlige gleichmäßige Durchmischung des Panseninhaltes, und drittens tritt die Sedimentierung in dickere und dünnere Inhaltsmengen erst gleich nach der Tötung als postmortale Veränderung auf.

IV. Der Psalter.

Der Psalter (Omasus, Blättermagen, Buch, Buchmagen, feuillet, folietto, centopelle) (Abb. 89) ist die in anatomischer und physiologischer Beziehung komplizierteste der verschiedenen Abteilungen des Wiederkäuermagens. Bemerkenswerterweise fehlt der Psalter bei den Tylopoden (Kamel, Lama) völlig

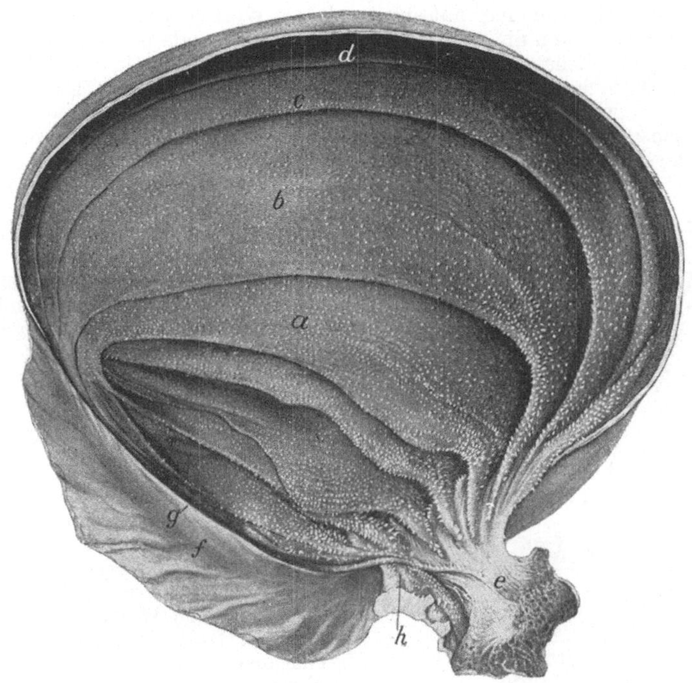

Abb. 89. Psalter des Rindes, geöffnet, so daß man die Psalterblätter von der Seite sieht. *a* großes, *b* mittleres, *c* kleines, *d* kleinstes Psalterblatt, *e* Hauben-Psalter-Öffnung, *f* Anfang des Labmagens, *g* Schleimhautfalte an der Psalter-Labmagen-Öffnung, *h* Psalterboden. (Aus ELLENBERGER und BAUM.)

(s. Abb. 61 S. 122) und ist auch bei Tragulus (Moschustier) nur schwach angedeutet (BIEDERMANN S. 1216[16]).

1. Der innere Bau des Psalters.

Die funktionell heute noch keineswegs genügend aufgeklärte Eigenart betrifft den inneren Bau[60, 150], der sich durch die zahlreichen, vom Dach und den Seitenwänden des Psalters aus in sein Lumen vorspringenden *Psalterblätter* (Buchblätter, Laminae omasi) auszeichnet (s. Abb. 89, 90). Es sind dies in der Längsrichtung des Psalters verlaufende, verschieden hohe Schleimhautfalten, die, wie die Blätter eines Buches aneinanderliegend, eine sehr regelmäßige Anordnung zeigen, wie dies besonders ein Querschnitt durch den Psalter deutlich erkennen läßt (Abb. 90).

Diese *Psalterblätter* sind je nach der Tiefe, in der sie in den Psalterhohlraum hineinragen, beim Rind und Schaf in vier, bei der Ziege in drei verschiedene Arten unterscheidbar, nämlich große, mittlere, kleine und kleinste Blätter (s. Abb. 89, 90). Die großen oder *Hauptblätter* sind beim Rinde zu 12—14, beim Schaf zu 9—10, bei der Ziege zu 10—11 vorhanden. Je zwei benachbarte Hauptblätter begrenzen eine *Hauptnische oder Primärkammer* des Psalters, die von dem zwischen beiden Hauptblättern liegenden nächstkleineren Blatt als Mittelblatt in zwei Hälften, die *Sekundärkammern*, geteilt wird. Diese werden durch die kleineren Zwischen- und die kleinsten *Nebenblätter* weiter untergeteilt, so daß jede Hauptkammer des Psalters acht den Psalter in der Längsrichtung durchziehende Psalternischen aufweist. Die Gesamtzahl aller dieser Blätter beträgt beim Rinde 96—112, beim Schafe 72 bis 80, bei der Ziege 80—88[57]. In der Zahl und Anordnung der Psalterblätter kommen mancherlei Abweichungen vor.

Im Röntgenbild geben die Psalterblätter durch das Eindringen der Kontrastmasse in ihre Nischen ein charakteristisches streifiges Aussehen (s. Abb. 100 S. 221).

Der freie Rand auch der größten Blätter erreicht nicht den *Psalterboden* (Psalterbrücke, Fundus omasi); er läßt über diesem den *Psalterkanal* (Abb. 90) frei. Der glatte Psalterboden ist beiderseits von einer mit spitzen, hohen Wärzchen besetzten Leiste begrenzt und bildet mit diesen Leisten die *Psalterrinne*, einen direkten, als Fortsetzung der Schlundrinne am Haubenboden dienenden Verbindungskanal zwischen der Haube und dem Labmagen. An der Psalteröffnung in den letzteren, die längsoval und spaltförmig ist, befindet sich ein starker quergelagerter Muskelwulst und beiderseits eine segelartige Falte, das *Psaltersegel* (Valvula omasi), das auf der Labmagenseite mit Drüsenschleimhaut, auf der Psalterseite dagegen, wie der ganze Psalter, mit kutaner Schleimhaut bedeckt ist.

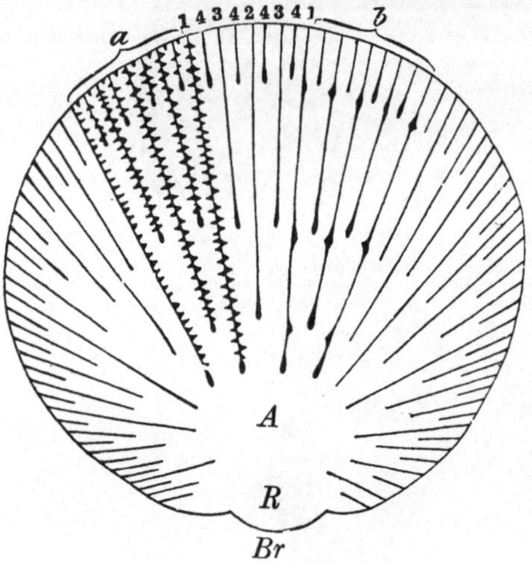

Die *Muskulatur der Psalterwandung* besitzt am Psalterboden eine dünne äußere Längsschicht, eine dickere mittlere Querlage und eine unvollkommenere innere Längsschicht, die der Muscularis mucosae zugekehrt ist. In der übrigen Psalterwand ist die innere Kreisfaserschicht etwa zehnmal stärker als die äußere Längsmuskulatur.

Von diesem Muskelsystem aus erhalten die Psalterblätter eine mittlere Muskellage, deren Fasern in der Richtung vom angewachsenen zum freien Rande verlaufen, während die Fasern der beiden Seitenflächen jedes Psalterblatts in der Längsrichtung von der Haube zum Labmagen ziehen[57].

Die *Schleimhaut der Psalterblätter* trägt größere, kegelförmige und mit stark verhornter Spitze versehene Papillen und kleinere körnchenartige Wärzchen[146].

Die Lage des Psalters, der beim Rinde eine mehr kugelige, beim Schaf mehr ovale Form hat, ist derartig, daß er in seinem kranialen Teil das Zwerchfell, Leber, Pansen und Haube, im caudalen den Pansen und Labmagen, ventral auch die rechte Bauchwand berühren kann[60].

Der verengte Anfangsabschnitt wird als Psalterhals (Collum omasi) bezeichnet. Hier sind die Psalterblätter noch nicht so entwickelt, so daß als kleiner sackförmiger Raum ein Psaltervorhof (vestibulum omasi, Wester[238]) entsteht.

Abb. 90. Schematischer Querschnitt durch den Psalter. *A* Psalterkanal, *R* Psalterrinne, *Br* Psalterboden, *a* Nische zwischen zwei großen Blättern (mit Papillen und Randwulst), *b* dasselbe (die Papillen sind nicht angedeutet, dagegen die Nebenblättchen), *1,1* großes, *2* mittleres, *3,3* kleines, *4,4* kleinstes Blatt. (Aus Ellenberger und Baum.)

2. Die mechanischen Funktionen des Psalters.

Die eigenartige Innenstruktur des Psalters weist unverkennbar darauf hin, daß diese Magenabteilung physiologisch nicht nur die einfache Aufgabe hat, den von der Haube empfangenen Mageninhalt nach dem Labmagen weiterzugeben, sondern daß ihm auch eine eigene funktionelle Bedeutung für die weitere Verdauung des Mageninhalts zukommt. Dieser soll im Psalter offenbar noch weiter aufgeschlossen und für die weitere Verdauung im Labmagen und Darm vorbereitet werden. Da eine eigene Sekretion der Psalterschleimhaut in Anbetracht der kutanen Natur ihres Epithels nicht in Betracht kommt (vgl. S. 187) und sich auch für die bakterielle Zersetzung der Nahrung im Vergleich zum Pansen und der Haube die Verhältnisse durch die räumliche Enge wesentlich verschlechtern, so liegt die physiologische Bedeutung des Psalters zweifellos in der Erfüllung *mechanischer Aufgaben*.

Diese lassen sich schon durch die Vergleichung der Beschaffenheit des Psalterinhalts mit der des Inhalts von Pansen und Haube weitgehend beurteilen.

In diesem Sinne war schon A. v. HALLER[87] der Ansicht, daß die Nahrung zwischen den Psalterblättern weiter kleingerieben werde, und HAUBNER[93] hat sich dann über den *Psaltermechanismus* ein ziemlich klares Bild gemacht, das sich durchaus mit den späteren Feststellungen vereinbaren und durch diese ergänzen läßt. Er führt den Eintritt von Mageninhalt in den Psalter im wesentlichen auf die vereinte Tätigkeit der Haube und Schlundrinne zurück. Die Futterstoffe lagern sich dabei schichtenweise zwischen den Psalterblättern ab, wobei nach WESTER der Aktionsdruck jenes vorhin erwähnten Psaltervorhofes beteiligt ist[238, 176], und rücken zwischen diesen allmählich weiter nach dem Labmagen hin, um dann zuletzt in diesen einzutreten. Während seines Aufenthalts im Psalter verliert der Futterbrei den größten Teil der Flüssigkeit, teils infolge der Zusammenpressung im Psalter, teils infolge der senkrechten Stellung dieses Magens. So fand er den Psalterinhalt an den freien Rändern der Blätter feuchter als oben und fand die Flüssigkeit vorn (im Haubenteil) höher hinaufgestiegen als nach hinten zu. Alle reinen Flüssigkeiten finden aber zwischen den Psalterblättern keinen Eingang, eilen vielmehr unter denselben am Boden des Psalters hinweg dem Labmagen zu; von Blut z. B., das bei Schafen als Tränke gegeben war, konnte HAUBNER feststellen, daß es seinen Weg nur durch die Psalterrinne genommen hatte und daß nichts davon zwischen die Blätter eingedrungen war.

Daß im Psalter eine *Abpressung von Flüssigkeit aus dem Futterbrei* stattfindet, wies HAUBNER dadurch nach, daß er aus Psalter und Haube Inhalt entnahm und daraus die Flüssigkeit durch Leinwand abpreßte, wobei er aus dem Psalterinhalt beträchtlich weniger Flüssigkeit erhielt.

Auch die den Inhalt weiter macerierende und das Pflanzenfasergewebe in feinere Partikel zerteilende Funktion des Psalters hat HAUBNER im Anschluß an A. v. HALLER schon richtig erkannt, indem er den erheblichen Unterschied in der mechanischen Beschaffenheit des Hauben- und Psalterinhaltes feststellte; während er im ersteren die einzelnen Pflanzenfasern noch deutlich erkennbar fand, war dies im Psalterinhalt nicht mehr möglich, er erwies sich vielmehr aufs feinste verteilt und verhielt sich wie eine breiige schmierbare Masse.

Wenn HAUBNER diese Veränderungen dann auf die chemische Einwirkung eines besonderen Sekrets der Psalterschleimhaut bezog, befand er sich allerdings in einem Irrtum. Die *funktionellen Aufgaben des Psalters sind vielmehr wesentlich und wohl einzig mechanischer Natur.*

So hat auch bereits ELLENBERGER[52] den Psalter als einen *Zermalmungsapparat* aufgefaßt und den Psalter mit einem Kaumagen verglichen. Er konnte sich hierbei auf eigene, diejenigen von HAUBNER ergänzende Versuche stützen, in denen sich aus den Feststellungen des Rückstandes des Psalterinhaltes beim Durchsieben und aus Sedimentierungs- und Schlemmproben ergab, daß der nach dem Labmagen hin gelegene Teil des Psalters viel feinere Partikel enthielt als die der Haube näher gelegene kraniale Hälfte. *Der Psalter besorgt also eine mechanische Aufbereitung seines Inhaltes.* Die fein zerreibende Wirkung ist auch an dem Zugrundegehen der Panseninfusorien im Psalter ersichtlich, die hier stark mechanisch beschädigt angetroffen werden (FERBER[61]). Da der Psalterinhalt ferner in seinen unteren, gegen die Psalterrinne hin gelegenen Teilen mehr Wasser enthält als in den oberen Partien, so erfolgt die Abpressung von Flüssigkeit im Psalter zwischen den Blättern in die Psalterrinne hinein, von wo sie in den Labmagen weitergeht[52].

Hiernach wie auch aus der Verbreitung der Muskulatur im Psalter müssen *motorische Funktionen sowohl seiner Außenwand wie seiner Blätter* angenommen werden.

Im Gegensatze zu den anderen Magenabteilungen hat sich aber experimentell bisher noch nicht viel von diesen *Psalterbewegungen* nachweisen lassen.

HARTUNG[92] konnte an frisch getöteten Schafen und ELLENBERGER[53] am narkotisierten Tiere nur durch stärkste Vagusreizung träge und schwache Psalterkontraktionen erzielen, letzterer auch bei direkter Reizung der Außenwand an eben getöteten Tieren nur in einem

Falle deutlich sichtbare Kontraktionen erhalten. Marschall[145] beobachtete Bewegungen am Psalter des überlebend isolierten Schafmagens als Reizwirkung sowohl vom Vagusstumpfe wie von der Schleimhaut aus.

Wester registrierte und fühlte peristaltische Bewegungen, bei denen er auch wieder Antiperistaltik annahm, und die dann plötzlich in Erschlaffung übergingen.

Nach unseren eigenen Versuchen (Mangold und Klein[138]) mit direkter oder vom Nerven aus indirekter Reizung des Psalters an lebenden, laparotomierten Schafen ist dagegen zu betonen, daß wir niemals *plötzliche Erschlaffungsvorgänge am Psalter nach der Kontraktion* sehen konnten. Bei *Nervenreizungen* erhielten wir mit einer Latenz, die mit etwa 2 Sekunden wesentlich größer war als bei der Haube, langsam einsetzende und zunehmende, gleichmäßig das ganze Organ ergreifende, *tetanische Kontraktionen*, die während weiterer Reizung bestehen blieben, nach Aufhören der Reizung eine ebenso langsam ablaufende Dilatation, bei der oft die vorher noch durch eine Furche ausgeprägte Grenze zum Labmagenfundus völlig verstrich. Bei diesen Kontraktionen des Psalters überwog die Zusammenziehung und Verkürzung des Organs in der Längsrichtung. Bei *direkter elektrischer Reizung* war für den Psalter eine höhere Reizstärke erforderlich als für die Haube.

Die stärksten Psalterbewegungen konnten wir durch Reizung des *Psalter-Labmagen-Nerven* (s. S. 197 u. Abb. 93) auslösen, wobei dann auch Labmagenreaktionen folgten. Diese Psalterkontraktionen zeigten sich uns als *langsame, totale, konzentrische, tetanische Zusammenziehungen ohne peristaltischen Charakter*, die während der Reizung bestehen blieben und danach ebenso langsam und gleichmäßig wieder in Dilatation übergingen. Durch diese Psalterkontraktionen wird manchmal das angrenzende obere Ende des Labmagens passiv herangezogen.

Czepa und Stigler[34, 35], die am Röntgenschirm bei Ziegen niemals eine Bewegung des Psalters sehen konnten, obgleich sich dieses Organ im Röntgenbilde oft außerordentlich schön darstellte (s. Abb. 98, 100), erblicken in unseren direkten Beobachtungsergebnissen eine Bestätigung ihrer Zweifel gegenüber der Anschauung von Wester, wonach der Haubeninhalt durch plötzliche Erschlaffung des kontrahierten Psalters angesaugt und dadurch in den Psalter befördert werden sollte; auch im Falle einer solchen plötzlichen Erschlaffung würde von dem Psalter mit seinen schlaffen Wänden keine Saugwirkung ausgeübt werden können. Auch Haubner hatte übrigens schon eingehend die Meinung widerlegt, daß die Füllung des Psalters vorwiegend durch Einsaugung stattfinde. Czepa und Stigler glauben eher, daß der Psalter auf die Weiterbeförderung des Futterbreies keinen direkten Einfluß ausübe, daß seine Funktion vielmehr darin bestehe, wie ein Filter das noch nicht hinreichend fein verteilte Futter festzuhalten oder gar nicht durchzulassen. Sie halten es für wahrscheinlich, daß sowohl die *Muskulatur der Psalterrinne als auch die der Psalterblätter* reflektorisch in verschiedener Weise reagieren, je nach der mechanischen Beschaffenheit des damit in Berührung kommenden Speisebreies.

Am Psalter eben getöteter Rinder haben aber auch Czepa und Stigler sehr deutliche, über die Oberfläche längs der Blätter verhältnismäßig rasch ablaufende Bewegungen gesehen, und zwar derart, daß zu gleicher Zeit mehrere Wellen längs des Ansatzes verschiedener Blätter in verschiedener Richtung über die Psalteroberfläche abliefen, so daß sie den Eindruck machten, als verschöben sich die Blätter aneinander. Diese Beobachtung ist als die bisher einzige Feststellung über die *Bewegung der Psalterblätter* wertvoll; sie deckt sich auch mit der von Ellenberger[55] auf Grund des Vorkommens von Ganglienzellen in den Nervennetzen der Psalterblätter geäußerten Annahme, daß die Blätter eine gewisse Selbständigkeit in ihren Bewegungen besäßen. Bei direkter elektrischer

Reizung der durch Eröffnung des Psalters freigelegten Blätter von ihrem Anfangswulst am Haubenende aus hatte ELLENBERGER aber nur in einzelnen Fällen schwache Blätterkontraktionen erzielen können.

3. Chemische Vorgänge im Psalter.

Neben den mechanischen Aufgaben, die der Psalter mit seinem Preß- und Filterwerk zu erfüllen hat, kommen ihm eigene chemische Funktionen nicht zu. Im Gegensatze zu der Meinung der älteren Autoren wissen wir durch WILKENS und ELLENBERGER[52, 53], daß der Psalter entsprechend seiner cutanen und zum Teil verhornten Schleimhaut kein Verdauungssekret liefert. Daher könnten im Psalter höchstens die in den ersten Vormägen begonnenen bakteriellen Zersetzungen weitergehen. Diese müssen aber im Psalter durch das Abpressen der Flüssigkeit und die räumliche Beschränkung stark beeinträchtigt werden.

Die Bakterien wirken allerdings in mäßigem Grade auch im Psalter noch weiter. Denn durch die Bestimmung des p_H im Psalter von 49 Rindern nach Heufütterung und in 11 Fällen auch vergleichender Messung im Panseninhalt haben C. SCHWARZ und STREMNITZER[201] gefunden, daß der Psalterinhalt eine geringere Alkalität aufweist gegenüber dem Pansen. Dies erklärt sich dadurch, daß in dem letzteren ständig der alkalische Speichel zufließt und deutet auf weitere Gärungsvorgänge im Psalterinhalt hin. Die Durchschnittswerte für die gleichen Tiere betrugen für den Psalter $p_H = 7,2466$ und für den Pansen $p_H = 8,2833$. FERBER[61] fand bei einem Schafe im Psalter p_H 7,0, bei 7,7 im Pansen.

4. Die Frage der Resorption in den Vormägen

scheint für den Psalter eigentlich, ebenso wie die Sekretionsfrage, schon durch die anatomisch-histologische Beschaffenheit der kutanen Psalterschleimhaut gelöst. Und doch wird sie bis in die neuste Zeit diskutiert, und noch WESTER S. 69[238] nimmt auf Grund einer Mitteilung aus der Literatur die Möglichkeit an, daß flüssige Arzneimittel hier resorbiert werden könnten. Dagegen hat bereits ELLENBERGER[52] an der herausgeschnittenen Psalterschleimhaut nur eine sehr geringe Durchlässigkeit nachweisen können. Die Psalter- und ebenso die Pansenschleimhaut erwies sich hierbei im Vergleich zur Dickdarmschleimhaut für NaCl doppelt so schwer, für Natriumsulfat dreimal und für Zucker viermal so schwer durchgängig. ELLENBERGER hat auch die Wege gezeigt, auf denen die Resorptionsfrage am lebenden Tier gelöst werden könnte: man müßte nach Abbinden der Öffnung des Psalters zum Labmagen oder außerdem noch derjenigen zur Haube und nach Injektion einer leicht nachweisbaren Substanz den Psalterinhalt zu verschiedenen Zeiten untersuchen, oder auch den übertretenden Psalterinhalt durch eine Labmagenfistel abfangen. Derartige Versuche scheinen aber bisher nicht ausgeführt worden zu sein.

Die Frage nach der Resorption von Nährstoffen in den Magen des Wiederkäuers hat bereits COLIN[31] treffend beurteilt. Er legte hierbei dar, daß in den Vormägen eine Resorption noch gar nicht stattfinden könne, teils wegen der Beschaffenheit des kutanen Pflasterepithels ihrer Schleimhäute, teils auch weil die Nahrung hier ja zurückgehalten werden müsse mit Rücksicht auf das Wiederkauen, wofür der Futterbrei nicht zu trocken sein dürfe; zum Teil deshalb seien die Vormägen gerade mit undurchlässigem Epithel tapeziert. Er hält hiernach die Möglichkeit einer Resorption, zumal im Pansen auch noch gar nicht viel assimilierbare Stoffe aus der Nahrung herausgelöst würden, für einen physiologischen Widersinn und gesteht den Vormägen nur so viel Resorptionsfähigkeit zu, wie sie auch die äußere Haut besitzt. Allein der *Labmagen* besitzt infolge der Eigenschaften seiner Schleimhaut die gleichen günstigen Vorbedingungen zur Resorption wie der Magen anderer Säugetiere. Daß hier tatsächlich eine

Aufsaugung stattfindet, zeigte er noch besonders durch Versuche, in denen er beim Rinde Alkoholextrakte von Nux vomica durch den abgebundenen Pylorus in den Labmagen einspritzte, worauf das Tier nach einigen Stunden an der Wirkung dieses Giftes starb.

V. Der Labmagen.

Der Labmagen (Abomasus, Caillette, quaglio) schließt sich an den Psalter als den letzten der Vormägen an und ist der einzige Fermentmagen der Wiederkäuer.

Mit jenem ist er durch die Psalter-Labmagen-Öffnung verbunden (s. Abb. 91). Der Labmagen bildet einen langgestreckten, etwa birnförmigen Sack. Wie der Magen anderer Säugetiere läßt sich der Labmagen in einen *Fundusteil* und einen *Pylorusteil* (Pars pylorica) abgrenzen.

Die Muskulatur besteht aus einer äußeren Längs- und inneren Ringmuskelschicht und einer Muscularis mucosae, von denen nur letztere an der Bildung der Falten im Fundusabschnitt teilnimmt. Die Ringmuskulatur bildet am *Pylorus* einen Schließwulst, der beim Rinde etwa 30, bei Schaf und Ziege 12 mm dick ist[57, 146].

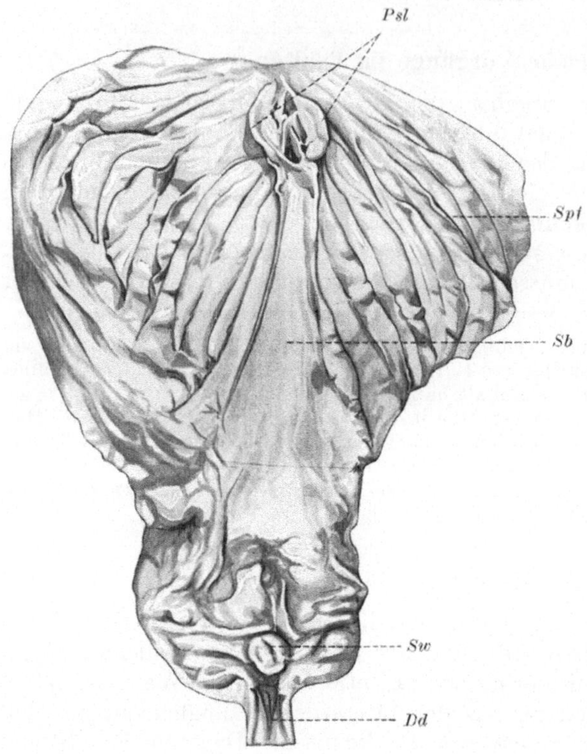

Abb. 91. Labmagen des Schafes, aufgeschnitten. Schleimhautfalten. *Psl* Psalter-Labmagen-Öffnung. *Spf* Spiralfalten der Schleimhaut. *Sb* Schleimhautbrücke ohne Falten. *Sw* Schließwulst. *Dd* Duodenum. (Nach Martin.)

1. Die Bewegungsfunktionen des Labmagens.

Die motorischen Funktionen des Labmagens verhalten sich in seinen beiden Hauptabschnitten wesentlich verschieden. Von allen Beobachtern, die mit verschiedenen Methoden darüber etwas feststellen konnten, wird übereinstimmend angegeben, daß der *Pylorusteil* lebhaftere Bewegungen zeigt als der Fundusteil.

So sah Hartung[92] bei eben getöteten Schafen lebhafte und anhaltende Bewegungen am Pylorusteil bis gegen die Mitte des Magens hin, während sich der Fundus meist ruhig verhielt. Jene bestanden in Einschnürungen, die an derselben Stelle mehrmals wiederkehrten und zum Teil auch peristaltisch zum Pylorus hin fortschritten und sich noch auf das Duodenum fortsetzten; oft sah er auch mehrere solche Wellen hintereinander herlaufen.

Bei *Vagusreizung* ist, wie schon Hartung feststellte, auch die Kontraktionstätigkeit des Labmagens verstärkt, gewöhnlich aber nur von seiner Mitte an abwärts. Hartung verdanken wir ferner die einzigen Angaben über die Fortpflanzungsgeschwindigkeit dieser am Labmagen ablaufenden peristaltischen Wellen; sie durchliefen pro Sekunde 2,8—3,3 mm, wobei die unmittelbar der Vagusreizung folgenden Wellen sich nicht schneller fortpflanzten als die späteren.

Auch MARSCHALL[145] fand in derselben Weise die Kontraktionen am stärksten im Pylorusteil, der dadurch einem zylindrischen Darmabschnitte ähnlich wurde, während außerdem noch peristaltische Wellen über ihn abliefen. Am Labmagen getöteter Tiere sah er auch oft eine, nicht einfach furchenartige, sondern sich derb anfühlende und über etwa 10 cm Breite erstreckende Verengerung, die den Hohlraum des Pylorusteils, das Antrum pylori, vom Fundusteil abgrenzte, und die er als antrale Einschnürung oder *Antralfurche* bezeichnete. Es ist dies eine am Magen anderer Säugetiere unter verschiedenen Bedingungen, z. B. von R. MAGNUS unter Morphiumwirkung, beobachtete Erscheinung, die besonders ASCHOFF[5] für den menschlichen Magen als Magenisthmus beschrieben hat. Diese Antralfurche trat bei dem Labmagen scharf abgesetzt auch bei Vagusreizung auf. Sie lag in etwa 10—20 cm Entfernung vor dem Pylorus.

Auch direkte elektrische Reizung führte in MARSCHALLS Versuchen am *Fundusteil* kaum zu wahrnehmbaren Bewegungen, am Pylorusteil aber wieder zu Kontraktionen und Peristaltik. Bei dem gelegentlich beim Nachlassen der Kontraktionen als *Antiperistaltik* erscheinenden und auch von HARTUNG für den Labmagen als solche angegebenen Bewegungen handelte es sich nach MARSCHALL um Täuschungen.

Im allgemeinen verhält sich hiernach der Labmagen in seinen motorischen Funktionen ebenso wie der einhöhlige Magen anderer Säugetiere.

Wir[138] konnten diese Angaben über die Bewegungen des Labmagens an unseren lebenden Schafen nach Freilegung des Magens vollauf bestätigen. Wir sahen oft *Peristaltik und Rhythmik* in verschiedenen Teilen des Labmagens, hauptsächlich im Pylorusteil, der sich meist in pendelnder Bewegung zeigte und im wesentlichen zirkuläre Kontraktionen mit um die Längsachse *rotierenden Verschiebungen* an der angrenzenden Pansenwand entlang ausführte. Dieser aktive Pylorusteil ist auch am lebenden Tiere manchmal vom Fundusteil durch eine ausgeprägte Antralfurche getrennt, wie sie sich auch bei Reizung bestimmter Vagusäste, die zum Labmagen gehen, ausbilden kann.

Eine *Fortleitung des Bewegungsvorganges von den anderen Mägen her auf den Labmagen*, wie sie MARSCHALL speziell von der Haube herüber beschreibt und als Ausdruck einer direkten Reizleitung (gemeint ist Erregungsleitung) aufgefaßt, konnten wir an den lebenden Tieren nicht beobachten. Auch starken Spontanbewegungen der Haube folgten keine Kontraktionen im Labmagen, ein *Zusammenhang der Rhythmik des Labmagens mit der der anderen Mägen war nicht zu bemerken.* Auch bei *Vagusreizungen* sahen wir die dadurch ausgelösten Kontraktionen von Haube, Psalter und Labmagen in wechselndem zeitlichen Verhältnis zueinander auftreten S. 43[138].

Selbst die einzelnen Abschnitte des Labmagens sind motorisch bis zu einem gewissen Grade, wie das ja schon aus HARTUNGS und MARSCHALLS Feststellungen hervorgeht, auch beim lebenden Tiere unabhängig voneinander. Denn wir konnten durch Reizung der einzelnen vom Vagus zum Labmagen übertretenden Nervenäste, ganz deren *segmentaler Anordnung* entsprechend, völlig lokal bleibende Kontraktionen auslösen, die sich jeweilig nur auf das kleine Innervationsgebiet des gereizten Nervenastes beschränkten.

Weitere Aufklärungen über die motorische Funktion des Labmagens ergab die *Röntgenuntersuchung* an Ziegen durch CZEPA und STIGLER. Auch im Röntgenbild lassen sich die drei Abschnitte, der obere *Fundus*, ein mittlerer, den die Autoren als *Corpus abomasi* bezeichnen, und die *pars pylorica*, deutlich unterscheiden. In der Kuppe des Labmagens findet sich im Fundus wie beim menschlichen Magen fast immer eine charakteristische *Luftblase*, die manchmal, besonders bei jungen Tieren, einen außerordentlichen Umfang erreicht (Abb. 98, 100). Unter der Luftblase zeigt das Röntgenbild eine stehende graue Flüssigkeitsschicht und darunter eine schwarze Schicht von sedimentiertem Bariumsulfat.

Die pars pylorica ist meist durch eine tiefe Einschnürung, die wohl der Antralfurche entspricht, scharf gegen die oberen Abschnitte abgesetzt. Das caudale Ende des Pylorusteils ist stets durch die Verengerung des Pylorus erkennbar.

Peristaltische Bewegungen waren bei der Röntgendurchleuchtung in den oberen Labmagenabschnitten niemals zu sehen, wohl aber liefen solche von der Einschnürung an über den Pylorusteil ab und folgten einander hier so schnell, daß meist vier Wellen am Schattenbild des Pylorusteils gleichzeitig zu sehen waren; z. B. bei einem einjährigen Bock sieben Wellen pro Minute.

Auch Czepa und Stigler bestätigen die völlige Unabhängigkeit der Bewegungen des Labmagens von derjenigen der Vormägen.

2. Die chemischen Funktionen des Labmagens.

Die *Schleimhaut* ist im Fundusteil rötlichgrau und in lange und ziemlich hohe Falten gelegt (s. Abb. 91), die spiralig von der Psalteröffnung gegen den Pylorusteil hin verlaufen und beim Rinde zu 12—16, bei der Ziege zu 16—17, beim Schafe zu 13—15 vorhanden sind. Im Pylorusteil ist sie von gelblicher Färbung und ziemlich glatt, nur durch zahlreiche Grübchen und Leistchen gerunzelt[57, 146].

Die Schleimhaut ist im Gegensatze zu der cutanen Auskleidung der Vormägen eine *echte Drüsenschleimhaut* mit Zylinderepithel und Lymphknötchen. Die Region der Kardiadrüsen, die bei anderen Säugetieren vorhanden ist, fehlt den Wiederkäuern vollständig. Diese Drüsen sondern den Magensaft ab, auf dessen Eigenschaften die chemischen Verdauungsvorgänge im Labmagen beruhen, und die dieser Magenabteilung den Namen gegeben haben; denn die Fähigkeit, die Milch zu laben, d. h. zur Gerinnung zu bringen, ist vom Kälbermagen schon seit alten Zeiten bekannt und wird durch die Produktion von *Labferment* in diesem Magen bedingt.

Der Labmagen der Wiederkäuer gleicht in seinen chemischen Funktionen, in der Zusammensetzung des von ihm gelieferten Magensaftes und in dessen verdauenden Wirkungen, soweit die bisher nur äußerst spärlichen speziellen Untersuchungen erkennen lassen, ganz dem einhöhligen Magen anderer Säugetiere.

Die Versuche wurden meist durch Prüfung der verdauenden Wirkungen und der Acidität von Extrakten aus Labmagenschleimhaut angestellt. Bickel[14], Grosser[78], und Sawitsch und Tichomirow legten aber auch bei der Ziege, und Belgowski[9] bei Kälbern einen Pawlowschen kleinen Magen an, um reinen Magensaft zu gewinnen. Seine Drüsen produzieren *Lab, Pepsin und freie Salzsäure*. Ein wichtiger Unterschied besteht aber darin, daß, wie Bickel, Grosser und Belgowski nachgewiesen haben, *bei den Wiederkäuern eine ununterbrochene Labmagensekretion* besteht, die zweifellos als zweckmäßige Anpassung an den ebenso ununterbrochenen Zustrom von Vormageninhalt nach dem Labmagen aufzufassen ist.

Über die Herkunft dieser verschiedenen Bestandteile des Magensaftes aus verschiedenen Gegenden der Magenschleimhaut, besonders wie sie sich auf den Fundus- und Pylorusteil derselben verteilt, ist bei den Wiederkäuern kaum etwas näheres bekannt.

Klug[107], der vergleichende Versuche mit Schleimhautextrakten des Magens vom Hund, Schwein und Rind anstellte, fand, daß die Pylorusdrüsenregion bei allen *Pepsin* liefert, welches dort anscheinend nicht nur in der Schleimhaut imbibiert, sondern selbst von ihr produziert war. Doch betrug beim Rinde die Pepsinproduktion aus Schleimhautstücken des Pylorusteils nur 69% von derjenigen aus gleichen Gewichtsteilen der Fundusschleimhaut; diesen quantitativen Unterschied sieht Klug darin begründet, daß die Fundusschleimhaut auf gleiche Gewichtsteile weit mehr Drüsenzellen enthält als die des Pylorusteils.

Die *Labwirkung* der Labmagenschleimhaut vom Kalb ist durch HAMMAR-STEN[90] im Vergleiche zu derjenigen von anderen Tieren und zugleich auch zur *Pepsinwirkung* näher untersucht worden. Hierbei fand er, daß Extrakt vom Pferdemagen Eiweiß etwa zwölfmal so rasch wie das vom Kälbermagen verdaute, dieses koagulierte aber die Milch umgekehrt etwa fünfmal so rasch wie jenes. Aus diesem, auch zwischen Hund und Kalb bestätigten Mangel an Parallelität der Pepsin- und Labwirkung schloß er, daß nur der Kälbermagen echtes Chymosin als milchkoagulierendes Ferment liefert, daß dieses jedoch bei anderen erwachsenen Tieren als selbständiges Ferment neben dem Pepsin nicht angenommen werden könne.

Sehr interessante vergleichende Versuche über die labende Wirkung von Schleimhautextrakten des *Kalb- und Rindermagens* hat in letzter Zeit RAKOCZY angestellt. Es ist seit lange bekannt, daß die milchkoagulierende Kraft von Mageninfusen der Wiederkäuer mit dem Alter sehr beträchtlich abnimmt, und in der Technik benützt man zur Bereitung von Labpräparaten aus diesem Grunde immer die Mägen von Kälbern (Lämmern) und nicht von erwachsenen Tieren. Es ergab sich, ,,daß es in den Grenzen einer und derselben Tierart keine Proportionalität zwischen der milchkoagulierenden und proteolytischen Wirkung gibt — beim jungen Tier herrscht die milchkoagulierende (Lab-) Wirkung, beim Erwachsenen die proteolytische vor''. Bei gleicher Verdauungswirkung zeigt die Kalbsinfusion eine um ca. 20—60 mal größere milchkoagulierende Kraft als Rinderinfusion. Sehr bemerkenswert gestalten sich nun *Erwärmungsversuche*. Im Verlauf der ersten Tage der Erwärmung wird das Chymosin zerstört und es bleibt nur das Pepsin allein übrig, dessen milchkoagulierende Kraft nun parallel der proteolytischen zu fallen beginnt. In der Rinderinfusion ist kein Chymosin oder nur sehr wenig davon.vorhanden, und hier ist die Milchgerinnung hauptsächlich durch die Wirkung des Pepsins bedingt, weshalb beim Erwärmen beide Wirkungen fast parallel sinken.

Nach BELGOWSKI[9] brachte ein Älterwerden um acht Monate beim Kalbe übrigens noch keine Änderung der milchkoagulierenden Fähigkeit des aus einem ,,kleinen Magen'' des Labmagens aufgefangenen Magensaftes.

Die *Lab- und Pepsinwirkung der Labmagenschleimhaut* wurde auch noch von ZAYKOWSKY, FEDOROWA und IWANKIN[246] teils an Fisteltieren, teils an Schlachthauskälbern vom embryonalen Zustand an untersucht. Zur Entscheidung der *Frage nach der Identität von Pepsin und Lab* gingen sie dabei von der Überlegung aus, daß wenn diese zu bejahen wäre, die Eiweißverdauung und die Fähigkeit, Milch zur Gerinnung zu bringen, in allen Lebensaltern gleich sein müsse. Sie fanden aber, ähnlich wie RAKOCZY, daß sich die Menge des Pepsins, das ebenso wie Lab schon im embryonalen Kälbermagen vorhanden ist und mit diesem zugleich nach der Geburt und begonnener Nahrungsaufnahme ansteigt, sich bedeutend stärker vergrößert als die des Chymosins. Hieraus ziehen sie daher den Schluß, daß Pepsin und Lab verschiedene Fermente sind.

Im Gegensatz zu FISCHER und NIEBEL[66], die für den Labmagen des Rindes nach Versuchen mit wäßrigen Schleimhautextrakten das Vorhandensein von Stärke- und Maltosespaltendem Ferment annahmen, konnte KLUG *kein diastatisches Ferment* nachweisen; ebensowenig auch Lipase.

An weiteren Fermenten fand sich aber in Extrakten der Pylorusdrüsenschleimhaut des Labmagens bei Schaf und Rind auch eine *Peroxydase* (ANDRYEWSKY[4]).

Die *Salzsäure* des Labmagens wurde in dessen Inhalt beim Schaf von ELLENBERGER und HOFMEISTER[58] zu 0,05—0,12 % angegeben. Die Acidität des reinen Labmagensaftes wurde von GROSSER[78] und BELGOWSKI[9], ferner von C. SCHWARZ und KAPLAN[197] bestimmt.

GROSSER war es gelungen, bei einer Ziege durch Operation am Labmagen einen kleinen Magen nach PAWLOW herzustellen, aus dem er kontinuierlich den Magensaft gewann, der bei dauernder Fütterung eine 0,0438 % HCl entsprechende Acidität aufwies; von dieser waren 0,0413 % durch freie und an Eiweißkörper gebundene Salzsäure bedingt; Milchsäure und freie Fettsäuren waren natürlich nicht darin vorhanden. *Nach der Futteraufnahme trat eine Steigerung der Saft- und Säureproduktion ein*; letztere erhöhte sich im Laufe der nächsten drei

Stunden noch bedeutend, um von der sechsten an deutlich wieder abzunehmen. Da das Tier während des ganzen Versuches wiederkaute, so konnte das Kauen nach der Nahrungsaufnahme hier nicht, wie es beim Hunde nachgewiesen ist, als Reiz an der Magensaft- und Säuresteigerung beteiligt sein. Grosser sieht diesen vielmehr in der durch die Fütterung erhöhten Weitergabe von Nahrung aus dem Psalter in den Labmagen gegeben. Belgowski ferner fand im Safte eines am Labmagen eines Kalbes angelegten kleinen Pawlowschen Magens Schwankungen der Acidität meist zwischen 0,1294 und 0,356% HCl, doch maximal auch bis 0,4635%.

An *funktionellen Veränderungen der Magensaftbildung* findet hiernach bei Ziege und Kalb nach der Nahrungsaufnahme eine Steigerung der gelieferten Menge und zugleich auch des HCl-Gehaltes statt. Eine psychische Magensaftsekretion, wie sie vom Hunde her bekannt ist, dürfte dagegen nicht bestehen.

Einige Stunden nach der Futteraufnahme sinkt die Magensaftsekretion wieder auf ihre kontinuierliche Norm zurück. Nach Belgowski macht sich jene Steigerung der Menge und des Salzsäuregehaltes des Magensaftes mehr bei direkter Einführung von Nahrung in den Labmagen geltend als bei der gewöhnlichen Fütterungsart, bei der die Saftabsonderung viel gleichmäßiger verläuft, so daß die durchschnittlichen Saftmengen in zwölf Beobachtungsstunden dann fast gleich sind. Eine Abhängigkeit der Saftproduktion von der Art des Futters, wie sie durch Pawlow vom Hunde her bekannt ist, ließ sich am Kälbermagen nur insofern einigermaßen typisch beobachten, als bei Brot und Stärkekleister eine Verlangsamung der Saftabsonderung eintrat; bei Heu, Gras oder Milch verlief die Saftsekretion dagegen in gleicher Weise. Ebenso erwiesen sich auch die Salzsäuremengen und die eiweißverdauende Kraft bei den verschiedensten Futterarten, und auch nach längerem Hungern im „Hungersaft" als auffallend gleich. Allein die milchkoagulierende Wirksamkeit war verschieden, und zwar am größten bei süßer Milch, hier auch größer als bei saurer.

Feststellungen über die aktuelle Acidität durch *Bestimmungen der H-Ionenkonzentration* haben C. Schwarz und Kaplan im Labmageninhalte von Schlachthausrindern ausgeführt, die zuletzt nur mit Heu und Stroh gefüttert worden waren. Die gefundenen p_H-Zahlen schwankten zwischen 2,036 und 4,141. Hiernach erreichte die Acidität für den Labmageninhalt nicht die gleiche Höhe wie sie für den menschlichen Mageninhalt bekannt ist. Die Autoren halten es jedoch für unwahrscheinlich, daß der Rinderlabmagen eine geringer konzentrierte HCl secerniert. Sie konnten übrigens freie Salzsäure im Labmageninhalt nicht nachweisen. Immerhin lagen ja auch die Werte für die Acidität des reinen Labmagensaftes nach Grosser und Belgowski zum Teil niedriger als beim Menschen.

In guter Übereinstimmung zu jenen Werten fand Ferber[61] *im Labmagen des Schafes* $p_H = 3,8$.

Von *weiteren Bestandteilen* wurden von Grosser noch Eiweiß und Mucin nachgewiesen.

An *Bestandteilen, die nicht aus dem Labmagen selber herstammen*, sind nach Tiedemann und Gmelin[222], sowie Ellenberger und Hofmeister, an Gärungssäuren hauptsächlich Milchsäure, auch Spuren von Essig- und Buttersäure im Labmageninhalt anzutreffen. Auch geht darin Amylolyse zunächst noch weiter. An Eiweiß fand Scheunert[170] höchstens 0,1—0,3% N-haltige Substanzen, die hauptsächlich aus Peptonen und Albumosen bestanden. Abderhalden, Klingemann und Pappenhusen[1] fanden im Labmageninhalt von Schaf und Rind mehrfach Leucin und Tyrosin. Diese könnten auf eine Eiweißspaltung durch Trypsin zurückzuführen sein, das mit Galle aus dem Duodenum in den Magen zurückgetreten sein könnte (Woker[243]).

Aus dem Labmagen selbst wie auch aus dem proximalen Dünndarm des Rindes wurde von OCHI[154] ein *Hormon* isoliert, dessen physiologische Analyse folgende Wirkungen ergab: Die Atembewegungen des Kaninchens werden nicht beeinflußt, der Blutdruck vorübergehend gesenkt. Die Herzaktionen des überlebenden Krötenherzens werden vorübergehend gehemmt, die des Kaninchenherzens günstig beeinflußt. Die Peristaltik des Verdauungstraktus des Kaninchens wird gesteigert, die Amplitude des überlebenden Kaninchendarms vergrößert, während der Tonus nur wenig zunimmt. Die Sekretion der Lebergalle wird deutlich beschleunigt, die Funktion der Nieren nicht beeinträchtigt. Die Bewegungen des Uterus in situ und des überlebenden nehmen zu, während der trächtige Uterus nicht geschädigt wird. Die Pupillenweite weist nach der Injektion keine besonderen Veränderungen auf; selbst über Monate fortgesetzte Injektionen in großer Dosis stören die Gesundheit des Kaninchens nicht. Das Hormon übt weiter keinen Einfluß aus auf das Brechzentrum des Hundes, es führt nicht zu Urticaria und wirkt nicht anaphylaktisch. Die in Frage kommenden wirksamen Substanzen sind im Wasser leicht, in absolutem Alkohol schwer und in Äther ganz unlöslich.

VI. Der Einfluß des Nervensystems auf die Bewegungen des Wiederkäuermagens.

Nachdem in den vorangehenden Kapiteln die einzelnen Abteilungen des Wiederkäuermagens und die Art und der Ablauf ihrer spontanen Bewegungen besprochen wurden, scheint es angezeigt, die Einflüsse, die das Nervensystem auf ihre motorischen Funktionen ausübt, in einem gesonderten Abschnitte gemeinsam zu behandeln.

Als eines der vegetativen Organe des Tierkörpers unterliegt der Magen der Regulation und Kontrolle seiner Bewegungsmechanismen durch das *vegetative Nervensystem*, welches, durch das sympathische (Nervus sympathicus) und parasympathische (Nervus Vagus) System repräsentiert, ganz allgemein die der Ernährung und Fortpflanzung dienenden Organe mit einer meist doppelten Innervierung beherrscht. Während dabei in vielen Fällen ein Antagonismus in der Wirkung des Vagus und Sympathicus auf die vegetativen Organe zutage tritt, besteht von seiten des sympathischen Nervensystems noch ein weiterer indirekter Einfluß auf alle diese Organe, und zwar auf dem Wege über die *Blutversorgung*, die durch Erregungen des Sympathicus mit seinen die Blutgefäße verengernden oder erweiternden Nerven in den einzelnen Organen weitgehend verändert werden kann, so daß sich die Blutfülle der Organe im allgemeinen jeweils dem funktionellen Bedürfnisse anzupassen vermag.

Da über diese indirekten Beziehungen des Nervensystems zu den vegetativen Organen, und im besonderen zum Magen, zwar bei anderen Säugetieren allerlei Tatsachen bekannt sind, für die Wiederkäuer aber auf diesem Gebiete offenbar noch keine Tatsachen und Untersuchungen vorliegen, so sollen hier nur jene *direkten Einflüsse des Nervensystems* auf den Magen behandelt werden, die sich in einer Anregung der Magenbewegungen oder gegebenenfalls auch in einer Hemmung derselben äußern.

Das Wenige, was hierbei über den Sympathicus festgestellt werden konnte, soll erst in zweiter Linie kurz zusammengefaßt werden.

Von weitaus überragender Bedeutung und in erster Linie tritt uns hier aber das *Vagussystem* gegenüber.

1. Der Einfluß des Nervus Vagus und seiner Äste auf den Wiederkäuermagen.

Mit den Namen FLOURENS[69, 70], HARTUNG[92], COLIN[30—32], ELLENBERGER[53,54], MARSCHALL[145] und WESTER[237, 238] erschöpft sich bereits die Zahl der früheren Autoren, die teils beiläufig bei Gelegenheit allgemeiner Untersuchungen, teils unter Beschränkung auf einzelne Magenabschnitte, die Tatsache sicherstellten, daß der Vagus motorischer Nerv für den ganzen Wiederkäuermagen ist. Diese

Versuche wurden aber meist nur an getöteten Tieren ausgeführt, bei denen der Vagus noch eine Zeitlang nach dem Tode des Tieres seine Reizbarkeit bewahrt und auch die Mägen trotz der Entblutung noch als überlebende Organe bei direkter oder indirekter Reizung eine gewisse Kontraktionsfähigkeit behalten; es konnte daher nur eine Reihe meist unzusammenhängender Einzeltatsachen gefunden werden.

Angesichts der anatomischen Differenzierung in fünf verschiedene Abschnitte, die diesen Magen als ein physiologisch kompliziertes Gebilde erscheinen läßt, und in anbetracht der *funktionellen Arbeitsteilung des Wiederkäuermagens*, war es aber dringend wünschenswert, und zugleich äußerst reizvoll, den Einfluß des Nervensystems auf die motorischen Funktionen seiner einzelnen Abschnitte systematisch zu studieren.

Eine derartige Untersuchung habe ich mit Klein[138] (siehe auch [134—138], [140], [141]) an lebenden Schafen durchgeführt und noch auf einige Ziegen ausgedehnt. Unsere Ergebnisse seien der folgenden Darstellung zugrunde gelegt. Über die Methodik derartiger Operationen, besonders der Bauchschnittoperation sowie über die Vor- und Nachbehandlung der Tiere habe ich andernorts zusammenhängend berichtet (Mangold[133]).

a) Die doppelte Sicherung der Vagusversorgung des Wiederkäuermagens.

Der Nervus Vagus als der X. Gehirnnerv kommt auf jeder Seite des Körpers aus dem verlängerten Mark, verläuft als rechter und linker *Hals-*

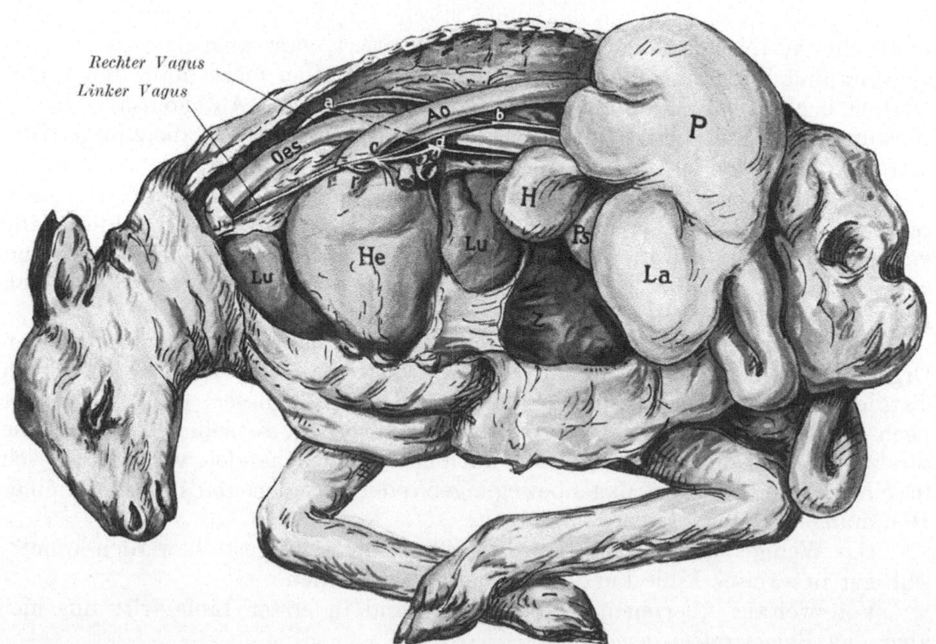

Abb. 92. Verlauf der Nervi vagi vom Kopf bis zum Magen der Wiederkäuer. *Oes* Oesophagus, *Lu* Lunge *He* Herz, *Ao* Aorta, *r* Nervus recurrens, *Z* Zwerchfell, *H* Haube, *P* Pansen, *Ps* Psalter, *La* Labmagen. Der rechte Vagus (*r V*) geht in der Brusthöhle in eine dorsale Lage über. Er gibt in der Höhe der Bifurkation (bei *a*) einen Ast ab zu einem ganglion- oder plexusartigen Verzweigungsknoten (*d*). Dieser Ast verläuft unter der Aorta (*ad*). Der linke Vagus (*l V*) läuft über die Herzbasis und teilt sich nach Abgabe des Nervus recurrens (*r*) hinter der Aorta in mehrere, darunter zwei für den Magen bestimmte Äste. Der eine Ast läuft zum dorsalen Vagus hinüber (*cb*). Die Vereinigung findet ungefähr 1 cm vor dem Zwerchfell statt; die vereinigten Äste gehen als dorsaler und zugleich linker Bauchvagus zum Pansen. Der zweite Ast läuft ebenfalls zu dem Verzweigungsknoten *d*. Aus diesem wie aus *c* entspringen Äste für die Lunge und Herz; ein Hauptast aber geht von *d* aus als ventraler und zugleich rechter Bauchvagus an die Haube und weiter zum Psalter und Labmagen.
(Nach Mangold und Klein.)

vagus am Halse entlang, und als *Brustvagus* durch die Brusthöhle, um von hier aus das Zwerchfell durchbrechend in Gestalt der beiden, immer noch gesonderten, *Bauchvagus*stämme in die Bauchhöhle einzutreten. Hierbei ist der rechte Bauchvagus mehr ventral, der linke wesentlich weiter dorsal gelegen.

Dieser Verlauf (s. Abb. 92) geht aber nun keineswegs so einfach vor sich, daß der rechte und der linke Bauchvagus nur die Fortsetzung des gleichseitigen Halsvagus wäre. Es vollzieht sich vielmehr während des Verlaufes innerhalb der Brusthöhle zwischen den beiderseitigen Vagi ein teilweiser Austausch ihrer Fasern derart, daß sowohl der rechte wie der linke Bauchvagusstamm ihre Fasern sowohl aus dem rechten wie auch aus dem linken Halsvagus beziehen.

Wie die ganzen Verzweigungen des Vagussystems und die von diesem an die zahlreichen von ihm versorgten Organe, die Speiseröhre, Luftröhre, Herz, Lungen, herantretenden Nervenäste beim Menschen und den Tieren eine außerordentlich große individuelle Variabilität aufweisen, so erfolgt auch jener Faseraustausch innerhalb der Brusthöhle bei den Wiederkäuern nicht so sehr bei den einzelnen Arten dieser Tiere verschieden, als vielmehr bei den einzelnen Individuen auch der gleichen Art. Oft vollzieht er sich einfach durch eine streckenweise Verschmelzung der Brustvagi, die sich dann kurz vor dem Zwerchfelldurchtritt wieder in zwei Stämme sondern. Auch bestehen hier noch zahlreiche andere Möglichkeiten dieses Überkreuzaustausches (Abb. 93).

In dieser Überkreuzversorgung liegt offensichtlich eine *doppelte Sicherung für die zentrale Innervation des Magens.* Denn auch nach Verletzung oder bei funktionellem Ausfall z. B. des rechten Halsvagus würden noch beide Bauchvagusstämme auf dem Wege des linken Vagus ihre Impulse vom Gehirn her weiter beziehen.

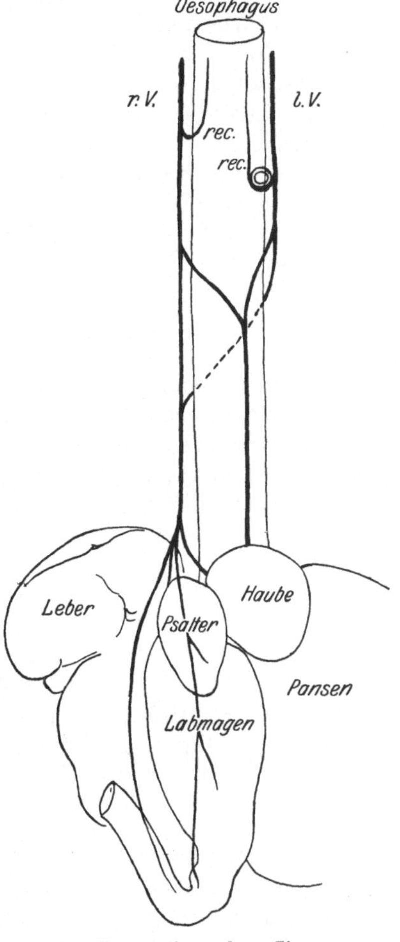

Abb. 93.   Vagussystem des Ziegenmagens. *r V* rechter, *l V* linker Halsvagusstamm, *rec* Nervus recurrens vagi. Der linke Bauchvagusstamm geht hinter der Haube vorbei zur Rückseite des Pansen. Der rechte verzweigt sich in den Haubennerven, den Psalter-Labmagen-Nerv und den an der Leber vorbeiziehenden langen Pylorusnerven. (Nach MANGOLD und KLEIN.)

b) Der Halsvagus.

Daß dies wirklich der Fall ist, ergab sich aus unseren *Versuchen mit Durchschneidung des rechten oder des linken Halsvagus an lebenden Schafen.*

Die nach diesem operativen Eingriff in den ersten Tagen bestehende Störung des Wiederkauens und der Futteraufnahme hatte bereits ELLENBERGER[54] beobachtet. Bei unseren Schafen, denen lediglich der rechte oder der linke Halsvagus durchschnitten war, trat das Wiederkauen nach 3—5 Tagen wieder auf, und die Tiere entwickelten sich in normaler Weise weiter.

Da hiernach die einseitige *Halsvagusdurchschneidung*, auch wenn sie auf der rechten Seite erfolgt, durchaus keine nachhaltige oder gar tödliche Wirkung hat, so wie es nach der Durchschneidung des rechten *Bauch*vagus der Fall ist, so genügen für die Aufrechterhaltung der lebensnotwendigen Funktionen des rechten Bauchvagus also auch allein diejenigen Nervenfasern, die ihm durch die in der Brusthöhle stattfindende Faserkreuzung vom *linken* Halsvagus aus zugehen und seine zentrale Versorgung mit Erregungsimpulsen vom Gehirn aus weiter gewährleisten.

Und doch besteht *eine gewisse funktionelle Ungleichwertigkeit der beiden Halsvagusstämme* hinsichtlich ihres Einflusses auf die Magenbewegungen. Dies ergab sich aus unseren *Versuchen mit künstlicher Reizung des rechten und linken Halsvagus.*

Wenn nämlich der rechte und linke Vagus am Halse bei gleichzeitiger Beobachtung der durch die Bauchschnittoperation freigelegten Magen abwechselnd elektrisch gereizt werden, so zeigt sich, daß zur Erzielung von Kontraktionen der *Haube* beim rechten Halsvagus schwächere elektrische Ströme genügen als bei Reizung des linken. Diese größere motorische Wirksamkeit des rechten Halsvagus kann nur so gedeutet werden, daß der *rechte Bauchvagus, der die Bewegungsnerven für die Haube liefert,* trotz jener Überkreuzversorgung eben doch seine Fasern vorwiegend aus dem rechten Halsvagus bezieht. Aber nach Durchschneidung des rechten Halsvagus, sowie auch des linken Bauchvagus genügen noch die natürlichen oder durch elektrische Reizung hervorgerufenen Erregungen vom linken Halsvagus her, um die Kontraktionen der Haube auszulösen.

Von jedem der beiden Halsvagi aus konnten wir auch Kontraktionen im *Vorhof und Pansen und im Labmagen* bis zum Pylorus hervorrufen. Wahrscheinlich führt der *linke Halsvagus hauptsächlich Fasern für den Pansen,* und zwar durch Vermittlung des linken Bauchvagus, der ja auch nach dem anatomischen Bilde ganz vorwiegend der Nervenstamm für den Pansen ist.

c) Der Bauchvagus.

Diese Arbeitsteilung der beiden Bauchvagusnerven stellt eine zweite Gesetzmäßigkeit dar, durch die sich die Vagusinnervation des Magens bei den Wiederkäuern in bemerkenswerter Weise grundsätzlich von derjenigen bei den übrigen Säugetieren unterscheidet.

Die funktionelle Zweiteilung besteht darin, daß *der rechte* (ventrale) *Bauchvagus der motorische Nerv für Haube, Psalter und Labmagen, der linke* (dorsale) *dagegen derjenige für den Pansen ist.* Am deutlichsten wird sie dadurch erwiesen, daß die *Durchschneidung des rechten Bauchvagusstammes mit Sicherheit tödlich wirkt, während die des linken nur vorübergehend geringe Störungen verursacht.* Während die Vagusstämme am Halse einander hinsichtlich ihrer Magenwirkung noch vertreten und ersetzen können, ist dies bei den Bauchvagusstämmen nicht mehr der Fall.

Wir konnten diese Arbeitsteilung zwischen beiden Bauchvagi mittels *Reizung und Durchschneidung der beiden Bauchvagusstämme* und ihrer an die einzelnen Mägen herantretenden Äste experimentell nachweisen. Aus ihrem anatomischen Verlaufe allein war das exklusive Verhalten des ventralen und dorsalen Bauchvagus nicht sicher zu erschließen, da die Wirkung der im Bereiche des Magens hier und da noch stattfindenden Verbindungen oder Überkreuzungen von Nervenästen, die aus den beiden Bauchvagi herstammen, ohne physiologische Prüfung nicht einwandfrei beurteilt werden kann (s. z. B. die Abb. 93).

Der linke Bauchvagus. Bei mechanischer oder elektrischer *Reizung* des innerhalb der Bauchhöhle gleich unterhalb des Zwerchfells (s. Abb. 94) aufgesuchten *linken (dorsalen) Bauchvagus* kann man Kontraktionen am Vorhof, an der Haube und am Pansen, nicht aber auch solche am Labmagen, hervorrufen. Am Pansen sahen wir totale Zusammenziehungen des rechten Pansensackes, der sich dabei auch als Ganzes oralwärts hinaufzog, und schwächere des linken Pansensackes.

Die Durchschneidung des linken Bauchvagusstammes gleich unterhalb des Zwerchfells, nach der wir die Bauchhöhle wieder verschlossen und die Tiere weiter am Leben ließen, um ihr Gedeihen und eventuelle Schädigungen durch die Vagotomie festzustellen, hatte bei einem Schafe, nachdem das auch hierbei anfänglich verschwundene Wiederkauen am vierten Tage wieder eingetreten war, keinerlei bemerkbare Folgen, weder auf die Futteraufnahme und -verwertung, noch auf die Gewichtskurve. Bei diesen Tieren bestand, da schon vorher der rechte Halsvagus durchschnitten war, überhaupt nur noch die gekreuzte Verbindung vom linken Halsvagus zum rechten Bauchvagus. Dies erwies sich aber für die Verdauung und Ernährung als völlig ausreichend, wie die noch sechs Monate lang fortgesetzte Beobachtung ergab.

Selbst für die *Entwicklung des Magens*, insbesondere des Pansens, wie auch des ganzen Tieres, ist der linke Bauchvagus entbehrlich und genügt der rechte. Dies konnten wir an einem Zicklein nachweisen, dem wir schon am sechsten Lebenstage den linken Bauchvagusstamm durchschnitten und das wir dann noch fünf Monate lang beobachteten.

Der rechte (ventrale) Bauchvagus besitzt dagegen für die Ernährung und Gesundheit des Wiederkäuers lebenswichtige Funktionen.

Seine Verzweigungen bilden für sich ein ganzes System (s. Abb. 65, 93, 94). Von dem am Zwerchfellsdurchtritt meist noch einheitlichen Stamme des rechten Bauchvagus geht zunächst ein unbedeutendes Ästchen zum Pansen hinüber; medial schließt sich dann ein selbständiges Ästchen für den

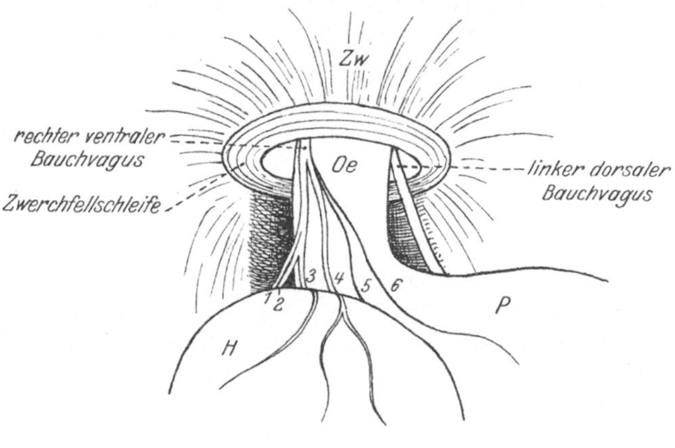

Abb. 94. Durchtritt des Oesophagus *Oe* durch das Zwerchfell *Zw.* Zwerchfellmuskelring (Zwerchfellschleife) schematisiert dargestellt. Äste des rechten ventralen Bauchvagusstammes: *1, 2* Psalter-Labmagen-Nerv, *3, 4* Nerven zur Haube *H*, *5* zum Vorhof, *6* zum Pansen *P*. (Nach MANGOLD und KLEIN.)

Vorhof an (Abb. 65, 94). Dann kann ein für Vorhof und Haube gemeinsamer Ast sich anreihen. Und am weitesten nach rechts geht aus dem rechten Bauchvagus dann noch ein dickeres Nervenpaket hervor, das sich seinerseits wieder in einen *Haubennerven und einen Psalter-Labmagen-Nerven* teilt.

Bei elektrischer Reizung des gemeinsamen rechten Bauchvagusstammes können dementsprechend Kontraktionen in allen diesen Magenteilen auftreten. Am Pansen erstrecken sie sich nur auf das kleine Versorgungsgebiet jenes unbedeutenden Ästchens. Der *Pansen* erhält eben seine ganze Innervation vom *linken* Bauchvagus her. Durch Reizung der Vorhofästchen konnten wir alleinige Kontraktion des Vorhofs erzielen und dadurch den Vorhof als *einen funktionell selbständigen Magenabschnitt* erweisen.

Reizung des Haubennerven führt zu ein- oder zweizeitigen Totalkontraktionen der Haube, diejenige von einzelnen Ästchen auch zu Teilkontraktionen und oberflächlichen Pendelbewegungen der Haubenmuskulatur.

Der *Psalter* wird zum Teil von Ästen des Haubennerven innerviert, dessen Reizung träge Psalterbewegungen auslöst, die der Haubenkontraktion mit längerer Latenz folgen. Die stärksten Psalterkontraktionen lassen sich aber vom Psalter-Labmagen-Nerven aus hervorrufen; sie treten als langsame totale konzentrische tetanische Zusammenziehungen des Psalters ohne peristaltischen Charakter auf, die während der Reizung bestehen bleiben und danach ebenso langsam wieder der Dilatation Platz machen (vgl. S. 186).

Über die Ausbreitung des Nervensystems in der Psalterwand haben die histologischen Untersuchungen von Ellenberger [52, 53] ergeben, daß sich in den muskulösen Blättern Nervennetze befinden, die häufig ganglionäre Anschwellungen zeigen, und daß zwischen der Längs- und Kreisfaserschicht der Außenwand des Psalters und in der Submucosa Nervennetze liegen, an denen er ganglionäre Anschwellungen nicht finden konnte. Ganz vereinzelt sah er aber in der Psalterwand Haufen multipolarer Ganglienzellen.

Durch Reizung jenes langen Psalter-Labmagen-Nerven (s. Abb. 93) erzielten wir ferner vor allem Kontraktionen des *Labmagens*, die sich zunächst auf den Fundusteil erstrecken und von dort peristaltisch fortschreiten können. Reizung der einzelnen auf den Labmagen übergehenden Äste ruft in deren einzelnen Verzweigungsgebieten lokalbleibende Kontraktionen hervor.

Die *Nervenversorgung des Labmagens* erweist sich als komplizierter wie die der übrigen Mägen.

Wir konnten durch anatomische Untersuchungen am Magen von Rind, Schaf und Ziege folgende fünf verschiedene Nerven feststellen, die alle vom rechten Bauchvagus her zum Labmagen führen:
1. Der lange Psalter-Labmagen-Nerv.
2. Der kurze Psalter-Labmagen-Nerv.
3. Der lange Pylorusnerv.
4. Der lange Labmagennerv an der Pansengrenze.
5. Der Nerv, der unter dem Übergang zwischen Haube und Psalter hindurch zum Labmagen tritt.

Dieser überragenden Bedeutung des ganzen Systems, das der *rechte Bauchvagus* mit allen von ihm ausgehenden Ästen bildet, entspricht nun auch die Wirkung seiner totalen oder teilweisen Durchschneidung.

Die teilweise, nur einige Äste erfassende *Durchschneidung* hat verschiedene Folgen, die sich je nach ihrem Umfange bis zum tödlichen Ausgange steigern können. Störung des Wiederkauens und der Freßlust, Erschwerung oder Verhinderung des Ructus, Erbrechen, Schluckpneumonie, Auftreten der Antralfurche bis zur Antralstenose, Stenose der Öffnung zwischen Haube und Psalter, und schließlich völliger Abschluß des Pylorus (Pylorusstenose) bezeichnen die Erscheinungen, die wir bei Schafen, die wir nach Ausführung der intraabdominalen Durchschneidung der beiden oder auch nur des rechten Bauchvagus weiter beobachteten, im Laufe der folgenden Wochen feststellen konnten.

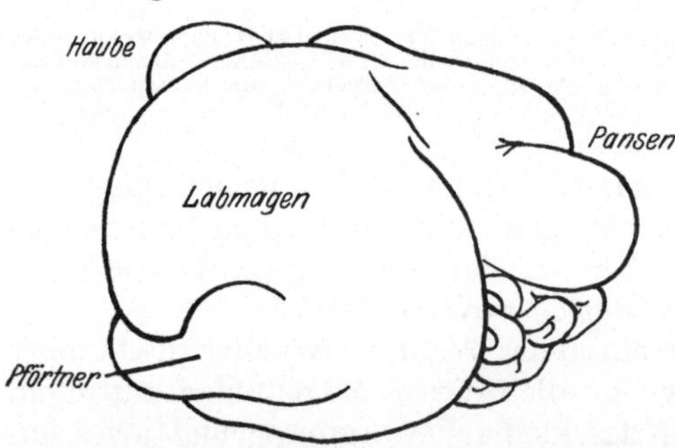

Abb. 95. Enorme Dilatation des Labmagens infolge Pylorusstenose nach totaler Durchschneidung des rechten Bauchvagusstammes. (Nach Mangold und Klein.)

Abgesehen von der Schluckpneumonie, die sich wohl durch Anlegung einer Luftröhrenfistel vermeiden ließe, ist die schwerwiegendste und sicher zum Tode führende Folge der Durchschneidung des rechten Bauchvagus die *Pylorusstenose*. Diese bedingt es, daß die Tiere infolge der Unmöglichkeit, den Mageninhalt an den Darm weiterzugeben, bei vollem Magen und besonders bei enorm angefülltem und dilatiertem Labmagen, aber mit völlig leerem Darm, im Laufe einiger Wochen an Inanition zugrunde gehen (Abb. 95).

Nach unseren Befunden dürfen wir vermuten, daß besonders der „lange Pylorusnerv" (s. Abb. 93), der, dem Ramus hepaticus vagi anderer Säugetiere entsprechend, an der

Leber entlang laufend zum Pylorus übertritt, ohne eigentlich dabei den Labmagen selbst zu berühren, derjenige Ast des rechten Bauchvagus ist, durch dessen Durchtrennung hauptsächlich die Pylorusstenose bedingt wird. Durch seine Ausschaltung kommt offenbar die bis dahin vorhandene Hemmungswirkung in Wegfall, die sonst den Schließmuskelapparat am Pylorus zur Erschlaffung und dadurch zur Freigabe des Weges zum Darm veranlaßt, und es kommt nun eine ungehemmte konstriktorische und tonisch den Pylorus verschließende Einwirkung ins Übergewicht. Nach Analogie mit den Erfahrungen bei anderen Säugetieren würde diese tonische Erregung auf den *Nervus sympathicus* zu beziehen sein, der nach Wegfall seines Antagonisten zur unbeschränkten Herrschaft gelangt.

Hierin würde zugleich der einzige

2. Einfluß des sympathischen Nervensystems auf den Wiederkäuermagen

liegen, der bisher, wenn auch nur indirekt, nachgewiesen ist. Über die, wie schon aus dem soeben geschilderten Ergebnis zu schließen ist, außerordentlich große Bedeutung des Sympathicus für die Verdauungsfunktionen der Wiederkäuer ist sonst nichts bekannt, da noch gar keine Versuche darüber angestellt wurden. Nur MARSCHALL hat an frisch getöteten Schafen den Halssympathicus und auch den Splanchnicus gereizt, ohne indessen dabei irgendwelche Bewegungen an den einzelnen Magenabteilungen beobachten zu können.

Eingehendere anatomische und histologische Untersuchungen über den Nervus sympathicus der Wiederkäuer hat J. FISCHER[68] an der Ziege ausgeführt.

VII. Das Wiederkauen (Ruminatio).

Einige Zeit nach der Beendigung der Futteraufnahme tritt bei den Wiederkäuern, die ja von dieser merkwürdigen Eigentümlichkeit ihren Namen tragen, das Wiederkauen auf und wiederholt sich dann in mehreren *Wiederkauperioden*.

1. Die Wiederkauperioden.

a) Die Eintrittszeit des Wiederkauens nach der Futteraufnahme.

Für das zeitliche Auftreten der ersten Wiederkauperiode lassen sich keine bestimmten, einheitlichen Angaben machen. Denn die erste Wiederkauperiode tritt bald kurze Zeit nach Beendigung der Futteraufnahme, bald erst einige Stunden nach derselben ein. Im allgemeinen soll sich das Wiederkauen nachmittags früher einstellen als vormittags. Nach RUPPERT[168] schwankt die Zeit von der Fütterung bis zum Wiederkauen bei Wiederkäuern des Zoologischen Gartens zwischen zehn Minuten und acht Stunden. Nach ELLENBERGER[55] beträgt dieses Zeitintervall zwischen Fütterung und Wiederkauen bei *Schafen* 20—45, beim *Rinde* 30—70 Minuten. Auf die physiologische Bedeutung der zwischen Futteraufnahme und Beginn des Wiederkauens eingehaltenen Pause, die darin liegt, daß das Wiederkauen nach einer gewissen Erweichung des Futters im Pansen viel wirksamer sein kann, wurde bereits in der Einleitung hingewiesen.

Diese Zeiten wie auch die Dauer der einzelnen Wiederkauperioden sind nun von verschiedenen Einflüssen abhängig.

Der Einfluß von Ruhe und Bewegung auf die Eintrittszeit des Wiederkauens. Am leichtesten tritt das Wiederkauen bei völliger Ruhe der Tiere ein, nachdem sie sich niedergelegt haben. Sie befinden sich dabei in einem Zustande „behaglicher Schläfrigkeit" (VEITH). Sie können aber bekanntlich auch im Stehen wiederkauen. Gewisse Wiederkäuerarten scheinen sogar das Stehen dabei zu bevorzugen, wie SCHNEEBERGER[188] es für die Zebus angibt. Auch in der Bewegung können die Tiere wiederkauen; so gewöhnen sich Zugtiere daran, auch im langsamen Schritt zu ruminieren. Jede lebhaftere Bewegung aber stört das Wiederkauen und unterbricht es für eine gewisse Zeit (z. B. WOLFF[244]).

Beim Wiederkauen im Liegen ruhen die Tiere bald nach der rechten, bald nach der linken Seite geneigt; die rechte Seite schien Schneeberger bei den Tieren im Zoo bevorzugt zu werden.

In eingehender Weise hat Poehlmann[160] an zwei Kühen, einem Schaf und einer Ziege den Einfluß der Körperbewegung auf das Wiederkauen untersucht, indem er die Tiere zu verschiedenen Tageszeiten täglich je $^1/_2$ Stunde bis zu zweimal drei Stunden herumführte und dann beobachtete. Die Anzahl der Kaubewegungen für einen Wiederkaubissen und die dafür erforderliche Zeit erwiesen sich nach körperlicher Bewegung unverändert. Infolge länger andauernder Bewegung trat aber eine deutliche Abnahme der Wiederkauperioden und der Anzahl der Kaubewegungen für einen Bissen ein. Im allgemeinen wurde das Wiederkauen durch die körperliche Bewegung aufgehoben. Wenn die Tiere infolge dieser Störungen nicht zum Wiederkauen nach der Fütterung kamen, so holten sie es zu anderen Tageszeiten oder während der Nacht nach. Bei sehr langer Dauer der Bewegung nahmen sie aber auch während derselben das Wiederkauen wieder auf. Bei leichter und nicht zu lange anhaltender körperlicher Arbeit tritt durch die Verschiebungen der Wiederkauzeiten keine Beeinträchtigung der Verdauung ein.

Der Einfluß der Fütterungsart. Belz[10], der in seinen Beobachtungen an einundvierzig Rindern, sechs Ziegen und elf Schafen auf eine durchschnittliche Eintrittszeit des Wiederkauens von $^3/_4$—$^5/_4$ Stunden kam, sah bei Tieren, die in einer Großbrauerei standen und hier reichlich mit Trebern gefüttert wurden, die Rumination durchschnittlich erst nach $1^1/_2$—$1^3/_4$ Stunden einsetzen. Er betont hiernach den Einfluß der Art des Futters; bei trockner Pflanzennahrung (Heu) soll das Wiederkauen früher beginnen als bei weniger der mechanischen Bearbeitung bedürftigem Futter.

Weiter beobachtete Belz auch einen *Einfluß des Hungers* auf diese Zeit. Hunger verzögert das Eintreten der Rumination nach der ersten neuen Futteraufnahme; nach $1^1/_2$ tägigem Hungern dauerte es bei einer Kuh fast zwei Stunden statt wie sonst $^3/_4$—$^5/_4$ Stunden, und bei einem Schafe drei Stunden und 20 Minuten von der Futteraufnahme an, bis ruminiert wurde; Belz nimmt an, daß durch diese Fütterung nach dem Hungern noch nicht der gewohnte Füllungszustand des Pansens erreicht wurde, und sieht hier einen neuen Beweis dafür, daß erst ein gewisser *Füllungszustand des Pansens* das Wiederkauen in normaler Zeit auslöst.

Auch Werner[236] fand das Einsetzen der Rumination am Morgen nach einem Hungertage bei Rindern sehr verspätet.

b) Die Zahl und Dauer der Wiederkauperioden

ist ebenfalls von der *Art des Futters* abhängig; Ellenberger[55] rechnet für Rinder und Schafe bei gewöhnlicher Fütterung 40—50 Minuten für eine Wiederkauperiode, wonach dann wieder eine Pause eintritt; bei Heu- oder Strohfütterung vollzieht sich die Rumination täglich in 6—8 Wiederkauperioden von 40—50 Minuten Dauer, wobei im ganzen etwa 50—60 kg Panseninhalt ruminiert werden. Belz und Werner sahen bei Rindern, die nur morgens und abends ihr Futter erhielten, und ebenso bei Schafen und Ziegen, im allgemeinen nur 4—6 Wiederkauperioden mit einer Dauer von je 20—30 Minuten; bei Arbeitstieren richten sich die Zeit, Zahl und Dauer der Wiederkauperioden nach den arbeitsfreien Zwischenräumen. Bei Ziegen betrug die Dauer je 35—45 Minuten. Bei Ziegen sind aber die einzelnen Wiederkauperioden oft sehr kurz, weil diese Tiere sich dabei leicht ablenken lassen und zwischendurch auch wieder etwas Futter aufnehmen. Nach Sommer sollen Schaf und Ziege öfter und schneller ruminieren als das Rind, und bei ihnen die einzelne Wiederkauperiode von kürzerer Dauer sein als bei der Kuh. Bei Wiederkäuern des Zoo beträgt sie 10—50 Minuten (RUPPERT). WERNER konnte bei Rindern einen beträchtlichen *Einfluß der Futtermengen auf Zahl und Dauer der Wiederkauperioden* feststellen. Schon bei Verringerung der täglichen Rationen um $^1/_4$—$^3/_4$ verkürzten sich die Kauperioden auf 20 Minuten, während sich die Zahl der einzelnen Mahlbewegungen bei einem Tier erhöhte, bei dem andern aber erniedrigte. Auch bei Schafen verkürzte sich bei Herabsetzung der Futtermengen die Wiederkauperiode und stieg die Zahl der Kaubewegungen. Ziegen dagegen zeigten nur geringe Veränderungen ihrer Wiederkautätigkeit.

Die *Pausen* zwischen den einzelnen Wiederkauperioden werden als sehr wechselnd bezeichnet.

Die *Gesamtdauer der Wiederkauperioden* eines Tages wird im allgemeinen auf etwa die gleiche Zeit geschätzt wie die tägliche Futteraufnahme.

c) Die Zahl der Kaubewegungen für jeden Wiederkaubissen.

Von allen verschiedenen Daten, die sich überhaupt beim Wiederkauen feststellen lassen, ist diese Zahl weitaus am häufigsten von den Beobachtern berücksichtigt worden. Die Größe und Schwankungsbreite dieser Zahl wird aber von den einzelnen Autoren sehr verschieden angegeben.

So rechnet HAUBNER[93—95] 30—50, GURLT[85] beim Rind 20—30, bei Schaf und Ziege 40—50, GALLÉ 30—80, WEISS[234] 30—90, HARMS[91] 30—70, MÜLLER[151] 50—60, ELLENBERGER beim Rind 30—50 und ausnahmsweise 70—90, beim Schaf 50—60 Kaubewegungen auf einen Wiederkaubissen, FRIEDBERGER und FRÖHNER im Durchschnitt 60.

BELZ erhielt für erwachsene Rinder im Durchschnitt 49, für Kälber 55—66, für Schafe 78, für Ziegen 60 Kaubewegungen für jeden Wiederkaubissen. WERNER fand beim Rinde 47 (30—63), bei der Ziege 63 und beim Schaf 68 Mahlbewegungen pro Bissen. RAUCH[162] beobachtete ähnliche Zahlen; nach seinen Angaben braucht durchschnittlich das Rind 50, das Schaf 60, die Ziege 64 Kaubewegungen für jeden Bissen.

Mehrfach wird angegeben, daß diese Zahl mit zunehmendem *Alter* abnehme (GAUDENZI[74]). BELZ fand aber alte Kühe mit sehr hohen und junge mit sehr niedrigen Zahlen.

Näheres über den *Einfluß der Beschaffenheit des Futters* auf diese Zahl ist noch nicht festgestellt worden.

Größere systematisch geordnete Beobachtungsreihen über die Zahl der Kaubewegungen beim Wiederkauen eines Bissens sind anscheinend nur an Wiederkäuern des Zoologischen Gartens durchgeführt, wie sie hier in der Tabelle 22 nach SCHNEEBERGER[188] und RUPPERT[168] zusammengestellt sind.

Verschiedene *Einflüsse auf den Rhythmus des Kauens beim Wiederkauen* wurden von LUPPATTELLI[126] untersucht, und zwar bei Rindern morgens nach Auf-

Tabelle 22. Zahl der Kaubewegungen für einen Wiederkaubissen.
(Nach SCHNEEBERGER und RUPPERT.)

Tierart	Zahl der Wiederkaubewegungen		Verweildauer in Sekunden
Hausrind	49		
Zebu, erwachsen . . .	49	34—70	50
,, jung	66	50—74	52
Bison, männlich . .	53	35—61	69
,, weiblich . . .		33—85	
Wisent, männlich . .	39	24—39	56
,, weiblich . .		42—70	
Ind. Büffel, männlich	59	34—54	65
,, ,, weiblich		50—108	
Yak	42	27—48	48
Gemsbüffel, männlich	33	25—41	33
,, weiblich		24—47	
Gnu	44	34—50	47
Giraffe, männlich .	52	27—60	54
,, weiblich . .		48—79	
Kamel	34	19—55	42
Dromedar	39	32—49	38
Lama	92	76—110	66
Alpaka	51	39—67	44
Vicunha	63	40—63	28
Haus- u. Wildschafe .		35—85	30—78
Hirsche		34—104	30—103
Antilopen		28—63	22—68

nahme von 1 kg Heu. Unterschiede in der *Belichtung* hatten kaum einen Einfluß; nachts erwies sich aber die Frequenz der Kaubewegungen als größer. Ebenso stieg die Frequenz mit sinkender Außentemperatur. Die Unterschiede waren aber nur gering.

Einen deutlichen Einfluß übt nach Rauch und Spranger[207] die Frequenzsteigerung der *Pansenbewegungen* aus, wie sie z. B. durch Massage erzielt werden kann; hierdurch werden dann die Kaubewegungen beschleunigt und vermehrt und die gesamte Wiederkauzeit des Tages erhöht.

Die Pause zwischen je zwei Bissen wird auf 3—5 Sekunden angegeben (Ellenberger-Scheunert, Belz). Nach Werner und Rauch dauert sie beim Rind etwa 5, beim Schaf 7—8 und bei der Ziege 10 bzw. 5—11 Sekunden.

d) Die Verweildauer eines Wiederkaubissens

im Maule wird auf $^1/_3$—$^3/_4$ Minute angegeben (Ellenberger und Scheunert S. 247[59]). Nach Belz[10] übt die *Beschaffenheit des Futters* auf das Verweilen in der Maulhöhle keinen wesentlichen, immerhin aber doch einen nachweisbaren Einfluß aus, indem je nach der Art des Bissens einige Mahlbewegungen mehr oder weniger gemacht werden. Heu oder Runkelrüben blieben ungefähr gleich lang.

Bei Schafen betrug diese Zeit 65—75 Sekunden, bei Ziegen 70 Sekunden. Nach Werner[236] betrug diese Zeit beim Rinde 51, bei Ziege und Schaf 42 Sekunden, nach Rauch[162] entsprechend 62 und 42—47 Sekunden. Bei der Ziege, und allgemein bei jungen Tieren, variierte diese Zeit beträchtlich, weil diese Tiere infolge ihrer leichten Ablenkbarkeit häufiger das Wiederkauen unterbrechen. Nach de Bruin[22] beträgt jene Verweildauer beim Rinde 18—33 Sekunden, nach Belz 40—65 Sekunden, im Mittel 53 Sekunden.

Über die Verweildauer bei nichtdomestizierten Wiederkäuern enthält die Tabelle 22 nach Schneeberger[188] eine Zusammenstellung.

Über die *Art der einzelnen Kaubewegung beim Wiederkauen* wurde schon auf S. 112 berichtet.

2. Der physiologische Mechanismus des Wiederkauaktes.

Das Wiederkauen ist den Beobachtern seit alters her als ein höchst komplizierter Vorgang erschienen, an dem sich die verschiedenen Organe und Mechanismen beteiligen sollten. Und sie haben in vergangenen Zeiten so vielerlei Meinungen darüber geäußert, daß schon vor nunmehr rund 100 Jahren Haubner schreiben konnte, es dürfte wohl an der Zeit sein, daß die Mehrzahl der bisher hierüber aufgestellten Ansichten „endlich einmal eine genügende Widerlegung finden". Auch seit Haubner aber hat fast jeder neue Autor einem anderen Teilvorgange, den er vor oder gleichzeitig mit dem Wiederkauakte beobachtete, die Hauptrolle dabei zugeschrieben. Daher ist auch in jeder Beschreibung, die sich in einem Lehrbuch oder einer Dissertation von dem Wiederkauakte findet, dieser je nach den gerade darüber erschienenen Arbeiten wieder anders dargestellt. Hierbei betreffen die Differenzen in erster Linie das Geheimnis der *Bildung und des Aufsteigens (Rejektion) des Wiederkaubissens.*

Auch ich bin wieder in der Lage, eine neuartige Darstellung des Wiederkauaktes hinsichtlich der Rejektion geben zu müssen, die sich auf neue Untersuchungen stützt, die noch nirgends verwertet werden konnten, weil sie soeben erst veröffentlicht wurden. Ich glaube aber dabei das Glück zu haben, daß diese Arbeiten von Czepa und Stigler[34, 35], die ich zugrunde legen kann, so einwandfreie Beobachtungen bringen, daß meine Beschreibung nicht zu ebenso ephemärer Vergänglichkeit verurteilt zu werden braucht, wie es den Darstellungen zahlreicher verdienstvoller Forscher ergangen ist. Selten wohl hat sich die Wahl der geeigneten Methode so bewährt und belohnt wie hier, wo in dunkler Tiefe des Tierkörpers sich abspielende Vorgänge, die trotz der Anwendung der verschiedensten sinnreichen und mühevollen Verfahren zur experimentell physiologischen Untersuchung ihres Ablaufs in völliger Undurchsichtigkeit verharrten, durch die Röntgenbeobachtungen von CZEPA und STIGLER am ruhenden Tiere durchsichtig gemacht wurden und sich ein uraltes Problem mit einem Schlage erhellte.

Unsere Darstellung über

a) Die Rejektion der Wiederkaumasse

wird daher zweckmäßig, um das klare Bild nicht von vornherein zu verwirren, von diesen neuen Erkenntnissen ausgehen und nicht von der Entwicklung der älteren Forschungsergebnisse; auf diese soll vielmehr erst anschließend eingegangen werden, soweit sie heute noch anerkannte Tatsachen enthalten und soweit es die historische Gerechtigkeit erfordert.

Die Röntgenbeobachtungen von CZEPA und STIGLER an Ziegen, die nach Aufnahme von Kontrastbrei oder von Heu mit Bariumsulfat, stehend oder auf einem Untertische liegend seitlich durchleuchtet wurden, hatten vor allem ein sehr überraschendes Ergebnis hinsichtlich der *Bildung des Wiederkaubissens*. Für diese hatte man bisher der Reihe nach fast sämtliche Teile des Wiederkäuermagens einzeln verantwortlich gemacht, die Schlundrinne, Haube, den Pansen, Pansenvorhof, Teile des Zwerchfells und den untersten Teil der Speiseröhre. Nun löst sich der Widerstreit der Ansichten nach CZEPA und STIGLERS Untersuchung in ebenso einfacher wie verblüffender Weise dadurch, daß *eine Bissenbildung vor der Rejektion gar nicht stattfindet*. Der rejizierte Brei hatte niemals Bissenform. Bis dahin hatte man es sich immer so vorgestellt, daß zuerst in den obersten Magenteilen am unteren Eingang der Speiseröhre unter Abpressen von Flüssigkeit eine bestimmte Menge Panseninhalt abgegrenzt, nach unten abgekniffen und in den Oesophagus geschoben wird, und daß dieser Bissen unverändert als Wiederkaubissen rejiziert die Maulhöhle erreicht, wo dann erst noch etwas Flüssigkeit abgepreßt würde.

Nach Eintritt des Bissens in die Mundhöhle treten zuweilen am Halse sichtbare Wellenbewegungen auf. Dies wird von MÜLLER (s. BELZ[10]) auf das Abpressen von Flüssigkeit und auch von ELLENBERGER auf das Zurückfließen von Flüssigkeit bezogen, während DE BRUIN[22] diese Bewegung als Abschlucken des Speichels auffaßt.

Nur WESTER[238] verlegte die Bissenbildung in den untersten Teil des Oesophagus selbst, von dem er sich die Vorstellung gebildet hatte, daß er die Ansaugung einer entsprechenden Futtermasse aus dem Magen bewirken könne. In wesentlich anderem Sinne spielt allerdings der Oesophagus bei dem Wiederkauakt die Hauptrolle.

Nach CZEPA und STIGLER zeigt das Röntgenbild „mit absoluter Sicherheit, daß *der Oesophagus das am Wiederkauen weitaus am meisten beteiligte Organ ist*".

Hierzu muß bemerkt werden, daß sich die Speiseröhre sowohl in ihrem ganzen Halswie Brustteil vom Magen bis zum Maul sehr gut am Röntgenschirm beobachten läßt, wenn der Ziege oder dem Schafe in den oberen Halsteil des Schlundes ein Schlauch eingeführt und durch diesen Kontrastflüssigkeit eingegossen wird. Hierbei macht der Oesophagus infolge der Reizung durch den Schlauch Würgebewegungen, die den Bewegungen beim Wiederkauen sehr ähnlich sind. Das Röntgenbild (s. Abb. 96) zeigt beim stehenden Tiere den Oesophagus als ein langes Band, das in eine obere, mehr vertikale und mit Luft gefüllte Hälfte im Halsteile und eine untere, mehr horizontale und mit Kontrastbrei gefüllte oder wenigstens beim Einfüllen damit belegte, dem unteren Hals- und dem Brustteil entsprechende Hälfte unterschieden werden kann.

Wenn sich das Tier in Seitenlage auf einem Untertisch befindet und hierbei von unten nach oben, also auch wieder seitlich, durchleuchtet wird, so erscheint der Oesophagus nicht nur zur halben, sondern in ganzer Länge schwarz, weil die Kontrastflüssigkeit jetzt den ganzen Oesophagus an seiner unteren Wand bedeckt, während die Luft überall in der oberen Hälfte des Querschnitts darübersteht. Da der Oesophagus dann also in ganzer Länge als dunkles Band erscheint und die Beobachtung seiner Bewegungen daher leichter ist als am stehenden Tiere, wurden die Untersuchungen des Wiederkauaktes größtenteils am in Seitenlage befindlichen Tiere ausgeführt.

Während der Rejektion erscheint nur der Oesophagus vom Magen bis zum Maul als breites, dunkles Band, also in seiner unteren Querschnittshälfte der ganzen Länge nach mit dem aus dem Magen eingetretenen Kontrastbrei gefüllt.

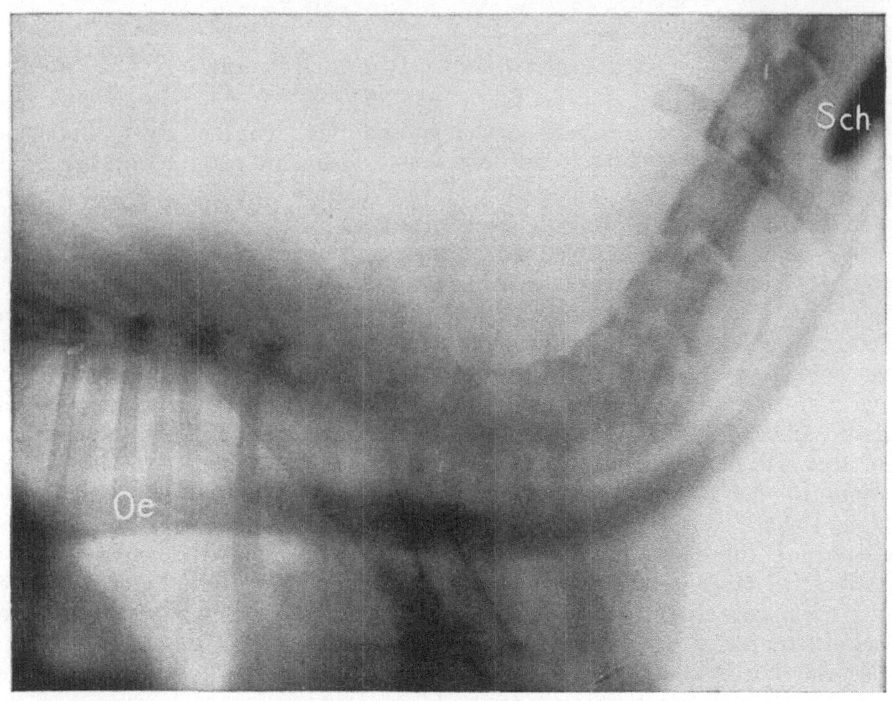

Abb. 96. Speiseröhre der erwachsenen Ziege im Röntgenbild. *Sch* Schlauchende im oberen Halsteil des Oesophagus. *Oe* Brustteil des Oesophagus. Die Speiseröhre ist vom Halsteil bis zu ihrem Zwerchfellende mit Kontrastmasse gefüllt. (Nach Czepa und Stigler.)

Dabei bewegen sich die Konturen dieses Bandes mit sehr großer Geschwindigkeit auseinander und wieder aufeinander zu. Die Ränder können in der ganzen Länge der Speiseröhre zusammenschlagen und ebenso rasch wieder auseinandertreten; diese Verengerungen und Erweiterungen können aber auch streckenweise auftreten.

Diese schnellen Kontraktionen des Oesophagus der Wiederkäuer sind insofern physiologisch durchaus verständlich, als er in seinem ganzen Verlaufe nur aus quergestreiften Muskelfasern besteht, während glatte Muskelzellen erst an der Kardia auftreten und von hier an die inneren Lagen bilden, während in den äußeren Schichten sich quergestreifte Fasern noch über Haube und Pansen und im Bereich der Schlundrinne ausbreiten (Rubeli[167]).

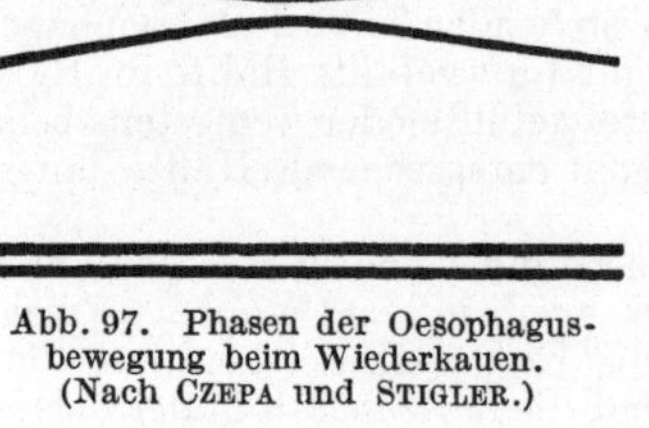

Abb. 97. Phasen der Oesophagusbewegung beim Wiederkauen. (Nach Czepa und Stigler.)

Für den *Rejektionsvorgang* charakteristisch erwiesen sich folgende Bewegungsphasen (siehe auch Abb. 97):

1. Der Oesophagus erscheint zunächst als ein vom Magen bis zum Maul reichendes parallelwandiges Band.

2. Die Ränder des Oesophagus schlagen in der Mitte zusammen, er verengt sich also zunächst in seiner Mitte.

3. Der Oesophagus verengt sich der ganzen Länge nach.

4. Er erweitert sich wieder stark der ganzen Länge nach.

5. Er verengt sich wieder in der Mitte.

Die erste Verengerung in der Oesophagusmitte bewirkt eine Trennung seines Inhaltes, indem der größte Teil davon, noch ehe er das Maul erreicht hat, ebenso wie er emporgestiegen ist, als formloser Brei wieder in den Magen zurückbefördert wird. Diese Rückbeförderung von rejiziertem Brei oder von aus diesem ausgepreßter Flüssigkeit erfolgt also durch aktive Oesophagusperistaltik und nicht etwa nur durch die Schwerkraft; letzteres konnte noch dadurch erwiesen werden, daß diese Rückbeförderung in ganz der gleichen Weise auch bei einem, mit Kopf und Hals tiefer als Brust und Bauch auf den Untertisch gelegten Schafe, hier also gegen die Richtung der Schwerkraft, vor sich ging.

Nach diesen Feststellungen von CZEPA und STIGLER wird also der „Wiederkaubissen" nicht schon vor oder bei dem Eintritt der zu rejizierenden Masse in den Oesophagus gebildet. Es tritt vielmehr eine ungeformte Menge von Mageninhalt in die Speiseröhre ein, und diese selbst ist es, die durch ihre von der Mitte ausgehende Kontraktion einen Teil dieser Rejektionsmasse bis ins Maul befördert; dieser wird hier erneut *durchgekaut und formt sich dann erst zu einem Bissen*, der wieder abgeschluckt wird.

Diese von CZEPA und STIGLER am Röntgenschirm beobachteten *Kontraktionen der Speiseröhre* stimmen augenfällig mit denjenigen überein, die bei Säugetieren nach operativer Freilegung des Oesophagus sowohl am Halse wie innerhalb der eröffneten Brusthöhle beobachtet und besonders durch Reizung des Vagus oder der vom Vagussystem an die Speiseröhre übertretenden Nervenäste hervorgerufen werden können. Bei Wiederkäuern liegen derartige Versuche wohl noch nicht vor. Doch bei Hunden und Kaninchen konnte ich[136, 137] mit INAOKA[101] die motorische Innervation des Oesophagus in seinem Hals- und Brustteile genau untersuchen. Am auffälligsten waren uns dabei erstens die am Oesophagus auf lange Strecken hin oder in seinem ganzen Verlauf auftretenden *Totalkontraktionen*, durch die er sich in einen eng zusammengepreßten Schlauch verändert; und zweitens die Erscheinung der „*Kontraktionszentren*", die sich darin äußerte, daß sich bestimmte, meist an denselben typischen Stellen liegende Teile des Oesophagus in örtlich begrenzter tetanischer Zirkulärkontraktion einen breiten Schnürring bildeten, der sich über einige Zentimeter Länge des Oesophagus erstreckte. Von hier aus konnte dann die Kontraktion nach oben und unten in der Speiseröhre sich bei weiterer Nervenreizung als mehr oder minder weit ausgedehnte Totalkontraktion ausbreiten. Diese Kontraktionen waren ausgesprochen tetanische und hielten während der Dauer der Nervenreizung an, ganz so wie wir das für die Haube des Wiederkäuermagens beschrieben (s. S. 132).

Diese tetanischen Kontraktionen unterscheiden sich somit von den peristaltisch fortschreitenden Bewegungen beim Schluckakt.

Als besonders typisch trat in unseren Versuchen am Hund und Kaninchen bei Reizung des Vagus am Halse ein solches, *im obersten Abschnitt des Brustoesophagus gelegenes Kontraktionszentrum* hervor. Ein derartiges Kontraktionszentrum bildete jeweils ein punctum fixum, während die Nachbarabschnitte von oben und unten her durch Längskontraktion zu ihm herabgezogen wurden.

Die Analogie zu CZEPA und STIGLERS Röntgenbefunden am *Oesophagus der Wiederkäuer während der Rejektion* scheint mir deutlich zu sein. Auch hier war es in der Mitte der Speiseröhre ein *Kontraktionszentrum*, das sich, der Lage nach etwa dem von uns im obersten Brustteil beobachteten entsprechend, zunächst als breiter Schnürring zusammenzog, und von hier aus schritt die Kontraktion des Oesophagus nicht als peristaltische Welle nach einer Seite hin fort, sondern

die Zusammenziehung breitete sich als tetanische Kontraktion nach oben und
unten bis zur Totalkontraktion des ganzen Oesophagus aus. Hierdurch aber
muß die eine, abwärts von jenem Kontraktionszentrum liegende Hälfte der
Oesophagusfüllung zurück in den Magen ausgestrichen werden, während die kopfwärts gelegene Hälfte mit schnellem Ruck in das Maul gepreßt wird. Hierbei
ist die vom Kontraktionszentrum aus beiderseits fortschreitende tetanische
Totalkontraktion nur von kurzer Dauer, im Gegensatze zu jener, die wir beim
Hunde durch Vagusreizung während der Dauer dieser Reizung gewissermaßen
fixieren konnten. *Eine eigentliche Peristaltik ist aber hiernach auch bei der Rejektion
nicht vorhanden.*

In dieser Hinsicht ist ferner bemerkenswert, daß nach den anatomischen Verhältnissen
die Speiseröhre der Wiederkäuer von der sonst üblichen zylindrischen Form abweicht. Wie
Rubeli[167] feststellte, tritt nämlich beim Rinde eine *Verengerung* des Rohres am unteren
Ende des oberen Drittels auf, und ist die Wand in der Höhe dieser *verengten Stelle* verdickt.
Von hier nach abwärts nimmt das Schlundrohr allmählich an Weite zu. Auch bei der Ziege
besteht eine solche verengte und hier besonders nach oben scharf begrenzte Stelle, und zwar
etwa in der Mitte des Oesophagus. Beim Schafe konnte er allerdings keine Verengerung
beobachten und nimmt die Wandstärke allgemein von oben nach unten zu.

Vielleicht läßt sich in derartiger Verengerung des Oesophagus und Verdickung seiner
Wand das anatomisch präformierte Substrat für jenes *Kontraktionszentrum* erblicken, das
bei der Rejektion eine so wichtige Rolle spielt.

Man kann gegen unsere Heranziehung der experimentellen Ergebnisse am
Oesophagus des Hundes, zum Ersatz des bisherigen Mangels besonderer physiologischer Versuche an der Speiseröhre der Wiederkäuer, nicht einwenden, daß
ein solcher Vergleich nicht statthaft wäre. Denn, wie die Erfahrungen über das
Wiederkauen beim Menschen lehren, sind besondere anatomische und physiologische Einrichtungen im Gebiete der Speiseröhre zum Wiederkauen nicht erforderlich.

Schneeberger[188] hat bereits auf die vollkommene Analogie zwischen der beim Menschen unter pathologischen, und bei den Tieren unter physiologischen Verhältnissen auftretenden Rumination hingewiesen. Hierbei konnte er sich besonders auf eingehende Röntgenbeobachtungen von Bruegel[21] an einem ruminierenden Menschen stützen; während
flüssige Nahrung hier glatt in den Magen gelangte, stauten sich grobzerkleinerte Speisen in
einer während der Nahrungsaufnahme wachsenden Erweiterung der Speiseröhre über dem
Zwerchfell und wurden in einzelnen, meist geballten, teils trockenen, teils mit Flüssigkeit
gemischten Bissen zur weiteren Zerkleinerung in den Mund zurückgebracht; diese, auch
hier unwillkürlich und reflektorisch lediglich durch eine Aktion des Oesophagus erfolgende
Rejektion konnte willkürlich unterdrückt werden.

Bei der menschlichen Rumination kann die Rejektion aber auch mit Mageninhalt
ausgeführt werden (z. B. Abraham[2], Mausbacher[148]), wie ferner noch andere Fälle der
medizinischen Literatur beweisen, in denen zum Teil auch willkürlich Mageninhalt in den
Mund zurückgebracht werden konnte.

b) Der Wiederkauakt als Reflex.

Daß das Wiederkauen völlig vom Nervensystem beherrscht wird, ist auf
experimentell-physiologischem Wege eindeutig bewiesen. *Durchschneidungs- und
Reizungsversuche am Nervus Vagus*, der der Bewegungsnerv für Speiseröhre und
Magen ist, haben diese Tatsache sichergestellt. Schon Flourens[70] und Ellenberger[54] haben gezeigt, daß die Durchschneidung des beiderseitigen Vagus am
Halse die Fähigkeit zum Wiederkauen aufhebt. Ellenberger fand, daß die
Durchschneidung des Halsvagus, wenn sie nur auf einer Körperseite stattfindet,
nicht das Wiederkauen lähmt. Ich konnte mit Klein[138] diese Versuche erweitern
und auf die innerhalb der Bauchhöhle zum Magen tretenden Vagusstämme aus-
dehnen. Durchschneidung nur des rechten oder linken unterbricht, wie schon
die einseitige Durchschneidung des Vagus am Halse, das Wiederkauen für einige
Tage; diese Unterbrechung dauerte in unseren Versuchen an Schafen, wenn der

linke Bauchvagus durchtrennt war, nur vier Tage, beim rechten dagegen, der allein für die Magenfunktionen lebenswichtig ist (s. S. 198), dauerte sie 10—18 Tage. Die beiderseitige Durchschneidung der Bauchvagi hob ebenso wie die der Halsvagi die Rumination sofort unwiderbringlich auf.

Die Unterbrechung des Wiederkauens bei einseitiger und seine Aufhebung durch beiderseitige Durchschneidung des Vagus am Halse könnte, nach der integrierenden Beteiligung der Oesophaguskontraktionen an der Rejektion, schon genügend durch die als Folge der Vagotomie auftretende Oesophaguslähmung erklärt werden.

Da aber die gleiche Wirkung auch eintritt *nach Durchschneidung der Bauchvagusstämme*, wobei die oberhalb dieser Stelle liegende Speiseröhre in ihrer Nervenversorgung nicht beeinträchtigt wird, so ist hier das Wiederkauen auch ohne Lähmung des Oesophagus gestört bzw. aufgehoben. Die Ursache muß also noch anderswo liegen, und die *Betätigung des Oesophagus bei der Rejektion ist nicht der einzige Teilvorgang des Wiederkauaktes, der vom Nervensystem abhängt.*

An dreierlei andere Nerveneinflüsse wäre hier zu denken. Zunächst im Anschlusse an die Auffassung zahlreicher Autoren, wonach der „Wiederkaubissen" durch aktive Beteiligung der einen oder anderen je nach der Meinung verschiedenen Magenabteilung durch die Kardia in den unteren Oesophagus hineingeschoben wird, daran, daß die motorischen Funktionen des Magens, wie wir ja zeigen konnten, durch die beiderseitige Durchschneidung der Bauchvagi empfindlich gestört werden (s. S. 198).

Diese Erklärung wird aber hinfällig durch die Feststellung von CZEPA und STIGLER, wonach alle ihre röntgenologischen Beobachtungen mit Sicherheit ergeben, daß der Rejektion in der Regel weder eine Pansen- bzw. Atrium- noch eine Haubenkontraktion unmittelbar vorhergeht, daß also das Futter nicht durch Kontraktion eines dieser Magenteile in den Schlund gehoben wird (S. 47[35]).

Zweitens wäre an die Möglichkeit zu denken, daß durch die doppelseitige intraabdominale Vagotomie der Übertritt von Rejektionsmasse dadurch verhindert wird, daß die *Kardia* als einziger Zugang vom Magen in den Oesophagus nicht offen steht und sich nicht mehr öffnet. Dieser Gedanke hat viel Wahrscheinlichkeit für sich, obgleich er nicht unmittelbar experimentell bewiesen ist. Es gelten hier die gleichen Argumente, mit denen ich das Ausbleiben der Ruktus nach der Nervendurchschneidung erklärt habe (s. S. 218). Was für die Ruktus gilt, die normalerweise schon bei geringem Gasdruck im Pansen durch die Kardia in den Oesophagus entweichen, muß natürlich ebenso für den flüssigen oder breiigen Teil des Panseninhalts gelten.

So drängt alles zu der Auffassung, daß *für den Übertritt einer Rejektionsmasse in den Oesophagus nach doppelter Vagotomie ein dauernder Verschluß der Kardia das Hindernis bildet,* und daß diese normalerweise, wie es z. B. von AGGAZZOTTI[3] angegeben wurde, aus mancherlei Gründen aber nicht sehr wahrscheinlich ist, dauernd geöffnet ist, oder aber, was das wahrscheinlichere ist, ebenso wie für jeden Schluckakt so auch für jede Rejektion durch einen besonderen nervösen Mechanismus reflektorisch geöffnet wird. Daß hierbei wieder der Vagus die Hauptrolle spielt, würde eben daraus hervorgehen, daß nach seiner Totaldurchschneidung die Kardia verschlossen bleibt.

Drittens — und dies bildet nur eine Erweiterung der bezüglich der Kardia gegebenen Erklärung, läßt sich aber auch experimentell belegen — wird die Lähmung des Wiederkauens durch die beiderseitige Vagotomie am Halse oder in der Bauchhöhle dadurch verständlich, daß der *Wiederkauakt ein vom Magen her selbst ausgelöster Reflexvorgang ist, bei dem der Vagus sich nicht nur effektorisch als motorischer Nerv für Oesophagus und Kardia, sondern auch als zentripetaler sensibler Nerv beteiligt.*

Mit Klein und Meltzer S. 48[138] habe ich den Vagus als afferenten Teil des Reflexbogens beim Wiederkaureflex nachweisen können. Unsere Versuche bezogen sich dabei allerdings auf das Kauen und die ihm folgende Schluckbewegung, nicht auch auf die Rejektion. Mehrfach konnten wir durch elektrische Reizung des rechten Bauchvagus bei Schafen Serien von Kaubewegungen erzielen; und bei zwei Ziegen ergab übereinstimmend die Reizung des intakten linken Bauchvagusstammes oder nach seiner Durchschneidung die seines zentralen Stumpfes, nicht aber die seines peripheren Stumpfes, prompt einsetzende und nach Aufhören der Reizung nur langsam abklingende Kaureflexe, die aus einer größeren Anzahl zum Teil auch seitlich ausholender Kieferschläge bestanden. Bei einer alten Ziege schloß sich diesen Kauserien manchmal eine Schluckbewegung an.

Daß die zentralwärts gerichtete Erregung des Vagus Kauen und Schlucken auslöst, was nur über das Kau- und Schluckzentrum im verlängerten Marke möglich ist, beweist, daß der *Vagus für den Kau- und Schluckreflex zentripetale Fasern* führt, und macht es wahrscheinlich, daß dasselbe *auch für die Rejektion* der Fall ist. Normalerweise würden diese Vaguserregungen in der Magengegend entstehen, und nach Analogie mit vielen anderweitigen physiologischen Erfahrungen durch die *Reize des Füllungsdruckes* in den Vormägen bedingt werden. So wie z. B. eine zu starke Magenfüllung beim Menschen den Brechreflex auslöst, so wird auch der Rejektions- und Wiederkaureflex vom Magen aus hervorgerufen. Nach Durchtrennung der Vagi bleibt er aber trotz stärkster Erhöhung des Füllungsdruckes durch die stagnierenden Futtermassen (s. S. 198) aus.

Vielleicht darf ein Beweis für den Füllungsdruck im Magen als auslösenden Reiz nicht nur für die Rejektion sondern auch für das dieser folgende reflektorische Kauen darin gesehen werden, das, wie Czepa und Stigler berichten, nach zweitägigem Hungern im allgemeinen die Kaubewegungen ausblieben und der rejizierte Bissen sofort wieder abgeschluckt wurde.

Auch Versuche von Wester[238] können noch zur Bestätigung herangezogen werden. Ihm gelang es beim Rinde mit Magenfistel, durch sanfte mechanische Reizung der Umgebung der Schlundrinne, z. B. mit einem langen metallenen Löffel, Wiederkauen, und bei einem Tiere auch durch kurzdauernden kräftigen Druck auf die Psalterbrücke an der Basis der linken Schlundrinnenlippe, jedesmal Wiederkaubewegungen, sowie Kontraktion des Zwerchfells und der Speiseröhre, auszulösen.

c) Der Eintritt der Rejektionsmasse in die Speiseröhre

setzt zwei Bedingungen voraus, die in verschiedener Weise erfüllt sein könnten. *Erstens muß die Kardia offen sein.* Daß sie immer offen steht, ist, wie erwähnt, höchst unwahrscheinlich. Vielmehr ist sie wohl gewöhnlich geschlossen und öffnet sich nur beim Schlucken und für die Rejektion. Sie muß sich also öffnen. Daß sie dies rein mechanisch unter einer Druckwirkung vom Magen her tut, ist, wie später noch ausgeführt wird (s. S. 217), nicht anzunehmen. Sie muß sich also aktiv öffnen: dies kann nur durch Nachlassen des Tonus ihrer als Schließmuskel (Sphincter) wirkenden Muskulatur geschehen, und dies kann offenbar nur reflektorisch unter Vermittlung des Vagus eintreten. Der den *Kardiaöffnungsreflex* auslösende Reiz liegt vermutlich im Füllungsdruck des Mageninhalts. Es müßten aber im einzelnen noch die hierbei wirksamen Reize und Mechanismen untersucht werden.

Die zweite Bedingung für den Eintritt der Rejektionsmasse ist eine *Druckdifferenz zwischen Magen und Oesophagus.* Hier entsteht nun sogleich die Frage, ob eine irgendwie erzeugte *aktive Steigerung des Magendruckes* nötig ist, um nach

Öffnung der Kardia die Rejektionsmasse in den Oesophagus zu treiben. Dies scheint bisher die allgemeine Überzeugung der Autoren zu sein; denn die meisten haben bei den Versuchen, die Rätsel des Wiederkauaktes zu lösen, die weitaus größten Bemühungen darauf konzentriert, nach demjenigen Organ zu suchen, das den Wiederkaubissen in die Speiseröhre hinüberdrückt, und haben als solches bald Haube oder Pansen, bald die Bauchpresse oder das Zwerchfell angesprochen, oder aber Ansaugung durch den negativen Druck im Thorax oder den Oesophagus selbst dafür verantwortlich gemacht.

Mir scheint eine irgendwie aktiv oder passiv erzeugte Drucksteigerung im Magen oder -Herabsetzung im Oesophagus für den Übertritt der Rejektionsmasse nicht oder mindestens zunächst nicht unbedingt *erforderlich.* Ein Druckgefälle muß natürlich vorhanden sein; das ist aber auch schon der Fall, wenn bei vollem Magen und leerem Oesophagus die Kardia sich öffnet. Dies geht aus den topographisch anatomischen Verhältnissen unzweifelhaft hervor. Denn die Speiseröhre verläuft in ihrem ganzen Brustteil bei den vierfüßigen Tieren ziemlich horizontal und

mündet bei den Wiederkäuern auch ungefähr oder genau horizontal in den Magen ein. Dazu kommt noch, daß diese Einmündung nicht in Höhe der höchsten Magenteile stattfindet, sondern in einem immerhin wesentlich tieferen Niveau, als den am weitesten dorsal liegenden obersten Konturen des Pansens entspricht. Von dieser Tatsache kann man sich leicht durch unsere, nach Röntgenbildern von Czepa und Stigler wiedergegebenen

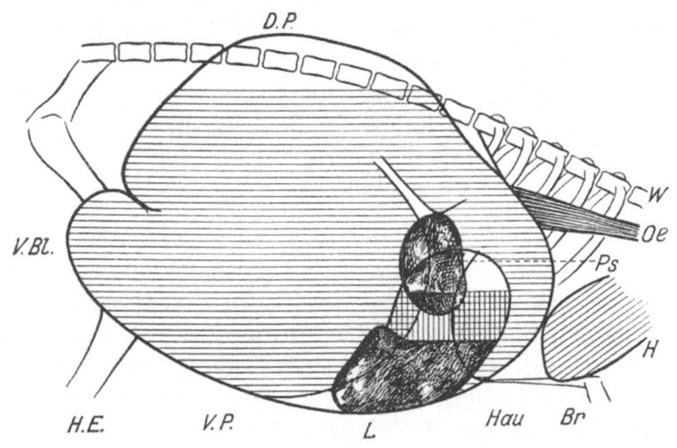

Abb. 98. Wiederkäuermagen im Röntgenbild (schematisiert). *W* Wirbelsäule. *Oe* Oesophagus, *H* Herz, *H E* hintere Extremität, *V P* ventraler, *D P* dorsaler Pansensack mit Luftblase, *L* Labmagen mit Luftblase. Über dieser der Psalter (schwarz). (Nach Czepa und Stigler.)

Abbildungen (s. Abb. 98) überzeugen, ferner aber auch nach zahlreichen Abbildungen der anatomischen Werke (z. B. Martin[146] Abb. 161 S. 282, 163 S. 285, 166 S. 288a).

Nach diesen rein anatomischen Verhältnissen muß also, sobald die Kardia sich öffnet, wenn der Oesophagus nicht als spastisch kontrahiert angenommen werden soll, infolge des Druckgefälles zwischen Magen und Oesophagus ohne weiteres etwas von dem flüssigen oder breiigen Inhalt des Magens in die Speiseröhre übertreten. Mindestens der horizontal laufende Brustteil der Speiseröhre müßte sich hierdurch bereits füllen. Bei unseren Hauswiederkäuern verläuft auch der Halsteil des Oesophagus ziemlich horizontal und müßte sich also ebenfalls füllen. Czepa und Stigler sahen bei der Rejektion ziemlich den ganzen Oesophagus im Röntgenbild als schwarzes Band; dabei war aber die obere Querschnittshälfte des Oesophagus seiner ganzen Länge nach, wie sie berichten, zunächst mit Luft gefüllt. Eine vollständige Füllung des Oesophagus mit Mageninhalt ist also bei der Rejektion nicht anzunehmen. Es muß ein Übertritt von Mageninhalt genügen, der so weit geht, daß ein Teil davon bis über jenes *Kontraktionszentrum* hinausgeht, von dem aus die Wiederkaumasse in das Maul und das übrige wieder zurück in den Magen geschoben wird. Wenn bei erhobenem Kopfe wiedergekaut wird, würde das natürliche Druckgefälle zwischen Magen und Oesophagus wohl auch noch ausreichen, um die Rejektionsmasse weit genug in den Oesophagus vorzuschieben. Vielleicht ist dann die in das Maul gelangende Wiederkaumasse auch kleiner; vielleicht helfen auch dann erst, wie auch unter sonstigen erschwerenden Umständen, aktive Druckkräfte nach, wie es z. B. Czepa und Stigler S. 53[35] von der Wirkung der Bauchpresse berichten, die beim hungernden Tiere um so mehr herangezogen wird, je leerer ihr Magen wird. Vielleicht ist letzteres auch ständig bei langhalsigen Wiederkäuern, wie Kamel und Giraffe, der Fall. Über alle diese Einzelheiten wissen wir noch nichts.

Jedenfalls geht aber doch wohl aus dem Gesagten hervor, daß *eine irgendwie erzeugte aktive Drucksteigerung auf der einen oder Ansaugung auf der anderen Seite für den Übertritt der Rejektionsmasse durch die Kardia nicht postuliert zu werden braucht* und daher nicht angenommen werden muß, solange sie nicht bewiesen ist. Und das ist trotz aller mühevoller Untersuchungen der Autoren nicht einwandfrei gelungen und wird auch wohl nicht gelingen, weil diese Fragestellung und Arbeitshypothese wahrscheinlich eine falsche war, ebenso wie auch die Annahme, daß der „Wiederkaubissen" erst in irgendeinem dem Oesophagus benachbarten Magenteile „geformt" werden müsse, um dann in die Speiseröhre befördert zu werden.

Den schönen Röntgenbeobachtungen von Czepa und Stigler verdanken wir es, wenn sich heute die Fragestellung wesentlich vereinfacht und weiteres Suchen nach Dingen, die nicht vorhanden sind, erspart bleibt.

d) Hilfsmechanismen bei der Rejektion der Wiederkaumasse.

Um indessen nicht einseitig die Möglichkeit jeder *aktiven Mithilfe bei der Beförderung der Rejektionsmasse in den Oesophagus* unberücksichtigt zu lassen, wollen wir kurz die von den Autoren hierfür in Betracht gezogenen oder dem Anscheine nach auch experimentell nachgewiesenen Mechanismen überblicken.

Die angebliche Beteiligung von Pansen, Haube und Schlundrinne an der Bissenbildung und Rejektion. Die bisherigen Autoren haben fast sämtlich, im Gegensatze zu unseren vorstehenden Ausführungen, eine besondere *Bissenbildung* und eine treibende Kraft, die den Wiederkaubissen in den Oesophagus hineinschiebt, angenommen. Die schon 1837 von Haubner S. 95 u. 97[93] dargelegten Gedankengänge blieben unwidersprochen. Er postulierte eine Trennung des Futterbissens von der Gesamtmasse durch einen Mechanismus, durch den diese Futterportion losgerissen, abgerundet und zu einem Bissen geformt wird. Auch hält er es für einen Mißgriff anzunehmen, daß der Futterbissen einzig und allein durch das Sichöffnen der Schlundmündung in den Schlund eintreten könnte (eine Möglichkeit, die merkwürdigerweise bis zu unseren vorstehenden Ausführungen anscheinend kaum wieder diskutiert wurde); es bedürfe hierzu offenbar vielmehr noch einer von hinten her auf ihn einwirkenden Kraft, einer Treibkraft.

Als die treibende Kraft sind von den ältesten Autoren teils die Zusammenziehungen des Pansens allein (Burgelat, Chabert, Toggia — in ähnlichem Sinne geben auch Schalk und Amadon[169] wieder an, daß der das Wiederkauen einleitenden Inspiration eine Haubenkontraktion vorangehe —), teils die von Pansen und Haube gemeinsam (Buffon, Vitet, Schwabe, vgl. 93), angesehen worden, eine Vorstellung, die selbst in neuster Zeit noch bei Lloyd[119] wiederkehrt. Ersteres versuchte bereits Haubner zu widerlegen (93, S. 75) durch den Hinweis auf die vermeintlich geringe Kontraktionskraft des Pansens und besonders auf die Größe der Hauben-Pansenöffnung, durch welche natürlicherweise der Futterbissen weit eher in die Haube, als in die so bedeutend engere Schlundmündung eintreten würde. Auch eine gleichzeitige und vereinte Aktion von Pansen und Haube zur Eintreibung eines so abgemessenen Teiles ihres Inhalts in die enge Schlundmündung fand schon Haubner berechtigter Weise unvorstellbar. Überdies konnte dann auch Luchsinger[123] mit der durch eine Pansenfistel eingeführten Hand bei der Rejektion keine aktive Beteiligung von Pansen und Haube verspüren. Wie endlich CZEPA und STIGLER sahen, findet die Rejektion ganz unabhängig von den Kontraktionen dieser Magenteile statt, und auch WESTER fand die Haubenkontraktion entbehrlich. Insbesondere konnte WESTER S. 70[238] an der Fistelkuh zeigen, daß bei Anwendung des als Ruminatorium geltenden Atropinum sulfuricum Haube und Pansen völlig gelähmt werden und ihre Bewegungen einstellen, daß aber trotz des nun stillstehenden Magens sogar in beschleunigtem Tempo wiedergekaut wurde, wenn auch nicht in normaler Weise, so doch mit regelrechter Bissenbildung. Weiter kann noch angeführt werden, daß auch nach den Beobachtungen von SOMMER[205] die *Rejektion* fast nie im Verlaufe einer Pansenbewegung, sondern meist einige Sekunden vor dem Beginn einer solchen erfolgt und der ganze Ruminationsvorgang vor Beginn einer neuen Kontraktion zu Ende ist.

Auch eine dem Eintritt in die Schlundröhre vorausgehende *Bissenbildung* bezeichnet bereits HAUBNER S. 113, 115[93] als unhaltbar. Er meint vielmehr, daß die Schlundöffnung (Kardia) selbst es sei, die die eingetretene Futterportion von der Gesamtfuttermasse abtrenne und als Bissen abgrenze, und zwar einfach dadurch, daß die Kardia sich nun wieder schließt. Auf diese Vorstellung kommt, anscheinend selbständig, auch HARMS[91] wieder zurück, indem er schreibt, daß sich nach Eintritt der Futtermasse der Schlund kontrahiere und dabei einen Teil des Futters als Bissen abtrenne, der nun durch sofort eintretende — wie er meint, antiperistaltische — Bewegungen des Oesophagus nach der Maulhöhle geschafft werde. HARMS sieht den Pansen nur insofern beteiligt, als die Rejektionsmasse allein aus seinem Inhalt stamme. Wie man sieht, begegnen sich diese Auffassungen von HAUBNER und HARMS bereits sehr nahe mit der durch CZEPA und STIGLER begründeten Tatsache, daß die *Bissenbildung erst innerhalb des Oesophagus* stattfindet.

Die übrigen Autoren haben aber immer wieder nach einem sich schon *vor* der Rejektion abspielenden Mechanismus der Bissenbildung gesucht. DAUBENTON[37] (vgl. FLOURENS und HAUBNER) hatte als Organ für Bissenbildung und Rejektion allein die Haube angesehen. Auch neuerdings kann man noch in einem Lehrbuch lesen, daß der nochmals in das Maul gelangende Panseninhalt vorher in der Haube in Bissen geformt würde (BRUCHHOLZ[20]).

Dies hatte bereits FLOURENS widerlegt, indem er durch eine Pansen- bzw. Haubenfistel eingehend ein Stück von der Haube wegschnitt oder sie durch Annähen an die Bauchwand befestigte und trotzdem noch ungestörtes Wiederkauen und Bissenrejektion beobachtete. Diese Versuche wurden von DE BRUIN[22] bestätigt.

FLOURENS sah nun statt dessen in der *Schlundrinne* das Spezialorgan für die Bildung und Rejektion des Bissens. Dies konnte aber von COLIN[30] widerlegt werden, der, ebenso wie später auch HARMS, die beiden Lippen der Schlundrinne vernähte und hierauf nach vorübergehender Störung, das Wiederkauen unverändert fand.

In neuester Zeit hatte ich mit KLEIN S. 48[138] dem *Hauben-Pansenvorhof*, nachdem wir diesen als funktionell selbständigen Abschnitt des Wiederkäuermagens experimentell nachgewiesen hatten, die Aufgabe der treibenden Kraft für den Übertritt der Rejektionsmasse in den Oesophagus zugeschrieben. Auch diese, rein theoretisch gewonnene Auffassung scheint durch CZEPA und STIGLERS Röntgenbeobachtungen hinfällig geworden zu sein, da diese Autoren in der Regel der Rejektion weder eine Pansen- noch Hauben- noch auch Atriumkontraktion vorangehen sahen, während gerade das Spiel der Vorhofsbewegungen sonst am Röntgenschirm besonders deutlich in die Erscheinung trat.

HAUBNER[93] nahm mit der, von ihm selbst aber auch noch als vorwiegend hypothetisch bezeichneten Auffassung eine vermittelnde Stellung ein, indem er die Rejektion auf eine Aktion der Haube und Schlundrinne mit Unterstützung durch die *Bauchpresse* zurückführt.

Die Beteiligung der Atmungsorgane an der Rejektion. Die als *Bauchpresse* bezeichnete Kontraktion der Bauchmuskulatur, die bei der Ausatmung als Hilfsmechanismus dient, wurde von FLOURENS sogar als Hauptfaktor für die Rejektion angesehen; denn wenn er das Rückenmark so durchschnitt, daß dadurch die Bauchmuskeln gelähmt werden mußten, so wurde die Tätigkeit zum Wiederkauen aufgehoben, während dies nach weiter caudalwärts ausgeführter Durchschneidung des Rückenmarks nicht eintrat. Auch HAUBNER sah in der Bauchpresse eine Hilfe für die Rejektion, und zwar durch Steigerung der Magenkontraktion.

Wir wissen heute aber sicher, daß eine Beteiligung der Bauchpresse für die Rejektion nicht unentbehrlich ist und nur bei gelähmtem Zwerchfell mithelfend einwirkt (SCHEUNERT

S. 391[176]); und auch nach Czepa und Stiglers neuesten Beobachtungen betätigt sich die Bauchpresse nur in seltenen Ausnahmefällen, z. B. wie schon erwähnt, bei zu geringem Füllungsdruck im Pansen.

Nach Flourens hob die beiderseitige Lähmung des *Zwerchfells* durch Phrenicusdurchschneidung das Wiederkäuen nicht auf, schwächte es nur ab. Auch Colin[30] sah die Rolle des Zwerchfells nur als nebensächlich an, und wies zugleich nach, daß auch der *Verschluß der Stimmritze* nicht zur Rejektion nötig sei, da Kühe auch nach Luftröhrenschnitt ungehindert wiederkauen. Der Glottisschluß tritt zwar jedesmal beim Rejektionsakt ein, hat aber nur die Bedeutung, den Eintritt von Rejektionsmasse in die Luftröhre zu verhindern (Wester[238], Scheunert[176]).

Allgemeine Übereinstimmung hinsichtlich der Beteiligung der Atmungsorgane bei der Rejektion herrscht darin, daß bei *Beobachtung der äußeren Erscheinungen beim Wiederkauen als erstes eine Inspiration* erfolgt, der erst nach der Rejektion wieder eine Exspiration, und zwar eine verstärkte Rejektionsexspiration, wie Schneeberger sie nennt, folgt, wonach dann die Atmung in gleichmäßiger Weise weitergeht. Jene initiale Inspiration braucht nach Czepa und Stigler nicht allzu tief zu sein, doch wird der Atem dann kurze Zeit in der Inspirationsstellung angehalten, wobei das Zwerchfell festgestellt und die Glottis geschlossen ist. Das Zwerchfell kontrahiert sich dabei unmittelbar vor der Erweiterung des Oesophagus, also vor der Rejektion, jedoch durchaus nicht maximal und verharrt in Inspirationsstellung so lange, als die Erweiterung des Oesophagus anhält (Czepa und Stigler[35]). Diese Fixierung des Zwerchfells sollte nach Haubner den Zweck haben, dem Magen einen festeren Stützpunkt zu geben.

Chauveau meinte, daß durch die inspiratorische Zwerchfellstellung der negative Druck im Thorax so verstärkt würde, daß hierdurch Mageninhalt in die innerhalb des Brustkorbes liegende Speiseröhre angesaugt werde; die Verminderung des Thoraxdruckes wurde dann auch experimentell von Toussaint[224] nachgewiesen, der zugleich das Aufsteigen des Wiederkaubissens von außen mittels eines an den Halsteil des Schlundes angedrückten Gummiballons graphisch registrierte und den intrathorakalen Druck von der Trachea aus und außerdem noch pneumographisch die abdominale Atmung aufzeichnete. Trotz alledem konnte das Ergebnis experimentell durch Foa[71] widerlegt werden, der das Wiederkauen auch bei eröffnetem Thorax auftreten sah, wobei dann also eine *Ansaugung durch einen negativen Thoraxdruck* ausgeschlossen ist.

Im Anschluß an die Methodik und Ergebnisse von Toussaint haben unlängst Bergman und Dukes[12] neue Versuche über die Rejektion durchgeführt, in denen sie die dabei stattfindenden Änderungen des Lungendruckes, die Bewegungen der Brustwand, des Bissens im Schlund, die Druckänderungen im Pansen und Mastdarm, die Luftbewegung in der Nase und die Kaubewegungen graphisch registrierten. Sie ergänzten diese Untersuchung noch durch Beobachtungen an einer Kuh mit permanenter Pansenfistel, die das Wiederkauen auch dann nicht einstellte, wenn sich der untersuchende Arm im Innern des Pansens und der Haube befand. Hierdurch konnten diese Autoren bestätigen, daß der Panseninnendruck im Moment der Rejektion nicht erhöht ist, Pansen- oder Haubenbewegungen und auch die Schlundrinne nicht beteiligt sind, auch der intraabdominale Druck nicht erhöht ist, demnach auch die Bauchpresse nicht beteiligt zu sein braucht. Andererseits fanden sie aber, daß die Rejektion von starkem Absturz des intrapulmonalen Drucks, von einer Inspirationsbewegung und Glottisschluß begleitet ist. Hierin glaubten sie, die *Annahme der Rejektion durch Aspiration* bestätigt zu sehen, worin sie durch die mit dem Finger von innen her gefühlte Saugwirkung der Kardia, die sogar kleine, mit der Hand geformte Bissen absaugte, bestärkt wurden.

Ferner sind in neuerer Zeit auch von Wester noch ähnliche Versuche an Rindern mit gleichzeitiger Registrierung der Magenbewegungen, der Rejektionsakte und der intrathorakalen Druckschwankungen vorgenommen worden, mit dem Ergebnis, daß die Ansaugung im Brustkorb nicht genügt, um die Rejektion der Futtermasse zu bewirken. Auch eine intraabdominale Druckerhöhung war bei der Rejektion gar nicht nachzuweisen. Wester kommt aber dann doch auf eine *Ansaugung als wirkende Kraft* für den Übertritt von Rejektionsmasse in die Speiseröhre zurück, und sieht dieselbe durch eine, nach dem Magen hin offene, *Trichterbildung im untersten Oesophagusteile* bedingt. Der Mechanismus dieser Trichterbildung durch Kontraktion der Längsmuskulatur und Entspannung der Ringmuskulatur des nächst der Kardia gelegenen Oesophagusabschnitts ist nach allgemeinen Erfahrungen über die Bewegungen der glattmuskeligen Hohlorgane physiologisch nicht ganz verständlich. Auch haben Czepa und Stigler S. 45[35] diesen bauchwärts erweiterten Trichter am Kardiaende des Oesophagus während des Wiederkauens nie bestätigen können, weder beim Beginne noch in einer anderen Phase der Rejektion. Vielmehr sahen sie im Gegenteile das Zwerchfellende des Oesophagus zu Beginn der Rejektion oft verjüngt, während sie bei Würgebewegungen den Oesophagus an der Kardia in steter, sehr rascher Bewegung und auch manchmal trichterförmig erweitert sehen konnten, bald mit bauchwärts, bald mit kopfwärts geöffnetem Trichter.

Nach unseren obigen Ausführungen kamen wir ja auch zu dem Schluß, *daß für den Übertritt der Rejektionsmasse weder eine besondere treibende, noch auch ansaugende Kraft* postuliert zu werden braucht und daß das schon durch die anatomischen Verhältnisse bedingte *Druckgefälle zwischen Pansen und Oesophagus* genügen muß, um bei geöffneter Kardia Rejektionsmasse in letzteren hineinzuschieben. Diese neue Auffassung scheint mir durch die soeben skizzierte Widerlegung sämtlicher im Laufe der Zeit von den Autoren angenommenen und für die Rejektion verantwortlich gemachten, besonderen treibenden und saugenden Kräfte nur eine Bestätigung zu erhalten.

Die neue Theorie des Wiederkauens bzw. des Rejektionsaktes würde, um es nun zusammenzufassen, eine Bildung des Bissens vor dem Beginn der Rejektion ablehnen, ebenso auch die Betätigung besonderer Treib- oder Saugkräfte für den Übertritt von Rejektionsmasse in die Speiseröhre durch Beteiligung des Magens, der Bauchpresse und der Atmungsorgane als nicht erwiesen und auch nicht erforderlich zurückweisen, und sich mit dem Hinweise auf eine reflektorische Öffnung der Kardia, auf das hierdurch zur Wirkung kommende natürliche Druckgefälle zwischen Magen und Oesophagus und auf die von CZEPA und STIGLER festgestellte Aktion der Speiseröhre begnügen können.

Wenn wir uns auf den Standpunkt stellen, daß die Natur im allgemeinen keine Umwege macht, um etwas, was auf einfachere Weise durchzuführen ist, zu erreichen, müssen wir sagen, daß diese neue Theorie des Wiederkauens, bzw. des Rejektionsaktes, im Gegensatz zu manchen der bisherigen komplizierten Vorstellungen hierüber, auch wohl am wenigsten gekünstelt erscheint und jedenfalls den Vorzug der größten Einfachheit für sich in Anspruch nehmen darf.

Die Beteiligung der Kardia und der Zwerchfellschleife am Wiederkauakt. Der Magenmund oder die *Kardia* ist im allgemeinen dauernd sphincterartig verschlossen und öffnet sich nur beim Schluckakt und für die Rejektion. Unabhängig von der anatomischen Frage, ob hier ein eigentlicher Sphincter vorhanden sei, ist physiologisch die Wirkung als Schließmuskel sichergestellt. Am lebenden und getöteten Tiere kann man sich von seinem Verschluß überzeugen, und WESTER gelang dies sowohl durch elektrische Reizung bei Rind und Ziege wie auch beim lebenden Rinde mit Pansenfistel durch unmittelbares Betasten (S. 9[238]).

Eine besondere Berücksichtigung auch in funktioneller Hinsicht dürfte noch der Stelle des Zwerchfelldurchtritts des Oesophagus zukommen (WESTER S. 9[238], MANGOLD und KLEIN S. 37, 38, 48[138], CZEPA und STIGLER). Hier bildet nämlich das Zwerchfell eine den durchtretenden Oesophagus umfassende kräftige Muskelschleife (s. Abb. 94 S. 197). Diese stellt die Fortsetzung der Crura medialia der Zwerchfellpfeiler dar und wird nach WESTER mittels eines selbständigen Astes des Nervus phrenicus innerviert. WESTER hält es sogar für wahrscheinlich, daß auch noch feine Zweige der Lumbal- bzw. Thorakalnerven mit der Innervation der Crura etwas zu tun haben; bei der anatomischen Untersuchung waren diese aber nicht zu finden.

Bereits WESTER bringt diese Muskelschleife in funktionellen Zusammenhang mit der Bildung des Rejektionsbissens, indem er annimmt, daß diese Zwerchfellschleife während der inspiratorischen Fixierung des übrigen Zwerchfells entspannt ist, weil sonst bei einer straffsehnigen Umklammerung des Oesophagus die von ihm beobachtete Verschiebung der Speiseröhrenmündung nicht möglich wäre.

In anderer Weise hatten wir uns (S. 48[138]) die Mitwirkung dieser Zwerchfellschleife bei der Rejektion vorgestellt, indem wir annahmen, daß die bei offener Kardia und kontrahierter Zwerchfellschleife in den Oesophagus eingetretene Futtermasse durch eine dann folgende Schließung der Kardia zwischen beiden Verschlußstellen abgegrenzt und so der Bissen gebildet werde, der dann nach Entspannung der Zwerchfellschleife aufsteige.

Nachdem eine derartige Bissenbildung indessen, wie wir sahen, offenbar gar nicht stattfindet, möchte ich die Vermutung aussprechen, daß die Bedeutung dieses, als besondere Zwerchfellschleife abgrenzbaren Zwerchfellteiles, der den Oesophagus oberhalb der Kardia umfaßt, im Sinne von Wester darin liegt, daß er durch seine eigene Entspannung den Oesophagus gegen die abschließende Umklammerung des übrigen, vor der Rejektion kontraktorisch fixierten Zwerchfells schützt und dadurch nun nicht, wie Wester meinte, besondere Oesophagusbewegungen, sondern überhaupt den Durchtritt von Rejektionsmasse durch den über der Kardia gelegenen Oesophagusabschnitt ermöglicht, da sie bei einer Beteiligung an der gesamten Zwerchfellskontraktion ja den Durchtritt wie ein zweiter verschlossener Sphincter verhindern würde.

Nach dieser Auffassung würde zu den bei der Rejektion festgestellten oder anzunehmenden Einzelvorgängen *neben der reflektorischen Eröffnung der Kardia auch die reflektorische Entspannung dieser Zwerchfellschleife* hinzutreten.

Auch Czepa und Stigler S. 38[35] fassen den Zwerchfellschlitz neben der Kardia als Schließer des untersten Oesophagus auf. Leider war es ihnen nicht möglich, die Einzelheiten dieses Gebietes am Röntgenschirm deutlich zu unterscheiden. Nach ihren Beobachtungen erlitten aber beim Schluckakt die verschluckten Bissen oder verschluckte Flüssigkeit beim Durchtritt durch das Zwerchfell und die Kardia niemals eine Verzögerung ihrer raschen Fortbewegung. Daher darf man wohl auch *für den Rejektionsakt* annehmen, daß *neben der Kardia auch die Zwerchfellschleife sich prompt öffnet*. Daß sie auch geschlossen sein kann, sahen Czepa und Stigler in zwei Versuchen an Ziegen, bei denen ein eingeführter Schlauch hier so lange Widerstand erfuhr, bis ein Schluckakt erfolgte.

e) Die Rejektionsmasse.

Über die Herkunft der Rejektionsmasse muß nach unseren Ausführungen über die Rejektion und über die gewaltigen mechanischen Umwälzungen, die der Pansen durch die Kontraktionen seiner Säcke mit seinem Inhalt vornimmt, angenommen werden, daß jedesmal derjenige Teil des Mageninhaltes rejiziert wird, der sich im Augenblick der reflektorischen Öffnung der Kardia dieser am nächsten befindet. Wenn schon Haubner[95] sagt, daß es nicht das zuletzt genossene Futter sei, das wiedergekaut werde, so ist dies insofern richtig, als in den ersten Vormägen derartige Schichtungsvorgänge, wie sie im einhöhligen Magen anderer Säugetiere die zuletzt aufgenommene Nahrung zunächst noch in der Nähe der Kardia liegen lassen, nicht bekannt und auch infolge der intensiven Mischbewegungen des Pansens und des Wechselspiels von Haube und Schleudermagen kaum möglich sind. Da hiernach das neue Futter sehr bald mit dem alten vermischt wird, so muß auch die Rejektionsmasse wohl meist aus einer Mischung von beiden bestehen.

Wieweit sich im Laufe der einzelnen oder mehrerer Wiederkauperioden die Beschaffenheit der Rejektionsbissen in dem Sinne verändert, daß sich die fortgesetzte mechanische und bakterielle Aufbereitung des Panseninhaltes dabei kenntlich macht, scheint bisher nicht untersucht zu sein.

Über das Gewicht des einzelnen Wiederkaubissens liegt eine Angabe von
COLIN[30] für das Rind vor, bei dem er etwa 100—120 g wiegen soll.

Die Gesamtmasse des ruminierten Mageninhaltes ist nach ELLENBERGER
auf etwa 50—60 kg zu schätzen.

f) Wiederkauen und Erbrechen.

sind, wie schon FLOURENS hervorhob und neuerdings WESTER präzisiert hat,
verschiedene Vorgänge. Das Wiederkauen ist nur bis zu einem gewissen Grade
mit dem Erbrechen zu vergleichen, wie ersteres schon von A. v. HALLER gleichsam
als ein natürliches Erbrechen und sonst auch gelegentlich als ein geregeltes, in
gleichmäßigen Mengen stattfindendes Erbrechen bezeichnet wird. Gemeinsam
ist beiden Erscheinungen die Öffnung der Kardia, Schließung der Glottis und
Durchtritt von Mageninhalt. Der Unterschied ist vor allem in der Bauchpressen-
wirkung und in den Speiseröhrenkontraktionen zu suchen (WESTER). Beim
Wiederkauen wirkt die Bauchpresse nicht mit, spielt jedoch beim Erbrechen eine
große Rolle, während Kontraktionen der Speiseröhre, wie sie das Wiederkauen
auszeichnen, beim Brechakt nicht vorkommen, bei dem der Oesophagus wie die
Kardia für die Rejektion ungeregelter Mengen von Mageninhalt offen stehen
müssen.

Das Erbrechen erfolgt bei den Wiederkäuern nach COLIN nur aus dem Pansen.
Pharmakologische Brechmittel sollen aber nach FLOURENS unmittelbar nur auf
den Labmagen wirken, der dann regurgitiert, wodurch das Erbrechen selbst gar
nicht oder nur schwer erreicht wird.

g) Der Schluckakt beim Wiederkauen.

Nachdem die, wie wir sahen, je nach der Art des Tieres und des Futters verschiedene Anzahl von Kieferschlägen erreicht ist, werden diese Kaubewegungen
plötzlich unterbrochen und der Wiederkaubissen wird wieder abgeschluckt.
Dieser Schluckakt scheint das Tier gewissermaßen selbst zu überraschen; man
gewinnt bei der Beobachtung den Eindruck, daß auch dieser Schluckakt reflektorisch durch eine besondere zentripetale Erregung, die vielleicht vom Magen
selbst ausgehen könnte, ausgelöst wird; dies gewinnt an Wahrscheinlichkeit
dadurch, daß wir gelegentlich bei zentripetaler Vagusreizung den dadurch reflektorisch ausgelösten Kaubewegungen eine Schluckbewegung sich anschließen
sahen (MANGOLD und KLEIN S. 48[138]). Freilich wäre es auch denkbar, daß
die bei jedem Wiederkaubissen erfolgende Serie von Kaubewegungen durch eine
sich summierende Reizung der vom Menschen und anderen Tieren her bekannten
sog. „Schluckstellen" den Schluckreflex hervorruft, für dessen Auslösung vielleicht anfangs jedesmal ein refraktäres Stadium besteht, wie es auch sonst in
der Physiologie des Schluckaktes, und zwar bei wiederholtem Schlucken geläufig ist.

Der *Schluckakt für den Wiederkaubissen* unterscheidet sich im übrigen durch
nichts von dem gewöhnlichen Schluckakt (CZEPA und STIGLER S. 47[35]). CZEPA
und STIGLER haben ihn am Röntgenschirm beobachtet. Ein sechs Wochen altes
Schaf, das seine flüssige oder breiige Nahrung bei der ersten Aufnahme derselben
noch in den Labmagen schluckte, tat dies in ganz gleicher Weise auch mit den
ruminierten Bissen von Bariumsulfatbrei. Mit vier Monaten schluckte das gleiche
Tier von Heu, das mit Wismut als Kontrastmittel gemischt wurde, den ersten
wiedergekauten Bissen ebenfalls in den Labmagen, alle folgenden nur bis in das
Atrium.

Das *Abschlucken des wiedergekauten Bissens* erfolgt *nicht immer in einem
Stück*. Während die Schafe ihn gewöhnlich auf einmal abschlucken, muß dies

bei den Antilopen nicht so sein, und bei den Hirschen soll er stets in einzelnen Teilen abgeschluckt werden (Ruppert[168]).

VIII. Der Ructus.

(Das Rülpsen der Pansengase, Aufstoßen, Eructatio.)

Wie bei den Tieren normalerweise die Darmgase von Zeit zu Zeit entleert werden und auf den Reiz des durch sie gesteigerten Füllungsdruckes im Enddarm von diesem durch den After ausgepreßt werden, so müssen auch von Zeit zu Zeit die im Pansen angesammelten Gärgase durch das Maul des Wiederkäuers ausgestoßen werden. Während ein solches Rülpsen beim Pferde als krankhaft gilt (Malkmus und Oppermann[127]), ist es bei den Wiederkäuern ein durchaus normaler Vorgang, mit Hilfe dessen die Gase unter hörbarem Geräusche durch die Maul- oder Nasenhöhle heraufbefördert werden, nachdem sie vom Magen durch die Speiseröhre aufgestiegen sind. Der Ructus ist ein unwillkürlicher *reflektorischer Akt*, der zur Gesunderhaltung unbedingt nötig ist, da die Verhaltung der Magengase zu unerträglichen tympanitischen Aufblähungen führt.

Nur wenige Untersuchungen haben sich bis jetzt, und auch dann meistens nur beiläufig, mit dem *physiologischen Ablauf des Ructus* beschäftigt. Die einzige, speziell dieser Erscheinung gewidmete Arbeit von Wild[241], suchte im wesentlichen zunächst durch gründliche Beobachtungen an neun Kühen, zwei Kälbern, zwei Ziegen und drei Schafen die äußeren Erscheinungen, die Häufigkeit und gewisse Einflüsse auf das Rülpsen der Wiederkäuer festzustellen. Hiernach läßt sich der Vorgang folgendermaßen beschreiben:

Noch bevor der ausgestoßene Ructus für das Ohr vernehmbar wird, sieht man außen am Halse eine Wellenbewegung an der Speiseröhre aufsteigen. Die Auskultation des Schlundes läßt hierbei ein glucksendes Geräusch wahrnehmen, das je nach der Menge der ausgestoßenen Gase bald stärker, bald schwächer klingt. Bei den Ziegen muß man das Geräusch des Ructus erst von den starken Pansengeräuschen unterscheiden lernen. Jene aufsteigende Welle am Halse verläuft manchmal, auch ohne daß nachher das typische Geräusch des Rülpsens hörbar wird.

Eine besondere Körperstellung wird beim Rülpsen nicht eingenommen, die Tiere rülpsen stehend oder liegend, bei gestrecktem oder gebeugtem Halse. Das Rülpsen kann zu jeder Zeit stattfinden, auch während des Fressens und Wiederkauens und während des Schlafens, doch nicht beim Trinken.

Am häufigsten und lautesten wird während der Kaubewegungen gerülpst, in erster Linie beim Wiederkauen, sodann beim Fressen. Die wenigsten Ructus zählte Wild im Zustande des Ruhigliegens und des Schlafes.

Als *Zahlen für die in 1 Stunde erfolgenden Ructus* fand Wild nach seinen über ganze Tage ausgedehnten Zählungen und hieraus berechneten Tagesdurchschnitten Werte, die sich bei

gesunden Kühen   zwischen 17   und 20,67,
   ,,   Schafen   ,,   9,17 und 11,67,
   ,,   Ziegen   ,,   9,5 und 10,33 bewegten.

Bei Saugkälbern erfolgte nur 1 Ructus pro Stunde.

Diese von Wild angegebenen Zahlen treffen nach Wester[238] für normale Rinder nur sehr selten zu. Dieser Autor zählte bei drei Kühen als Stundendurchschnitt 44; 37 und 44 Ructus; in einer Serie während des Wiederkauens folgten sich die einzelnen Ructus in Abständen von 97, 93, 74, 93, 85, 89, 89, 95 Sekunden.

Die *Tagesschwankungen* verliefen nach Wild so, saß die Frequenz der Ructus im allgemeinen morgens nüchtern am geringsten war, nach den Fütterungen und beim Wiederkauen anstieg und beim Wiederkauen 1—2 Stunden nach der Morgen- und Mittagsfütterung ihr Maximum aufwies. In diesem Verlauf der Tagesschwankungen liegt eine unverkennbare Übereinstimmung mit dem Verhalten der Frequenz der Pansenbewegungen (s. S. 144).

In der Regel wird auch bei Betätigung der Bauchpresse, so beim Absetzen von Kot und Harn oder beim Husten gerülpst.

Die Zahl der Ructus erwies sich auch abhängig von der Menge des aufgenommenen gärungsfähigen Futters. Bei schlechtem Fressen und Krankheiten, die mit Störungen der Freßlust einhergehen, sinken die Zahlen der Ructus ganz bedeutend. Rasse und Geschlecht zeigten auf das Rülpsen keinen Einfluß, das Lebensalter nur insofern, als mit dem Alter die Lebensweise und Fütterungsart verändert wird.

Nach den Untersuchungen von WILD war ein *Rhythmus der Ructusakte nicht festzustellen*; sie erfolgten vielmehr völlig unregelmäßig; auch folgten oft zwei Ructus unmittelbar hintereinander.

Wenden wir uns nun der Frage nach dem *Zustandekommen des einzelnen Ructus* zu, so setzt diese Entleerung von Gasen durch Aufstoßen offenbar zwei spezielle physiologische Vorgänge voraus. Erstens eine vom Pansen selbst oder von der ihn umschließenden Bauchwand bewirkte *Drucksteigerung*, durch die die Gase in die Speiseröhre gedrängt werden. Hierfür würde aber bei geöffneter Kardia auch bereits das durch die anatomischen Verhältnisse gegebene *Druckgefälle zwischen Pansen und Oesophagus* genügen.

Da ferner nach physiologischen Erfahrungen über die Schlußfähigkeit von Magenmund und -pförtner, sowie nach den pathologischen und experimentellen Erfahrungen über die tympanitische Verhaltung der Gase im Pansen bei Schlundstenosen (MALKMUS[127], MANGOLD und KLEIN S. 47[138]) angenommen werden muß, daß der durch die Gasansammlungen im Pansen gesteigerte Druck nicht genügt, um einfach den Verschluß der Kardia zu sprengen, muß zweitens eine aktive *Öffnung der Kardia* bzw. Erschlaffung der den Magenmund abschließenden Muskulatur angenommen werden, in ähnlicher Weise wie sie beim Menschen oder anderen Säugetieren beim Erbrechen Voraussetzung ist.

Auch WESTER[238] fand die Verhältnisse nicht so einfach, daß der Gasdruck allein ganz nach den jeweiligen Bedürfnissen die Speiseröhre eröffnete; denn auch bei Kühen mit offenen Magenfisteln, bei denen der Druck im Pansen also ungefähr gleich dem atmosphärischen war, sah er das Rülpsen vor sich gehen; allerdings schien es leichter und häufiger nach Abschluß der Fistel zu erfolgen.

Nach WESTERS Beobachtungen an Kühen soll das Rülpsen etwas mit den Magenkontraktionen zu tun haben und häufig in jeder Kontraktionsperiode des Pansens einmal ein Ructus erfolgen. Bei der inneren Beleuchtung des leeren Magens gibt er auch an, beobachtet zu haben, daß sich an eine antiperistaltisch zurücklaufende Pansenkontraktion die Öffnung der Schlundrinne und dann auch die des Oesophagus (Kardia) anschließen kann, worauf sich die Speiseröhre wieder schließt und eine Gasmenge als Ructus aufsteigt. Wenn wenig Futter und viel Gase im Pansen anwesend sind, soll der Ructus zuweilen bei der rechtläufigen peristaltischen Pansenkontraktion erfolgen. Die Öffnung der Kardia soll mit derselben Regelmäßigkeit eintreten wie die rückläufige Kontraktionswelle im Pansen, ganz gleich, ob dabei Rülpsen erfolgt oder nicht. Solange die Verdauung normal verläuft, soll aber das Rülpsen nach WESTER oft mit der Regelmäßigkeit eines Uhrwerks vor sich gehen. Nach WESTERS Beobachtungen, die er über die auftretenden Pansenbewegungen und Ructus mit der Stoppuhr in der Hand aufzeichnete, und wonach ebenfalls der Ructus meist mit der rückläufigen Kontraktionswelle zusammenfiel, ergab sich indessen auch bei gesunden Kühen bisweilen gar keine und oft nur eine gewisse, gruppenweise auftretende Regelmäßigkeit des Rülpsens.

WESTER meint, daß auch ohne hörbares Rülpsen Gas entweichen kann, und daß dies besonders bei der Futteraufnahme und beim Wiederkauen erfolgt.

Die *Beteiligung der Bauchpresse am Vorgang des Ructus* schätzt WESTER nach seinen Beobachtungen nur gering ein; jedenfalls erwies sie sich nicht als unentbehrlich, da das Rülpsen ja auch bei einem mit der Außenluft durch eine Fistel in Verbindung stehenden Magen erfolgt, wo dann der durch die Bauchmuskelkontraktion bedingte Überdruck wohl eher durch die Fistel als durch die

Kardia entweicht. Bei der intraabdominalen Druckmessung fand er aber doch, daß mit jeder rücklaufenden Pansenwelle auch eine Drucksteigerung in der Bauchhöhle durch eine auch von außen beobachtbare Zusammenziehung der Bauchmuskulatur eintrat, allerdings auch dann, wenn kein Ructus eintrat. Auch WILD hatte festgestellt, daß bei kräftigen Kontraktionen der Bauchmuskulatur Ructus erfolgen kann. STALFORS[210] endlich schreibt *hauptsächlich dem Gasdruck im Pansen* einen großen Einfluß zu.

Er kam durch Versuche an einer Fistelkuh zu der Auffassung, daß sich das Gas stets an der Stelle des kleinsten Widerstandes einen Ausgang sucht; denn ein Wattebausch, mit dem die Fistelkanüle verschlossen wurde, wurde gewöhnlich bald eruptionsartig durch den Gasdruck ausgestoßen. Weiter fand er unter gleichzeitiger Messung des Druckes im Pansen mit Hilfe eines Wassermanometers, das er mit einem in diesen eingestochenen Trokar verband, daß der Druck, der im Ruhezustand des Tieres etwa dem atmosphärischen gleich war, oft jedoch um 2—3 mm Quecksilber unter diesem lag, vor einem Ructus mit wechselnder Geschwindigkeit auf 7—25 mm Quecksilber anstieg und immer, wenn ein Ructus stattgefunden hatte, wieder sank. Immerhin sieht auch STALFORS den Gasdruck im Pansen nicht als den einzigen Faktor an, der den Ructus bedingt.

Meines Erachtens ist am Zustandekommen eines Ructus *vor allem eine aktive Öffnung der Kardia* beteiligt. Man muß beim Ructus auch die nervösen Vorgänge in Betracht ziehen und den *Ructus* als eine Reflexbewegung betrachten. Daß er ebenso wie das Wiederkauen durch das vegetative Nervensystem, und zwar hauptsächlich durch die Vagusnerven beherrscht und reguliert wird, geht aus meinen experimentellen Versuchen mit KLEIN an Schafen hervor, bei denen wir nach operativer Eröffnung der Bauchhöhle elektrische Reizungen oder aber Durchschneidung des Vagus auf einer oder auf beiden Seiten vornahmen. Hierbei beobachteten wir als Folge der beiderseitigen Durchschneidung des Vagusstammes innerhalb der Bauchhöhle neben der Aufhebung des Wiederkauvermögens auch eine Erschwerung oder Verhinderung des Ructus S. 47[138]; bei allein rechtsseitiger Durchschneidung trat diese nicht zutage, der linke Bauchvagus kann also auch allein sowohl das Wiederkauen wie den Ructus ermöglichen; einer der beiden Vagi ist hierfür aber unentbehrlich.

Ferner sahen wir bei intraabdominaler elektrischer Reizung des rechten Vagus neben den hierbei ja nur auf reflektorischem Wege möglichen Kauparoxysmen auch Ructus auftreten, die ebenso auch in einem Falle der Abbildung des linken Bauchvagusstammes erfolgten S. 35, 42[138].

Diese Versuche beweisen, daß *für das Zustandekommen des Ructus die Intaktheit* des Nervus vagus mindestens auf einer Seite nötig ist. Daß ohne diesen Nerven der Gasdruck im Pansen nicht imstande ist, die Kardia zu öffnen und einen Ructus auszupressen, geht deutlich aus unseren Versuchen mit beiderseitiger Vagusdurchschneidung hervor, die zu schwerer tympanitischer Aufblähung des Pansens führten, bei der trotz dieser Drucksteigerung die Ructus völlig ausblieben S. 47, 48[138]. Da nach diesem Eingriff, wie an anderer Stelle erwähnt (s. S. 198), der Pylorus, bei enormer Füllung und Ausdehnung des Labmagens, fast verschlossen gefunden wurde, so liegt es nahe, anzunehmen, daß auch die Kardia in gleicher Weise verschlossen war und daher selbst dem gewaltig verstärkten Gasdruck im Pansen nicht nachgab. Normalerweise wird also offenbar *die Kardia beim Ructus aktiv geöffnet*, und zwar reflektorisch durch Vermittlung des einen oder anderen Vagus, wobei jedenfalls der mechanische Gasdruck im Pansen durch seine Wirkung auf die Vagusendigungen in der Magenwand den afferenten Reiz darstellt; die so hervorgerufene Erregung geht dann auf sensiblen Vagusbahnen in zentripetaler Richtung und wird im verlängerten Mark auf die zentrifugalen Vagusbahnen umgeschaltet, deren Impulse die Kardia zur Öffnung bringen, indem sie ihren vermut-

lich ebenso wie am Pylorus durch den Sympathicus beherrschten Schließungs-
tonus überwinden.

Der nach Stalfors vor jedem Ructus steigende Gasdruck im Pansen wirkt
also nicht direkt, sondern reflektorisch auslösend für den Vorgang des Ructus.

IX. Die Wege des Futters bis zum Darm.

Neben der Frage, durch welche Mechanismen die Wiederkaumasse aus dem
Magen in die Speiseröhre hineingelangt, hat alle Autoren, z. T. auch wohl im Hinblick auf die praktische Fütterungstechnik, besonders die entgegengesetzte Frage
bewegt, in welche Magenabteilungen das bei der ersten Nahrungsaufnahme und
das nach dem Wiederkauen abgeschluckte Futter hineingerät. Indem man hier
Gesetzmäßigkeiten erwartete, die tatsächlich nur in beschränktem Grade vorhanden sind, waren die Autoren lange Zeit geneigt, die ihren eigenen Feststellungen
widersprechenden Beobachtungen für irrtümlich oder doch unvereinbar zu
halten. In den wichtigsten Grundzügen hatte aber schon A. von Haller[87]
(vgl. auch S. 379[176]) die richtigen Wege erkannt. Das Chaos von Ansichten,
das sich aus diesen Angaben der älteren Forscher über das Problem ergab, wohin
die festen und flüssigen Futtermassen beim ersten Schluckakt und nach dem
Wiederkauen gelangen, hat Belz[10] in übersichtlicher Weise zusammengestellt.

Bei diesen Versuchen wurde im großen und ganzen bis in die neueste Zeit immer wieder
das methodische Prinzip von Réaumur und Spallanzani[206], das sie selbst auch bereits
für Verdauungsversuche an Wiederkäuern anwandten, befolgt, den Tieren ein bestimmtes
Futter zu geben oder sie bestimmte Dinge, z. B. mit Futter gefüllte Metallröhren, verschlucken
zu lassen und sie dann nach einer, in den einzelnen Versuchen wechselnden Zeit zu töten
und dann sofort den Verbleib des verabfolgten Futters festzustellen und die chemische
Beschaffenheit des Inhaltes in den einzelnen Magenabteilungen zu untersuchen (Tiedemann
und Gmelin[222]). In dieser Weise kann man vor allem die Wege des aufgenommenen Futters
im Magen, aber auch den Verbleib der wiedergekauten Bissen nach dem zweiten Abschlucken
(Flourens[69, 70]) feststellen.

Für *Flüssigkeiten* besteht auch die Möglichkeit, gefärbte Flüssigkeiten zu verwenden
(Daubenton[37], Tiedemann und Gmelin[222]) und diese durch eine Schlundsonde per os in
den Magen einlaufen zu lassen (Harms[91]).

Besonders für die *Verfolgung von Flüssigkeiten* gelten aber bei derartigen Untersuchungen
am getöteten Tiere die bereits von Colin[30] richtig erkannten Bedenken, daß schon wenige
Minuten dazu genügen, damit Flüssigkeit nach dem Schlucken von einem Magen in einen
anderen gerät, und daß ferner auch die Lageveränderungen des Tierkörpers nach der Tötung
sowie die zum Freilegen des Magens notwendigen Manipulationen sehr stark die Verhältnisse
verändern können, die unmittelbar nach dem Schlucken bestehen. Auch Stalfors[208] weist
neuerdings auf diese Verschiebungen des Mageninhaltes beim Herumdrehen des Tieres bei
und nach der Schlachtung hin, die zu Täuschungen über die normale Verteilung und Beförderung des Futters in den verschiedenen Magenabteilungen Anlaß geben können.

In dieser Hinsicht bedeutet die Anwendung der *Röntgenmethode* zur Feststellung der
Futterwege auch beim Wiederkäuer einen außerordentlichen Gewinn.

In neuster Zeit haben die Arbeiten von Wester[238], Stalfors[208] und Czepa
und Stigler eine größtenteils wohl endgültige und erschöpfende Klärung der
Fragen nach Schicksal und Wegen des abgeschluckten Futters herbeigeführt.
An diese Autoren allein soll sich daher unsere Darstellung anschließen. Dabei
wollen wir zwischen dem Schlucken bei der Futteraufnahme und bei dem Wiederkauen zwischen Flüssigkeiten und festem Futter unterscheiden und auch die
verschiedenen Verhältnisse bei ganz jungen und bei erwachsenen Wiederkäuern
berücksichtigen.

1. Die Wege der abgeschluckten Flüssigkeiten.

Für sehr *junge Kälber und Lämmer*, die noch ausschließlich Milchnahrung
genießen, und bei denen die Vormägen noch kaum eine Funktion haben, ist es
schon außerordentlich lange bekannt, daß die Milch direkt durch die *Schlundrinne*

bis in den Labmagen gelangt (z. B. Tiedemann und Gmelin[222]). Die Natur hat hier eine „artige Anlage für das Getränk gemacht“, wie A. v. Haller es bereits beschrieb. Die Schlundrinne ist hier schon stark entwickelt, ihre Lippen sind blutreich und verhältnismäßig dicker als später. Nach der Eröffnung des Pansens bei einem nüchternen Kalbe und Eindringen mit der Hand in die Haube fühlte Wester, daß sich die Schlundrinne beim Trinken schließt, und zwar schon ehe die Flüssigkeitswelle den unteren Teil der Speiseröhre erreicht hat (Schlundrinnenreflex s. S. 130). Die Speiserinne bildet dann eine vollständig geschlossene Röhre als Fortsetzung der Speiseröhre. Beim Trinken fühlt man die Flüssigkeit stoßweise die Schlundrinne passieren.

Beim älteren Kalbe schließt sich die Schlundrinne nicht mehr genügend, um die ganzen Flüssigkeitsmengen direkt in den Labmagen gelangen zu lassen; daher kommt die Flüssigkeit jetzt großenteils in den Pansen und die Haube,

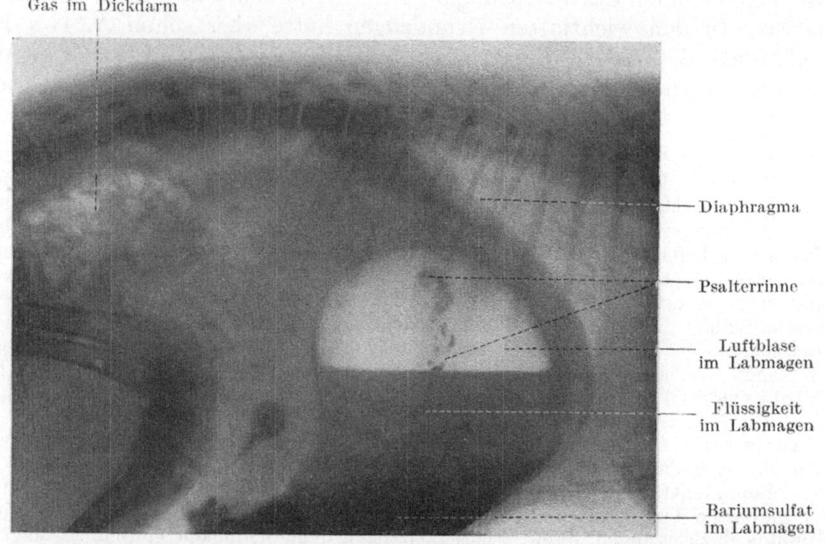

Abb. 99. Labmagen bei vier Wochen alter Ziege, stark gefüllt, oben Luftblase. Durch diese sieht man im oberen Teil ein fleckiges Schattenband, das die Psalterrinne zeigt, durch welche die Kontrastflüssigkeit zum Labmagen geht. (Nach Czepa und Stigler.)

in dem Übergangsstadium aber zugleich und zum kleineren Teile noch in den Labmagen.

Später bleibt die Schlundrinne mehr und mehr in ihrem Mitwachsen zurück und soll sich nach Wester auch nicht mehr vollkommen abschließen können; auch schwindet jener Reflex. Daher wird Flüssigkeit jetzt in Haube und Pansen hineingetrunken, und zwar nach Wester ohne Unterschied, ob in großen oder kleinen Schlucken getrunken wird. Den gleichen Weg nimmt der Speichel.

Nach Stålfors macht es doch noch einen Unterschied, ob in großen Mengen oder kleinen Schlucken (eßlöffelweise) getrunken wird; während im ersteren Falle der größte Teil in Haube und Pansen hineinkommt, gehen die kleinen Mengen gleich daran vorbei in Psalter und Labmagen hinüber. Dies hatten auch Tiedemann und Gmelin bei ihren Versuchen mit gefärbter Flüssigkeit so gefunden.

In Versuchen von Völtz[231] an erwachsenen Schafen gelangten vom Tränkwasser und Futter sofort etwa 85—95% in den Pansen, 4—15% in die Haube, etwa 1 % in den Psalter und nichts oder weniger als 1 % in den Labmagen.

In Übereinstimmung und Ergänzung zu diesen Versuchen stehen die Röntgenbeobachtungen von Czepa und Stigler. Ein ganz junges Zicklein trank die Milch oder Kontrastflüssigkeit immer direkt in den Psalter und Labmagen. Ein einjähriger Bock trank mit zunehmendem Alter nicht mehr in den Labmagen, sondern in Haube und Pansen; ebenso wie eine erwachsene Ziege, bei der aber doch auch ausnahmsweise eine größere Flüssigkeitsmenge in den Labmagen gelangte.

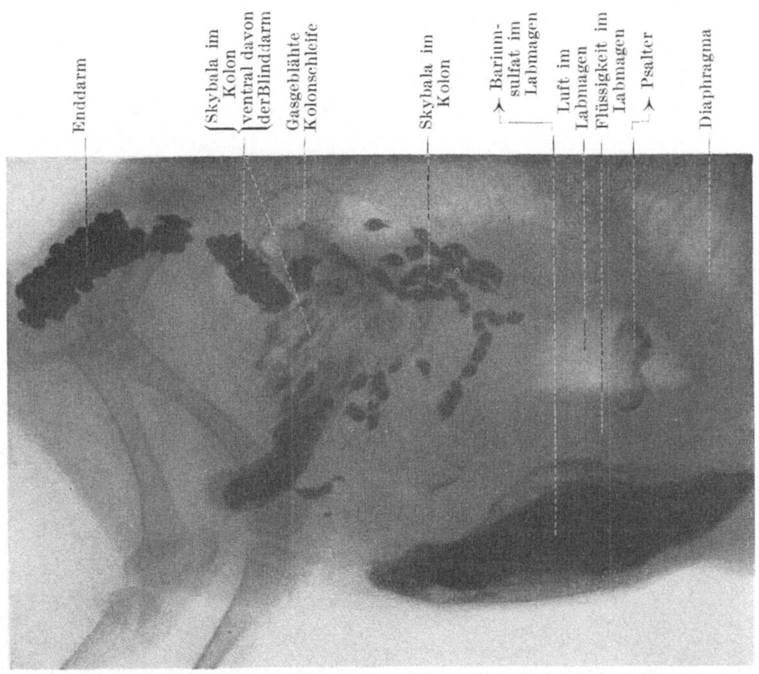

Abb. 100. Labmagen und Darmfüllung bei vier Wochen alter Ziege. Im Labmagen unten Kontrastmasse, darüber Flüssigkeit, oben Luftblase; in deren Bereich ist der Psalter mit seiner Blätterstreifung deutlich. Därme, besonders Blinddarm und Enddarm, gefüllt. (Nach Czepa und Stigler.)

Bei der jungen Ziege tritt die getrunkene Flüssigkeit in einzelnen Portionen rasch durch den Oesophagus und dann durch die Schlund- und Psalterrinne in den Labmagen; dies geht so schnell, als fiele die Flüssigkeit direkt in die Psalterrinne hinein (Abb. 99, 100).

Es kommt aber bei jungen Tieren auch vor, daß die Leitrohrfunktion der Schlundrinne versagt, und diese sich nur unvollständig schließt; dann müssen auch junge Ziegen in die ersten zwei Magen trinken. Dies geschieht, wenn sich die Flüssigkeit infolge bereits sehr starker Füllung des Labmagens bis oberhalb der Psalterrinne staut. Ebenso geschieht ein solches Überfließen in die Vormägen, wenn zuviel Flüssigkeit, etwa mittels eines Schlauchrohres, auf einmal eingeführt wird, oder wenn sich das Tier bei einer solchen Einflößung verschluckt. Bei der alten Ziege ist beim Trinken am Röntgenschirm zu sehen, daß sich manchmal die Psalterrinne oder selbst der ganze Psalter füllt, ohne daß etwas in den Labmagen kommt; dann muß offenbar die Schlundrinne offenstehen, die Psalter-Labmagen-Öffnung aber geschlossen sein.

Auf ganz andere Weise suchte Krzywanek[114] speziell bei Flüssigkeitsaufnahme Anhaltspunkte über deren Weg durch den Magen zu gewinnen. Bei thermoelektrischer Messung der Temperatur im Pansen eines Schafes mit Pansenfistel fand er nämlich, daß bei normaler Aufnahme von kaltem Wasser in einigen Fällen ein beträchtliches Sinken der Temperatur im Panseninhalt eintrat. Bei der geringen Wassermenge von 500 cm³ war diese Temperaturabnahme nur sehr gering, wenn das Tier sie getrunken hatte; deutlicher und länger anhaltend dagegen, wenn sie direkt durch die Pansenfistel eingeführt worden war; es wird daher vermutet, daß die selbst getrunkene geringe Wassermenge zum größten Teil gleich in den Psalter und Labmagen weiterging.

2. Die Wege des abgeschluckten festeren Futters.

Sobald die jungen Tiere überhaupt festere Nahrung zu sich nehmen, gelangt diese in Haube und Pansen hinein. Der Schlundrinnenreflex wird nach Wester durch festere Nahrung gar nicht ausgelöst.

Gras und Heu gelangt bei der Kuh mit Speichel durchmischt in Bissen von 80—100 g in Haube und Pansen. Der vordere Pansensack füllt sich, nach Ent-

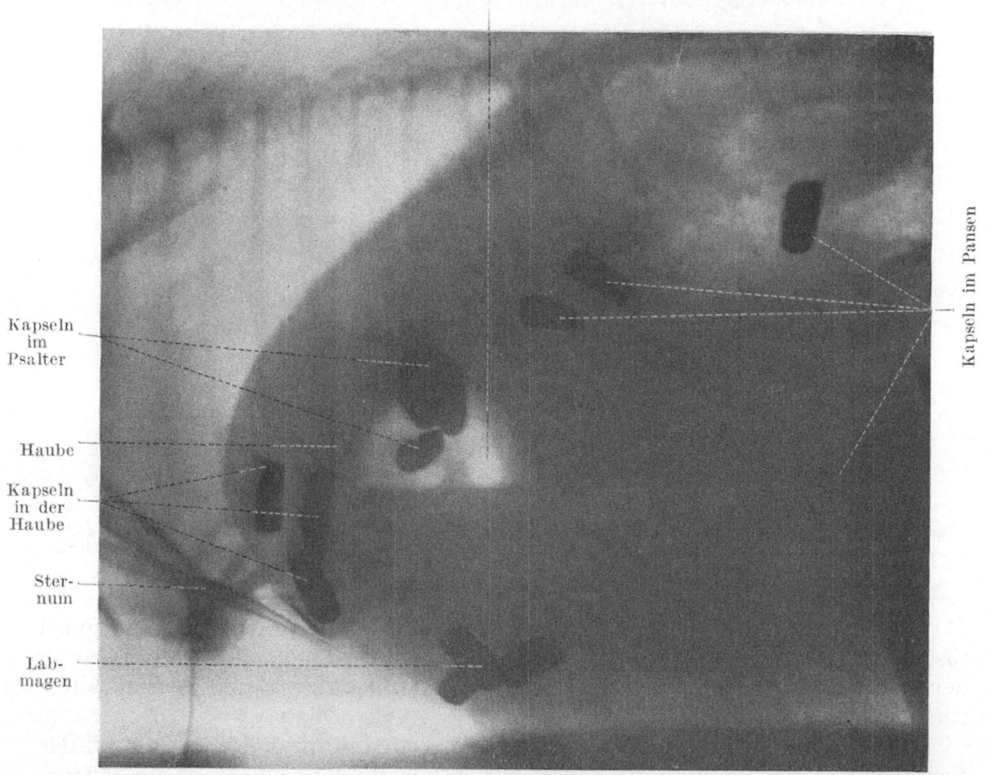

Abb. 101. Ziege nach Abschlucken von 16 Bariumsulfat-Gelatine-Kapseln. 3 davon im Labmagen, 3 im Psalter, 4 im Pansen, 4 in der Haube sichtbar. (Nach Czepa und Stigler.)

leerung des Pansens durch eine Magenfistel, bei der Fütterung zuerst. Hierauf gelangt das Futter auch in den hinteren Sack, und allmählich füllen sich auch die Endblindsäcke.

Bei der Ziege gelangten Kartoffelbrei oder mit Bariumsulfat gefüllte Gelatinekapseln zunächst in das Verbindungsstück zwischen Haube und Pansen. Mitunter häufen sich hier mehrere Bissen an. Auch Schalk und

AMADON[169] machten bei ihren Versuchen an Tieren mit Pansenfistel die Beobachtung, daß das bei der Futteraufnahme oberflächlich gekaute und abgeschluckte Futter zunächst in der Gegend des Hauben-Pansen-Pfeilers liegenbleibt; von hier aus gelangte dann das leichtere Heu in die Tiefen des Pansens, während das schwerere Körnerfutter noch in der Haube und in den vorderen Pansenteilen verblieb.

Nach CZEPA und STIGLER bleiben längliche Kapseln oft in der Schlundrinne oder in deren nächster Nähe vor der Psalteröffnung liegen.

Auch von ganz jungen Tieren werden feste Bissen (Bariumkapseln) in der Regel in Haube und Pansen geschluckt. Allgemein gelangt also feste Nahrung nur bis zur verschlossenen Psalteröffnung. Nur bei jungen Tieren können die Kapseln außerdem auch noch bis in Psalter und Labmagen vordringen (s. Abb. 101).

STALFORS fand bei einer mit Heu, Stroh, Kraftfutter und Wasser und zuletzt mit Gras gefütterten Kuh letzteres unter die Futtermassen in Pansen und Haube gemischt, außerdem aber auch noch bis zur Mitte des Psalters vorgedrungen, bei einer anderen Kuh zerschnittenen Weißkohl nur in Haube und Pansen wieder.

Die *Weiterbewegung der Bissen*, die zunächst in der Schlundrinne oder in ihrer Nähe liegenbleiben, hängt von den Bewegungen der Haube und des Pansens ab; sie können dadurch entweder in Haube oder Pansen gelangen. Eine Pansenkontraktion kann den Bissen gegen die Haube verschieben, eine Haubenkontraktion kann ihn pansenwärts wegschwemmen. Die Mehrzahl der Bissen kommt aber zuerst in den Pansen, und zwar regellos in den einen oder anderen Pansensack.

Größere feste Körper kommen oft schwer aus der Haube wieder heraus, während sie im Pansen viel beweglicher sind.

Innerhalb des Pansens wechseln die Bissen infolge der Pansenbewegungen fortwährend ihre Lage und bewegen sich in beiden Pansensäcken in geradlinig hin und her gehenden oder kreisenden Bewegungen.

3. Die Wege des wiedergekauten Futters.

Es wurde schon hervorgehoben, daß der Schluckakt beim Wiederkaubissen nicht anders verläuft als bei der ersten Futteraufnahme. Auch ihr fernerer Weg ist der gleiche wie dort. Auch beim Wiederkauen gelangen im allgemeinen Flüssigkeiten oder festere Futterbissen zunächst nicht direkt in den Psalter oder Labmagen hinein (WESTER).

Beim jungen Tier kann sich dies aber nach CZEPA und STIGLER zum Teil anders verhalten. So schluckte ein 6 Wochen altes Schaf, das auch sonst noch in den Labmagen trank, auch die ruminierten Bissen von Bariumsulfatbrei dort hinein; im Alter von 4 Monaten dagegen kam nur noch der erste Wiederkaubissen bis in den Labmagen, die folgenden blieben ganz wie bei der Nahrungsaufnahme im Vorhof liegen.

4. Der Übertritt des Panseninhaltes in den Psalter und Labmagen.

Die Weitergabe von Panseninhalt hängt nach SCHEUNERT und STEINHAUF[214] 1. vom Wassergehalt, 2. vom Zerkleinerungsgrad und 3. von der Menge des Panseninhaltes ab. Ist der Inhalt zu trocken oder an Menge zu gering oder zu grob, so findet kein Eintritt in den Psalter statt. Nach SCHEUNERT S. 394[176] würde auch der *Weitertransport von Flüssigkeit* vom Füllungsgrad und Flüssigkeitsgehalt des Pansens abhängig sein; wenn dieser ziemlich leer und trocken ist, so würde die getrunkene Flüssigkeit in ihm zurückgehalten; wenn er dagegen gut gefüllt ist mit Inhalt von richtiger Konsistenz, so fände rascher Abtransport der Flüssigkeit statt.

Dies gilt nach Scheunert und Steinhauf ebenso für die wiedergekaute Masse wie für das zuerst aufgenommene Futter. Nach einer trockenen Mahlzeit können z. B. zwei oder drei Wiederkauperioden notwendig sein, bis das Futter in Psalter und Labmagen weitergeht; nach der ersten Periode geschieht dies oft noch gar nicht. Durch das Wiederkauen würde die Nahrung zerkleinert und durch die Dauersekretion der Parotisdrüsen und ventralen Backendrüsen reichlich eingespeichelt.

Gegenüber der Vorstellung mancher Autoren, daß nur auf dem Umwege über das Wiederkauen Futtermassen aus dem Pansen in den Psalter und Labmagen übertreten könnten, machen Czepa und Stigler (im Einklang mit Scheunert[175]) geltend, daß *jede* hinreichend fein verteilte und durchfeuchtete Nahrung auch ohne Wiederkauen allmählich durch den filterartig wirkenden Psalter in den Labmagen geschwemmt wird. Flüssigkeit sickert durch die Psalterrinne dort hinein (s. Abb. 99). Die Röntgenbeobachtung bestätigte mehrfach den Übertritt z. B. von einer Bariumsulfatbreifüllung des Pansens in den Psalter und Labmagen, ohne daß vorher erst Wiederkauen stattfand.

5. Die Verweildauer und die Mengenverhältnisse des Futters in den einzelnen Mägen der Wiederkäuer.

Wie auch bei vielen nichtwiederkauenden Pflanzenfressern wird der *Pansen* der Wiederkäuer selbst beim Hungern bekanntlich niemals völlig leer. Während er bei normaler gleichmäßiger Ernährung natürlich täglich so viel Inhalt weitergibt, als für den Bedarf des Tieres erforderlich ist und täglich durch die Fütterung ersetzt wird, so scheint der *Hunger* die Entleerung eher noch zu verzögern. Uns[139] ist besonders beim hungernden Schafe die Flüssigkeitsretention aufgefallen, die in der flüssigen Konsistenz des Panseninhalts zum Ausdruck kommt; wieweit es sich dabei um Tränkeflüssigkeit oder Speichel handelt, haben wir dabei nicht festgestellt. Haubner[93] berichtet schon, daß der Pansen im Hunger mit verhältnismäßig zuviel Speichel überfüllt wird (vgl. auch S. 179 u. 125 die Tabelle 3 nach Nevens).

Für die *gesamte Entleerung* des mit einer Mahlzeit aufgenommenen Futters aus dem Magen-Darm-Kanal der Wiederkäuer rechnet man meist 7—8 Tage (Ellenberger-Scheunert S. 281[59]) und, um bei Stoffwechselversuchen einigermaßen sicherzugehen, 10 Tage. Die Hauptzeit dieses Aufenthalts wird auf den Magen bezogen.

Auch für die *Bestimmung der Verweildauer* in den einzelnen Mägen ist die Röntgenmethode die gegebene und in diesem Sinne von Czepa und Stigler bei Schafen und Ziegen angewendet worden. Flüssigkeit würde auch ohne Wiederkauen vom Pansen bald an den Labmagen weitergegeben.

Schon eine Stunde nach der Auffüllung des Pansens kann ziemlich viel davon im Psalter und Labmagen sein. Nach 9 Stunden sind Pansen und Haube noch mit Barium gefüllt, jetzt ist aber bereits auch viel davon in den Darm bis einschließlich Blinddarm übergetreten. Nach 24 Stunden sind Pansen und Haube bariumfrei bis auf kleine Reste eines Wandbelags; auch Psalter und Labmagen und Dünndarm wurden zu dieser Zeit bariumfrei gefunden.

Je nach der aufgenommenen Menge können also Pansen und Haube eine flüssige Mahlzeit in weniger als 24 Stunden weitergeben. Nach Einflößung von 6 Litern bei einer Ziege wurden sie aber erst nach etwa 48 Stunden bariumfrei, und eine ganz junge Ziege behielt eine starke Pansenfüllung mehrere Tage.

Bei diesen Versuchen fraßen die Tiere auch anderes Futter weiter, das sich mit dem Versuchsfutter im Pansen fortdauernd mischte. Hier konnte die weitere Nahrungsaufnahme zur Pansenentleerung beigetragen haben. Doch ergaben sich genau die gleichen Entleerungszeiten für das Barium, wenn den Tieren nach der Versuchsmahlzeit Futter und Wasser entzogen wurden.

Der *Labmagen* entleert beim erwachsenen Tier eine Kontrastfüllung innerhalb von 4—6 Stunden, erhält aber beständig Nachschub vom Pansen her, so daß auch er wohl niemals ganz leer wird.

Bei der jungen, vier Wochen alten Ziege zeigte sich vier Stunden nach Aufnahme von Milch oder von Stärkekleister mit Bariumsulfat, die ziemlich vollkommen in den Labmagen flossen, noch keine wesentliche Änderung und war erst wenig in den Dünndarm übergetreten. 24 Stunden nach der Fütterung hatte die Kontrastflüssigkeit aber den Labmagen völlig verlassen. Im Alter von acht Wochen füllte sich beim Trinken schon in viel größerem Maße auch der Psalter.

Über die *Inhaltsmengen in den einzelnen Mägen*, die nach verschiedenartiger Fütterung beim Wiederkäuer gefunden werden, haben viele der älteren Forscher und besonders TIEDEMANN und GMELIN[222] gewichtsmäßige Angaben gemacht; diese bezogen sich aber meist nur auf wenige Einzeltiere und ganz verschiedene Fütterungsverhältnisse, so daß sie nicht gut vergleichbar sind und sich daher aus dem verstreuten Zahlenmaterial, das kaum unter bestimmten Gesichtspunkten zusammengestellt werden könnte, auch kaum einige Gesetzmäßigkeiten ersehen lassen würden. Derartige Inhaltsangaben für die einzelnen Mägen wurden bereits in Tabelle 2 S. 125 mitgeteilt.

In allerneuester Zeit ist nun aber eine sehr interessante größere Versuchsreihe von NEVENS[153] systematisch durchgeführt worden. Dieser untersuchte den Mageninhalt von zwölf zweijährigen Kühen und zwei Bullen, nachdem die Tiere einer Gruppe 10—14 Tage mit Silage, Heu und Körnermischung vorgefüttert waren und die einer anderen Gruppe 4—6 Tage lang gehungert hatten. Die Tiere wurden dann 1—6 Stunden vor der Schlachtung mit Heu oder Körnern gefüttert und der Inhalt der einzelnen Abteilungen des Magens und Darmes auf Konsistenz, Trockensubstanz und Rohfasergehalt untersucht. Die Ergebnisse waren bereits in der Tabelle 3 (S. 125) zusammengestellt.

Der *Pansen* enthielt bei den vollernährten Tieren praktisch keine freie Flüssigkeit, wohl aber bei alleiniger Heufütterung. Auch besonders bei den Hungertieren fand sich wieder die schon erwähnte *Retention von Flüssigkeit* (vgl. S. 179 u. 224). Im Pansen waren die erst unmittelbar vor der Schlachtung aufgenommenen Futterportionen stets bereits mit den älteren durchgemischt. Auch verschieden zerkleinertes Heu oder Körner waren durch die Pansenbewegungen sofort durcheinander gemischt, und nur gelegentlich fanden sich z. B. einzelne Körnerhaufen in den unteren Partien des Pansens noch beisammen.

Ebenso war in der *Haube* das letzte Futter immer schon mit dem früheren vermengt. Nach reichlicher Körnerfütterung lag bis zu $^1/_3$ davon unzerkleinert in der Haube. Im *Psalter* dagegen waren von der der Schlachtung vorangehenden Fütterung stets erst einige Körner vorhanden und im *Labmagen* noch nichts davon.

Von der *Trockensubstanz* der verfütterten Körner, die 79 % des gesamten Futters bildete, waren sechs Stunden nach der Fütterung im Pansen 70 %, in der Haube 3 %, im Psalter 4 % und im Labmagen 2 % nachzuweisen. Allgemein betrug die Trockensubstanz im Pansen 6—16 %, in der Haube 17—44 %, im Psalter 17—21 %, im Labmagen 8—14 %, im Dünndarm 5—7 %, im Dickdarm 6—16 %.

Beim Hungertier retinierte der Pansen einen ziemlich konstanten größeren Anteil des gesamten Mageninhalts und besonders der Rohfaser. Daher wurde der größte prozentische

Rohfasergehalt im Pansen zweier Hungertiere gefunden. Allgemein war der Prozentgehalt an Rohfaser am größten im Psalter und betrug hier etwa 7—9 %, in der Haube 4—7 %, im Pansen 1—5,5 %, im Labmagen 2,5—5 %, im Dünndarm 2 % und im Dickdarm 3—6 %.

Regelmäßig waren im Magen dieser Rinder auch *Fremdkörper*, besonders Nägel, Draht, Glasstücke, Steine, vorhanden (s. Abb. 102), und zwar die

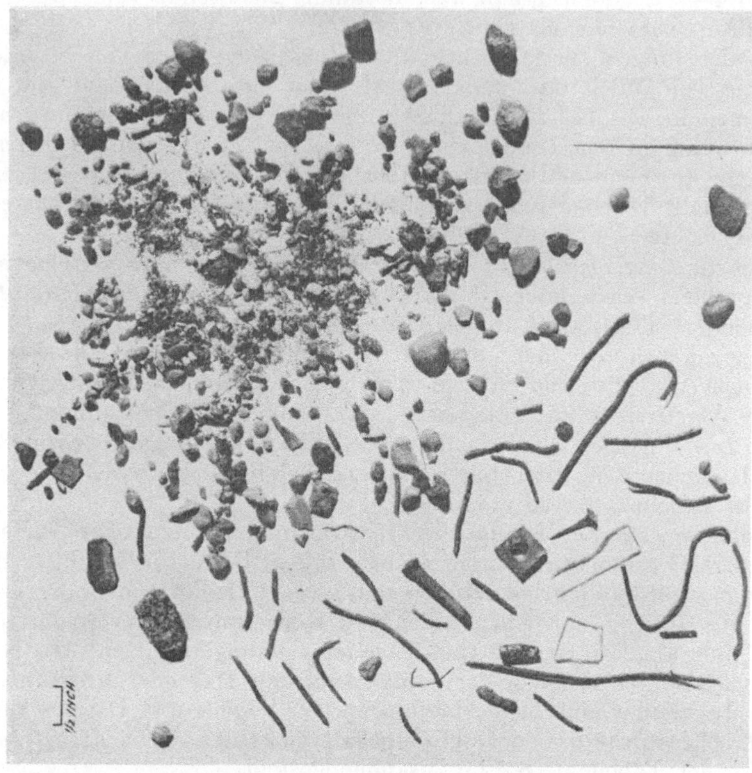

Abb. 102. Fremdkörper aus dem Magen einer gesunden Kuh. Steine, Drahtstücke, Nägel, Schraubenmuttern, Glassplitter. (Nach Nevens.)

Eisenteile hauptsächlich in der Haube, Glas und Steinchen im Labmagen, während sich im Pansen weniger Fremdkörper fanden und nichts davon im Psalter und Darm.

C. Die Darmverdauung.

Über die Mechanik und den Chemismus der Verdauungsvorgänge im Darm der Wiederkäuer sind bisher nur sehr wenige Untersuchungen angestellt worden, daher auch nur wenig Einzelheiten bekannt. Zur allgemeinen Erforschung der Verdauungsfunktionen und besonders der physiologischen Eigenschaften der verschiedenen Verdauungssäfte ist immer wieder fast allein der Hund als Versuchstier herangezogen worden. Von speziellen Untersuchungen an Wiederkäuern hat man sich, soweit sich überhaupt physiologisch geschulte Experimentatoren hierfür interessierten, durch übertriebene Furcht vor den Schwierigkeiten der Operationen und Versuche abschrecken lassen. Wer die Summe von Arbeit und konsequenter Energie abzuschätzen weiß, die nötig war, um Pawlow und seine Schüler zu ihren weltbekannten Erfolgen auf dem Gebiete der Magen-,

Darm- und Pankreasphysiologie zu führen, der wird nicht bezweifeln, daß in ganz analoger Weise sich auch die spezielle Physiologie der Darmverdauung der Wiederkäuer dem Forscher erschließen würde. An den kleineren Wiederkäuern, besonders dem Schafe, das sich, wie wir bei unseren Magenversuchen sahen, sehr gut für physiologische Operationen eignet, würden sich wohl auch viele der Schwierigkeiten überwinden lassen, die durch die Größe des Magens für Versuche im Bereich des eigentlichen Darmes bedingt werden. Wir stehen hier also noch im Anfang der Forschung.

Der gewaltige Anteil, den, ungeachtet des großen Magens, auch der Darm bei den Wiederkäuern an den Verdauungsfunktionen nimmt, geht schon aus seinen enormen Dimensionen hervor.

I. Anatomisches.

Der Darm der Wiederkäuer teilt sich in den Dünndarm, der den Zwölffingerdarm (Duodenum), Leerdarm (Jejunum) und Hüftdarm (Ileum) umfaßt, und den Dickdarm, zu dem der Blinddarm (Coecum), Grimmdarm (Colon) und Mastdarm (Rectum) gehören.

Über die *Länge und die Kapazität des Darmes* und seiner einzelnen Abschnitte sind in der Tabelle 23 nach ELLENBERGER und BAUM[57], SCHMALTZ[186], MARTIN[146] die Werte zusammengestellt. Neue umfassende und systematisch bei verschiedenen Rassen und Lebensaltern durchgeführte Untersuchungen wären hier wünschenswert, wobei auch alle für derartige Längen- und Volummessungen an Darmteilen erforderlichen methodischen Maßnahmen zur Anwendung gebracht werden müßten, wie sie HAESLER[86] bei seinen, auf meine Veranlassung bei Schweinen ausgeführten Messungen entwickelt hat.

Eine weitere Zusammenstellung von Darmlängenwerten gibt die Tabelle 24 nach GIEBEL und LECHE, CUVIER und DUVERNOY wieder.

Tabelle 23.

	Länge			Fassungsvermögen	
	Gesamt-darm m	Dünndarm m	Dickdarm m	Gesamt-darm l	Blinddarm l
Kalb, 5 Wochen	—	14—24	1,8—3,6	—	—
Kleine Rinder .	33—43	27—36	6—8	58—78	—
Große Rinder .	39—63	40—49	6—13	84—118	9
Schaf	20—42	21—34 } 3,5—10		9	1
Ziege	20—42	17—25,5 }		—	—

Tabelle 24. Absolute und relative Länge der Darmteile, in Metern angegeben. (Nach GIEBEL und LECHE, CUVIER und DUVERNOY.)

	Körperlänge (Schnauze bis After)	Dünndarm	Blinddarm	Colon + Rectum	Gesamte Darmlänge	Verhältnis der Körperlänge zur Darmlänge
Bos taurus (Rind) . . .	2,191	37,018	0,811	11,04	48,869	1 : 22
Ovis musimon (Mufflon) .	1,18	21,593	0,27	5,357	27,223	1 : 23
Camelus bactrianus (Trampeltier)	8,409	23,055	0,974	18,184	42,213	1 : 12,3
Antilope cervicapra (Hirschziegenantilope) .	1,257	13,638	0,243	4,870	18,751	1 : 15
Cervus capreolus (Reh) .	1,122	7,468	0,189	4,546	12,203	1 : 11
Capra ibex (Steinbock) .	1,001	13,314	0,270	4,870	18,454	1 : 18

Auch die ausführlichen Angaben COLINS über die Kapazität von Magen und Darmteilen seien hier mitgeteilt (s. Tabelle 25).

Auf die *anatomischen Verhältnisse,* die topographische Lage und besonders den histologischen Aufbau der einzelnen Darmteile wie auch der Bauchspeicheldrüse und Leber kann hier nicht näher eingegangen werden, da sich daraus bisher zu wenig auch funktionelle Besonderheiten für die Wiederkäuer ableiten lassen, durch die ihre Darmverdauung von der der übrigen Säugetiere verschieden wäre. Es muß daher auf die Werke von Ellenberger, Baum, Martin und auf die anatomische Spezialliteratur (Trautmann[225], [226] u. a.) verwiesen werden.

Tabelle 25. Absolutes und relatives Fassungsvermögen von Magen und Darm der Haustiere. (Nach Colin.)

Tiere	Abschnitte	Anteile %	Durchschnitt Liter		Minimum l	Maximum l
Rind	Magen	0,708	252,50		215,00	290,00
	Dünndarm	0,185	66,00		56,00	76,00
	Caecum	0,028	9,90	103,90	8,80	11,00
	Colon + Rectum . .	0,079	28,00		26,00	30,00
	Totalkapazität:	1,000	356,40		305,80	407,00
Dromedar	Magen	0,810	245,00			
	Dünndarm	0,131	39,50			
	Caecum	0,011	3,40	57,50		
	Colon	0,048	14,60			
	Totalkapazität:	1,000	302,50			
Schaf und Ziege	Rumen	0,529	23,40			
	Reticulum	0,045	2,00			
	Omasus	0,020	0,669	0,90	29,60	
	Abomasus	0,075	3,30			
	Dünndarm	0,204	9,00			
	Caecum	0,023	1,00	14,60		
	Colon + Rectum . .	0,104	4,60			
	Totalkapazität:	1,000	44,20			

Die bemerkenswert starke Entwicklung der Lymphgewebe im Darm der Wiederkäuer mag hier noch besonders hevorgehoben werden (s. auch Colin[31], Trautmann[226], Carlens[26]).

Die Darstellung der Darmverdauung der Wiederkäuer muß sich demnach, wenn sie nicht in einen ganzen Abriß der allgemeinen Physiologie der Darmverdauung ausarten soll, auf die wenigen vorliegenden Versuche und Tatsachen beschränken.

II. Die Verdauungsvorgänge im Dünndarm.

Die Darmverdauung der Wiederkäuer kann, wie es schon Tiedemann und Gmelin[222], an Kälbern, Ochsen und Schafen nach verschiedenartiger Fütterung, und später Ellenberger und Hofmeister[58] taten, bis zu einem gewissen Grade in der Weise untersucht werden, daß der Inhalt der einzelnen Magen- und Darmabschnitte auf seine Beschaffenheit und auf die chemischen Veränderungen eines zu bestimmter Zeit vorher gegebenen Futters geprüft wird. Im *Dünndarm der Wiederkäuer* wurde dabei ein reichlich wasserhaltiger Inhalt mit geringen Peptonund noch geringeren Zuckermengen gefunden[180], beim Rinde von hell- bis dunkelgrüner Farbe[36].

Die *chemische Verdauung* beruht hier auf den Wirkungen der von der Bauchspeicheldrüse und den Drüsen der Darmschleimhaut selbst abgesonderten, wichtige Verdauungsfermente enthaltenden Säfte, unter Beteiligung der von der Leber aus in den Dünndarm entleerten Galle.

So ist auch die *Reaktion des Dünndarminhalts* das Ergebnis zahlreicher Einflüsse. Es spielen dabei mit: die Reaktion des in den Darm übertretenden

Labmageninhalts, seinerseits bestimmt durch das Alkali des Speichels, Gärungssäuren und Säure des Magensaftes; die Alkalien des Pankreassaftes und der Galle, sowie des Darmschleimhautsekretes. Daher wird der Dünndarminhalt freilich in außerordentlich wechselnder Weise, im oberen Teil am meisten sauer gefunden, weiter unten neutral und im Ileum fast stets alkalisch[180]. Nach DANNINGER, PFRAGNER und SCHULTES[36] betrug pH bei Schlachthausrindern durchschnittlich im Duodenum 6,678, Jejunum 8,416, Ileum 8,208.

Die Reaktion im Duodenum wird natürlich besonders von der Lage des Pankreas- und Gallenganges beeinflußt. Diese münden bei den Wiederkäuern verhältnismäßig weit vom Pylorus entfernt; beim Rinde mündet der Pankreasgang 80—110 cm, bei Schaf und Ziege 30—35 cm unterhalb des Pylorus, der Ductus choledochus beim Rinde in 50—70 cm Entfernung vom Magen.

Die Gewinnung des reinen Darmsaftes mittels einer Darmfistel ist bisher anscheinend nur von K. B. LEHMANN[115] an einer Ziege und von PREGL[161] an einem Schafe versucht worden, die den Tieren eine THIRY-VELLAsche Darmfistel anlegten. Die *Menge* des dabei erhaltenen Darmsekrets betrug bei der Ziege 1—3 cm^3 pro Stunde, beim Schafe in der dritten Stunde nach der Fütterung 5 g und von der 5.—24. Stunde an nur noch 3 g pro Stunde. Hiernach besteht also eine ununterbrochene Sekretionstätigkeit der darmeigenen Drüsen, die durch Nahrungsaufnahme gesteigert wird. Durch Pilocarpin erhielt PREGL im Gegensatze zur Steigerung der Schweiß- und Harnsekretion keine Zunahme des Darmsaftes. Nach der Berechnung der Oberfläche des mit der Fistel isolierten Darmstückes sowie des ganzen Darmes (216 qcm und 7888 qcm) würde das Schaf im ganzen Dünndarm in 24 Stunden 2835 g Darmsaft geliefert haben, eine Menge, die die beim Hunde bekannte um ein mehrfaches übersteigt.

Der Darmsaft bestand aus einer fast klaren, geruchlosen oder aromatisch riechenden, schwach salzig schmeckenden, stark alkalischen, etwa 0,45 % Natriumcarbonat entsprechenden mucinhaltigen Flüssigkeit mit gelblichweißen Flocken von Epithelien, Bakterien und Schleim und dem spezifischen Gewicht 1,014—1,021. LEHMANN fand 3,6—4,7 % Trockensubstanz und 0,76—0,83 % Asche darin. PREGL fand einen Prozentgehalt von 2,98 Trockensubstanz, 97 Wasser, 0,369 Natriumcarbonat, Harnstoff 0,229, Eiweiß und Mucin 1,936, andere organische Substanzen 0,331.

Während LEHMANN im Darmsaft seiner Fistelziege keinerlei *Fermentwirkungen* und auch PREGL beim Schaf keine Proteolyse nachweisen konnte, stellte letzterer diastatische Wirkung auf Stärke und Glykogen, ferner Maltase und Invertase fest, dagegen keine Cellulosen, und auch keine Laktase, obwohl es sich um ein 7—8 Wochen altes Lamm handelte; Fette wurden nur emulgiert, nicht hydrolysiert.

Die *Fermente des Dünndarms* sind sonst mehrfach in den Schleimhautextrakten vom Wiederkäuerdarm nachgewiesen worden. Hierbei ist es freilich oft wohl schwer zu sagen, ob nicht dabei auch Fermente gewonnen wurden, die sich aus dem Pankreas stammend an die Darmschleimhaut adsorbiert hatten. Aus anderen, für die Extraktversuche geltenden Gründen hält auch SCHEUNERT[180] seinen mit GRIMMER[178] erhobenen negativen Befund über die protoelytische Wirkung von Extrakten aus der Submucosa vom Pferd, Schwein und Rind, die die Brunnerschen Drüsen enthält, die sich beim Rinde mehrere Meter und beim Schaf $^3/_4$ m weit im Dünndarm erstrecken, nicht für abschließend.

Laktase wurde von RÖHMANN und LAPPE[164] im Jejunum vom Kalb gefunden, von FISCHER und NIEBEL[66] in der Dünndarmschleimhaut vom Rind bestätigt. Nach WEINLAND[233] ist sie in verschiedener Stärke in verschiedenen Dünndarmteilen beim Kalb vorhanden, wird dagegen nach Aufhören der Milchnahrung nicht mehr gebildet, so daß erwachsene Rinder und Schafe hiernach keine Darmlaktase mehr haben.

Invertase wurde von Paschutin[158] und Fischer und Niebel im Dünndarm vom Schaf und Kalb nicht nachgewiesen, von letzteren aber Diastase und Maltase.

Peroxydasen wurden von Scheunert, Grimmer und Andryewski[179] beim Rind und Schaf im Duodenum und besonders stark im Jejunum und Ileum, auch im Coecum und Colon, dagegen nicht mehr im Rectum gefunden.

Auch *hormonale Wirkungen* sind vom Rinderdarm beschrieben. So haben Ochi und Inouye[154] aus dem Labmagen und oberen Dünndarm des Rindes Stoffe gewonnen, die sie als Magen-Darmhormon bezeichnen, und die auf verschiedene physiologische Funktionen beim Kaninchen sowie auf Gefäß- und Muskelpräparate deutliche Einflüsse ausübten.

Auch die *Wirkungen des Pankreassaftes* sind zum Teil mit der *Fistelmethode*, größtenteils aber an Pankreasextrakten geprüft worden. Schon Tiedemann und Gmelin[222] hatten einem *Schafe* eine Kanüle in den Ausführgang der Bauchspeicheldrüse gelegt; nach $3^1/_2$ Stunden begann der Saft zu tropfen und floß in fünf Stunden in einer Menge von 5,7 g. Der Saft enthielt 94,81—96,35 % Wasser und 3,65—5,19 % Trockensubstanz, darin 29,7 % Asche mit viel Natron, wenig Kali, viel Phosphorsäure, wenig Schwefelsäure.

Colin[30] hat Beobachtungen an *Rindern mit Pankreasfistel* veröffentlicht, in denen ab und zu das Sekret zu fließen aufhörte. Indessen führt Heidenhain[96] diese unregelmäßigen und unabhängig vom Verdauungszustande eintretenden Remissionen eher auf eine durch Verlagerung der Kanüle bedingte Abflußhemmung als auf zeitweiligen Stillstand der Absonderung zurück. Auch wird allgemein eine permanente Sekretionstätigkeit des Pankreas bei den Wiederkäuern angenommen. In einzelnen Stunden erhielt Colin bis zu 360 g, als Tagesmenge konnte er 2738 g feststellen. 5—6 Stunden nach der Fütterung trat eine Steigerung dieser Sekretion ein. Bei länger fließenden Fisteln nahm der Gehalt an Trockensubstanz ab und zwar nur durch Abnahme der organischen Bestandteile. Henry und Wollheim[97] beobachteten diese Abnahme der Trockensubstanz auch beim Pankreasfistel-Schaf, wo sie einmal von 3,69 auf 2,93 und ein anderes Mal von 2,8 auf 1,43 % absank. Die *anorganischen Bestandteile* untersuchten Frouin und Gérard[72] im Pankreassaft der Kuh.

Die *Pankreasfermente der Wiederkäuer* wurden bis jetzt anscheinend nur an Extrakten und Dialysaten aus der frischen oder getrockneten Bauchspeicheldrüse untersucht, wie es bereits Kühne[113] mit solchen aus Trockenpräparaten vom Rinderpankreas tat. Es wäre kaum möglich, alle diese Versuche (Jacoby[100], Stolz[216], Schwarschild[203]) und viele andere zusammenzustellen, da sehr oft in der zahlreichen Literatur über Fermente gar nicht angegeben ist, daß für die Extrakte Pankreas vom Rind oder Schaf verwendet wurden und schließlich auch die industrielle Herstellung von Fermentpräparaten aus Pankreas von Wiederkäuern berücksichtigt werden müßte.

Neben den *Proteasen* Trypsin und Erepsin spielt unter den *Karbohydrasen* die Diastase des Pankreas wie bei anderen Säugetieren eine bedeutende Rolle. Während Vernon[229] im Vergleich zu Katze, Kaninchen und Ratte den Diastasegehalt beim Ochsen und Schaf am höchsten fand, wird dieser nach Roberts und Floresco[163], sowie Grützner und Wachsmann[81] noch vom Schweinepankreas übertroffen. Auch Fischer und Niebel[66] fanden Diastase und Maltase.

Stark wirksame *Lipase* konnten Kanitz[102], Loevenhart[120] u. a. nachweisen.

Auch *Nuklease* wurde im Rinderpankreas gefunden (s. Woker[243] S. 1701).

Noch weniger würde es möglich sein und würde auch weit den Rahmen dieses Handbuches überschreiten, wenn wir hier die Ergebnisse aller Untersuchungen über die *Galle der Wiederkäuer* zusammenfassen wollten. Denn seit über 100 Jahren hat sich die physiologisch chemische Erforschung der Galle stets mit Vorliebe der leicht in großen Mengen zu erhaltenden *Rindergalle* bedient. Schon 1806 war diese genauer untersucht (Thénard, s. Maly[128]); sie wurde in getrocknetem Zustande früher auch als pharmazeutisches Präparat, Fol tauri inspissatum, verwendet; und die Taurocholsäure, sowie deren Spaltprodukt Taurin, das TIEDEMANN und GMELIN[222] zuerst aus Ochsengalle erhielten, verdanken dieser Herkunft ihre Namen. Bei Schaf und Ziege wird auch überwiegend taurocholsaures Natron gefunden, während beim Rinde in vielen Fällen überwiegend oder fast ausschließlich Glykocholsäure vorhanden ist (HAMMARSTEN[88, 89]).

Über die daher mit der physiologischen Chemie der Galle überhaupt in weitem Maße zusammenfallende *Chemie der Rindergalle* muß demnach die Literatur über die Bestandteile der Galle im allgemeinen zu Rate gezogen werden. Auch an neueren Spezialarbeiten über Rindergalle sei hier nur auf einige wenige hingewiesen, so auf die von HAMMARSTEN[88], GULBRING[84], WAHLGREEN[232], H. FISCHER[67], MARCHLEWSKI[140, 141], ROSENTHAL[165], FALKENHAUSEN, FREUND[166], WIELAND und WEYLAND[239], FR. MÜLLER[151].

Die *Menge der täglich abgesonderten Galle* wird für das Rind auf 2—6 kg, für das Schaf auf 300—400 g angegeben[59]. Nach BIDDER und SCHMIDT[15] beträgt die beim Schaf pro Kilogramm Körpergewicht und 24 Stunden abgesonderte Gallenmeng 25,4 g und nach HEIDENHAIN[96] ist bei den Herbivoren allgemein die auf die Einheit des Körpergewichts gelieferte Gallenmenge um so kleiner, je größer das Tier ist.

Als Reservoir für die Weitergabe an den Darm besitzen unsere Nutzwiederkäuer eine *Gallenblase*, während den Hirschen und Kamelen eine solche fehlt. Auch Gallensteine kommen darin vor, wie sie z. B. von MALY und PHIPSON[128] beim Rinde analysiert wurden.

III. Die Verdauungsvorgänge im Dickdarm

sind bei den Wiederkäuern vorwiegend *bakterieller* Natur und werden daher, wie besonders diejenigen im Blinddarm, in dem Kapitel von SCHIEBLICH in diesem Bande des Handbuchs eingehend gewürdigt. Die grundlegenden Arbeiten von TAPPEINER[217—221], in denen auch die Gasentwicklung im Darm der Wiederkäuer untersucht wurde, haben wir bereits bei den Gärungsvorgängen im Pansen (S. 148) erwähnt. Auch der *Blinddarm* nimmt in hohem Maße an dieser bakteriellen Aufschließung der Nahrung teil (vgl. auch MANGOLD[134]).

Das anfangs weite *Kolon* verläuft bei den Wiederkäuern in einer Spirallinie, die in einer Ebene liegt (Darmscheibe). Im Mittelpunkt angelangt, dreht es um und verfolgt seine spiralige Bahn wieder in entgegengesetzter Richtung, um dann in den Mastdarm (Rectum) überzugehen. Es vermindert dabei sein Lumen kontinuierlich, so daß es nach der ersten Windung schon den Durchmesser des Dünndarms erreicht hat. Bis zu welcher Stelle dieses komplizierten Darmteils noch Verdauungsvorgänge ablaufen, ist noch nicht festgestellt. SCHEUNERT und KRZYWANEK fanden den Inhalt schon kurz vor dem Mittelpunkt der Darmscheibe sehr eingedickt und kotähnlich[180].

Die Eigenschaften und chemische Zusammensetzung des Kotes auch der Wiederkäuer sind in dem Abschnitt „*Faeces*" von KRZYWANEK in diesem Bande des Handbuchs dargestellt.

Über die physiologisch so außerordentlich wichtige *Resorption der Nährstoffe im Darm* der Herbivoren scheint bisher keine nähere Untersuchung vorzuliegen und nichts sicheres bekannt zu sein[59]. Die innere Oberfläche der Darmabschnitte, die diese Aufsaugung der verdauten Nährstoffe zu vollziehen haben, wobei im Dünndarm den Zotten der Schleimhaut eine Hauptrolle zufällt, wurde schon von COLIN für das Rind berechnet; die des Dünndarms betrug 5,60, die des Blinddarms 0,46 und die des Kolons 2,00 qm.

Endlich sind auch über die *Darmbewegungen der Wiederkäuer* keine speziellen Experimentaluntersuchungen bekannt, und nur die Röntgenbeobachtungen und -skizzen von CZEPA und STIGLER[35] geben die Möglichkeit, uns ein Bild von den Bewegungen und Füllungszuständen besonders des Dickdarms zu machen. Am

Dünndarm der Ziege konnten die Autoren nichts von den vermutlich auch hier wie bei anderen Säugetieren ablaufenden peristaltischen und Pendelbewegungen, sowie rhythmischen Segmentierungen sehen; doch erschienen die Dünndarmschlingen niemals bandförmig gefüllt, sondern in Form von größeren und kleineren Flecken.

An überlebenden isolierten Darmstücken vom Rinderdünndarm konnte KOLDA[109] die peristaltischen Bewegungen untersuchen. Dabei zeigten sich zwischen den einzelnen peristaltischen Bewegungen, die in jeder Minute etwa einmal wiederkehrten, noch etwa elf oberflächliche Oszillationen der Längsmuskulatur. Im Gegensatze zu denjenigen vom Pferde- und Katzendarm zeigten die überlebenden Präparate vom Rinderdarm schnellere Ermüdung, Tonusänderung und Aufhören der Bewegungen.

CZEPA und STIGLER fanden bei ihren Ziegen den *Dickdarm* beständig in Bewegung. Etwa 6—8 Stunden nach der Auffüllung des Pansens mit Bariumbrei zeigen sich das Caecum und der Anfangsteil des Colons gefüllt. In diesen Abschnitten ist der Inhalt flüssig und die Bewegung ununterbrochen und am stärksten. Hier finden daher die stärksten Durchmischungen statt. Die höchsten Teile der Colonschleife tragen immer eine Gasblase; hier laufen streckenweise peri- und antiperistaltische Wellen in unregelmäßiger Folge ab und treten tiefe, das ganze Darmlumen verschließende Schnürringe auf, die eine Zeitlang stehenbleiben oder weiter wandern. An diesen Schnürringen machen die Wellen halt. Oft laufen in dem auf der einen Seite einer Schnürfurche liegenden Darmstücke peristaltische und in dem auf der anderen Seite antiperistaltische Wellen ab. Nach mehrmaligem Ablauf können solche Wellen dann auch plötzlich in der entgegengesetzten Richtung verlaufen. Hierdurch wird die Gasblase im höchsten Colon in merkwürdige Formen zerteilt oder verschoben[35].

Die Röntgenbilder zeigen, daß sich an eine kaum mehr als 10 cm lange Übergangsstelle zwischen der Ansa proximalis und der dünneren Spiralschleife des Kolon der mit den hintereinander gelegenen Kotballen gefüllte Dickdarmabschnitt anschließt; die Skybala erhalten demnach ihre charakteristische Form an dem sich verjüngenden Übergang zwischen der Anfangs- und der Spiralschleife des Colons, und entstehen, wie schon COLIN feststellte, durch segmentierte tonische Abschnürungen des Darms, nachdem der Darminhalt am Ende der proximalen Schleife stark eingedickt wurde. Im *Mastdarm* ballen sich dann die Skybala zu größeren Klumpen zusammen[35].

Literatur zum Kapitel: Verdauung der Wiederkäuer.

(1) ABDERHALDEN, KLINGEMANN u. PAPENHUSEN: Z. physiol. Chem. **71**, 411 (1911). — *(2)* ABRAHAM: Arch. Kinderheilk. **82**, 199 (1927). — *(3)* AGGAZZOTTI, A.: Beitrag zur Kenntnis der Rumination. Pflügers Arch. **133**, 201 (1910). — *(4)* ANDRYEWSKY, P.: Über das Vorkommen oxydierender Fermente im Verdauungsschlauch. Med.-vet. Dissert., Leipzig 1913. — *(5)* ASCHOFF, L.: Über den Engpaß des Magens. Jena: G. Fischer 1918. — *(6)* AUERNHEIMER: Baucheingeweide der Wiederkäuer. Med.-Dissert., Gießen 1909. — *(7)* AWERINZEW u. MUTAFOWA: Arch. Protistenkde **33**, 109 (1914).

(8) BECKER, E. R.: Proc. nat. Acad. Sci. U.S.A. **15**, 435 (1929). — *(9)* BECKER, E. R. u. M. TALBOTT: Jowa state College Jl. of science. **1**. 345 (1927). — *(10)* BELZ: Physiologische und klinische Untersuchungen über die Rumination. Med.-Dissert., Gießen 1909. — *(11)* BENKENDÖRFER, A.: Zur Klinik und Physiologie der Pansentätigkeit. Inaug.-Dissert., Gießen 1910. — *(12)* BERGMAN u. DUKES: J. amer. vet. med. Assoc. **69** (1926). — *(13)* BERGMANN u. LEUCKART: Vergl. Anat. u. Physiol. 1885. — *(14)* BICKEL, A.: Berl. klin. Wschr. 1905. — *(15)* BIDDER u. SCHMIDT: Die Verdauungssäfte und der Stoffwechsel. Leipzig 1854. — *(16)* BIEDERMANN, W.: Die Aufnahme, Verarbeitung und Assimilation der Nahrung. Handbuch der vergleichenden Physiologie 2, 1 (1911). — *(17)* BRAHM, C.: Biochem. Z. **178**, 28 (1926). — *(18)* BRAUNE, R.: Untersuchungen über die im Wiederkäuermagen vorkom-

menden Protozoen. Phil.-Dissert., Berlin 1913. — (*19*) BRESSLAU, E.: Die Bedeutung der Wasserstoffionenkonzentration für die Hydrobiologie. Stuttgart: Schweizerbart 1926. — (*20*) BRUCHHOLZ, K. G.: Kleines Lehrbuch der Haltung, Züchtung und Fütterung der Rinder, 2. Aufl. Stuttgart: Franckh 1927. — (*21*) BRUEGEL: Über Ruminatio humana. Münch. med. Wschr. **1908**. — (*22*) DE BRUIN: Tydschrift voor Veeartsenijkunde **34** (1907). — (*23*) BUCHNER, P.: Holznahrung und Symbiose. Berlin: Julius Springer 1928. — (*24*) BUISSON, J.: Les infusoires ciliés du tube digestif de l'homme et des mammifères. Paris 1923. — (*25*) BUNDLE, A.: Ciliate Infusorien im Coecum des Pferdes. Z. Zool. **60**, 284 (1895). —

(*26*) CARLENS, O.: Studien über das lymphatische Gewebe des Darmkanals bei einigen Haustieren, mit besonderer Berücksichtigung der embryonalen Entwicklung der Magenverhältnisse und der Altersinvolution dieses Gewebes im Dünndarm des Rindes. Z. Anat. **86**, 393 (1928). — (*27*) CERTES, A.: Sur la glycogénèse chez les Infusoires. C. r. Acad. Sci. Paris **77**, 90 (1888). — (*28*) Note sur les microorganismes de la panse des ruminants. J. de Microgr. **13**, 277 (1889). — (*29*) Cipiccia: Ann. di fac. di Med. e chir. e Med.-vet. Perugia **28** (1926). — (*30*) COLIN, G.: Traité de physiol. comp. des animaux, 2. Aufl. 1. Paris 1871. — (*31*) Ebenda 2. Paris 1873. — (*32*) Ebenda **3**. Paris 1883; 3. Aufl. 1. Paris 1886. — (*33*) DA CUNHA, A. M.: Über die Ciliaten, welche in Brasilien im Magen von Rindern und Schafen vorkommen. Mem. Inst. Cruz (port.) **6** (1914). — (*34*) CZEPA, A. u. R. STIGLER: Der Wiederkäuermagen im Röntgenbilde I. Pflügers Arch. **212**, 300 (1926). — (*35*) Der Verdauungstrakt des Wiederkäuers im Röntgenbilde II. Fortschr. d. Naturwiss. Urban & Schwarzenberg 1929.

(*36*) DANNINGER, PFRAGNER, SCHULTES: Über die absolute Reaktion in dem Inhalt der einzelnen Darmabschnitte von Pferd und Rind. Pflügers Arch. **220**, 430 (1928). — (*37*) DAUBENTON: Katechismus der Schafzucht. 1795; zit. n. CZEPA u. STIGLER II. — (*38*) DOGIEL: Biol. Zbl. **43**, 289 (1923). — (*39*) Arch. Protistenkde **50**, 283 (1925). — (*40*) Neue parasitische Infusorien aus dem Magen des Rentieres. Arch. russ. Protist. **4** (1925). — (*41*) Über die Art der Nahrung und der Nahrungsaufnahme bei den im Darm der Huftiere parasitierenden Infusorien. (Russ.-deutsche Zusammenfassung). — (*42*) Sur quelques infusoires nouveaux habitant l'estomac du dromadaire. Ann. Parasitol. **4** (1926). — (*43*) Arch. Entw.mechan. **109**, 380 (1927). — (*44*) Ann. Parasitol. **6**, 323 (1928). — (*45*) DOGIEL, V., u. T. FEDOROWA WINOGRADOWA: Zool. Anz. **62**, 97 (1925). — (*46*) A note on the reproduction of Isotricha (Dasytricha) ruminantium. Arch. russ. de Physiol. **4**, 75 (1925). — (*47*) On the variation and inheritance of some morphological characters in Ophryoscolex purkinjei. J. Genet. **16**, 257 (1926).

(*48*) EBERLEIN, R.: Über die im Wiederkäuermagen vorkommenden ciliaten Infusorien. Z. Zool. **59**, 233 (1895). — (*49*) ECKHARDT, C.: Zbl. Physiol. **1893**, Nr. 12. — (*50*) EDER: Studien über den Wert und die Wirkung des Kaffees auf die Tätigkeit der Wiederkäuermägen. Med.-Dissert., Gießen 1912. — (*51*) EHRENREITER, A.: Der Einfluß des Zwetschenwassers auf die Tätigkeit des Wiederkäuermagens. Med.-Dissert., Gießen 1914. — (*52*) ELLENBERGER, W.: Arch. Tierheilk. **7**, 17 (1880). — (*53*) Ebenda **8**, 166 (1882). — (*54*) Ebenda **9**, 128 (1883). — (*55*) Handbuch der vergleichenden Physiologie der Haussäugetiere **1** (1890). — (*56*) Handbuch der vergleichenden mikroskopischen Anatomie der Haustiere. Berlin 1911. — (*57*) ELLENBERGER u. BAUM: Handbuch der vergleichenden Anatomie der Haustiere. 16. Aufl. Berlin: Julius Springer 1926. — (*58*) ELLENBERGER u. HOFMEISTER: Arch. Tierheilk. **10**, 328; **11**, 41 (1884); Ber. Veterinärwesen in Sachsen **30** (1886). — (*59*) ELLENBERGER u. SCHEUNERT: Lehrbuch der vergleichenden Physiologie der Haussäugetiere. 3. Aufl. Berlin: Parey 1925.

(*60*) FABIAN, H.: Studien zur Kaufunktion. Dtsch. Zahnheilk. H. 65. Leipzig 1925. — (*61*) FERBER, K. E.: Die Zahl und Masse der Infusorien im Pansen und ihre Bedeutung für den Eiweißaufbau der Wiederkäuer. Z. Tierzüchtg. **12**, 31. (1928). — (*62*) Die Veränderungen der Infusorienzahl im Pansen der Wiederkäuer im Zusammenhang mit den Veränderungen des Eiweißumsatzes. Z. Tierzüchtg. **1929**. — (*63*) Über die optimale Beschaffenheit des Mageninhalts der Wiederkäuer. Wiss. Arch. Landw., Abt. B. Tierzucht u. Tierhaltg. **1929**. — (*64*) FERBER u. WINOGRADOWA-FEDOROWA: Zählung und Teilungsquote der Infusorien im Pansen der Wiederkäuer. Biol. Zbl. **1929**. — (*65*) FIORENTINI, A.: Intorno ai protisti dello stomaco dei Bovini. Pavia 1889. — (*66*) FISCHER, E., u. NIEBEL: Sitzgsber. Berlin. Akad. Wiss. **1896**, 1. Halb-Bd., 73. — (*67*) FISCHER, H.: Z. physiol. Chem. **73**, 214; **96**, 292 (1915). — (*68*) FISCHER, J.: Vergleichende anatomische und histologische Untersuchungen über den Nervus sympathicus einiger Tiere, insbesondere der Katze und der Ziege. 1904. — (*69*) FLOURENS, P.: Mém. l'Acad. roy. Sci. de l'inst. de France. **1833**, Tome 12. — (*70*) Mem. d'anat. et de physiol. comp. Paris 1844. — (*71*) FOA, C.: Pflügers Arch. **133**, 171 (1910). — (*72*) FROUIN et GÉRARD: C. r. Soc. Biol. Paris **72**, 98 (1912). — (*73*) FÜRSTENBERG u. ROHDE. Die Rindviehzucht **1**, 207 (1873).

(*74*) GAUDENZI, P.: Ann. di fac. med. e chir. e di fac. med.-vet. Perugia. **28**, 3 (1926). — (*75*) GIEBEL u. LECHE: Mammalia. In BRONN: Klassen und Ordnungen des Tierreiches. Leipzig 1874—1900. — (*76*) GLÜCKHER: Experimentelle Studien über den Wert und die Wirkung des Rotweins auf die Pansentätigkeit. Dissert., Gießen 1911. — (*77*) GRAHAME:

Vet. Rec. 6, 308 (1926). — (78) Grosser, P.: Untersuchungen über den Magensaft der Wiederkäuer. Z. Physiol. 19, 265 (1905). — (79) Grote, R.: Beiträge zur Entwicklung des Wiederkäuermagens. Z. Naturwiss. 69. Leipzig 1897. — (80) Gruby et Delafond: C. r. Acad. Sci. Paris 17 (1843; Rec. Med. Vet. Prat. 20, 859 (1843). — (81) Grützner, P., u. Wachsmann: Pflügers Arch. 91, 195 (1902). — (82) Günther, A.: Z. Zool. 65, 529 (1899); Dissert., Marburg 1899. — (83) Z. Zoo. 67 (1900). — (84) Gulbring: Z. physiol. Chem. 45, 448. — (85) Gurlt: Lehrbuch der vergleichenden Physiologie der Haussäugetiere, 2. Aufl. Berlin 1847.

(86 Haesler, K.: Der Einfluß der verschiedenen Ernährung auf die Größenverhältnisse des Magen-Darm-Kanals bei Säugetieren. Dissert., Landw. Hochsch. Berlin 1929. Z. Tierzüchtg. (1929). — (87) Haller, A. v.: Anfangsgründe der Physiologie 6, 425 (1756). — (88) Hammarsten, O.: Lehrbuch der physiologischen Chemie. Wiesbaden: Bergmann. — (89) Z. physiol. Chem. 43, 109. — (90) Ebenda 68, 119 (1910). — (91) Harms, C.: Die Rumination. Dtsch. Z. Tiermed. u. vergl. Pathol. 3, 28 (1877). — (92) Hartung, W.: Über den Einfluß des Nervus vagus auf die Bewegungen des Magens der Wiederkäuer. Med.-Dissert., Gießen 1858. — (93) Haubner, G. C.: Über die Magenverdauung der Wiederkäuer. Wien u. Anclam 1837. — (94) Ber. Veterinärwesen i. Königr. Sachsen 1858/59, mitgeteilt v. Sussdorf. — (95) Die Gesundheitspflege der landwirtschaftlichen Haussäugetiere. 4. Aufl. Dresden: Schönfeld 1881. — (96) Heidenhain, R.: Die Bauchspeicheldrüse. In Hermann: Handbuch der Physiologie 5, 173. 1883. — (97) Henry, A., u. P. Wollheim: Pflügers Arch, 14, 475 (1877). — (98) Hofmeister, V.: Arch. Tierheilk. 7, 169 (1880). — (99) Honcamp, F., u. St. Koudela: Z. Tierzüchtung 10, 1 (1927).

(100) Jacoby: Arch. f. exp. Path. 46, 28 (1901). — (101) Inaoka, T.: Pflügers Arch. 203, 319 (1924).

(102) Kanitz, A.: Z. physiol. Chem. 46, 482 (1905). — (103) Klein, W.: Zur Ernährungsphysiologie landwirtschaftlicher Nutztiere, besonders des Rindes. Dissert., Landw. Hochsch. Berlin: Julius Springer 1915. — (104) Biochem. Z. 62, 225 (1916). — (105) Ebenda 117, 67 (1921). — (106) Z. Tierzüchtg 6, 55 (1926). — (107) Klug, F.: Untersuchungen über Magenverdauung. Ung. Arch. Med. 3. — (108) Knoth, M.: Neue Versuche zur Züchtung der im Pansen von Wiederkäuern lebenden Ophryoscoleciden (Ciliata). Z. Parasitenkde 1, 262 (1928). — (109) Kolda, J.: C. r. Soc. Biol. Paris 95, 210 (1926). — (110) Kraus, F. J.: Über Fettbildung im Panseninhalt des Rindes. Biol. generalis (Wien) 3, 347 (1927). — (111) Kreipe, H.: Untersuchungen über die Milchsäurebakterienflora des Kuhpansens. Dissert., Kiel 1927. — (112) Krogh-Schmidt-Jensen: Biochemic. J. 14, 686 (1920). — (113) Kühne: Verh. naturhist.-med. Vereins Heidelberg, 1; Virchows Arch. 39, 130 (1867). — (114) Krzywanek, Fr. W.: Über die Temperatur im Pansen des Schafes. Pflügers Arch. 222, 89 (1929).

(115) Lehmann, K. B.: Pflügers Arch. 33, 180 (1884). — (116) Lepsi, J.: Die Infusorien des Süßwassers und Meeres. Berlin-Lichterfelde: H. Bermühlen 1927. — (117) Leuffen: Über Massage und ihre Wirkung auf die Mägen der Wiederkäuer. Med.-Dissert., Gießen 1912. — (118 Liebetanz, E.: Die parasitischen Protozoen des Wiederkäuermagens. Berl. tierärztl. Wschr. 1905, 313. — (119) Lloyd: Vet. Rec. 6, 938 (1926). — (120) Loevenhart: J. of biol. Chem. 2, 427 (1907). — (121) Lubosch, W.: Bau der Wirbeltiergelenke. Jena: G. Fischer 1910. — (122) Universelle und spezialisierte Kaubewegungen bei Säugetieren. Biol. Zbl. 27, 613, 652 (1907). — (123) Luchsinger: Zur Theorie des Wiederkauens. Pflügers Arch. 34, 295 (1884). — (124) Lungwitz, M.: Arch. Tierheilk. 18, 81 (1892). — (125) Ebenda 19, 75 (1893). — (126) Lupattelli, A.: Ann. di fac. di med. e chir. Perugia 29, 275 (1926).

(127) Malkmus u. Oppermann: Grundriß der klinischen Diagnostik der inneren Krankheiten der Haustiere. 10. Aufl. Leipzig: Jänecke 1928. — (128) Maly, R.: Chemie der Verdauungssäfte. In Hermann: Handbuch der Physiologie, 5, Teil 2, 1881. — (129) Mangold, E.: Bewegungen und Nerven des Wiederkäuermagens. 12. Internat. Physiol.-Kongr. Stockholm; Skand. Arch. Physiol. 1926. — (130) Sitzgsber. Ges. naturforsch. Freunde Berl. 1926. — (131) Neuere Ergebnisse über Chemismus und Mechanismus der Magenverdauung bei Wiederkäuern. Berl. Physiol. Ges. 11. 11. 1927; Klin. Wschr. 1928. — (132) Naturwiss. 16, 65 (1928). — (133) Methodik der Untersuchungen des Wiederkäuermagens. Handbuch der biologischen Arbeitsmethoden, Abt. IV, T. 6/II, S. 1775, 1928. — (134) Z. Physiologie des Blinddarms, allgemein und besonders bei Vögeln. Sitzgsber. Ges. naturforsch. Freunde Berl. 1928. — (135) Neuere Forschungen über die Verdauung bei den Wiederkäuern. Mitt. landw. Klubs Mannheim 1929. — (136) Physiologie der Speiseröhre. Handbuch der Hals-, Nasen-, Ohrenheilkunde von Denker u. Kahler, 9, 1929. — (137) Innerv. und Perist. des Oesophagus bei Säugetieren. Berl. Physiol. Ges.; Klin. Wschr. 1924. — (138) Mangold, E., u. W. Klein: Bewegungen und Innervation des Wiederkäuermagens. Leipzig: G. Thieme 1927. — (139) Mangold, E., u. Schmitt-Krahmer, K.: Die Stickstoffverteilung im Pansen der Wiederkäuer bei Fütterung und Hunger, und ihre Beziehung zu den Panseninfusorien. Biochem. Z. 191, 411 (1927). — (140) Marchlewski: Z. physiol. Chem. 41, 33 (1904); 43,

207 (1904); **45**, 466 (1905). — (*141*) Bull. Soc. Chim. biol. Paris **6**, 464 (1924). — (*142*) MAREK: Handbuch der normalen und pathologischen Physiologie **3**, 1060, 1927. — (*143*) MARKOFF: Biochem. Z. **34**, 211 (1911). — (*144*) Ebenda **57**, 1 (1913). — (*145*) MARSCHALL, A.: Über den Einfluß des Nervus vagus auf die Bewegungen des Magens der Wiederkäuer usw. Med.-vet. Dissert., Bern 1910. — (*146*) MARTIN, P.: Lehrbuch der Anatomie der Haustiere, **3**, 2. Aufl. Stuttgart 1919. — (*147*) Die Entwicklung des Wiederkäuermagens. Österr. Mschr. u. Revue Tierheilk. **21** (1897). — (*148*) MAUSBACHER, Z. Kinderheilk. **44**, 277 (1927). — (*149*) MEISSNER, M.: Beitrag zur Ernährungsphysiologie der Protozoen. Phil.-Dissert., Berlin 1888. — (*150*) MEYER, W. Vergleichende mikroskopische Untersuchungen über die Verdauung der Kleberzellen verschiedener Zerealien im Magen-Darm-Kanal pflanzenfressender Tiere (Huhn, Taube, Kaninchen. Schaf). Z. vergl. Physiol. 421 (1927). — (*151*) MÜLLER, FR.: Arch. Tierheilk. **58** (1928). — (*152*) MURPHEY, AITKEN u. McNUTT: J. amer. vet. med. Assoc. **68**, 717 (1926).

(*153*) NEVENS, W. B.: Effects of fasting and the method of preparation of food upon the digestive process of the dairy cattle. J. agricult. Res. **36**, 777 (1928).

(*154*) OCHI: Experimentelle Untersuchungen über das Hormon des Verdauungsrohres, besonders des Magens und des Darmrohres. I. u. II. Mitt. Kyoto-Ikaidagaku-Zasshi **1**, 225 (1927); **2**, 603 (1928) (japanisch mit deutscher Zusammenfassung). — (*155*) OETTERICH, E.: Die Einwirkung des Rums auf die motorische Tätigkeit des Pansens. Med.-Dissert., Gießen 1911. — (*156*) OSTHOF, W.: Zahl und Art der Kaubewegungen bei Pferd und Wiederkäuer. Med.-Dissert., Gießen 1915.

(*157*) PANZER, TH.: Z. physiol. Chem. **73**, 109 (1911). — (*158*) PASCHUTIN, V.: Arch. f. Anat. **1871**, 305. — (*159*) PAWLOW, J. P.: Die Arbeit der Verdauungsdrüsen. Übers. v. WALTHER. Wiesbaden 1898. — (*160*) POEHLMANN, H.: Die Beeinflussung der Rumination durch körperliche Arbeit. Med.-Diss. Gießen 1911. — (*161*) PREGL, F.: Pflügers Arch. **61**, 359 (1895).

(*162*) RAUCH: Klinische Studien über den Einfluß der Massage auf die Rumination. Med.-Dissert., Gießen 1912. — (*163*) ROBERTS, O.: On the estimation of the activity of pancreas extracts. Proc. roy. Soc. **32**, 145. — (*164*) RÖHMANN u. LAPPE: Ber. dtsch. chem. Ges. **28**, 2506 (1895). — (*165*) ROSENTHAL, F.: Die Galle. Handbuch der normalen und pathologischen Physiologie **3**, 876, 1927. — (*166*) ROSENTHAL, v. FALKENHAUSEN, FREUND: Arch. f. exp. Path. **111**, 170 (1926). — (*167*) RUBELI, O.: Über den Oesophagus des Menschen und verschiedener Haustiere. Med.-Dissert., Bern. — (*168*) RUPPERT, F.: Beitrag zur Rumination der wilden Tiere. Med.-Dissert., Gießen 1911.

(*169*) SCHALK u. AMADON: Physiol. of the ruminant stomach. North Dakota Sta. Bull. **216**, 64 (1928); Exp. stat. record **59**, 358 (1928). — (*170*) SCHEUNERT, A.: Vergleichende Studien über den Eiweißabbau im Magen. OTTO WALLACH-Festschr. Göttingen 1908, S. 584. — (*171*) Besonderheiten der Verdauung bei den Wiederkäuern. In OPPENHEIMER: Handbuch der Biochemie **3**, 2, 153, 1909. — (*172*) Ebenda 2. Aufl., **3**, 2, 1924. — (*173*) Vermag Schafspeichel Cellulose zu lösen? Berl. tierärztl. Wschr. **1910**, 5. — (*174*) Speichelsekretion bei Herbivoren. Berl. Klin. Wschr. **1921**, 813. — (*175*) Ebenda **1921**, 1510. — (*176*) Das Wiederkauen. Handbuch der normalen und pathologischen Physiologie **3**, 379, 1927. — (*177*) Methoden zur Untersuchung des Speichels und des Inhalts des Verdauungsschlauchs und der Faeces der Pflanzenfresser. In ABDERHALDEN: Handbuch der biologischen Arbeitsmethoden. Liefg. 112. — (*178*) SCHEUNERT u. W. GRIMMER: Internat. Mschr. Anat. **23**, 335 (1906). — (*179*) SCHEUNERT, GRIMMER u. ANDRYEWSKY: Studien über die Topographie der Peroxydasen im Verdauungsschlauch und über ihren Nachweis. Biochem. Z. **53**, 300 (1913). — (*180*) SCHEUNERT u. KRZYWANEK: Verdauung der Wirbeltiere. In OPPENHEIMER: Handbuch der Biochemie, 2. Aufl., **5**, 156, 1924/25. — (*181*) SCHEUNERT u. SCHIEBLICH: Einfluß der Mikroorganismen auf die Vorgänge im Verdauungstractus bei Herbivoren. Handbuch der normalen und pathologischen Physiologie **3**, 967, 1926/27. — (*182*) SCHEUNERT u. TRAUTMANN: II. Über die Sekretion der Parotis und Mandibularis des Schafes. Pflügers Arch. **192**, 33 (1921). — (*183*) III. Ebenda **192**, 70 (1921). — (*184*) SCHMALTZ, R.: Topographische Anatomie der Körperhöhlen des Rindes. Berlin: Enslin 1890—95. — (*185*) Berl. tierärztl. Wschr. **39**, 315, 531, 615 (1894); 3 (1895). — (*186*) Messung von Magen und Darm des Rindes. Berl. tierärztl. Wschr. **39** (1894). — (*187*) SCHMOLL, J.: Wert und Wirkung von Rhizoma veratri auf die motorische Tätigkeit der Wiederkäuermagen. Med.-Dissert., Gießen 1913. — (*188*) SCHNEEBERGER, R.: Die Rumination, insbesondere diejenige der wilden Tiere. Med.-Dissert., Gießen 1911. — (*189*) SCHUBERG, A.: Die Protozoen des Wiederkäuermagens. Zool. Jb. **3**, 365 (1888). — (*190*) Einige Organisationsverhältnisse der Infusorien des Wiederkäuermagens. Sitzgsber. physik.-med. Ges. Würzburg **1891**. — (*191*) Zbl. Bakter. **11**, Nr 9/10 (1892). — (*192*) SCHÜTZ, J. Einfluß der Kombination von Kornbranntwein und Massage auf die Pansentätigkeit der Wiederkäuer. Med.-Dissert., Gießen 1914. — (193) SCHULZE, P.: Der Nachweis des Chitins im Verdauungssystem der Ophryoscoleciden. Z. Morphol. u. Ökol. Tiere **2**, 643 (1924). — (*193a*) Noch einmal die „Skeletplatten" der Ophryoscoleciden. Ebenda **7**, 678 (1927). — (*193b*) SCHWARZ, C., BIENERT u. TANZER: Pflügers Arch. **213**, 556 (1926). — (*194*) SCHWARZ, C.,

u. Erben:: Ebenda **213** (1926). — (*195*) Schwarz, C., u. Gabriel: Die H-Ionenkonzentration im Panseninhalt des Rindes. Ebenda **202**, 488 (1924); **213**, 814 (1926). — (*196*) Schwarz, C., u. Jungherr: Das Flotzmauldrüsensekret beim Rind. Fermentforschg **7**, 270 (1923/24). — (*197*) Schwarz, C., u. Kaplan: Pflügers Arch. **213**, 592 (1926). — (*198*) Schwarz, C., u. F. Rasp: Die diastatische Kraft des gemischten Mundspeichels von Katze, Schaf, Ziege, Meerschweinchen, Ratte und Maus. Fermentforschg. **9** (1926). — (*199*) Schwarz, C., u. Steinlechner: Die ernährungsphysiologische Bedeutung der Mikroorganismen in den Vormägen der Wiederkäuer. Biochem. Z. **156**, 130 (1925). — (*200*) Schwarz, C., u. Steinmetzer: Die diastatische Kraft des gemischten Mundspeichels von Mensch, Pferd, Rind, Schwein und Hund, nebst Bemerkungen über die komplexe Natur der Speicheldiastase. Fermentforschg. **7**, 229 (1923). — (*201*) Schwarz, C., u. Stremnitzer: Pflügers Arch. **213**, 587 (1926). — (*202*) Schwarz, G.: Untersuchungen über Kaubewegungen bei wilden Wiederkäuern. Med.-Dissert., Gießen 1914. — (*203*) Schwarzschild: Beitr. chem. Physiol. u. Pathol. **4**, 155 (1904). — (*204*) Sharp, R. G.: Diplodinium ecaudatum. Univ. California Publ. Zool. **13**, 43 (1914). — (*205*) Sommer, S.: Untersuchungen über den Einfluß der verschiedenen Fütterungsarten auf die physikalischen Funktionen der Wiederkäuermägen. Dissert., Gießen 1913. — (*206*) Spallanzani, L.: Versuche über das Verdauungsgeschäft des Menschen und verschiedener Tierarten. Ubers. v. F. Michaelis. Leipzig 1785. — (*207*) Spranger, H.: Die Kombination von Massage und trockener Wärme in ihrer Wirkung auf die Wiederkäuermägen. Med.-Dissert., Gießen 1915. — (*208*) Stålfors: Beiträge zur Kenntnis der Physiologie der Wiederkäuermägen. I. Arch. Tierheilk. **54** (1926). — (*209*) Ebenda **54**, 525 (1926). — (*210*) Ebenda **54**, 526 (1926). — (*211*) Dtsch. tierärztl. Wschr. **1927**, 239. — (*212*) Stegmaier, H.: Untersuchungen über Wert und Wirkung des Arecolins auf den Pansen der Wiederkäuer. Med.-Dissert., Gießen 1913. — (*213*) Stein, F.: Charakteristik neuer Infusoriengattungen. Lotos, Z. Naturwiss. Prag **1859**. — (*214*) Steinhauf: Zur Theorie des Nahrungstransportes durch die Wiederkäuermägen. Inaug.-Dissert., d. Tierärztl. Hochsch. Berlin 1921/22. — (*215*) Stöckl, J.: Untersuchungen über die Wacholderbeeren und ihren Einfluß auf die Mägen der Wiederkäuer. Med.-Dissert., Gießen 1913. — (*216*) Stolz: Ein Beitrag zur Kenntnis des Pankreassteapsins. Dissert., Gießen 1907.

(*217*) Tappeiner: Z. physiol. Chem. **6**, 432 (1882). — (*218*) Z. Biol. **19**, 228 (1883). — (*219*) Ebenda **20**, 52 (1884). — (*220*) Ebenda **20**, 215 (1884). — (*221*) Ebenda **24**, 105 (1888). — (*222*) Tiedemann, E., u. L. Gmelin: Die Verdauung nach Versuchen. Heidelberg u. Leipzig **1**, 250 (1826). — (*223*) Tödt: Bestimmung des p_H (vgl. Rossée u. v. Morgenstern). Chemikerzeitung **1927**, 302. — (*224*) Toussaint: Arch. Physiol. norm. et Pathol. **1875**, 141.— (*225*) Trautmann, A.: Beitrag zur vergleichenden Histologie des Dünndarms der Haussäugetiere. Med.-vet. Dissert., Zürich 1908. — (*226*) Arch. mikrosk. Anat. **76**, 288 (1910). — (*227*) Trei, H.: Klinische Studien über den Einfluß des Hungers auf die motorische Tätigkeit der Mägen der Wiederkäuer. Med.-Dissert., Gießen 1911. — (*228*) Trier, H. J.: Der Kohlenhydratstoffwechsel der Panseninfusorien und der Bedeutung der grünen Pflanzenteile für die Organismen. Z. vergl. Physiol. **4**, 305 (1926).

(*229*) Vernon: J. of Physiol. **26**, 405 (1901); **27**, 174 (1901). — (*230*) Vlasz, Ferd.: Klinische Bedeutung der Magenbewegungen beim Rinde. Dissert., Budapest 1919. — (*231*) Völtz, W.: Über den direkten Transport des Futters und des Tränkwassers durch den Schluckakt beim Wiederkäuer. Med. Klin. **7**, 1296 (1911).

(*232*) Wahlgreen: Z. physiol. Chem. **36**, 556. — (*233*) Weinland, E.: Z. Biol. **38**, 607 (1899); **40**, 386 (1900). — (*234*) Weiss: Spezielle Physiologie der Haussäuger. 1869. — (*235*) Weithaus, M.: Die Bedeutung des Araks als Pansenperistaltikum. Med.-Dissert., Gießen 1911. — (*236*) Werner, H.: Klinische Studien über den Einfluß des Hungers auf die Rumination. Med.-Dissert., Gießen 1911. — (*237*) Wester, J.: Bijdrage tot de vergelykende Physiologie van het digestieapparat. Dissert., Utrecht 1923. — (*238*) Die Physiologie und Pathologie der Vormägen beim Rinde. Rich. Schoetz.. Berlin 1926. — (*239*) Wieland u. Weyland: Z. physiol. Chem. **110**, 123 (1920). — (*240*) Wiese, C.: Zur Klinik und Pathologie der Pansentätigkeit beim Kalbe. Dissert., Gießen 1912. — (*241*) Wild, H.: Über den Vorgang des Rülpsens bei Wiederkäuern. Med.-vet. Dissert., Gießen 1913. — (*242*) Winkler, W.: Untersuchungen über den Wert des Kirschwassers als Pansenperistaltikum. Med.-Dissert., Gießen 1911. — (*242a*) Winogradowa-Fedorowa u. M. P. Winogradoff: Zbl. f. Bakteriol. 2. Abt. 78. 1929. 246. (*243*) Woker, G.: Methoden zum Studium der Wirkung der einzelnen Verdauungssäfte. Abderhaldens Handbuch der biologischen Arbeitsmethoden **1928**, Liefg. 275. — (*244*) Wolf, E.: Klinische Untersuchungen über den Einfluß der Arbeit auf Zahl und Intensität der Pansenbewegungen. Dissert., Gießen 1910. — (*245*) Würfel, K.: Vergleichende anatomische und histologische Untersuchungen über den Bau des zweiten Magens der Wiederkäuer. Med.-vet.Dissert., Zürich 1908.

(*246*) Zaykowsky, Fedorowa, Iwankin: Fermentforschg. **8**, 547 (1926); **10**, 83 (1928).— (*247*) Ziegler, H.: Z. Anat u. Entw. **82**, 73 (1927).—(*248*) Ebenda **85**, 790 (1928).—(*249*) Ebenda **89**, 28 (1929). — (*250*) Über Bau und Funktion exokriner Drüsen. Schweiz. Arch. Tierheilk.

1927, 121. — *251)* Zimmermann, K.: Über die Sekretion der Parotis des Schafes. Dissert. d. Landw. Hochsch. Berlin 1922. — *(252)* Zimmermann u. Sal: Beitrag zur Histologie des Pansens. Veterinarius Nr 10; Jb. v. Ellenberger-Schütz **13** (1894). — *(253)* Zuntz, N.: Bemerkungen über die Verdauung und den Nährwert der Cellulose. Pflügers Arch. **49**, 477 (1891). — *(254)* Zuntz: Die Gärungen im Darmkanal der Wiederkäuer und ihre zweckmäßige Beeinflussung. Jb. Ver. Spirit.-Fabrikanten in Deutschland **13**, 347 (1913). — *(255)* Landw. Jb. **8**. — *(256)* Zuntz u. Mitarbeiter, Landw. Versuchsstat. **78/80**, 781 (1913). — *(257)* Naturwiss. 1913, 7.

4. Die Verdauung des Pferdes.

Von

Professor Dr. A. Scheunert   und   Privatdozent Dr. Fr. W. Krzywanek

Direktor des Tierphysiologischen Instituts   Assistent des Tierphysiologischen Instituts
der Universität Leipzig   der Universität Leipzig.

Mit 10 Abbildungen.

Unter den pflanzenfressenden Haustieren werden die zur Familie der Einhufer gehörenden Equiden als ausgesprochene Arbeitstiere gehalten. Im westlichen Europa nimmt unter ihnen das Pferd mit seinen zahlreichen leichteren und schwereren Schlägen bezüglich Anzahl und wirtschaftlicher Bedeutung die erste Stelle ein; Maultier, Maulesel und Esel treten dagegen an Bedeutung zurück. Infolgedessen hat sich bisher die anatomische und physiologische Forschertätigkeit fast ausschließlich auf das Pferd erstreckt, doch kann bei der außerordentlichen Ähnlichkeit des anatomischen Baues der anderen Einhufer mit Sicherheit vorausgesetzt werden, daß die beim Pferd gewonnenen Forschungsergebnisse auch für diese volle Gültigkeit besitzen.

Die Verdauung der Einhufer und insbesondere des Pferdes ist einerseits durch die naturgemäße Nahrung, andererseits durch den anatomischen Bau der Verdauungsorgane dieser Tiere bestimmt. Wir haben es bei ihnen mit reinen Pflanzenfressern zu tun, die in wildem Zustande und bei vielen Steppen- und Nomadenvölkern naturgemäß von Weide- oder Steppengräsern leben und somit als Grasfresser bezeichnet werden können. Mit der Intensivierung der wirtschaftlichen Betriebe, in denen sie zu Arbeitszwecken gehalten werden und mit der dadurch Platz greifenden vermehrten Stallhaltung treten neben frischen Gräsern andere pflanzliche Futtermittel auf, die besonders bei ausschließlicher Stallhaltung in Form von Körnern, Getreidestroh und getrocknetem Gras (Heu) die Ernährung dieser Tiere beherrschen. Neben solche ausgesprochenen trockenen und haltbaren Futtermittel treten in geringerer Menge noch andere Futtermittel, die teils frische Naturprodukte (Möhren, Rüben, Kartoffeln u. dgl.), teils Abfälle technischer und landwirtschaftlicher Nebengewerbe sind (Melasse, Kleien, Müllereiabfälle, Ölfrüchte, Schlempe, Schnitzel u. dgl.). Die Verfütterung animalischer Futtermittel spielt bei den Einhufern praktisch überhaupt keine Rolle, obwohl gelegentlich in Notzeiten und unter schwierigen wirtschaftlichen Verhältnissen auch auf solche Futtermittel zurückgegriffen worden ist (Fleischmehl, Blutmehl, Leimgallertefutter und ähnliche Ersatzfuttermittel der Kriegszeit).

Die unter normalen wirtschaftlichen Verhältnissen üblichen Futtermittel sind also einerseits Körnerfutter verschiedener Art mit mittlerem Eiweißgehalt, reichlichem Stärkegehalt und geringem Gehalt an Rohfaser, andererseits Rauhfutter mit geringerem Eiweiß- und Stärkegehalt und verhältnismäßig hohem Gehalt an Rohfaser. Die Einhufer sind also darauf angewiesen, im wesentlichen aus trockenen, rauhen, nicht sehr eiweißreichen, aber eine erhebliche Menge mehr oder weniger stark verholzter Cellulose, also Rohfaser enthaltenden Futtermitteln ihren Bedarf an Energie und Baumaterial zu schöpfen. Es müssen von diesem trockenen und rauhen Material verhältnismäßig erhebliche Mengen aufgenommen und verdaut werden. Diese Aufgabe löst der Organismus der Einhufer mit Hilfe anderer Einrichtungen, als es der Wiederkäuer tut. Grundsätzlich sind es aber, wie wir sehen werden, die gleichen chemischen Hilfsmittel und die gleichen Vorgänge, die ihm dazu zu Gebote stehen, wenn sie auch in quantitativ und qualitativ etwas abweichender Weise verlaufen.

Der Verdauungskanal der Einhufer ist durch folgende Einrichtungen besonders charakterisiert:

1. Die an den Anfang gestellten Kauwerkzeuge sind ganz besonders dazu eingerichtet, eine gründliche Zerkleinerung und Einspeichelung rauher, trockener und schwer zu zerkleinernder Nahrung durchzuführen.

2. Die abgeschluckten Bissen gelangen in einen verhältnismäßig kleinen, einhöhligen, aber zusammengesetzten Magen, der unter normalen Ernährungsverhältnissen niemals leer wird und eine weitgehende Vorverdauung des zerkauten und eingespeichelten Materials gestattet.

3. Der lange Dünndarm, der in seinen Funktionen weitgehend dem der anderen Tiere ähnelt, ermöglicht umfangreiche chemische Vorgänge, die die gleichen wie bei anderen Tieren sind, aber in Hinblick auf die Qualität der naturgemäßen Nahrung dieser Tiere nicht in der gleichen Vollständigkeit ablaufen.

4. Es tritt somit ein noch verhältnismäßig nährstoffreicher Chymus in den Enddarm ein. Dieser ist durch besondere Größe seiner Teile und weitgehende Gliederung ausgezeichnet und schon dadurch als ein für diese Tierarten sehr wichtiger Teil des Verdauungsschlauches gekennzeichnet. Caecum und Colon stellen beide gewaltige Gärkammern dar, die denselben Vorgängen Entwicklung und Ablauf gewähren, die wir bei den Wiederkäuern in die Vormägen, insbesondere den Pansen, am Anfang des Verdauungstractus vor die eigentlichen, durch die Verdauungssäfte bewirkten Verdauungsvorgänge gelegt sehen.

A. Die Mundverdauung.

I. Nahrungsaufnahme.

Bei der Nahrungsaufnahme gebrauchen die Einhufer nach vorheriger Prüfung der Nahrung durch den Geruch vorzugsweise die Lippen und die Schneidezähne; beim Grasen auf der Weide bringen die Pferde durch Vorstellen und Beugen eines Vorderbeines die Ansatzstelle des Halses dem Boden näher, so daß sie durch Beugen des Halses die Gräser leicht mit den Lippen ergreifen können. Sie öffnen Lippen und Kieferspalte, ergreifen das Gras mit den Lippen und den Schneidezähnen und kneifen es zum Teil durch die Schneidezähne ab. Indem die Pferde mit einem leichten Ruck den Kopf aufwärts oder seitlich bewegen, reißen sie das nicht abgekniffene Gras ab und befördern es mit der Zunge zwischen die Backzahnreihen. Bei der Aufnahme von Körnern, Häcksel und Heu kommen wieder in erster Linie die Lippen, als Hilfsorgan die Zunge zur Anwendung; die Schneidezähne werden hierbei weniger benutzt, in ausgesprochener Weise nur dann, wenn die Tiere mit ihnen in vorgelegte Körner hineinbeißen, um davon einen Mund voll zu nehmen. Von unzerkleinerten Rüben werden mit Hilfe der Schneidezähne ebenfalls Stücke abgebissen. Zweifellos ist die Bedeutung der Lippen für die Nahrungsaufnahme der Einhufer sehr groß; die Schwierigkeiten, die die Nahrungsaufnahme Tieren mit Fazialislähmung bereitet, geben hiervon ein deutliches Bild. Breiige Nahrungsmittel werden mit Hilfe von Lippen und Zunge aufgeleckt.

Die Getränkaufnahme erfolgt bei den Pferden durch Saugen, indem sie den mittleren Teil der Lippenspalte auf die Flüssigkeit aufsetzen, diesen unter gleichzeitigem Abziehen des Unterkiefers vom Oberkiefer öffnen und durch Zurückziehen der Zunge eine Pumpwirkung ausüben.

II. Kauen und Einspeicheln.

Durch das Kauen wird die aufgenommene Nahrung zerkleinert und zermalmt, wobei die Backzähne in erster Linie mitwirken.

ELLENBERGER S. 715[10] beschreibt diese Verhältnisse wie folgt: „Die Einhufer besitzen lange Kiefer und säulenartige Backzähne (Molares und Prämolares) mit breiten horizontalen, aber etwas schräg gestellten, im Oberkiefer lateralwärts, im Unterkiefer medialwärts etwas erhöhten, durch leistenartige Erhabenheiten (vorragende Schmelzschichten) und Vertiefungen unebenen Reibeflächen. Die beiden Zahnreihen des Unterkiefers stehen enger als die des Oberkiefers und konvergieren beim Pferde erheblich in der Richtung gegen die Schneidezähne hin, während die Oberkieferzähne eine geringere Konvergenz zeigen. Die Reibeflächen der Zähne des Unterkiefers stehen demnach nicht unter denen des Oberkiefers. Demgemäß muß der Unterkiefer seitliche, oral zunehmende Bewegungen machen, um das Futter zermalmen zu können.

Diese Bewegungen werden dadurch ermöglicht, daß der *flache* Gelenkkopf des Unterkiefers in *seichter* Grube des Schläfenbeins ruht und demgemäß sowohl leicht auf die vor der Grube liegende Gelenkrolle treten als gegen den Proc. artic. post. zurückweichen kann. Aus den genannten anatomischen Einrichtungen ergibt sich auch, daß diese Tiere stets nur auf einer Seite kauen können. Der stärkste Kaumuskel der Pflanzenfresser ist der Masseter.‟

Das Kauen besteht in Bewegungen des Unterkiefers und bezweckt die Zermalmung und Zerkleinerung der Nahrung, wobei eine Sprengung der Cellulosehüllen der verholzten Teile erfolgt. Der Unterkiefer wird dabei abwechselnd an- und abgezogen. Beim Anziehen werden die Backzähne des Unterkiefers mit großer Kraft gegen die des Oberkiefers gedrückt und gleichzeitig findet eine Seitwärtsbewegung des Unterkiefers derart statt, daß dieser beim Abziehen links oder rechts seitlich herausgebracht wird und beim Anziehen mit seinen Zahnreihen dann an den Zahnreihen des Oberkiefers vorbeireibt. Hierdurch kommt eine Zerquetschung und Zermahlung der Nahrung zustande. Die Backen bewirken, daß beim Kauen die Nahrungsmittel immer zwischen den Reibflächen der Backzähne verbleiben; sie und die Zunge bringen die Nahrung immer wieder zwischen die Zahnreihen zurück.

Die Pferde kauen ihre Nahrung ungemein sorgfältig. Durchschnittlich werden bei trockener Nahrung zum Kauen eines Bissens 30—50 Kieferschläge in $^1/_2$ bis $^1/_3$ Minute benötigt. Sehr wesentlich beeinflußt die *Feuchtigkeit der Nahrung* die *Dauer des Kauens* bis zur Bissenbildung; bei Grünfutter wird dieselbe Gewichtsmenge wesentlich schneller verzehrt, als etwa bei Heu.

GAUDENZI[22] gibt für Esel an, daß zum Kauen von 1 kg trockenem Heu 30 Minuten, von angefeuchtetem Heu 17 und von Hafer 9 Minuten benötigt werden. Während des Kauens wechseln die Pferde die Kauseite, und zwar in unregelmäßigen Abständen, so daß die Kauweise einzelner Pferde sehr verschieden ist. LUNZE[34] fand, daß bei einer Ration von 4 Pfund Hafer und 2 Pfund Häcksel von 28 Pferden z. B. Pferd I 2 Minuten links, 2 Minuten rechts, 2 Kieferschläge links, dann 22$^1/_2$ Minute rechts und darauf bis zum Schluß 38 Minuten links kaute. Ein anderes Pferd (XV) kaute 16 Minuten rechts, 21 Minuten links, ein drittes (Nr. XVIII) kaute 39 Minuten links, dann 4 Minuten rechts. Am häufigsten behielten die Tiere die Kauseite etwa $^1/_4$ Stunde bei, andere wieder wechselten alle 5 Minuten. Die längste Zeit, während welcher eine Kauseite benutzt wurde, währte 40 Minuten. Die Größe der Bissen ist schwankend; nach unseren zahlreichen Untersuchungen dürfte ihr Gewicht zwischen 15 und 22 g betragen (SCHEUNERT u. TRAUTMANN[52]).

Während des Kauens erfolgt die Prüfung der Nahrung durch den Geschmack und gleichzeitig die *Einspeichelung*. An der letzteren beteiligen sich die sämtlichen Drüsen der Mundhöhle, unter denen beim Pferde mengenmäßig an erster Stelle die Parotiden beteiligt sind. Bei der Sekretion dieser Drüsen ist wieder die Kauseite von Bedeutung, so daß auf der Seite, auf der gekaut wird, die weitaus größte Menge Speichel abgesondert wird. Aus Untersuchungen an Pferden mit Parotidenfisteln, die Scheunert und Trautmann[52] anstellten, geht hervor, daß unter Umständen nur die Parotis der Kauseite Speichel secerniert, während die Drüse der Gegenseite ruht. Sobald die Kauseite gewechselt wird, setzt dann auf der neuen Seite eine mächtige Sekretion ein, während die andere Drüse ihre Tätigkeit stark einschränkt oder ganz einstellt.

Die während des Kauens abgesonderten *Speichelmengen* sind bedingt durch die Beschaffenheit der Nahrung, welche gekaut wird; je trockener und rauher diese ist, um so größer ist die abgesonderte Speichelmenge. Dies ist schon lange bekannt und z. B. von Lassaigne, Colin und Ellenberger und Hofmeister festgestellt worden. Scheunert und Illing[48] haben diese Verhältnisse an Pferden mit Oesophagusfisteln erneut geprüft und die älteren Angaben bestätigt gefunden. Danach kann man annehmen, daß bei Heu- und Strohaufnahme vom Pferd die vierfache Gewichtsmenge des aufgenommenen Materials an Gesamtspeichel abgesondert wird, bei Hafer-, also Körneraufnahme beträgt die Speichelabsonderung das Doppelte; sie wird durch Häckselzugabe in üblicher Menge auf das Dreifache erhöht. Bei der Aufnahme von frischem Gras wird hingegen nur die Hälfte des Gewichts der Nahrung an Speichel gebildet. Dies stimmt wieder mit den Erfahrungen überein, die Scheunert und Trautmann[52] bei Parotidenfistelpferden machten. Bei Heu + Hafer werden erhebliche Speichelmengen abgesondert, während bei Grünfütterung, rohen Kartoffeln u. dgl. oft aus der Parotidenfistel überhaupt keine Absonderung erfolgt.

Unter Berücksichtigung der oben angegebenen Speichelmengen kann man, wie Colin[7] errechnete, annehmen, daß die *Tagesmenge Speichel*, die ein normal gefüttertes Pferd absondert, etwa 40 kg beträgt. Es muß also während des Tages eine sehr erhebliche Flüssigkeitsmenge durch die Speicheldrüsen abgesondert werden, was zur Voraussetzung hat, daß ausreichende Flüssigkeitsreserven zur Verfügung stehen. Es ist somit erklärlich, daß ein durstiges Pferd die Aufnahme fester Nahrung verweigert, und es ist für einen normalen Ablauf der Verdauung und die richtige Fütterung eine Notwendigkeit, den Tieren ausreichend Tränkwasser vor der Mahlzeit zur Verfügung zu stellen. Die Einrichtung von Selbsttränken bei Stallhaltung entspricht also den physiologischen Bedürfnissen des Pferdes durchaus.

III. Der Ablauf der Mundverdauung.

Der immerhin lange Aufenthalt der Nahrung in der Mundhöhle von ihrer Aufnahme bis zum Abschlucken führt zu der Frage, welche Vorgänge während dieser Zeit in ihr ablaufen können. Hierüber geben die Speicheluntersuchungen Aufschluß. Die früher vielfach angenommene Ansicht, daß auch beim Pferde im Speichel ein diastatisches Ferment enthalten sei, kann nunmehr als endgültig widerlegt angesehen werden. Nachdem schon Scheunert und Trautmann[52] in den Parotidenfistelsekreten ihrer Pferde vergeblich nach einer Speicheldiastase gesucht hatten, haben Schwarz und Steinmetzer[53] mit der Biedermannschen Methodik auch im gemischten Speichel des Pferdes das *Fehlen diastatischer Wirkungen* festgestellt.

Es ist zur kritischen Beurteilung dieser Frage, und da sicherlich hin und wieder noch gegenteilige Befunde auftauchen werden, folgendes zu bedenken: Schwache diastatische Wirkungen findet man im Tierkörper ganz allgemein verbreitet; sie sind auch zahlreichen Bakterien eigen, und es können somit leicht einmal Täuschungen eintreten. Von einem bei der Verdauung mitwirkenden Ferment muß unbedingt verlangt werden, daß seine

Wirksamkeit auch so umfangreich ist, daß sie einen für den Verdauungsvorgang nennenswerten Erfolg besitzt. Der Nachweis von nach Stunden erfolgenden schwachen Spaltungen von verkleisterter Stärke ist niemals als ein Beweis für das Vorkommen eines für die Verdauung bedeutungsvollen diastatischen Ferments anzusehen. Als bestes Vergleichsobjekt ist in dieser Richtung der menschliche Speichel zu setzen, dessen gewaltige Wirksamkeit ja allgemein bekannt ist und in kürzester Zeit zur Aufspaltung großer Stärkemengen führt.

Der *Pferdespeichel* ist also frei von Diastase und ebensowenig enthält er andere Fermente, die auf die unaufgeschlossenen Nährstoffe der naturgemäßen Nahrung des Pferdes eine verdauende Wirkung auszuüben vermögen. Der gelegentlich geglückte Nachweis oxydierender, katalytisch wirkender und disaccharidspaltender Fermente erscheint als bedeutungslos für diese Fragen. Es kämen also nur Vorgänge in Frage, die aus der sonstigen chemischen Beschaffenheit des Speichels abzuleiten wären. Da der Speichel des Pferdes stets schwach alkalisch reagiert (COLIN, ELLENBERGER und HOFMEISTER, SCHEUNERT), wie überdies HERRMANN[54] durch Bestimmung der H-Ionenkonzentration neuerdings erhärtet hat, ist mit geringen Neutralisationsvorgängen zu rechnen, im übrigen aber im *Speichel lediglich an eine physikalische Wirkung* im Sinne einer Einschmierung, Aufquellung und Auflockerung von Bestandteilen der Nahrung zu denken. Dies alles dient zur Schlingbarmachung und vermittelt außerdem die Geschmacksempfindungen.

Abgesehen von diesen durch den Speichel veranlaßten Vorgängen können während des immerhin kurzen Aufenthalts in der Mundhöhle nur Vorgänge eingeleitet werden, die auf Bestandteilen der Nahrung selbst beruhen. Hierzu wäre die Einleitung bakteriellen Wachstums und die der Wirkung von *in den Nahrungsmitteln selbst enthaltenen Fermenten* zu nennen, deren Vorkommen von ELLENBERGER[12] als erstem erkannt worden ist. Daß diese Vorgänge keinen nennenswerten Umfang gewinnen können, ist bei dem kurzen Aufenthalt des Bissens in der Mundhöhle selbstverständlich.

Durch den Schlingakt, dessen Mechanismus dem des Menschen und der Fleischfresser weitgehend ähnelt, werden die Bissen in den Magen befördert.

B. Die Magenverdauung.

I. Anatomische, chemische und mechanische Grundlagen.

Der Magen des Pferdes ist einhöhlig und wird als zusammengesetzter Magen deshalb bezeichnet, weil nur der rechte, den Magenkörper und die Pars pylorica umfassende Teil mit drüsenführender Schleimhaut ausgekleidet ist, während der linke, kardiaseitige Teil, der an sich stark ausgebuchtet ist und deshalb auch als Saccus caecus bezeichnet wird (Pars oesophagea), eine drüsenfreie, cutane Schleimhaut besitzt. Die schematische Abb. 103 ergibt etwa die bestehenden Verhältnisse. Für die Physiologie der Magenverdauung ist diese *Schleimhautauskleidung des Magens* von großer Bedeutung, da durch sie die Vorgänge im Magen und damit der Ablauf der Magenverdauung charakteristisch beeinflußt werden. Durch das Vorhandensein eines großen, drüsenfreien Magenteils werden die dort lagernden Inhaltsmassen nicht direkt mit Magensaft versehen und es bleiben somit dort jene Vorgänge längere

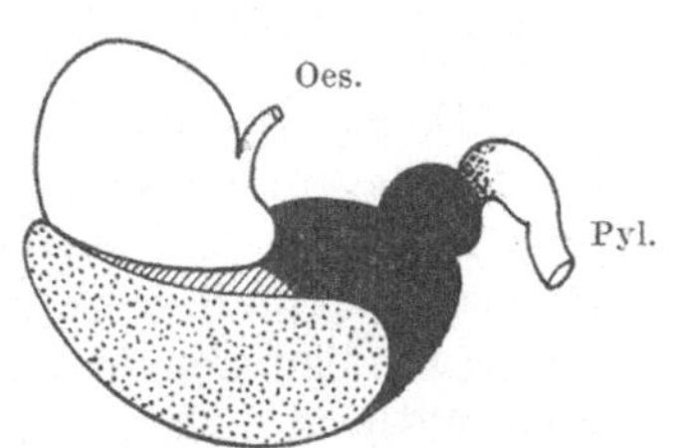

Abb. 103. Schematische Darstellung der Schleimhautauskleidung des Pferdemagens. Weiß: Vormagenabteilung mit cutaner Schleimhaut (Pars oesophagea); schraffiert: schmale Zone der Kardiadrüsen; punktiert: Zone der Fundusdrüsen; schwarz: Zone der Pylorusdrüsen.

Zeit erhalten, die auf Grund der Beschaffenheit der eintretenden Bissen sich zu entwickeln vermögen.

Zum Verständnis der *im Magen des Pferdes ablaufenden Vorgänge* ist wieder die Frage der Lagerung der in den Magen eintretenden Inhaltsmassen und ihrer Beeinflussung durch die Magenbewegungen während der Verdauung von Wichtigkeit. In dieser Richtung hat Ellenberger als erster bei seinen und seiner Schüler Arbeiten, insbesondere den Untersuchungen von Goldschmidt[24], richtig erkannt, daß die in den Magen eintretenden Nahrungsbestandteile in der Reihenfolge ihres Eintritts den Magen anfüllen, ohne daß dabei eine Durchmischung eintritt. Vielmehr ist eine deutliche *Schichtung*, die sich nach der physikalischen Beschaffenheit der einzelnen Nahrungsbestandteile richtet, festzustellen. Scheunert[39] hat diese Verhältnisse eingehend studiert und die Bedingungen für das Zustandekommen der einzelnen Lagerungsmöglichkeiten ausführlich erörtert.

Wichtig ist nun, daß während des Ablaufs der Magenverdauung die Lagerung, die die Inhaltsmassen bei der Anfüllung einnehmen, weitgehend erhalten bleibt, so daß also eine Durchmischung des Inhalts, wie sie ursprünglich angenommen wurde, nicht erfolgt. Insbesondere bleiben die in der linksseitigen, oesophagealen

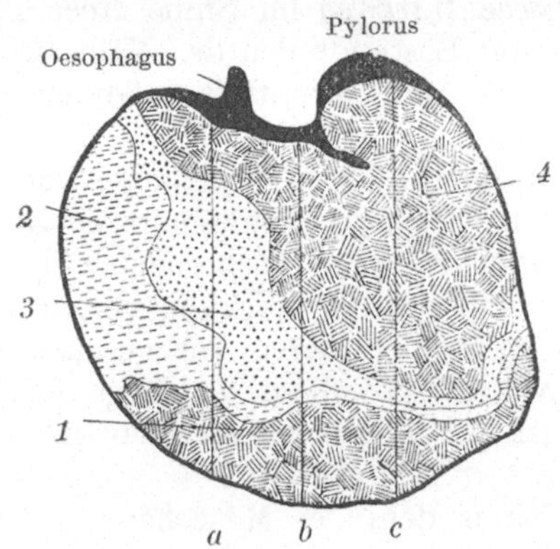

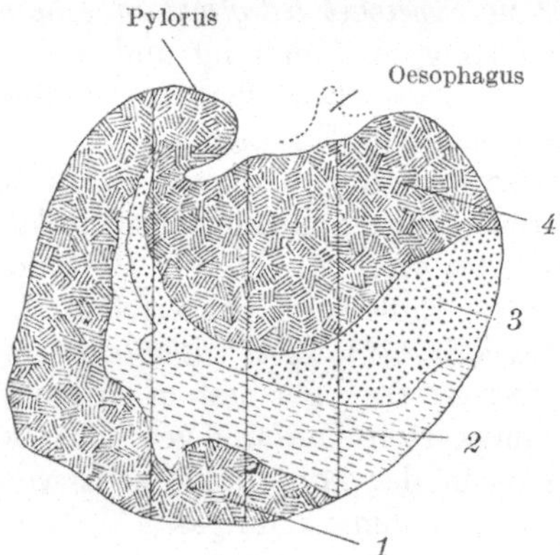

Abb. 104. Längsschnitt durch den gefrorenen Magen eines Pferdes, welches Heu (1), gewöhnlichen Hafer (2), blaugefärbten Hafer (3) und Heu (4) erhalten hatte. Die drei Linien *a*, *b* und *c* geben die Lage der Querschnitte der Abb. 106 wieder. (Nach Ellenberger-Scheunert.)

Abb. 105. Oberflächenansicht des Inhalts desselben Pferdemagens nach dem Abziehen der zwerchfellseitigen Magenwand. (Nach Ellenberger-Scheunert.)

Region lagernden Inhaltsmassen ebenso wie die den Magenkörper anfüllenden Teile lange Zeit in ihrer Lage. Die mechanische Tätigkeit der Magenwand, die beim Pferde in ähnlicher Weise verlaufen muß wie bei den anderen Tieren mit einhöhligem Magen, führt nun zu einer ständigen Entleerung von Magenchymus in den Darm. Hierbei werden durch die über den Saccus caecus und den größten Teil des Magenkörpers ablaufenden sanften Wellenbewegungen die an der Oberfläche liegenden und verflüssigten, insbesondere die durch die Beschickung mit Magensaft verdauten Teile pyloruswärts geschoben und dort durch die energischeren Bewegungen des pylorischen Magenteils zum Pförtner gebracht und durch diesen entfernt. Es ist somit klar, daß alle im Inneren lagernden Partien des Inhalts durch diese mechanischen Verhältnisse keine Veränderung in ihrer Lagerung erfahren können, sondern daß vielmehr eine Abverdauung und Abtragung der oberflächlichen Schichten allmählich erfolgt. Daß dabei die tonische Kontraktion der Magenwand mit dazu beiträgt, ständig den Inhalt pyloruswärts zu schieben, ist selbstverständlich.

Interessant ist die Frage, ob durch die im *Pylorusteil* ablaufenden, energischeren, zur *Inhaltsentleerung* führenden Bewegungen wenigstens dort eine Durchmischung stattfinden kann. Beim Fleischfresser, insbesondere beim Hunde, ist dies nach allem, was wir wissen, und auch nach Gefrierschnitten anzunehmen (Scheunert[41]). Nach den an zahlreichen Pferden durchgeführten ähnlichen Untersuchungen dürfte eine so innige Durchmischung im pylorischen Teil des Pferdemagens nicht stattfinden, insbesondere dann nicht, wenn rauhe konsistente Nahrung, wie sie Heu und Körnerfutter mit Häcksel darstellen, genossen worden ist. Erst dann, wenn die Verdauung sehr weit fortgeschritten und der Magen ziemlich entleert ist, wird eine solche Durchmischung an dieser Stelle möglich sein. Das sind aber Verhältnisse, die bei normaler Mahlzeitfolge und Fütterung des Pferdes eigentlich niemals eintreten.

Fassungsvermögen. Die vorstehende Schilderung gibt uns die Grundlage, von der aus der gesamte Ablauf und die *chemischen Vorgänge bei der Magenverdauung* beurteilt werden müssen. Hierbei ist nun noch folgendes zu beachten: Der Magen des Pferdes wird allgemein als ein im Verhältnis zur Größe des Tieres kleines Organ bezeichnet. Sein *Fassungsvermögen* beträgt je nach der Art des Pferdes 6—15 Liter Flüssigkeit (Ellenberger und Baum S. 414[13]). Bei den Untersuchungen von Scheunert und Schattke[50] wurden Inhaltsmassen bei gut gefüllten Magen zwischen 5 und 15,5 kg gefunden, was den Angaben der Lehrbücher der Anatomie entspricht. Es ist nicht anzunehmen, daß bei schweren und mittelschweren Pferden sehr viel höhere Mageninhalte zu erwarten sind; allerdings sind bei den genannten Untersuchungen und bezüglich der Physiologie der Verdauung des Pferdes überhaupt noch nicht die schweren Kaltblüter untersucht worden. Bei diesen gewaltigen Tieren, die ein Körper-

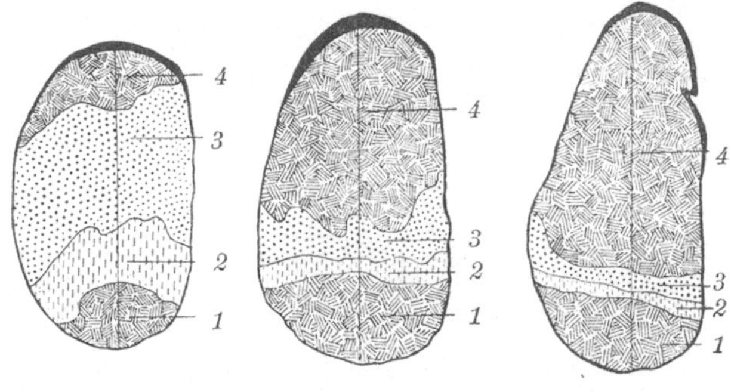

a   *b*   *c*

Abb. 106 a—c. Querschnitte durch denselben Pferdemagen entlang den Linien *a*, *b*, *c* der Abb. 104. (Nach Ellenberger-Scheunert.)

gewicht von 750 kg und mehr besitzen, und die an die Aufnahme sehr erheblicher Nahrungs-, insbesondere Rauhfuttermengen gewöhnt sind, erscheint es durchaus möglich, daß höhere Mageninhaltsgewichte erreicht werden. Der hohe Geldwert dieser Tiere hat bisher ein Arbeiten mit ihnen verhindert.

Entleerung des Mageninhalts. Die Untersuchungen von Scheunert und Schattke[50] am normal gefütterten Pferd haben aber nun, ebenso wie frühere Untersuchungen Ellenbergers und seiner Schüler (Scheunert[38], Scheunert und Grimmer[46], Scheunert und Rosenfeld[49]) noch eine andere wichtige Beobachtung ergeben. Schon Ellenberger, der die Verdauung des Hafers bei Pferden studierte, fand, daß es sehr schwer war, den Magen des Pferdes ganz von *Nahrungsinhalt zu entleeren.* Er mußte dazu seine Versuchstiere etwa 36 Stunden hungern lassen und fand auch dann noch manchmal nicht unbeträchtliche Inhaltsmengen. Dies ist immer wieder bestätigt worden, und besonders Scheunert und Schattke[50] konnten an ihren normal gefütterten Pferden feststellen, daß der Magen stets gut gefüllt war. Sie fanden z. B. sieben Stunden nach einer Heumahlzeit und neun Stunden nach der Morgenmahlzeit 4480 und 2270 g Mageninhalt, bei einem zehn Stunden nach der Abendmahlzeit, also direkt vor der ersten Morgenmahlzeit getöteten Tiere sogar 7050 g. Es ist daraus zu schließen, daß *der Magen des normal gefütterten Pferdes niemals leer wird,* so daß also jene Bedingungen, die eine Durchmischung des Inhalts durch die Magenbewegungen gestatten würden, unter normalen Verhältnissen niemals eintreten. Weiter aber geht hieraus auch hervor, daß der Magen des Pferdes dauernd in tätigem Zustande sein muß, sowohl was mechanische Funktionen als auch Bildung und Absonderung von Magensaft anlangt. Nimmt ein Pferd zu irgendeiner Fütterungszeit neue Nahrung auf, so gelangt diese stets in einen immer noch mehrere Kilogramm Inhalt enthaltenden Magen und lagert sich nach den jeweils herrschenden physikalischen Bedingungen auf diesen auf. Wir haben es also während der Magenverdauung des Pferdes stets mit einem wohlgeordneten Inhalt zu tun. Ein Teil der neu aufgenommenen Mahlzeit tritt übrigens sogleich in den Darm über. Dies erfolgt auch, wenn der Magen ganz oder nahezu leer ist; es ist dies eine Folge des Mechanismus des Pferdemagens und nicht etwa eine Folge des zu geringen Fassungsvermögens.

Von Interesse ist weiter der Sonderfall der *Einwirkung der Getränkaufnahme auf die Magenverdauung.* Pferde pflegen durchschnittlich recht erhebliche Mengen von *Trinkwasser* zu sich zu nehmen, Mengen, welche 15 Liter und mehr betragen können. Ist der Magen des Pferdes einigermaßen gut gefüllt, so können

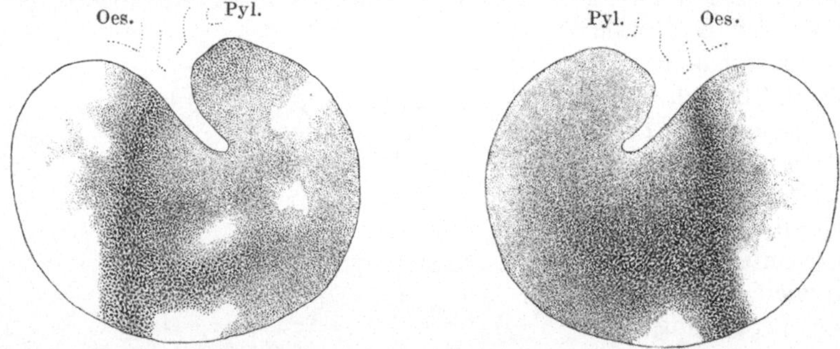

Abb. 107 und 108. Linke und rechte Oberflächenansicht eines gut gefüllten Pferdemagens. Das Tier hatte verzehrt: 250 g Kleie + 50 g Häcksel (angefeuchtet), darauf 750 g Heu. Nach anschließendem Trinken von 1000 g grüngefärbtem Wasser erfolgte sofortige Tötung. Die grüngefärbten Teile sind punktiert gezeichnet und man sieht, daß die stärkste Grünfärbung im pylorusseitigen Magenteil vorhanden ist, während das oesophageale Drittel teilweise ganz ungefärbt ist. (Nach Scheunert[42].)

diese Mengen unmöglich neben dem Inhalt längere Zeit im Magen verweilen, und es ist von älteren Autoren (Gurlt, Colin) angegeben worden, daß das getrunkene Wasser in wenigen Minuten aus dem Magen entleert wird und auch den Dünndarm rasch durcheilt. Scheunert[43] hat dann diese Frage in zahlreichen Untersuchungen ausführlich erörtert und festgestellt, daß getrunkenes *Wasser* zwar nicht vollständig, aber *zum großen Teil in kürzester Zeit entleert* wird. Der zurückbleibende Rest erhöht den Wassergehalt des Mageninhalts für einige Zeit um höchstens 10%; eine solche Erhöhung um 10% ist aber, wie andere Untersuchungen Scheunerts[38] dartun, nicht erheblich und häufig als die Folge physiologischer Verhältnisse zu beobachten, insbesondere dann, wenn die Tiere körperliche Arbeit ausführen. Es ist deshalb zu schließen, daß trotz der erheblichen Wasseraufnahme der Mageninhalt nicht übermäßig verdünnt wird und die Verdauungsvorgänge eine Störung nicht erfahren. Daß dies ermöglicht wird, schließt aber ein, daß ein großer Teil des Wassers sofort entleert wird. Dies geschieht, wie Scheunert[42] weiter nachgewiesen hat, dadurch, daß das Wasser zwischen Magenwand und Inhalt unter Umspülung des gesamten Mageninhalts durch den Magen läuft und entleert wird. Es ist also der Magenmechanismus, der bei der Getränkaufnahme dafür sorgt, daß der Mageninhalt und die in ihm ablaufenden Vorgänge möglichst ungestört erhalten bleiben und geschützt werden. An Gefrierschnitten durch die Magen getränkter Pferde kann gezeigt werden, daß bei diesem *Getränktransport* ein besonderer, sich auf die erste Zeit nach dem letzten Schluck erstreckender Bewegungsvorgang des Magens und des Mageninhalts eintritt. Er besteht darin, daß durch Druck, ausgehend von der Muskulatur der Vormagenabteilung und jener Fasern der Magenmuskulatur, die man funktionell als Sphincter ventriculi bezeichnen kann, der im Innern der Vormagenabteilung liegende Inhalt entlang der kleinen Kurvatur pyloruswärts gedrängt wird, so daß die während des Trinkens dort liegenden Inhaltsteile pyloruswärts und nach innen verlagert werden. Es wird also durch die Getränkaufnahme ein offenbar ziemlich plötzlich und kurz dauernder Bewegungsvorgang ausgelöst, der die ursprüng-

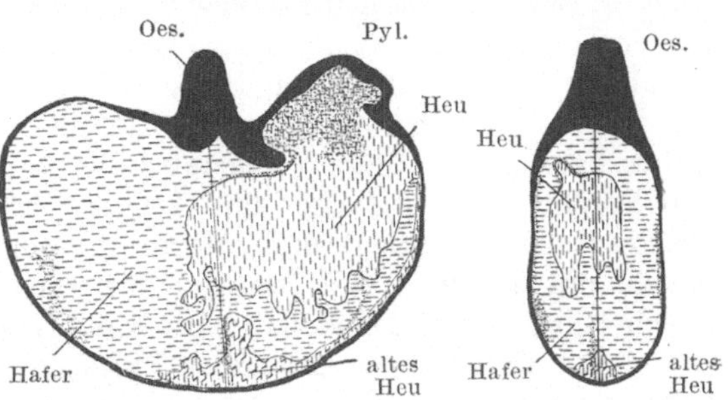

Abb. 109 und 110. Längs- und Querschnitt durch den gefrorenen Magen eines Pferdes, welches 1500 g Hafer, 150 g Häcksel und 750 g Heu aufnahm, anschließend 850 ccm grüngefärbtes Wasser trank und 5 Minuten später getötet wurde. Die grüngefärbten Stellen des Inhalts sind wieder punktiert. Das zuletzt genossene Heu ist durch den Tränkmechanismus in die Mitte des Mageninhalts gedrängt worden. (Nach SCHEUNERT[42].)

lich vorhandene Lagerung des Mageninhalts etwas verändert. Ist derselbe aber abgeklungen und hat die Magenwand wieder ihren normalen Tonus angenommen, so bleiben dann die neuen Lagerungsverhältnisse unverändert bestehen; eine Durchmischung wird also auch bei der Getränkaufnahme nicht bewirkt.

Es sei bei dieser Gelegenheit gleich über die *weiteren Schicksale des Tränkwassers* berichtet. Während im Magen mechanische Momente durch raschen Abtransport des Wassers den Mageninhalt schützen, ist es *im Darm die Resorption*, die einem durch starke Füllung des Dünndarms veranlaßten zu raschen Durcheilen des Dünndarms und einer damit verbundenen Gefahr der Ausspülung wertvollen Inhalts vorbeugt. Je nach der Menge des in den Darm eintretenden Wassers gelangt dieses mit einer mehr oder weniger langen Strecke der Darmschleimhaut in kürzester Zeit in Berührung und wird dabei resorbiert. Es ist trotz der großen aufgenommenen Tränkwassermengen darauf hinzuweisen, daß diese durchaus dem Wasserbedarf des Tieres entsprechen, so daß für sie ausreichende Resorptionsbereitschaft besteht. Erst dreiviertel bis eine Stunde nach dem Trinken finden sich die ersten Spuren von mit Tränkwasser in Berührung gekommenem Chymus im Enddarm. Es ist also anzunehmen, daß das Trinkwasser niemals sogleich nach dem Trinken bis in das Caecum gelangt, sondern die Hauptmenge unterliegt im Dünndarm der Resorption.

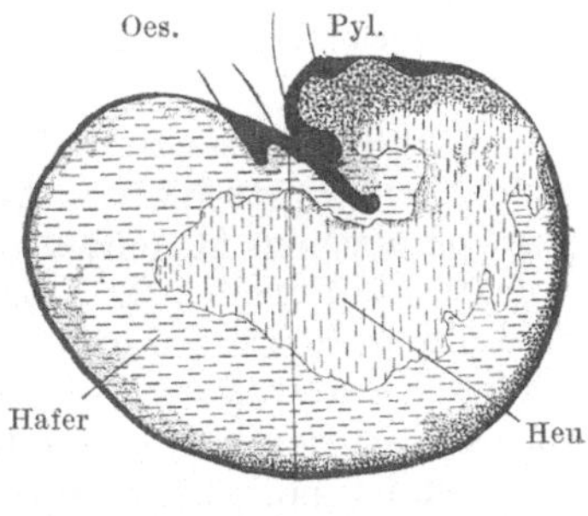

Abb. 111. Längsschnitt durch den gefrorenen Magen eines Pferdes, welches 2000 g Hafer und 200 g Häcksel, dann 750 g Heu verzehrt hatte. 30 Minuten nach der Mahlzeit trank es 12 Liter grüngefärbtes Wasser und wurde 15 Minuten später getötet. Durch den Magenmechanismus während des Trinkens ist das zuletzt aufgenommene Heu wieder in die Mitte des Mageninhalts gedrängt worden. Daß es vorher an der kleinen Kurvatur gelegen hat, geht aus der Grünfärbung der oberen Heupartien hervor; die grüngefärbten Teile sind wieder punktiert. An der Abbildung erkennt man weiter die tiefe Einschnürung zwischen Oesophagus und Pylorus. (Nach SCHEUNERT[42].)

II. Beschaffenheit des Mageninhalts.

Nüchterninhalt des Magens. Läßt man Pferde sehr lange hungern, so daß die Nahrung soweit als möglich entleert ist, so kann man immer noch eine kleine Menge Inhalts gewinnen, der meist nur eine Flüssigkeit darstellt und der jenem

Nüchterninhalt gleichzusetzen ist, den die neueren Untersuchungen bei Mensch und Hund kennen gelehrt haben. Nach 30stündigem Hungern gewannen so beim Pferd Tiedemann und Gmelin[61] einmal 112 g, bei einem anderen Tiere 500 g Flüssigkeit, die neutral oder höchstens ganz schwach sauer reagierte, einige Schleimflocken enthielt und salzig schmeckte. Ellenberger und Hofmeister[15] gewannen nach 48stündigem Hungern aus einer durch eine Oesophagusfistel in den Magen geführten Röhre mit Hilfe eines Schwammes 1500 g einer trüblich-gelben Flüssigkeit. Diese reagierte alkalisch, enthielt Eiweiß, Albumosen, Spuren von Pepton, keinen Zucker und kein Erythrodextrin; sie verzuckerte Stärke-kleister sehr bedeutend und wirkte proteolytisch. Der Eiweißabbau erfolgte sowohl mit als auch ohne Säure; dies weist auf die Anwesenheit von Bauch-speichel und damit Duodenalinhalt hin. In der Tat konnten auch Gallenfarb-stoffe und Gallensäuren in dieser Flüssigkeit nachgewiesen werden. Während Ellenberger und Hofmeister[15] damals annahmen, daß durch die Manipulation der Entnahme dieses Saftes ein unphysiologisches Rückströmen von Duodenal-inhalt in den Magen stattgefunden haben könnte, wissen wir jetzt aus den Ver-suchen an Mensch und Hund, daß ein solches *Regurgitieren von Duodenalinhalt* als ein durchaus physiologischer und regelmäßig ablaufender Vorgang angesehen werden muß. Es ist daher nicht zu bezweifeln, daß auch beim Pferd unter nor-malen Verdauungsverhältnissen ein Rückströmen von Duodenalinhalt in den pylorischen Magenteil stattfinden kann, obwohl unter normalen Verhältnissen, wie wir sehen werden, nur in seltenen Fällen alkalische Reaktionen im Inhalt der Pylorusregion des Magens gefunden wird (Scheunert und Grimmer[46], Rosenfeld[37]).

Der Wassergehalt des Mageninhalts. Die oben geschilderten Verhältnisse be-dingen ein Fortschieben verflüssigter Oberflächenteile des Mageninhalts nach dem pylorischen Magenteil; dies kommt auch im Wassergehalt des Inhalts zum Ausdruck. Derselbe ist linksseitig in der Pars oesophagea stets am niedrigsten und nimmt über die Fundus- nach der Pylorusportion des Mageninhalts zu. Dies findet sich sowohl bei Fütterung mit einem einzigen Nahrungsmittel als auch bei normal mit wechselnden Mahlzeiten gefütterten Tieren. Wir geben im folgenden zur Veranschaulichung dieser Verhältnisse die Tabelle 1.

Tabelle 1.

Fütterung	Getötet	Prozentgehalt des Wassers in der		
		Pars oesophagea	Fundus-portion	Pylorus-portion
Hafer	1 Stunde nach der Mahlzeit	66,9	70,1	76,8
	6 Stunden nach der Mahlzeit	75,0	76,5	82,0
	nüchtern	61,6	69,9	75,0
normale	1 Stunde nach der ersten Morgenmahlzeit	65,8	70,8	75,0
Fütterung	sofort nach dem Tränken	78,0	81,6	78,4
	20 Minuten nach dem Tränken	73,6	77,1	80,3
	1 Stunde nach dem Tränken	68,6	71,3	78,7

Man sieht aus dieser Tabelle die Zunahme des Wassergehalts in distaler Richtung. Der Gesamtmageninhalt des Pferdes zeigt bei Haferfütterung einen Wassergehalt von durchschnittlich 60—70% und ist eine verhältnismäßig trockene, bröcklige Masse; bei Heunahrung zeigt er einen solchen von 70—80% (Ellenberger und Hofmeister[20], Rosenfeld[37]). Durch körperliche Bewegung nach der Mahlzeit fand Scheunert[38] in Übereinstimmung mit Tangl[57], daß sich der Wassergehalt, der bei ruhenden mit Hafer gefütterten Tieren mit 60—70% gefunden wurde, auf 70—80% erhöhte. In allen Untersuchungen, die ausschließ-lich von der Ellenbergerschen Schule herrühren, wurde stets eine deutliche

Zunahme des Wassergehalts in der Richtung des Pylorus beobachtet. Man geht
also nicht fehl, wenn man annimmt, daß die verflüssigten, oberflächlichen Magen-
inhaltsteile von den Bewegungen der Magenschleimhaut pyloruswärts transportiert werden und vor dem Pylorus den Wassergehalt erhöhen, und kann wohl
auch annehmen, daß der Tonus der Magenmuskulatur zu einem pyloruswärts
gerichteten Druck führt.

Die Säureverhältnisse des Mageninhalts. Zur Beurteilung der Säureverhältnisse ist zu berücksichtigen, daß infolge des Alkaligehalts des Pferdespeichels
die in den Magen eintretenden Bissen ihn mit alkalisch reagierendem Inhalt anfüllen. Wenn der Magen vor der Nahrungsaufnahme ganz oder nahezu leer ist,
gestalten sich dann die Reaktionsverhältnisse nach zahlreichen, immer wieder
bestätigten Untersuchungen von ELLENBERGER und seinen Schülern (ELLEN-
BERGER und HOFMEISTER[15, 20], SCHEUNERT[38], SCHEUNERT und GRIMMER[46],
ROSENFELD[37]) folgendermaßen: Anfangs, während und nach der Nahrungsaufnahme reagiert der Mageninhalt durchweg alkalisch und diese Reaktion wird
etwa eine halbe Stunde nach beendeter Nahrungsaufnahme in allen Teilen des
Magens angetroffen. Dann tritt saure Reaktion auf, und zwar am frühesten im
fundalen und pylorischen Teil des Magens, während sich alkalische und neutrale
Reaktion in der Portio oesophagea noch etwas länger, bis etwa eine Stunde nach
Beendigung der Mahlzeit, hält. Dann greift auch im linksseitigen Magenteil saure
Reaktion Platz und es reagiert nunmehr der gesamte Mageninhalt bis zum Ende
der Verdauung sauer.

Selbstverständlich können von Fall zu Fall gewisse zeitliche Verschiedenheiten eintreten, und es werden auch Fälle beobachtet, bei denen in späteren Stunden noch neutrale
Reaktion besteht. Bemerkenswert bei dieser Erscheinung ist, daß die einzelnen Abteilungen
des zusammengesetzten Pferdemagens, über deren Schleimhautauskleidung eingangs berichtet wurde, verschiedene Regionen aufweisen; da die oesophageale Portion des Pferdemagens mit cutaner, drüsenfreier Schleimhaut ausgekleidet ist, ist es erklärlich, daß sich
dort die alkalische Reaktion am längsten halten muß, da Magensaft zunächst dorthin überhaupt nicht gelangt.

Diese Unterschiede treten deutlich zu Anfang der Verdauung hervor und
hängen ganz wesentlich von der Menge und Trockenheit der genossenen Futtermassen ab. Sobald die Verdauung längere Zeit im Gang ist, reagiert dann der
Mageninhalt überall deutlich sauer, doch ist der Säuregehalt des aus demselben
herausgedrückten Saftes niemals sehr hoch. Im Anfang der Verdauung ist er
am niedrigsten und beträgt auf HCl berechnet 0,05%, um dann allmählich auf
0,2—0,4% zu steigen. Wie sich diese Verhältnisse bei einigen Versuchen mit
Haferfütterung gestalten, ergibt sich aus Tabelle 2, die der Arbeit von
ROSENFELD S. 29[37] entnommen ist.

Tabelle 2.

Getötet nach der Mahlzeit	Auf HCl-% berechnete Acidität der Magen- inhaltsflüssigkeit aus der		
	Pars oesophagea	Fundus- portion	Pylorus- portion
¹/₂ Stunde . . .	alkalisch	alkalisch	alkalisch
1 Stunde. . . .	,,	0,056	0,0075
6 Stunden . . .	0,29	0,24	0,14

Bezüglich der Größe der Acidität in den drei Magenabschnitten herrscht keine Konstanz;
in der Pars oesophagea kann die Acidität, wie auch das sechs Stunden nach der Mahlzeit ge-
tötete Pferd der Tabelle 2 zeigt, höher als in den anderen Magenabschnitten sein. In der
Pylorusportion des Inhalts ist der Säuregrad meist geringer als im Blindsack und auch
als an der großen Kurvatur und den Seitenflächen.

Die Natur der Säure. Wichtig ist nun, daß die Säure, die man im Mageninhalt findet, teils *Milchsäure,* teils *Salzsäure* ist; unter Umständen und in geringer Menge können auch Essig- und Buttersäure gefunden werden. Es ist also die Natur der Säure verschieden, was ebenfalls wieder mit der Schleimhautauskleidung des Magens zusammenhängt. Als wesentlich ist dabei nach Ellenberger und Hofmeister[20] festzustellen, daß die Säure zu Anfang der Verdauung vorwiegend Milchsäure ist, neben der dann später erst HCl auftritt; mit dem Ansteigen des HCl-Gehalts sinkt dann der Milchsäuregehalt.

Salz- und Milchsäure sind nun weiter im Mageninhalt örtlich verschieden verteilt. In der oesophagealen Portion findet man in den ersten Verdauungsstunden ausschließlich Milchsäure; erst in den späteren Verdauungsstunden tritt auch dort durch Diffusion etwas HCl auf. In der Fundusportion des Inhalts tritt infolge der Beschickung mit Magensaft sogleich Salzsäure auf, doch findet sich auch da in den tieferen Inhaltsschichten und an der kleinen Kurvatur und ebenso in der Pylorusportion oft reichlich Milchsäure. Das Auftreten der Milchsäure ist auf bakterielle Tätigkeit zurückzuführen. Die aus dem nüchternen Magen entnommene Flüssigkeit, ebenso wie jene, welche aus dem Mageninhalt verdauender Tiere gewonnen werden kann, besitzt stets eine erhebliche Fähigkeit, Stärke und Zucker in Milchsäure umzuwandeln. Die Milchsäuregärung kann unter geeigneten Verhältnissen ziemlich umfangreich werden, so daß bis zu $1—1^1/_2$ % Milchsäure im Mageninhalt gefunden wird.

Ellenberger und Hofmeister[15, 20] und Goldschmidt[24] unterscheiden drei Portionen des Mageninhalts bezüglich der Säure: eine Milchsäureportion in der Vormagenabteilung, eine ebensolche in der Portio pylorica und eine dazwischenliegende Milchsäure-Salzsäure-Portion im Magenfundus.

Scheunert und Schattke[50] untersuchten diese Verhältnisse auch bei fortlaufend normal gefütterten Pferden. Hierbei zeigte es sich, daß der Mageninhalt im allgemeinen durchgängig sauer reagierte und daß nur nach den großen, aus Hafer und Häcksel bestehenden Tagesmahlzeiten, etwa bis eine Stunde nach Beginn dieser Mahlzeit, der Inhalt der Vormagenabteilung, der aus Teilen der neuen Nahrung besteht, alkalische oder neutrale Reaktion aufwies. Dieser Befund war aber nicht ganz regelmäßig.

Die in dem von der Drüsenschleimhaut bedeckten Magenteil ruhenden Massen reagierten bei den normal ernährten Tieren immer sauer; sie bestanden auch zu einem nicht unerheblichen Teil aus älteren Inhaltsmassen. Von Interesse war, daß die Aufnahme der Heuration, trotzdem ja bei ihr erhebliche Mengen von alkalischem Speichel benötigt werden, keine sich auf längere Zeit erstreckende Reaktionsänderung zur Folge hatte. Offenbar setzt in den, in einen solchen teilweise mit alter Nahrung gefüllten Magen gelangenden neuen, alkalisch reagierenden Inhaltsmassen die Milchsäuregärung sehr schnell und umfangreich ein, so daß die alkalische Reaktion sehr bald verdeckt wird.

Für die im Pferdemagen ablaufenden Vorgänge sind diese Säureverhältnisse naturgemäß von großer Wichtigkeit. Es muß sehr wohl berücksichtigt werden, daß wir linksseitig und in den tieferen Inhaltsschichten auch der anderen Magenabschnitte eine Zeitlang alkalische Reaktion und längere Zeit auch lediglich milchsaure Reaktion haben. Der Salzsäure produzierende Teil des Pferdemagens ist verhältnismäßig klein, und die Säure dringt sicherlich nicht allzu rasch in den kompakten Inhalt ein. Es sind also linksseits und zum mindesten in den zentral gelegenen Partien des übrigen Mageninhalts und auch in der Portio pylorica, die einen alkalisch reagierenden Saft absondert, günstige Verhältnisse längere Zeit vorhanden, die die Entwicklung auch solcher Vorgänge ermöglichen, die durch saure und besonders salzsaure Reaktion gehindert werden. *Wir haben somit im Pferdemagen Verhältnisse, die auch der Entwicklung bakterieller Vorgänge Vorschub leisten und die von denen in den einhöhligen Drüsenmagen des Menschen und der Carnivoren abweichen.* Die Anwesenheit von Essigsäure und von Buttersäure zeigt schon hier an, daß diese Vorgänge sich nicht nur auf Milchsäuregärung beschränken. Es wird deshalb in den späteren Abschnitten ihrer noch besonders gedacht werden.

Vor kurzem haben STEINMETZER und CAITHAML[56] im SCHWARZschen Institut die H-Ionenkonzentration im Mageninhalt des Pferdes bestimmt, wobei sie Schlachtpferde benutzten und teilweise auch von gesunden Pferden 2—3 Stunden nach der Mahlzeit durch Ausheberung Mageninhalt gewannen. Die mit dieser modernen Methode gefundenen Ergebnisse bestätigen die oben dargelegten Befunde der älteren Autoren; vor allem wurde eine große Schwankungsbreite ($p_H = 1{,}13 - 6{,}78$), doch stets saure Reaktion festgestellt.

Es ist natürlich darauf hinzuweisen, daß Säurebestimmungen, bei denen die Entnahmestelle nicht genau bekannt ist (Ausheberung), nur einen ganz oberflächlichen Einblick gewähren können, da gewissermaßen an jeder Stelle des Pferdemageninhalts ein etwas anderer Säuregehalt vorhanden ist und insbesondere die großen Reaktionsunterschiede zwischen den drei, durch ihre Auskleidung mit verschiedener Schleimhaut gekennzeichneten Abteilungen bestehen, wie oben bereits ausgeführt wurde (S. 247).

III. Verdauungsvorgänge im Magen.

a) Die Verdauung der Kohlenhydrate im Magen. Im Magen des Pferdes findet ein sehr erheblicher Abbau der Kohlenhydrate unter Bildung von Traubenzucker als Verdauungsprodukt statt; als weiteres wichtiges Abbauprodukt der Kohlenhydrate finden wir die schon oben erwähnte Gärungsmilchsäure. ELLENBERGER und HOFMEISTER[15] haben die sehr erhebliche Beteiligung des Magens am Kohlenhydratabbau durch zahlreiche Analysen des Gesamtmageninhalts und Nachweis und Bestimmung der Abbauprodukte nachgewiesen und damit zugleich erstmalig entgegen der im zweiten Drittel des vorigen Jahrhunderts herrschenden Anschauung bewiesen, daß tatsächlich *im Magen auch Stärke abgebaut* wird, eine uns seither durchaus geläufig gewordene Anschauung.

Wie umfangreich diese ist, ergibt sich aus den von ELLENBERGER und HOFMEISTER[15] ermittelten Zahlen. Danach beträgt der Zuckergehalt des Pferdemageninhalts zu Anfang der Verdauung 0,2 % und steigt dann später auf 1 und 2, ja 3 % an. Während man anfangs bei Haferfütterung 4—5 g Zucker findet, werden später 30—60 g, ja in einzelnen Fällen 100—120 g Zucker gefunden. Bei Heufütterung sind die Zahlen entsprechend der Zusammensetzung dieses Futtermittels geringer. Die angegebenen Mengen müssen als sehr beträchtlich deshalb bezeichnet werden, weil einerseits ständig ein Abtransport gelösten Inhalts in das Duodenum erfolgt, andererseits neben dem Zucker noch ansehnliche Mengen von löslicher Stärke und Dextrinen, also den Vorstufen des Zuckerabbaues, vorhanden sind. Weiter muß noch berücksichtigt werden, daß große Mengen Zucker in Milchsäure umgewandelt werden. ELLENBERGER und HOFMEISTER[15] haben deshalb mit Recht die Milchsäurebildung als einen bedeutenden Teil der Magenverdauung bezeichnet. Sie konnten in einzelnen Fällen bis 30 g Milchsäure im Magen nachweisen. In den späteren Stunden der Verdauung geht der Kohlenhydratabbau wieder zurück; man findet dann prozentisch und absolut geringere Mengen von Zucker und auch von Milchsäure im Magen. ELLENBERGER und HOFMEISTER[15] bringen hiermit die dann in größeren Mengen vorhandene Salzsäure in Verbindung. Die genannten Forscher fanden auch, daß sich Zucker überall im Magen findet und daß seine Menge am geringsten im Fundusteil, etwas höher in der Pylorusportion und am höchsten in der oesophagealen Abteilung ist und daß der Zucker auch während des ganzen Ablaufs der Magenverdauung im Mageninhalt nachzuweisen ist.

Die Frage, wie sich dieser *Kohlenhydratabbau* bei in normaler Mahlzeitfolge gefütterten Tieren verhält, haben SCHEUNERT und SCHATTKE[50] in umfangreichen Versuchsreihen untersucht. Es zeigte sich dabei entsprechend den Untersuchungen von ELLENBERGER und HOFMEISTER[15] und wie es auch nach den theoretischen Voraussetzungen zu erwarten war, daß in der oesophagealen Abteilung der Zuckergehalt oft am größten ist; der prozentische Zuckergehalt der Inhalte der Fundus- und Pylorusdrüsenregion war meist geringer, am geringsten fanden sie ihn fast regelmäßig in der Pylorusportion. Einen tieferen Einblick in den Umfang der Kohlenhydratverdauung in den einzelnen Magenabschnitten kann man allerdings durch diese Untersuchungen nicht erhalten, da sie nicht zu beurteilen gestatten, ob die aufgefundenen Zuckermengen wirklich als Verdauungsprodukte an Ort und Stelle entstanden sind oder ob sie nicht von anderen Magen-abteilungen stammen. Einen solchen Überblick erbrachten Scheunert und Schattke[50] durch Untersuchungen über die *Verteilung der Diastase im Magen-inhalt*. Danach ist in der Vormagenabteilung stets während des gesamten Ablaufs der Verdauung, also von einer Mahlzeit bis zur anderen, eine erhebliche Diastase-wirkung festzustellen. In der Fundusportion und der Pylorusportion des Magen-inhalts war sie ebenfalls, wenn auch geringer, zugegen, am geringsten war sie in der Pylorusportion. Bemerkenswert ist, daß bei den sämtlichen untersuchten Tieren stets Kohlenhydratverdauung im Magen stattfand. Man muß also daraus schließen, *daß beim Pferde, sofern es in den üblichen Zeitabschnitten gefüttert wird, meist im ganzen Magen, mindestens aber in der Vormagenabteilung ständig Stärke-abbau stattfindet*. Es kommen also niemals Verhältnisse zustande, in denen etwa nur Eiweißverdauung vor sich geht. Hervorzuheben ist weiter, daß das Tränken keine deutliche Verminderung der Diastasewirkung hervorruft; vor und nach dem Tränken findet sich etwa eine gleich kräftige Diastasewirkung. Auch dies stimmt gut mit den mechanischen Verhältnissen überein, nach denen das Tränk-wasser zum großen Teile schnell den Magen durcheilt und dabei keinen Inhalt ausspült oder auswäscht.

Die Erklärung für das Zustandekommen dieser umfangreichen Stärkeverdauung hat sehr viel Arbeit erfordert, ohne bisher eine in allen Punkten befriedigende Antwort erbracht zu haben. Ellenberger[10] erkannte, daß die von ihm festgestellten zeitlichen und regionären Verschiedenheiten, die im Magen bezüglich der Kohlenhydratverdauung bestehen, durch die eigenartige Auskleidung des Magens mit Schleimhaut, die einerseits Magensaft produziert, andererseits drüsenfrei ist, zusammenhängt. Wenn man sich das S. 247 geschilderte Eindringen des Magensaftes in den Inhalt und die Säureverhältnisse des Mageninhalts vergegenwärtigt, ist es klar, daß linksseitig in der Vormagenabteilung günstige Verhältnisse für Stärkeabbau bestehen müssen, während rechtsseitig durch das Eindringen salzsäurehaltigen Magensaftes von der Fundusdrüsenschleimhaut her und durch den Abtransport solchen salzsauren Inhalts pyloruswärts ungünstigere Bedingungen für den Kohlenhydratabbau bestehen müssen, da ja die HCl alle solche Vorgänge hindernd beeinflußt. Es ist aber nicht ohne weiteres zu erkennen, auf Grund welcher Ursachen dieser Abbau bewerkstelligt wird; bei der Mundverdauung wurde ja darauf hingewiesen, daß im Speichel des Pferdes ein diastatisches Ferment, welches für die Verdauung in Frage kommt, nicht angenommen werden kann. Es müssen also andere Ursachen gesucht werden.

Dies erkannte Ellenberger ganz richtig; obwohl er glaubte, daß zwar die Sekrete der einzelnen Speicheldrüsen keine in Betracht kommende Diastasewirkung besäßen, wohl aber im Gemisch, also der gemischte Mundspeichel diastatisch wirksam sei, schreibt er doch wie folgt S. 352[20]: „Nicht die Mischung der Speichelarten allein aber ist es, welche die Verstärkung der Wirkung macht, sondern es müssen neue, uns noch unbekannte Momente (etwa die in der Mundhöhle wuchernden Pilze oder freie Luftpilze oder Lebewesen, welche sich im Magen befinden) influieren. Der Magensaft selbst ist es nicht." Ellenberger hat deshalb nach allen möglichen Ursachen für diesen Stärkeabbau gesucht (Ellenberger und Hofmeister[14]). Durch Goldschmidt[23] ließ er die Frage nach dem Vorkommen von durch die Luft bei der Nahrungsaufnahme der Nahrung beigemischten Bakterien, die am Stärkeabbau beteiligt sein könnten, untersuchen. Das Ergebnis war zwar positiv, aber befriedigte ebenfalls nicht vollständig. Die Bemühungen, im Magensaft selbst diastatische Fermente nachzuweisen, gelangten ebenfalls zu keinem einwandfreien Resultat.

Dies alles führte dazu, daß Ellenberger[12] die Nahrungsmittel selbst auf das Vorkommen von Diastasen untersuchte. Es glückte ihm dabei, *das Vor-kommen solcher diastatischer Nahrungsmittelfermente erstmalig nachzuweisen und ihre Mitwirkung bei der Verdauung als wichtig zu erkennen*. Scheunert und Grimmer[47], Hofmeister[30] und Bergman[4] haben dieses Ergebnis später dann bestätigt und erhärtet. Aber auch damit erscheint der umfangreiche Stärkeabbau noch nicht vollständig geklärt; es müssen noch andere Faktoren mitwirken. Als ein solcher ist zunächst die *Magenflora des Pferdes* in Betracht zu ziehen, über die in einem späteren Abschnitt berichtet werden wird. Unter ihren Angehörigen sind auch die Milchsäurebakterien zu suchen, die für die Bildung der großen

Mengen dieser Säure verantwortlich zu machen sind. Die Bakterien des Magens stammen im wesentlichen aus den natürlichen Futtermitteln, die einen großen Reichtum aller möglichen Bakterienarten aufweisen. Weiter ist an die Untersuchungen BIEDERMANNS[5] über das Zustandekommen der Diastasewirkung zu erinnern. Es erscheint uns bedeutungsvoll, daß BIEDERMANN gerade Albumosen und Aminosäuren als Katalysatoren der Stärkehydrolyse nachweisen konnte. Zweifellos entstehen aber beim Eiweißabbau im Magen, und zwar sehr frühzeitig solche Verbindungen, ja sie mögen z. T. schon vorgebildet in den Futtermitteln enthalten sein. Auch an die von BIEDERMANN gesehene Salzhydrolyse der Stärke könnte gedacht werden. Es ist natürlich auch möglich, daß noch andere unbekannte Faktoren hierbei mitwirken. Jedenfalls muß die *Zuckerbildung im Pferdemagen* als ein auf sehr verschiedenen Ursachen beruhender Vorgang angesehen werden.

Es sei nochmals darauf hingewiesen, daß alle zuckerbildenden Vorgänge ebenso wie die bakterielle Milchsäurespaltung durch alkalische Reaktion begünstigt, durch salzsaure Reaktion gehemmt werden. Diese Vorgänge können sich also in der linksseitigen Magenabteilung und im Inneren des in seiner Lagerung unveränderten Mageninhalts am längsten ungehindert entfalten, und es ist daran zu denken, daß beim Vordringen von Salzsäure gerade in der Neutralisationszone durch die Bildung von Kochsalz der Stärkeabbau durch Diastase eine Steigerung erfahren dürfte, wenn man die von WOHLGEMUTH[62] für das menschliche Ptyalin festgestellten Verhältnisse auf das Ferment im Pferdemagen übertragen darf.

Auch die *quantitative Leistung des Magens bei der Kohlenhydratverdauung* ist von ELLENBERGER und HOFMEISTER[15, 20] und später von ihren Schülern GOLDSCHMIDT[24], SCHEUNERT[38], SCHEUNERT und GRIMMER[46] untersucht worden. Auf Grund der Angaben von SCHEUNERT[38] ist ungefähr drei Stunden nach Beendigung der Nahrungsaufnahme bei reiner Haferfütterung ein Drittel der gesamten Kohlenhydrate des Mageninhalts als verdaut anzusehen. Bei Tieren, die nach Beendigung der Nahrungsaufnahme bewegt worden waren, ist die Ausgiebigkeit der Verdauung noch ungefähr 10 % höher. Bei reiner Maisfütterung erwies sich die Ausgiebigkeit der Stärkeverdauung geringer, was wohl auf eine Hemmung der Wirksamkeit amylolytischer Fermente infolge des reichlichen Auftretens freier Milch- und Salzsäure bei dieser Fütterung zurückzuführen ist. Erst im Verlauf der zweiten Verdauungsstunde können hierbei 15 %, nach sechs Stunden 30 % der Kohlenhydrate als durch die Magenverdauung gelöst angesehen werden.

Cellulose wird im Pferdemagen nicht gelöst; celluloselösende Fermente kommen bekanntlich in tierischen Säften nicht vor, und auch eine bakterielle Gärung der Cellulose kommt im Pferdemageninhalt, wie man aus den Reaktionsverhältnissen und Aufenthaltszeiten sowie dem Wassergehalt schließen kann, nicht in Frage. Des weiteren konnte aber bei den quantitativen Untersuchungen von SCHEUNERT[38] und SCHEUNERT und GRIMMER[46] stets die mit einer Versuchsmahlzeit verfütterte gesamte Rohfasermenge im Magen und Dünndarm so lange wiedergefunden werden, als noch kein Übertritt von Inhalt in den Enddarm erfolgt war. Im Magen und Dünndarm verschwinden also keine nachweisbaren Cellulosemengen. Inwieweit etwa das Ileum an der Verdauung der Cellulose durch Gärung beteiligt sein könnte, wird bei der Darmverdauung kurz erörtert werden.

b) Die Eiweißverdauung im Magen. Für den Umfang und die Verteilung des Eiweißabbaues im Mageninhalt liegen ebenso komplizierte Verhältnisse vor wie für die Stärkeverdauung. Es ist auch hierbei zu bedenken, daß pepsinhaltiger Magensaft größerer Wirksamkeit nur von der Fundusdrüsenregion der Magenschleimhaut abgesondert wird, der Pepsingehalt des alkalischen Pylorusdrüsensekretes aber schon nach den Ermittlungen von ELLENBERGER und HOFMEISTER[16] als sehr geringfügig beurteilt werden muß. Trotz der dadurch gegebenen ver-

hältnismäßig geringen Beschickung des Mageninhalts mit Pepsin wird im Pferdemagen lebhaft Eiweiß verdaut und Pepton gebildet. Es müssen also andere vom
Pepsin unabhängige Faktoren bei der Eiweißverdauung mitwirken.

Anfangs ist der Umfang des Eiweißabbaues nur unbedeutend, steigt aber dann fortwährend an, wobei Qualität und Quantität der Nahrung Einflüsse ausüben. Bei Haferfütterung finden sich unmittelbar nach Beendigung der Nahrungsaufnahme ca. 0,3% Pepton,
später (in der fünften bis sechsten Verdauungsstunde) 1,5—2%, was in absoluter Menge
ausgedrückt anfangs ca. 5 g, später etwa 50 g entspricht. Nach Heufütterung ist diese
Peptonmenge geringer entsprechend der Zusammensetzung dieses Futtermittels. Regionär
ist anfangs die Peptonmenge im kardiaseitigen Magenteil geringer als im rechten, pylorusseitigen Abschnitt; in diesem steigt sie auch schneller an.

Über die *Verteilung der Eiweißabbauprodukte* im Mageninhalt haben Grimmer[25] und Scheunert und Rosenfeld[49] ausführliches Analysenmaterial beigebracht. Besonders auffallend war dabei, daß sehr hohe Mengen von Syntonin
gefunden werden, die in der Vormagenabteilung von der vierten bis sechsten Verdauungsstunde an, in der rechtsseitigen Magenabteilung aber bereits von der ersten
bis zweiten Verdauungsstunde an an Menge erheblich zurückgehen und durch
tiefere Spaltprodukte ersetzt werden. Für die Eiweißverdauung bemerkenswert ist
weiter die Feststellung von Scheunert und Rosenfeld[49], daß keiner der drei
Magenabteilungen eine Sonderrolle für die Eiweißverdauung zukommt. Auch die
Vormagenabteilung, in die ja zunächst Pepsin gar nicht gelangt, unterscheidet sich
nicht von den anderen Abteilungen des Magens. Es muß dies als Zeichen dafür
angesehen werden, daß eben nicht nur der Magensaft, also Pepsin-Salzsäure, am
Eiweißabbau im Mageninhalt beteiligt ist, sondern daß auch bei ihm Vorgänge
verschiedener Ursachen ablaufen, und zwar an allen Stellen des Magens gleichzeitig; hierdurch wird die durch die Sekretion des wirksamen Magensaftes eigentlich zu erwartende Sonderstellung der Fundusportion verwischt.

Trotzdem bestehen aber zwischen den einzelnen Magenportionen bezüglich der Eiweißabbauprodukte deutliche *regionäre Verschiedenheiten*. Die nicht mehr koagulierbaren Eiweißabbauprodukte, an ihrem N-Gehalt gemessen, stehen in jeder der drei Magenabteilungen
in einem etwas anderen, aber sich ziemlich gleichbleibenden quantitativen Verhältnis zueinander. Peptone sind nur anfangs in der Vormagenabteilung in etwas geringerer Menge
zugegen; später finden sie sich ziemlich gleichmäßig im Mageninhalt verteilt. Auch tiefer
abgebaute Spaltprodukte sind überall reichlich zugegen, besonders während der späteren
Verdauungsstunden in der Pylorusportion, wo sie in der sechsten Verdauungsstunde fast
50% sämtlicher Verdauungsprodukte ausmachen.

Fragt man nach den Ursachen des Eiweißabbaues im Pferdemagen, so müssen
in erster Linie neben der Pepsinwirkung *die eiweißspaltenden Fermente herangezogen werden, die von* Ellenberger *in den pflanzlichen Nahrungsmitteln entdeckt worden sind.* Scheunert und Grimmer[47], die diese Befunde bestätigten
und ausbauten, konnten in allen in Frage kommenden Futtermitteln solche
proteolytischen Nahrungsmittelfermente nachweisen, und Grimmer[26] studierte
ihre quantitative Wirkung. *Diese Fermente wirken sowohl bei alkalischer wie
neutraler und schwach saurer Reaktion;* sie können also ihre Wirksamkeit sogleich
nach der Nahrungsaufnahme in allen Teilen des Mageninhalts entfalten, also
gleichgültig, ob noch die alkalische Reaktion des Speichels oder neutrale, milchsaure oder salzsaure Reaktion herrscht. Der Abbau durch diese Fermente ist
ein sehr weitgehender und findet, wenn auch mit regionären und zeitlichen Verschiedenheiten, in allen Teilen des Mageninhalts statt.

Neben diesen proteolytischen Nahrungsmittelfermenten müssen ferner *bakterielle Vorgänge* mit für den Eiweißabbau verantwortlich gemacht werden. Es
finden sich nach den im Scheunertschen Institut durchgeführten Untersuchungen
von A. Hopffe[31] stets im ganzen Mageninhalt eiweißabbauende Bakterien, die
aber nicht durchweg zu den typischen Fäulniserregern zu rechnen sind. Solche

finden sich in der Vormagenabteilung, treten aber in den anderen Abteilungen des Magens an Menge zurück. Ihr Wirken ist durch den von TAPPEINER[60] erbrachten Nachweis von typischen Fäulnisprodukten (Phenol) im Mageninhalt des Pferdes bewiesen worden. Im übrigen ist darauf hinzuweisen, daß diese proteolytischen Bakterien das Eiweiß weitgehend auch unter Entstehung von Aminosäuren abbauen.

Beim mit normaler Portionsfolge richtig gefütterten Pferde haben SCHEUNERT und SCHATTKE[50] den Eiweißabbau weiter studiert. Sie stellten dabei fest, *daß während des ganzen Tages, unabhängig von der seit der letzten Mahlzeit fortgeschrittenen Zeit, Eiweißabbau im Pferdemagen in allen seinen Abteilungen stattfindet.* In den Preßsäften aus den einzelnen Abschnitten des Mageninhalts ließ sich stets bei Autodigestion Proteolyse nachweisen.

Die Menge der Abbauprodukte zeigt zeitliche und regionäre Verschiedenheiten, die besonders in der Pylorusportion des Mageninhalts zum Ausdruck kommen. Dort überwiegen nämlich Peptone und noch tiefer abgebaute Produkte, die von sämtlichen Abbauprodukten 50—80 %, in einzelnen Fällen sogar 100 % derselben betragen. In der oesophagealen Abteilung und der Fundusportion entfallen auf diese von den tieferen Spaltprodukten nur selten mehr wie 35—60 %. Dieses Überwiegen der tieferen Spaltprodukte in der Pylorusportion weist auf die Anwesenheit beträchtlicher Mengen älterer Mahlzeitanteile und die Beschickung dieses Magenteils mit den in den proximalen Magenabschnitten gelösten Verdauungsprodukten hin. Dementsprechend konnten auch SCHEUNERT und SCHATTKE[50] bei ihren Untersuchungen über die Verteilung der proteolytischen Wirkung im Mageninhalt feststellen, daß beim normal gefütterten Pferde an allen Stellen des Mageninhalts Eiweißspaltung abläuft; dieselbe ist aber ebenfalls zeitlich und regionär in ihrer Intensität verschieden.

Vor allem ist bemerkenswert, daß sich unter den im Magen gebildeten Abbauprodukten stets *tiefe abiurete Spaltprodukte* finden (SCHEUNERT und ROSENFELD[49], SCHEUNERT und SCHATTKE[50]). Dies entspricht den Befunden von ABDERHALDEN und seinen Mitarbeitern[2], die im Pferdemagen, und von AGNOLETTI[3], der im Mageninhalt von Pferd und Esel nach Fütterung von Heu, Hafer und Mais Aminosäuren und Ammoniak nachweisen konnte. Selbstverständlich muß dabei berücksichtigt werden, daß Aminosäuren und tiefere Eiweißabbauprodukte schon in den Futtermitteln vorgebildet vorhanden sein können, worauf ABDERHALDEN besonders hingewiesen hat.

Die quantitativen Verhältnisse der Eiweißverdauung im Magen lassen sich durch einige Zahlen, die aus den Arbeiten der ELLENBERGERschen Schule entnommen sind, etwa in dem Sinne veranschaulichen, daß in den ersten zwei Stunden ein Drittel, nach etwa fünf Stunden die Hälfte des im Magen befindlichen Eiweißes als durch die Magenverdauung gelöst angesehen werden muß.

Zu den proteolytischen Fermenten wird auch das *Labferment* gerechnet. ELLENBERGER und HOFMEISTER[15] fanden in dem von lange hungernden Tieren entnommenen verunreinigten Pferdemagensaft auch schwache Labwirkung, und ebenso konnte solche Wirkung in Extrakten der pepsinführenden Teile der Magenschleimhaut nachgewiesen werden; es entspricht dies der engen Vergesellschaftung von Pepsin und Labferment.

c) *Die Verdauung des Fettes im Magen.* Der Fettgehalt der naturgemäßen Nahrungsmittel des Pferdes ist sehr gering; infolgedessen hat die Fettverdauung als solche für das Pferd wie überhaupt für die großen Pflanzenfresser nur eine ganz geringe Bedeutung. Bei ihren Untersuchungen über die verdauende Wirkung des Pferdemagensaftes konnten ELLENBERGER und HOFMEISTER[20] auch ganz schwache lipolytische Wirkungen feststellen, bezeichnen aber den Fermentgehalt als so gering, daß er nicht in Betracht kommt. Die Fettverdauung im Pferdemagen kann also sowohl aus praktischen wie theoretischen Gründen vernachlässigt werden.

d) Die bakteriellen Vorgänge im Pferdemagen. Nach den in den vorstehenden Abschnitten über den Nährstoffabbau und die dabei mitwirkenden Faktoren gegebenen Ausführungen sind sowohl beim Kohlenhydrat- wie beim Eiweißabbau Bakterien beteiligt und nehmen, wie man schon an dem Auftreten der Milchsäure sehen kann, einen erheblicheren Umfang im Getriebe der Magenverdauung ein, als dies beim Menschen und Fleischfresser der Fall ist. Dies hängt natürlich im wesentlichen mit der Aufnahme roher, also stark mit Bakterien besiedelter Nahrung und den durch die Schleimhautauskleidung bedingten Reaktionsverhältnissen des Mageninhalts zusammen. (Literatur über die Bakterienflora der Nahrungsmittel bei Scheunert und Schieblich[51].)

Die Bakterienflora des Pferdemagens ist von verschiedenen Autoren studiert worden; sie ist stets sehr reichlich. Huber[33] fand folgende Aerobier: Bact. vulgare, Micrococcus pyogenes aureus und albus, Bact. lactis aerogenes, Bact. subtilis, Micrococcus candidans, Sarcina luteola, Bac. aquatalis communis, Bact. fulvum, Bact. punctatum, Bac. megatherium, Actinomyces und vereinzelt andere Stämme. Colibakterien wurden meist überhaupt nicht gefunden; auch Anaerobier konnten nur in geringer Anzahl aufgefunden werden, wobei aber vielleicht die methodischen Schwierigkeiten eine gewisse Rolle gespielt haben.

Auch für die Beurteilung der bakteriellen Vorgänge ist die *Verteilung der Bakterien* auf die einzelnen Abschnitte des Pferdemageninhalts wichtig, und ebenso ist es notwendig, die Bakterienflora zu verschiedenen Zeiten nach der Nahrungsaufnahme zu studieren. Solche Untersuchungen sind auf Veranlassung Scheunerts von A. Hopffe[31] in großem Umfange durchgeführt worden, und zwar ist ganz besonders dabei auch auf die anaeroben Bakterien geachtet worden. Diese Organismen sind es ja vor allem, die den Eiweißabbau bewirken, und es ist von großem Interesse, den Anteil festzustellen, der der bakteriellen Eiweißspaltung in dem einhöhligen Magen eines ausgesprochenen Pflanzenfressers zukommt.

Auch Hopffe[31] fand in Bestätigung der Befunde von Huber[33], abgesehen von verschwindenden Ausnahmen, kein echtes Bact. coli, wohl aber regelmäßig sog. Paracolistämme, die kein Indol und meist auch kein Gas zu bilden vermochten. Stets war eine reichliche Milchsäureflora zugegen, als deren wichtigste Vertreter Streptococcus acidi lactici, Bact. acidi lactici und Bact. lactis aerogenes isoliert wurden. Diese Bakterien gehören zweifellos zur obligaten Magenflora des Pferdes, sind regelmäßig vorhanden und beteiligen sich an den Vorgängen. Neben ihnen wurde stets eine zahl- und artenreiche Flora angetroffen, die offenbar von der aufgenommenen Nahrung stammt und deshalb mehr oder weniger von dieser abhängig ist. Unter ihnen nehmen die Vertreter der Erdbacillengruppe die erste Stelle ein, und zwar insbesondere Bac. vulgatus, mycoides, subtilis, mesentericus, megatherium, butyricus und pseudotetani; auch sie werden regelmäßig gefunden. Außerdem fanden sich noch Bact. vulgare, zahlreiche verflüssigende Mikrokokken, Fluorescenten, Streptokokken, Sarcinen, Aktinomyceten, Hefen, Schimmelpilze u. a.

Was die *eiweißabbauenden Bakterien* anlangt, so fand Hopffe[31] stets typische anaerobe Eiweißfäulniserreger der Putrificusgruppe und auch eine größere Anzahl aerober Proteolyten, welche Eiweiß verflüssigten und mehr oder weniger weit, ja unter Aminosäurenabspaltung abbauten, ohne aber stinkende Fäulnis zu erzielen.

Auch der aerob wachsende, Eiweißfäulnis erregende Bac. coprogenes wurde gefunden. Bemerkenswert ist ferner, daß im Magen des Pferdes auch stets Buttersäurebacillen vorkommen, und zwar Bac. amylobacter van Tieghem, und auch Bacillen, die dem Formenkreise des Bact. phlegmonis emphysematosae angehören.

Die *Verteilung dieser Bakterien auf den Mageninhalt* ist nun keineswegs eine gleichmäßige. Die als *Kohlenhydratvergärer* wichtige Milchsäureflora findet sich vor allen Dingen reichlich in der Vormagenabteilung und der Fundusportion des Pferdemagens, hingegen findet sie sich nicht in der Pylorusabteilung. Dies erklärt sich dadurch, daß durch die Anhäufung der aus dem Magen zu entleerenden sauren Verdauungsprodukte in der Pylorusabteilung ungünstige Vegetationsbedingungen für diese Organismen vorhanden sind. Zwischen Vormagen- und Fundusabteilung besteht bezüglich der Milchsäureflora kein deutlicher Unterschied und es ist bemerkenswert, daß auch in den oberflächlichen Schichten beider Abteilungen eine ebenso reichliche Milchsäureflora zugegen ist wie in den zentral gelegenen Schichten. Andere Gärungen, bei denen Essigsäure, Buttersäure und andere organische Säuren sowie Gase (CO_2, CH_4 und H_2) entstehen, sind im Magen des Pferdes, namentlich in dessen linker Hälfte, möglich, wie der Nachweis dieser Produkte durch ELLENBERGER und HOFMEISTER[20] und TAPPEINER[59] beweist. Die *Zusammensetzung der Gase des Pferdemagens* ist nach TAPPEINER folgende:

Fütterung mit Heu.		Fütterung mit Heu und Hafer.
CO_2 . . 75,20 %	H_2 . . 14,56 %	CO_2 . . . . 67,37 %
O_2 . . . 0,23 %	N_2 . . 9,99 %	H_2 . . . . 12,66 %
		N_2 . . . . 19,54 %

Zweifellos ist der Umfang solcher Gärungen aber nur ein sehr geringer; er ist abhängig von der Anwesenheit entsprechender Bakterien in der Nahrung des Tieres und wird deshalb von Fall zu Fall verschieden sein.

Wichtig ist die Frage der *Cellulosegärung*, über die bereits oben S. 251 kurz berichtet worden ist; man kann sie danach als im Pferdemagen nicht in Betracht kommend vernachlässigen. Weiter spricht auch der kurze Aufenthalt der Inhaltsmassen und die scheinbar große Abhängigkeit der Cellulosegärung von einer nahe am Neutralitätspunkt liegenden Reaktion gegen eine solche Gärung; auch der Wassergehalt des Pferdemageninhalts dürfte hierfür zu gering sein. Jedenfalls findet sich in den Abschnitten des Verdauungstractus von Herbivoren, in denen Cellulosegärung mit Sicherheit und umfangreich abläuft (Pansen der Wiederkäuer, Caecum), stets Inhalt mit viel höherem Wassergehalt. Der Nachweis von Methan in den Magengasen, der TAPPEINER[59] veranlaßte, die Möglichkeit einer Cellulosegärung im Pferdemagen in Betracht zu ziehen, ist deshalb nicht beweisend, weil Methan auch im Gefolge anderer bakterieller Prozesse, insbesondere auch der Vergärung der Stärke, auftreten kann.

Bezüglich des *Eiweißabbaues*, der im wesentlichen an die anaerobe Flora gebunden ist, findet sich eine solche reichlich in allen Teilen des Magens.

Der größte Artenreichtum ist an der Oberfläche und in der Mitte des Inhalts der Vormagenabteilung nachzuweisen; am ärmsten sind die oberflächlich in der Pylorusabteilung des Magens liegenden Inhaltsteile. Gegenüber dem Vormagen erweisen sich Fundus- und Pylorusabteilung als artenärmer. Weiter ist hervorzuheben, daß typische Eiweißfäulnis, hervorgerufen durch Bac. putrificus, paraputrificus, sporogenes foetidus, coprogenes und andere, in der Vormagenabteilung regelmäßig zugegen ist. Abgesehen von diesen sind stets noch andere Anaerobier, die nicht zu Fäulnis führen, aber Eiweiß in Lösung bringen, zugegen. In der Fundus- und Pylorusabteilung treten die Fäulniserreger zurück; dort ist niemals Bac. putrificus, nur in einigen Fällen Bac. coprogenes und foetidus zu finden. Hingegen sind in diesen beiden Abteilungen eiweißlösende Bakterien verschiedener Arten, die zwar keine Fäulnis erregen, aber das Eiweiß zum Teil bis zu Aminosäuren abbauen, zugegen.

Bakterielle Vorgänge dürften somit an dem Ablauf der Magenverdauung des Pferdes in nicht unerheblichem Maße beteiligt und somit für die Verdauung dieses Tieres wichtig sein. Besonders erscheint die Milchsäure als sehr wichtiges Abbauprodukt der Kohlenhydrate; sie muß zweifellos im Stoffwechsel des Pferdes als wichtiges Verdauungsprodukt der Stärke eine große Rolle spielen. Beim Eiweißabbau ist das Auftreten tiefer Spaltprodukte und damit die Möglichkeit weitgehender Aufspaltung der Eiweißkörper im Magen unter Mithilfe bakterieller Vorgänge als wichtig nicht von der Hand zu weisen.

IV. Der Gesamtablauf der Magenverdauung.

Nach den bisherigen Darlegungen erscheint die Magenverdauung des Pferdes als sehr verwickelt, wobei die verschiedensten Vorgänge nebeneinander ablaufen und ineinander eingreifen.

Ellenberger[10], der die zeitlichen und regionären Verschiedenheiten der Magenverdauung des Pferdes bei seinen Arbeiten erkannte, stellte die Lehre vom *periodischen Ablauf der Magenverdauung* auf. Er teilte sie in eine rein amylolytische Periode, in eine gemischt amylolytisch-proteolytische, später proteolytisch-amylolytische Periode und drittens, ganz am Ende der Verdauung, eine rein proteolytische Periode ein.

In der Tat liegen aber die Verhältnisse, wie die Ellenbergersche Schule in späteren Arbeiten immer deutlicher herausarbeiten konnte, etwa folgendermaßen (Scheunert S. 132[44]):

1. Im ganzen Magen ist die Reaktion alkalisch bis schwach milchsauer und überall läuft nur Amylolyse ab; die Dauer dieser Periode ist sehr beschränkt und nur während und kurz nach der Nahrungsaufnahme zeitlich höchstens mit $^1/_2$—1 Stunde zu veranschlagen.

2. Amylolyse ist überall und überwiegend zu finden; daneben tritt aber auch Proteolyse allmählich überall auf. Im ganzen Magen ist Milchsäure, in der Fundusportion nunmehr auch Salzsäure zu finden.

3. Die Amylolyse findet nur noch links in der Vormagenabteilung, an der kleinen Kurvatur und in der Pylorusportion statt. In der Fundusportion ist sie infolge des Auftretens von viel Salzsäure im wesentlichen stillgelegt; überall herrscht auch Proteolyse.

4. Die Amylolyse wird immer mehr auf den Vormagenabschnitt zurückgedrängt, die Proteolyse findet vorwiegend im rechten Magenabschnitt statt.

5. Die rein proteolytische Periode Ellenbergers, in der überhaupt keine Stärke mehr verdaut wird, kommt eigentlich nie zustande.

Etwas anders liegen die Verhältnisse nun noch bei den mit normaler Mahlzeitfolge gefütterten Pferden (Scheunert und Schattke[50]); bei diesen beobachtet man das Auftreten mehrerer verschiedener Perioden *nicht*. Die Tiere befinden sich vielmehr *dauernd im Zustand einer gemischt proteolytisch-amylolytischen Periode* und es werden in allen Magenabschnitten gleichzeitig Eiweiß und Stärke abgebaut. Man muß bedenken, daß bei der Aufnahme neuer Nahrung der Magen stets noch Reste alter Mahlzeiten enthält, die von der neuen Nahrung überlagert werden. Die neue Nahrung, in der zunächst ganz vorwiegend Amylolyse für eine Zeitlang ablaufen mag, liegt dann also neben den Resten der älteren Mahlzeit, in denen überwiegend Proteolyse ablaufen wird. Die Verteilung von Amylolyse und Proteolyse ist somit verschieden und besitzt nach den jeweiligen chemischen Verhältnissen des Mageninhalts zu verschiedenen Zeiten und an verschiedenen Stellen verschiedene räumliche Ausdehnung und verschiedene Intensität. Es bestehen also auch in dieser Beziehung immer regionäre und zeitliche Verschiedenheiten. Da die Vorgänge in den älteren Inhaltsmassen, deren Menge oft sehr beträchtlich ist, mehr oder weniger vorherrschen können, so werden beim Pferd durch Neuaufnahme einer Mahlzeit die Vorgänge der Magenverdauung nicht sehr erheblich verändert. Es herrschen also insgesamt genommen trotz der erwähnten beträchtlichen regionären und zeitlichen Verschiedenheiten ziemlich gleichmäßige Verhältnisse.

C. Die Darmverdauung.

I. Anatomische und histologische Vorbemerkungen.

Der Darmkanal stellt nach ELLENBERGER und BAUM S. 399[13] einen vielfach gewundenen Schlauch dar, der vom Magen bis zum After reicht und in den Mittel- oder Dünndarm und den End- oder Dickdarm geschieden ist. Der Anfangsteil des Dünndarms wird als Duodenum, der Mittelteil als Jejunum und der Endabschnitt als Ileum bezeichnet, der Anfangsteil des Enddarms als Caecum, das Mittelstück als Colon und das Endstück als Rectum.

Bezüglich der *Länge des gesamten Darmkanals* ist zu bemerken, daß das Pferd unter den herbivoren Haustieren den kürzesten Darm besitzt; diese beträgt etwa das 10fache der Körperlänge, in Metern 22—40,3, im Mittel 29,9 m. Die Länge der einzelnen Darmabschnitte ist folgende: Länge des Dünndarms 19—30 m (Mittel ca. 24,3 m) bei ungefähr gleichbleibender Weite, wobei auf das Duodenum etwa 1 m entfällt, Länge des Dickdarms 6—9,3 m, dabei Caecum 0,8—1,3 (Durchschnitt 1 m), Colon 6,2—8,0 m (großes Colon 2,9—4 m, kleines Colon 2,4—3,5 m).

Da im allgemeinen die Länge des Darmes zu seiner Weite in einem umgekehrten Verhältnis steht (SCHEUNERT und GRIMMER[45]), ist der Durchmesser der Darmabteilungen des Pferdes und damit sein *Fassungsvermögen* sehr erheblich. Dieses beträgt für den Dünndarm 40,7—98,8, im Durchschnitt 70,7 Liter, für das Caecum 16,3—68,0 (Durchschnitt 33,54), für das große Colon 55,0—128,0 (Durchschnitt 81,25) und für das kleine Colon 10—19 (Durchschnitt 14,77) Liter.

Das am toten Darm durch Einfüllen von Wasser festgestellte *Fassungsvermögen* gibt keinerlei Anhaltspunkte für die unter physiologischen Verhältnissen darin anzutreffenden Inhaltsmengen, ebensowenig wie die am toten Darm gemessene Länge einen Anhalt für die Länge des Darmes unter physiologischen Verhältnissen im lebenden Tiere gibt. Die während des Lebens in den einzelnen Darmabschnitten anzutreffenden Inhaltsmengen sind sehr wesentlich geringer als die oben angeführten, das Fassungsvermögen wiedergebenden Zahlen, und sind in Tabelle 4 auf S. 266 zusammengestellt. Es muß hier an den Tonus dieser Darmteile gedacht werden, über dessen Einfluß auf die physiologische Länge besonders die neuen Versuche von VAN DER REIS und SCHEMBRA[36] Auskunft geben. Diese stellten fest, daß man mit einer dünnen Sonde von 1,85 m Länge bereits den gesamten Darmkanal des Hundes zu durchdringen vermag, wobei 150 cm auf den Dünndarm kommen. Kurz nach der Tötung des Tieres ist zwar die Länge des Dünndarms die gleiche, nimmt aber einige Zeit nach dem Tode allmählich zu, so daß schließlich 15 Stunden nach dem Tode der vorher 150 cm lange Dünndarm um 232 cm an Länge zugenommen hatte. Es ist nicht zu bezweifeln, daß auch beim Pferde ganz ähnliche Verhältnisse vorliegen, so daß keineswegs die anatomischen Angaben von Länge und Fassungsvermögen maßgebend sein können.

Die *Schleimhaut des Dünndarms* trägt an ihrer Oberfläche auch beim Pferd zahlreiche Zotten und enthält im ganzen Dünndarm Darmeigen- oder LIEBERKÜHNsche Drüsen und im Anfangsteil in der Submucosa die bei den Herbivoren besonders stark entwickelten Submucosa- oder BRUNNERschen Drüsen; die Zone der letzteren ist beim Pferd etwa 6 m lang, reicht also bei diesem Tier ausnahmsweise bis in die distalen Dünndarmabschnitte hinein. Außerdem finden sich in der Dünndarmschleimhaut zahlreiche Lymphknötchen, und zwar in der Form der Einzelknötchen und der PEYERschen Platten. Die letzteren sind beim Pferde nur klein, meist sind 100—200 vorhanden; sie sind unregelmäßig geformt und erscheinen wie zerrissen.

Über die *Wand des Enddarms* wäre zu sagen, daß die Längsfasern der Muskelhaut beim Pferd zu flachen, mehr oder weniger breiten, weißlich schimmernden Bandstreifen, den *Tänien*, zusammengefaßt sind; von solchen Tänien sind am Caecum und an der Anfangsschleife des Colons vier, an der Endschleife drei und am kleinen Colon und am Anfang des Rectums zwei Stück vorhanden (vgl. Abb. 112). Durch den Tonus der Tänien sind diese kürzer als der Ringmuskelschlauch, wodurch die Darmwand in in Reihen hintereinander liegende, taschenförmige Ausbuchtungen, die Poschen, gefaltet wird. Die Schleimhaut des Enddarms enthält einfache tubulöse Schleimdrüsen, Zotten fehlen dagegen. Follikelplatten sind selten; man findet eine solche beim Pferd am blinden Ende des Caecums.

Die *Leber des Pferdes* besitzt zwei tiefe Einschnitte, welche dieselbe in drei Lappen teilen. Wichtig ist, daß die Einhufer im Gegensatz zu den anderen Haustieren *eine Gallenblase nicht besitzen.* Der gallenführende Ductus hepaticus mündet mit seinem Endabschnitt, dem Ductus choledochus, ungefähr 15 cm vom Pylorus entfernt gemeinsam mit dem Ductus pancreaticus in dem Diverticulum duodeni in das Duodenum ein.

Das *Pankreas* ist deutlich in den breiteren rechten Kopfteil und den schmaleren linken Schwanzteil geschieden. Beim Pferd setzt sich der Kopf noch weiter beckenwärts und gegen die rechte Niere zu fort, so daß man bei diesem Tiere ein Mittelstück, einen kurzen rechten und einen längeren linken Lappen unterscheiden kann. Die Drüse mündet beim Pferd fast regelmäßig mit zwei Gängen aus, dem Hauptgange, der mit dem Gallengang gemeinsam in das Duodenumdivertikel eintritt, und einem kleinen Nebengange, der diesem gegenüber in den Darm einmündet und mit diesem in Verbindung steht.

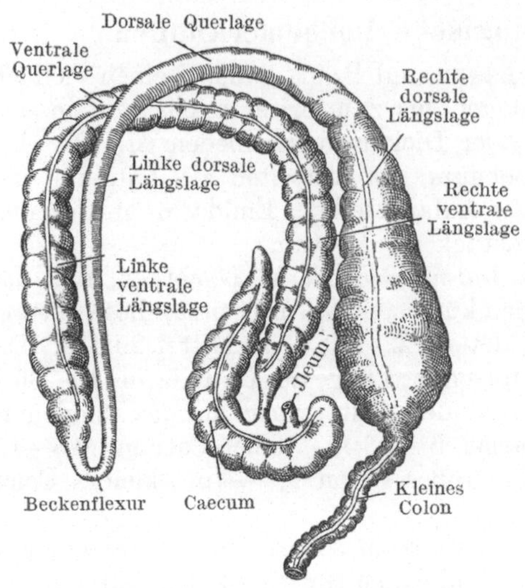

Abb. 112. Halbschematische Darstellung des Enddarms des Pferdes. (Nach Ellenberger und Baum[13].)

II. Die Verdauung im Dünndarm.

Der Mageninhalt des Pferdes wird schubweise in den Dünndarm entleert, wobei während jeder Nahrungsaufnahme von einigermaßen beträchtlichem Umfange Inhaltsteile in den Dünndarm übertreten; diese haben dann kaum der Magenverdauung unterlegen. Im Anfangsteil des Dünndarms, dem beim Pferd ca. 1 m langen *Duodenum*, mischen sich dann dem entleerten Magenchymus die dort von der Schleimhaut und den Anhangsdrüsen des Darmes produzierten

1. Verdauungssäfte

bei. Diese sind:

1. Der Pankreassaft, der auch beim Pferde als der wichtigste Verdauungssaft des Darmes angesehen werden muß, da er bezüglich des Nährstoffabbaues die Wirkungen fast aller anderen Verdauungssäfte in sich vereinigt. Diese sind gebunden an die im einleitenden Abschnitt dieses Bandes genannten Fermente Trypsin, Lab, Lipase, Diastase und andere kohlenhydratspaltende und sonstige Nebenfermente.

Reiner Pankreassaft ist bei den Einhufern infolge der ungünstigen Lage der Drüse direkt unter der Wirbelsäule außerordentlich schwer zu erhalten und erfordert einen umfangreichen, das Befinden des Tieres schwer beeinträchtigenden Eingriff. Leuret und Lassaigne (zit. nach Colin S. 869[7]) haben solche Operationen ausgeführt, und auch Colin S. 869[7] gelang es nach verschiedenen vergeblichen Versuchen in einem Falle das Sekret des Ganges mehrere Stunden lang aufzufangen. Es war daraus zu schließen, daß das Pankreas des Pferdes sehr reichlich secerniert und daß die Sekretion kontinuierlich vor sich geht. Da, wie wir bei der Magenverdauung ausführten, der Magen des normal gefütterten Pferdes niemals leer wird, somit auch ständig saurer Inhalt in den Darm eintritt, ist es klar, daß auch das Pankreas des Pferdes eine *Dauersekretion* besitzen muß. Der Pankreassaft selbst ist alkalisch, hat ein spezifisches Gewicht von 1,008—1,010, ist ungefärbt und besitzt beim Pferde nur eine äußerst geringe Viscosität. Im übrigen entspricht seine Zusammensetzung und Wirkung den besser untersuchten Fistelsekreten anderer Tiere. Von ganz besonderer Wichtigkeit erscheint seine diastatische Kraft, da, wie bereits oben ausgeführt wurde, der Pferdespeichel kein diastatisches Ferment besitzt, der normale Pankreassaft also der einzige Saft ist, der größere Mengen wirksamer Diastase liefert.

2. Die Galle, die in reinem Zustand beim Pferd, welches keine Gallenblase besitzt, von COLIN S. 850[7] untersucht worden ist. Auch ihre Absonderung erfolgt beim Pferd kontinuierlich und zeigt keine deutlichen Schwankungen. Die *Mengen der abgesonderten Galle* sind sehr erheblich; in der ersten Zeit nach dem Anlegen der Fistel wurden stündlich 250—300 g Galle aufgefangen, so daß COLIN die totale Menge auf 6 kg pro Tag für ein Pferd gewöhnlicher Größe berechnet. Da das Pferd keine Gallenblase besitzt, von deren Schleimhaut vornehmlich die Beimengung von Schleim zur Galle bewirkt wird, ist die Pferdegalle sehr flüssig und kaum fadenziehend; ihre Farbe ist grünlichbraun. Infolge der fehlenden Eindickung in der Gallenblase ist ihr spezifisches Gewicht niedrig und von LASSAIGNE (zit. nach COLIN S. 857[7]) zu 1,005 bestimmt worden, gegen 1,020—1,026 in der Gallenblase anderer großer Tiere. Die chemischen Bestandteile der Pferdegalle entsprechen bezüglich Gallensäuren, Farbstoffen und anderen Bestandteilen jenen der Galle der anderen Tiere. Auch die Wirkungen der Galle des Pferdes sind die gleichen wie bei den anderen Tieren, insbesondere ist die Galle auch beim Pferd für die Fettverdauung in gleicher Weise wie bei den anderen Tieren wichtig.

ELLENBERGER und HOFMEISTER[19], die sich speziell mit diesen Fragen beschäftigten, haben dies erneut in umfangreichen Extraktversuchen festgestellt und schreiben auf Grund ihrer Versuche der Pferdegalle auch eine geringe diastatische Wirkung zu; diese ist aber immerhin quantitativ so zögernd, daß ihr keine praktische Bedeutung für die Stärkeverdauung beigemessen werden kann. Auch die Galle des Pferdes läßt Eiweißkörper unverändert.

3. Der Darmsaft setzt sich aus dem Sekret der BRUNNERschen und der LIEBERKÜHNschen Drüsen zusammen. Die BRUNNERschen Drüsen sind, wie schon erwähnt, beim Pferd in großem Ausmaße vorhanden und finden sich in den ersten 6—8 m der Submucosa des Dünndarms. Der Saft der BRUNNERschen Drüsen läßt sich nie unvermischt mit dem der LIEBERKÜHNschen Drüsen gewinnen. Das Sekret der Duodenalschleimhaut erscheint nach COLIN S. 885[7] als schleimige, weißliche, trübe Flüssigkeit, die ebenfalls in reichlichen Mengen abgesondert wird. Die Wirkungen dieses Saftes wurden von ELLENBERGER und HOFMEISTER[18] studiert, die keine Wirkung auf Eiweißkörper, aber schwach verdauende Wirkung auf Stärke feststellen konnten; SCHEUNERT und GRIMMER[45] fanden in Duodenalextrakten dieselben Wirkungen. Es ist nicht zu bezweifeln, daß die anderen Fermente des sonstigen Dünndarmsaftes sich auch im Dünndarmsaft des Pferdes finden.

Für die *Verdauungsvorgänge im Dünndarm* erscheinen die Wirkungen von Wichtigkeit, welche an den aus den Dünndarmabschnitten durch Abpressen der festen Inhaltsteile erhältlichen Flüssigkeiten beobachtet werden können. Diese stellen natürlich ein Gemisch von gelösten Nahrungsbestandteilen und deren Abbauprodukten und den Verdauungssäften dar. Untersucht man diese Darmflüssigkeit, so stellt man fest, daß sie Eiweißkörper, Kohlenhydrate und Fette verdaut, und daß sie unter Umständen auch eine geringgradige Wirkung auf Cellulose ausüben kann. Hierbei kommt es aber auf den Darmabschnitt an, aus dem sie stammt. Die aus dem Enddarm gewonnenen Flüssigkeiten zeigen reichlich Celluloselösung; bei dreitägiger Verdauung wurden von 100 g Cellulose 50—60 g gelöst. Im übrigen zeigen die Enddarmflüssigkeiten die genannten Verdauungswirkungen auf andere Nährstoffe in geringerem Grade. Namentlich wirkten sie bei den Versuchen von ELLENBERGER und HOFMEISTER[18] nicht mehr auf Eiweiß ein. Alle Darmflüssigkeiten haben die Eigenschaft, Milchsäuregärung zu bewirken; dies deutet auf die Anwesenheit von Milchsäurebakterien hin.

2. Beschaffenheit des Darminhaltes.

Die Reaktion des Darminhaltes beim Pferd ist von großem Interesse. Es zeigt sich nämlich, daß der Inhalt des Duodenums und des Anfangsteiles des Jejunums, und zwar etwa des ersten Drittels, gegen Lackmus sauer reagiert. Die distalen Abschnitte, also der größte Teil von Jejunum und Ileum reagieren alkalisch. Der Inhalt das Caecums des Pferdes reagiert ebenfalls stets schwach alkalisch, während die Reaktion der anderen Enddarmabschnitte, also von Colon und Rectum, wechselnd ist. Meist zeigt der proximale Coloninhalt noch alkalische Reaktion, während der Inhalt der dorsalen Colonschlingen und des Rectums meist sauer reagiert. Diese Reaktionsverhältnisse können durch verschiedene Umstände, unter denen besonders die Beschaffenheit der Nahrung physiologisch wichtig ist, Änderungen erfahren. Bei sehr kohlenhydratreicher Nahrung kann, wie bei reiner Stärke- und auch Maisfütterung festgestellt worden ist (Scheunert und Grimmer[46]), in den späteren Verdauungsstunden der gesamte Dünndarminhalt sauer reagieren. Die Frage, worauf die im Anfangsteil des Dünndarms unter normalen Verhältnissen regelmäßig anzutreffende saure Reaktion beruht, ist von Ellenberger und Hofmeister[17, 20] mehrfach studiert worden. Danach kommt dafür nicht etwa freie aus dem Magen stammende Salzsäure in Frage; vielmehr sind dafür Gärungssäuren der Kohlenhydrate, also insbesondere Milchsäure verantwortlich zu machen. Diese Anwesenheit saurer Reaktion in einem sehr großen Teil des Pferdedarmes zwang zu der Annahme, daß der Eiweißabbau durch Trypsin und die anderen Vorgänge im proximalen Dünndarmabschnitt auch bei solcher Reaktion ablaufen müssen. Näheres hierüber vgl. S. 262.

Der Dünndarminhalt des Pferdes ist bräunlich bis gelblich gefärbt, undurchsichtig, und zeigt stets einen sehr hohen Wassergehalt (ca. 96—99%). Seine Menge beträgt etwa 3—9 Liter, ist also für das sehr lange Organ verhältnismäßig gering; dabei ist noch darauf hinzuweisen, daß die Hauptmasse sich stets in den distalen Abschnitten befindet. Er enthält neben unverdauten und mehr oder weniger weitgehend veränderten Nahrungsbestandteilen, die zum Teil ihre charakteristischen Strukturen verloren haben, die Abbauprodukte von Eiweiß (Albumosen, Peptone und tiefere Spaltprodukte, darunter auch abiurete Stoffe und Aminosäuren) und von Kohlenhydraten (Zucker) sowie Gärungsprodukte (Milchsäure). Die Menge dieser Abbauprodukte nimmt in der Richtung zum Anus immer mehr ab, worin man die Wirkung der Resorption und die Beendigung der Verdauung erblicken kann.

Auf Grund der vorstehenden Darlegung stellen sich die bei der *Dünndarmverdauung* mitwirkenden Vorgänge folgendermaßen dar:

3. Die Verdauung der Nährstoffe.

a) *Kohlenhydratverdauung.* Nach den bei der Magenverdauung gegebenen Darlegungen muß angenommen werden, daß in den in den Darm eintretenden Inhaltsschüben mindestens zum Teil noch alle jene Bedingungen herrschen, die einen Stärkeabbau ermöglichen. Inwieweit diese Vorgänge durch die Reaktionsverhältnisse des Darminhaltes und die Beimischung der Darmsäfte beeinflußt werden, ist nicht ganz durchsichtig. Sicher kann aber angenommen werden, daß diastatische Nahrungsmittelfermente auch im Dünndarm weiter zu wirken vermögen; daß schließlich auch die an andere Ursachen geknüpften diastatischen Wirkungen weiter bestehen bleiben können, ist ebenfalls nicht unwahrscheinlich. Diese Annahme findet dadurch eine Stütze, daß ja nunmehr auch erstmalig eine stark wirksame *Diastase* mit dem Pankreassaft dem Inhalt beigegeben wird und daß auch die die Kohlenhydratspaltung fördernde Wirkung der Galle mit in Betracht gezogen werden muß. Es kann danach nach allem keinem Zweifel unterliegen, daß ein sehr erheblicher fermentativer Kohlenhydratabbau, der infolge der Anwesenheit von *Maltase* in den Darmsäften auch zu Traubenzucker führt, Platz greift.

Dementsprechend haben ELLENBERGER und HOFMEISTER[17] bei ihren Untersuchungen über den Darminhalt stets Zucker nachweisen können. Zum Beispiel fanden sie in einem Falle (S. 336[17]) in 100 g Dünndarminhalt 1,6 g Zucker, in einem anderen Fall fanden sie in den ersten zwei Dritteln des Dünndarms 14,4, im letzten Drittel 3,8 g Zucker, wobei zu berücksichtigen ist, daß alle solche Bestimmungen in dem Gärungsorganismen enthaltenden Darminhalt, die lebhaft den Zucker angreifen, mit großen Schwierigkeiten verbunden sind.

Auch Rohrzucker wird im Dünndarm gespalten, wie der Nachweis von *Invertase* ergibt. Die oben angeführten Zahlen des letzten Versuches zeigen weiter die Abnahme des Zuckergehaltes in distaler Richtung, die auf die lebhafte *Resorption* zurückzuführen ist. Mit der Entstehung von Monosacchariden ist der Kohlenhydratabbau aber keineswegs beendet, da im Dünndarm eine Bakterienflora zugegen ist, die eine weitere Aufspaltung zu Milchsäure bewirkt.

Der *Stärkeabbau* im Dünndarm erscheint somit als ziemlich umfangreich, und es muß angenommen werden, daß am Ende des Dünndarmes ein großer Teil der Kohlenhydrate bereits verdaut ist. Nach den Befunden von SCHEUNERT[38] und SCHEUNERT und GRIMMER[46] müssen hier nach Haferfütterung 80—90% der in den Darm gelangten Kohlenhydrate als verdaut angesehen werden, bei Maisfütterung ist diese Zahl etwas geringer und beträgt etwa 70—80%, von denen natürlich ein großer Teil resorbiert ist.

Abgesehen von Stärke und Disacchariden befindet sich in der Nahrung des Pferdes nun noch mehr oder weniger verholzte *Rohfaser*, die Cellulose und Pentosane enthält. Es ist bekannt, daß die Lösung der Cellulose im Darmkanal auf Grund bakterieller Vorgänge erfolgt, wie dies durch die von anderen Autoren mehrfach bestätigten Befunde von SCHEUNERT[40] dargelegt worden ist. Die geringe celluloselösende Wirkung, welche ELLENBERGER und HOFMEISTER[18] von der Dünndarmflüssigkeit angeben, ist ebenfalls auf bakterielle Wirkung zurückzuführen. Sie macht sich auch erst nach mehrtägiger Digestion mit solcher Flüssigkeit bemerkbar. Die Frage ist nun die, wo findet im Dünndarm des Pferdes gegebenenfalls eine so geringe Cellulosegärung statt? Diese Frage ist dahin zu beantworten, daß in denjenigen Abschnitten, in denen saure Reaktion herrscht, sicherlich eine solche Bakterienwirkung nicht in Frage kommt, und außerdem ist darauf hinzuweisen, daß die immerhin kurze Zeit, die der Inhalt im Dünndarm verweilt, solche bakterielle Vorgänge nicht unterstützt. Als Ort bakterieller *Cellulosespaltung* kann infolgedessen nur der *unterste Abschnitt des Dünndarms*, also das Ileum in Frage kommen, in dem sich unter normalen Verhältnissen stets alkalisch reagierender Inhalt vorfindet. Dies entspricht im übrigen auch neueren Befunden über die Celluloseverdauung des Menschen. Es muß aber auch hier wieder betont werden, daß, solange ein Übertritt von Bestandteilen einer Versuchsmahlzeit in das Caecum noch nicht stattgefunden hat, die gesamte Rohfaser, die mit der Versuchsmahlzeit verfüttert worden ist, bei einer quantitativen Analyse des gesamten Magen-Darm-Inhaltes unverändert wiedergefunden wird. Die *Celluloseverdauung im Dünndarm* des Pferdes kann demnach *nur ganz unbeträchtlich* sein.

Von großem Interesse wäre es, das Verhalten der *Pentosane* und *Ligninsubstanzen* im Verdauungstractus des Pferdes näher überblicken zu können. Untersuchungen hierüber gestatten aber bisher noch keinen befriedigenden Einblick. Hier liegt noch ein großes Feld für eingehende Bearbeitung vor.

Die bakteriellen Wirkungen im Dünndarm werden wieder im Anschluß an die Wirkung der Fermente zusammenfassend erörtert. Hier sei deshalb nur noch einmal darauf hingewiesen, daß die die saure Reaktion der proximalen Dünndarmabschnitte bedingende Säure im wesentlichen Milchsäure ist, die teils aus dem Magen stammt, teils aber auch durch die Dünndarmflora im Dünndarm selbst gebildet werden kann. Wir haben also mit einem weiteren Abbau der Kohlenhydrate zu Milchsäure zu rechnen, der sicherlich ziemlich umfangreich ist. Es muß deshalb auch hier wieder darauf hingewiesen werden, *daß die Milchsäure für den Herbivoren, also auch für das Pferd, als ein Hauptverdauungsprodukt der Kohlenhydrate angesehen werden muß*, und daß sie neben dem Zucker für die Kohlenhydratversorgung dieses Tieres von ganz besonderer Bedeutung ist, *ja vielleicht sogar den Traubenzucker an Bedeutung überragt.*

b) Eiweißverdauung. Bezüglich des Eiweißabbaues im Dünndarm ist zunächst die Frage zu erörtern, inwieweit das mit dem Magenchymus entleerte *Pepsin* noch weiter zu wirken vermag. In Hinblick auf die stets saure Reaktion, die im Anfangsteile des Darmes herrscht, ist nicht zu bezweifeln, daß Pepsinwirkung möglich ist. Allerdings muß dabei berücksichtigt werden, daß die Reaktion von Milchsäure herrührt, also vermutlich nicht für ein Optimum der Pepsinwirkung ausreicht. Ferner ist daran zu denken, daß die Beimischung von Gallenbestandteilen für eine Pepsinwirkung ungünstig ist. Es erscheint aber unter diesen Reaktionsverhältnissen doch möglich, daß in den inneren, nicht mit Bestandteilen der Galle in Berührung kommenden Teilen der Nahrung eine im Magen eingeleitete Pepsinwirkung noch lange Zeit anhält. Die in dieser Richtung gemachten Befunde von Abderhalden[1] gewinnen für das Pferd somit eine ganz besondere Bedeutung. Es erscheint erfolgversprechend und notwendig, gerade die Frage der Eiweißverdauung im proximalen Darmabschnitt des Pferdes einer eingehenden erneuten Untersuchung zu unterziehen, um die dabei sicher mitwirkenden, sehr verwickelten Verhältnisse endgültig aufzuklären.

Wichtig ist es weiter, zu entscheiden, inwieweit eine *Trypsinwirkung in Frage kommt.*

Da während des gesamten Ablaufs der Verdauung die erwähnte saure Reaktion im proximalen Dünndarm besteht und dort ja auch die Säfte von Pankreas und Leber ergossen werden, muß man schließen, daß trotz der offenbar für die Trypsinwirkung ungünstigen Reaktion dennoch lebhafte Trypsinspaltung erfolgen kann. Auf Grund dieser Überlegungen ist von der Ellenbergerschen Schule schon immer angenommen worden, daß die Trypsinwirkung unter den Verhältnissen des proximalen Dünndarms auch bei saurer Reaktion vor sich gehen muß. Daß dies tatsächlich möglich ist, bewiesen dann die Versuche von Heller[27], welche zeigten, daß bei Anwesenheit von Galle nach Ausfällung der im Magenchymus enthaltenen Peptone, die bei einem unter 4 gelegenen p_H erfolgt, bereits bei einem p_H von 5 bis 6 das Eiweiß für Trypsin angreifbar wird. Es ist also die Anwesenheit von Galle, die tatsächlich in diesem sauren Milieu Trypsinwirkung gestattet. Es wäre von hohem Interesse, die genauen p_H-Werte, die im Dünndarm des Pferdes und der anderen Haustiere zu erwarten sind, zu kennen. Nach den Hellerschen Untersuchungen beruht die Wirkung nicht auf einer aktivierenden oder schützenden Wirkung der Galle, sondern auf einer Beeinflussung des physikalischen Zustandes des Eiweißes, indem durch Dispersitätserhöhung dem Ferment größere Oberflächen zum Angriff zur Verfügung stehen. Es ist somit unzweifelhaft, daß auch in dem saure Reaktion aufweisenden proximalen Dünndarmabschnitt eine lebhafte Trypsinwirkung stattfindet.

Der Nachweis tieferer Eiweißspaltprodukte im Dünndarminhalt ist qualitativ schon oft auch von Ellenberger und Hofmeister[17] geführt worden und kommt bei den Untersuchungen von Grimmer[25] und von Rosenfeld[37] über den Eiweißabbau im Dünndarm des Pferdes besonders klar zum Ausdruck. Diese Versuche zeigten, daß die Eiweißverdauung im Dünndarm außerordentlich ergiebig ist. Albumosen finden sich daselbst in viel geringerer Menge als die einfacheren Spaltprodukte und von diesen einfacheren Spaltprodukten überwiegen bei weitem solche Substanzen, die keine Biuretreaktion mehr geben. GRIMMER[25] fand nach fünfstündiger Verdauungszeit 80 % des gesamten gelösten Stickstoffs in Form von Peptonen und anderen Restkörpern vor.

4. Bakterielle Verdauungsvorgänge.

a) Die Bakterien des Dünndarms. Untersuchungen über die Bakterienflora im Dünndarm des Pferdes liegen von HUBER[33], DYAR und KEITH[8] und HOPFFE[31], letztere auf Veranlassung von SCHEUNERT durchgeführt, vor.

Die Bakterienflora im Dünndarm ist nach diesen Untersuchungen relativ artenarm; in den distalen Abschnitten des Dünndarms nimmt die Flora an Buntheit zu. Im Ileum speziell ist der Artenreichtum gegenüber dem Duodenalinhalt wesentlich erhöht, und die dort befindlichen aeroben Bakterien unterscheiden sich nicht mehr wesentlich von denen im Enddarm. Von einer bei Mensch und Hund beobachteten relativen Sterilität des Duodenums kann jedenfalls beim Pferd nicht gesprochen werden; es ist dies auch ohne weiteres selbstverständlich, da eben ständig Magenentleerungen stattfinden und die Magenflora, wie oben S. 254 geschildert wurde, ziemlich reichhaltig ist. Von anaeroben Bakterien, die für die Eiweißfäulnis wichtig sind, fand HOPFFE[31] nur im Ileum in einigen Fällen Vertreter im Gegensatz zu Mensch und Fleischfresser, bei denen diese nicht vorhanden sind. Im Duodenum fand sich niemals Eiweißfäulnis und ebenso war dort kein umfangreicher und deutlicher Eiweißabbau durch andere Arten festzustellen. Zwischen der anaeroben Flora des Enddarms und des Dünndarms besteht somit ein wesentlicher Unterschied, da im Enddarm Eiweißfäulniserreger in großem Ausmaß zu finden sind.

b) Nährstoffabbau durch Bakterien. Die Mitwirkung der Bakterienflora des Dünndarms beim Abbau der Nährstoffe ist nicht zu bezweifeln. In erster Linie wird sie sich am

Kohlenhydratabbau beteiligen; denn unter den aeroben Bakterien finden sich solche, die als Milchsäurebildner wirken. Man muß die saure Reaktion im Anfangsteile des Dünndarms auf die Tätigkeit solcher Bakterien zurückführen. Die geringgradige Wirkung der Darmflüssigkeit auf Cellulose, die HOFMEISTER[29] festgestellt hat und die ins Ileum zu verlegen ist, wurde bereits weiter oben erwähnt (S. 261).

Eine Beteiligung am

Eiweißabbau ist ebenfalls nicht von der Hand zu weisen. Die Erd- und Heubacillen, Fluorescenten und Coliarten, sowie noch andere Bakterienarten, die im Dünndarm von HOPFFE und den andern Autoren gefunden worden sind, bauen Eiweiß bzw. durch Fermentspaltung daraus erzielte Abbauprodukte ab. Soweit solche Wirkungen in dem schwach sauren Milieu des proximalen Dünndarms ablaufen können, ist ihr Bestehen sicher. Alle die Arten, die alkalische oder neutrale Reaktion zu ihrer Wirksamkeit benötigen, finden dann im Jejunum und besonders im Ileum günstige Lebensbedingungen. Dort werden auch vereinzelt Anaerobier, die Eiweiß abzubauen vermögen, gefunden. Fäulnisvorgänge können allerdings bei dem vereinzelten Vorkommen dieser Bakterien auch im Ileum trotz der alkalischen Reaktion nur ganz vereinzelt und nur wenig umfangreich ablaufen. Die Mitwirkung der Bakterien beim Eiweißabbau im Dünndarm wird sich also im wesentlichen auf die Wirkung von Aerobiern erstrecken.

III. Die Verdauung im Enddarm.

Der aus dem Ileum austretende, sehr dünnflüssige, braunfarbige Inhalt gelangt beim Pferd in das gewaltige Caecum; dieses enthält ungefähr 32—37 Liter flüssigen Inhalts (ELLENBERGER und HOFMEISTER[17]). Seine beiden Öffnungen liegen dicht nebeneinander und fast an der höchsten Stelle des Organs, so daß die Entleerung nur bei stärkerer Anfüllung und unter kräftigen Muskelwirkungen gelingen kann. ELLENBERGER[11] hat die Gestalt dieses gewaltigen

Organs mit der eines Magens verglichen, und man muß sich vorstellen, daß in dieses der noch mit wirkungsfähigen Dünndarmsäften durchmischte Dünndarminhalt gelangt und darin lange verweilt. Nach Ellenbergers[11] Bestimmungen sind im Caecum des Pferdes 270—300 Millionen Drüsen vorhanden und ihre Oberfläche nimmt ungefähr 25 qm ein, so daß die secernierende Tätigkeit eine sehr bedeutende sein muß. Für die Vorgänge im Caecum ist weiter wichtig, daß der Inhalt stets alkalisch reagiert und außerdem reich an *Infusorien* ist, die denen der Wiederkäuervormagen entsprechen.

Nach den Feststellungen von Ellenberger[9] verweilt der Inhalt im Caecum so lange Zeit, daß ausgiebige Vorgänge in ihm ablaufen können. Abgesehen von Verdauungsvorgängen kommen *auch Resorptionsvorgänge* in Frage. Der Wassergehalt des Blinddarminhaltes ist erheblich und beträgt 90—96%, Farbe und Aussehen hängen von der Beschaffenheit der Nahrung ab, die erstere ist in der Regel dunkelgrünlich-bräunlich. Der Inhalt ist stets weitgehend zerkleinert, der Geruch ist fäkal und deutet auf die Tätigkeit von Eiweißfäulnisbakterien hin. Abgesehen von unveränderten Bestandteilen der Nahrung finden sich die Verdauungs- und Gärungsprodukte der Nährstoffe vor. Milchsäure, Essigsäure, Buttersäure, Phenol, Skatol, von Aminosäuren Leucin und Tyrosin sowie Ammoniak, Methan, Kohlensäure, Wasserstoff und Stickstoff sind vorhanden. Oft findet sich ein erheblicher Gehalt an brennbaren Gasen. Die Menge der Verdauungsprodukte (Pepton, Zucker usw.) ist gering und oft nur in Spuren nachzuweisen, sei es, daß diese Stoffe sofort resorbiert werden, oder sehr rasch weiteren Spaltungen, insbesondere durch Mikroorganismen unterliegen. Es finden sich aber stets im Caecum noch unverdaute Nahrungsbestandteile vor, so daß nicht angenommen werden darf, daß der Verdauungsvorgang bereits im Dünndarm vollständig beendet ist.

Der *Caecuminhalt* des Pferdes äußert *auch noch Fermentwirkungen*; stets findet man diastatische Wirkung, oft auch Eiweißspaltung. Fettspaltendes Vermögen besitzt der Caecalinhalt im allgemeinen nicht, wohl aber enthält er *Invertase*, und ebenso vermag er infolge seines Bakteriengehaltes Milchsäurebildung zu bewirken. Dem *Blinddarmsaft* kommen nach den Untersuchungen von Scheunert[40] nur schwache amylolytische Wirkungen zu, während andere Fermentwirkungen nicht beobachtet werden konnten. Die Fermentwirkungen, die man am Blinddarminhalt findet, scheinen somit aus den übergetretenen Dünndarmsäften herzurühren. Ebenso enthält das Caecalsekret ein celluloselösendes Ferment nicht, obwohl die Caecalflüssigkeit in deutlichem Umfange Cellulose in Lösung bringt. Bei einer Digestionsdauer von 72 Stunden werden bis zu drei Viertel und mehr der Cellulose gelöst, gleichgültig ob sie in Gestalt der Papiercellulose oder in Gestalt verholzter Cellulose aus Nahrungsmitteln vorgelegt wird. Dadurch, daß die Caecalflüssigkeit diese Eigenschaft, Cellulose zu lösen, durch Aufkochen verliert, konnte Scheunert[40] nachweisen, daß diese celluloselösende Fähigkeit an die Anwesenheit von Mikroorganismen gebunden ist, ein Ergebnis, das von v. Hoesslin und Lesser[28] bestätigt worden ist. Weiteres über diese Frage siehe bei Scheunert und Schieblich S. 998[51].

Der Umfang der Verdauung im Caecum ist naturgemäß geringer als im Magen und Dünndarm, aber in Hinblick auf die verhältnismäßig reichlichen Mengen ungelöster Nährstoffe, die mit den Dünndarmentleerungen in das Caecum eintreten, nicht ganz zu vernachlässigen. Ellenberger und Hofmeister[17] fanden immerhin Unterschiede zwischen dem Grade der Verdauung im Ileum und Caecum, und ein Vergleich zwischen dem Gesamtinhalt des Dünndarms und Blinddarms zeigte ihnen, daß im Blinddarm bis 39% der Eiweißkörper und 15—24% der Kohlenhydrate mehr verdaut bzw. weniger unverdaut waren als im Dünndarm.

Die Ansicht der alten Physiologen, daß im Caecum des Pferdes gewissermaßen ein zweiter Magen vorliege, dürfte also zutreffend sein.

Es kann keinem Zweifel unterliegen, daß an allen diesen Vorgängen in sehr wesentlichem Umfange *Bakterien* beteiligt sind. Dies wird nicht nur durch die Anwesenheit aller möglichen bakteriellen Zersetzungsprodukte, sondern auch durch die artenreiche und an Zahl gewaltige *Enddarmflora* erhärtet.

Untersuchungen dieser Flora sind von HUBER[33], MERESCHKOWSKI[35], CHOUKÉWITCH[6] und HOPFFE[31] durchgeführt worden. Die Flora ist nach diesen Untersuchungen sehr reichhaltig, und in beträchtlichen Mengen sind Bact. coli communis, Bact. lactis aerogenes, Streptokokken, Bact. fluorescens, Bac. subtilis, Bac. megatherium und andere Erdbakterien, Kokken und sonstige Formen anzutreffen. Für den Eiweißabbau kommen neben anaeroben Fäulniserregern noch eine Reihe anderer Mikroorganismen in Frage; Bac. putrificus *Bienstock* und Bac. proteus vulgaris sind darin stets zu finden. Weiter finden sich noch anaerobe Buttersäurebacillen und andere, z. T. fakultativ anaerob wachsende proteolytisch wirksame Bakterien. Durch Überimpfung von aus Caecuminhalt isolierten Reinkulturen der verschiedenen Bakterienformen auf Eiweißnährböden konnte HOPFFE[31] zeigen, daß stets Eiweiß tief spaltende bzw. unter Fäulnisprodukten zersetzende Organismen in reichlichem Ausmaße zugegen waren. Hierdurch und insbesondere durch die Anwesenheit der anaeroben Fäulniserreger unterscheidet sich die Caecalflora wesentlich von der des Dünndarms und insbesondere des Ileums. Durch den von TAPPEINER[58] erbrachten Nachweis der bekannten Fäulnisprodukte Phenol, Indol, Skatol in diesem Inhalt kann diese Annahme noch weiter als bewiesen gelten.

Celluloseabbau. Von besonderer Wichtigkeit ist nun für die Verdauung des Pferdes der im Caecum in großem Umfange hervortretende Celluloseabbau. CHOUKÉWITCH[6] versuchte, die OMELIANSKISCHEN Cellulosevergärer zu isolieren, was ihm aber nicht gelang, obwohl er Cellulosegärung selbst feststellen konnte. Auch HOPFFE[32] bemühte sich vergeblich, Cellulosevergärer zu isolieren, konnte aber dann einen celluloselösenden Aspergillus, den sie aus Panseninhalt zuerst isolierte, auch beim Pferd nachweisen. Wir wissen also zur Zeit nur mit Sicherheit, daß Cellulose vergoren wird, und zwar unter Entstehung der bekannten Produkte: Kohlensäure, Methan, Wasserstoff und organischer Säuren, wie sie auch bei den Pansengärungen der Cellulose gefunden werden. Die Rolle des Blinddarms bei dieser Cellulosevergärung wird durch die schon zitierten Untersuchungen von HOFMEISTER[29] und SCHEUNERT[40] bewiesen. Welche Bedeutung hierbei der Blinddarm in quantitativer Beziehung besitzt, kann aus den Versuchen von ZUNTZ und USTJANZEW[64] und USTJANZEW[63] an Kaninchen, die ebenfalls einen sehr großen Blinddarm besitzen, geschlossen werden. Danach ist nicht zu bezweifeln, daß, wenn man einem Pferde den Blinddarm exstirpieren würde, die *Rohfaserverdauung, die beim normalen Tiere 30—50% beträgt*, eine ganz beträchtliche Verminderung erfahren würde. Die Frage der Vergärung der Lignin- und Pektinsubstanzen, Hemicellulosen, Pentosane u. ä. ist für das Pferd noch ganz ungeklärt, obwohl angenommen werden kann, daß hier lebhafte Vorgänge in dieser Richtung ablaufen werden.

Gewissen bakteriellen Vorgängen haben dann SCHWARZ und Mitarbeiter[55] eine wichtige Rolle bei der *Eiweißverdauung* des Pferdes zugewiesen. Auf Grund von Untersuchungen über den Anteil, den das Bakterien- und Mikroorganismeneiweiß am Eiweißgehalt des Caecalinhalts des Pferdes ausmacht, kam er zu der Überzeugung, daß das Caecum als Eiweißspeicher für das Pferd aufzufassen sei. Lösliche, nichteiweißartige N-Verbindungen, also Amide und andere, die z. T. aus der Nahrung stammen und mit dem Dünndarminhalt in das Caecum gelangen, sollten durch die im Caecum vorhandenen Mikroorganismen in Mikroorganismeneiweiß, welches seinerseits nunmehr zu Aminosäuren abbaubar und damit für den Stoffwechsel verwertbar wäre, umgewandelt werden. Dieser Vorgang, der zweifel os, wenn er sich bestätigen sollte, für die theoretische Erkenntnis der Eiweißverdauung und der Rolle des Caecums beim Pferde und für die praktische Versorgung der Tiere, die einen großen Blinddarm besitzen, mit Eiweiß von erheblicher Bedeutung wäre, scheint nun nach den Ergebnissen von FERBER[21] aus dem MANGOLDschen Institut doch einer kritischen Nachprüfung bedürftig zu sein, so daß man ihm zunächst eine entscheidende Bedeutung nicht zumessen kann.

Mit dem Übertritt des Caecalinhalts in die distalen Darmabschnitte erleiden die Verdauungsvorgänge bald eine erhebliche Herabsetzung infolge der allmählich immer größeren Eindickung durch die *Resorption*; dies geht sehr schön aus der folgenden Tabelle 3 von Ellenberger und Hofmeister S. 359[17] hervor:

Tabelle 3.

Der Wassergehalt betrug im

Caecum	90—95,4 %	Rectum	ca. 85,0 %
Colon	83—93,0 %	Kot	ca. 77,0 %

Man sieht daraus, daß zunächst der Wassergehalt des Colons eine große Spannung aufweist, indem er z. T. mit 93 % noch ganz dem entspricht, der im Caecum gefunden wurde. Die Ursache hierfür liegt in dem eigenartigen anatomischen Bau des Colons, welches einen außerordentlich großen Darmteil darstellt. Dies ergibt sich aus einer weiteren Zusammenstellung, die von Ellenberger und Hofmeister S. 359[17] auf Grund ihrer zahlreichen Versuche gemacht worden ist. Danach ist der *Inhalt der einzelnen Darmabschnitte* etwa wie folgt zu bemessen:

Tabelle 4.

Durchschnittlich sind vorhanden im

Dünndarm	3—12 l, meistens 5—8 l	Colon	7—44 l, meistens 16—25 l
Caecum	5—18 l, „ 8—10 l	Rectum	$^3/_4$—10 l, „ 4—6 l

Die sehr großen Schwankungen des Coloninhalts erklären sich daraus, daß beim Pferd der anatomischen Einteilung des Colons in ein *großes und kleines Colon* auch eine funktionelle Zweiteilung entspricht. Während im großen Colon noch fast die gleichen Vorgänge wie im Blinddarm ablaufen, ist dies im kleinen Colon nicht mehr der Fall. Im Anfangsteil des Colons ist demnach die Reaktion ebenfalls alkalisch, der Wassergehalt beträgt, wie oben schon erwähnt, noch 83—93 %, und der Preßsaft des Inhalts besitzt ein intensives, celluloselösendes Vermögen; die diastatische Kraft desselben ist allerdings geringer als die des Caecalsaftes, auch kommen Zucker und Pepton nicht mehr darin vor. Daraus ist zu schließen, daß nach Verlassen des Caecums die Verdauungsvorgänge im proximalen Colon anfangs denen des Caecums noch ähneln und dann allmählich nach den distalen Colonteilen immer mehr an Intensität abnehmen. Diese Abnahme ist so groß, daß im kleinen Colon und Rectum nach den Untersuchungen von Ellenberger und Hofmeister[17] die Nährstoffe keinen anderen Veränderungen mehr unterliegen als denjenigen, die durch die Resorptionsvorgänge und die dort bestehenden bakteriellen Wirkungen bedingt sind; echte Verdauungsvorgänge laufen also dort nicht mehr ab. Die *Reaktion* wird wegen der lebhaft ablaufenden Gärungen mitunter schon im distalen Colon sauer, die Fähigkeit des Celluloseabbaues wird immer geringer, der Unterschied zwischen den im Caecum und Colon anzutreffenden unverdauten Nahrungsbestandteilen ist nur noch so gering, daß von einem Fortschreiten der Verdauung kaum noch gesprochen werden kann.

Im *Rectum* laufen dann vermutlich nur noch Resorptionsvorgänge ab; dies drückt sich auch in den bakteriellen Verhältnissen dieser Darmteile aus. Im proximalen Colon läuft noch Cellulosegärung in erheblichem Ausmaße ab und man findet daselbst die Produkte der anderen Gärungen und auch Fäulnisprodukte. Im Rectum aber nimmt die Keimzahl ganz bedeutend ab; die Bakterien finden dort keine geeigneten Lebensbedingungen mehr.

D. Der Ablauf der Gesamtverdauung.

Die quantitativen Verhältnisse und Leistungen der einzelnen Magen-Darm-Abschnitte zeigen naturgemäß nach Art des Futters und der Individualität des Versuchstieres Schwankungen. Die Versuche von ELLENBERGER und HOFMEISTER[17] gestatten aber dennoch, einen Überblick zu gewinnen. Zunächst geben wir hierzu eine Tabelle über die Zusammensetzung von je 100 g Trockensubstanz aus dem Inhalt des Verdauungstractus eines Pferdes nach Fütterung mit Hafer und Häcksel S. 335[17].

Tabelle 5.

Es waren enthalten in 100 g Trockensubstanz des Inhaltes vom

	Eiweiß g	Kohlen-hydrate g	Rohfaser g	Mineral-substanz g
Magen	7,0	64,5	25,7	2,8
Dünndarm . . .	5,0	63,1	26,9	4,8
Caecum	4,2	55,8	36,2	3,8
Colon	2,8	55,7	37,3	4,2
Rectum	2,6	52,7	38,6	6,1
Kot	2,6	51,5	39,0	6,0

Man ersieht aus diesen Zahlen die Abnahme der verdaulichen Nährstoffe Eiweiß und Kohlenhydrate im Enddarm und das Ansteigen der Rohfaser sowie der Mineralstoffe in diesen Darmabschnitten. In dieser Beziehung ist ja daran zu erinnern, daß der Enddarm der Ausscheidungsort für *Mineralstoffe* ist, insbesondere von Kalk, Magnesium und Phosphorsäure, und daß infolgedessen daselbst ein um so höherer Aschegehalt gefunden werden muß, je mehr der Inhalt an den verdaulichen Nährstoffen verarmt ist, die resorbiert worden sind.

In gleicher Weise vermittelt die folgende Tabelle 6 einen Überblick bei drei Versuchspferden über diejenigen Nährstoffmengen, die in den einzelnen Abschnitten des Verdauungstractus als unverdaut angesehen werden müssen (ELLENBERGER und HOFMEISTER S. 360[17]).

Tabelle 6.

Unverdaut fanden sich vor:

im	an Eiweiß bei Pferd			an Kohlenhydraten bei Pferd		
	I %	II %	III %	I %	II %	III %
Magen	34,0	25,0	51,0	63,0	59,6	76,0
Dünndarm	24,0	23,0	52,0	59,3	38,0	47,0
Caecum	16,4	12,2	13,0	25,7	22,6	24,0
Colon	15,6	11,8	13,0	24,4	22,0	30,0
Rectum und Kot	15,6	7,3	7,8	22,7	24,0	24,6

Die folgende Tabelle 7 ergibt weiter den Gehalt an Pepton in den einzelnen Darmabschnitten bei denselben Tieren S. 361[17].

Tabelle 7.

Es fand sich an Pepton:

im	bei Pferd		
	I %	II %	III %
Magen	0,850	0,870	0,50
Dünndarm	0,140	0,320	0,23
Caecum	0,077	0,052	0,10
Colon und Rectum . . .	—	—	—

Man sieht aus den Tabellen 6 u. 7, daß mit dem Verlassen des Dünndarms die Hauptverdauungsarbeit und auch die Hauptresorption der Nährstoffe geleistet ist. Die Menge der Nährstoffe, die im Caecum, Colon und Rectum resorbiert werden, ist gegenüber dem, was Magen und Dünndarm leisten, nur unbedeutend und man muß annehmen, daß die wesentlichste Resorption der Nährstoffe im Dünndarm stattfindet. Im Enddarm werden vor allem erhebliche Mengen von Flüssigkeit, die aber nur wenig Nährstoffe enthalten, aufgesaugt. ELLENBERGER und HOFMEISTER berechnen die *Resorption* etwa wie folgt:

Tabelle 8.

Es waren in den proximalen Darmabschnitten bereits resorbiert:

bei Fütterung mit	vom Eiweiß im			von den Kohlenhydraten im		
	Caecum %	Colon %	Rectum %	Caecum %	Colon %	Rectum %
Hafer	72,0	74,2	84,5	75,0		
Hafer und Strohhäcksel . .	80,0	81,5	85,0	78,0	weitere 2—4	
Hafer, Häcksel, Heu . . .	70,0	76,0	95,0	76,0		

Der Aufenthalt der Futtermittel im Verdauungskanal des Pferdes ist ebenfalls vom Tier und der Art des Futtermittels etwas abhängig. Im allgemeinen vergehen nach den Feststellungen von ELLENBERGER und HOFMEISTER[17] 3—4 Tage, bis die ersten Anteile eines Versuchsfutters in den Faeces erscheinen. Danach berechnete ELLENBERGER[9], daß das Futter im ganzen Verdauungskanal 90—100 Stunden, selten darüber, verweilt. Von dieser Zeit entfallen 6—12 Stunden auf den Magen, 6—12 Stunden auf den Dünndarm, 24 Stunden auf das Caecum, 24 Stunden auf das ventrale Colon und 24 Stunden und länger auf das dorsale Colon und das Rectum.

Literatur zum Kapitel: Verdauung des Pferdes.

(1) ABDERHALDEN, E., u. Mitarbeiter (STEINBECK, STRAUCH, WACHSMUTH, MEYER, KIESEWETTER, FRIEDEL): Z. physiol. Chem. 48, 71, 74. — (2) ABDERHALDEN, E., W. KLINGEMANN u. TH. PAPPENHUSEN: Zur Kenntnis des Abbaues der Eiweißkörper im Magen-Darm-Kanal verschiedener Tierarten. Ebenda 71, 411 (1910). — (3) AGNOLETTI: Das Ammoniak und die Aminosäuren des Magen- und Dünndarminhalts bei ausschließlich pflanzlicher Nahrung. Arch. Farmacol. sper. 22, 261 (1916); zit. nach Malys Jber. 46, 209 (1916).

(4) BERGMAN: Studien über die Digestion der Pflanzenfresser. Skand. Arch. Physiol. 18, 119 (1906). — (5) BIEDERMANN: Fermentstudien. Mitt. I—VIII. Fermentforschg. 1—5 (1916—22).

(6) CHOUKÉWITCH, J.: Etudes de la flore bact. du gros intestin du cheval. Ann. Inst. Pasteur 25, 247, 345 (1911). — (7) COLIN, G.: Traité de Physiol. comp. des Anim., 3. Aufl. I, Paris 1886.

(8) DYAR, H. G., u. S. C. KEITH: Zit. nach Zbl. Bakter., Abt. 1, 16, 838 (1894).

(9) ELLENBERGER, W.: Die physiologische Bedeutung des Blinddarms der Pferde. Arch. Tierheilk. 5, 399 (1879). — (10) Handbuch der vergleichenden Physiologie der Haustiere, 2, T. 1. Berlin 1890. — (11) Beiträge zur Frage des Vorkommens, der anatomischen Verhältnisse und der physiologischen Bedeutung des Caecums usw. Arch. Anat. 1906, 139. — (12) Über die Herkunft und Natur des bei der Magenverdauung wirksamen amylolytischen Fermentes. Arch. Tierheilk. 13, 189 (1887); Über die Beeinflussung der Verdauung durch die in Pflanzen vorkommenden Enzyme. Skand. Arch. Physiol. 18, 306 (1907). — (13) ELLENBERGER, W., u. H. BAUM: Handbuch der vergleichenden Anatomie der Haustiere, 16. Aufl. Berlin 1926. — (14) ELLENBERGER, W., u. V. HOFMEISTER: Die Verbreitung des saccharifizierenden Ferments im Pferdekörper. Arch. Tierheilk. 8, 91 (1882). — (15) Über die Verdauung und die Verdauungssäfte des Pferdes. III. Ebenda 8, 395 (1882). — (16) Über die Verdauungssäfte und die Verdauung des Pferdes. V. Ebenda 9, 1 (1883). — (17) Über die Verdauungssäfte und die Verdauung des Pferdes. VI. Ebenda 10, 328 (1884). — (18) Über die Verdauungssäfte und die Verdauung des Pferdes. VII. Ebenda 10, 427. (1884). — (19) Über die Verdauungssäfte und die Verdauung des Pferdes. VIII. Ebenda 11, 381 (1885).— (20) Über die Verdauungssäfte und die Verdauung des Pferdes. IX. Ebenda 12, 332 (1886).

(21) FERBER, K. E.: Die Zahl und Masse der Infusorien im Pansen und ihre Bedeutung für den Eiweißaufbau beim Wiederkäuer. Z. Tierzüchtg. 12, 31 (1928).

(22) GAUDENZI, P.: Contributi sper. sull'influenza che spiega la natura dell'alimanto etc. Ann. Fac. Med. Perugia 28, 3 (1926). — (23) GOLDSCHMIDT, H.: Zur Frage: Enthält die Luft lebende, auf Stärke verzuckernd wirkende Fermente? Z. physiol. Chem. 10, 299 (1886). — (24) Die Magenverdauung des Pferdes. Ebenda 10, 361 (1886). — (25) GRIMMER, W.: Ein Beitrag zur Kenntnis der Verdauung, besonders der Eiweißverdauung. Biochem. Z. 2, 118 (1906). — (26) Zur Kenntnis der Wirkung der proteolytischen Enzyme der Nahrungsmittel. Ebenda 4, 80 (1907).

(27) HELLER, O.: Über Eiweißverdauung beim Säugling. Jb. Kinderheilk. 97, 129 (1922). — (28) HOESSLIN, H. v., u. E. J. LESSER: Über die Zersetzung der Cellulose durch den Inhalt des Caecums des Pferdes. Z. Biol. 54, 47 (1910). — (29) HOFMEISTER, V.: Verdaut das Pferd Pflanzenfaser? Landw. Versuchsstat. 7, 413 (1865); Über Celluloseverdauung. Arch. Tierheilk. 7, 169 (1881); Über Celluloseverdauung beim Pferde. Ebenda 11, 46 (1885). (30) Beitrag zur Frage der Nahrungsmittelfermente. Arch. Tierheilk. 20, 23 (1894). — (31) HOPFFE, A.: Beitrag zur Kenntnis der normalen Magen-Darm-Flora des Pferdes unter besonderer Berücksichtigung der anaeroben Proteolyten. Z. Inf.krkh. Haustiere 14, 307 (1913). — (32) Bakteriologische Untersuchungen über die Celluloseverdauung. Zbl. Bakter. I 83, 374 (1919); Über einen bisher unbekannten celluloselösenden, im Verdauungstract vorkommenden Aspergillus usw. Ebenda I 83, 531 (1919). — (33) HUBER, E.: Beitrag zur Bakteriologie des normalen Pferdedarms usw. Inaug.-Dissert., Leipzig 1910.

(34) LUNZE, G.: Neue kritische Untersuchungen über die Sekretion der Parotis des Pferdes. Inaug.-Dissert., Dresden 1915.

(35) MERESCHKOWSKI, S.: Zur Frage über die Rolle der Mikroorganismen im Darmkanal. Zbl. Bakter. I 39, 380, 584, 696 (1905); 40, 118 (1906).

(36) VAN DER REIS u. F. W. SCHEMBRA: Weitere Studien über die funktionelle Darmlänge usw. Z. exper. Med. 52, 74 (1926). — (37) ROSENFELD, E.: Über die Eiweißverdauung im Magen des Pferdes. Inaug.-Dissert., Dresden-Leipzig 1908.

(38) SCHEUNERT, A.: Über den Einfluß der Körperbewegung auf die Verdauung und Nährstoffabsorption des Pferdes. Pflügers Arch. 109, 145 (1905). — (39) Zum Mechanismus der Magenverdauung. Ebenda 114, 64 (1906). — (40) Beiträge zur Kenntnis der Celluloseverdauung und des Enzymgehaltes des Caecalsekretes. Z. physiol. Chem. 48, 9 (1906). — (41) Das neuerdings wieder behauptete Sortierungsvermögen des Magens usw. Ebenda 51, 519 (1907). — (42) Über den Magenmechanismus des Pferdes bei der Getränkaufnahme. Pflügers Arch. 144, 411 (1912). — (43) Über das Schicksal getr. Wassers im Magen und Darm des Pferdes. Ebenda 151, 396 (1913). — (44) Vergleichende Biochemie der Verdauung der Wirbeltiere. In OPPENHEIMER: Handbuch der Biochemie des Menschen und der Tiere, 2. Aufl. 5, 1924. — (45) SCHEUNERT, A.. u. W. GRIMMER: Über die Funktion des Duodenums und die funktionelle Identität der Duodenal- und Pylorusdrüsen. Internat. Mschr. Anat. Physiol. 33, 336 (1906). — (46) Über die Verdauung des Pferdes bei Maisfütterung. Z. physiol. Chem. 47, 88 (1906). — (47) Zur Kenntnis der in den Nahrungsmitteln enthaltenden Enzyme usw. Ebenda 48, 27 (1906). — (48) SCHEUNERT, A., u. G. ILLING: Ein Beitrag zur Kenntnis der Größe der Speichelsekretion usw. Zbl. Physiol. 19, 1 (1906). — (49) SCHEUNERT, A., u. E. ROSENFELD: Vergleichende Studien über die Eiweißverdauung der Haustiere. II. Dtsch. tierärztl. Wschr. 17, 393 (1909). — (50) SCHEUNERT, A., u. A. SCHATTKE: Der Ablauf der Magenverdauung des normal gefütterten und getränkten Pferdes. Jena: Gustav Fischer 1913. — (51) SCHEUNERT, A., u. M. SCHIEBLICH: Einfluß der Mikroorganismen auf die Vorgänge im Verdauungstractus bei Herbivoren. Handbuch der normalen und pathologischen Physiologie 3, 967, 1927. — (52) SCHEUNERT, A., u. A. TRAUTMANN: Zum Studium der Speichelsekretion I, II, III. Pflügers Arch. 192, 1, 33, 70 (1921). — (53) SCHWARZ, C.: Beiträge zur Physiologie der Verdauung. I. K. STEINMETZER: Die diastatische Kraft des gem. Mundspeichels usw. Fermentforschg 7, 229 (1924). — (54) Beiträge zur Physiologie der Verdauung. III. B. HERRMANN: Die H-Ionenkonzentration im Speichel einiger Haustiere. Pflügers Arch. 202, 475 (1924). — (55) Über die ernährungsphysiologische Bedeutung der Mikroorganismen im Darmtract der Pflanzenfresser. I. G. BIENERT, II. J. TANZER, III. A. ERBEN, Ebenda 213, 556, 563, 571 (1926). — (56) Beiträge zur Physiologie der Verdauung. XVII. K. STEINMETZER und K. CAITHAML: Die H-Ionenkonzentration im Mageninhalt des Pferdes. Ebenda 213, 595 (1926).

(57) TANGL, F.: Über den Einfluß der Körperbewegung auf die Magenverdauung. Pflügers Arch. 63, 545 (1895). — (58) TAPPEINER, H.: Über die Bildungsstätte des Indols, Phenols und Skatols im Darmkanal der Pflanzenfresser. Ber. dtsch. chem. Ges. 14, 2382 (1881). — (59) Die Gase des Verdauungsschlauches der Pflanzenfresser. Z. Biol. 19, 228 (1883). — (60) Untersuchungen über die Eiweißfäulnis im Darmkanal der Pflanzenfresser. Ebenda 20, 215 (1884). — (61) TIEDEMANN, F., u. L. GMELIN: Die Verdauung nach Versuchen. Heidelberg u. Leipzig 1831.

(62) Wohlgemuth, J.: Untersuchungen über die Diastasen. I. Biochem. Z. 9, 10 (1908).

(63) Ustjanzew, W.: Zur Physiologie des Blinddarms bei Pflanzenfressern. Biochem. Z. 4, 157 (1907).

(64) Zuntz, N., u. W. Ustjanzew: Die Bedeutung des Blinddarms für die Verdauung beim Kaninchen. Arch. f. Anat. 1905, 403.

5. Die Verdauung des Schweines.

Von

Privatdozent Dr. Fr. W. Krzywanek

Assistent des Tierphysiologischen Instituts der Universität Leipzig.

Mit 18 Abbildungen.

Das Schwein nimmt in der Reihe der Haustiere hinsichtlich der Verdauung in mehrfacher Beziehung eine Sonderstellung ein. Einmal wird es teilweise mit *gekochter*, also zubereiteter Nahrung gefüttert, was sich natürlich auf den Ablauf der Verdauungsvorgänge auswirken muß, und weiter steht es als *Omnivore* hinsichtlich der Art seiner Nahrung in der Reihe der Haustiere ebenfalls gesondert da und nähert sich dem omnivoren Menschen. Was die anatomischen Verhältnisse des Verdauungskanals anbelangt, so nimmt es z. B. hinsichtlich des Baues des Magens ebenfalls eine Sonderstellung ein, da es wohl einen einhöhligen Magen besitzt, in einigen Besonderheiten desselben aber vom einhöhligen Magen der Carnivoren und Einhufer abweicht.

In allen Teilen des Verdauungskanals laufen während der Verdauung mechanische und chemische Prozesse nebeneinander ab, von denen bei der Mundverdauung die mechanischen, bei der Verdauung im übrigen Verdauungskanal die chemischen überwiegen. Die ersteren dienen der Aufnahme der Nahrung und ihrer mechanischen Zerkleinerung und Mischung, die letzteren der Aufspaltung und Zerlegung der Nahrungsbestandteile in die einzelnen Bausteine, um die Aufsaugung derselben zu ermöglichen.

A. Mundverdauung.

I. Nahrungsaufnahme.

Bei der Aufnahme fester und flüssiger Nahrung bedient sich das Schwein ebenso wie die Wiederkäuer in erster Linie der *Zunge* (Ellenberger und Scheunert S. 217[23]). Auf der Weide werden festsitzende Pflanzen mit den mittleren Schneidezähnen abgebissen oder nur mit diesen erfaßt und durch ruckartiges Heben des Kopfes abgerissen. Mit dem empfindlichen Rüssel werden Würmer, Wurzeln und Larven im Boden durch *Wühlen* aufgesucht, mit den Lippen aufgenommen und verzehrt. Die Aufnahme von Getränken erfolgt beim Schwein durch Saugen, das durch Entfernen des Unterkiefers vom Oberkiefer und Zurückziehen der Zunge erfolgt. Durch das Zurückziehen der Zunge entsteht in der Mundhöhle ein luftverdünnter Raum, in den die Flüssigkeit nachströmt; unterstützend können hierbei Inspirationsbewegungen wirken. Da beim Schwein die Mundwinkel sehr weit caudal liegen und es beim Öffnen des Mundes die seitlichen Lippenspalten nicht schließen kann, dringt beim Saugen neben der Flüssigkeit Luft in die Mundhöhle ein, wodurch die bekannten schlürfenden und schmatzenden Geräusche entstehen. Durch geeignete Form der Futtertröge kann man, wenigstens bis zu einem gewissen Grade und solange sich noch genügend Flüssigkeit im Trog befindet, diese Geräusche unterdrücken.

II. Kauen und Einspeicheln.

Nach der Nahrungsaufnahme beginnt das Kauen und Einspeicheln der Bissen. Das Kauen wird bewirkt durch das Auf- und Abziehen des Unterkiefers, wodurch ein Zerquetschen und Zerkleinern der zwischen den Zähnen befindlichen Nahrungsbestandteile erfolgt. Das Heruntergleiten der Nahrung von den Kauflächen der Zähne wird durch die Zunge und die Backenmuskulatur verhindert. Das Schwein ist in der Lage, durch schwache Seitwärtsbewegungen der Kiefer neben dem Zerquetschen der Nahrung auch eine Zermahlung und dadurch feinere Zerkleinerung zu erzielen. Die Dauer des Kauens eines Bissens hängt auch beim Schwein in hohem Ausmaße von der Art der aufgenommenen Nahrung ab. Dünnbreiige, also sehr wasserreiche Nahrung wird nur durch einige wenige Kieferschläge zerkleinert, während trockene Nahrung (Körnerfutter) im allgemeinen sehr gut gekaut wird, und zwar in ähnlichem Ausmaße wie beim Pferd.

Das Kauen der Nahrung wirkt außer durch die Zerkleinerung noch in einer anderen Beziehung auf den Ablauf der Mundverdauung ein. Durch das Herumwälzen der Nahrungsbestandteile in der Mundhöhle findet eine innige Berührung derselben mit der Mundschleimhaut und den darauf befindlichen Endorganen für die nervöse *Speichelsekretion* (Speichelstellen SCHEUNERTs) statt. Ob das Schwein, wie Mensch und Hund, eine psychische Speichelsekretion besitzt, ist noch nicht untersucht worden, aber nicht ohne weiteres von der Hand zu weisen. Aber auch, wenn eine solche vorkommt, spielt doch der mechanische Reiz von der Mundhöhle aus eine sehr viel größere Rolle. Durch diesen werden alle Drüsen, die Speichel secernieren und in die Mundhöhle münden, zur Sekretion angeregt. Beim Schwein sind dies nach ELLENBERGER u. BAUM[13] folgende: Gl. parotis, Gl. submaxillaris, Gl. sublingualis grandicanalaris, Gl. sublingualis parvicanalaris und die Gl. palatinae. Der mechanische Hauptwert des Speichels für die Mundverdauung besteht in dem Schlüpfrigmachen der genossenen Nahrung, die dadurch in den Zustand versetzt wird, abgeschluckt werden zu können. Damit sind aber die mechanischen Wirkungen des Speichels keineswegs erschöpft. Er extrahiert außerdem Salze und sonstige lösliche Nährstoffe aus den Nahrungsmitteln, ferner die Schmeckstoffe; zum Schmecken der Nahrung ist er also durchaus unentbehrlich.

III. Chemie der Mundverdauung.

Neben diesen mechanischen Prozessen, die beim Kauen und Einspeicheln ablaufen und die, wie erwähnt, die wichtigsten in der Mundhöhle ablaufenden Vorgänge darstellen, sind aber auch noch chemische Prozesse im Gange, die den Beginn der Aufschließung der Nahrung einleiten. Hier ist natürlich zuerst an

1. Fermente des Speichels

zu denken. Wie zahlreiche, besonders von ELLENBERGER und seinen Mitarbeitern ausgeführte Untersuchungen gezeigt haben, nimmt unter den Haustieren auch hierbei das Schwein eine Sonderstellung ein. Während der Speichel der großen Pflanzenfresser und der Fleischfresser wohl als fermentfrei anzusprechen ist, besitzt der Speichel des Schweines nach den Untersuchungen von ELLENBERGER und HOFMEISTER[15] eine *Diastase*.

Zu den Versuchen wurden die verschiedenen Speicheldrüsen mit Wasser, Karbolwasser und Glycerin bzw. Glycerin und Sodalösung extrahiert und das diastatische Vermögen dieser

Extrakte gegen einen Stärkekleister, der 1 g Stärke enthielt, geprüft. Von dem Gramm Stärke wurde durch das Karbolwasserextrakt der Parotis in drei Stunden 0,312 g und durch das Extrakt der Submaxillaris 0,014 g in Zucker überführt. Die Menge des aus 1 g Stärke in Form von Stärkekleister gebildeten Zuckers belief sich in 20 Stunden auf 0,606 g durch das Parotisextrakt, 0,020 g durch das Submaxillarisextrakt, 0,018 durch das Sublingualextrakt, 0,017 g durch das Buccalextrakt, 0,042 g durch das Palatinalextrakt und 0,010 g durch das Labialextrakt. Wie aus diesen Versuchen hervorgeht, liefert die *Parotis* den bei weitem wirksamsten Speichel; dies war auch in weiteren Versuchen mit Glycerin-Soda-Extraktion der Fall. In dieser Versuchsreihe lieferten 15 g Parotisextrakt aus 1 g Stärke in Form von Kleister nach $^1/_2$ stündiger Einwirkung bereits 0,104 g Zucker, nach $^3/_4$ Stunden 0,275 g. Die Aufspaltung der rohen Stärke ging dagegen sehr viel langsamer vor sich. Nach 20 Stunden bildete der gleiche Extrakt aus 1 g roher Stärke nur 0,02 g Zucker. Eiweiß- oder fettspaltende Fermente wurden in keinem Falle gefunden.

Unter den Haustierspeicheln steht demnach der Speichel des Schweines in bezug auf seinen Fermentgehalt an erster Stelle; die Menge des Ferments ist allerdings nicht sehr groß und beträgt nur etwa $^1/_{100}$ derjenigen des menschlichen Speichels (Schwarz und Steinmetzer[42], dort auch Literatur). Aus der geringen Menge kann geschlossen werden, daß während der kurzen Aufenthaltszeit der Nahrung in der Mundhöhle, der auch unter ungünstigen Umständen wohl nie länger wie eine Minute dauert, ein nennenswerter Abbau der genossenen Stärke nicht stattfinden wird. Trotzdem kann die Wirkung der Diastase eine sehr erhebliche sein, wie aus Befunden von Ellenberger und Hofmeister[14] hervorgeht. In Versuchen mit Verfütterung von Kartoffeln wurde nämlich der Rest der nicht verzehrten Kartoffeln auf seinen Zuckergehalt untersucht. Die zu dem Versuch dienenden, gedämpften Kartoffeln enthielten von vornherein 0,35 % Zucker; nach zweistündigem Stehen an der Luft hatte sich der Zuckergehalt bis auf 0,52 % vermehrt. Die von den Schweinen zurückgelassenen, nicht verzehrten Kartoffelrückstände, die durchwühlt und mit Speichel durchtränkt waren, enthielten nach Beendigung der Futteraufnahme, also nach nur einstündigem Stehen an der Luft, dagegen *2 % Zucker*. Aus diesen Befunden geht hervor, daß trotz der geringen Diastasemengen im Speichel die verzuckernde Wirkung des Speichels doch ziemlich erheblich ist. Da weiter, wie später ausgeführt werden wird, die Speicheldiastase im Magen stundenlang wirken kann, muß man ihr doch wohl eine größere Bedeutung für die Verdauung zusprechen.

2. Bakterien der Mundhöhle.

Anhangsweise sei an dieser Stelle noch kurz auf die bakteriellen Verhältnisse der Mundhöhle eingegangen. Beim Schwein, das in erheblichem Ausmaße gekochte Nahrung erhält, wird die Reichhaltigkeit der Mundflora aus diesem Grunde nicht so ausgesprochen sein wie bei anderen Tieren. Andererseits wird durch das Wühlen der Tiere in einem nichts weniger wie keimfreien Material eine Impfung der Mundhöhle mit den verschiedensten Mikroorganismen stattfinden können. Untersuchungen über diese Fragen sind in der Literatur nur spärlich vorhanden und beschäftigen sich meist mit der Suche nach pathogenen Keimen, besonders mit der Frage, ob eine Infektion mit Schweinepest- und Ferkeltyphus-Virus durch die Mundhöhle in Frage kommt. Eingehend mit dieser Frage hat sich van der Laan[31] befaßt, der zur Beantwortung dieser Frage auch die *normale Mundflora gesunder Tiere* untersuchte, also die physiologische Seite dieses Problems anschnitt.

van der Laan betupfte die Mundschleimhaut gesunder junger Schweine von sechs bis acht Wochen mit Wattebäuschen und stellte dann von diesen Ausstrichpräparate und Bouillonkulturen her. Bei fast allen Tieren konnten auf diese Weise *Colistämme* in der Mundhöhle und *Gram-positive Kokken* isoliert werden; die letzteren waren entweder Streptokokken, Staphylokokken oder einfache Mikrokokken. Bei zwei von den untersuchten Tieren konnte ein Proteus (Eiweißfäulnis) isoliert werden; ovoide Bakterien konnten bei drei Tieren festgestellt werden, Bacillen der Paratyphus-B-Gruppe zweimal, und in einigen weiteren Fällen nicht pathogene Saprophyten, deren Identifizierung sich als sehr schwierig erwies und als nicht im Rahmen der Arbeit liegend nicht näher beschrieben wurde. Über ihre Bedeutung kann daher nichts gesagt werden. Aus der Mundhöhle von zwei Schweinen wurden weiter Mikrooragnismen isoliert, die in ihren Kultureigenschaften mit dem Bac. Voldagsen bzw. dem Bac. typhi suis Gläßer übereinstimmten, serologisch und bezüglich ihres pathogenen Verhaltens aber Abweichungen zeigten. Rotlauf- und Tuberkelbacillen konnten in keinem Falle nachgewiesen werden.

Aus diesen Darlegungen ist zu ersehen, daß unsere Kenntnisse der Mundflora noch sehr mangelhafte sind; sicher ist die Anwesenheit von Mikroorganismen, die Kohlenhydrate unter Säurebildung vergären und unter Umständen das Vorhandensein von Fäulnisbakterien. Auch diese Bakterien werden ebenso wie die Speichelamylase ihre volle Wirksamkeit erst im Magen entfalten.

Die *Bedeutung der Mundverdauung* liegt also auch beim Schwein weniger in einem chemischen Abbau der aufgenommenen Nahrung, wie in einer Vorbereitung derselben für die anschließende Magenverdauung. Durch die Zerkleinerung, Anfeuchtung und Imprägnierung der Nahrung mit den Sekreten der Mundspeicheldrüsen wird die Nahrung in einen Zustand versetzt, der einmal das Abschlucken und somit Verbringen in den Magen überhaupt erst ermöglicht, andererseits aber auch eben durch diese Zubereitung einen rascheren Ablauf der Magenverdauung bewirkt. Weiter sei schon an dieser Stelle auf die Wichtigkeit des Kauaktes für die Absonderung des Magensaftes hingewiesen, über den später noch zu sprechen ist.

B. Magenverdauung.

I. Anatomie und Histologie.

Die anatomische und histologische Beschaffenheit des Schweinemagens wurde durch ELLENBERGER und HOFMEISTER[16, 21] zuerst studiert. Nach diesen Autoren wird zwar der Magen des Schweines den einfachen Magenarten zugezählt, er bildet aber einen eigenartigen *Übergang zu den sog. zusammengesetzten Magenarten*. Dies kann man schon äußerlich durch die Bildung eines bedeutenden *Kardiasackes* erkennen; außerdem ist aber noch ein besonderer, durch eine Einschnürung vom Fundus abgetrennter, blindsackartiger Anhang vorhanden, dessen Größe und Form individuell etwas verschieden ist. Auch das Antrum pylori ist durch eine mehr oder weniger deutliche Einschnürung vom übrigen Magen getrennt.

Betrachtet man die innere Oberfläche des Magens bzw. seine Schleimhaut (am besten am umgestülpten Magen), so kann man mit bloßem Auge fünf verschieden beschaffene Schleimhautregionen unterscheiden (Abb. 113 u. 114, S. 274).

Unmittelbar an der Einmündungsstelle des Oesophagus beginnt eine kleine, etwa handtellergroße Abteilung, deren Schleimhaut der der Speiseröhre gleicht; sie ist eine kutane, drüsenfreie Schleimhaut mit Papillarkörper und geschichtetem Plattenepithel (*Regio oesophagea*). Auf diese folgt eine größere, etwa ein Drittel des Magens einnehmende links und dorsal gelegene Ausbuchtung, deren Schleimhaut die von ELLENBERGER entdeckten *Kardiadrüsen* trägt (R. card). Ventral folgt die *Fundusdrüsenregion* (Fu. R.) und darauf rechts die ventro-dorsal aufgebogene Abteilung der *Pylorusdrüsen* (R. pyl.). Dieser einhöhlige Magen besitzt an der Kardiadrüsenregion eine kleine Ausbuchtung, die durch eine Einschnürung von der Magenhöhle getrennt ist, den sog. *Saccus caecus* (S. caec.). Seine Schleimhaut enthält ebenfalls *Kardiadrüsen* und ist sehr reich an *Lymphfollikeln*. Die mit oesophagealer Schleimhaut ausgestattete Partie des Magens setzt sich mit einem gekerbten Rand scharf von der übrigen drüsenführenden Schleimhaut ab; im Gegensatz hierzu gehen die Zonen der letzteren allmählich und ohne scharfe Grenze ineinander über. Die Kardiadrüsenzone geht auf den beiden Seitenflächen des Magens zwischen Oesophagus- und Fundusregion allmählich in die Pylorusdrüsenzone über (vgl. Abb. 114).

Über den *histologischen Aufbau* der einzelnen Regionen der Magenschleimhaut des Schweines wäre kurz folgendes zu erwähnen (Brade[5], Ellenberger und Hofmeister[16], Ellenberger und v. Schumacher[24]). Die *Schleimhaut der Regio oesophagea* läßt, wie schon oben erwähnt, einen kutanen Charakter erkennen. Sie besitzt einen Papillarkörper und ein geschichtetes Plattenepithel, enthält reichlich Lymphfollikel, aber *keine Drüsen*. Die *Schleimhaut des Blindsackes* enthält Drüsen und Follikel, wenig ausgebildete Zotten und ist mit einem Cylinderepithel ausgekleidet. Die Drüsen sind tubulös und von den Fundusdrüsen deutlich unterschieden durch ihre geringere Länge und ihre größere Dicke. Die Lymphfollikel kommen in sehr großer Menge vor; manchmal liegen sie so dicht, daß man bei ihrem Anblick Peyersche Platten des Darmes vor sich zu haben glaubt; ihre Anzahl ist allerdings individuell sehr verschieden. Die Ausführungsgänge der Drüsen enden am Boden je einer Schleimhautgrube.

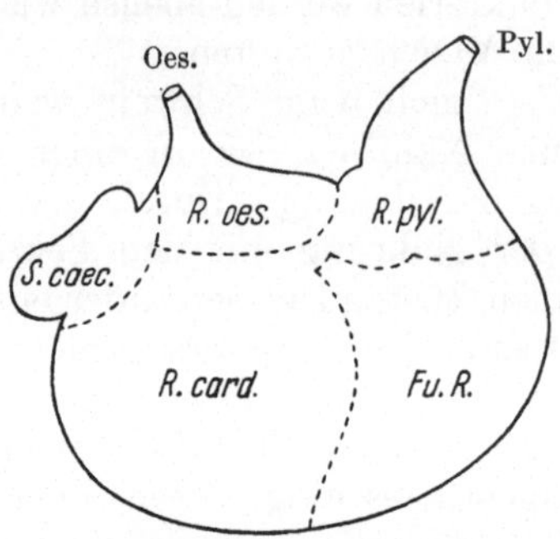

Abb. 113. Schematische Darstellung der Schleimhautregionen des Schweinemagens. Oesophagus (Oes.), Pylorus (Pyl.), Saccus caecus (S. caec.). Regio oesophagea (R. oes.), Regio cardiaca (R. card.), Region der Fundusdrüsen (Fu. R.), Regio pylorica (R. pyl.). (Nach Ellenberger und Hofmeister.[21])

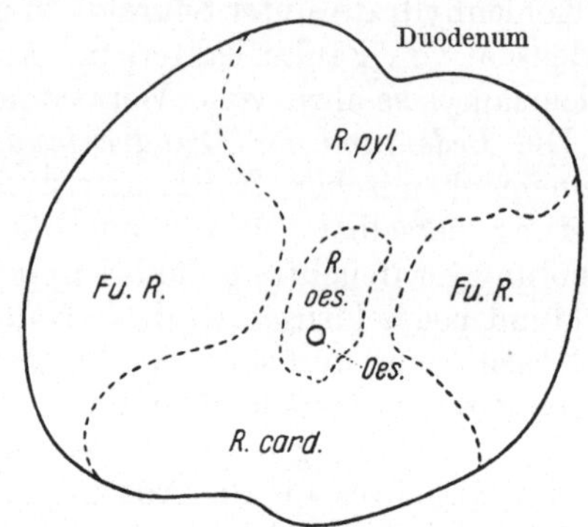

Abb. 114. Schematische Darstellung der Schleimhautregionen bei einem entlang der großen Kurvatur aufgeschnittenen, ausgebreiteten Schweinemagen. Die Bezeichnung ist die gleiche wie bei Abb. 113. (Ellenberger und Hofmeister.[21])

Die *Schleimhaut der Kardiadrüsenregion* ist der des Blindsackes sehr ähnlich, die Drüsen scheinen die gleichen zu sein, nur sind die Follikel etwas weniger zahlreich vorhanden.

Die *Schleimhaut der Fundusdrüsenregion* ist mit Cylinderepithel bedeckt und enthält die Fundusdrüsen. Dies sind dicht aneinanderliegende Drüsenschläuche, die bedeutend länger, aber weniger gespalten wie die Pylorusdrüsen sind und aus Haupt- und Belegzellen wie bei den anderen Tieren bestehen. In der Mitte an den oberen Teilen des langen Drüsenkörpers liegen beim Schwein die Belegzellen in besonderen Nischen *außerhalb des Drüsenschlauches*. Die *Schleimhaut der Pylorusdrüsenregion* endlich ist ebenfalls mit Cylinderepithel bedeckt und ist zottenreicher als die übrige Magenschleimhaut; die langen, schlanken Zotten sind ziemlich dicht gelagert. Die Drüsen sind sehr lang, verlaufen geschlängelt und verästeln sich oft in den tieferen Schleimhautregionen. Auf dem mikroskopischen Schnitt erscheint dann oft auf dem langen Drüsenschlauch ein knäuelartiges Ende. Die Zellen des Drüsenkörpers bestehen aus niedrigen, zylindrischen, stark gekörnten oder hyalinen Zellen; die peripheren Belegzellen fehlen vollkommen.

An den Übergangsstellen der einzelnen Regionen geht der Typus der Drüsen allmählich ineinander über; an diesen Stellen sind Fundus-, Pylorus- und Kardiadrüsen miteinander gemischt, so daß sog. *Intermediärzonen* entstehen.

II. Der Magensaft.

Unsere Kenntnisse von der sekretorischen Tätigkeit der verschiedenen Magendrüsen verdanken wir ebenfalls den Untersuchungen von Ellenberger und Hofmeister[16]. In ausführlicher Weise untersuchten diese Autoren die Frage, ob alle Drüsenregionen des Magens einen gleich wirksamen Magensaft sezernieren, ob dies nur in einzelnen Regionen geschieht oder ob die verschiedenen Bestandteile des Magensaftes das Produkt verschiedener Regionen sind. Hierbei wurden *Extrakte* aus den verschiedenen Magenregionen hergestellt, die auf ihre verdauende Kraft untersucht wurden. Ähnlich wie oben bei den Speicheldrüsen beschrieben wurden Extrakte mit Karbolwasser, mit verdünnter HCl, mit NaCl-Lösungen und mit Glycerin hergestellt. Neben dem Fermentgehalt wurden auch die physikalischen und chemischen Eigenschaften in die Untersuchung mit einbezogen. Dabei ergab sich, daß außer den Bestandteilen, die normalerweise in allen tierischen Säften vorhanden sind, die Extrakte in größeren Mengen *Mucin* enthielten. Dieses fand sich in den Extrakten aller Regionen, in größter Menge aber in den Extrakten der Fundusdrüsenregion. Als Folge der reichlichen Mucinbeimischung waren diese Extrakte besonders zähe und fadenziehend.

Zur Feststellung des *Säuregehaltes* der einzelnen Regionen wurden einzelne Stücke frischer gereinigter Schleimhaut in kleine Stückchen zerschnitten, mit der dreifachen Gewichtsmenge einer $^3/_4$ proz. NaCl-Lösung übergossen und 24 Stunden stehengelassen. Nach dieser Zeit wurde durch Titration der Gehalt an HCl bestimmt. Dabei ergaben sich bei zwei Schweinen folgende Werte in Prozenten:

Tabelle 1.

	Schwein a	Schwein b
Extrakt der Fundusdrüsenregion .	0,070	0,030
„ „ Kardiadrüsenregion . .	0,012	0,018
„ „ Pylorusdrüsenregion .	0,012	0,016

Aus den Ergebnissen geht demnach hervor, daß die Scheimhaut der *Fundusdrüsenregion die meiste HCl* enthält.

Der *Fermentgehalt* der Extrakte wurde durch Verdauungsversuche geprüft, die mit Eiweiß, Fibrin, Milch, Stärke, Zucker und Fett angestellt wurden. Zusammenfassend ergaben diese Versuche, daß der Magensaft des Schweines *Pepsin* und *Lab* enthält und daß weiter noch ein *stärkespaltendes* und ein aber nur gering wirksames *fettspaltendes* Ferment vorhanden sind. Besonders auffallend war, daß die Extrakte ein *gut wirkendes, diastatisches Ferment* enthielten, das bei anderen Tieren nicht vorhanden ist. Durch eingehende Untersuchungen konnte festgestellt werden, daß dieses Ferment von der Kardiadrüsenschleimhaut produziert wird.

Die *sekretorischen Funktionen der einzelnen Magenschleimhautregionen* würden sich demnach folgendermaßen darstellen: Der kleine, mit oesophagealer Schleimhaut ausgestattete Abschnitt liefert kein Sekret, die Schleimhaut, die die Kardiadrüsen enthält, mit Einschluß des Magenblindsackes sezerniert ein neutrales oder alkalisches Sekret, das kein Pepsin enthält, wohl aber das oben erwähnte diastatische Ferment enthalten soll. Die Fundusdrüsen liefern eine durch die Anwesenheit der HCl sauer reagierende Flüssigkeit, die Pepsin, Labferment und die schwach wirksame Lipase enthält; die Drüsen der Pylorusregion sondern ein neutrales, wenig Pepsin und viel Schleim enthaltendes Sekret ab. Die Magenschleimhaut nimmt leicht die sezernierte HCl und die durch die Gärungen entstehende Milchsäure an, so daß an der frischen Schleimhaut eines gut gefüllten Magens *an allen Stellen eine saure Reaktion nachweisbar ist*, während dies bei der Schleimhaut des leeren Magens, der noch mit Wasser ausgespült ist, nicht der Fall ist.

An dieser Stelle sei noch kurz auf die Frage eingegangen, wie es sich in Wirklichkeit mit der *Diastase im Magen* des Schweines verhält. Im allgemeinen wird eine kohlenhydratspaltende Kraft des Magensaftes ernstlich nicht mehr in Betracht gezogen, wie SCHEUNERT S. 83[35] kürzlich genauer ausführte. Eine Ausnahme hiervon macht nur der Magen des Schweines und einiger Nager und Herbivoren, in denen eine Diastase vorkommt. Zum Teil handelt es sich dabei, wie schon ELLENBERGER S. 524[10] selbst angegeben hat, um *Speicheldiastase*, die von dem Schleimhautbelag der Magenoberfläche festgehalten wird. Die Frage, ob die Kardiadrüsen wirklich ein stärkepaltendes Ferment liefern, wie es ELLENBERGER angenommen hatte, ist noch unentschieden.

Extrakte der Schleimhaut dieser Magenregion besitzen tatsächlich eine diastatische Wirkung, wie es Edelmann[9] für den Hamster, die Ratte, das Schwein und das Pferd nachgewiesen hat; die Reihenfolge dieser Tiere gibt in absteigender Richtung die Menge der vorhandenen Diastase an. Diese Befunde sind auch von anderer Seite bestätigt worden (Southall und Haycroft[44], Bengen und Haane[3]). Gerade die letzten beiden Autoren haben ausführliche Versuche über diese Frage im Ellenbergerschen Institut angestellt. Da diese Verhältnisse gerade in Hinsicht auf die beim Schwein gegenüber den anderen Tieren vorhandene Speicheldiastase von besonderem Interesse sind, seien einige Versuchsergebnisse dieser Autoren angeführt. Den geschlachteten Schweinen wurde dabei der Magen so schnell wie möglich entnommen, die Schleimhaut wurde gereinigt und sorgfältig 24 Stunden in fließendem Wasser gewaschen, um etwa imbibierte Fermente zu entfernen. Die vorsichtig abpräparierte Schleimhaut wurde dann fein zerkleinert und mit der doppelten Gewichtsmenge Glycerin oder anderen Extraktionsflüssigkeiten mehrere Wochen lang extrahiert.

Die Prüfung dieser Extrakte auf ihre amylolytische Kraft geschah in folgender Weise: Bekannte Mengen Stärkekleister wurden mit gleich großen Mengen der Extraktionsflüssigkeit versetzt und eine Stunde lang im Thermostaten bei 40° gehalten. Der nach dieser Zeit gebildete Zucker wurde durch Titration mit *Fehlingscher Lösung* bestimmt.

Einige der Ergebnisse sind in der folgenden Tabelle zusammengestellt. Sie enthält die Menge des durch die Extrakte gebildeten Zuckers; dieselben stammten aus den verschiedenen Regionen des Magens und von Tieren, die verschiedene Zeit nach der letzten Mahlzeit getötet worden waren, um die diastatische Kraft zu verschiedenen Verdauungszeiten feststellen zu können.

Tabelle 2.

Tötung in Stunden nach der Mahlzeit	Die Schleimhaut stammte aus der Region der		
	Kardiadrüsen	Fundusdrüsen	Pylorusdrüsen
$^1/_2$ Stunde . .	0,210	0,313	0,250
1 „ . .	0,225	0,336	0,292
2 Stunden . .	0,137	0,214	0,131
3 „ . .	<0,100	0,219	<0,100
4 „ . .	0,212	0,288	0,211
5 „ . .	<0,100	0,267	0,213
7 „ . .	0,235	0,243	<0,100
9 „ . .	0,264	0,288	<0,100
12 „ . .	—	0,264	0,146

Aus den Versuchen, deren Extrakte aus mehr als 20 Schweinemägen stammten, geht also hervor, daß *alle drei Magenregionen ein amylolytisches Ferment in der Schleimhaut enthalten*; dabei ist die Fundusdrüsenschleimhaut reicher daran als die Kardia- und Pylorusdrüsenschleimhaut. Beim Vergleich der Zahlenwerte der Tabelle ergibt sich, daß der Fermentgehalt der Fundusdrüsenregion zwar gewissen Schwankungen unterliegt, daß er aber immer ziemlich hoch ist. Da der Fermentgehalt der anderen beiden Drüsenregionen sehr große Unregelmäßigkeiten zeigt, sind Bengen und Haane der Ansicht, daß die Annahme, daß speziell die *Kardiadrüsen* ein diastatisches Ferment bilden, noch nicht genügend gesichert ist. Allerdings sind auch diese Autoren der Meinung, daß dieses diastatische Ferment ein Produkt des Magens ist und nicht aus den Nahrungsmitteln oder dem Speichel stammt. Eine wirklich einwandfreie Klärung dieser strittigen Frage wird wohl erst durch Versuche an Schweinen mit Pawlowschem kleinem Magen möglich sein. Bemerkenswert ist jedenfalls, daß Scheunert, der ein solches Tier mit einem kleinen Magen nach Heidenhain-Pawlow, der aus der Kardiadrüsenregion gebildet worden war, zur Verfügung hatte, in dem ausfließenden Sekret eine Diastase nicht nachweisen konnte (Unveröffentlicht). Wenn man also die Frage, ob der Magensaft des Schweines eine Diastase enthält, noch nicht mit Sicherheit beantworten kann, so steht doch wenigstens fest, daß, wenn eine solche vorhanden ist, die Mengen derselben nur so gering sind, daß eine wirklich rasche Aufspaltung der Kohlenhydrate im Magen durch sie nicht erfolgen kann.

Vor einiger Zeit hat Trautmann[46, 47, 48] durch seine Untersuchungen die Aufmerksamkeit wieder auf die *funktionelle Tätigkeit der Kardiadrüsen* des Schweines gelenkt. Nach ihrem morphologischen und tinktoriellen Verhalten sieht er nämlich die Kardiadrüsen als seröse Drüsen an, die von den Fundus- und Pylorusdrüsen scharf zu trennen sind. Dies geht auch besonders deutlich aus ihrer Entwicklung hervor; denn zu einer Zeit, wo beim Embryo die Fundus- und Pylorusdrüsen schon voll ausgebildet sind, sind die Kardiadrüsen erst vereinzelt in der Magenschleimhaut zu finden. Wie schon eingangs erwähnt, ist für die Kardiadrüsenzone des Schweinemagens weiter die überaus starke Ausbildung des *lymphatischen Gewebes* charakteristisch. Lymphknötchen sind zwar, mit Ausnahme der Pars oesophagea, in allen Schleimhautregionen vorhanden, aber die weitaus überwiegende Mehrzahl ist in der Kardiadrüsenzone lokalisiert. Die Hauptausbildung des lymphatischen Apparates der Kardiadrüsenregion findet, ebenso wie die der Kardiadrüsen, erst *nach der Geburt* statt, und zwar in der Hauptsache nach Beendigung der Säugezeit, so daß erst im späteren Jugendalter Kardiadrüsen und Lymphapparat ihre volle Ausbildung zeigen. Aus diesem Verhalten schließt TRAUTMANN, daß die Art der Nahrung einen bestimmenden Einfluß auf die Ausbildung der Kardiadrüsenschleimhaut ausübt, und weiter schließt er sich der zuerst von ELLENBERGER ausgesprochenen Ansicht an, daß das cytoblastische Gewebe in der Kardiadrüsenschleimhaut des Schweines in besonders hohem Maße dazu berufen ist, eine wirksame und wichtige Rolle bei der Abtötung und Entwicklungshemmung aufgenommener Mikroorganismen zu spielen. Es wirkt also *baktericid* und verhindert ganz allgemein Schädlichkeiten aller Art, die in den besonderen Ernährungsverhältnissen des Schweines begründet sind; somit trägt es wesentlich zur Gesunderhaltung der Tiere bei. Inwieweit hierbei die Kardiadrüsen eine besondere Rolle spielen, muß noch aufgeklärt werden.

III. Die Mechanik des Magens.

Über die mechanischen Verhältnisse sind wir direkt nicht unterrichtet; dies liegt an der großen Schwierigkeit, die sich methodisch einer Analyse der Magenbewegungen beim Schwein entgegenstellen. Allerdings können wir aus

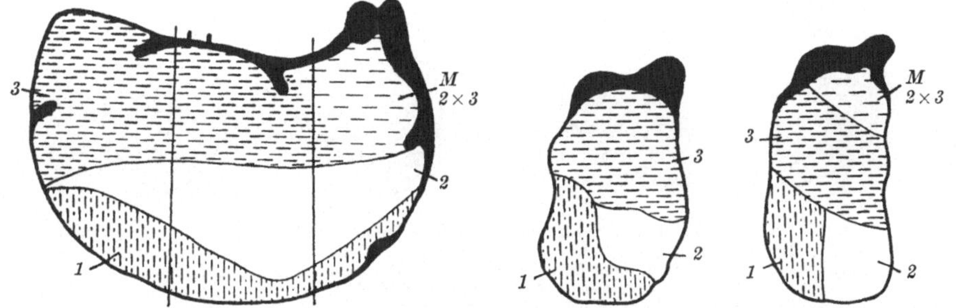

Abb. 115—117. Durchschnitt durch den gefrorenen Magen. Das Schwein verzehrte 400 g blaugefärbten Hafer (*1*), 400 g Gerstenschrot (*2*) und 400 g ungefärbten Hafer (*3*). Tötung eine Stunde nach Beendigung der Mahlzeit. In der rechts liegenden Pylorusregion ist Durchmischung eingetreten (*2×3*). Links Längsschnitt, rechts 2 Querschnitte durch den Magen. (Nach SCHEUNERT und KIOK[38].)

den Untersuchungen von SCHEUNERT und KIOK[38] über die Lagerung der aufgenommenen Nahrungsportionen Schlüsse auf die motorische Tätigkeit des Magens ziehen. Da sich in dieser Richtung das Schwein nicht anders wie die übrigen Haustiere verhält, ist anzunehmen, daß auch bei diesem Tiere dieselben Vorgänge ablaufen werden. Wir müssen demnach annehmen, daß der *Hauptteil* des gefüllten Magens in der Regel nur *leichte, oberflächliche peristaltische Bewegungen* ausführt, die eine Durchmischung des Mageninhaltes *nicht* verursachen. Dies tritt erst im *Pylorusteil* des Magens ein, an dem als Ursache dieser Durchmischung *lebhafte* und *tiefe Bewegungen* ablaufen werden. Hinsichtlich der *mechanischen Verhältnisse bei der Anfüllung des Magens* haben diese Untersuchungen in Übereinstimmung mit den von den anderen Tieren her bekannten folgendes ergeben: Nacheinander genossene Teile einer Mahlzeit lagern sich aufeinander bzw. nebeneinander in der Reihenfolge ihrer Verabreichung und bleiben mit der Magenwand in Berührung (Abb. 115—117). Diese *Schichtung* des Mageninhalts bleibt noch stundenlang während der Verdauung bestehen, so daß noch 15—16 Stunden nach der Nahrungsaufnahme eine

Schichtung nachweisbar sein kann (Abb. 118—120). Sie verschwindet erst, wenn die Verdauung fast beendet ist, also bei fast entleertem Magen mit nur noch dünnflüssigem Inhalt. Im Gegensatz zu diesen Verhältnissen im größeren Teil des Magens findet, wie schon erwähnt, in der Gegend des

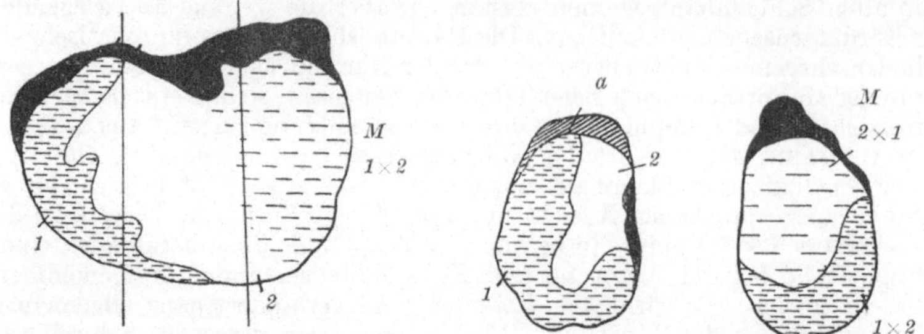

Abb. 118—120. Das etwa 100 kg schwere Schwein verzehrte zunächst 500 g roten Hafer (*1*), dann 750 g ungefärbten Hafer. Die Tötung erfolgte nach 14 Stunden. Die Schichtung ist noch erhalten, Durchmischung wieder im pylorusseitigen Magenteil. (Nach SCHEUNERT und KIOK[38].)

Pylorus bereits kurz nach dem Beginn der Verdauung eine Durchmischung des dort vorhandenen Inhalts statt. Von besonderem Interesse ist die Feststellung, daß auch eine Nahrung von sehr weicher Konsistenz (dünner Brei

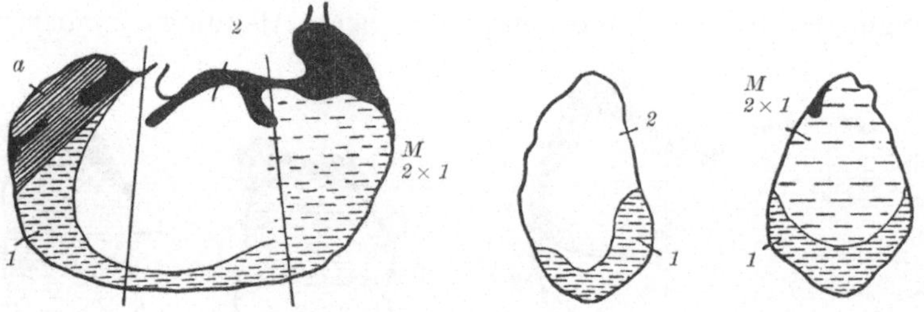

Abb. 121—123. Das etwa 85 kg schwere Schwein verzehrte 1000 g roten Brei von der Konsistenz des Kartoffelmuses (*1*), darauf 1000 g blauen Brei derselben Art (*2*). Tötung 5$^1/_2$ Stunden später. Trotz der Breinahrung gute Schichtung, Durchmischung nur im Pylorusteil. Bei *a* gefrorenes Wasser. (Nach SCHEUNERT und KIOK[38].)

oder suppige Nahrung), wie sie dem Schwein oft verabreicht wird, den Magen ebenfalls schichtweise anfüllt (Abb. 121—123) und daß diese Schichtung ebenfalls über mehr als 15 Stunden erhalten bleiben kann (Abb. 124—126). Die

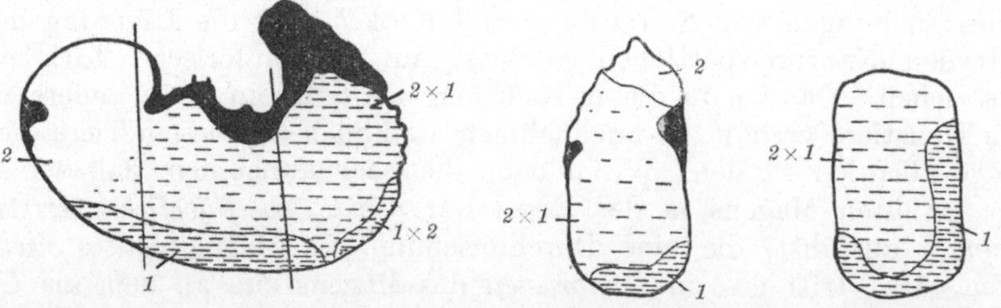

Abb. 124—126. Gleiche Fütterung wie Abb. 121, 122 und 123, Tötung aber erst nach 15$^1/_2$ Stunden. Trotz der breiigen Nahrung und der langen Verdauungszeit ist im linken Magenteil immer noch deutliche Schichtung zu erkennen; im größten Teil des Magens ist allerdings Durchmischung eingetreten.

Anfüllung des Schweinemagens unterliegt also wie bei den anderen Tieren *rein physikalischen Gesetzen*. Die Lagerung hängt nur ab von der Konsistenz der abgeschluckten Bissen und des schon im Magen vorhandenen Inhalts, von der Richtung und Kraft der eintretenden Bissen und von dem Mengenverhältnis der einzelnen Nahrungsportionen.

Durch Verabreichung von Nahrungsmitteln verschiedener Konsistenz ist es möglich, die die Lagerung bedingenden Faktoren zu variieren und somit *die verschiedensten Lagerungen, ja selbst Durchmischungen zu erzielen* (Abb. 127—129). Da dies aber nur Spezialfälle sind, die sich in die allgemeinen Regeln einfügen, nimmt der Magen des Schweines bezüglich seiner Mechanik *keine* Sonderstellung ein. Es kann höchstens vorkommen, daß öfters ein Auseinanderdrängen des vorhandenen Inhalts durch ein keilförmiges Eindringen neuer Bissen stattfindet,

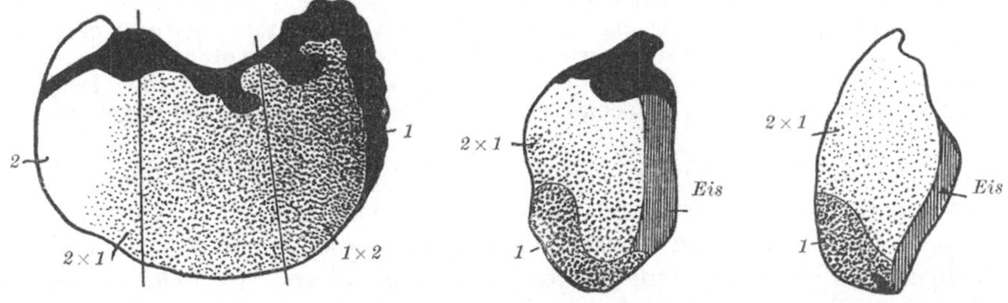

Abb. 127—129. Versuch einer Durchmischung. Das Tier erhielt Breinahrung (*1*) und nach zwei Stunden Hafer (*2*). Dieser ist in den breiigen Inhalt eingedrungen und fast im ganzen Magen zu finden; bei *2 × 1* herrscht *2* vor, bei *1 × 2* herrscht *1* vor. In den mit *1* bezeichneten Schichten der beiden Querschnitte ist besonders reichlich Brei enthalten.

wahrscheinlich bedingt durch die etwas abweichende Anordnung der Muskelschichten in der Wand des Schweinemagens. Ferner sei noch erwähnt, daß besondere mechanische Funktionen des Diverticulum ventriculi in den Versuchen nicht festgestellt werden konnten.

Über das *Fassungsvermögen* des Schweinemagens wäre kurz zu erwähnen, daß dasselbe je nach dem Alter und der Größe des Tieres verschieden ist. Im allgemeinen kann man damit rechnen, daß der Magen nach einer mittleren Mahlzeit mit 500—2000 g Inhalt gefüllt ist. Auch der *Wassergehalt des Inhalts* wird je nach der Art der verabreichten Nahrung Schwankungen unterliegen. Bei *Körner*fütterung ist der Inhalt verhältnismäßig trocken und enthält nur 60—70 % Wasser, bei Fütterung mit *Kartoffeln* ist er wasserreicher (80—87 %). Nach *Fleisch*fütterung ist der Wassergehalt des Inhalts in den ersten Verdauungsstunden ungefähr derselbe (84—85 %), um in den späteren Verdauungsstunden auf 91—93 % zu steigen.

IV. Der Ablauf der Magenverdauung.

Bei der Besprechung der im Magen des Schweines ablaufenden Verdauungsvorgänge beginnen wir mit der reinen Fleischverdauung, da bei dieser die Verhältnisse am einfachsten liegen. Eine Eiweißverdauung kann nur durch die Fermente des Magensaftes erfolgen, und da ein fermentreicher Saft nur von einem verhältnismäßig kleinen Teil der Magenoberfläche abgesondert wird, werden in dieser Richtung die Verhältnisse etwas anders liegen als bei Mensch und Hund. Außerdem hat die Eiweiß- bzw. Fleischverdauung auch eine große praktische Bedeutung beim Schwein, da wir ja dieses Tier oft mit eiweißreichen Futtermitteln (Fleischpulver, Tierkörpermehl, Fischmehl usw.) zu füttern pflegen.

1. Fleischverdauung.

Untersuchungen über diese Frage verdanken wir ebenfalls ELLENBERGER und seinen Mitarbeitern, und zwar stammen die ersten Mitteilungen über die Ergebnisse von ELLENBERGER und HOFMEISTER[22] und HOFMEISTER[28]. Die Versuche wurden in der üblichen Art angestellt, die Schweine erhielten nach einer fünf- bis siebentägigen Vorfütterung mit eiweißarmer Nahrung (gekochte und geschälte Kartoffeln) 500 g Pferdefleisch, das besonders vorbereitet worden war. Es wurde erst gehackt, dabei von den Sehnen befreit und dann gekocht; die Fleischbrühe wurde abgegossen und dann der Rest so lange mit Wasser ausgewaschen, bis das Waschwasser *keine Eiweiß-* und *Peptonreaktion* mehr gab. Dadurch wurde erreicht, daß das verfütterte Fleisch *nur noch unlösliches Eiweiß* enthielt.

Mehr oder weniger lange Zeit nach der Nahrungsaufnahme wurden die Tiere getötet, der Magen an Kardia und Pylorus abgebunden und durch eine weitere Ligatur in eine kardiaseitige (linke) und eine pylorusseitige (rechte) Hälfte zerlegt. Dann wurde der Magen herausgenommen, eröffnet, der Inhalt entnommen und untersucht. Dabei wurden festgestellt: Säuregrad und Säurenatur des Mageninhalts, das vorhandene gelöste und ungelöste Eiweiß und das Pepton.

Aus der Art der Versuche ergibt sich, daß diese kein wirkliches Bild von den zeitlichen Verhältnissen beim Ablauf der Verdauung geben können, da die erhaltenen Werte nicht von einem, sondern von verschiedenen Tieren stammen. Individuelle und verschiedene andere unberechenbare Einflüsse können Zufälligkeiten bedingen, so daß einzelne Ergebnisse aus der Versuchsreihe herausfallen können. Immerhin ergibt sich aber aus den Versuchen ganz eindeutig, daß der Säuregrad des Mageninhalts je nach der Verdauungsstunde verschieden ist und mit der Länge der Verdauung zunimmt, und weiter, daß *der Säuregehalt des Inhalts der linken Magenabteilung stets niedriger* ist wie der der rechten, die die Fundus- und Pylorusdrüsen enthält. Die folgende Tabelle aus ELLENBERGER und HOFMEISTER[22] erläutert deutlich diese Befunde.

Tabelle 3.

Stunde nach der Mahlzeit	Säuregrad in % im Inhalt der	
	Kardiahälfte	Fundus-Pylorushälfte
1	0,036	0,081
2	0,030	0,080
3	0,053	0,150
4	0,034	0,067
5	0,070	0,082
8	0,280	0,280
12	0,100	0,150

Es ergibt sich aus diesen Werten, daß *bei Fleischfütterung* der Säuregrad des Inhaltes *auffallend niedrig* ist, und zwar, mit Ausnahme bei Schwein 8, oft so niedrig, daß an eine Eiweißspaltung nicht gedacht werden kann. Da aber trotzdem viel Eiweiß gelöst wurde, gingen die Autoren dieser Erscheinung nach und fanden schließlich, daß ein Teil der im Magen vorhandenen Säure durch das Fleischeiweiß gebunden wurde, und zwar so fest, daß er sich weder durch Filtration noch durch Auspressen frei machen ließ und somit nicht bestimmt werden konnte. Wie aus weiteren Versuchen hervorgeht, findet eine Verdauung so vorbereiteten, also mit HCl getränkten Fleisches auch in einer *neutralen* Pepsinlösung statt; daher kommt es, daß im Magen des Schweines eine Eiweißverdauung bei einem so geringen Säuregehalt des Filtrats stattfinden kann, bei welchem der Magensaft auf Eiweiß, welches noch keine Säure aufgenommen hat, überhaupt noch keine Wirkung zeigt.

Die oben zitierten Säureverhältnisse wurden später von LÖTSCH[32] bestätigt. Er fand bei den $^1/_2$ und 1 Stunde nach der Mahlzeit getöteten Tieren bei Eröffnung des Magens am Beginn der großen Kurvatur in der Nähe der Einmündung des Oesophagus noch *neutrale* oder *schwach alkalische Reaktion*; bei Durchmischung des Inhalts der ganzen abgeschnürten Kardiaregion ergab sich dagegen bei Prüfung mit Lackmus stets ganz schwach saure Reaktion. Demnach waren schon kurze Zeit nach der Nahrungsaufnahme geringe Säuremengen aus der Fundusdrüsenregion in die Kardiaregion gelangt. Von der zweiten Verdauungsstunde ab reagierte dann der *ganze Mageninhalt deutlich sauer.* Dies entspricht den obigen Befunden von ELLENBERGER und HOFMEISTER und ist deshalb von besonderer Bedeutung, weil eine Säure von den Kardiadrüsen nicht sezerniert wird, dieselbe also aus der Fundusdrüsenregion des Magens stammen muß. Im übrigen ergaben aber auch die Versuche von LÖTSCH eine auffallend geringe Acidität des Mageninhaltes.

Über die *Natur der Säure* wäre noch nachzutragen, daß es sich nicht im ganzen Magen um HCl handelt; diese ist in der Hauptsache im Fundus- und Pylorusteil des Magens vorhanden. Im Kardiateil ist, wenigstens in den ersten Verdauungsstunden, der größte Teil der Säure als *Milchsäure* vorhanden, die bei Fleischfütterung nicht aus der Nahrung entsteht, sondern aus alten Resten vorhergegangener Mahlzeiten stammt.

Aus den Befunden von ELLENBERGER und HOFMEISTER[22], HOFMEISTER[28], LÖTSCH[32] und SCHEUNERT und LÖTSCH[40] ergibt sich zusammenfassend für den *Ablauf der Magenverdauung des Schweines bei Fleischfütterung* folgendes: Schon $1/_2$ Stunde nach der Mahlzeit sind in allen Abteilungen des Magens Abbauprodukte des Eiweißes in Form von *Syntonin, Albumosen* und *Restkörpern* nachweisbar. Mit fortschreitender Verdauung nimmt die Menge der Verdauungsprodukte im Magen zu, wie aus dem Anwachsen des nicht koagulablen Stickstoffs im Inhalt hervorgeht. Die Menge des *Syntonins* schwankt dabei im allgemeinen zwischen 5 und 15%, kann unter besonderen Umständen aber höher sein; es ist stets vorhanden. In bezug auf das vorhandene Syntonin nimmt demnach das Schwein eine Mittelstellung zwischen Herbi- und Carnivoren ein. Während bei den ersteren die Syntoninmengen stets sehr beträchlich sind, finden sich beim Carnivoren nur sehr geringe Mengen. Die Hauptmasse der Eiweißspaltprodukte bilden die *Albumosen*, deren verschiedene Fraktionen nicht in einem bestimmten Verhältnis auftreten; ihre Menge nimmt mit der Länge der Verdauung allmählich ab. Die Menge der *Peptone* und *abiureten Körper* bleibt im Gegensatz hierzu im Laufe der Verdauung ziemlich konstant; diese machen etwa 20—30% der Eiweißabbauprodukte aus.

Neben diesen Abbauprodukten sind weiter im Magen noch *tiefere Spaltprodukte* vorhanden, die nach den Untersuchungen von SCHEUNERT und LÖTSCH[40] höchstens 20% des unkoagulablen N ausmachen. ABDERHALDEN, KLINGEMANN und PAPPENHUSEN[2] konnten weiter *Aminosäuren* (Leucin, Tyrosin) aus Mageninhalt des Schweines isolieren. Dabei ist aber daran zu denken, daß diese auch aus der Nahrung oder aus rückgeflossenem Duodenalinhalt stammen können. Ein solcher *Rückfluß von Duodenalinhalt* kommt sehr häufig vor, worauf SCHEUNERT besonders aufmerksam gemacht hat. Man findet in den Versuchen nämlich sehr oft die Pylorusschleimhaut mit einem dicken, schleimigen, gelben Belag versehen, der nur von Galle herrühren kann; eine Untersuchung der physiologischen Auswirkungen dieses Rückflusses für die Magenverdauung hat allerdings bisher noch nicht stattgefunden.

Beim *Vergleich der einzelnen Magenabteilungen* ergibt sich, daß im Pylorusteil die Menge des vorhandenen Syntonins stets größer ist; dagegen ist die Albumosenmenge in der Gegend der Pylorusdrüsen um einige Prozente geringer wie in den beiden anderen Regionen zusammengenommen. Peptone und Restkörper sind schon $1/_2$ Stunde nach Beginn der Verdauung in allen Magenabteilungen in beträchtlicher Menge vorhanden und verändern ihre Menge während der weiteren Verdauung nicht wesentlich. Diese Angaben zeigen, daß kein Abschnitt des Magens, so verschieden auch seine Auskleidung mit Drüsen ist, bei der Verdauung des Fleisches eine besondere Rolle spielt. Auch in der *Kardiaportion erfolgt eine Eiweißspaltung*, wenn diese auch nicht so beträchtlich ist wie in den beiden anderen Abteilungen. Dabei überwiegen in allen Abteilungen unter den Abbauprodukten die Albumosen. Eine besondere Stellung nimmt höchstens der Pylorusteil des Magens ein, indem hier die Menge der Abbauprodukte und der Säuregrad überwiegt. Das hängt mit der mechanischen Tätigkeit des Magens

zusammen, indem durch die kleinen oberflächlichen Wellen, die über den Magenkörper ablaufen, die durch den Magensaft verflüssigten und abgebauten Nahrungsbestandteile nach dem Pylorus zu geführt werden. Da diese Flüssigkeit größere
Mengen Säure enthält, werden schließlich durch die Anhäufung in der Pylorusgegend dort die günstigsten Verhältnisse für die Eiweißspaltung herrschen. Die
Verhältnisse liegen hier also ähnlich wie beim carnivoren Hund.

Der bei der Eiweißverdauung stattfindende Abbau der Proteine im Magen
verläuft demnach beim Schwein, das gewisse Eigentümlichkeiten des Magens
des herbivoren Pferdes und des carnivoren Hundes vereinigt, in einer Weise,
die bald der des Herbivoren, bald der des Carnivoren entspricht. Es nimmt
also zwischen beiden Tiergruppen eine für sich charakteristische Mittelstellung
ein (Scheunert und Lötsch[40]).

2. Verdauung von Körnerfutter.

Etwas anders und wesentlich komplizierter liegen die Verhältnisse bei der
Verdauung gemischter Nahrung, bei der neben der Eiweißverdauung eine Verdauung der Kohlenhydrate und des Fettes abläuft. Da die Verhältnisse bei der
Verfütterung von Körnerfutter den bei Fleischfütterung herrschenden noch am
ähnlichsten sind, seien diese zunächst besprochen.

Die Versuche von Ellenberger und Hofmeister[18] wurden in der schon
mehrfach beschriebenen Weise angestellt.

Die durch geeignete Fütterung für den Hauptversuch vorbereiteten Schweine erhielten
500—1000 g eines chemisch analysierten Hafers und wurden je 1, 2, 3, 4, 6, 8, 10 und
12 Stunden nach der Mahlzeit getötet. Diese Zeiten wurden in Rücksicht auf die praktischen
Verhältnisse gewählt, in denen gewöhnlich früh, mittags und abends eine Fütterung erfolgt,
so daß im höchsten Fall auch nicht mehr wie 12 Stunden zwischen je zwei Fütterungen liegen.
Die Abschnürung und Exenteration des Magens geschah in der bei der Fleischverdauung
beschriebenen Weise. Die Versuche ergaben folgendes:

Der *Säuregrad des Mageninhalts* (durch Titration bestimmt und auf HCl
berechnet) steigt allmählich an. Kurz nach der Nahrungsaufnahme reagiert der
Teil des Mageninhalts, der in der Gegend der Kardia liegt, noch alkalisch, der
Rest schwach sauer, ein Gemisch der in der linken Magenhälfte gelegenen Inhaltsmassen ergibt schon zu dieser Zeit eine schwach saure Reaktion. Einige
Zeit später ist auch der in der Gegend der Kardia liegende Inhalt schwach sauer
(0,02—0,05% auf HCl berechnet). Darauf folgt ein Anstieg des Säuregrades, der
in der Pylorushälfte rascher erfolgt wie in der Kardiahälfte, und zwar bis auf
0,07% in der linken und 0,2% HCl in der rechten Magenhälfte. Im weiteren
Verlauf der Verdauung steigt der Säuregehalt auch der Kardiaportion und kann
unter Umständen höher werden als der der Pylorusportion, ohne aber im allgemeinen einen Wert von 0,3% zu überschreiten.

Was den *Charakter der Säure* anlangt, so wird im ganzen Magen *viel
Milchsäure* gefunden; besonders ist die Säurereaktion der kardiaseitigen Magenabteilung fast ausschließlich auf Milchsäure zurückzuführen; HCl tritt in dieser
Gegend erst in der achten bis neunten Verdauungsstunde auf. Dagegen ist von
der ersten Zeit ab in der Gegend der Fundus- und auch der Pylorusdrüsen HCl
vorhanden. Diese Verhältnisse der Säureverteilung im Mageninhalt sind später
von Bengen und Haane[3, 4] an 20 Schweinen nachgeprüft und voll bestätigt
worden.

Über die *Anwesenheit und Wirksamkeit von Fermenten* im Mageninhalt zu
verschiedenen Zeiten nach der Aufnahme von Hafer wäre folgendes zu erwähnen
(Bengen und Haane[4]): *Pepsin* ist im Inhalt des mittleren Drittels der Magenhöhle schon kurz nach der Nahrungsaufnahme zugegen; der Gehalt nimmt
unter Schwankungen zu und ist in der zwölften Verdauungsstunde am höchsten.

In dem aus der kardiaseitigen Magenportion stammenden Inhalt werden in den ersten Verdauungsstunden nur geringe Mengen Pepsin gefunden, die sich allmählich vermehren und drei Stunden nach der Nahrungsaufnahme erhebliche Beträge erreichen. In den folgenden Stunden sind sehr schwankende Werte vorhanden, die sich nur durch individuelle Eigentümlichkeiten der Versuchstiere erklären lassen. Die Pylorusflüssigkeit ergibt im allgemeinen einen etwas geringeren Pepsingehalt wie die Fundusflüssigkeit. Dies ist sehr leicht zu erklären, da ja die Pylorusdrüsen nur wenig Pepsin liefern. In den späteren Verdauungsstunden ist auch hier der Pepsingehalt nicht viel geringer, teilweise sogar höher als im Fundus, weil durch die Magenperistaltik Pepsin aus der Fundus- in die Pylorusregion gelangt.

Was die Anwesenheit eines *amylolytischen Ferments* anlangt, so sei an die S. 275 gemachten Ausführungen erinnert. Ohne an dieser Stelle auf die Frage nach der Herkunft dieses Ferments nochmals einzugehen, sei nur erwähnt, daß ein solches *im gesamten Mageninhalt* vorhanden ist. Wirken kann dieses Ferment aber nur in der linken Magenhälfte, weil in dieser fast nur organische Säuren in einer Konzentration vorhanden sind, die die Wirkung der Amylase nicht hemmen. Im Fundus- und Pylorusteil ist dagegen die HCl-Konzentration so beträchtlich, daß dadurch das Ferment unwirksam gemacht, wenn auch nicht zerstört wird; jedenfalls konnten BENGEN und HAANE nachweisen, daß der *neutralisierte* Saft aus dem Magenfundus Stärke verzuckern kann, wenn auch nicht in demselben Maße wie die Kardiaflüssigkeit.

Von der Wirksamkeit des im ganzen Magen vorhandenen stärkespaltenden Ferments ergibt sich demnach folgendes Bild: In der Kardiahälfte des Schweinemagens ist bis zur zwölften Verdauungsstunde ein wirksames Ferment vorhanden, im Fundus dagegen ist von der vierten und fünften Verdauungsstunde ab ein unter den im Magen herrschenden Verhältnissen wirksames Ferment nicht mehr nachzuweisen. Noch früher tritt dies in der Pylorusgegend ein; hier wird das Ferment durch die Einwirkung der hohen HCl-Konzentration zum Teil sogar zerstört.

Neben diesen beiden Fermenten ist weiter im ganzen Magen noch ein *Milchsäureferment* vorhanden, welches Zucker in Milchsäure überführt. Die Hauptmenge dieses Ferments ist in der Kardiaportion lokalisiert, während in der Fundusportion seine Wirksamkeit bereits nachläßt, um in der Pylorusgegend fast vollkommen zu fehlen. Die Frage nach der Herkunft dieses Ferments ist ebenfalls noch nicht einwandfrei geklärt. BENGEN und HAANE[4] sind der Ansicht, daß es mit dem Futter von außen aufgenommen wird. Da die HCl schon in großer Verdünnung Gärungen und Fäulnis, und damit auch die Milchsäuregärung hemmt oder verhindert, so ist einzusehen, daß sie auch im Magen zerstörend auf dieses Ferment und die dieses bildenden Mikroorganismen wirken wird. Aus dieser Überlegung folgt, daß in der Fundusgegend das Ferment ziemlich rasch zerstört werden wird, und daß es seine Wirksamkeit am längsten in der Kardiaregion behalten wird, in die es mit der Nahrung und der abgeschluckten Luft am ersten gelangt. Aus dem vorher über die Verteilung der Säure Gesagten folgt weiter, daß in diesem Abschnitt des Magens noch stundenlang nach Ingangkommen der Verdauung Verhältnisse herrschen, die einer Milchsäureproduktion nicht entgegenstehen.

Die Prüfung des Mageninhaltes auf die Anwesenheit eines *Labferments* durch BENGEN und HAANE[4] führte zu keinem eindeutigen Ergebnis. Die Wirkung der Magenflüssigkeit auf Milch war aus allen Teilen des Magens so kräftig, daß innerhalb kurzer Zeit Labgerinnung eintrat, ohne daß Unterschiede vorhanden waren, die für eine ungleichmäßige Verteilung des Labferments im Magensaft bzw. -inhalt gesprochen hätten.

3. Verdauung von Kartoffeln.

Die Verdauung von Kartoffeln durch das Schwein wurde ebenfalls von Ellenberger und Hofmeister[14] an vier Schweinen mit der postmortalen Unterbindungsmethode untersucht. Über die Säureverhältnisse im Magen nach der Tötung gibt die folgende Tabelle Auskunft.

Tabelle 4.

Schwein Nr.	Getötet Stunden nach der Mahlzeit	Säuregrad in %, berechnet auf HCl in der		
		Kardiaregion	Fundusregion	Pylorusregion
1	1	0,080	0,080	0,200
2	2	0,025	0,120	0,210
3	$3^1/_2$	sauer	sauer	sauer
4	$6^1/_2$	0,085	0,130	0,160

Bei der Kartoffelfütterung sind die Säureverhältnisse demnach ganz ähnlich wie bei der Haferfütterung; auch hier finden wir die meiste Säure im Pylorusteil, während der Säuregehalt im Kardiateil nur langsam ansteigt.

Bei Schwein 2 wurde weiter noch der Anteil der einzelnen Säuren an der Säurereaktion des Inhalts bestimmt. So betrug z. B., wie aus der obigen Tabelle ersichtlich, bei diesem Tier der Säuregrad des Pylorusinhalts auf HCl berechnet 0,21 %, was 0,525 % Milchsäure entsprechen würde. Die Bestimmung der einzelnen Säuren wurde nach der Methode von Cahn und v. Mering[6] durchgeführt und ergab 0,394 % Milchsäure, 0,007 % Fettsäuren und 0,124 % HCl, insgesamt 0,525 % Säure. Aus diesen Analysenzahlen erhellt deutlich das Überwiegen der Milchsäure bei kohlenhydrathaltiger Nahrung.

Eine Untersuchung des Mageninhalts auf Fermente wurde in dieser Versuchsreihe nicht durchgeführt, da es sich bei der Kartoffelfütterung in weitaus überwiegendem Maße um eine Kohlenhydratspaltung handelt, neben der die Spaltung der Eiweißkörper weit zurücksteht.

V. Der Nährstoffabbau im Magen.

Nachdem die bisherigen Ausführungen einen Überblick über die Säureverhältnisse im Mageninhalt bei verschiedener Fütterung und über die Absonderung von Fermenten bzw. ihre Anwesenheit während der Verdauung gegeben haben, interessiert nun in erster Linie die Frage, wie und in welchen Ausmaßen der Abbau der Nährstoffe im Magen des Schweines eben mit Hilfe dieser Fermente vor sich geht. Bei diesem Abbau wirken die verschiedensten Faktoren mit, die schon gelegentlich erwähnt wurden. Beim *Abbau der Kohlenhydrate* spielen dabei eine Rolle: 1. die Speicheldiastase, 2. unter Umständen die Magenamylase, 3. die Nahrungsmitteldiastase und 4. bakterielle Prozesse, unter denen, wie aus dem Vorstehenden hervorgeht, bei weitem die Milchsäuregärung überwiegt. Die in geringem Ausmaß außerdem vorhandenen Fettsäuren deuten noch auf andere aber mehr untergeordnete bakterielle Prozesse hin. Die Cellulose wird im Magen des Schweines nicht verdaut; wird sie verfüttert, so wird sie stets quantitativ im Magen und Darm wiedergefunden.

Mit einigen Worten sei noch auf die unter 3 angeführte *Nahrungsmitteldiastase* eingegangen. Die Erkenntnis der Wichtigkeit dieses Ferments für den Ablauf der Verdauung bei den Tieren, deren Nahrung nicht gekocht wird, verdanken wir ebenfalls den Untersuchungen Ellenbergers[11, 12]. Hofmeister[27] und später Scheunert und Grimmer[36] haben in weiteren Versuchen die Anwesenheit einer solchen Nahrungsmitteldiastase in vielen stärkehaltigen Futtermitteln nachgewiesen. Hafer, Mais, Kartoffeln, Reis, Erbsen, Roggen, Wicken, Heu, Stroh und andere Futtermittel enthalten eine solche Diastase, die nicht kochbeständig ist. Scheunert und Grimmer konnten weiter die wichtige Tatsache feststellen, daß dieses Ferment z. B. bei Lupinen, Pferdebohnen und Wicken nicht nur bei neutraler und alkalischer Reaktion, sondern auch *bei saurer Reaktion Stärke abbaut*, und daß dieser Abbau erst bei einem Säuregrad von 0,2 % HCl gehemmt wird. Dies ist besonders wichtig in Hinsicht auf die im Magen herrschenden Verhältnisse, die also zumindest im größten Teil des Schweinemagens in den ersten Verdauungsstunden eine Hemmung dieser Fermentwirkung nicht verursachen.

Beim *Abbau der Eiweißkörper* im Magen sind beteiligt: 1. das Pepsin, 2. die in den Pflanzen enthaltenen eiweißspaltenden Fermente, die, ähnlich wie die Pflanzendiastase, ebenfalls bei verschiedenen Reaktionen wirken können, und 3. bakterielle Vorgänge. Die letzteren sind allerdings noch nicht näher untersucht. SCHEUNERT S. 128[35] ließ in einem Falle die Magenflora des Schweines durch HOPFFE untersuchen, welche keine anaeroben Eiweißfäulniserreger fand; anwesend waren dagegen zahlreiche Milchsäurebacillen, Heubacillen, Streptokokken und Sarcinen. Eine *Eiweißfäulnis* im Magen ist auch deshalb von vornherein nicht sehr wahrscheinlich, weil die bald einsetzende Milchsäuregärung die Entwicklung der hierfür notwendigen Keime hemmt.

Nach den Untersuchungen von ELLENBERGER und HOFMEISTER[21] müssen wir uns von dem Ablauf der Magenverdauung durch die wechselseitige Wirkung der verschiedenen Fermente bei gemischter Nahrung folgendes Bild machen. Im allgemeinen sind vier Perioden deutlich zu unterscheiden.

1. Die *rein amylolytische Periode*. Diese setzt ein, nachdem die ersten Bissen in den Magen gelangt sind, also *schon während* der Nahrungsaufnahme. Sie dauert noch einige Zeit nach Beendigung der Mahlzeit an und geht dann in die zweite Periode über. Sie ist charakterisiert durch den alleinigen Abbau der Stärke zu Zucker und durch den Beginn der Milchsäuregärung.

2. Die *vorwiegend amylolytische Periode*. In dieser tritt neben dem Stärkeabbau schon ein geringer Eiweißabbau ein. Die Milchsäuremenge hat bedeutend zugenommen, im ganzen Magen herrscht noch Amylolyse vor. HCl ist in geringen Mengen nur in den oberflächlichen Inhaltsmassen der Fundusdrüsenregion zu finden; die meiste Proteolyse findet also auch in dieser Gegend statt. Diese Periode dauert bis zur ersten bis zweiten Verdauungsstunde.

3. Die *gemischt amylolytisch-proteolytische Periode*. Während dieser Periode herrschen im Magen verschiedene Verhältnisse. In dem kardiaseitigen Magenabschnitt beginnt neben der noch vorhandenen Amylolyse bereits die Proteolyse, zum größten Teil bedingt durch die Nahrungsmittelproteasen. HCl ist zu dieser Zeit noch nicht nachweisbar, die saure Reaktion dieses Abschnittes wird durch die Milchsäure verursacht. In der Fundusgegend ist im Gegensatz hierzu eine Amylolyse nicht mehr feststellbar. Hier findet eine starke Proteolyse statt; durch die Anwesenheit von HCl neben der Milchsäure ist ein fermentativer Eiweißabbau durch das Pepsin möglich. Im Pylorusabschnitt bestehen beide Vorgänge getrennt weiter; neben der Proteolyse herrscht noch Amylolyse. HCl ist nicht nachweisbar, wohl aber Milchsäure.

4. Die *rein proteolytische Periode*. In den folgenden Verdauungsstunden beginnt die Proteolyse langsam die Amylolyse zu überwiegen. Die HCl breitet sich von der Fundusdrüsenregion allmählich auch durch den Inhalt der anderen Magenportionen aus, in denen bei Abnahme der Milchsäureproduktion und -konzentration und Zunahme der HCl-Konzentration die amylolytischen Spaltungen allmählich zum Stillstand kommen. Während dies im Pylorusteil schon in der dritten bis vierten Verdauungsstunde geschieht, kann im Kardiateil *noch in der elften Verdauungsstunde* Stärkespaltung nachgewiesen werden. Eine rein proteolytische Periode wird also erst nach dieser Zeit im Magen auftreten können.

Es liegt auf der Hand, daß unter den gewöhnlichen Verhältnissen der Nahrungsaufnahme eine derartig scharfe Trennung der Verdauungsstadien *nicht* eintreten wird. Diese Feststellungen wird man vielmehr nur in Fütterungsversuchen machen können, die direkt auf die Erforschung dieser Verhältnisse zugeschnitten sind. Und auch in solchen Versuchen findet man einen allmählichen und keinen scharfen Übergang der einzelnen Verdauungsperioden. Da unter natürlichen Verhältnissen der Praxis nicht mehr wie höchstens 12 Stunden zwischen je zwei Fütterungen liegen, wird die rein amylolytische und die rein proteolytische Periode nie vorkommen. Zu Beginn der neuen Mahlzeit werden sich die im Magen noch vorhandenen Reste der vorhergegangenen Mahlzeit im Stadium 3 der gemischt amylolytisch-proteolytischen Periode befinden. Diese Reste werden durch die neue Nahrung nach dem Pylorus zu geschoben; diese selbst lagert sich in der Gegend der Kardia. Während nun in der neuen Nahrung der Ablauf der Verdauung mit der rein amylolytischen Periode beginnt, nähern sich die Vorgänge der pylorusseitig liegenden alten Nahrung immer mehr der rein proteolytischen Periode. Wir haben demnach im Magen, der neue und alte Nahrung gleichzeitig enthält — und das wird unter den Verhältnissen der natürlichen Fütterungsfolge immer der Fall sein — kardiawärts den Beginn der Vorgänge der neuen Verdauung, pyloruswärts noch die Vorgänge der letzten Periode der vorhergehenden Verdauung, mit anderen Worten eine *gemischt amylolytisch-proteolytische Verdauung*, die demnach *unter normalen Fütterungsverhältnissen stets die bei weitem vorherrschende ist.*

Wenn wir uns die Ergebnisse der Untersuchungen über den Ablauf der Verdauung im Magen des Schweines noch einmal zusammengefaßt kurz vor Augen führen, so ergibt sich, daß ein äußerst kompliziertes Zusammenspiel verschiedener Vorgänge dabei abläuft. Stärke- und Eiweißabbau laufen teilweise an verschiedenen Stellen des Magens, teilweise an denselben Stellen gleichzeitig ab. Die erstere Möglichkeit ist gegeben durch die oben ausführlich dargelegte besondere Auskleidung des Mageninneren mit verschiedenen Schleimhautportionen, die verschiedene Säfte absondern und dadurch im sie berührenden Inhalt ganz verschiedene Verhältnisse schaffen. Besonders bemerkenswert ist der zeitig einsetzende *Eiweißabbau in der kardiaseitig gelegenen Magenabteilung*, in der zu dieser Zeit noch *keine HCl* nachweisbar ist. In erster Linie werden hierfür Proteasen der Nahrungsmittel verantwortlich zu machen sein. Man wird aber auch einen Abbau durch Bakterien nicht abstreiten können, trotzdem ein solcher beim Schwein noch nicht nachgewiesen ist; in Analogie zum Pferdemagen, in dem ganz ähnliche Verhältnisse herrschen, und in dem bakterieller Abbau vorhanden ist, wird man ihn auch beim Schwein annehmen müssen. Somit unterscheidet sich der Ablauf der Magenverdauung des Schweines in seinen Grundzügen wesentlich von dem des omnivoren Menschen und dem des carnivoren Hundes.

VI. Der Umfang der Magenverdauung.

Nachdem im vorstehenden der Ablauf der Magenverdauung skizziert worden ist, interessiert nun an erster Stelle die Frage, in welchem Ausmaße eine Verdauung der verschiedenen Nährstoffe im Magen erfolgt. Am besten können wir bei der Beantwortung dieser Frage ebenfalls nacheinander die Verdauung des Fleisches, des Körnerfutters und der Kartoffeln besprechen.

Bei der *Verdauung des Fleisches* ergaben die Versuche von Hofmeister[28] und Ellenberger und Hofmeister[22], daß ein Teil desselben schon kurze Zeit nach der Nahrungsaufnahme aus dem Magen verschwindet. Nach Verzehr von 170,5 g Fleischtrockensubstanz, die in 500 g frischem Fleisch enthalten war, enthielt der Magen eine Stunde nach der Fütterung nur noch 133,5 g Trockensubstanz, so daß 37,0 g aus dem Magen verschwunden waren. Berechnet man die aus dem Magen zu verschiedenen Zeiten nach der Nahrungsaufnahme verschwundene Trockensubstanz in Prozenten, so ergeben sich folgende Zahlen der Tabelle 5 (nach [28]).

Um wirklich einwandfreie Zahlen zu erhalten, muß man sich vor Augen halten, daß im Magen Eiweißstoffe vorhanden sind, welche *nicht aus der Nahrung*, sondern aus dem Körper stammen und durch die Verdauungssäfte, Schleim, Epithel usw. fortwährend in den Magen und Darm abgesondert werden. Die abgesonderten Mengen solcher Eiweißkörper wurden durch Hof-

Tabelle 5.

Es waren verdaut:	Fleisch-eiweiß %
Nach 1 Stunde	21,7
„ 2 Stunden	31,1
„ 4 „	40,2
„ 5 „	49,5
„ 8 „	85,3
„ 12 „	88,7

MEISTER[29] für das Schwein in Versuchen, die besonders für diesen Zweck angestellt wurden, bestimmt bzw. berechnet. Dieses Eiweiß wurde als „*Körpereiweiß*" bezeichnet, und das im Magen vorhandene zu 1,4 g, das im Dünndarm vorhandene zu 16,32 g berechnet.

Zieht man von den oben erwähnten Zahlen das Körpereiweiß ab und berechnet die Mengen nicht auf die Trockensubstanz, sondern auf das Fleisch, so ergeben sich Verdauungszahlen wie in Tabelle 6.

Die Werte der Tabellen 5 u. 6 ergeben in ihrer guten Übereinstimmung einen Beweis dafür, daß in den untersuchten Magen nur Fleisch und kein anderer N-haltiger Nahrungsstoff vorhanden war, ein Beweis, daß die angewandte Methode richtig und die gefundenen Werte verwendbar sind. Das *Verschwinden des Fleisches aus dem Mageninhalt* wird bedingt *durch eine Lösung* desselben, durch *Resorption* und durch *Übertritt in den Darm*. Auch die Frage, wie sich die verschwundene Fleischmenge auf diese drei verschiedenen Möglichkeiten verteilt, wurde zu lösen versucht, und zwar durch Bestimmung des löslich gewordenen Eiweißes. Das verfütterte Fleisch war derart vorbereitet worden, daß es gelöstes Eiweiß nicht enthielt. Über die Mengen des im Magen vorhandenen gelösten Eiweißes gibt Tabelle 7 nach[28] Auskunft.

Tabelle 6.

Es waren verdaut:	nach[28] %	nach[22] %
nach 1 Stunde	13,6	23
„ 2 Stunden	28,4	25
„ 3 „	—	32
„ 4 „	34,9	40
„ 5 „	37,6	50
„ 8 „	86,3	82
„ 12 „	90,3	88

Die Mengen an gelösten Eiweißstoffen sind also *ziemlich beträchtlich*, jedenfalls in den ersten Verdauungsstunden; in den späteren Stunden ist ein deutlicher Abfall bemerkbar, der dadurch verursacht wird, daß das gelöste Eiweiß entweder im Magen zur Resorption gelangt oder in den Darm entleert wird. Die verhältnismäßig hohen Werte für gelöstes Eiweiß bei vorhandener ziemlich niedriger HCl-Konzentration ergeben sich aus der S. 280 geschilderten Überlegung, daß ein großer Teil der gebildeten HCl von dem Fleisch gebunden wird, wodurch sich die niedrigen Zahlen der freien HCl ergeben. Mit Hilfe der adsorbierten HCl geht die ziemlich rasche Lösung des Fleischeiweißes im Magen vor sich.

Tabelle 7.

Von gelöstem Eiweiß und Pepton waren vorhanden	%
nach 1 Stunde	21,185
„ 2 Stunden	11,720
„ 3 „	13,400
„ 4 „	17,085
„ 5 „	14,100
„ 8 „	5,582
„ 12 „	3,950

Die *Verdauung von Körnerfutter* ist nicht in demselben Ausmaße studiert worden wie die Verdauung des Fleisches. Auch hierüber liegen Untersuchungen von ELLENBERGER und HOFMEISTER[18] vor.

Bei zwei Schweinen, bei denen noch kein Inhalt aus dem Magen in den Darm übergetreten war, wurde in bezug auf die Ausgiebigkeit der Magenverdauung folgendes gefunden: Von 860 g Hafer waren 2 Stunden nach Beendigung der Mahlzeit 47 g oder 50 % des Eiweißes und 245,4 g oder 44 % der Kohlenhydrate verdaut. Von 750 g Hafer waren nach 3 Stunden verdaut 42 g oder 53 % des Eiweißes und 250 g oder 52 % der Kohlenhydrate. Ein drittes Schwein hatte von 500 g Hafer nach 4 Stunden verdaut: Vom Eiweiß 36 g oder 68 %, von den Kohlenhydraten 165 g oder 52 %. Bei dem letzteren Tier war allerdings schon Inhalt in den Darm übergegangen, so daß die gefundenen Zahlen etwas zu hoch liegen. Für die späteren Verdauungsstunden wurde die Berechnung folgendermaßen angestellt: Die im Magen vorhandene Fasermenge wurde bestimmt und aus ihr berechnet, welcher Hafermenge die im Magen noch vorhandene Cellulose entsprach. Eine solche Rechnung ist für den Magen und Dünndarm deshalb durchführbar, weil in diesen beiden Abschnitten des Verdauungskanals eine Lösung der Cellulose nicht stattfindet. Mit dieser Rechnung ergaben sich für die späteren Verdauungsstunden folgende Werte: Es waren verdaut nach 6 Stunden 50 %, nach 8 Stunden 58 %, nach 10 Stunden 60 % und nach 12 Stunden 70 % des Eiweißes; die entsprechenden Zahlen für die verdauten Kohlenhydrate waren: 42, 46, 51 und 60 %.

In einer weiteren Arbeit geben Ellenberger und Hofmeister (S. 144[20])
die Zahlen der Tabelle 8 über die Magenverdauung des Körnerfutters (Hafer) an.

Tabelle 8.

Stunden nach der Mahlzeit	Prozentgehalt der im Magen aus der Nahrung verdauten	
	Eiweiß-körper	N-freien Bestandteile
2	50,0	44,0
3	53,0	52,0
4	66,4	50,0
6	63,0	50,0
8	48,3	51,2
10	69,1	61,7
12	61,1	46,3
22	65,0	65,0

Man ersieht aus diesen Zahlen, daß sich die Verdauung *mit der Anzahl der Verdauungsstunden steigert.* Die Steigerung ist zwar nicht geradlinig, das liegt aber wie in allen solchen Versuchen an der Methodik. Da die Werte für die verschiedenen Verdauungsstunden von verschiedenen Tieren stammen, müssen sich naturgmäß die vorhandenen großen individuellen Schwankungen im Ablauf der Verdauung in diesem Sinne auswirken. Davon abgesehen sind die erhaltenen Zahlen für die Verdauung nicht unerheblich; vor allen Dingen ist es verwunderlich, daß die *Hauptverdauung* sowohl der Eiweißkörper wie auch der Kohlenhydrate *in den ersten beiden Verdauungsstunden* liegt. Während dieser Zeit wird, wie man sieht, annähernd die Hälfte der Eiweißkörper und der Kohlenhydrate gelöst, während in den späteren Stunden das Ansteigen der Verdauung nur sehr langsam vor sich geht.

Woran dies liegt, ist schwer zu entscheiden. Man könnte aber vielleicht an folgendes denken: Die gefundenen Zahlen geben in Wirklichkeit nicht die Verdauung sondern die *Lösung* an. Nun sind aber im Hafer Eiweißkörper schon in löslicher Form vorhanden, die nicht verdaut werden müssen. Es wäre daher wohl denkbar, daß diese löslichen Körper schon nach kurzem Aufenthalt im Mageninhalt gelöst erscheinen und die hohe Verdauung der ersten Verdauungsstunden vortäuschen. In den späteren Verdauungsstunden wären dann keine löslichen Stoffe mehr vorhanden; die unlöslichen müssen vielmehr in lösliche übergeführt, also verdaut werden. Da dies nicht so schnell vor sich gehen kann, ist der Anstieg der löslichen Produkte mit der Dauer der Verdauung nicht mehr so groß.

Versuche über den Ablauf der *Verdauung von Kartoffeln*, ebenfalls von Ellenberger und Hofmeister[14], ergaben, daß Kartoffeln von den Schweinen sehr rasch und gut verdaut werden. Die Tiere erhielten eine reichliche, nur aus Kartoffeln bestehende Mahlzeit nach entsprechender Vorfütterung. Von der aufgenommenen Stärke waren in den Versuchen nach $2^{1}/_{2}$ Stunden 33%, nach 4 Stunden 56% und nach $6^{1}/_{2}$ Stunden 78% verdaut. Die Verdauung des Kartoffeleiweißes konnte ebenfalls als gut festgestellt werden. 2 Stunden nach der Nahrungsaufnahme waren 35%, $2^{1}/_{2}$ Stunden nach dieser 52,8% des aufgenommenen Eiweißes verdaut. $6^{1}/_{2}$ Stunden nach der Fütterung waren allerdings bei 67,3 g aufgenommenen Kartoffeleiweißes noch 36 g Eiweiß im Magen und Darm vorhanden; die Hälfte dieses Eiweißes stammt aber nicht aus den Kartoffeln, sondern aus Galle, Schleim, Epithelien u. dgl., wie frühere Untersuchungen gezeigt hatten.

Wie oben erwähnt, fanden sich bei Haferfütterung schon 2 Stunden nach der Mahlzeit 50% und 10 Stunden nach derselben 70% der N-haltigen Stoffe verdaut; die Verdauung des Hafers erscheint also günstiger als die der Kartoffel. Man darf beim Vergleich beider Futtermittel aber nicht außer acht lassen, daß ein erheblicher Teil der nicht verdauten Eiweißstoffe im Magen und Darm bei Kartoffelfütterung aus Nuclein besteht, das in der Kartoffel reichlich vorhanden ist. Man kann also unter Berücksichtigung dieser Faktoren doch wohl den Schluß ziehen, daß sowohl die Stärke wie auch das Eiweiß der Kartoffel für das Schwein leicht verdaulich ist.

VII. Die Entleerung des Mageninhalts.

Die Ausgiebigkeit der Magenverdauung und die *Verweildauer der Nahrung im Magen* richtet sich, abgesehen von der eben besprochenen Art der Nahrung aber auch noch nach der Folge und der Reichhaltigkeit der einzelnen Mahlzeiten. Folgen sich die Mahlzeiten sehr rasch, so wird die Verdauung der alten Nahrung durch die neue bald unterbrochen; ist die Nahrungsaufnahme sehr reichlich, so wird die amylolytische Periode verlängert und die proteolytische abgekürzt, da der salzsaure Magensaft längere Zeit braucht, um in das Innere der Inhaltsmassen einzudringen. Daß die im Magen liegenbleibenden Inhaltsmassen sehr ausgiebig verdaut werden, ist soeben dargelegt worden; wie leicht einzusehen ist, wird sich also das Bild der Gesamtverdauung einer Nahrung im Magen auch nach der Entleerung derselben richten. Je später die Entleerung einsetzt, um so ausgiebiger wird auch die Magenverdauung sein.

Bei feingehacktem Fleisch beginnt nach ELLENBERGER und HOFMEISTER[22] der Übergang in den Darm schon $1/2$ Stunde nach Beendigung der Mahlzeit, bei Verzehr von Hafer aber erst 2—3 Stunden nach ihr. Ähnliche Unterschiede sind nicht nur im Beginn, sondern auch im weiteren Verlauf der Entleerung der verschiedenen Futtermittel festzustellen. Gibt man einem Schwein z. B. 1—2 kg unzerkleinertes, trockenes *Fleisch*, so ist 6 Stunden nach der Mahlzeit noch über die Hälfte im Magen vorhanden; gibt man dieselbe Fleischmenge mit Wasser, so enthält nach 6 Stunden der Magen noch fünf Sechstel des Aufgenommenen. Nach Aufnahme von 500 g gehacktem Fleisch fanden sich von der Trockensubstanz nach 1 Stunde noch 78 %, nach 2 Stunden 69 %, nach 4 Stunden 60 %, nach 5 Stunden 51 %, nach 8 Stunden 15 % und nach 12 Stunden 11 % im Magen.

Nach Fütterung von *Kartoffeln* (556 g Trockensubstanz) wurden 2 Stunden nach der Mahlzeit 57,6 %, $3^1/_2$ Stunden nach der Mahlzeit 60 $^0/_0$ und $6^1/_2$ Stunden nachher noch 22 % der Trockensubstanz im Magen gefunden. Nach *Haferfütterung* — aufgenommen wurden 637,5 g Trockensubstanz — fanden sich nach Beendigung der Mahlzeit im Magen noch vor: Nach 3 Stunden 52 %, nach 6 Stunden 42 % und nach 8 Stunden 40 % der Trockensubstanz.

Diese Zahlen beweisen, daß die Magenentleerung beim Schwein eigentlich *recht langsam* vor sich geht. Dabei muß man noch daran denken, daß die Zahlen für die Trockensubstanz angegeben sind, die wirkliche Füllung des Magens durch die Speichel- und Magensaftproduktion aber eine sehr viel höhere ist. Weiter geht aus den Zahlen hervor, daß *die Entleerung des Fleisches am raschesten vor sich geht, weniger rasch die der Kartoffeln, während die des Hafers am längsten dauert.* Die Entleerung einer gemischten Nahrung, wie sie für das Schwein üblich ist, wird sich demnach in den oben angegebenen Grenzen bewegen und sich ihnen je nach ihrer Zusammensetzung mehr oder weniger nähern.

Die *Verweildauer der Nahrung im Magen und ihre Schwankungen bei verschiedener Ernährung* hat beim Schwein außer dem wissenschaftlichen aber auch ein großes *praktisches Interesse*. Während nämlich bei den großen Pflanzenfressern eine Beeinflussung des Gewichtes durch die Fütterung nur in engen Grenzen möglich ist, weil der Verdauungskanal dieser Tiere nie leer wird, sondern immer große Inhaltsmassen enthält, läßt sich beim Schwein durch eine reichliche Fütterung das Lebendgewicht in erheblichem Ausmaße beeinflussen. Da die Schweine beim Verkauf als Schlachttiere nach dem Lebendgewicht bezahlt werden, ist sehr leicht die Möglichkeit einer Täuschung des Käufers gegeben. Da aber andererseits die individuellen Schwankungen auch bei normaler Fütterung beträchtlich sein können, ist die Frage, ob gegebenenfalls eine Täuschungsabsicht durch ungebräuchliche Fütterung vorliegt, in manchen Fällen nicht leicht zu beantworten. K. MÜLLER[33] und besonders SCHNEIDERHEINZE[41] haben in ihren Dissertationen ein umfangreiches Material über diese Frage, von dem erwähnten Gesichtspunkt ausgehend, zusammengetragen, aus dem die Grenzen zu erkennen sind, innerhalb deren die Gewichte des Magen-Darm-Kanals bei Schweinen von verschiedenem Gewicht und bei verschiedenen Fütterungen erfahrungsgemäß zu schwanken pflegen.

Einfluß der Bewegung auf die Magenverdauung. Von äußeren Faktoren, die einen Einfluß auf die Magenverdauung ausüben könnten, ist nur die *Körper-*

bewegung, und zwar von Stambke[45] untersucht worden. Dieser Autor benutzte zu seinen Versuchen zehn Schweine, die unter Innehaltung der notwendigen Vorsichtsmaßregeln und nach entsprechender Vorfütterung mit je 600 g chemisch analysiertem Hafer gefüttert wurden. Ein Teil der Tiere wurde nach der Nahrungsaufnahme bewegt, ein Teil verblieb in Ruhe. 1, 2, 4 und 6 Stunden nach der Fütterung wurden die Tiere getötet, der Magen-Darm-Kanal in einzelnen Teilen abgebunden und der Inhalt nach der im Ellenbergerschen Institut üblichen Weise untersucht, wobei folgende Befunde erhoben wurden: Auf den Wassergehalt des Mageninhalts erwies sich im Gegensatz zum Pferd die Bewegung nach der Mahlzeit von keinem Einfluß, wohl aber wurde die Motilität des Magens durch sie gehemmt. Bezüglich der Verdauung konnte festgestellt werden, daß die Eiweißverdauung in den ersten beiden Stunden verringert, danach aber nicht unerheblich erhöht wird. Die Verdauung der Kohlenhydrate wird bei Bewegung in der ersten Stunde kaum, dagegen erheblich in den folgenden Verdauungsstunden gesteigert. Die Resorption von Eiweiß und Kohlenhydraten folgt dabei ziemlich genau der Verdauung dieser Stoffe. *Durch mäßige körperliche Bewegung nach einer Mahlzeit findet demnach wohl eine Hemmung der Magenbewegungen statt, aber auch eine Steigerung der Verdauung und Resorption der Nährstoffe im Magen.*

Es sei schon an dieser Stelle vorwegnehmend erwähnt, daß auf die Darmverdauung die Bewegung ohne Einfluß war. Jedenfalls konnte Stambke eine solche mit der von ihm angewandten Methode nicht feststellen.

C. Darmverdauung.
I. Anatomie und Histologie.
1. Dünndarm.

Der Dünndarm des erwachsenen Schweines hat nach Ellenberger und Baum[13] eine Länge von 15—21 m und bildet zahlreiche kurze Darmschlingen, die in Form eines Konvolutes bis zur Niere reichen. Die Einmündungsstelle des Ileum in das Caecum ragt zapfenförmig in das letztere hinein.

Der 2,2—2,6 cm lange Zapfen ist im spitzen Winkel nach dem blinden Ende des Caecums gerichtet. Die *Schleimhaut des Dünndarms* trägt an ihrer Oberfläche zahlreiche Zotten und enthält zweierlei Arten von Drüsen. Im ganzen Dünndarm liegen in der Propria dicht gelagerte, schlauchförmige, handschuhfingerförmige Darmeigendrüsen, die Lieberkühn*schen Drüsen*, dagegen nur im Anfangsteil in der Submucosa die geschlängelten, tubulösen Submucosadrüsen, die Brunner*schen Drüsen*. Die Zone der letzteren ist beim Schwein 3—5 m lang. Außerdem finden sich sowohl in der Propria wie auch in der Submucosa zahlreiche *Lymphknötchen*, teilweise als Einzelknötchen, teilweise als gehäufte Knötchen, die sog. Peyer*schen Platten*. Die Zahl der letzteren beträgt beim Schwein 16—38; sie sind in der. Regel bandartig, ragen etwas über die Schleimhautoberfläche hervor und sind meist gut abgegrenzt. Sie fangen oft schon als kleine, $^1/_2$ cm lange Haufen im Duodenum an und nehmen nach dem Enddarm hin an Länge und Größe bis auf 50 cm zu; eine besonders große Platte befindet sich im Ileum, welche eine Länge von 1,15—3,20 m besitzt. Diese letztere kann sich sogar etwas in den Enddarm hineinziehen. Die vorhandenen Einzelknötchen sind größer als beim Pferd, ragen stark über die Schleimhautoberfläche hervor und besitzen in der Mitte eine Einziehung.

Die *Gesamtdarmlänge* wird beim Schwein bezogen auf die Körperlänge in der älteren Literatur mit 14 : 1 angegeben. Hiergegen fand in neuen Versuchen mit exakter Messung der Darmlängen Haesler[25a] ein Verhältnis zur Rumpflänge wie 25 bis 27 : 1, das dem sonst für das Schaf angegebenen gleicht. Haesler versuchte auf Veranlassung von E. Mangold die Darmlänge und -weite beim Schwein durch rein vegetabilische und voluminöse und andererseits durch rein animalische und nicht voluminöse Ernährung zu beeinflussen. Nach entsprechender Aufzucht von neun Ferkeln eines Wurfes hatten überraschenderweise die drei vegetarisch ernährten mit 21,96 m die durchschnittlich geringste Darmlänge, während die drei Animalier mit 22,85 m weniger als jene hinter den drei normal mit gemischter Kost aufgezogenen Tieren zurückblieben, deren Darmlänge 23,20 m betrug. Bei einzelner Betrachtung der Masse des Dünn- und Enddarms ergab sich bei der Animaliergruppe eine Tendenz zur Verlängerung des Dünndarms im Vergleich zur Norm und bei den Vegetariern ein längerer Enddarm als ihn die Fleischtiere hatten. Im Vergleich zur Norm bestand der Hauptunterschied bei den Vegetariern in einer deutlichen Vergrößerung des Blinddarm- und Colonvolumens (14,7 Liter gegen normal 10,7 Liter) und bei den Animaliern in entsprechender Verringerung des Blinddarm- und Colonvolumens (6,5 Liter). Alles in allem zeigten diese sehr sorgfältig durchgeführten Versuche HAESLERS nur eine außerordentlich geringe Möglichkeit, die Größenverhältnisse des Magen-Darm-Kanals (Länge, Fassungsvermögen, innere Oberfläche) durch verschiedenartige Ernährung junger wachsender Schweine gestaltend zu beeinflussen.

2. Enddarm.

Der Blinddarm des Schweines ist im Verhältnis weiter als der der Wiederkäuer und reicht von der Mitte der Lendenwirbelsäule bis zu deren Ende. Sein Anfang liegt ventral vom caudalen Ende der linken Niere; sein abgestumpftes blindes Ende, welches caudoventral gerichtet ist, reicht bis ungefähr in die linke Leistengegend; der Umfang des Caecums beträgt ungefähr 40 cm, der des folgenden Colons nur etwa 22 cm. Die Grenze zwischen Caecum und Colon wird durch eine deutliche Einschnürung dicht hinter der Einmündungsstelle des Ileums in das Caecum gebildet. *Das Colon selbst* bildet ein labyrinthartiges Konvolut, das durch ein kurzes Gekröse zusammengehalten wird (Abb. 130).

Dieses hat nicht wie bei den Wiederkäuern die Form einer Scheibe, sondern die eines Kegels (Bienenkorbes) und liegt dicht beckenwärts von Leber und Magen in den vorderen zwei Dritteln der linken Hälfte der Bauchhöhle. Dieses Labyrinth entsteht dadurch, daß der Grimmdarm in engen Spiralen von links nach rechts laufende zentripetale Windungen beschreibt, innerhalb deren der Darm in zentrifugalen Windungen wieder zurückläuft.

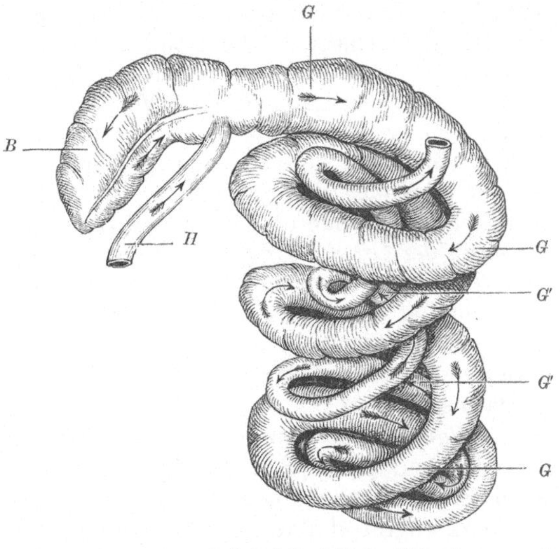

Beim Eintritt aus dem Labyrinth ist der Darm viel enger geworden und bildet hier eine *große Endschleife*, die neben dem Duodenum liegt und brustwärts bis zum Magen reicht. Ventral vom vorderen Ende der Nieren ab läuft der Darm als *Mastdarm* geradlinig zum After und ist auf seinem letzten Teil oft ganz in Fett eingehüllt.

Abb. 130. Caecum und Colonlabyrinth des Schweines, von der rechten Seite gesehen. *B* Caecum; *G* zentripetale und *G'* zentrifugale Windungen des Colons; *H* Ileum. Die Pfeile geben die Fortbewegungsrichtung des Inhalts an. (Nach ELLENBERGER und BAUM[13].)

Die *Schleimhaut des Enddarms* ist mit einem Cylinderepithel bedeckt und enthält einfache, tubulöse Schleimdrüsen; Zotten fehlen im Enddarm, auch sind Follikelplatten im Gegensatz zum Dünndarm nur spärlich vorhanden. Eine solche Follikelplatte ist beim

Schwein in der Regel im Caecum an der Einmündung des Ileums und in dessen Nähe zu finden, eine weitere im Colon nahe dem Caecum und schließlich bis 7 mm große scheibenförmige Platten am Ende der Mastdarmschleimhaut. Einzellymphknötchen sind im Enddarm am zahlreichsten im After und sind hier größer als im Dünndarm.

Über die

3. Anhangsdrüsen des Darmes

wäre kurz folgendes zu bemerken:

Die *Leber* des Schweines ist relativ groß und wird durch drei Einschnitte in vier Lappen geteilt. Am mittleren rechten Lappen liegt die in die Fossa vesicae felleae tief eingebettete Gallenblase, die den ventralen Leberrand nicht erreicht. Die *Gallengänge* vereinigen sich zum Ductus hepaticus, welcher sich mit dem Ductus cysticus zu dem ziemlich langen Ductus choledochus verbindet, der 2—5 cm vom Pylorus entfernt an einer kleinen Papilla duodeni in das Duodenum einmündet. Die einzelnen Leberläppchen sind unregelmäßig, von sehr verschiedener Größe und durch Bindegewebszüge und Gefäßscheiden gut gegeneinander abgegrenzt. An der Schnittfläche erscheinen sie daher ebenso wie an der Oberfläche als kleine rundliche oder unregelmäßig-eckige Felder von 1—2 mm Durchmesser. Das Gewicht der Leber beträgt ungefähr ein Vierzigstel des Schlachtgewichtes, also 1—2,45 kg.

Die *Bauchspeicheldrüse*, das Pankreas, besitzt einen Ausführungsgang, der 15—25 cm beckenwärts vom Pylorus, also 12—20 cm beckenwärts vom Ductus choledochus einmündet. Mitunter geht vom rechten zum linken Lappen ein besonderer Drüsenschenkel.

II. Physiologie der Darmverdauung.

1. Pankreassaft, Galle und Darmsaft.

Unsere Kenntnisse der speziellen physiologischen Funktionen des Darmkanals des Schweines sind überaus spärlich, da Untersuchungen über diese Fragen kaum angestellt worden sind. Es können nur aus den reichlicher vorhandenen Befunden über die Chemie der Darmverdauung und deren Vergleich mit Versuchstieren, an denen oben erwähnte Versuche angestellt worden sind (Hund, Pferd und auch Mensch) Rückschlüsse gezogen werden. So sind wir über die Bewegungen des Verdauungskanals und über die Sekretion der Verdauungssäfte beim Schwein überhaupt nicht unterrichtet. Aus den wenigen Versuchen und den oben erwähnten Überlegungen können wir uns ungefähr folgendes Bild machen.

Wie bei den anderen Tieren und dem Menschen ist auch beim Schwein der *Dünndarm der Ort der Hauptverdauung und der Hauptaufsaugung.* Alle von der Magenverdauung noch nicht ergriffenen Nahrungsbestandteile werden, sofern sie überhaupt spaltbar sind, von den Verdauungssäften, die sich im Dünndarm über sie ergießen, in ihre einzelnen Bausteine zerlegt, *mit Ausnahme der Cellulose.* An dieser Aufspaltung beteiligen sich das Pankreas, die Galle und der Darmsaft.

Die *Pankreassekretion* des Schweines ist, wie ich aus der Literatur entnehme, bisher nur von Colin S. 870[8] untersucht worden. Es ist eigentlich sonderbar, daß spätere Untersuchungen über diese interessante Frage nicht vorliegen, trotzdem Colin angibt, daß die Anlegung einer *Pankreasfistel* beim Schwein durchaus nicht schwierig ist. Trotzdem die von Colin angegebenen Zahlen nicht sehr wertvoll sind, da Angaben über Fütterung und die näheren Umstände nicht gemacht werden, möchte ich doch die eine Tabelle hier bringen, um überhaupt ein Bild von dem Ablauf der Sekretion zu geben. Wichtig erscheint die geringe Menge Pankreassaft im Verhältnis zu der großen Menge zu der gleichen Zeit abgesonderter Galle, über die im nächsten Abschnitt noch zu sprechen ist. Es wäre wirklich wünschenswert, wenn diese Versuche von Colin mit der heute verbesserten Methodik und unter modernen Gesichtspunkten nachgeprüft bzw. vervollständigt würden.

Tabelle 9.

Verlauf der Pankreas- und Gallensekretion bei einem
Schwein. (Nach Colin S. 871[8].)

Stunde des Versuchs	Dauer des Versuchs in Stdn. u. Min.	Pankreassaft g	Galle g	Bemerkungen
1. Stunde	0^{10}	3	24	
	0^{21}	3	52	
	0^{23}	2	73	
2. „	0^{37}	7	66	
	0^{38}	8	78	
3. „	1^{00}	6	106	
4. „	1^{00}	11	96	
5. u. 6. Std.	1^{30}	14	111	
	2^{12}	18	—	
	3^{00}	21	—	die Galle wurde nicht aufgefangen
	Zweiter Tag			
26. Stunde	0^{18}	44	—	nur noch sehr wenig Galle
	1^{00}	28	—	
	1^{10}	78	—	
	1^{50}	33	—	Gallensekretion versiegt.

Die *Zusammensetzung des Pankreassaftes* ist anscheinend von Colin nicht untersucht worden. Bezüglich dieser Frage sind wir auf die Untersuchungen von Ellenberger S. 527[10] angewiesen, der Extrakte aus frischen Drüsen der Haustiere herstellte und untersuchte. Danach ist der Extrakt aus frischem Schweinepankreas wie der der anderen Tiere dünnflüssig, trübe und etwas rötlich, der aus trockenen Drüsen klar, etwas gelblich und schwach sauer reagierend. Das Glycerinextrakt war neutral, wurde aber beim Stehen bald sauer. Während sich im Pankreassaft der anderen Haustiere Mucin fand, war der Saft des Schweinepankreas mucinfrei. Außerdem fand sich viel Eiweiß und Spuren von Peptonen und anderen Eiweißspaltprodukten. Außer diesen Bestandteilen sind auch im Pankreas des Schweines wie bei den anderen Tieren *Fermente* vorhanden, und zwar ein proteolytisches (Trypsin), ein diastatisches, ein lipolytisches (Steapsin) und ein Labferment. Über die Wirkung dieser Fermente im einzelnen und die speziellen Fragen der Dünndarmverdauung sei auf Scheunert und Krzywanek[39] verwiesen.

Die Galle. Die Gallensekretion des Schweines wurde, wie schon oben erwähnt, ebenfalls von Colin[8] mit der Fistelmethode untersucht. Sie ist, besonders im Verhältnis zur Pankreassekretion, sehr reichlich, wie auch aus der oben angeführten Tabelle 9 hervorgeht. In einer anderen Versuchsreihe erhielt Colin S. 854[8] bei einem Schwein aus einer Kanüle, die er in den Ductus choledochus eingeführt hatte, in der ersten Stunde 160 g, in der zweiten 110 g, in der dritten 106 g, in der vierten 96 g und in der fünften 74 g. Wie er weiter bemerkt, verminderte sich die Gallensekretion fortlaufend, bis sie am folgenden Tage versiegte. Diese *Sekretionsverminderung* ist dadurch bedingt, daß versäumt wurde, die sezernierte Galle wieder einzuspritzen, da die rückresorbierten Gallensalze, wie wir heute wissen, als mächtige Erreger der Gallensekretion wirken. Aus diesem Grunde sind auch die abgesonderten Mengen keine physiologischen, sondern vielleicht nur die der ersten Stunde, die wenigstens einen Überblick über diese Verhältnisse geben. Auch in bezug auf die Gallensekretion wäre es demnach sehr erwünscht, wenn eine Nachprüfung dieser Versuche erfolgen würde.

Mit den *Wirkungen der Galle* haben sich wieder Ellenberger und Hofmeister[17] beschäftigt. Die Wirkung der Schweinegalle auf Stärke und Zucker
verhielt sich danach nicht konstant. Auf jeden Fall erwies sich ihr *diastatisches
Vermögen* geringer als das der Rinder- und Schafgalle; außerdem hatte es den
Anschein, daß in manchen Fällen ein diastatisches Ferment *überhaupt nicht*
vorhanden war. Wenn in einem Versuche, in dem 3 cm³ Galle mit 1 g Stärkekleister zusammengebracht wurden, nach sechs- bis achtstündigem Aufenthalt
im Brutschrank noch gar kein und nach 24 Stunden erst 0,05, nach 18 Stunden
0,0114 g Zucker vorhanden waren, so kann man von einer diastatischen Kraft
der Galle nicht sprechen, da alle anderen Körperflüssigkeiten ein verzuckerndes
Vermögen in solchem Ausmaße ebenfalls besitzen. In einigen Fällen war allerdings das Ergebnis etwas günstiger; vor Ablauf von ca. 6 Stunden ließ sich
aber in zwölf Versuchen mit Schweinegallen nie Zucker nachweisen. *Man kann
demnach kaum von einer amylolytischen Wirksamkeit der Schweinegalle sprechen;*
auf rohe Stärke hat die Galle überhaupt keinen Einfluß.

Die Untersuchung der Wirkung der Galle auf Fibrin und Eiweiß ergab, daß ein *proteolytisches Ferment* in der Schweinegalle, wie auch in der Galle der anderen Haustiere, *nicht*
vorhanden ist. Ähnlich waren die Ergebnisse der Versuche, die sich mit der Frage der Anwesenheit einer *Lipase* in der Galle befassen. In einigen Fällen konnte eine geringe fettspaltende Wirkung nachgewiesen werden, in anderen dagegen fehlte sie vollständig. Ellenberger und Hofmeister schließen aus diesen Versuchen, daß in bezug auf die fettspaltende
Wirkung der Schweinegalle die individuellen Unterschiede sehr groß sind und daß, wenn
eine solche Wirkung überhaupt vorhanden ist, ihre Bedeutung nur eine sehr untergeordnete
ist. Im Gegensatz zu diesen Befunden konnte die *emulgierende Wirkung der Schweinegalle
auf Fettsäuren und Fette* sehr leicht auch ohne mechanische Nachhilfe nachgewiesen werden.
Ein *Labferment* war in der Galle ebenfalls nicht vorhanden, dagegen ein *Milchsäureferment*,
welches den Spaltungsprozeß des Zuckers in Milchsäure einleitet.

Angefügt sei noch, daß die aus der Gallenblase gewonnene Schweinegalle hell- bis
dunkelgelbbraun oder goldgelb erscheint und daß sie klar und geruchlos ist, alkalisch reagiert,
sehr viel Schleim enthält und dadurch fadenziehend ist und ein spezifisches Gewicht von
1,020—1,027 besitzt.

Der Darmsaft. An der Absonderung des Darmsaftes, der als dritter Verdauungssaft auf den Inhalt ergossen wird, beteiligen sich die Duodenaldrüsen,
die Darmeigendrüsen und das Oberflächenepithel. Da die Zone der Duodenal-
oder Brunnerschen Drüsen beim Schwein, wie bereits S. 290 ausgeführt wurde,
die ersten 3—5 m des Dünndarms einnimmt, also eine beträchtliche Ausdehnung
besitzt, war angenommen worden, daß diese Drüsen eine besondere Funktion
zu erfüllen haben. Da weiter im mikroskopischen Bilde die Brunnerschen
Drüsen eine große Ähnlichkeit mit den *Pylorusdrüsen der Magenschleimhaut*
aufweisen, waren sie ebenfalls als Pepsin- und Labproduzenten angesprochen
worden. Über diese Frage haben Scheunert und Grimmer[37] umfangreiches
Material beigebracht, so daß auch bezüglich der Literatur hier auf diese verwiesen
werden kann. Sie untersuchten weiter bei den einzelnen Haustieren die *Eigenschaften des Darmsaftes,* insbesondere des *Sekretes der Brunnerschen Drüsen* und
stellten zu diesem Zwecke komplizierte und mühselige Versuche an, indem sie aus
der Darmschleimhaut die Brunnerschen Drüsen vollkommen isolierten und aus
diesen Glycerinextrakte und Preßsäfte herstellten. Der *Fermentgehalt* dieser
Extrakte wurde dann gegen Eiweiß, Kohlenhydrate und Milch ausgewertet und
in Vergleich zu den entsprechenden Extrakten der Pylorusdrüsen gesetzt. Die
Versuche hatten das eindeutige Ergebnis, daß *das Sekret der Brunnerschen
Drüsen ein proteolytisches oder ein Labferment nicht enthält,* während die Pylorusdrüsen als Pepsin- und Labbildner erneut bestätigt werden konnten. Beide Drüsen-
arten enthielten *aber ein amylolytisches Ferment.* Wenn also die histologische
Forschung eine scheinbare morphologische Identität beider Drüsen festgestellt

hat, so kann doch von einer funktionellen Identität nicht gesprochen werden. Die *Hauptbedeutung des Sekrets der* BRUNNER*schen Drüsen wird also auf dem Gebiete der Stärkeverdauung liegen*; ein celluloselösendes Ferment ist allerdings in ihnen ebenfalls nicht vorhanden. Gegen die Ergebnisse dieser Extraktionsversuche sind natürlich Bedenken und Einwände möglich; solange aber noch keine anderen Versuche vorliegen, müssen wir uns mit diesen Ergebnissen begnügen, vor allem weil der operativen Technik, von der erst weitere Aufklärung zu erhoffen ist, anatomische Hindernisse entgegenstehen, die beinahe unüberwindlich sind.

Das *Sekret der Darmeigendrüsen, der* LIEBERKÜHN*schen Drüsen* enthält die bei allen Tieren und dem Menschen vorhandenen *Fermente*: Erepsin, Lipase und die amylolytischen Fermente (Maltase, Invertase und Lactase), während das Oberflächenepithel durch seine zahlreichen Becherzellen als Hauptprodukt den Schleim liefert.

Über die Physiologie der zahlreich vorhandenen *Lymphknötchen* des Darmes ist Sicheres nicht bekannt. Teilweise wird angenommen, daß die in der Darmschleimhaut massenhaft vorhandenen leukocytären Zellen bei der Bildung der Fermente des Darmsaftes eine Rolle spielen.

2. Die Vorgänge im Dünndarm.

Über die im Dünn- und Enddarm des Schweines ablaufenden Vorgänge sind wir, wie vorausgeschickt sei, nicht sehr eingehend unterrichtet. Das liegt an der schon öfter dargelegten Schwierigkeit, Fisteln am Verdauungskanal dieses Tieres anzulegen, und das Tier danach längere Zeit am Leben zu erhalten. Der Anwendung der Duodenalsonde und der Darmpatronenmethode, die bei Mensch und Hund so wertvolle Ergebnisse gezeitigt hat, stehen ebenfalls erhebliche Schwierigkeiten entgegen, so daß eine Anwendung dieser Methoden meines Wissens bisher noch nicht stattgefunden hat. So bleibt als einzige die *Methode der postmortalen Unterbindung*, die auch bei der Magenverdauung die Methode der Wahl war und der wir unsere bisherigen noch lückenhaften Kenntnisse verdanken.

Die Beschaffenheit des Dünndarminhalts. Entgegen der herrschenden Meinung, daß die den Magen verlassenden Inhaltsmassen schon im ersten Teil des Dünndarms durch die auf sie ergossenen alkalischen Säfte neutralisiert werden, hat schon immer ELLENBERGER[10, 20] die Ansicht vertreten und durch Versuche belegt, daß in der proximalen Hälfte des Dünndarms, zuweilen in den vorderen fünf Sechsteln, *fast stets saure Reaktion herrscht.* Erst in den distalen Teilen beginnt neutrale oder alkalische Reaktion zu überwiegen. Der Inhalt des Ileums reagiert fast stets alkalisch, in seltenen Fällen aber auch sauer. Diese alten Versuche von ELLENBERGER, die auf der einfachen Lackmusprobe basierten, sind in neuerer Zeit von McCLENDON und seinen Mitarbeitern[7] mit modernen physikalischen Methoden auch am Schwein nachgeprüft und bestätigt worden. Diese Autoren fanden die Reaktion meist sauer, und zwar waren die höchsten Säuregrade in der Nähe des Pylorus vorhanden, während in den distalen Abschnitten die Reaktion neutral oder alkalisch wurde; die gefundenen p_H-Werte lagen in der Regel zwischen 6,5 und 8,1. Auch diese Autoren fanden ebenso wie ELLENBERGER große Schwankungen in der Reaktionsbreite, so daß sogar manchmal die Verhältnisse gerade umgekehrt waren; diese Unregelmäßigkeiten sind auf die Verschiedenheit der Nahrung und den dadurch bedingten verschiedenen Umfang der Gärungsprozesse zurückzuführen.

Das *Überwiegen der sauren Reaktion im größten Teile des Dünndarmes des Schweines* ist deshalb besonders merkwürdig und auch angezweifelt worden, weil beim Schwein die Einmündung des Ductus choledochus in den Dünndarm schon 2—5 cm distal vom Pylorus erfolgt; 12—20 cm weiter distal mündet der Ductus pancreaticus ein. Es werden also beim Schwein *alkalische Säfte in reichlichem Ausmaße sofort nach Verlassen des Magens auf den Inhalt ergossen,* von denen angenommen wurde, daß sie den sauren Magenchymus neutralisieren. Wie erwähnt, standen dieser Annahme die Ergebnisse der Versuche entgegen. Bei der Aufklärung dieser Frage sind die Berechnungen von Enderlen, Freudenberg und v. Redwitz[25] interessant, die in ihren Versuchen an Hunden berechneten, daß zur *vollkommenen Neutralisation* des Magenchymus die *hundertfache* Menge Sekret aus den Anhangsdrüsen des Darmes erforderlich wäre. Nach diesen rechnerischen Überlegungen darf man sich also nicht wundern, wenn trotz des alkalischen Sekrets der Anhangsdrüsen die Reaktion im größten Teil des Dünndarms eine saure bleibt. Außerdem darf nicht vergessen werden, daß die im Dünndarm ablaufenden Kohlenhydratgärungen und die dadurch entstehende Milchsäure einer Neutralisation des sauren Magenchymus entgegenarbeiten.

Über die *physikalische Beschaffenheit des Dünndarminhalts* sei nur so viel erwähnt, daß im Anfangsteil in der Regel nur eine stark schleimige, gelblich aussehende, zähe Masse aufzufinden ist, in der nur wenig Futterreste enthalten sind. In den distalen Abschnitten finden sich meist größere Mengen von Nahrungsmitteln, die oft durch Galle gelb gefärbt sind, keinen unangenehmen Geruch haben und schon stark verdaut sind. Unverdaute Nahrungsbestandteile werden fast nicht gefunden; das wenige Unverdaute ist mit Schleim, Galle und anderen Flüssigkeiten durchtränkt. Im allgemeinen ist der Dünndarminhalt des Schweines nicht so wasserreich wie der des Pferdes; er enthält 80—85 % Wasser und neben den Nahrungsbestandteilen noch Verdauungsprodukte, über die im nächsten Abschnitt kurz berichtet wird. Die Menge des im gesamten Dünndarm vorhandenen Inhalts schwankt zwischen 200 und 500 g.

Von den *Verdauungsvorgängen im Dünndarm* ergibt sich in kurzen Umrissen folgendes Bild:

Eiweißverdauung. Die sofort auf die aus dem Magen austretenden Inhaltsmassen ergossene Galle legt die im Magen begonnene *Pepsinverdauung* still (Literatur hierüber bei Scheunert und Krzywanek[39]). An ihre Stelle tritt die Proteolyse durch das *Trypsin des Pankreassaftes,* die durch die Anwesenheit der Galle schon in noch saurem Bereich zu wirken beginnt. Als weiteres proteolytisches Ferment wirkt das *Erepsin* des Darmsaftes. Durch die kombinierte Wirkung des Pepsins im Magen und der Darmproteasen findet eine *vollkommene Aufspaltung* des überhaupt angreifbaren Eiweißes bis zu den Aminosäuren statt. Daß man im Dünndarm wenig Abbauprodukte der Verdauung findet, liegt daran, daß die Resorption so rasch vor sich geht, daß eine Ansammlung dieser Verdauungsprodukte nicht erfolgen kann.

So wurden z. B. von Ellenberger und Hofmeister[20] im Dünndarminhalt von acht Schweinen bei nur drei Tieren geringe Mengen *Pepton* gefunden, und zwar 0,8—2,0 g, das sind 0,2—0,4 % des Darminhalts. In einer weiteren Versuchsreihe wurden in der Dünndarmflüssigkeit folgende Peptonmengen in Gramm gefunden: Nach 1 Stunde 1,4, nach 2 Stunden 2,1, 3 Stunden 7,7, 4 Stunden 1,16, 5 Stunden 7,4, 8 Stunden 2,85 und 12 Stunden 1,33 g, in Prozenten des Inhalts ausgedrückt schwankte also der Peptongehalt zwischen 0,4 und 3,54 %[22].

In der späteren Verdauungszeit nehmen die *Albumosen* und *Peptone* weiter ab, dagegen zeigen die tieferen Spaltprodukte einen Anstieg (Scheunert und Lötsch[40]). Über die Verteilung der Abbauprodukte im Dünndarm gibt die folgende Tabelle 10 Auskunft, die der Dissertation von Lötsch S. 52[32] entnommen ist.

Tabelle 10.
Verteilung des inkoagulablen N auf die
Abbauprodukte im Dünndarm.

Nr. des Schweines	Verdauungsstunde	N-Menge im Darm in g	Der inkoagulable N verteilt sich in % auf		
			Albumosen %	Peptone %	Restkörper %
1	$^1/_2$	0,80048	28,24	40,96	30,80
3	2	2,00520	21,39	45,28	33,33
4	4	2,31160	29,07	2,18	68,12
5	6	1,76000	21,13	27,13	51,74
6	8	1,56210	31,88	38,50	29,62

Hiernach findet man im Dünndarm von Eiweißabbauprodukten nur 20—30%
Albumosen, während die Hauptmenge von den Peptonen, also den durch Pikrinsäure und Phosphorwolframsäure fällbaren Substanzen und den Restkörpern
gestellt werden, die in wechselnden Mengen vorhanden sind. In den ersten Verdauungsstunden herrscht unter den Albumosen die Deuteroalbumose C vor
(ca. 50% der Albumosen), deren Menge aber mit dem Fortschreiten der Verdauung allmählich abnimmt.

Sehr wichtige Beiträge zu der Frage der *Eiweißspaltprodukte im Dünndarm
des Schweines* hat dann ABDERHALDEN mit vielen Mitarbeitern in ausgedehnten
Versuchsreihen beigebracht, über die er[1] zusammenfassend berichtet hat. Danach
sind beim Schwein wie auch bei den anderen Haustieren in allen Stellen des
Dünndarminhalts Aminosäuren als tiefste Eiweißspaltprodukte vorhanden, und
zwar *sämtliche bekannten Aminosäuren*. Der Abbau der Proteine findet demnach
an allen Stellen des Dünndarms in derselben Weise statt. Es findet also z. B.
in der Gegend der Einmündungsstelle des Pankreasganges kein anderer Eiweißabbau statt wie an anderen Stellen, die von diesem Punkte weiter entfernt sind;
der Trypsinabbau ist nicht an bestimmte Stellen gebunden, sondern findet im
ganzen Dünndarm statt. In derselben Weise verhält sich die Erepsinwirkung,
was leichter einzusehen ist, da dieses Ferment im ganzen Dünndarm abgesondert
wird.

Kohlenhydratverdauung. In dem auf den Dünndarminhalt ergossenen Saft
sind zwei amylolytische Fermente enthalten: die *Pankreasdiastase* und die *Darmsaftdiastase,* wovon die erstere eine energische, die letztere nur eine schwache
verzuckernde Wirkung ausübt; die Galle des Schweines ist, wie S. 294 ausgeführt
wurde, als diastasefrei anzusehen. Neben diesen Fermenten kann nun weiter
noch die im *Speichel* vorhandene Diastase im Dünndarm zur Wirkung kommen,
soweit sie nicht durch den sauren Magensaft zerstört worden ist. Da aber im
Magen des Schweines bei normaler Mahlzeitfolge die Säurekonzentration in
einigen Abschnitten nicht sehr hoch ansteigt (S. 280), so wird heute als möglich
angenommen, daß ein *Weiterwirken* bzw. eine *Reaktivierung* der nicht zerstörten
Speicheldiastase im Dünndarm stattfindet. Da die Darmsaftdiastase nur eine
schwache Wirksamkeit besitzt, wird daher die *Hauptspaltung der Stärke durch
den Pankreassaft* und die reaktivierte Speicheldiastase erfolgen. Die Reaktionsverhältnisse im Dünndarm stehen jedenfalls einer ausgiebigen Kohlenhydratverdauung nicht im Wege.

Weiter spielen neben diesen Fermenten im Dünndarm auch *Bakterien* eine
große Rolle. Allerdings ist die *Dünndarmflora des Schweines* bisher noch nicht
untersucht worden, doch ist anzunehmen, daß in dieser Richtung beim Schwein
ähnliche Verhältnisse herrschen werden wie beim Pferd und den anderen Haustieren, bei denen solche Untersuchungen durchgeführt worden sind. (Näheres
hierüber bei SCHEUNERT und KRZYWANEK S. 175ff.[39].) Danach findet im Dünn-

darm hauptsächlich *Kohlenhydratgärung* statt, während *Eiweißfäulnis* höchstens im distalen Teil des Ileums vorkommt und der Kohlenhydratgärung gegenüber fast vollkommen zurücktritt. Ein Abbau der *Cellulose* findet dagegen im Dünndarm ebensowenig statt wie im Magen.

Das Endprodukt der Kohlenhydratverdauung ist bekanntlich der *Traubenzucker,* dessen Anwesenheit im Dünndarm also eine notwendige Folge der stattfindenden Verdauung ist; allerdings wird auch dieser, wie die Eiweißabbauprodukte, bald nach seiner Bildung resorbiert, so daß eine starke Anhäufung nicht erfolgen kann. Da aber die Resorption des Zuckers langsamer vonstatten geht als die der Eiweißspaltprodukte, sind die im Darm anwesenden Zuckermengen beträchtlicher als die der letzteren. So fanden Ellenberger und Hofmeister[21] bei Haferfütterung 3 und 4 Stunden nach der Mahlzeit 1,2 und später 0,2—0,4% Zucker im Inhalt, in Gramm ausgedrückt anfangs 3—7, später 1—2 g. In den vorderen Teilen des Dünndarms wurden nach Kartoffelfütterung sogar bis zu 3,6% Zucker gefunden, während der Zuckergehalt im Ileum stets bedeutend geringer war. Das Endprodukt der Kohlenhydratverdauung verhält sich demnach im Dünndarm ganz ähnlich wie die Endprodukte der Eiweißverdauung; die Unterschiede sind nur quantitativ.

Fettverdauung. Mit einem Worte wäre noch auf die Verdauung der Fette im Dünndarm einzugehen; auch diese Frage ist meines Wissens beim Schwein bisher nicht untersucht worden. Es ist aber anzunehmen, daß auch beim Schwein, wie bei den anderen Tieren und dem Menschen, der Dünndarm der Hauptort der Fettverdauung ist, für die Galle und Pankreassaft gleich wichtig und unentbehrlich sind.

Die Mechanik des Dünndarms. Auch die Mechanik des Dünndarms des Schweines ist noch nicht studiert worden; wir können ebenso wie bei der Mechanik des Magens nur aus den chemischen Ergebnissen der Untersuchungen mit der postmortalen Unterbindung Schlüsse ziehen, die sich in das allgemeine Bild der Dünndarmbewegungen einreihen lassen. Bezüglich der bei den Tieren demnach anzunehmenden Verhältnisse sei auf Ellenberger und Scheunert[23] verwiesen. Es sei nur noch darauf aufmerksam gemacht, daß der in das Blinddarmende ragende *Ileumzapfen* (S. 290) beim Schwein einen Rücktritt von Enddarminhalt in den Dünndarm mit Sicherheit verhindert und daß dadurch eine vollkommene mechanische Trennung der beiden Darmabschnitte gewährleistet ist.

3. Die Vorgänge im Enddarm.

Nach dem Durchtritt durch den Ileumzapfen beginnt der letzte Abschnitt der Verdauung an dem Inhalt abzulaufen; unsere Kenntnisse hiervon beruhen auf chemischen Untersuchungen des Inhalts, wie schon S. 292 für den ganzen Darm ausgeführt worden ist. Hervorgehoben sei, daß Untersuchungen über die Enddarmverdauung noch spärlicher angestellt worden sind, so daß unser Wissen über die Verdauungsvorgänge im Darmkanal mit der distalen Richtung immer mehr abnimmt.

Die *Beschaffenheit des Enddarminhalts* ist ebenfalls von Ellenberger und Hofmeister[20] bei ihren schon mehrfach zitierten Versuchen geprüft worden. Dabei ergab sich, daß der *Blinddarm* eine konsistentere Masse enthält wie der Dünndarm, daß diese aber auch noch sehr wasserreich ist. Der Caecuminhalt ist je nach der verabreichten Nahrung verschieden gefärbt, die im Dünndarm so häufig zu beobachtende gelbe Farbe tritt aber nicht mehr hervor. Der Geruch des Blinddarminhalts ist schon etwas unangenehm, der Wassergehalt beträgt 85—90%.

Der Inhalt des *Colons* ist dem des Blinddarms sehr ähnlich, doch ist sein Geruch schon unangenehmer; in distaler Richtung nimmt sein Wassergehalt allmählich ab. Im *Rectum* endlich ist eine mehr oder weniger derbe, stark stinkende, nach hinten in Ballen zerlegte und nach der Nahrung verschieden gefärbte Masse zu finden.

Die *Reaktion im Enddarm* ist ebenfalls von ELLENBERGER und HOFMEISTER[19] mit Lackmus bestimmt worden. Danach reagiert der *Caecuminhalt* immer alkalisch, wenn Hafer und Kartoffeln gefüttert werden; besteht die Nahrung nur aus Stärke, so kann der Inhalt infolge überwiegender Gärungsprozesse sauer reagieren. Der Inhalt des *Colons* ist bei normaler Fütterung in den proximalen Abschnitten ebenfalls alkalisch, in den distalen neutral oder mehr oder weniger sauer. Ebenso schwankend wurde die Reaktion im *Rectum* gefunden, die teils alkalisch, teils neutral, teils sauer war, natürlich in Abhängigkeit von der Nahrung und den durch sie bedingten Prozessen.

An der Enddarmverdauung des Schweines beteiligen sich wie bei den anderen Tieren die *Fermente des Dickdarmsaftes* (SCHEUNERT[34]), die aber von ganz untergeordneter Bedeutung sind, die *Fermente aus dem Dünndarminhalt*, soweit sie ihre Wirkung noch nicht verloren haben, die *Nahrungsmittelfermente* und schließlich die *Bakterien* und *Infusorien* des Inhalts. Wir nehmen heute an, daß die Hauptrolle bei der Enddarmverdauung denjenigen Fermenten zukommt, die aus dem Dünndarminhalt stammen; im Enddarm findet demnach in der Hauptsache eine *Nachverdauung* statt. Da hier die Aufenthaltszeiten der Nahrung sehr beträchtlich sind, so kann sich eine fermentative Spaltung sehr günstig auswirken.

Wie bei den übrigen Haustieren ist auch beim Schwein eine *artenreiche Mikrobenflora im Enddarm* vertreten, von denen der kleinere Teil als obligate, der größere als fakultative anzusehen ist (SCHEUNERT und KRZYWANEK S. 183[39]).

Unter der obligaten Flora sind Aerobier und Anaerobier vorhanden. Zu den ersteren gehören die Bakterien der Coli-Gruppe, und zwar in der Hauptsache Bact. coli commune und Bact. lactis aerogenes. Bac. putrificus, sporogenes und perfrigens vertreten die Gruppe der obligaten Anaerobier. Außer diesen Arten kommen noch andere Keime mit ziemlicher Regelmäßigkeit besonders im Caecum und Colon vor, z. B. bewegliche und unbewegliche Buttersäurebacillen. Außerdem sind cellulosevergärende Mikroben anwesend, deren Züchtung aber bisher noch nicht gelungen ist (HENNEBERG[26]).

Die *Wirkungen dieser Bakterien* beziehen sich einmal auf die *Eiweißfäulnis*, die im Enddarm des Schweines wie der Pflanzenfresser ihre größte Intensität erreicht. Die lange Verweildauer der Nahrung in diesen Abschnitten, ihr Wasserreichtum, die hier herrschende Reaktion, die hohe Temperatur und die Abwesenheit von Sauerstoff lassen die Fäulniserreger hier die *bestgeeigneten Lebensbedingungen* finden. Neben dieser Eiweißfäulnis findet im Enddarm weiter auch eine *Aufspaltung der Kohlenhydrate* durch vergärende Mikroorganismen statt, die in ähnlicher Weise abläuft, wie im Magen und Dünndarm früher ausgeführt worden ist.

Zum ersten Male treten aber *im Enddarm celluloselösende Mikroorganismen* auf. Die Frage der Morphologie dieser Cellulosevergärer ist heute noch ungelöst und strittig, daher sei bezüglich dieser Frage auf die Ausführungen von SCHEUNERT und KRZYWANEK §§ 98 und 99[39] verwiesen. Jedenfalls steht fest, daß im Enddarm eine erhebliche Lösung der Cellulose durch Mikroorganismen stattfindet. Dies zeigen sehr schön die Versuche von SCHEUNERT[34], der den Blinddarminhalt von Schweinen in seiner Wirkung auf Cellulose untersuchte. Dabei ergab sich, daß die Caecalflüssigkeit des Schweines ebenso wie die des Pferdes und des Kaninchens eine *celluloselösende Wirkung* ausübt. Diese Wirkung wird allerdings durch Filtration der Flüssigkeit durch ein Bakterien- oder feinstes Papierfilter ganz erheblich beeinträchtigt. Zur Erklärung dieser Befunde nahm SCHEUNERT an, daß die in dem Blinddarminhalt vorhandenen Mikroorganismen hauptsächlich die Lösung der Cellulose bewirken und daß durch Entfernen dieser Mikroorganismen durch Filtration oder durch ihre Abtötung durch Kochen der Lösung die Wirkung stark vermindert wird. Die *Menge der gelösten Cellulose* erwies sich abhängig von dem Reichtum an Mikroben, von der Dauer der Einwirkung, von der Menge der benutzten Caecalflüssigkeit und von der Art der zu den Versuchen benutzten Cellulose. Es erscheint aber noch wichtig, darauf hinzuweisen, daß auch das Berkefeldfiltrat, das also keine Mikroorganismen mehr enthielt, immer noch ein, wenn auch geringes cellulosespaltendes Vermögen aufwies; wahrscheinlich handelt es sich hier um *Sekrete der Mikroorganismen, die Cellulose zu lösen vermögen.* Die Extrakte und Sekrete der Caecalschleimhaut und der Caecaldrüsen vermochten jedenfalls Cellulose *nicht* zu lösen.

Eine bedeutende Rolle bei der Enddarmverdauung spielen wahrscheinlich noch die *Infusorien,* die *im Enddarm* des Schweines in ungeheurer Menge vorhanden sind. Über ihre Bedeutung ist man sich noch nicht im klaren. Sie können natürlich durch ihre *mechanische Tätigkeit,* indem sie dauernd sich durch den Inhalt bewegen und sich von ihm ernähren, die Maceration und den Aufschluß begünstigen, andererseits können ihre Leiber bei der im distalen Enddarm stattfindenden Auflösung dem Körper *als Eiweißquelle* dienen, wenn auch in dieser Richtung ihre Bedeutung wahrscheinlich doch nicht so ausschlaggebend ist, wie es Schwarz nach den Untersuchungen seiner Mitarbeiter[43] am Pferde angenommen hat.

Als Folge der im Enddarm ablaufenden Verdauungsvorgänge ist auch in diesem Abschnitt das Auftreten von Verdauungsprodukten anzunehmen. Im Gegensatz zu ihren Befunden an Pferden konnten Ellenberger und Hofmeister[21] allerdings im Enddarminhalt des Schweines *keinen Zucker* und *kein Pepton* nachweisen; nur nach reiner Stärkefütterung war Zucker und Milchsäure im Inhalt vorhanden. Das liegt wahrscheinlich daran, daß der Enddarm im Verhältnis zum Dünndarm sehr viel mehr Inhalt enthält und die Menge der vorhandenen Abbauprodukte, soweit sie noch nicht resorbiert sind, naturgemäß einen sehr viel kleineren Prozentsatz des Inhalts ausmachen wird. Außerdem sind, abgesehen von der Celluloseverdauung, die Verdauungsvorgänge im Enddarm sehr viel weniger umfangreich, so daß der Nachweis größerer Mengen von Abbauprodukten mehr einen zufälligen Befund darstellen würde. Endlich sind die bisher über diese Frage angestellten Untersuchungen so wenig zahlreich, daß eine sichere Beantwortung dieser Frage zur Zeit noch nicht möglich ist.

4. Das Ausmaß der Darmverdauung.

Es ist sehr schwer, auch nur einen ungefähren Überblick über die Ausgiebigkeit der Darmverdauung zu erhalten, weil die in den Dünndarm gelangenden Nahrungsbestandteile einer ganz verschieden starken Magenverdauung unterworfen waren, ehe die Darmverdauung beginnt. Während die zuerst den Magen verlassenden Inhaltsportionen einer Magenverdauung kaum oder überhaupt nicht unterlegen haben — nach Fleischfütterung beginnt ja die Magenentleerung schon eine halbe Stunde nach der Nahrungsaufnahme —, ist die Verdauung an den zuletzt entleerten Nahrungsbestandteilen schon verhältnismäßig weit fortgeschritten. Mit der postmortalen Unterbindungsmethode ist nur die Bestimmung möglich, wieviel von einem bestimmten, im Darm vorhandenen Nahrungsmittel zu einer bestimmten Zeit verdaut worden ist. Um eine solche Bestimmung ausführen zu können, muß man die Menge des Futtermittels kennen, die sich zur Zeit der Untersuchung in dem betreffenden Darmabschnitt befindet. Ellenberger, dem wir solche Untersuchungen verdanken, hat als Maß der vorhandenen Nahrungsmenge die Cellulose verwandt, diese im Darminhalt bestimmt und aus dem bekannten Cellulosegehalt des verwandten Futtermittels die Menge des vorhandenen Futters berechnet. Aus den weiteren Analysendaten des Futtermittels ergab sich dann, wieviel an Eiweiß, Stärke usw. im Darm vorhanden sein müßte, wenn nichts verdaut worden wäre. Als *verdaut* konnte dann das angenommen werden, was an ungelösten Stoffen fehlte, als *resorbiert,* was überhaupt nicht mehr nachweisbar war.

So schön und einfach diese Methode ist und so gut sie sich auf Magen und Dünndarm anwenden läßt, so ungenau ist ihre Anwendung im *Enddarm.* Hier kann die Cellulose nicht als Maßstab der Nahrungsmittelmenge angenommen werden, weil *im Enddarm die Cellulose verdaut wird*. Außerdem sind die Aufenthaltszeiten der Nahrung im Enddarm so groß, daß es auch durch vierzehntägige Vorfütterung mit cellulosefreiem Material nicht gelingt, den Enddarm *mit Sicherheit* cellulosefrei zu machen. Die im Enddarm vorhandene Cellulose würde also auch dann, wenn eine Verdauung derselben nicht stattfände, kein Maßstab für die verabreichte Futtermenge sein, weil man nie mit Sicherheit sagen könnte, daß sie wirklich aus dem neuen Futter stammt. Aus diesen Gründen ist unser Wissen von der Ausgiebigkeit der Enddarmverdauung nur gering und wir können nur aus dem Vergleich zwischen Dünndarminhalt und Kot einen Rückschluß auf die dazwischen, also im Enddarm, abgelaufenen Verdauungsvorgänge ziehen. Wir besprechen daher auch die Verdauung im Dünn- und Enddarm nicht getrennt, sondern die Verdauung im gesamten Darm gemeinsam, wobei noch auf die früher für die Magenverdauung angegebenen Zahlen hingewiesen sei.

Die Darmverdauung des Fleisches. Über den Ablauf der Gesamtverdauung des Schweines bei Fleischfütterung seien die Ergebnisse der Untersuchungen von HOFMEISTER[28] angeführt. Danach waren in Prozenten des Fleischeiweißes nach Abzug des Körpereiweißes (S. 287) im Magen und Darm verdaut (Tabelle 11):

Diese Zahlen stimmen fast vollkommen mit denen der Tabelle 6 auf S. 287 überein, so daß es den Anschein hat, daß im Darm nichts mehr verdaut wird. Dieser Schluß wäre aber irrtümlich; denn die in Tabelle 6 angegebenen Werte über die Magenverdauung geben ja nicht das wirklich im Magen Verdaute an, sondern diejenigen Mengen, welche aus dem Magen überhaupt verschwunden sind. In dem dort gefaßten Begriff der Verdauung

Tabelle 11.

	%
Nach 1 Stunde	23,4
„ 2 Stunden	33,0
„ 4 „	39,0
„ 5 „	48,4
„ 8 „	82,2
„ 12 „	88,1

ist also das Verdaute und das in den Darm Übergetretene enthalten, während die obige Tabelle 11 das aus dem gesamten Verdauungskanal verschwundene und somit wirklich verdaute Fleischeiweiß anführt.

Die Darmverdauung des Hafers. Ausführliche Untersuchungen liegen von ELLENBERGER und HOFMEISTER[20] über die Verdauung von Körnerfutter im Darmkanal mit analytischen Belegen vor. Danach wurden in bezug auf die *Dünndarmverdauung* folgende Werte gefunden, wobei aus der bestimmten Rohfaser des Inhalts auf die ursprünglich vorhandene Hafermenge geschlossen werden konnte (Tabelle 12).

Aus diesen Werten geht hervor, daß die Verdauung im Dünndarm *bedeutend fortschreitet*; das Eiweiß des Hafers ist hier fast zu 80%, die N-freien Nährstoffe desselben zu 70% und mehr verdaut. Gegenüber den Werten für die Magenverdauung (Tabelle 8 S. 288) findet sich im Dünndarm also eine *Steigerung der Verdauung um ungefähr 20%*. In Wirklichkeit ist diese Steigerung aber wesentlich größer, weil die ersten Nahrungsportionen, die aus dem Magen in den Dünndarm übertreten, nicht in demselben Aus-

Tabelle 12.

Stunden nach der Mahlzeit	Prozentgehalt der im Dünndarm aus der Nahrung verdauten	
	Eiweiß-körper	N-freien Be-standteile
3	69,0	65,0
4	84,0	66,0
6	71,3	67,6
8	76,0	70,0
10	76,7	71,7
12	77,2	70,5
22	75,0	72,0

maße vorverdaut sind wie die später in den Darm gelangenden Inhaltsmassen; diese Mehrverdauung läßt sich allerdings rechnerisch nicht erfassen.

Die auf dieselbe Weise gewonnenen Zahlen für die *Verdauung im Caecum* ergeben folgendes Bild (Tabelle 13):

Tabelle 13.

Stunden nach der Mahlzeit	Prozentgehalt der im Caecum aus der Nahrung verdauten	
	Eiweißkörper	N-freien Stoffe
10	87,0	74,2
12	80,0	77,0
22	86,0	70,7

Tabelle 14.

Stunden nach der Mahlzeit	Prozentgehalt der im Colon aus der Nahrung verdauten	
	Eiweißkörper	N-freien Bestandteile
12	80,0	71,0
22	76,0	68,8

Aus diesen Zahlen folgt, daß auch im Blinddarm die Verdauung weiter fortschreitet.

Die entsprechenden Zahlen für die *Verdauung im Colon* zeigt Tabelle 14.

Wie man sieht, findet eine Steigerung der Verdauung im Colon nicht statt, die Zahlen machen sogar den Eindruck, daß im Colon weniger verdaut worden ist als im Blinddarm. Das liegt aber, wie schon S. 301 ausgeführt, daran, daß im Enddarm stets noch Reste früherer Mahlzeiten vorhanden sind, die sich mit der neuen Nahrung mischen; sichere Zahlen sind also durch diese Berechnungen im Enddarm nicht zu erhalten.

Die *Zunahme der Verdauung von Abschnitt zu Abschnitt* wird sehr schön durch Tabelle 15 dargestellt, in der der Prozentsatz des in den einzelnen Abschnitten noch vorhandenen *Unverdauten* bzw. *Unresorbierten* bei drei Schweinen angegeben ist. In den letzten beiden Stäben ist der Durchschnittswert aller drei Versuche angeführt.

Tabelle 15.

Abschnitt	Eiweiß			N-freie Stoffe			Durchschnittswert	
	Nr. 6	Nr. 7	Nr. 8	Nr. 6.	Nr. 7	Nr. 8	Eiweiß	N-freie Stoffe
Magen	30,0	38,9	35,0	38,3	53,7	35,0	35,0	42,3
Dünndarm . . .	23,3	22,6	25,0	28,3	29,5	18,0	23,6	25,3
Blinddarm . . .	12,9	20,0	14,0	25,8	23,0	19,3	15,6	22,7

Stellt man endlich *die Gesamtsumme des im Magen und Darm Verdauten* zusammen, so ergeben sich folgende Prozentzahlen der Tabelle 16:

Tabelle 16.
Summe des im Magen und Darm Verdauten in % des Aufgenommenen.

Stunden nach der Mahlzeit	Eiweiß	N-freie Bestandteile
2	50,0	44,0
3	49,5	48,7
4	66,4	48,4
6	63,6	51,8
8	58,2	59,0
10	70,1	62,2
12	65,3(?)	52,3(?)
22	75,0	68,0

Bei dem siebenten Versuchsschwein, das 12 Stunden nach der Mahlzeit geschlachtet worden war, ergab sich durch Augenschein, daß ein Teil des genossenen Futters schon in das Colon gelangt war, während Reste der vorhergegangenen Mahlzeit noch im Caecum zu finden waren. Eine Trennung dieser beiden Futterreste war wegen der innigen Durchmischung nicht möglich. Es ergab sich demnach im Enddarm ein höherer Gehalt an Cellulose, als dem genossenen Hafer entsprach, und zwar um 25 g, der 260 g Hafer entsprechen würde; diese stammten also aus der vorhergehenden Mahlzeit. Immerhin fügen sich auch diese Zahlen befriedigend in das allgemeine Bild des Ablaufs der Verdauung ein, wenn sie auch keinen Anspruch auf Genauigkeit haben.

Außerdem muß man sich vor Augen halten, daß die Verdauung etwas bedeutender ist, wie aus den Zahlen hervorgeht, da trotz sorgfältigen Arbeitens immer ein Teil des im Darm vorhandenen Schleimes auf dem Filter zurückblieb, der in den Zahlen also nicht als verdaut enthalten ist. Wenn auch dieser Fehler bei der Bestimmung selbst nur sehr gering ist, wirkt er sich doch bei der *Umrechnung auf den Gesamtinhalt* merkbar aus. Andererseits muß weiter berücksichtigt werden, daß im Hafer schon von vornherein lösliche Stoffe, beim Eiweiß z. B. in einer Menge von 1,2 %, vorhanden sind, die chemisch nicht umgewandelt zu werden brauchen. Faßt man daher die Verdauung im engeren Sinne nur *als Fermentwirkung*, also als chemische Umwandlung auf, so sind die gefundenen Zahlen zu hoch, faßt man sie im weiteren Sinne *als Lösung* auf, so sind die Zahlen zu niedrig. Trotz dieser möglichen Einwände geben sie aber doch ein anschauliches Bild von der Ausgiebigkeit der Verdauung im Magen und Darm.

Die Darmverdauung der Kartoffeln. Bezüglich der Verdauung der Kartoffeln beim Schwein sei ebenfalls auf die Untersuchungen von ELLENBERGER und HOF- MEISTER[21] verwiesen. Diese Versuche wurden an vier Schweinen durchgeführt, die nach einer bestimmten Vor- fütterung nur gedämpfte Kar- toffeln erhielten. In der neben- stehenden Tabelle 17 sind die gefundenen Werte zusammen- gestellt; in den letzten beiden Stäben ist die Berechnung der verdauten Stärke auf Magen und Dünndarm getrennt durch- geführt worden.

Tabelle 17.

Stunden nach der Mahlzeit	Prozentgehalt der aus der Nahrung im Magen und Darm verdauten		Prozentgehalt der aus der vorhandenen Nahrung verdauten Stärke im	
	Eiweiß- körper	Stärke	Magen	Dünndarm
1	42,3	48,0	—	—
2	—	31,2	12,0	80,0
$3^1/_2$	—	54,0	40,0	93,0
$6^1/_2$	68,0	77,0	72,0	90,0

5. Die Resorption der Verdauungsprodukte.

Die Untersucher der einzelnen Verdauungsvorgänge haben neben diesen auch der Aufsaugung der gebildeten Spaltprodukte ihre Aufmerksamkeit zu- gewandt. Die Aufsaugung läßt sich natürlich nicht experimentell feststellen, sondern nur aus den in den Versuchen gefundenen Unterlagen berechnen. ELLEN- BERGER und HOFMEISTER[22] gingen bei der Berechnung der Eiweißresorption so vor: Das im Magen vorhandene Gesamteiweiß, das aus Pepton, gelöstem und ungelöstem Eiweiß besteht und von dem man das Körpereiweiß abgezogen hat, wurde zu dem im Darm vorhandenen Pepton und ungelöstem Eiweiß addiert; auf diese Weise erhält man das im Magen und Darm noch vorhandene, aus der Nahrung stammende Eiweiß. Zieht man diese Summe von der auf- genommenen Eiweißmenge ab, so erhält man als Differenz das im Körper ver- schwundene, also resorbierte Eiweiß. Das im Darm gelöst vorhandene Eiweiß darf man dabei nicht in Rechnung setzen, da dieses nach den Untersuchungen von HOFMEISTER[29] als aus dem Körper stammend anzusehen ist.

Bei der Berechnung der Resorption der N-freien Nährstoffe wurde der Cellulosegehalt der Nahrung zugrunde gelegt, wie schon S. 300 für die Verdauung dargestellt wurde; während dort das fehlende Ungelöste als „verdaut" angenommen wurde, wird nun das, was überhaupt nicht mehr vorhanden ist, als „resorbiert" berechnet.

Die Resorption nach Fleischfütterung. Durch die beschriebene Berechnung haben ELLENBERGER und HOFMEISTER[22] die zu verschiedenen Zeiten nach der Nahrungsaufnahme von Fleisch resorbierten Eiweißmengen festgestellt, die in der folgenden Tabelle zusammengestellt sind, wobei die erste Zahl die Menge des resorbierten Eiweißes in Gramm, die zweite Zahl diese Menge in Prozenten des aufgenommenen Eiweißes angibt.

Es waren resorbiert (s. Tabelle 18):

Die Zahlen für die letzten Verdauungs- stunden sind dabei nicht ganz einwandfrei, weil sich in diesen Spuren von Nahrungseiweiß im Enddarm vorfanden, die bei den Berechnungen nicht berücksichtigt werden konnten. Die Zahlen der letzten Verdauungsstunden werden also etwas zu hoch sein. Wie nicht anders zu erwarten, geht aus den Zahlen hervor, daß die *Resorption von*

Tabelle 18.

Stunden nach der Mahlzeit	Eiweiß	
	in g	in % des Aufge- nommenen
1	8,2	6,7
2	27,7	22,0
4	35,9	27,6
5	42,0	33,0
8	72,0	74,8
12	101,0	84,8

Stunde zu Stunde zunimmt, und wenn man diese Werte in bezug auf die aufgenommene Nahrung betrachtet, so sieht man, daß 12 Stunden nach der Mahlzeit von 500 g Fleisch, die aufgenommen wurden, nicht nur 85% seines Eiweißes bereits gelöst, sondern auch aufgesaugt worden sind. Das Schwein als Omnivore verdaut demnach Fleischeiweiß sehr gut, sogar besser als Pflanzeneiweiß, zum mindesten dann, wenn es ihm in einer derartig gut vorbereiteten Form geboten wird, wie es in den Versuchen der Fall war. Allerdings ist die Fleischeiweißverdauung des Schweines nicht ganz so gut wie die des Hundes; denn dieser verdaut, wie aus den Versuchen von SCHMIDT-MÜHLHEIM (zit. bei [28]) hervorgeht, in den ersten 9 Stunden 88% und in den entsprechenden 12 Stunden 99% des verabreichten Eiweißes.

Die Resorption nach Haferfütterung. Die Resorption des Eiweißes und der N-freien Stoffe nach Haferfütterung ist ebenfalls von ELLENBERGER und HOFMEISTER[20], und zwar eingehend untersucht worden. Als Werte der Resorption in den einzelnen Teilen des Magen-Darm-Kanals ergaben sich folgende Zahlen:

Tabelle 19.

Ort	Verdauungs-stunde	Prozentgehalt der aus der Nahrung resorbierten	
		Eiweiß-körper	N-freien Stoffe
Magen	2	34,5	42,4
	3	41,8	52,0
	4	58,4	50,0
	6	54,8	50,0
	8	40,0	51,0
	10	57,0	62,0
	12	50,0	46,0
	22	52,0	65,0
Dünndarm	3	—	58,0
	4	—	58,0
	6	—	66,0
	8	—	70,0
	10	—	93,6
	12	—	68,8
	22	—	72,0
Blinddarm	10	71,0	74,0
	12	66,0	77,0
	22	83,0	70,7
Colon	12	60,0	71,2
	22	76,0	68,0

Die Menge des Resorbierten nimmt also mit der längeren Dauer der Verdauung zu.

Bei Schwein 5, das 8 Stunden und bei Schwein 7, das 12 Stunden nach der Mahlzeit geschlachtet worden war, war ein leichter Darmkatarrh vorhanden und viel Schleim im Magen anwesend; die bei diesen Tieren gefundenen Werte sind also nicht ganz einwandfrei. Die Feststellung der Resorption ist aber, abgesehen von den Schwierigkeiten, daß die Werte von verschiedenen Tieren stammen und daher individuelle Schwankungen sich stark auswirken, außerdem deshalb sehr erschwert, weil folgendes die Betrachtung stört: In den Verdauungskanal werden fortwährend Säfte abgesondert (Speichel, Schleim, Magen- und Darmsaft, Galle, Pankreassaft, Epithel wird abgestoßen usw.), so daß bedeutende Mengen N-haltiger Stoffe, und auch von Mineralien und N-freien Stoffen auf den Inhalt ergossen werden. Diese werden zwar teilweise wieder resorbiert; einen großen Teil, besonders in Form von Schleim, findet man aber im Inhalt wieder.

In der Berechnung treten diese Mengen natürlich als „unresorbiert" auf, die wirkliche Resorption ist demnach größer als es nach den obigen Zahlen den Anschein hat. Mit dieser Fehlerquelle sind allerdings in besonderem Maße die Berechnungen der *Eiweißresorption* behaftet, bei den N-freien Stoffen ist dieser Fehler nicht so groß. Man sieht deshalb auch, daß *im Dünndarm die Menge der resorbierten N-freien Stoffe viel größer ist als im Magen.* Bei den N-haltigen Stoffen tritt diese Steigerung nicht so in Erscheinung, weil die Sekretion des Körpereiweißes in den Darm viel beträchtlicher ist wie in den Magen. Die Zahlen für die Magenresorption sind außerdem wahrscheinlich zu groß; denn es muß angenommen werden, daß verdaute Massen den Magen verlassen, um sofort im proximalen Dünndarm resorbiert zu werden, da sie im Magen fehlen, im Dünndarm aber auch nicht anwesend sind. Bei der Berechnung treten diese Mengen als „im Magen resorbiert" in Erscheinung, weil die Magenresorption nur angibt, wieviel Nährstoffe aus dem Magen verschwunden sind.

Die *Menge des Resorbierten im Enddarm* ist beträchtlich größer wie im Magen. Daraus muß geschlossen werden, daß in dem dazwischenliegenden Abschnitt, also dem *Dünndarm*, eine *sehr bedeutende Resorption* stattgefunden hat. Der Enddarm selbst scheint nicht viel zu resorbieren; denn ein konstanter Unterschied zwischen den Inhaltsportionen, die längere oder kürzere Zeit in ihm verweilt haben, ist nicht festzustellen. Die Zahlen ergeben weiter, daß dort große Unregelmäßigkeiten vorkommen, die durch die Durchmischung der neuen mit der alten Nahrung bedingt werden, die beide stets gemeinsam vorhanden sind.

Von der *Gesamtresorption im Verdauungskanal* gibt die folgende Tabelle 20 einen Überblick. In Stab 4 und 5 ist dabei die Resorption nach der gewöhnlichen Berechnung angegeben, in Stab 6 und 7 die Berechnung nach Abzug der aus dem Körper stammenden Eiweißstoffe, deren Menge in Nebenversuchen bestimmt wurde.

Tabelle 20.

Schwein Nr.	Verdauungsstunde	Haferaufnahme g	Resorbiert in Prozenten des Aufgenommenen		Nach Abzug des Körpereiweißes	
			Eiweiß	N-freie Stoffe	Eiweiß	N-freie Stoffe
1	2	860	34,5	42,4	40,5	42,4
2	3	750	21,8	46,4	45,0	46,4
3	4	500	45,0	46,7	62,0	46,7
4	6	750	43,1	51,0	64,0	51,0
5	8	750	42,1	58,6	56,0	58,6
6	10	1000	51,6	62,0	65,0	62,0
7	12	930	40,0	51,0	62,0	51,8
8	22	1650	60,0	68,0	75,0	68,0

Zu den Werten dieser Tabelle wäre noch folgendes zu bemerken: Die Zahlen der beiden letzten Stäbe dürften diejenigen sein, *die den wirklichen Verhältnissen am nächsten kommen*; auf die abnormen Verhältnisse bei Schwein 5 und 7 wurde schon hingewiesen, und daß bei ihnen die Resorption zu gering gefunden wurde. Außerdem ist bei den letzten drei Schweinen die Resorption zu gering berechnet, weil im Enddarm dieser Tiere Reste einer alten Mahlzeit gefunden und von der neuen Mahlzeit nicht genau zu unterscheiden und abzutrennen waren. Jedenfalls geht aus allen diesen Einschränkungen, die stets gemacht werden müssen, hervor, daß sich der *Berechnung der Resorption* der Herbivoren und auch des herbivor ernährten Schweines *große Schwierigkeiten* entgegenstellen und die Bestimmung der Resorption nur annähernde Werte ergeben kann. Einer absolut genauen Bestimmung stehen unüberwindliche Schwierigkeiten entgegen (ELLENBERGER und HOFMEISTER S. 156[20]).

Die Resorption nach Kartoffelfütterung. Die Resorption von Kartoffelstärke bzw. Kartoffeln haben ELLENBERGER und HOFMEISTER[14] ebenfalls untersucht und dabei die Werte gefunden, die in der nebenstehenden Tabelle 21 zusammengestellt sind. Auch hier hatten die Untersucher mit denselben Schwierigkeiten zu kämpfen wie bei der Untersuchung der Resorption nach Haferfütterung, und auch diese Zahlen geben nur bedingt ein Bild der wirklichen Verhältnisse.

Tabelle 21.

Stunden nach der Mahlzeit	Resorbiert in % der aufgenommenen	
	Eiweißkörper	N-freien Bestandteile
1 s. Anm.	42,3 s. Anm.	49,0 s. Anm.
2	—	22,0
3$^1/_2$	—	49,6
6$^1/_2$	44,4	73,0

Anm. Die Werte der ersten Verdauungsstunde gelten nur für den Mageninhalt.

Die für die *Gesamtresorption* angegebenen Zahlen geben aber nicht die *Ausnutzung der Nahrung* wieder; diese ist natürlich *viel bedeutender*. Am Abschluß der Versuche befand sich nämlich noch immer ein sehr bedeutender Teil der Nahrung im Magen, hatte also das eigentliche Verdauungs- und Resorptionsorgan, den Dünndarm, noch gar nicht erreicht. Wenn man sich überlegt, daß die N-haltigen Bestandteile der Nahrung im Enddarm schon fast ganz verschwunden sind, so kann man sich ein wirkliches Bild der Ausnutzung bei vollkommen abgelaufener Verdauung machen. Beim Vergleich der Verdauungs- und Resorptionszahlen geht hervor, daß *Verdauung und Resorption ungefähr parallel gehen*, so daß kurze Zeit nach der Aufspaltung der Nährstoffe in die einzelnen Bausteine auch die Resorption derselben erfolgt ist.

Da *bei einer Kartoffelmahlzeit nach ca. 6 Stunden schon ungefähr drei Viertel der verabreichten Nährstoffmenge* (wenigstens der Stärke, die ja die Hauptmasse ausmacht) *resorbiert* sind, so folgt für die praktische Fütterung, daß schon nach dieser kurzen Zeit eine *neue Mahlzeit* erfolgen kann. Bei einer Mahlzeit, die nur aus Körnern besteht, erfolgt die Verdauung und damit die Resorption sehr viel langsamer; denn, wie aus der Tabelle 20 hervorgeht, ist zu dieser Zeit von den N-freien Stoffen erst die Hälfte, drei Viertel derselben aber erst nach 22 Stunden resorbiert. Bei Körnerfütterung brauchen sich demnach die einzelnen Mahlzeiten erst in sehr viel größeren Zwischenräumen zu folgen. Bei einer gemischten Nahrung, wie wir sie für Schweine zu verabreichen pflegen, wird demgemäß die Mahlzeitfolge zwischen der bei reiner Kartoffel- und der bei reiner Körnerernährung liegen müssen.

D. Die Verweildauer der Nahrung in den einzelnen Verdauungsabschnitten.

Als letztes Glied der Verdauung interessieren an dieser Stelle noch die *Durchgangszeiten der Nahrung durch den Verdauungskanal*, die einmal erhebliches *praktisches Interesse* haben, aber auch nicht ohne wissenschaftliches Interesse sind, weil man bei Fütterungsversuchen und Untersuchungen über die Verdauung die Durchgangszeiten kennen muß, wie schon mehrfach ausgeführt worden ist. Auch diese Frage haben Ellenberger und Hofmeister[19] eingehend bearbeitet und sind dabei zu folgenden Ergebnissen gekommen.

Wurde ein Schwein mit *Sägespänen*, *Hafer* oder *Kartoffeln* gefüttert, so traten die Bestandteile der Mahlzeit nach 24 Stunden im Kote auf, waren aber auch nach 36 Stunden immer noch im Kot vorhanden. *Kartoffelschalen*, die nach ungefähr derselben Zeit zuerst im Kot auftraten, wurden noch nach 48 Stunden und mehr im Kot ausgeschieden; allerdings enthält nicht jeder Kotballen nach dieser Zeit noch Kartoffelschalen, sondern nur noch vereinzelte, so daß es den Anschein hat, daß die Schalen an einzelnen Stellen des Darmes liegen und nur zeitweise entleert werden. *Heidelbeeren* traten schon nach 18 Stunden im Kot auf, nach 48 Stunden war der Kot von ihnen frei.

Neben diesen Zeiten für den Durchgang durch den gesamten Verdauungskanal wurde *für die einzelnen Darmabschnitte* folgendes festgestellt, wobei noch auf die S. 289 gemachten Ausführungen über den Aufenthalt der Nahrung im Magen hingewiesen sei. Eine Stunde nach der Aufnahme von 500—1000 g *Hafer* befand sich noch die gesamte Menge im *Magen*, 3 Stunden nach der Mahlzeit war ein geringer Teil in den *Dünndarm* übergetreten, nach 4 Stunden schon ein größerer Prozentsatz. 6 Stunden nach der Aufnahme hatte der Hafer den Anfang des *Enddarmes* erreicht, während sich der größte Teil noch im Magen befand; die Haferhülsen im Enddarm waren in der Hauptsache in der Nähe der Einmündung des Ileums in das Colon zu finden und nur sehr spärlich im Caecum. 8 Stunden nach Verzehr von 750 g Hafer waren immer noch vier Fünftel der aufgenommenen Menge im Magen, der Rest im Dünndarm, Caecum und proximalen Colon. 10 Stunden nach einer Mahlzeit von 1000 g Hafer (natürlich ohne Nachfütterung) waren Teile derselben schon weit in das *Colon* vorgerückt, in dem sich aber noch reichliche Reste früherer Mahlzeiten fanden. Wie nicht anders zu erwarten, waren die alten und neuen Inhaltsmassen innig durchmischt; denn eine Trennung verschiedener Futterportionen kommt im Enddarm im Gegensatz zum Magen nie vor. Ein anderes Schwein hatte 1000 g *Hafer* aufgenommen und wurde nach 12 Stunden getötet; bei diesem Tier war der Hafer bis in die distale Hälfte des *Colons* vorgedrungen. Trotzdem war im Magen noch immer ungefähr die Hälfte der Mahlzeit vorhanden; Dünndarm und Caecum enthielten nur Haferreste. Im ganzen Colon dagegen fanden sich noch Reste einer 48 Stunden vor dem Tode verzehrten Mahlzeit vor, im distalen Drittel Reste einer Mahlzeit, die *4 Tage vor dem Tode* aufgenommen war. Allerdings hatte das Tier 24 Stunden vor dem Versuch gehungert, so daß ein Nachschub neuer Massen gefehlt hatte.

Es sei gleich an dieser Stelle erwähnt, daß das *Fehlen einer Nachfütterung* bzw. *das Hungern* vor Beginn des Versuches anormale Verhältnisse schafft, worauf wie eben erwähnt, schon ELLENBERGER hingewiesen hat. Die Zeiten für die Entleerung werden also im allgemeinen zu hoch liegen und bei normaler Fütterungsfolge nicht erreicht werden. KRZYWANEK[30] hat in Versuchen an kleinen omnivoren und herbivoren Nagern (Ratte, Meerschweinchen, Hamster) mit der Röntgenmethode nachgewiesen, daß bei fehlender Nachfütterung die Entleerungszeiten sehr viel länger sind als bei normaler Mahlzeitfolge, Ergebnisse, die auch für die omnivoren und herbivoren Haustiere zutreffen dürften.

Zwei weitere Schweine erhielten *Heidelbeeren* und *Kleie* und wurden 36 Stunden nach ihrer Aufnahme geschlachtet; die Heidelbeeren fanden sich im Caecum und im Colon. Bei einem anderen ebenso gefütterten und ebenfalls nach 36 Stunden getöteten Tier war der größte Teil des *Enddarms* mit Heidelbeeren und Kleie angefüllt. Bei diesem Falle war besonders bemerkenswert, daß im distalen Teil des Colons und im Rectum noch Teile einer Hafermahlzeit vorhanden waren, welche *4 Tage vor dem Schlachten* verabreicht worden war. Zwischen diesen beiden Mahlzeiten war das Schwein noch dreimal mit Kleie und Milch gefüttert worden. In einem weiteren Versuch konnten *noch 5 Tage nach einer Fütterung mit Kartoffelschalen* solche im Enddarm gefunden werden, ein Beweis dafür, daß auch bei Nachfütterung einzelne Reste einer Mahlzeit viele Tage im Enddarm an einzelnen Stellen liegenbleiben können.

Ebenso merkwürdige Ergebnisse hatten Fütterungen mit ganz verschiedenen Nahrungsmitteln. Ein Schwein erhielt z. B. *Kleie* und *Heidelbeeren*, hungerte 40 Stunden, erhielt dann eine *Hafermahlzeit* und wurde 8 Stunden später getötet. Im *Caecum* und *Colon* fanden sich Heidelbeeren und Kleie, der zuletzt genossene Hafer befand sich ebenfalls im *Caecum* und im ersten Meter des *Colons*. Das *Rectum* enthielt ebenfalls Heidelbeeren, daneben aber auch Haferreste von einer Mahlzeit, die *5 Tage vor dem Tode* stattgefunden hatte. Ein anderes Tier erhielt *Hafer*, 2 Tage lang *Fleisch*, dann *Kalbsknochen*, dann 2 Tage nur *Fleischbrühe*, dann *Hafer* und wurde nach 10 Stunden getötet. Im *Enddarm* fanden sich Knochensalze und reichliche Mengen Hafer, der *vor 7 Tagen* verzehrt worden war, während das *Caecum* Hafer von der letzten Mahlzeit enthielt. Ein drittes Schwein endlich erhielt 9 Tage vor dem Tode *Kartoffeln* mit, 2 Tage lang solche ohne Schale, ferner 3 Tage lang *Fleisch*, dann *Knochen*, 2 Tage lang *Fleischbrühe* und 12 Stunden vor dem Tode 1000 g *Hafer*. Nach der Schlachtung ergab sich, daß der frische Hafer bis gegen das *distale Drittel des Colons* vorgedrungen war und dort mit Resten der *48 Stunden vorher* verabreichten Knochen vermischt war. Das distale Drittel des Colons und das Rectum enthielt Kot, der vom Fleisch stammte, aber auch noch vereinzelt Klümpchen von Kartoffelschalen, die also *vor 9 Tagen* aufgenommen waren.

Aus den angeführten Beispielen ergibt sich im Durchschnitt zusammengefaßt folgendes: Bei *normaler Folge* von Mahlzeiten, die aus Vegetabilien oder gemischter Nahrung bestehen, beginnt bei gesunden Schweinen die *Entleerung* der Reste ungefähr *18—24 Stunden* nach der Mahlzeit; nach weiteren 12 Stunden, also *36 Stunden* nach der Mahlzeit, ist die *Entleerung im allgemeinen beendet*. Diese

Zeiten gelten aber nicht für die gesamte Nahrung. *Teile der Mahlzeit können,* besonders, wenn es sich um schwerer verdauliche Stoffe handelt, in den Poschen des Enddarmes *mehr wie 8 Tage liegenbleiben* und allmählich mit den Resten der neuen Mahlzeiten zusammen entleert werden. Aus dieser Tatsache haben Ellenberger und Hofmeister[19] den Schluß gezogen, daß auch schwer lösliche Gifte lange in den Enddarmposchen verweilen können und daher die Anwendung von Gegenmitteln auch längere Zeit nach der stattgehabten Vergiftung erfolgversprechend ist.

Die *Durchschnittswerte für die Aufenthaltszeiten der Nahrung* in den einzelnen Abschnitten des Verdauungskanals sind nach diesen Untersuchungen folgende:

Im *Magen* verweilt ein Teil der normalen Nahrung stets bis zu der im normalen Zeitabstande folgenden *nächsten Mahlzeit.* Ist die letztere reichlich, dann kann sie alle Reste der vorhergegangenen Mahlzeit aus dem Magen herausschieben; ist die zweite Mahlzeit nicht so reichlich, dann schichtet sie sich in der S. 277 ausgeführten Weise auf den alten Inhalt.

In den *Dünndarm* gelangen die ersten Teile einer Mahlzeit ungefähr *3 Stunden* nach Beendigung derselben, bei Fleisch allerdings schon nach $^1/_2$ *Stunde.* Nach weiteren 3 Stunden befindet sich schon neue Nahrung im *Caecum*, die Hauptmasse aber immer noch im Magen. Der Aufenthalt im Dünndarm ist also verhältnismäßig sehr kurz.

Die Verweildauer der Nahrung im *Enddarm* ist sehr verschieden je nach der Art der Nahrung, nach der Menge der nachrückenden Massen, der Füllung des Enddarms und nicht zuletzt nach der Individualität des Tieres. *12 Stunden* nach der Aufnahme von Hafer kann derselbe schon in das zweite Drittel des Colons gelangt sein, so daß er nur noch das letzte Drittel und das Rectum bis zum After durchlaufen muß. Die Zeit, die hierfür nötig ist, kann aber auch sehr erheblich länger sein, und vor allem *kann es viele Tage dauern, bis auch die letzten Reste einer Nahrung vollkommen den gesamten Darm passiert haben.*

Literatur zum Kapitel: Verdauung des Schweines.

(1) Abderhalden, E.: Weitere Beiträge zur Frage nach dem Schicksal der Eiweißabbauprodukte im Darmkanal. Z. physiol. Chem. **78**, 382 (1912). — *(2)* Abderhalden, E., W. Klingemann u. Th. Pappenhusen: Zur Kenntnis des Abbaues der Eiweißkörper im Magen-Darm-Kanal verschiedener Tierarten. Ebenda **71**, 441 (1910). — *(3)* Bengen, F., u. G. Haane: Über den Enzymgehalt der Magenschleimhaut des Schweines und den Wechsel desselben während der Verdauung. Pflügers Arch. **106**, 267 (1905). — *(4)* Über die Änderungen des Säure- und Fermentgehaltes im Mageninhalt des Schweines. Ebenda **106**, 285 (1905). — *(5)* Brade: Zur Histologie des Schweinemagens. Veterinärber. f. d. Königr. Sachsen **1884**. — *(6)* Cahn, A., u. J. v. Mering: Die Säuren des gesunden und kranken Magens. Arch. klin. Med. **39**, 233 (1886). — *(7)* McClendon, J. F., A. Chedlov u. Ben Karpman: Die Wasserstoffionenkonzentration im Dünndarm. J. of biol. Chem. **34**, 1 (1918). — *(8)* Colin, G.: Traité de Physiologie comparée des Animaux. I. Teil. Paris: Baillière et Fils 1886. — *(9)* Edelmann, R.: Vergleichende anatomische und physiologische Untersuchungen über eine besondere Region der Magenschleimhaut (Kardiadrüsenregion). Dissert., Rostock 1889. — *(10)* Ellenberger, W.: Vergleichende Physiologie der Haussäugetiere. I. T. Berlin: Paul Parey 1890. — *(11)* Über die Herkunft und Natur des bei der Magenverdauung wirksamen amylolytischen Ferments. Arch. Tierheilk. **13**, 189 (1887). — *(12)* Über die Beeinflussung der Verdauung durch die in Pflanzen vorkommenden Enzyme. Skand. Arch. Physiol. **18**, 306 (1907). — *(13)* Ellenberger, W., u. H. Baum: Handbuch der vergleichenden Anatomie der Haustiere. 16. Aufl. Berlin: Julius Springer 1926. — *(14)* Ellenberger, W., u. V. Hofmeister: Über die Verdauung der Kartoffelstärke resp. der Kartoffeln bei Schweinen. Dtsch. Z. Tiermed. Pathol. **14**, 317. — *(15)* Die Funktionen der Speicheldrüsen der Haussäugetiere. Arch. Tierheilk. **11**, 61 (1885). — *(16)* Der Magensaft und die Histologie der Magenschleimhaut der Schweine. Ebenda **11**, 249 (1885). — *(17)* Die verdauenden Eigenschaften der Galle unserer Haustiere. Ebenda **11**, 393 (1885). — *(18)* Die Magenverdauung der Schweine. Ebenda **12**, 126. (1886). — *(19)* Über die Aufenthaltszeiten der aufgenommenen Nahrung

im Darmkanal der Schweine und die Reaktionsverhältnisse des Darminhalts dieser Tiere. Ebenda **12**, 271 (1886). — (*20*) Die Darmverdauung und die Resorption im Darmkanal der Schweine. Ebenda **14**, 137 (1888). — (*21*) Über die Verdauung des Schweines. Arch. f. Anat. Abt. II.1889, 137. — (*22*) Die Verdauung von Fleisch bei Schweinen. Ebenda Abt. II. **1890**, 280. — (*23*) ELLENBERGER, W., u. A. SCHEUNERT: Vergleichende Physiologie der Haussäugetiere. Berlin: Paul Parey 1925. — (*24*) ELLENBERGER, W., u. S. VON SCHUMACHER: Grundriß der vergleichenden Histologie der Haussäugetiere. Berlin: Paul Parey 1914. — (*25*) ENDERLEN, E., E. FREUDENBERG u. E. v. REDWITZ: Experimentelle Untersuchungen über die Änderung der Verdauung nach Magen-Darm-Operationen. Z. exper. Med. **1923**.

(*25a*) HAESLER, K.: Der Einfluß verschiedener Ernährung auf die Größenverhältnisse des Magen-Darm-Kanals bei Säugetieren. Dissert. d. Landw. Hochsch. Berlin 1929. — (*26*) HENNEBERG: Untersuchungen über die Darmflora des Menschen usw. Zbl. Bakt. II **55**, 242 (1922). — (*27*) HOFMEISTER, V.: Beitrag zur Frage der Nahrungsmittelfermente. Arch. Tierheilk. **20**, 1 (1894). — (*28*) Über die Verdauung des Fleisches bei Schweinen. Dtsch. Z. Tiermed. Path. **16**, 226. — (*29*) Über die stickstoffhaltigen Bestandteile des Darminhalts, welche aus dem Tierkörper, aber nicht aus den Nahrungsmitteln stammen. Arch. Tierheilk. **14**, 39 (1888).

(*30*) KRZYWANEK, FR. W.: Vergleichende Untersuchungen über die Mechanik der Verdauung. II. Röntgenologische Studien am omnivoren Nager (Ratte). Arch. Tierheilk. **55**, 523 (1927); III. Röntgenologische Studien am herbivoren Nager (Meerschweinchen). Ebenda 537; IV. Röntgenologische Studien am Tier mit zweihöhligem Magen (Hamster). Ebenda **56**, 49 (1927).

(*31*) LAAN, A. VAN DER: Beitrag zur Kenntnis der Bakterienflora der Maulhöhle bei gesunden Schweinen. Zbl. Bakter. I **74**, H. 7 (1914). — (*32*) LÖTSCH., E.: Zur Kenntnis der Verdauung von Fleisch im Magen und Dünndarm des Schweines. Inaug.-Dissert., Dresden-Leipzig 1908.

(*33*) MÜLLER, K.: Bestimmungen des Gewichts des Magens und Darms usw. Inaug.-Dissert., Bern 1905.

(*34*) SCHEUNERT, A.: Beiträge zur Kenntnis der Celluloseverdauung im Blinddarm und des Enzymgehaltes des Caecalsekretes. Z. physiol. Chem. **48**, 9 (1906). — (*35*) Verdauung der Wirbeltiere. In OPPENHEIMER: Handbuch der Biochemie, 2. Aufl. **5**, 1924. — (*36*) SCHEUNERT, A., u. W. GRIMMER: Zur Kenntnis der in den Nahrungsmitteln enthaltenen Enzyme und ihrer Mitwirkung bei der Verdauung. Z. physiol. Chem. **48**, 27 (1906). — (*37*) Über die Funktionen des Duodenums und die funktionelle Identität der Duodenal- und der Pylorusdrüsen. Internat. Mschr. Anat. Physiol. **23**, 335 (1906). — (*38*) SCHEUNERT, A., u. F. KIOK: Zum Mechanismus der Magenverdauung beim Omnivoren. Pflügers Arch. **193**, 16 (1921). — (*39*) SCHEUNERT, A., u. FR. W. KRZYWANEK: Die Dünndarmverdauung. In OPPENHEIMER: Handbuch der Biochemie, 2. Aufl. **5**, 1924. — (*40*) SCHEUNERT, A., u. E. LÖTSCH: Vergleichende Studien über die Eiweißverdauung der Haustiere. III. Dtsch. tierärztl. Wschr. **17**, 437 (1909). — (*41*) SCHNEIDERHEINZE, J.: Über die Aufenthalts- und Durchgangszeit der Nahrung bzw. ihrer Reste im Magen-Darm-Kanal, speziell im Magen des Schweines. Inaug.-Dissert., Bern 1910. — (*42*) SCHWARZ, C., u. K. STEINMETZER: Die diastatische Kraft des gemischten Mundspeichels von Mensch usw. Fermentforschg **7**, 229 (1923). — (*43*) SCHWARZ, C.: Die ernährungsphysiologische Bedeutung der Mikroorganismen im Darmtract der Pflanzenfresser. I. G. BIENERT: Über die Stickstoffverteilung im Caecuminhalt des Pferdes mit besonderer Berücksichtigung der auf die Mikroorganismen entfallenden N-Menge. Pflügers Arch. **213**, 556 (1926); II. J. TANZER: Über das Schicksal der Mikroorganismen auf dem Weg vom Caecum bis zum Rectum beim Pferd. Ebenda 563; III. A. ERBEN: Über die Speicherung von ungelöstem, pepsinverdaulichem Eiweiß (Infusorieneiweiß) im Blinddarm des Pferdes. Ebenda 571. — (*44*) SOUTHALL u. HAYCROFT: Note on an amyl. ferment in the gastric muc. membr. J. of Anat. Physiol. **23**, 452. — (*45*) STAMBKE, H.: Über den Einfluß der Körperbewegung auf die Verdauung des Schweines. Inaug.-Dissert., Bern 1909.

(*46*) TRAUTMANN, A.: Die embryonale und postembryonale Entwicklung der Kardiadrüsenzone im Magen von Sus scrofa sowie die Ausbildung und physiologische Bedeutung des lymphatischen (cytoblastischen) Gewebes in derselben. Anat. Anz. **60**, 321 (1925). — (*47*) Sind die Kardiadrüsen in der Kardiadrüsenzone des Magens von Sus scrofa Drüsen sui generis? Ebenda **60**, 369 (1925). — (*48*) Die Funktionszustände der Kardiadrüsenzone und der Kardiadrüsen im Magen von Sus scrofa. Die Beschaffenheit der Kardiadrüsenschleimhaut in länger bestehenden sog. „Kleinen Magen". Pflügers Arch. **211**, 440 (1926).

6. Die Mitwirkung der Bakterien bei der Verdauung.

Von

Privatdozent Dr. Martin Schieblich

Assistent am Veterinär-Physiologischen Institut der Universität Leipzig.

A. Einleitung.

Bei und kurze Zeit nach der Geburt erweist sich der Magen-Darm-Kanal des Menschen und der Tiere als bakterienfrei. Aber schon vor der ersten Nahrungsaufnahme finden sich Bakterien ein. Als Eintrittspforte dient ihnen nicht nur die Mundöffnung, sondern auch die Afteröffnung, was daraus erhellt, daß man im Meconium bereits zu einer Zeit Bakterien antrifft, zu der sie bei der Wanderung vom Mund aus noch nicht bis zum Mastdarm gelangt sein können. Diese Bakterien, die der Luft und dem umgebenden Milieu, bei unseren Haustieren also vorwiegend der Streu, entstammen, machen natürlich nur einen kleinen Anteil der in den Magen-Darm-Kanal gelangenden Keime aus. Der weitaus größte Teil der Bakterien kommt mit der Nahrung in den Verdauungstractus. Die Zahl der mit der Nahrung aufgenommenen Bakterien wird natürlich ebenfalls, je nach Art der Nahrung und der Art und Weise der Aufnahme derselben, ganz erheblichen Schwankungen unterworfen sein. Es ist selbstverständlich, daß der Mensch, der vorwiegend gekochte Nahrung genießt, viel weniger Keime mit verzehren wird, als das pflanzenfressende Tier, dessen Nahrung ja im allgemeinen außerordentlich keimreich zu sein pflegt, wie die Untersuchungen von Düggeli[34], Gruber[72], Wolff[224], Wigger[222] und Scheunert und Schieblich[182, 183] deutlich zeigen. Auch die Art und Weise der Nahrungsaufnahme wird, wie schon erwähnt, von Einfluß sein; so wird z. B. das Schwein bei seiner Vorliebe, im Erdboden, im Schmutz, auf Dunghaufen zu wühlen und Nahrung zu suchen, wieder besonders keimreiche Dinge zu sich nehmen. Die Mannigfaltigkeit der bei der Nahrungsaufnahme mit in den Verdauungstractus gelangenden Keime ist also eine außerordentlich große. Nicht die Gesamtheit, aber doch der größte Teil dieser Keime findet nun im Magen-Darm-Kanal günstige Entwicklungsbedingungen und beteiligt sich an den chemischen Umsetzungen bei der Verdauung.

Ein Teil der im Magen-Darm-Kanal angetroffenen Bakterienflora ist nach Art und Zahl, je nach der aufgenommenen Nahrung, einem starken Wechsel unterworfen, es ist dies die sog. *fakultative Flora*. Ein anderer Teil findet im Verdauungstractus bestimmte, ihm ganz besonders zusagende Vegetationsbedingungen, er bleibt dort, bzw. auch nur in bestimmten Teilen für die ganze Dauer des Lebens des Wirtstieres angesiedelt und bildet die sog. *obligate Flora*, die an den im Magen-Darm-Kanal, namentlich bei herbivoren Tieren, ablaufenden Gärungs- und Fäulnisvorgängen und damit an der chemischen Umwandlung der Nahrung sehr wesentlich beteiligt ist. Zusammenfassende Darstellungen, in denen diese Verhältnisse Berücksichtigung finden, liegen von Ellenberger[38], Biedermann[18], Scheunert[165] und insbesondere von Scheunert und Schieblich[184] vor.

B. Die Mundflora und ihre Bedeutung.

In der Mundhöhle finden sich stets zahlreiche Bakterien, da diese in den in der Regel vorhandenen Nahrungsresten, in den Falten der Schleimhaut und zwischen den Zähnen sowie in den abgestoßenen Epithelien einen vorzüglichen Nährboden antreffen. Auch die Temperatur- und Reaktionsverhältnisse sind der Entwicklung bakteriellen Lebens günstig. Untersuchungen über die Mikro-organismen der Mundhöhle sind sowohl beim Menschen (KÜSTER[115]) als auch bei Tieren, und zwar bei Schweinen, Ziegen und Meerschweinchen vorgenommen worden.

Es zeigte sich, daß in der Mundhöhle in überwiegender Zahl luftsauerstoff-liebende Bakterien vorkommen, was ja bei der dauernden intensiven Durch-lüftung der Mundhöhle sehr erklärlich ist. Aus gleichem Grunde ist es verständlich, daß obligate Anaerobier nur verhältnismäßig selten aufgefunden werden. Sie werden nur dann in größerer Zahl angetroffen, wenn Schädigungen der Schleim-haut und Gewebszerfall den Luftsauerstoff fortdauernd absorbieren oder wenn den Zähnen sehr viele Speisereste, Kohlenhydrate als auch Eiweißstoffe anhaften.

Was nun die einzelnen Keime im speziellen anbetrifft, so fanden BITTER und GUNDEL[22] bei Ziegen vorwiegend Mikrokokken, unter denen sich aber nur in einem Falle pathogene Arten befanden, Sporenbildner, grampositive diph-theroide Stäbchen, gramnegative Stäbchen, darunter Bac t. coli, Sproßzellen; in mäßiger Menge Streptokokken und Diplokokken sowie Sarcina lutea und Leptothrixfäden; wenig und bei weitem nicht bei allen Tieren Spirochäten. Streng anaerobe Keime wurden nur selten gefunden, und zwar handelte es sich um Strept. putridus, Mikrokokken und ein diphtheroides Stäbchen. Über die Flora der Maulhöhle des Schweines liegt außer der Untersuchung von BITTER und GUNDEL noch eine ältere Arbeit von VAN DER LAAN[117] vor. Letzterer fand regelmäßig Colistämme sowie Mikro- und Streptokokken, selten fand sich auch Bact. vulgare. Diese Ergebnisse wurden von BITTER und GUNDEL im großen und ganzen bestätigt.

Die letztgenannten Autoren fanden außerdem häufig Angehörige der Diphtherie-gruppe. Pathogene Mikrokokken wurden von ihnen beim Schwein vollkommen vermißt. Es ist dies bemerkenswert, da diese beim Menschen sehr häufig angetroffen werden. Von Anaeroben wurden fusiforme Bakterien aufgefunden. Spirochäten waren bei jungen Tieren selten, bei alten Tieren dagegen wurden sie immer beobachtet.

Die Art der Nahrung ist nach BITTER und GUNDEL von erheblichem Einfluß auf den Keimgehalt der Mundhöhle, und zwar derart, daß bei normaler Ernährung und besonders bei Hartfütterung bei den Pflanzenfressern der Keimgehalt außerordentlich niedrig war, während er bei Weichfütterung dieser Tiere auf das Zehnfache anstieg. Die Art der Nahrung erklärt es auch, daß der Keim-reichtum der Maulhöhle des Schweines ein besonders großer ist, so groß, daß Menschen trotz stark cariöser Zähne nur etwa den sechsten Teil von dem des Schweines aufweisen.

Betrachtet man die in der Mundhöhle angetroffenen Keime hinsichtlich ihrer chemischen Leistungen, so fällt auf, daß es sich in der Hauptsache um Kohlenhydrate unter Säurebildung abbauende Mikroorganismen handelt. Der Aufenthalt der Nahrung in der Mundhöhle ist natürlich viel zu kurz, als daß in dieser Zeit in ihr wesentliche bakterielle Vorgänge ablaufen könnten, und doch kann der Mundflora eine Mitwirkung bei der Verdauung nicht ganz ab-gesprochen werden. In dieser Richtung interessiert eine Arbeit von GOLD-SCHMIDT[63], der im ELLENBERGERschen Institut steril gewonnenen Parotiden-speichel diastatisch unwirksam fand, der jedoch nach Berührung mit Luft usw., also nach Infektion mit Bakterien, schwach diastatisch wirksam wurde. Die Mundflora dürfte demnach für den *Stärkeabbau im Magen der Herbivoren*, deren Speichel ja bekanntlich ein diastatisches Ferment fehlt, von Bedeutung sein. Des weiteren muß ihre Bedeutung in einer ständigen Ergänzung der Flora des Verdauungsstractus und auch in Anbetracht ihrer Zusammensetzung in einer Begünstigung des dort rasch einsetzenden bakteriellen Abbaues der Kohlenhydrate, namentlich der Bildung von *Milchsäure* erblickt werden. Die Bedeutung der Mundflora für den Keimgehalt des Magens zeigen besonders Untersuchungen von Kopeloff[109, 110], der dartun konnte, daß beim Hungern die Verhinderung des Speichelabschluckens zu äußerster Keimarmut des Magens führt.

C. Bakterielle Vorgänge im Magen.
I. Die Bedingungen für bakterielles Leben im Magen.

Die Bakterien, die auf die in den vorstehenden Kapiteln geschilderte Weise in den Magen gelangen, treffen nun dort für ihre Weiterentwicklung bei den einzelnen Tierarten ganz verschiedene Bedingungen an, die sich zunächst schon aus dem verschiedenen anatomischen und histologischen Bau der Mägen ergeben. Da diese Bedingungen für das Ausmaß der Bakterienentwicklung im Magen und damit für den Grad der Beteiligung der Bakterien an den Vorgängen der Magenverdauung von entscheidender Bedeutung sind, muß hierauf etwas näher eingegangen werden.

Es interessiert hier vor allem eine Frage, die schon eine häufige Bearbeitung gefunden hat, nämlich der *Einfluß des Magensaftes auf Bakterien.* Daß im Magen eine Abtötung von Bakterien eintritt, ist eine schon lange bekannte Tatsache, und zwar schrieb man die keimtötende Wirkung dem Magensafte und von dessen Bestandteilen wieder der HCl zu (ältere Literatur vgl. Cohnheim[30], neuere Arbeiten Mylius und Sartorius[142], Löhr[121]), wobei Umfang und Schnelligkeit der Abtötung naturgemäß von der Verweildauer der Nahrung im Magen und der Konzentration der freien HCl im Magensafte abhängig sein müssen. Das Pepsin ist hingegen nach Untersuchungen von Gregersen[67] und Hajós[76] völlig wirkungslos. Scheer[164] nimmt an, daß für jede Bakterienart eine bestimmte Höhe der H-Ionenkonzentration nötig ist, die schädigend wirkt. Für eine verschieden hohe Empfindlichkeit der Bakterien gegenüber der bactericiden Kraft des Magensaftes sprechen auch die Untersuchungen von Inkster und Gloyne[99]. Nach Löhr[121] sind sowohl die Flora des Magens als auch des oberen Dünndarms beim Menschen abhängig von den Säureverhältnissen des Magensaftes. Die Bilder sind nach Löhr so charakteristisch, durch Milieuänderungen so sehr beeinflußbar, daß man sie direkt zu einer „biologischen Probe der Magensäureverhältnisse" verwerten kann. Interessant ist der Befund, daß durch kurz dauernde Einwirkung der Magensäure pathogene Keime wie hämolytische Streptokokken und Micr. pyogenes α aureus in ihrer Virulenz vorübergehend derart abgeschwächt werden, daß sie für Tiere in erster Generation apathogen werden, und es sogar gelingt, mit ihnen gefahrlos zu immunisieren. Die Frage schien also zunächst dahin entschieden zu sein, daß die dem Magensaft zweifelsohne innewohnende bactericide Eigenschaft an seinen HCl-Gehalt gebunden war. Soli[204] machte nun aber die interessante Beobachtung, daß dem genuinen Magensaft eine stärker abtötende Wirkung zukommt als einer Pepsin-HCl-Lösung. Ferner machte Kopeloff[110] die Beobachtung, daß die Acidität des Magensaftes nicht der allein bestimmende Faktor für den Gehalt des Magens an Mikroorganismen sein kann, da er bei hoher und niedriger Acidität annähernd dieselbe Anzahl und dieselben Arten fand. Diese Beobachtungen fanden eine Bestätigung durch die Untersuchungen von Löwenberg[126], der fand, daß *der Magensaft unabhängig von seinem Säuregehalt über eine bactericide Wirkung verfügt.* Er zeigte beim Menschen, daß zwar Bact. coli niemals in Mägen mit vorhandener Salzsäure vorkommt, daß aber andererseits das Fehlen von HCl im Magen keinesfalls gleichbedeutend mit der Anwesenheit von Bact. coli ist. Es mußten demnach außer der HCl noch andere Faktoren vorhanden

sein, die unter normalen Verhältnissen eine Ansiedlung von Bact. coli im Magen
unmöglich machen, eine Anschauung, die auch von WICHELS[221] und weiter von
MEYERINGH[136] vertreten wird, der bei gewöhnlicher Gastritis anacida im allgemeinen kein Bact. coli im Magen fand. LÖWENBERG konnte zeigen, daß der
größte Teil alkalisch oder neutral reagierender Magensäfte deutlich bactericide
Wirkung auf Bact. coli, Enterokokken und hämolytische und Viridansstreptokokken ausübte. Auch durch Neutralisation normal sauer reagierenden Magensaftes wurde dessen Wirkung gegenüber den genannten Bakterien nicht verändert.
Wie beträchtlich die bakterienabtötende Wirkung neutralisierten Magensaftes
ist, zeigt die Tatsache, daß einige untersuchte Magensäfte in ihrer Wirkung auf
Bact. coli einer 0,5proz. Karbolsäurelösung gleichkamen. Daß aber trotzdem
der HCl des Magensaftes der Hauptanteil an dessen bactericider Wirkung zukommt, bewiesen Versuche mit wäßriger n/30 Salzsäurelösung und die wesentlich
stärkere Wirkung sauren Magensaftes gegenüber neutralem auf eingeimpftes
Bact. coli. Während in ersterem die Abtötung nur ganz kurze Zeit in Anspruch
nimmt, sind hierzu in letzterem mehrere Stunden erforderlich. Die Frage der
Einwirkung normalen Magensaftes auf Bakterien kann also heute als dahin
entschieden angesehen werden, *daß dieser wohl in der Mehrzahl der Fälle unabhängig von seinem HCl-Gehalt eine deutliche bactericide Wirkung entfaltet, daß
aber trotzdem der entscheidende bactericide Faktor im Magensaft die HCl sein
dürfte.*
Diese bactericide Eigenschaft des Magensaftes kann natürlich nur da zur
Wirkung gelangen, wo der größte oder wenigstens ein großer Teil des Magens
mit salzsauren Magensaft produzierender Schleimhaut ausgekleidet ist. Am
günstigsten liegen in dieser Richtung die Verhältnisse bei den *einhöhligen Mägen*
des Menschen und der Fleischfresser, die in ihrer ganzen Ausdehnung mit drüsenführender Schleimhaut ausgekleidet sind, die in ihrem größten Teile echten
salzsäurehaltigen Magensaft produziert. Soll der Magensaft aber zur Wirkung
gelangen, muß er auch den Speisebrei allseitig durchdringen. Von der Schnelligkeit, mit der dies geschieht, wird im wesentlichen die Möglichkeit und der Umfang bakterieller Tätigkeit im Magen abhängen. Wie nun ELLENBERGER[39],
GRÜTZNER[74] und SCHEUNERT[166, 177] zeigen konnten, vermischen sich die nacheinander in den Magen gelangenden Bissen nicht, sondern legen sich, physikalischen Momenten, wie Konsistenz der Bissen, Druckrichtung und Kraft
beim Eintritt in den Magen, Beschaffenheit des bereits vorhandenen Inhaltes
usw. folgend, auf- und aneinander. Für die Entwicklung bakterieller Tätigkeit
wäre diese Schichtung des Mageninhaltes an und für sich belanglos, wenn sie
nicht längere Zeit erhalten bliebe. Dies ist nun aber in der Tat, wenigstens in
den kardiaseitigen zwei Dritteln des Magens (Fornix und Korpus), der Fall;
die bei der Anfüllung des Magens erzielte Lagerung bleibt auch während der
Verdauung viele Stunden lang erhalten, da die hier ablaufenden peristaltischen
Wellen zu schwach sind, um eine Durchmischung zu bewirken. SCHEUNERT
und KIOK[177] sahen beim Schwein selbst bei dünnbreiiger Nahrung diese Schichtung noch nach 15—16 Stunden erhalten. In dem rechtsseitigen Magendrittel
(Vestibulum pyloricum und Canalis pylori) tritt hingegen im Gefolge energischer
Peristaltik bald Vermischung ein. Der HCl-haltige Magensaft wird also hier
rasch seine bactericide Wirkung an allen Stellen des Speisebreies entfalten
können, nicht so aber im Fornix und Korpus des Magens. Hier gelangt der
Magensaft zunächst nur an die Oberfläche des Mageninhaltes, von wo aus er
nur langsam in das Innere vordringt, wie dies von ELLENBERGER und HOF-
MEISTER[42] richtig erkannt und von GRÜTZNER[74] an Gefrierschnitten mit durch
Lackmus gefärbtem Versuchsfutter, ferner von LONDON und POLOWZOWA[124] an

einem Magenfistelhund bewiesen werden konnte. Das Eindringen des HCl-haltigen Magensaftes wird weiter noch dadurch verzögert, daß die schon erwähnte am Fornix und Korpus des Magens ablaufende leichte Peristaltik die oberflächlich liegenden, durch die Magensaftwirkung verflüssigten Schichten, die verständlicherweise einen großen Teil des Magensaftes enthalten, pyloruswärts weiter transportiert. Es werden somit in den Inhaltsmassen dieser Magenteile längere Zeit dieselben chemischen Verhältnisse bestehen, wie sie zu Anfang in dem Speisebrei nach der Vermischung der Nahrung mit Speichel gegeben waren. Die Reaktion des Speisebreies wird naturgemäß mit der Art der Nahrung etwas schwanken, jedoch in der Regel dem Neutralpunkt naheliegen. Es bestehen also in den in Fornix und Korpus des Magens befindlichen Speisebreimassen längere Zeit Verhältnisse, die nicht allein einen ungestörten Ablauf der Kohlenhydratverdauung durch die Speicheldiastase beim Menschen (und auch Schwein) und die Wirkung gegen Säure empfindlicher diastatischer und proteolytischer Nahrungsmittelfermente ermöglichen, sondern auch der Entwicklung bakterieller Vorgänge günstige Bedingungen bieten.

Daß in der Tat eine Durchmischung des Inhaltes in diesen Teilen des Magens und das dadurch bewirkte allseitige rasche Eindringen von Magensaft hemmend und sogar vernichtend auf die genannten Fermentwirkungen und bakterielles Leben einwirken, konnten Abderhalden und Wertheimer[3] dadurch nachweisen, daß sie bei Meerschweinchen durch Herumjagen eine Durchmischung des Mageninhaltes hervorriefen und hierdurch wiederum eine Herabsetzung der Kohlenhydratverdauung beobachten konnten.

Je größere Teile der Magenschleimhaut nun keinen HCl-haltigen Magensaft liefern, um so günstiger müssen sich die Verhältnisse für die Entwicklung reichen bakteriellen Lebens im Magen gestalten und um so größer wird die Mitwirkung von Bakterien an den dort ablaufenden chemischen Vorgängen sein. Dies trifft nun, abgesehen von Hund und Katze, für alle unsere Haussäugetiere zu. Diese besitzen z. T. wie das Schwein kardiaseits große Kardiadrüsenschleimhautzonen, z. T. wie die Einhufer außerdem noch mit cutaner, also überhaupt drüsenfreier Schleimhaut ausgestattete Zonen. In den kardiaseitig gelegenen Speisebrei dringt, wenn überhaupt, der Magensaft erst nach vielen Stunden ein. Es können sich also in den Mägen mit Kardiadrüsenschleimhautzonen und Zonen mit cutaner Schleimhaut bereits bakterielle Prozesse in bedeutend größerem Ausmaße entwickeln als im Magen des Menschen und der Carnivoren. Haben die Zonen mit cutaner Schleimhaut bei Tieren mit einhöhligen Mägen eine beträchtliche Ausdehnung, wie das von unseren Haustieren beim Perd der Fall ist, spricht man direkt von einer *Vormagenabteilung.* Geht nun die Differenzierung noch weiter, d. h. sind derartige Vormagenabteilungen durch Einschnürungen vom Drüsenmagen abgetrennt und bilden nur durch relativ enge Öffnungen mit den anderen Magenteilen in Verbindung stehende Hohlräume, so entsteht der Typus des *mehrhöhligen Magens,* wie ihn in einfachster Ausgestaltung der Hamster besitzt und in kompliziertester Form die Wiederkäuer aufweisen. Es ist selbstverständlich, daß in derartigen selbständigen Vormägen, in die überhaupt kein Magensaft ergossen wird, bakterielle Prozesse im Vordergrund stehen müssen.

Überblickt man die vorstehenden Ausführungen nochmals kurz, so ergibt sich ein Parallelismus zwischen anatomischem und histologischem Bau der Mägen und dem Umfange der Beteiligung von Bakterien an den in den Mägen ablaufenden chemischen Vorgängen derart, daß *mit zunehmender Kompliziertheit des Baues der Mägen in ihnen der Umfang an bakteriellen Prozessen ansteigt.*

II. Bakterielle Vorgänge im einhöhligen Magen.

1. Hund.

Nach dem in vorstehendem Abschnitt Dargelegten dürften die im Magen von Hund (und Katze) ablaufenden bakteriellen Vorgänge im Vergleich zu den bei den anderen Haustieren die geringsten Ausmaße erreichen. Untersuchungen über den Bakteriengehalt des Magens des Hundes liegen nur von HOROWITZ[96] vor, und zwar wurden die Untersuchungen an LONDONschen Verdauungsfistelhunden durchgeführt. Die Probeentnahmen erfolgten nach 24stündigem Hungern, nach Milchfütterung und nach Verabreichung von Hühnereiweiß. Die Keimzahl war stets niedrig und betrug in 1 g Schleimhautbelag nüchtern 33000, in 1 g Verdauungsbrei nach Milch- sowie Hühnereiweißfütterung je 25000.

Was die Art der angetroffenen Keime angeht, so wurden im ersten Falle (nüchtern) isoliert: Micr. pyogenes α aureus und γ albus, Micr. cereus albus, Bac. vulgatus und Pneumobac. Friedlaenderi; im zweiten Falle (nach Milch): Micr. pyogenes α aureus, Micr. cereus flavus, Sarcina flavescens und Bact. acidi lactici; im dritten Falle (nach Hühnereiweiß): Micr. tetragenus, Sarcina flavescens, Bac. vulgatus und Saccharomyces Pastorianus. Außer Micr. cereus albus und flavus und Pneumobac. Friedlaenderi, die HOROWITZ als fakultativ bezeichnet, sind alle anderen isolierten Keime als obligat zu betrachten. Abgesehen von Bact. acidi lactici ist von diesen Keimen irgendwelche Mitwirkung bei der Verdauung nicht zu erwarten.

Daß Milchsäure bildende Mikroorganismen in der Tat im Magen des Hundes zur Entfaltung ihrer Tätigkeit gelangen können, beweisen die Befunde von BRÜCKE[25] und von ELLENBERGER und HOFMEISTER[43], die nach Stärke- bzw. Reisfütterung das Auftreten von Milchsäure feststellen konnten. Spezielle Untersuchungen bei der Katze liegen nicht vor, doch dürften die Verhältnisse ähnlich wie beim Hunde liegen. Alles in allem kann man wohl sagen, daß zwar im Magen der Carnivoren bakterielle Vorgänge ablaufen werden, daß diese aber unter physiologischen Verhältnissen nur wenig umfangreich und für den normalen Ablauf der Verdauung ohne ins Gewicht fallende Bedeutung sein dürften.

2. Schwein.

An zweiter Stelle sei die Mitwirkung der Bakterien bei der Magenverdauung des Schweines besprochen, das als Omnivore eine Mittelstellung zwischen Carnivoren und Herbivoren einnimmt.

Der *Magen des Schweines* besitzt noch keine Vormagenabteilung, doch ist er von den Mägen des Menschen und der Carnivoren durch seine Schleimhautauskleidung scharf unterschieden. Die cutane drüsenfreie Schleimhautregion ist beim Schwein noch wenig ausgedehnt und erstreckt sich, unmittelbar an die Kardia anschließend, auf eine nur etwa handtellergroße Fläche. Charakteristisch für den Schweinemagen ist aber die sich anschließende ausgedehnte, ein reichliches Drittel des ganzen Magens einnehmende Kardiadrüsenschleimhautzone, die keinen Magensaft im gewöhnlichen Sinne, sondern ein schleimiges, alkalisches, keines der bekannten Fermente des Magens enthaltendes Sekret produziert. An die Kardiadrüsenabteilung schließt sich an der großen Kurvatur die Fundusdrüsenschleimhautzone, in der Richtung der kleinen Kurvatur aber direkt die Pylorusdrüsenschleimhaut an, die ihrerseits wieder an und in der Nähe der kleinen Kurvatur an die kutane Schleimhautregion grenzt. Diese Anordnung der verschiedenen Schleimhautregionen bringt es mit sich, daß die bei der Füllung des Magens in die dorsalen Abschnitte, also in die Region der cutanen, Kardiadrüsen- und Pylorusdrüsenschleimhaut zu liegen kommenden Nahrungsmassen nicht mit echten HCl-haltigen Magensaft produzierender Schleimhaut in Berührung kommen. In diesen Teilen des Mageninhaltes, namentlich den in den

Abteilungen mit cutaner und Kardiadrüsenschleimhaut liegenden Portionen, werden so lange Zeit für bakterielles Leben günstige Bedingungen bestehen, da der HCl-haltige Magensaft erst allmählich von der Fundusdrüsenregion durch Diffusion dorthin vordringt. In der Pylorusdrüsenabteilung wird die für bakterielles Leben günstige Zeitdauer eine kürzere sein, da der HCl-haltige Magensaft in diese nicht allein durch Diffusion, sondern vor allem durch mechanischen Transport gelangt, und dort außerdem, wie wir früher sahen, eine Durchmischung der Inhaltsmassen eintritt.

Untersuchungen über die *Bakterienflora des Schweinemagens* liegen nicht vor, ausgenommen eine von Hopffe auf Veranlassung Scheunerts ausgeführte nicht veröffentlichte Arbeit. Hopffe fand bei ihren Untersuchungen eine Flora, deren Hauptvertreter Milchsäurebakterien, Heu- und Erdbacillen sowie verschiedene Kokken und Sarcinen waren. Anaerobe Eiweißfäulniserreger konnten nicht isoliert werden. Soweit sich aus diesen Untersuchungen erkennen läßt, wird sich die bakterielle Tätigkeit im Schweinemagen im wesentlichen auf einen Abbau von Kohlenhydraten unter Bildung von *Milchsäure* erstrecken. Auch bakterielle Proteolyse durch Heu- und Erdbacillen (vgl. hierüber Pferdemagen) wird in gewissem Umfange eintreten, nicht aber typische Eiweißfäulnis. Diese Annahme entspricht auch den Befunden von Ellenberger und Hofmeister[44—48] und auch denen von Lötsch[125] über Kartoffel- und Hafer- bzw. Fleischverdauung im Schweinemagen. Neben den Eiweißabbau tritt die Kohlenhydratverdauung. Daß beim Abbau der Kohlenhydrate außer der geringen diastatischen, auf dem Gehalt an einem Ferment (Schwarz und Steinmetzer[199]) beruhenden Wirkung des Schweinespeichels und weiter der Nahrungsmitteldiastase (Ellenberger und Hofmeister[49]) auch bakterielle Prozesse, insbesondere Milchsäurebildung, eine nicht unbedeutende Rolle spielen, dafür legen die Säureverhältnisse im Schweinemagen ein beredtes Zeugnis ab. Der Inhalt des Schweinemagens reagiert unmittelbar nach der Mahlzeit nur in der Nähe der Kardia noch alkalisch oder neutral, in anderen Inhaltsteilen aber bereits schwach sauer. Die Ursache dieser früh eintretenden Säuerung ist in einer raschen und reichlichen Milchsäurebildung zu erblicken. Milchsäure ist, wie dies von Bengen und Haane[14] an einem großen Versuchsmaterial gezeigt werden konnte, während der ganzen Dauer der Verdauung überall im Magen des Schweines zu finden, während freie HCl zunächst nur in der Fundusportion und erst in den späteren Verdauungsstunden auch in der Kardiaportion des Mageninhaltes feststellbar ist. Daß auch noch andere Gärungen als Milchsäuregärung, wenn auch in viel geringerem Umfange, auftreten, dafür spricht das Vorhandensein von geringen Mengen von *Essig-* und auch von *Buttersäure,* sowie von *Gasen* (CO_2, CH_4 und H_2 [Tappeiner[211]]) Eine Cellulosevergärung kommt deshalb nicht in Frage, weil diese stets quantitativ im Magen und Dünndarm wiederzufinden ist.

Darauf, daß auf Grund der bisherigen Untersuchungen über die Bakterienflora keine eigentliche Eiweißfäulnis im Inhalt des Schweinemagens zu erwarten ist, wohl aber ein bakterieller Eiweißabbau, war schon hingewiesen worden. Daß letzterer in der Tat eintritt, dafür spricht einmal die Beobachtung von Ellenberger und Hofmeister[50], daß in der Kardiaportion schon frühzeitig Eiweißabbau einsetzt, noch bevor Magensaft dahin gelangt sein kann, zum anderenmal die Tatsache, daß es Abderhalden, Klingmann und Pappenhusen[1] gelang, geringe Mengen von Aminosäuren, darunter Leucin und Tyrosin, aus dem Schweinemageninhalt zu isolieren. Ein größerer Umfang eines Eiweißabbaues durch Bakterienproteasen erscheint aber bei der rasch einsetzenden Bildung von Milchsäure ausgeschlossen. Auch ist zu bedenken, daß, worauf auch Abderhalden und Mitarbeiter hinweisen, diese Eiweißabbauprodukte z. T. dem Futter entstammen oder aber durch Rückfluß von Duodenalinhalt oder endlich durch die Tätigkeit pflanzlicher Proteasen zu erklären sind.

Ich möchte nicht unerwähnt lassen, daß in Anbetracht der Untersuchungen von BIEDERMANN[16, 17, 19, 20], nach denen Albumosen, Peptone und Aminosäuren bei Anwesenheit von Sauerstoff und Salzen diastatische Wirkungen entfalten können, die eiweißabbauenden Bakterien im Mageninhalt des Schweines indirekt, d. h. auf dem Umwege über die von ihnen gebildeten Eiweißspaltprodukte, am Stärkeabbau mitwirken können.

3. Pferd.

Das Pferd als reiner Pflanzenfresser besitzt bereits einen etwas komplizierter gebauten Magen. Zwar ist dieser noch einhöhlig, doch weist er linksseitig einen weiten, kuppelförmigen Blindsack (Saccus caecus) auf, der etwa ein Drittel des ganzen Magens einnimmt und mit kutaner Schleimhaut ausgekleidet ist. Die Sonderstellung dieses Teiles des Pferdemagens, der mit Recht als *Vormagenabteilung* angesprochen werden kann, wird noch dadurch hervorgehoben, daß seine cutane Schleimhautauskleidung durch eine wulstartige Verdickung von der Drüsenschleimhaut der rechten ventralen Magenabteilung getrennt ist, was auch äußerlich an einer leichten Einschnürung an der Curvatura major sichtbar ist; weiter dadurch, daß hier bandartig um den ganzen Magen eine Verdickung der Muskulatur vorhanden ist, die den Blindsack vom Drüsenmagen abschnüren kann, was nach SCHEUNERT[167] bei der Getränkeaufnahme auch tatsächlich eintritt. An die cutane Schleimhaut schließt sich zunächst eine schmale sich pyloruswärts etwas verbreiternde Kardiadrüsenschleimhautzone, die an der kleinen Kurvatur direkt an die Pylorusdrüsenschleimhaut grenzt. Die Fundusdrüsenschleimhautregion nimmt somit den mittleren Teil des Magens beiderseits der großen Kurvatur ein und wird kardiawärts von der Kardiadrüsenzone, pyloruswärts von der Pylorusdrüsenzone begrenzt. Die bei der Anfüllung in die dorsalen Teile des Magens, also in die Vormagenabteilung, in die Nähe der kleinen Kurvatur und in die Pylorusportion gelangenden Nahrungsmassen kommen somit ähnlich wie beim Schwein nicht mit HCl-haltigen Magensaft produzierender Schleimhaut in Berührung. Es werden also hier in gleicher Weise lange Zeit günstige Bedingungen für bakterielles Leben herrschen, besonders auch dadurch, daß infolge des beträchtlichen Alkaligehaltes des Pferdespeichels im Anfang der Verdauung in den neu in den Magen hineingelangenden Futtermassen deutlich alkalische Reaktion besteht, die, wie SCHEUNERT und GRIMMER[176] feststellten, bei Maisfütterung über 2 Stunden anhalten kann, was allerdings nicht als Regel angesehen werden darf.

Über die *Bakterienflora des Pferdemagens* sind wir weit besser unterrichtet als über die des Schweinemagens. Arbeiten hierüber liegen vor von HUBER[97] und aus unserem Laboratorium von HOPFFE[91]. Letztere gibt deshalb ein genaueres Bild über die Möglichkeit einer Mitwirkung der aufgefundenen zahlreichen verschiedenartigen Keime bei der Verdauung im Pferdemagen, da sich die Untersuchungen von HOPFFE auf das Studium der Bakterienflora in den einzelnen Abschnitten des Pferdemagens erstreckten und weiter die Flora verschieden lange Zeit nach der Nahrungsaufnahme festgestellt wurde.

Was nun die einzelnen isolierten Keime anbetrifft, so fand HUBER von *Aerobiern* Bact. vulgare, Micr. pyogenes α aureus und γ albus, Bact. lactis aerogenes, Bac. subtilis, Micr. candicans, Sarc. luteola, Bac. aquatilis communis, Bact. fulvum, Bact. punctatum, Bac. megatherium, Actinomyces und vereinzelt andere Stämme. Bact. coli wurde von HUBER nur einmal reichlich, zweimal vereinzelt, im übrigen gar nicht angetroffen. *Anaerobe* Keime isolierte HUBER nur in geringer Anzahl, und zwar vermutet er in zwei Fällen typischen Putrificus gefunden zu haben.

HOPFFE fand von *aeroben* Bakterien im Magen des Pferdes regelmäßig sog. Paracolistämme, die sich dadurch auszeichneten, daß sie kein Indol und meist kein Gas bildeten.

Echtes Bact. coli wurde hingegen, von verschwindenden Ausnahmen abgesehen, nicht isoliert. Milchsäurebakterien waren stets reichlich zugegen, und zwar handelte es sich vor allem um Strept. acidi lactici, Bact. acidi lactici und Bact. lactis aerogenes. Neben diesen regelmäßig vorkommenden Bakterien wurde stets eine zahl- und artenreiche, mit der aufgenommenen Nahrung mehr oder weniger wechselnde Flora angetroffen, in der Vertreter der Erd- und Heubacillengruppe an erster Stelle standen, und von denen Bac. vulgatus, mycoides, subtilis, mesentericus, megatherium, butyricus und pseudotetani wieder besonders hervortraten. Außerdem fanden sich noch Bact. vulgare, zahlreiche Gelatine verflüssigende Mikrokokken, Fluorescenten, Streptokokken, Sarcinen, Actinomyceten, Hefen, Schimmelpilze u. a. m. Ganz besondere Sorgfalt verwandte Hopffe auf die Auffindung von *anaeroben* Keimen, insbesondere von typischen Eiweißfäulniserregern. Es gelang ihr in der Tat stets, derartige Keime, also Angehörige der Putrificusgruppe, zu isolieren. Gleichzeitig wurden bei diesen Untersuchungen auch der aerobe eiweißfäulniserregende Bac. coprogenes und eine größere Zahl von Anaeroben aufgefunden, die die Fähigkeit besaßen, Eiweiß ohne stinkende Fäulnis mehr oder weniger weit abzubauen. Auch Buttersäurebacillen wurden regelmäßig angetroffen, und zwar sowohl Bac. saccharobutyricus als auch Bacillen im Typ des Fraenkelschen Gasbacillus (Bac. phlegmonis emphysematosae).

Wie die Untersuchungen von Hopffe ergaben, ist die Verteilung dieser Flora auf die verschiedenen Magenabschnitte nun keineswegs eine gleichmäßige. Je weiter pyloruswärts die zu prüfenden Inhaltsmassen entnommen wurden, um so geringer wurde als Folge der Wirkung des HCl-haltigen Magensaftes die Zahl der darin angetroffenen Bakterien. Aber nicht allein die Zahl wurde beeinflußt, sondern auch die Zusammensetzung der Flora. Während in der Vormagenabteilung Milchsäurebakterien und eiweißfäulniserregende Bakterien in reicher Menge nebeneinander angetroffen wurden, traten letztere in der Fundusdrüsenportion völlig in den Hintergrund, nur der aerobe Bac. coprogenes war dort noch auffindbar. Die Milchsäurebakterien finden dort hingegen noch so günstige Bedingungen, daß sie selbst in den oberflächlichen Schichten noch reichlich anzutreffen sind. Aus dem Inhalt der Pylorusabteilung konnten dann aber merkwürdigerweise überhaupt keine Milchsäurebakterien mehr isoliert werden, während noch stets, in den oberflächlichen Schichten allerdings sehr wenig, Bakterien nachgewiesen werden konnten, die Eiweiß ohne eigentliche Fäulnis weitgehend, z. T. sogar bis zu Aminosäuren, abbauten.

Wie Ellenberger und Hofmeister[42] und die Mitarbeiter und Schüler Ellenbergers (Goldschmidt[64, 65], Scheunert und Grimmer[176], Scheunert und Schattke[181], Rosenfeld[162]) zeigten, erstreckt sich die Verdauung im Pferdemagen vor allem auf Kohlenhydrate und Eiweiß. Inwieweit hierbei der zahl- und artenreichen Bakterienflora des Pferdemagens eine Mitwirkung zukommt, soll in den folgenden Abschnitten Gegenstand der Betrachtung sein.

Der *Kohlenhydratabbau* ist im *Pferdemagen* ein sehr ausgiebiger. Der Stärkeabbau zu Zucker setzt, wie sich aus der verzuckernden Wirkung des aus dem Mageninhalt abgepreßten Saftes auf Stärkekleister und dem bedeutend höheren Zuckergehalt des Mageninhaltes im Vergleich zu dem des aufgenommenen stärkereichen Futters ergab, sehr bald nach der Nahrungsaufnahme ein und läuft in den ersten zwei Stunden der Verdauung am lebhaftesten ab, um dann mehr und mehr an Umfang abzunehmen. Der Stärkeabbau zu Zucker geht nun nicht im ganzen Magen mit gleicher Intensität vor sich. Zwar findet sich Zucker überall im ganzen Mageninhalt, doch ist der Zuckergehalt am höchsten in der Kardiaportion des Mageninhaltes, am niedrigsten in der Fundusportion. Bei regelmäßig gefütterten Tieren ist allerdings der Zuckergehalt am niedrigsten in der Pylorusportion, und zwar deshalb, weil sich dort die am längsten verdauten alten Inhaltsmassen befinden.

Was nun die Höhe des Zuckergehaltes des gesamten Mageninhaltes anbetrifft, so ist die in der Flüssigkeit gelöste Zuckermenge anfangs gering und beträgt 0,02—0,03%, sie steigt aber bald auf 1—2% an und erreicht in der dritten Verdauungsstunde mit 3%

ihren Höhepunkt. Es tritt dann zunächst rechtsseitig, später und langsamer auch linksseitig wieder ein Sinken des Zuckergehaltes, und zwar bis auf 0,1—0,2% ein.

Als *Ursache des Stärkeabbaues im Pferdemagen* kommt, wie Untersuchungen von SCHWARZ und STEINMETZER[199] ergaben, eine Speicheldiastase *nicht* in Frage, da sich der gemischte Pferdespeichel als völlig fermentfrei erwies. Schon ELLENBERGER hatte richtig erkannt, daß die diastatische Kraft des Pferdespeichels höchstens eine sehr geringe sein konnte und damit der umfangreiche Stärkeabbau im Magen des Pferdes nicht zu erklären war. Auf der Suche nach anderen Ursachen gelangte er zur Entdeckung von an 'der Stärkeverdauung im Magen mitwirkenden, in rohen pflanzlichen Materialien enthaltenen diastatischen Fermenten. Da nun aber auch bei Verfütterung sterilisierter pflanzlicher Futtermittel Zuckerbildung, wenn auch in herabgesetztem Maße, eintrat und die Wirkung der Bakterien der Maulhöhle und der Luft viel zu niedrig zu veranschlagen ist, um für die Bildung der beträchlichen restlichen Zuckermengen verantwortlich gemacht werden zu können, mußte ein unbekanntes Moment an der Verzuckerung der Stärke im Pferdemagen Anteil haben. Als solches kommt nun, wie schon beim Kohlenhydratabbau im Schweinemagen erwähnt, die *diastatische Wirkung von Eiweißabbauprodukten* im Sinne der BIEDERMANNschen Ergebnisse in Frage, und zwar deshalb, weil die proteolytischen Spaltprodukte sehr bald im Mageninhalt vorhanden sind und auch die übrigen Bedingungen, also Anwesenheit von Sauerstoff und Salzen im Pferdemagen erfüllt sind. Da nun diese Eiweißspaltprodukte unabhängig von der Gegenwart des Magensaftes und abgesehen von der Wirkung proteolytischer Nahrungsmittelfermente sehr bald durch die Tätigkeit eiweißspaltender Bakterien im Mageninhalt des Pferdes entstehen, kommt diesem Teil der Bakterienflora eine wichtige Rolle bei der Amylolyse zu.

Es ist aber auch mit Sicherheit anzunehmen, daß Angehörige der Bakterienflora beim Angriff des Stärkekornes *direkt* beteiligt sind.

Nach LÖHNIS[120] sind namentlich die Vertreter der Mycoides-Subtilis-Mesentericus-Gruppe, wie auch einige Buttersäurebacillen mit amylolytischen Eigenschaften ausgestattet. Die hierbei entstehenden Produkte scheinen nicht gleichmäßig zu sein. So vermag nach HENNEBERG[78] der Bac. megatherioides aus Stärke in hohem Maße Zucker zu bilden, während der Bac. mesentericus ruber nach DUPONT[35, 36] Stärke zu CO_2, wenig Ameisen- und Valeriansäure zersetzt und bei der Vergärung von Stärke durch Buttersäurebacillen nach Untersuchungen von FITZ[60] neben wenig Äthylalkohol 35% Buttersäure und 9% Essigsäure entstehen.

Wie bereits weiter oben erwähnt, wird der Magen des Pferdes infolge des beträchtlichen Alkaligehaltes des Pferdespeichels mit alkalisch reagierenden Futtermassen gefüllt. Trotzdem aber tritt mit Ausnahme von Maisfütterung (SCHEUNERT und GRIMMER[176]) sehr rasch saure Reaktion ein, so daß unter normalen Verhältnissen der Mageninhalt des Pferdes deutlich sauer reagiert. Diese saure Reaktion ist, wie ELLENBERGER und HOFMEISTER nachweisen konnten, zu Anfang der Verdauung fast ausschließlich durch *Milchsäure*, nur zum kleinen Teil durch andere organische Säuren, und zwar *Essig- und Buttersäure*, also bakterielle Produkte, bedingt. In späteren Verdauungsstunden kommt dann noch Salzsäure hinzu, die von der Fundusregion allmählich vordringt. Bemerkenswert ist, daß sie in den Inhalt des dorsalen Teiles der Vormagenabteilung und der Umgebung der kleinen Kurvatur und des dorsalen Teiles der Pylorusportion in der Regel gar nicht oder höchstens in Spuren gelangt. Überhaupt ist ihre Konzentration im Pferdemagen nie sehr beträchtlich.

Diese Verhältnisse machen es erklärlich, daß der Säuregrad der verschiedenen Regionen des Magens verschieden sein wird. Besonders deutlich tritt dies zu Beginn der Verdauung in Erscheinung. Während anfänglich die Vormagenabteilung am längsten ihre durch den

Speichel bedingte alkalische Reaktion beibehält, übersteigt der Säuregehalt später oft linksseitig mit 0,4 %, bei starker Füllung vereinzelt sogar bis 1,5 %, den rechtsseitig bestehenden Säuregrad. Im Gesamtmageninhalt steigt er auf 0,2—0,3 %, selten darüber. Das Ansteigen des Salzsäuregehaltes in späteren Verdauungsstunden geht mit einem gleichzeitigen Absinken der Milchsäurekonzentration einher.

Diese Befunde stehen in guter Übereinstimmung mit denen von Hopffe, daß Milchsäurebakterien im Inhalt des Pferdemagens lange Zeit günstige Entwicklungs- und Lebensbedingungen vorfinden. Als entscheidend hierfür sind die rasch einsetzende Zuckerbildung aus Stärke und weiter das langsame Vordringen des bakterielles Leben hemmenden und schließlich vernichtenden salzsäurehaltigen Magensaftes anzusehen. Diese Bedingungen, namentlich die letztere, kommen natürlich auch den zahlreichen anderen Bakterien zugute. Die *Milchsäuregärung ist aber zweifelsohne der umfangreichste und wichtigste Teil der sich auf den Kohlenhydratabbau im Pferdemagen erstreckenden bakteriellen Vorgänge* und ist, weil die Milchsäure das Hauptverdauungsprodukt der Kohlenhydrate bei diesem Tiere darstellt, für den intermediären Stoffwechsel des Pferdes von großer Bedeutung.

Daß noch *andere Gärungen* im Pferdemagen ablaufen können, bei denen Essig-, Buttersäure und andere organische Säuren sowie Gase (CO_2, CH_4 und H_2) entstehen, wurde bereits kurz angedeutet. Durch Nachweis dieser Produkte, namentlich in der linken Hälfte des Magens durch Ellenberger und Hofmeister[42] und Tappeiner[212] wurde der Beweis hierfür erbracht. Der Umfang dieser Gärungen ist allerdings nur als geringfügig zu veranschlagen, vor allem dürfte hier die Milchsäure hemmend einwirken.

Eine *Vergärung von Cellulose* scheint im Magen des Pferdes ebensowenig vor sich zu gehen wie im Magen des Schweines, da die Menge der verfütterten Rohfaser, wie Scheunert[168] und Scheunert und Grimmer[176] in zahlreichen quantitativen Bestimmungen zeigten, nicht abnimmt. Gegen eine irgendwie ins Gewicht fallende Celluloseverdauung im Pferdemagen sprechen auch der kurze Aufenthalt der Inhaltsmassen und weiter die Reaktionsverhältnisse.

Wie die Kohlenhydratverdauung setzt auch die *Eiweißverdauung*, wie Ellenberger und Hofmeister zeigen konnten, im Pferdemagen sehr frühzeitig ein und ist sehr beträchtlich. Die von der Fundusdrüsenschleimhaut ausgehende Pepsinsalzsäurewirkung kann nun unmöglich allein für den Eiweißabbau verantwortlich gemacht werden, da, wie die Untersuchungen von Ellenberger und Hofmeister und weiter insbesondere die Arbeiten von Grimmer[68], Scheunert und Rosenfeld[180] und Scheunert und Schattke[181] zeigen, Eiweißabbau an vielen Stellen des Mageninhaltes bereits dann erfolgt, wenn Magensaft überhaupt noch gar nicht dorthin vorgedrungen sein kann. Als Ursache hierfür sind nach Ellenberger[40, 41] und Scheunert und Grimmer[175] einmal proteolytische *Nahrungsmittelfermente* anzusehen, die unter den im Pferdemagen herrschenden Bedingungen Eiweiß nicht nur bis zu den Peptonen, sondern nach Grimmer[69] und Aron und Klempin[8] auch tiefer zu spalten vermögen. Zum anderen Male kommt aber ein *bakterieller Eiweißabbau* in Frage, und zwar handelt es sich dabei weniger um typische Fäulnisbakterien, als vielmehr um proteolytisch wirkende Arten.

Unter den von Hopffe isolierten Keimen befinden sich in der Tat zahlreiche Bakterien, die sowohl natives Eiweiß als auch Peptone und Polypeptide mehr oder weniger tief, ja selbst bis zu den Aminosäuren aufzuspalten vermögen. Es sind dies vor allem Vertreter der Heu- und Erdbacillengruppe, wie Bac. subtilis, vulgatus, mesentericus, mycoides und Verwandte, ferner Fluorescenten, Mikrokokken, Streptokokken und andere Mikroorganismen (Emmerling und Reiser[53], Grimmer und Wiemann[70], Dernby[32], Schieblich[188]). Durch die Tätigkeit derartiger Keime sind sicherlich z. T. die von Scheunert und Rosenfeld[180] und Scheunert und Schattke[181] überall im Pferdemagen aufgefundenen tiefen abiureten Eiweißabbauprodukte sowie die von Abderhalden, Klingmann und

PAPPENHUSEN[1] und von AGNOLETTI[4] im Mageninhalt von Pferd und Esel nachgewiesenen Aminosäuren und NH_3 zu erklären.

Außer diesen in allen Teilen und Schichten des Pferdemageninhaltes angetroffenen proteolytisch wirkenden Bakterien kommen noch typische aerobe und anaerobe *Eiweißfäulniserreger* für den Eiweißabbau in Frage. Ihr Vorkommen ist allerdings auf die Vormagenabteilung beschränkt, in die Salzsäure erst sehr spät vordringt. In der Drüsenmagenabteilung fehlen sie, offenbar auf Grund ihrer Empfindlichkeit gegen höhere H-Ionenkonzentration und insbesondere gegen HCl.

Ein Vergleich der Magenverdauung des Pferdes mit der von Hund und Schwein zeigt deutlich, daß an jener bakterielle Prozesse, die sich sowohl auf Kohlenhydrat- als auch Eiweißabbau erstrecken, in viel größerem Umfange beteiligt sind als an der Magenverdauung der letztgenannten Tiere.

Nur anhangsweise sei hier erwähnt, daß über die *Bakteriologie der einhöhligen Mägen anderer Tiere* bisher sehr wenig bekannt ist. Diese Tiere besitzen entweder reine Drüsenmägen wie der Mensch und der Hund (es sind dies die meisten *Affen* und *Halbaffen* und die meisten *Nager*, wie *Kaninchen*, *Meerschweinchen* und *Eichhörnchen*) oder aber Mägen, die dem Typ des Pferdemagens ähneln, also eine mehr oder weniger große, vom eigentlichen Drüsenmagen abgesetzte kutane oesophageale Schleimhautzone aufweisen (*Ratte* und *Maus*). Von diesen Tieren sind wir durch eine Arbeit von BAUMATZ[10] nur über die *Magenflora des Meerschweinchens* unterrichtet. Wie die bakteriologische Untersuchung des Mageninhaltes von 25 gesunden Meerschweinchen ergab, war der Keimgehalt verhältnismäßig hoch; besonders häufig fand sich Bac. subtilis, weniger oft Bact. coli, selten andere Mikroben. Es ist anzunehmen, daß die bakteriellen Vorgänge in den Mägen dieser Tiere je nach Schleimhautauskleidung und Art und Keimgehalt der Nahrung einmal mehr denen beim Menschen und Fleischfresser und zum anderen Male denen beim Schwein bzw. beim Pferde ähneln.

III. Bakterielle Vorgänge im mehrhöhligen Magen.

1. Hamster.

Dieses Tier sei hier an erster Stelle besprochen, erstens deshalb, weil es den einfachsten mehrhöhligen Magen besitzt und somit eine Mittelstellung zwischen den Tieren mit einhöhligem Magen und den Wiederkäuern mit ihrem komplizierten Magen einnimmt und zweitens, weil die Funktion des Hamstermagens und die dort angetroffene Bakterienflora und deren Beteiligung an den Verdauungsvorgängen eingehend studiert worden sind (SCHEUNERT[169], HOPFFE[92]).

Der *Magen des Hamsters* ist *zweihöhlig*. Die größere der beiden Höhlen stellt den *Vormagen*, die kleinere den *Drüsenmagen* dar; beide stehen nur durch eine kleine Öffnung miteinander in Verbindung. Der Vormagen ist mit stark verhornter kutaner Schleimhaut ausgekleidet, die durch eine Grenzfalte deutlich von der Schleimhaut des Drüsenmagens getrennt ist, die ihrerseits, abgesehen von einer unbedeutenden schmalen Kardiadrüsenzone, im kardiaseitigen Drittel aus Fundusdrüsenschleimhaut und in den übrigen zwei Dritteln des Drüsenmagens aus Pylorusdrüsenschleimhaut besteht. Bemerkenswert ist, daß der Hamster mit den Wiederkäuern die Ausbildung einer *Schlundrinne* gemein hat. Diese zieht sich als Fortsetzung des Oesophagus am Scheitel der Verbindungsöffnung zwischen Vor- und Drüsenmagen, von borkigen Wülsten eingefaßt, an der kleinen Kurvatur als nach unten in das Magenlumen offene Rinne in den Drüsenmagen hinein.

Über die *Bakterienflora des Hamstermagens* sind wir, wie schon erwähnt, gut unterrichtet. Was zunächst den Vormagen anbetrifft, so fanden sich hier stets vorwiegend Milchsäurebakterien, unter denen der Strept. acidi lactici an erster Stelle steht. Daneben war Bact. lactis aerogenes stets reichlich vorhanden. Bact. coli wurde im Gegensatz zu den Befunden beim Pferde regelmäßig angetroffen.

Von anderen häufig aufgefundenen Keimen sind zu nennen Heu- und Erdbacillen, wie Bac. subtilis, megatherium, mesentericus und mycoides, ferner Bact. vulgare, Fluorescenten, Mikrokokken, Sarcinen, Hefen und Schimmelpilze. In gleicher Weise wie beim

Pferd wurden der anaerobe, typische eiweißfäulniserregende Bac. verrucosus und Butter-säurebacillen, Bac. saccharobutyricus und Bac. phlegmonis emphysematosae, isoliert.

Die im Vormagen des Hamsters angetroffene Flora ähnelt also im ganzen genommen der in der Vormagenabteilung des Pferdes und andererseits, wie wir noch sehen werden, der in den Vormägen der Wiederkäuer vorhandenen Flora in weitgehender Weise, der letzteren auch noch dadurch, daß im Vormagen des Hamsters ebenfalls *Infusorien*, und zwar auch gleiche Arten (Bütschlia, Iso-tricha, Diplodinium) wie in den Vormägen der Wiederkäuer vorkommen.

Bei den fortlaufenden Entleerungen gelangt nun die gesamte Flora des Vormagens in den *Drüsenmagen*. Hier bestehen aber für viele Keime infolge der sauren Reaktion ungünstige Verhältnisse; es wird deshalb ein großer Teil von ihnen absterben, insbesondere dürfte dies auf die säureempfindlichen anaeroben Eiweißfäulniserreger zutreffen, deren Isolierung aus dem Inhalt des Drüsenmagens niemals gelang. Die obengenannten Milchsäurebakterien und Bact. coli, sowie verschiedene Sporenbildner, Mikrokokken und Sarcinen finden auch hier sicher noch ausreichende Lebensbedingungen, solange die Magensaftkonzentration nicht zu hohe Werte ereicht. *Hervorgehoben zu werden verdient der Befund, daß ein nennenswerter Unterschied zwischen der Flora bei Pflanzenkost und Fleischkost nicht bestand.*

Der scharfen anatomischen Trennung von Vor- und Drüsenmagen entspricht eine völlige Verschiedenheit der in ihnen ablaufenden Verdauungsvorgänge, und zwar geht im Vormagen die Verdauung der Kohlenhydrate, im Drüsenmagen die Verdauung der Eiweiß-körper vor sich. Der Vormagen ist gegenüber dem Drüsenmagen noch dadurch ausgezeichnet, daß in ihm eine Vermischung und Zerkleinerung der Inhaltsmassen stattfindet. Salzsäure-haltiger Magensaft dringt niemals in den Vormagen ein. Die Reaktion des Vormageninhaltes ist so auch bis gegen Ende der zweiten Verdauungsstunde neutral, was für den Stärkeabbau durch die Speicheldiastase von großer Bedeutung ist. Die Amylolyse sinkt dann später infolge der Bildung von Milchsäure durch die Milchsäurebakterien langsam ab und ist in der vierten bis fünften Stunde nur noch unbedeutend. Es kommt dies auch im Sinken des Zuckergehaltes zum Ausdruck, der von anfänglich 6—7% durch die Tätigkeit der Milch-säurebakterien schließlich auf Spuren herabsinkt. Da Hopffe auch regelmäßig Buttersäure-bacillen isolieren konnte, ist neben dem Kohlenhydratabbau durch die Speicheldiastase und die Milchsäurebakterien noch eine Vergärung von Kohlenhydraten unter Buttersäure-bildung, wenn auch nur in bescheidenem Umfange, wahrscheinlich. Die im Vormagen anfänglich herrschende neutrale Reaktion gestattet es auch den in seinem Inhalt vor-handenen eiweißabbauenden und eiweißfäulniserregenden Bakterien, ihre Tätigkeit zu entfalten.

Die *bakteriellen Vorgänge im Drüsenmagen* sind im Gegensatz zu denen im Vormagen wenig umfangreich, da hier bakterielles Leben durch die rasche Durch-dringung des Inhaltes mit salzsaurem Magensaft und dem damit verbundenen raschen Anstieg der H-Ionenkonzentration bald gehemmt wird. Alles in allem ähneln die bakteriellen Vorgänge im Hamstermagen weitgehend denen in den entsprechenden Magenabteilungen beim Pferde.

2. Wiederkäuer.

Der Magen unserer Hauswiederkäuer Rind, Schaf und Ziege ist fünfteilig und besteht aus vier z. T. sehr kompliziert gebauten Vormägen (Vorhof, Pansen, Haube, Psalter), die dem eigentlichen Drüsenmagen (Labmagen) vorgeschaltet sind. Ein näheres Eingehen auf die anatomischen Verhältnisse erübrigt sich hier, da diese an anderer Stelle ausführlich behandelt werden (siehe den Abschnitt Mangold in diesem Bande). Für die chemischen Vorgänge kommen nur Pansen, Haube und Labmagen in Frage, für die bakteriellen Prozesse scheidet auch der letztere fast vollkommen aus. Die beiden Vormägen Pansen und Haube nebst dem Vorhof können hinsichtlich der in ihnen ablaufenden chemischen und bak-teriellen Vorgänge als eine Einheit angesehen werden.

Untersuchungen über die *Bakterienflora des Wiederkäuermagens* liegen in einer ganzen Anzahl vor. Als erster stellte in dieser Richtung ANKERSMIT[5] eingehende Untersuchungen beim Rinde an. Als vorwiegenden Keim fand er im *Pansen* des Rindes stets Strept. acidi lactici. Er bezeichnet den Pansen von allen Abschnitten des Verdauungstractus direkt als Hauptbrutstätte dieses Keimes, hinter dem alle anderen gefundenen Bakterien weit zurücktraten und auch niemals regelmäßig angetroffen wurden.

Von diesen sind zu nennen Bact. coli und Verwandte, Erd- und Heubacillen (Bac. mycoides, mesentericus, aterrimus, megatherium, tumescens), Mikrokokken, Sarcinen, Fluorescenten und Schimmelpilze. Hervorzuheben ist das öftere Auftreten des mit hemicellulose- und pektinlösenden Eigenschaften ausgestatteten Bac. asterosporus.

Die *Flora des Labmagens* ähnelte der des Pansens hinsichtlich ihrer qualitativen Zusammensetzung durchaus, quantitativ war sie jedoch weit geringer, in einem Falle betrug die Zahl der im Labmagen vorhandenen Keime $1/_{60}$ der im Pansen aufgefundenen Menge. *Anaerobe* Bakterienarten wurden, die *celluloselösenden* OMELIANSKIschen Mikroorganismen ausgenommen, in Pansen und Labmagen nicht angetroffen.

In ganz ähnlicher Weise wie ANKERSMIT fand auch FISCHER[59], der die Magen-Darm-Flora gesunder Ochsen untersuchte, als in *Pansen* und *Haube* vorherrschende Arten *Milchsäurebakterien*, und zwar Strept. acidi lactici und „Lange" Milchsäurebakterien, ferner Bact. coli und sog. Paracolistämme, eine große Zahl Pflanzen und Erde bewohnende Bacillen, wie Bac. subtilis, megatherium, vulgatus, mesentericus, mycoides und endlich Actinomyceten. Häufig kamen weiter vor Bact. fluorescens, Mikrokokken (Micr. pyogenes γ albus, albocereus, cyclops u. a.) und Strept. albicans.

In *Psalter* und *Labmagen* war die Flora zwar noch bunt, jedoch quantitativ gegenüber Pansen und Haube bedeutend verringert. Es fanden sich dort noch regelmäßig „Lange" Milchsäurebakterien, Heu- und Erdbacillen und Actinomyceten, zuweilen wurden außerdem noch Bact. fluorescens und verschiedene Mikrokokken isoliert. Die Untersuchung auf anaerobe Keimarten verlief völlig negativ. BUEMANN[26], der die Bakterienflora des *Psalters* des Rindes prüfte, traf dort stets Bact. coli sowie Bact. acidi lactici-Formen an und fast ebenso regelmäßig Vertreter der Subtilis-Mesentericus-Gruppe.

Auch verschiedene Mikrokokken, Sarcinen und Streptokokken wurden kaum jemals vermißt, auch Schimmelpilze kamen häufig vor. Von anaeroben Bakterien glaubt er typische Eiweißfäulniserreger isoliert zu haben. Ab und zu kamen auch Spirillen und weiter säurefeste Stäbchen vor, die z. T. schlank und den Tuberkelbazillen ähnlich waren, z. T. aber auch plumpe Formen zeigten.

HOPFFE[93] richtete bei ihren Untersuchungen das Augenmerk speziell auf die Auffindung *celluloselösender Bakterien*. Es gelang ihr, aus ca. 20 Rinderpanseninhalten celluloselösende Mischkulturen herzustellen. Aus diesen wurden dann insgesamt 35 verschiedene Bakterienarten herausgezüchtet, und zwar wiederum Milchsäurebakterien, Fluorescenten, Bact. coli und Paracolistämme, zahlreiche Heu- und Erdbacillen, außer den obengenannten Bac. butyricus, annulatus, Ellenbachensis, carotarum, mesentericus ruber, ferner noch Bact. helvolum, violaceum, vulgare, sowie zahlreiche Mikrokokken, Sarcinen und Schimmelpilze.

Außerdem wurden bei diesen Untersuchungen zwei Thermophile der Heubacillengruppe aufgefunden. Von celluloselösenden Mikroorganismen gelang HOPFFE[94] die Reinzucht eines celluloselösenden Aspergillus, der als „Aspergillus cellulosae" bezeichnet wurde, der jedoch nach späteren Untersuchungen von THOM und CHURCH[214] mit dem Aspergillus fumigatus identisch ist. Eine größere Bedeutung für die Celluloseverdauung kann aber den Schimmelpilzen in Anbetracht ihres nur geringen Auftretens nicht zugesprochen werden.

Während ANKERSMIT von *anaeroben Bakterien* nur die OMELIANSKIschen celluloselösenden Bacillen, Bac. methanigenes und fossicularum, isolieren konnte und die von Fischer in dieser Richtung angestellten Versuche völlig negativ verliefen, gelang es Hopffe[95], aus Panseninhalt von drei Schafen und einem Dromedar typische anaerobe *Eiweißfäulniserreger* sowie einen ebenfalls fäulniserregenden anaeroben Diplokokkus und weiter auch Buttersäurebacillen herauszuzüchten. Das Auftreten typischer anaerober Eiweißfäulniserreger in den Vormägen der Wiederkäuer scheint aber kein regelmäßiges zu sein und von der Art der Nahrung der Tiere abzuhängen. So konnten wir bei nicht veröffentlichten Untersuchungen im Panseninhalt sehr kohlenhydratreich gefütterter Hammel niemals typische Eiweißfäulniserreger auffinden.

Von *kleinen Wiederkäuern* untersuchte Henneberg[79] die Bakterienflora des Pansens des *Hausschafes*. Die Zusammensetzung dieser Flora war unerwartet eintönig, hauptsächlich fanden sich zahllose Kokken verschiedener Art. Henneberg beschreibt davon im ganzen zwölf verschiedene Arten; einzelne davon haben *celluloselösende* Fähigkeiten.

Von anderen angetroffenen Keimarten sind noch zu nennen eine Streptokokkenart, drei verschiedene Coliarten, eine davon mit Schleimbildung, kleine celluloselösende Stäbchen und noch drei andere bisher unbekannte Arten. Actinomyceten, Hefen und Schimmelpilze spielen nur eine untergeordnete Rolle.

Bemerkenswert ist, daß nach Fütterung von Harnstoff eine Vermehrung der Bakterienarten feststellbar war. Im Labmagen fand sich Strept. acidi lactici.

Eine neue Arbeit aus dem Henneberg schen Institut von Kreipe[112] befaßt sich im speziellen mit den *Milchsäurebakterien des Kuhpansens*. Die Identifizierung geschah an der Hand der Tabellen von Orla-Jensen[148] im Zusammenhang mit den übrigen physiologischen Unterscheidungsmerkmalen. Es ergab sich in Übereinstimmung mit den Resultaten von Ankersmit[5], daß weit mehr Streptokokken als Milchsäurelangstäbchen im Panseninhalt des Rindes vorkommen.

Hierbei wurden aus 18 verschiedenen Pansenproben isoliert: 13 Stämme aus der Gruppe des Strept. bovis, 10 Stämme aus der Gruppe des Strept. faecium, 6 aus der des Strept. thermophilus, 4 aus der des Thermobact. lactis, 2 aus der des Thermobact. cereale, 8 aus der des Betacoccus bovis und 1 Stamm aus der Gruppe der Tetrakokken.

Von diesen Milchsäurebakterien bezeichnet Kreipe Strept. bovis, Strept. faecium und Betacoccus bovis als im Kuhpansen heimische Milchsäurebakterien. Er glaubt, daß Ankersmit, der Bact. Güntheri (Strept. acidi lactici, Strept. lactis) stets im Pansen fand, in Wirklichkeit den Strept. faecium vor sich gehabt hat, zumal Ankersmit auch von „Güntheri-ähnlichen, zur Kokkenform neigenden Stäbchen" und einem Güntheri-Typus berichtet, die „manchmal deutlich, manchmal weniger deutlich eine starke Neigung zur Bildung von Involutionsformen zeigte, wobei Stäbchen bzw. Verbände stark der Kokken- oder Streptokokkenform ähnelten" und weiter eine genaue Unterscheidung dieser beiden Arten in vielen Fällen recht schwierig ist.

Es sei hier aber auch darauf hingewiesen, daß eine Differenzierung der Streptokokken auf Grund der Säurebildung aus verschiedenen Zuckerarten, wie dies die Methode nach Orla-Jensen tut, nach Lehmann und Neumann[119] keineswegs absolut eindeutige Resultate ergibt, da das Zuckervergärungsvermögen nicht selten bei zahlreichen Stämmen einer Art und bei den verschieden behandelten Abimpfungen einer Reinkultur erheblich schwankt.

Da nach Henneberg[79, 80] auch Kokken im Pansen als energische Cellulosezersetzer in Frage kommen, prüfte Kreipe die von ihm isolierten Milchsäurestreptokokken auch auf ihr Verhalten Cellulose gegenüber, jedoch immer mit negativem Erfolge. Keiner dieser Organismen erwies sich als jodophil. Andererseits gelang es ebensowenig, die Frage zu klären, ob die jodophilen, cellulosezersetzenden Kokken und Streptokokken des Wiederkäuerpansens zu den Milchsäurebakterien zu zählen sind.

Trotz der großen Zahl der bei den erwähnten Untersuchungen aus dem Inhalt der Vormägen, insbesondere des Pansens der Wiederkäuer, isolierten Mikrobenarten sind uns sicher noch eine große Zahl bis zum heutigen Tage unbekannt, da sie *in vitro nicht züchtbar* sind, namentlich gilt dies für die Vergärer der Cellulose und der mit ihr vergesellschafteten anderen Polysaccharide. Es ist aber, wie HENNEBERG[80] gezeigt hat, möglich, diese unbekannten, für die Pansengärungen außerordentlich wichtigen Organismen direkt auf Teilen des Panseninhaltes selbst mit dem Mikroskop aufzufinden. Es handelt sich hierbei nach den Untersuchungen von HENNEBERG um *jodophile* Organismen, und zwar neben jodophilen Sporenbildnern (Clostridienformen und Bac. methanigenes) und einigen Actinomycesarten auch um jodophile rundzellige Bakterien und sowohl Mikrokokken als auch Streptokokken. Besonders Micr. ruminantium und Strept. jodophilus werden als äußerst häufige und für den Wiederkäuer wichtigste celluloselösende Organismen bezeichnet.

Wie der Vormagen des Hamsters, so beherbergen auch die Vormägen der Wiederkäuer mit Ausnahme des Psalters *Infusorien*, und zwar normalerweise in riesiger Menge. Die ernährungsphysiologische Bedeutung dieser Mikroorganismen wird an anderer Stelle eingehend gewürdigt werden, so daß sich hier eine Besprechung erübrigt (siehe den Abschnitt von MANGOLD in diesem Bande).

Die *Bedingungen für bakterielles Leben* sind nun *in Pansen und Haube* außerordentlich günstige. Nicht allein der hohe Wassergehalt, der im Pansen 80—90% beträgt, ist für den Ablauf von Gärungen sehr günstig, sondern auch die dort herrschende Reaktion. Weiter ist zu bedenken, daß mit bactericiden Eigenschaften ausgestattete Verdauungssäfte, wie der salzsäurehaltige Magensaft des einhöhligen Magens, nicht in den Pansen ergossen werden. Was nun im speziellen die *Reaktionsverhältnisse* anbetrifft, so sind diese nach Untersuchungen ELLEN-BERGERS mit Hilfe von Indicatoren je nach der Futterart verschieden und offenbar von dem Gehalt an gärungsfähigem Kohlenhydrat abhängig. Alkalische Reaktion herrschte in der Regel bei Fütterung von Heu, Gras und Stroh, saure Reaktion hingegen oft bei Verabreichung von Kartoffeln, Rüben, Milch und Hafer. SCHWARZ und GABRIEL[198] fanden bei zahlreichen Prüfungen der Reaktion mit Hilfe der elektrometrischen Messung den Panseninhalt bei Heufütterung stets alkalisch, und zwar schwankte der p_H-Wert zwischen 8,61 und 9,68. STAL-FORS[205] beobachtete in der Regel saure oder neutrale Reaktion. Auch die neuesten Untersuchungen von KREIPE[112] und FERBER[56] bestätigen die Beobachtungen, daß die Reaktion des Panseninhaltes nicht allzu weit vom Neutralitätsgrad abweichen dürfte.

KREIPE fand die Reaktion bei Stallfütterung in der Regel gegen Lackmus nur schwach alkalisch, z. T. auch neutral, bei Weidegang dagegen stärker alkalisch. Sauer reagierende Panseninhalte kamen nicht zur Beobachtung. Der p_H-Wert betrug, wie mit Hilfe der colorimetrischen Methode festgestellt wurde, im allgemeinen 7,5—7,8, in seltenen Fällen bis 8,0. FERBER prüfte die Reaktion des Panseninhaltes während eines ganzen Jahres und fand, daß die Schwankungen des p_H-Wertes selbst bei der verschiedenartigsten Fütterung nur sehr gering waren. Er lag in der Regel innerhalb der Grenzen p_H 7,6 und 8,4 und sank nur einige wenige Male unter 7,0.

Die im Pansen herrschenden Reaktionsverhältnisse werden also, abgesehen von hohen Alkalitätsgraden, wie sie SCHWARZ und GABRIEL fanden, zahlreichen Bakterien günstige Lebensbedingungen bieten. Daß die Reaktion im Pansen weitgehend konstant bleibt und nicht durch die von den Bakterien gebildeten zahlreichen Säuremengen stark sauer wird und damit sich auch für bakterielles Leben ungünstig gestaltet, wird durch die Dauersekretion der Parotiden und ventralen Backendrüsen, sowie die erneute Durchtränkung der wiedergekauten Massen mit ebensolchem, bei den Wiederkäuern besonders stark alkalischen, fast reine Natriumbicarbonatlösung darstellenden Speichel verhindert. Wenn man bedenkt, daß die Alkalität z. B. des Ochsenspeichels auf Soda berechnet 0,6—0,65, im Mittel 0,6% beträgt, und man pro Tag beim Rind die Sekretion einer Speichelmenge annehmen kann, die den Vormägen etwa 300 g Na_2CO_3 zuführt (Markoff[130]), so wird die außerordentliche Bedeutung des Speichelzuflusses für die Gärungsvorgänge und die Neutralisation der dabei entstehenden sauren Produkte ohne weiteres klar. Verdauungsfermente enthaltende Sekrete werden in die Vormägen der Wiederkäuer nicht ergossen, auch der Speichel ist nach Markoff[130] und Schwarz und Steinmetzer[199] fermentfrei. Die Fermentwirkung der Pansenflüssigkeit — sie verzuckert Stärke, führt Zucker in Gärungssäuren, namentlich Milchsäure über, hat beträchtliche celluloselösende (Hofmeister[89]) und auch eiweißspaltende Eigenschaften — sind demnach fast ausschließlich auf die darin enthaltenen Bakterien zurückzuführen. Nur an die Wirkung diastatischer und proteolytischer Nahrungsmittelfermente muß noch gedacht werden. Äußerlich dokumentieren sich die im Pansen in großem Ausmaße ablaufenden bakteriellen Prozesse durch die rhythmisch erfolgende Entleerung von dabei entstehenden Gärungsgasen durch den *Ructus*.

Da durch die ständige Entwicklung von Gasen (CO_2, CH_4 und H_2) bei den *Pansengärungen* evtl. bei der Nahrungsaufnahme und beim Wiederkauen mitabgeschluckte Luft dauernd stark verdünnt und durch den Ructus mit entleert wird, ergibt sich, daß diese Gärungen, wenn auch nicht unter strikt, so doch nahezu *anaeroben Verhältnissen* ablaufen werden. Bei den im Pansen vor sich gehenden bakteriellen Prozessen werden nicht nur alle Kohlenhydrate angegriffen, sondern auch Eiweißstoffe z. T. sehr weitgehend abgebaut.

Bei der *Vergärung der Kohlenhydrate*, die sich nicht allein auf die für Bakterien leicht zugänglichen einfachen Kohlenhydrate, insbesondere die Zuckerarten, sondern auch auf Stärke und Pentosane und, was besonders wichtig ist, auch auf die Cellulose erstreckt, entstehen außer den obengenannten Gasen organische Säuren der Fettsäurereihe, und zwar Essigsäure, Milchsäure, Buttersäure, Isobuttersäure, Valeriansäure und vielleicht auch noch höhere Glieder der Fettsäurereihe und weiter noch andere Säuren wie Ameisen-, Propion- und Bernsteinsäure und auch Alkohole (Äthyl-, Butyl-, Propyl- und Isopropylalkohol). Die Verschiedenartigkeit der bakteriellen Produkte nimmt bei der Mannigfaltigkeit der Bakterienflora des Pansens und dem komplizierten, in vitro nicht reproduzierbaren und deshalb nicht zu übersehenden Ineinandergreifen der verschiedenartigsten Vorgänge nicht wunder. Die *Zusammensetzung der entstehenden Gase* ist je nach der Fütterung eine wechselnde, doch soll hier nicht näher auf diese Verhältnisse eingegangen werden, da sie an anderer Stelle dieses Handbuches eine eingehende Besprechung finden werden (s. Mangold).

In ausführlichen Untersuchungen klärte Markoff[130, 131] im Zuntzschen Institut die energetischen Verhältnisse bei den Pansengärungen auf. Er fand, daß der Teil der Kohlenhydrate, der dabei in Form brennbarer Gase und von Gärungswärme entbunden wird und der etwa 10% beträgt, dem Wiederkäuer verlorengeht, während der Rest von 90% in Form von Säuren im mittleren Molekulargewicht der Buttersäure im Darm resorbiert und vom Tiere im Stoffwechsel verwertet wird. Nach Sjollema[202] dienen die Fettsäuren der Milchkuh zum Aufbau des Milchfettes und gelingt es direkt, durch Zufütterung von Zucker und der dadurch bewirkten Anfachung der Pansengärungen und der damit verbundenen besonders reichlichen Bildung von flüchtigen Fettsäuren, den Gehalt des Butterfettes an solchen Säuren zu steigern.

Die Verabreichung leicht vergärbarer Kohlenhydrate führt nun, worauf Zuntz[226] hingewiesen hat, und was bei der Fütterung wohl zu beachten ist, durch Ablenkung der Bakterien von der schwerer vergärbaren Cellulose und dem damit verknüpften ungenügenden Aufschluß der pflanzlichen Zellmembranen

dazu, daß die hochwertigen Nährstoffe des Zellinhaltes für die Verdauungsfermente des Labmagens und Dünndarmes weniger zugänglich werden. Bei über-
mäßigem Anteil von leicht verdaulichem Kohlenhydrat an der Ration kommt es
dann bei den Wiederkäuern zu ungenügender Ausnutzung der Nahrung, einem
Zustand, der in der Fütterungslehre als „*Verdauungsdepression*" bekannt ist,
deren Beseitigung, wie MARKOFF zeigen konnte, durch Zugabe von Eiweißstoffen
oder deren Spaltprodukten gelingt. Gegen die Annahme MARKOFFS, daß fast
das ganze verdaute Kohlenhydrat der Gärung unterliegt und nur wenig als Zucker
resorbiert wird, ist geltend zu machen, daß es nach Untersuchungen von SCHEU-
NERT[170, 171] über den Transport der aufgenommenen Nahrungsmassen durch die
Wiederkäuervormägen der Entleerungsmechanismus der beiden ersten Vormägen
in den Psalter mit sich bringt, daß keineswegs alle leichter spaltbaren Kohlenhydrate im Pansen quantitativ vergoren werden, sondern daß beim Zerkleinern
der Nahrung durch den Kau- und Wiederkauakt frei gemachte Stärkekörnchen
sehr bald mit den dünnbreiigen Entleerungen durch die Haubenpsalteröffnung
und die Psalterrinne in den Labmagen gelangen oder zunächst zwischen den
Psalterblättern verbleiben und auf diese Weise der Gärung entzogen werden.

Diese letztere Tatsache widerspricht auch der Annahme, daß das in Respi-
rationsversuchen zuerst von KELLNER[100] erhaltene und später durch FINGER-
LING[58] bestätigte Ergebnis eines gleichen *Nährwertes der Cellulose und Stärke*
beim Wiederkäuer im Gegensatz zu Tieren mit einhöhligem Magen (Schwein,
Pferd) durch eine Vergärung dieser beiden Kohlenhydrate zu denselben Produkten
zu erklären ist. Der *Nährwert der Cellulose* ist nun verschiedentlich nicht wie
ZUNTZ[226, 227] annimmt, lediglich auf die bei der Vergärung entstehenden Fettsäuren zurückgeführt worden, sondern vielmehr darauf, daß bei der Vergärung
verdauliche Polysaccharide oder direkt Zuckerarten in größeren Mengen entstehen, die nicht durchweg der weiteren Gärung verfallen und keine weiteren
Gärverluste erleiden (PRINGSHEIM[151]). Ein derartiges Zwischenprodukt ist z. B
Cellobiose, die von PRINGSHEIM[152] aus künstlich abgetöteten Gärungsgemischen
durch Weiterwirken des celluloselösenden bakteriellen Fermentes gewonnen
wurde (über die bei der Cellulosevergärung entstehenden Zwischenprodukte vgl.
auch NEUBERG und COHN[145]). WOODMAN[225] glaubt auf Grund der PRINGSHEIM-
schen Ergebnisse, daß die Cellulose im Pansen zunächst durch Bakterien zu
Cellobiose abgebaut wird, die dann wieder mangels einer Cellobiase im Verdauungstractus der Wiederkäuer wahrscheinlich weiter durch Bakterien zu Dextrose
hydrolysiert wird. Er kommt zur Aufstellung des folgenden Schemas: *Fermentwirkung:* Stärke → Maltose → Dextrose; *Bakterienwirkung:* Cellulose → Cellobiose → Dextrose. Das Endprodukt der Stärke- und Celluloseverdauung wäre
dann also auch bei rein fermentativem Abbau der Stärke das gleiche. Diese Auffassung WOODMANS gibt aber ebensowenig wie die ZUNTZsche Hypothese eine
Erklärung für die Tatsache, daß bei Schwein und Pferd, also Tierarten mit einhöhligem Magen, die Stärke gegenüber der Cellulose einen höheren Nährwert
besitzt als bei den Wiederkäuern.

Von geringen Ausnahmen abgesehen kommt nun die Cellulose in der Natur
nicht in reinem Zustande vor. Außer einer Mischung mit Asche, Harz, Wachs
und Proteinsubstanzen ist sie stets enger an andere Polysaccharide gebunden,
unter denen die *Pentosane* die erste Stelle einnehmen. Auch diese Polysaccharide
werden von Bakterien angegriffen, so züchteten McCOLLUM und BRANNON[132]
und SCHMIDT, PETERSEN und FRED[192] pentosanlösende Bakterien und Schimmelpilze, während SHIMIZU[201] Mikroorganismen isolieren konnte, die andere Polysaccharide (Inulin und Lichenin) abzubauen vermochten. Bei der Vergärung
der letztgenannten Stoffe wurden Buttersäure, Propionsäure und Essigsäure und

Ameisensäure gefunden. Um nun aber die Cellulose und die mit ihr vergesellschafteten Polysaccharide für den Angriff durch die Bakterien und Schimmelpilze frei zu machen, ist es zunächst erforderlich, daß die die Zellen verkittenden
Substanzen, die *Pektinsubstanzen,* gelöst werden. Auch hier kommen dem tierischen Körper, der hierfür kein geeignetes Ferment besitzt, Mikroorganismen
zu Hilfe, die durch ein Ferment „*Pektinase*" Pektinkörper zu lösen und Pflanzenzellen zu isolieren imstande sind.

Am leichtesten ist diese Eigenschaft nach Lehmann und Neumann[119] an verschiedenen
Verwandten des Bac. mesentericus und vulgatus nachzuweisen, die Scheiben frischer Gemüse,
z. B. von gelben Rüben und Kohlrabi, in kurzer Zeit zu Brei erweichen. Auch der von
Ankersmit[5] im Verdauungskanal des Rindes des öfteren angetroffene Bac. asterosporus
besitzt die Fähigkeit, Pektinstoffe aufzulösen. Nach Henneberg[78] sind Buttersäurebacillen, bestimmte Heubacillen und Bac. macerans typische Pektinlöser, auch Schimmelpilze kommen hierfür in Frage. Als wichtigste jodophile Pektinverzehrer im Verdauungstractus von Mensch und Tier bezeichnet Henneberg Amylobacterarten, Granulobacter
pectinovorum, einen Vertreter der Maceransgruppe und Bac. Ellenbergeri (ad interim), eine
äußerst häufige und sehr verschieden geformte (Rüben- oder Zigarrenformen) Art mit meist
endständiger Spore.

Wie bereits erwähnt, geht im Pansen Hand in Hand mit der Vergärung der
Kohlenhydrate ein *Abbau von Eiweiß* durch mit proteolytischen Eigenschaften
ausgestattete Bakterienarten vor sich (über die hierfür in Betracht kommenden
Arten vgl. Pferdemagen). Selbst typische Eiweißfäulnis muß im Pansen möglich
sein, da die Produkte der Eiweißfäulnis von Tappeiner[213], Scheunert[172] und
Meyer[134] aus Panseninhalt isoliert werden konnten. Größeren Umfang nimmt
aber der Eiweißabbau nicht an. So fand Scheunert[172] in 1000 g Panseninhalt
beim Schaf 0,1874 g, beim Dromedar 0,1567 g unkoagulierbaren Stickstoff,
schätzungsweise also höchstens etwa 1 g Eiweißabbauprodukte, und zwar verteilte sich dieser Stickstoff zu 70 bzw. 35% auf Albumosen und Peptone, zu
30 bzw. 65% auf niedriger molekulare Restkörper. Da mit großer Sicherheit
anzunehmen ist, daß ein Teil dieser geringen Stickstoffmenge auch noch aus
Nahrung und Speichel stammt, kann der Eiweißabbau im Pansen also keineswegs
irgendwie beträchtlich sein. Wie im Pferde- und Schweinemagen konnten
Abderhalden, Klingmann und Pappenhusen[1] auch im Pansen Aminosäuren
in geringer Menge nachweisen.

Es sei hier anschließend noch kurz auf die Frage der *Entbindung elementaren
Stickstoffs* im Pansen beim bakteriellen Abbau N-haltiger Stoffe eingegangen,
die deshalb für alle Untersuchungen über den Eiweißstoffwechsel der Wiederkäuer wichtig ist, da man bei einer Entbindung elementaren Stickstoffs eine
N-Bilanz nicht aufstellen könnte. Für die Möglichkeit eines derartigen Vorganges
sprachen sich zunächst Tappeiner[213], Röhmann[158], Gruber[73] und Tacke[210]
aus. Nencki und Sieber[143] und auch Bovet[24] konnten dann aber beweisen,
daß bei der Eiweißzersetzung durch Anaerobe kein Stickstoff in Freiheit gesetzt
wird. Weiter vermochten Oppenheimer[147] und Krogh[113], allerdings bei Untersuchungen von Darmgasen, keinerlei Anhaltspunkte für eine Stickstoffentbindung
auffinden. Auch Scheunert, Klein und Steuber[178] konnten bei zahlreichen
Versuchen in einer luftdicht schließenden Respirationskammer keine die Fehlergrenzen überschreitende Zunahme von elementarem Stickstoff feststellen. Rogoziński[156], der sich mit der Untersuchung der Umwandlung der Nitrate bei Wiederkäuern befaßte, fand, daß diese infolge der Pansengärungen zwar zum größten
Teile in andere N-Verbindungen übergeführt werden und nur zum kleinsten Teile
als Nitrate im Harn wiedererscheinen, daß aber der übrige N den Nichtnitrat-
harnstickstoff so erhöht, daß man eine quantitative Ausscheidung annehmen
muß. Ein Entweichen von elementarem N kommt demnach, wie dies der Ver-

such in vitro zunächst vermuten ließ, nicht in Frage. Bei letzterem wurde dem Panseninhalt zugesetzter Nitratstickstoff durch denitrifizierende Bakterien zu 95% in Freiheit gesetzt. Der Versuch zeigt mit aller Deutlichkeit, wie vorsichtig man bei der Übertragung von in vitro mit Panseninhalt gewonnenen Ergebnissen auf die Verhältnisse beim lebenden Tier sein muß.

Da fettspaltende Fermente im Pansen nicht zugegen sind, können dort *Fette lediglich bakterieller Spaltung* unterliegen. Als Mikroorganismen, die mit der Fähigkeit, Fette zu spalten, ausgestattet sind, kommen nach HENNEBERG[78] Schimmelpilze und Bakterienarten, insbesondere Bact. fluorescens, Bact. prodigiosum und Heubacillen in Frage. Schimmelpilze, Fluorescenten und Heubacillen kommen aber, wie wir sahen, im Pansen regelmäßig vor. Bact. prodigiosum konnte von mir aus dem Panseninhalt eines Hammels in reicher Menge gezüchtet werden. Eine Fettspaltung im Pansen durch Mikroorganismen ist also durchaus wahrscheinlich, wenn diese auch nur gering sein wird, da, worauf LÖHNIS[120] hinweist, der Verlauf nur ein langsamer sein kann, wie dies der Vorgang des Ranzigwerdens der Butter und der Fettzersetzung im Boden erkennen läßt.

Mit den bisher besprochenen Prozessen ist aber die Funktion der Mikroorganismen im Pansen noch keineswegs erschöpft. Bisher war nur die Rede von bakteriellen Abbauprozessen, es kommen nun aber auf der anderen Seite den Bakterien und anderen Mikroorganismen zweifellos auch aufbauende, *synthetische Wirkungen* zu. So glaubt z. B. RODELLA[155], daß in Anbetracht der vorhandenen Ähnlichkeit bzw. sogar Identität gewisser stickstoffbindender Bodenbakterien mit häufig vorkommenden Darmbakterien auch im Verdauungstractus Stickstoffassimilation stattfindet. Beweise für diese Annahme liegen aber nicht vor.

Von viel größerem, theoretischem und praktischem Interesse als die Frage der Bindung elementaren Stickstoffs durch Bakterien ist die Frage, *ob die Mikroflora des Pansens dazu befähigt ist, ihren N-Bedarf aus einfachen N-haltigen nichteiweißartigen Verbindungen zu decken und diese zum Aufbau ihres eigenen Körpereiweißes zu benutzen.* Eine große Reihe von Arbeiten, über die erst in neuerer Zeit von HONCAMP und KOUDELA[90] zusammenfassend berichtet worden ist, haben darüber Klarheit zu schaffen versucht. Bekanntlich enthalten pflanzliche Futtermittel, namentlich jüngere wachsende Pflanzen und Wurzel- und Hackfrüchte, reichlich derartige stickstoffhaltige nichteiweißartige Verbindungen, und zwar vorwiegend Amidverbindungen, wie Asparagin, Glutamin, Leucin, Tyrosin, Xanthin, Hypoxanthin, Vernin usw., ferner, aber seltener, Purinderivate, Glucoside, organische Basen und endlich auch salpetersaure und Ammoniaksalze. Daß der tierische Organismus aus diesen Gemischen stickstoffhaltiger, nichteiweißartiger Verbindungen dann Eiweiß aufbauen kann, wenn darin alle Eiweißbausteine enthalten sind, erscheint erklärlich. Fütterungsversuche mit einzelnen Amidverbindungen haben nun aber ergeben, daß dieses scheinbar nur für den *Nicht*wiederkäuer gilt, während beim Wiederkäuer auch für *einzelne* Amidverbindungen eine eiweißsparende, zum Teil direkt eiweißersetzende Wirkung festgestellt werden konnte. Versuche an Schweinen (GRAFE und Mitarbeiter[66], KLEBERGER[105], ABDERHALDEN und LAMPÉ[2], ROSENBERG[161], PIEPENBROCK[150]) mit Harnstoff und Ammoniumsalzen brachten keine sicheren Anhaltspunkte dafür, daß ein direkter Ersatz von Eiweiß durch N-haltige Verbindungen nichteiweißartiger Natur beim Schweine möglich ist. Anorganische Ammoniumsalze (Ammoniumchlorid und Ammoniumsulfat) wirkten sogar schädigend, namentlich das erstere erzeugte unverkennbar Vergiftungserscheinungen.

In den Fällen, in denen bei Verabreichung von Harnstoff und organischen Ammoniumsalzen Stickstoffretention beobachtet wurde, könnte nach HONCAMP und KOUDELA diese vielleicht auf die stickstoffsparenden Wirkungen gewisser Salze durch Herabdrückung der Stickstoffausscheidung im Harn erklärt werden, wie sie z. B. für Natriumacetat, -lactat -citrat und Magnesiumacetat beobachtet worden sind.

Im Gegensatz hierzu scheint aber, wie schon erwähnt, ein Ersatz eines beträchtlichen Teiles des Futtereiweißes durch nichteiweißartige Stickstoffverbindungen (Asparagin, Harnstoff, Ammoniumacetat, Ammoniumnitrat, Natriumnitrat) beim Wiederkäuer unter gewissen Umständen möglich, wenn auch hier die Versuchsergebnisse bei weitem nicht einheitlich sind (Weiske[220], Kellner[101, 102], Zuntz[228], Morgen und Mitarbeiter[138], Scheunert, Klein und Steuber[178], Völtz und Mitarbeiter[217, 218], Starzewska[206], Rogoziński[157], Lawrow[118] u. a.). Honcamp und Koudela kommen auf Grund früherer und ihrer eigenen zahlreichen Untersuchungen über die Verwertung von Ammoniumsalzen und von Harnstoff als Eiweißersatz zu dem Ergebnis, daß *diese Stoffe beim Wiederkäuer an die Stelle des Eiweißes sowohl für Lebenserhaltung als auch Fleischansatz und Milchbildung treten können*, unter der Voraussetzung, daß ein eiweißarmes, jedoch kohlenhydratreiches Futter verabreicht wird. Bei ausreichendem Vorhandensein von Futtereiweiß für Erhaltung und evtl. auch Produktion werden Ammoniumsalze und auch Harnstoff quantitativ wieder mit dem Harn ausgeschieden. Förderlich für die eiweißersetzende Wirkung dieser Substanzen scheint von den Kohlenhydraten vor allem Stärke zu sein, während alle leicht löslichen Kohlenhydrate sowie die nur in Kupferoxydammoniak lösliche Cellulose sich als ungeeignet erwiesen. Bei Verabreichung letzterer tritt quantitative Ausscheidung des Stickstoffs des Harnstoffs durch die Nieren ein.

Worin wäre nun die Ursache dieses abweichenden Verhaltens der Wiederkäuer zu suchen? Diese Frage hat zur Aufstellung zweier Theorien, von denen die eine von Zuntz[226], die andere von Hagemann[75] ausgesprochen worden ist, geführt, die beide als Ursache die Tätigkeit der Pansenbakterien betrachten. Zuntz vermutet, daß die nichteiweißartigen Stickstoffverbindungen leicht von den Pansenbakterien als Stickstoffquelle benutzt werden können. Diese werden auf diese Weise von dem eigentlichen Futtereiweiß abgelenkt, das dann unzersetzt in Labmagen und Dünndarm gelangt und hier in vermehrter Menge der fermentativen Spaltung und der Resorption zur Verfügung steht. Die Hagemannsche Theorie geht dahin, daß die Pansenbakterien aus stickstoffhaltigen, nichteiweißartigen Verbindungen verdauliches Bakterieneiweiß aufzubauen vermögen, das dann wenigstens teilweise an die Stelle des Futtereiweißes treten kann. Für eine Tätigkeit der Pansenbakterien im Sinne der beiden Theorien spricht die Beobachtung von Fingerling[57], daß bei jungen Kälbern, so lange der Pansen noch nicht ausgebildet ist, eine Verwertung der einem eiweißarmen, an stickstoffreien Bestandteilen aber reichen Futter beigegebenen Ammoniumsalze nicht stattfand. Der in dieser Form zugeführte Stickstoff wurde vielmehr von den jungen Tieren wieder quantitativ mit dem Harn ausgeschieden. Wohl aber trat später, sobald der Pansen ausgebildet war, bei denselben Kälbern eine eiweißsparende Wirkung dargereichter Ammoniumsalze ein.

Was nun zunächst die Zuntzsche Theorie anbetrifft, fand Müller[141], der in dieser Richtung Versuche in vitro anstellte, daß in mit Panseninhalt geimpften Nährlösungen die Eiweißsubstanzen bei Zusatz von Asparagin in weit geringerem Maße abgebaut wurden als ohne Asparagin. Bei Verwendung von Harnstoff kam Dubiski[33] zu einem gegenteiligen Ergebnis. Er fand, daß eine Zugabe von Harnstoff zu eiweißhaltigen Nährböden keine ersparende Wirkung auf den Eiweißverbrauch durch die Pansenbakterien ausübte, sondern daß im Gegenteil der Eiweißverbrauch vergrößert und beschleunigt wurde. Die Frage scheint also durchaus noch ungeklärt.

Auch die HAGEMANNsche Theorie versuchte MÜLLER durch Experimente in vitro zu stützen.

Er konnte zunächst den Nachweis erbringen, daß Pansenbakterien in ähnlicher Weise wie Boden- und Düngerbakterien aus stickstoffhaltigen, nichteiweißartigen Verbindungen Körpereiweiß zu synthetisieren und darüber hinaus auch noch hochmolekulare Stickstoffverbindungen in die Nährlösung abzuscheiden vermochten, die sich gewissen gebräuchlichen Fällungsmitteln gegenüber wie Pepton und Reineiweiß verhielten. Den von ihm verwandten Nährböden war als Stickstoffquelle Asparagin bzw. weinsaures Ammonium zugesetzt worden. In weiteren Versuchen züchtete MÜLLER auf einem Nährboden aus weinsaurem Ammonium 12,5, Zucker 5, 0, phosphorsaurem Kalium 0,4, schwefelsaurem Calcium 0,3, Chlornatrium 0,45 und etwa 15 Tropfen Glycerin Pansenbakterien in derartig großem Ausmaße, daß er genügende Mengen trockener, von Pansenbakterien aufgebauter Eiweißkörper bekam, um deren Nährwirkung im Tierversuch prüfen zu können. Er fand nun, daß bei Verfütterung dieser Eiweißmassen an eine Hündin eine Nährwirkung erzielt wurde, die derjenigen des in einem Parallelversuch gefütterten Blutalbumins zum mindesten gleichkam, soweit der Stickstoffumsatz und das Lebendgewicht des Tieres allein darüber zu entscheiden vermögen.

MÜLLER glaubt, damit den Beweis für die Richtigkeit der HAGEMANNschen Hypothese erbracht zu haben. Wenn nun auch nicht zu bezweifeln ist, daß Bakterien imstande sind, aus nichteiweißartigen Stickstoffverbindungen körpereigenes, also Bakterieneiweiß aufzubauen, so ist es doch noch keineswegs erwiesen, ob ein solcher Vorgang, der in vitro unter aeroben Verhältnissen abläuft, in dem erforderlichen Umfang bei dem relativ kurzen Aufenthalt im Pansen unter anaeroben Verhältnissen vor sich gehen kann. Wir sahen bereits bei Besprechung der Frage der Entbindung elementaren Stickstoffs, wie grundverschieden die Ergebnisse von in vitro und an Tieren angestellten Untersuchungen ausfallen können. Es erscheint demnach auch nicht angängig, die MÜLLERschen Ergebnisse ohne weiteres als maßgebend für die im Tierkörper selbst ablaufenden Prozesse anzunehmen, zumal, worauf LÖHNIS[120] hinweist, die Ammonium- und Amidassimilation bei beschränktem Luftzutritt in der Regel so langsam vor sich geht, daß sie schon aus diesem Grunde nicht wesentlich für die Vorgänge im Pansen in Betracht kommen kann. In Übereinstimmung hiermit stehen Untersuchungen von SJOLLEMA und VAN DER ZANDE[203], die zwar auf USCHINSKY-Lösung mit Asparagin und Harnstoff als Stickstoffquelle eine Bildung von Tryptophan und Tyrosin durch Pansenbakterien beobachten konnten, während ihnen der Nachweis, daß unter normalen, insbesondere anaeroben Verhältnissen im Pansen ebensolche Synthese stattfindet, nicht gelang. Des weiteren ist zu bedenken, daß die im Verdauungskanal befindliche Bakterienmasse doch scheinbar dem Verdautwerden beträchtlichen Widerstand bietet.

Zwar vertrat VÖLTZ[217] die Ansicht, daß Bakterieneiweiß vom Darm zu 80—90 % resorbiert wird, auf der anderen Seite fanden aber FRIEDLÄNDER[61] und MORGEN, BEGER und WESTHAUSSER[137], daß der Eiweißgehalt des Kotes von Amidfutter ein hoher ist, in einzelnen Fällen sogar höher als der Eiweißgehalt des aufgenommenen Futters, woraus die genannten Autoren den Schluß ziehen, daß zwar Eiweiß durch Bakterientätigkeit aus Amiden gebildet wird, das Eiweiß aber dann teilweise oder vielleicht vollständig im Kot ausgeschieden wird. Eher wäre nach MORGEN und Mitarbeitern eine Verwertung von als Stoffwechselprodukte von Bakterien ausgeschiedenen hochmolekularen stickstoffhaltigen Körpern, wie sie MÜLLER fand, denkbar.

Nach alledem sind also die tatsächlichen Verhältnisse, soweit sie die Bakterien betreffen, noch bei weitem nicht geklärt. Um zu einer Klärung des ganzen Fragenkomplexes zu kommen, hatten wir (SCHEUNERT und SCHIEBLICH[184]) früher die Forderung aufgestellt, daß vor allem der Nachweis erbracht werden müsse, daß bei Fütterung von stickstoffhaltigen, nichteiweißartigen Verbindungen gegenüber einer an derartigen Stoffen armen Fütterung eine erhebliche Zunahme von Bakterien bzw. Bakterien und Infusorien erfolgt oder daß große Mengen löslicher

Aminosäuren sowie von Peptonen und Albumosen auftreten. Hinsichtlich der *Infusorien* hat nun Ferber[56] zeigen können, daß weder Ammoniumacetat noch Harnstoff irgendwie begünstigend auf das Wachstum der Infusorien einwirken. Er kommt auf Grund seiner völlig negativen Ergebnisse zu einer Ablehnung der Hypothese, daß Eiweiß durch nichteiweißartige, stickstoffhaltige Substanzen auf dem Wege über Mikroorganismen, soweit dies die Infusorien angeht, ersetzt werden kann. Diese brauchen seiner Ansicht nach zu ihrer Erhaltung und Vermehrung neben grünen Pflanzenteilen und Kohlenhydraten in erster Linie die eiweißhaltigen Stoffe, die ihnen nur bei eiweißhaltiger Fütterung ihrer Wirtstiere geliefert werden können. Ähnliche Untersuchungen über das Verhalten der *Bakterien* liegen bisher nicht vor. Eine zur Kontrolle des Anteils von Bakterienstickstoff an dem Gesamtstickstoff des Panseninhaltes geeignete Methode ist von Schwarz[195] angegeben und von Mangold und Schmidt-Krahmer[129] noch weiter ausgebaut worden. Es ergab sich in guter Übereinstimmung, daß unter normalen Verhältnissen der Anteil des Bakterienstickstoffs an dem Gesamtstickstoff des Panseninhaltes beim Rind 11,7% (Schwarz), beim Schaf 10% (Mangold und Schmitt-Krahmer) betrug.

Nach Untersuchungen von Kraus[111] kommt es im Pansen durch die Tätigkeit der Mikroorganismen zu einer *Bildung von Fett*. Bei einer Fütterung von Wiesenheu will er eine durchschnittliche Fettzunahme von 31%, bei Fütterung von Kleeheu von 59% beobachtet haben. Die Fettbildung selbst schreibt Kraus den Infusorien, die Lieferung der hierzu nötigen Bausteine den Bakterien zu. Die Arbeit findet in einem anderen Kapitel dieses Handbuches eine kritische Würdigung (s. Mangold).

Zum Schluß muß noch auf eine weitere, synthetische Vorgänge im Pansen betreffende Frage eingegangen werden, und zwar ist dies die Frage der *Bildung von Vitamin B durch Pansenbakterien*. Es waren amerikanische Forscher, die die interessante Feststellung machten, daß das Rind vollkommen ohne Zufuhr von Vitamin B auszukommen vermag, und daß der Vitamin-B-Gehalt der Kuhmilch unabhängig von dem Vitamin-B-Gehalt des Futters ist. Letztere Feststellung wurde zuerst von Osborne und Mendel[149] gemacht. Bechdel[11] und Bechdel und Honeywell[12] konnten dann zeigen, daß es bei vitamin-B-freier Ernährung nicht allein gelingt, Rinder weit länger als ein Jahr völlig gesund zu erhalten, sondern daß es auch möglich ist, Kälber dabei in ganz normaler Weise bis zur Geschlechtsreife aufzuziehen und zur Fortpflanzung zu bringen. Sie konnten weiter auch das Ergebnis von Osborne und Mendel bestätigen und im Rattenversuch nachweisen, daß Milch von Färsen, die mit einer vitamin-B-freien Ration aufgezogen und bei dieser Ration frischmilchend geworden waren, ebenso vitaminreich war wie die Milch solcher Tiere, die mit einer üblichen Winterration aus Silage, Körnern und Leguminosenheu gefüttert worden waren[12]. Sie glaubten diese Unabhängigkeit des Rindes von der Vitamin-B-Zufuhr in der Nahrung mit großer Wahrscheinlichkeit auf die Synthese dieses Vitamins durch Bakterien und andere Mikroorganismen im Verdauungskanal des Rindes zurückführen zu dürfen. Einwandfreies Beweismaterial für die Tatsache einer Vitaminbildung durch Pansenbakterien und Bakterien überhaupt haben als erste Scheunert und Schieblich[185] beigebracht, die nachweisen konnten, daß der in der Natur weitverbreitet und regelmäßig im Verdauungskanal herbivorer Tiere vorkommende Bac. vulgatus (Flügge) Migula auf sicher vitamin-B-freien Nährlösungen Vitamin B in reichlicher Menge zu synthetisieren vermag, eine Tatsache, die die genannten Autoren in weiteren Arbeiten erhärten konnten[186, 187, 189].

Die gleiche Eigenschaft wurde dann später von Kuroya und Hosoya[114] für Bact. coli, von Damon[31] für säurefeste Bakterien, wie Bac. timothy, Bac. smegmatis und Bac. moelleri, und von Sunderlin und Werkman[209] für Bac. adhaerens, Bac. subtilis, Bac. mycoides, Actinomyces und Azotobacter chroococcum festgestellt, so daß die Fähigkeit, Vitamin B zu bilden, eine im Bakterienbereich weitverbreitete Eigenschaft zu sein scheint.

Daß nun *eine Vitamin-B-Bildung durch Bakterien nicht nur in vitro, sondern auch im Pansen selbst stattfindet,* haben BECHDEL, HONEYWELL, DUTCHER und KNUTSEN[13] dadurch nachgewiesen, daß sie zeigen konnten, daß ein alkoholischer Extrakt aus vergorenem, aus einer Pansenfistel gewonnenem Panseninhalt einer seit Jugend auf vitamin-B-frei ernährten Kuh, an Ratten verfüttert, deutliche Vitamin-B-Wirkung ausübte. Ein Bakterium, das 90% der Bakterienflora des Pansens ausmachte, und zwar handelte es sich um ein unbewegliches grampositives, gelben Farbstoff bildendes Stäbchen, von den genannten Autoren als Flavobact. vitarumen bezeichnet, bildete auf vitamin-B-freien Nährböden reichlich Vitamin B, wie dies die Verfütterung der getrockneten Bakterienmassen an junge wachsende Ratten auf vitamin-B-freier Ration ergab.

Die *bakteriellen Vorgänge in Psalter und Labmagen* sind, wie bereits eingangs erwähnt, nur als sehr gering zu veranschlagen. Zwar findet man in diesen Magenabteilungen eine in qualitativer Hinsicht sehr ähnliche Flora wie in Pansen und Haube, doch ist die Zahl der Keime deutlich verringert. Im Psalter erklärt sich dies durch die relative Trockenheit des zwischen den Psalterblättern liegenden Inhaltes (H_2O-Gehalt 50—65%).

Die flüssigen Anteile werden, sofern sie nicht sogleich in den Labmagen weitertransportiert werden, zwischen den Blättern des Psalters ausgepreßt. Daß sich im Psalterinhalt die Gärungsprodukte des Pansens nachweisen lassen, ist verständlich. Lebende Infusorien werden hier kaum mehr angetroffen. Die Hauptbedeutung des Psalters ist demnach in der mechanischen Arbeit seiner Blätter zu erblicken.

Etwas günstiger für bakterielles Leben liegen die Verhältnisse wieder im Labmagen. Der Wassergehalt seines Inhaltes ist sehr hoch (80—90%), und Salzsäure ist erst während der späten Verdauungsstunden nachweisbar.

Die Reaktion ist durchgängig sauer und beträgt nach ELLENBERGER und HOFMEISTER[42] auf HCl berechnet durchschnittlich 0,05—0,12 %. Die saure Reaktion ist aber in der Hauptsache durch *Milchsäure* bedingt, ein Zeichen dafür, daß Milchsäure bildende Bakterien auch im Labmagen Entwicklungsmöglichkeiten finden. Andere im Labmagen, aber nur in Spuren angetroffene Gärungssäuren, wie Essig- und Buttersäure, dürften wohl zum größten Teil, bakterielle Eiweißabbauprodukte, z. B. Phenol (MEYER[134]), in ihrer Gesamtheit dem Pansen entstammen.

D. Bakterielle Vorgänge im Darm.

I. Dünndarm.

1. Bedingungen für bakterielles Leben im Dünndarm.

In gleicher Weise wie für den Magen wirft sich für den Dünndarm die Frage auf, wie sich in ihm die Verhältnisse für bakterielles Leben gestalten. Untersuchungen an Menschen und Fleischfressern haben gezeigt, daß der normale Dünndarm, vor allem im proximalen Abschnitt, nur wenig Keime enthält. Auch bei den omnivoren und herbivoren Tieren zeichnet sich der Dünndarm, allerdings nur in seinem proximalen Abschnitt, durch Keimarmut aus. BAUMATZ[10] will beim Meerschweinchen den oberen Dünndarm sogar keimfrei gefunden haben. Auch ANKERSMIT[5], der beim Rind eine sog. leere Dünndarmschlinge abband und auf ihren Keimgehalt untersuchte, fand darin auf 1 g Masse nur 30000 bis 36000 Keime, im Dünndarmchymus war die Keimzahl zuweilen sogar noch niedriger. Untersuchungen von SCHIEBLICH[190] über das quantitative und qualitative Vorkommen von Bakterien im Darmkanal verschieden ernährter weißer Ratten ergaben im proximalen Dünndarmabschnitt ebenfalls stets die niedrigsten Keimzahlen, die dann aber im distalen Dünndarmabschnitt rasch anstiegen, vereinzelt auf Werte, die den im Caecum angetroffenen fast gleichkamen. Qualitativ war aber bisweilen ein umgekehrtes Verhältnis feststellbar, d. h. die

Flora des proximalen Dünndarmabschnittes war bunter als die des distalen, ja sogar bunter als die des Caecums und Enddarms. Diese Buntheit der Flora des proximalen Abschnittes des Dünndarmes erklärt sich aus dem Keimreichtum der Nahrung der weißen Ratte. Wenn man außer dem Keimreichtum des Futters noch die umfangreichen bakteriellen Prozesse im Magen der omnivoren und herbivoren Tiere bedenkt, wird die Buntheit der Flora des proximalen Abschnittes des Dünndarmes bei diesen Tieren im Gegensatz zu Mensch und Carnivoren erst recht verständlich.

Die Keimarmut des normalen Dünndarmes ist Gegenstand einer großen Reihe von Untersuchungen gewesen. Schon Escherich[54] und Kohlbrugge[108] schreiben dem Dünndarmsaft eine bactericide Wirkung zu. Letzterer prägte den Begriff der *„Autosterilisation"* des Dünndarmes. Falk[55] hingegen führte die Keimarmut auf den Salzsäuregehalt des Magens zurück.

Es konnte dann aber Schütz[194] zeigen, daß Keime, und zwar handelte es sich um Vibrio Metschnikoff, unmittelbar ins Duodenum des Hundes injiziert, abgetötet werden, noch ehe sie das Ileum erreichen; es mußten also auch dem Duodenalsaft bactericide Kräfte innewohnen. Rolly und Liebermeister[159] bestätigten die Ergebnisse von Schütz, schreiben jedoch die bakterienwachstumshemmende Wirkung nicht dem Dünndarmsaft, sondern der lebenden Darmwand, dem lebenden Darmepithel zu. Auch Moro[139] kam auf Grund seiner Ergebnisse mit Kulturen von Bact. prodigiosum und Bact. pyocyaneum zu der Annahme, daß die bactericide Wirkung des Dünndarmes an die vitale normale Tätigkeit des Schleimhautepithels gebunden sei. Bessau und Bossert[15] sahen die normale Dünndarmperistaltik und den ständigen Saftstrom als wesentliche Ursache der Keimarmut an. Daß die erhebliche Verdünnung der Inhaltsmassen des Dünndarmes durch Verdauungssäfte und Schleim mit zu seiner Keimarmut beitragen werden, dahin haben sich auch Scheunert und Schieblich[184] ausgesprochen. Ganter und van der Reis[62] haben dann später beim Menschen mit Hilfe der Darmpatronenmethode nachweisen können, daß in den Dünndarm eingebrachte Keime der Abtötung verfallen. Sie schreiben diese Erscheinung, wie Schütz, der keimtötenden Wirkung des Dünndarmsaftes zu und sprechen von einer *„Autodesinfektion"* des Dünndarmes. Bogendörfer[23] suchte in neuerer Zeit das Problem dadurch zu lösen, daß er mit Hilfe von Alkohol, Äther, Aceton und Benzol Extrakte aus dem Dünndarmepithel herstellte, die im Gegenteil zu solchen aus Dickdarmepithel hemmend auf das Wachstum verschiedener Bakterien einwirkten. Er bezeichnete diese Hemmungsstoffe als *„Bakteriostanine"*, die sich übrigens auch im Dünndarmsaft nachweisen ließen, jedoch in dem mittleren Teil des Dünndarmes reichlicher als in Duodenum und Ileum. Löwenberg[127] prüfte in Versuchen in vitro die Wirkung von Duodenalsaft auf Bakterien und fand, daß dieser unter normalen Verhältnissen starke bactericide Schutzwirkung besitzt. In steril entnommenen Dünndarmsaft eingebrachte Keime, wie Bact. coli, Enterokokken, hämolytische und Viridansstreptokokken, sowie in der überwiegenden Zahl der Fälle auch Staphylokokken, wurden nicht nur in ihrer Entwicklung gehemmt, sondern innerhalb kurzer Zeit abgetötet.

Schon Moro[140] hat darauf hingewiesen, daß ein Wechsel der Reaktion im oberen Dünndarmabschnitt, und zwar in der Richtung einer Abnahme des Säuregrades, mit einer Zunahme des Keimgehaltes einhergeht. Neuere Untersuchungen von Hoefert[85] sowie von Raue[154] und Löwenberg[127] bestätigten die Anschauung Moros, daß *H-Ionenkonzentration und Keimgehalt des Duodenums zueinander in Beziehung stehen*. Diese Autoren fanden, daß bei normalen Salzsäurewerten im Magen Bact. coli und Enterokokken bei gewissen Erkrankungen im Duodenum seltener angetroffen werden als bei bestehender Achlorhydrie. Auf Grund der Beobachtungen Moros unternahmen es Arnold und Brody[7], an Hunden den Einfluß der H-Ionenkonzentration auf die Bakterienflora des Duodenums experimentell zu prüfen. Es gelang ihnen, durch Einspritzung einer alkalisch gepufferten Phosphorlösung (p_H 8,9) unmittelbar ins Duodenum oder oraler Zufuhr großer Dosen alkalischer Salze eine Änderung der Bakterienflora vom normalen zu dem Typ zu bewirken, der im Caecum angetroffen wird.

Auf Grund dieser Befunde gibt Arnold[6] für die Keimarmut des oberen Teiles des Dünndarmes folgende Erklärung: Mageninhalt, der unter normalen Bedingungen in das Duodenum übertritt, ist bis zum höchsten Grade seiner Aufnahmefähigkeit für sauer gepufferte Lösungen gesättigt. Die freie Säure, außer derjenigen, die erforderlich ist, alle Pufferungen zu sauren Salzen umzuwandeln, wird im Duodenum sehr bald durch die dort gegenwärtigen alkalischen Sekretionsprodukte neutralisiert. Bei sauer gepuffertem Material geht die Neutralisation langsamer vor sich. Der p_H-Wert beträgt infolgedessen im Duodenum 5,5—6,5. Besitzt nun der proximale Dünndarmabschnitt eine derartige H-Ionenkonzentration, so produziert die Schleimhaut direkt oder indirekt bakteriostatische Substanz, die zu einem Verlust der Fortpflanzungsfähigkeit der dort befindlichen Bakterien führt. Neutrale oder alkalische Reaktion im Duodenum stört hingegen die bakterienwachstumshemmenden Vorgänge; es kommt zur Ansiedlung und zum Wachstum von Bakterien in diesem Abschnitt des Verdauungskanals.

Daß bei unseren Haustieren die *Reaktion* im proximalen Dünndarmabschnitt im sauren Bereiche liegt, zeigen Untersuchungen von Ellenberger und Mitarbeitern. Nach diesen Untersuchungen reagiert der Inhalt dieses Darmabschnittes bei Hund, Pferd, Schwein und Wiederkäuern stets sauer. Weiter distal tritt dann neutrale, schließlich alkalische Reaktion auf; der Inhalt des Ileums reagiert fast immer alkalisch. Je länger der Dünndarm, um so größer ist der Teil, in dem alkalische Reaktion herrscht.

2. Die Dünndarmflora.

a) Fleischfresser. Über die Dünndarmflora der Fleischfresser, und zwar des Hundes, liegen Untersuchungen von Horowitz[96] vor, der die Dünndarmflora nach 24stündigem Hungern, nach Milch- und Hühnereiweißfütterung feststellte.

Er fand im Dünndarm, und zwar im proximalen Abschnitt, im ersten Falle Bact. coli, Bact. acidi lactici, Diplococcus enteritis, Micr. pyogenes α aureus und γ albus, Micr. tetragenus und Bac. luteus; im distalen Abschnitt Bact. coli, Micr. pyogenes γ albus, Bac. septicus putidus, Micr. tetragenus, Bact. vulgare, Bac. flavus, Streptokokken und Pneumobac. Friedlaenderi; bei Milchfütterung traten hierzu im proximalen Dünndarmabschnitt noch Bact. vulgare und Saccharomyces Pastorianus, im distalen Abschnitt Bact. acidi lactici und Diplococc. enteritis; bei Hühnereiweißfütterung im proximalen Abschnitt Bact. vulgare, Bac. mesentericus, Saccharomyces Pastorianus und Bac. septicus putidus, im distalen Abschnitt Diplococc. enteritis, Cladothrix chromogenes und Streptothrix invulnerabilis. Letztere beiden, Bac. luteus und Pneumobac. Friedlaenderi werden als *fakultative* Arten angesehen. *Anaerobier* konnten in *keinem* Falle isoliert werden.

Ein Einfluß der Fütterung auf die Darmflora macht sich bemerkbar derart, daß bei Milchkost Milchsäurebakterien (Bact. acidi lactici), bei Hühnereiweißkost Fäulnisbakterien (Bact. vulgare und Bac. septicus putidus) eine Zunahme zeigen. Die Zahl der Bakterien stieg regelmäßig gegen das distale Ende des Dünndarmes an.

b) Schwein. Über die Bakterienflora des Dünndarmes des Schweines liegt nur eine Arbeit von Heinick[77] vor. Eine in unserem Institut von Hopffe ausgeführte Untersuchung wurde nicht veröffentlicht. Heinick fand im Dünndarm des Schweines an erster Stelle stets Bact. coli, daneben kam regelmäßig reichlich Bact. lactis aerogenes vor. Auch Micr. pyogenes α aureus wurde kaum jemals vermißt. Häufig waren ferner Bact. Zopfii, Actinomyceten, Oidium lactis und Schimmelpilze, während Micr. albicans und flavus, Sarc. lutea und flava, Bact. vulgare, Bac. proteus mirabilis und Zenkeri, Paracolistämme, Hefe und andere weit zurücktraten. Anaerobe Keime konnte Heinick nicht isolieren. Hopffe beschränkte sich bei ihren Untersuchungen über die Dünndarmflora des Schweines auf bakterioskopische Betrachtungen. Sie fand im ganzen Dünndarm vorwiegend gramnegative, coliartige Stäbchen, Diplokokken und auch einige Sporenbildner. Der Nachweis anaerober Keime gelang ihr ebensowenig wie Heinick. Was die quantitativen Verhältnisse anbetrifft, so bezeichnet Heinick den Bakteriengehalt des Dünndarmes trotz seiner Buntheit als überaus spärlich, während

Hopffe sowohl in Ausstrichen aus Duodenum als auch Ileum viel Keime beobachtete. Es hat hiernach den Anschein, daß die Menge der im Dünndarm des Schweines angetroffenen Bakterien großen Schwankungen unterworfen ist.

c) Pferd. Über die Dünndarmflora des Pferdes liegen ausführliche Untersuchungen von Huber[97] und Hopffe[91] vor.

Huber fand im *Duodenum* Bact. coli, Mikrokokken, Sarcinen, Streptokokken, Bact. helvolum und Actinomyceten; im *Jejunum* Bact. coli, Bact. punctatum, Bact. vulgare, Micr. pyogenes γ albus und β citreus, Bact. lactis aerogenes, Micr. luteus, Sarc. aurantiaca. dem Bac. subtilis nahestehende Organismen, Bac. mesentericus und Schimmelpilze; im *Ileum* Bact. coli, Mikrokokken, Sarcinen, subtilisartige Bacillen, Bact. punctatum, Bac. sulcatus liquefaciens, Bac. mesentericus u. a. Als einzigen Vertreter der Gruppe der Anaeroben traf er im Jejunum Bac. saccharobutyricus v. Klecki an. Hopffe isolierte aus dem Inhalt des *Duodenums* Bact. coli, milchsäuernde, gelatineverflüssigende Mikrokokken, Strept. pyogenes albus, den von Dyar und Keith[37] erstmalig isolierten und beschriebenen Bac. equi intestinalis, der seinem ganzen morphologischen und biologischen Verhalten nach dem Bact. coli sehr nahesteht, Actinomyceten, Sarcinen u. a.; aus dem Inhalt des *Ileums* an erster Stelle stehend Bact. coli, ferner zurücktretend Bac. subtilis, Bac. mesentericus, Bac. pseudotetani, Bac. butyricus, Bac. esterificans, Bac. mycoides, verschiedene Mikrokokken, Bact. fluorescens, Bac. equi instetinalis, Bact. vulgare, Bact. pyocyaneum, Streptokokken und Sarc. aurantiaca. *Anaerobier*, und zwar Bac. verrucosus und Bac. saccharobutyricus, wurden einige Male, aber nicht immer, im *Ileum* angetroffen.

Die vorstehenden Untersuchungen zeigen, daß die Dünndarmflora des Pferdes in ihrer Gesamtheit eine sehr bunte ist, wenn auch der Artenreichtum des proximalen Abschnittes dem des distalen merklich nachsteht. Bact. coli steht hier alleinbeherrschend an der Spitze, während beim Schwein daneben regelmäßig als Vertreter der Milchsäurebakteriengruppe Bact. lactis aerogenes mit in den Vordergrund tritt. Im Gegensatz zu Hund und Schwein wurden beim Pferd, wie wir sahen, auch Anaerobe angetroffen, doch war ihre Zahl zu gering, als daß ihnen irgendwelche ins Gewicht fallende Tätigkeit zugesprochen werden kann.

d) Hamster. Auch die Dünndarmflora des Hamsters ist, wie Untersuchungen von Hopffe[92] zeigen, eine ziemlich bunte. Hopffe fand im *Duodenum* zwar Bact. coli an erster Stelle, doch waren daneben stets reichlich Milchsäurebakterien, und zwar Strept. acidi lactici und Bact. lactis aerogenes vorhanden.

Von weiteren im Duodenum angetroffenen Keimen sind noch zu nennen Mikrokokken, darunter Micr. candicans und tetragenus, Diplokokken, Sarc. lutea, „Lange" Milchsäurebakterien, Bac. mesentericus und mycoides, Bact. vulgare und Bac. proteus Zenkeri.

Die Flora des *Jejunums* und des *Ileums* war die gleiche, und zwar setzte sie sich zusammen aus Bact. coli, Bact. lactis aerogenes, Strept, acidi lactici, gelatineverflüssigenden Mikrokokken, Sarc. lutea, „Langen" Milchsäurebakterien und Bac. mesentericus. Auf Isolierung von Anaeroben gerichtete Versuche verliefen negativ. Bact. coli steht also auch beim Hamster an der Spitze, doch spielen daneben ähnlich wie beim Schwein, vielleicht sogar noch in höherem Maße, Milchsäurebakterien eine Rolle.

e) Wiederkäuer. Die ungeheuere Bakterienvermehrung in den Vormägen der Wiederkäuer macht es erklärlich, daß sie auch, wie Untersuchungen von Ankersmit[5] und Fischer[59] ergaben, eine reiche Dünndarmflora beherbergen.

Was die einzelnen im Dünndarm der Wiederkäuer angetroffenen Bakterienarten angeht, so fand Ankersmit beim Rinde stets in mehr oder weniger gleicher Menge Bact. coli und Strept. acidi lactici. Außerdem konnte er Bact. lactis aerogenes, Bac. megatherium, Bac. mesentericus, Bac. vulgatus, Bac. mycoides, Bac. tumescens, den Pektinvergärer Bac. asterosporus, verschiedene Mikrokokken und Sarcinen isolieren. Außer den Omelianski-schen celluloselösenden Mikroorganismen, Bac. methanigenes und Bac. fossicularum, wurde von Anaerobiern nur in einem Falle der Bac. putrificus *Bienstock* angetroffen.

FISCHER untersuchte die Dünndarmflora gesunder Ochsen und fand sie ebenfalls sehr bunt. Bact. coli dominierte in allen Abschnitten des Dünndarms, besonders stark trat es im Ileum hervor.

Strept. acidi lactici konnte er im Gegensatz zu ANKERSMIT nicht isolieren, doch fand er als regelmäßigen Vertreter der Dünndarmflora der Wiederkäuer verschiedene Bacillen wie Bac. mesentericus, Bac. vulgatus, Bac. mycoides, Bac. subtilis, Bac. tumescens, Actinomyceten und avirulenten Micr. pyogenes γ albus. Häufig wurden außerdem noch gefunden Bact. fluorescens, Paracolistämme, Micr. citreus, Micr. candicans, Micr. saccatus, Bact. vulgare und Bac. mesentericus ruber. Anaerobe Keime konnte er im Gegensatz zu ANKERSMIT nicht isolieren. Außer diesen ausführlichen Untersuchungen sind noch die Arbeiten von GRÖNING[71] und NEUBAUER[144] zu nennen. Ersterer vermißte im obersten Viertel des Dünndarmes von Ochsen Streptokokken völlig, während letzterer, der sein Hauptaugenmerk auf die Anaerobier richtete, im ganzen Darmkanal, und zwar im Dünndarm, einen einzigen streng anaeroben Stamm, einen grampositiven Diplokokkus, antraf.

Man findet also bei Wiederkäuern eine Dünndarmflora, die der beim Hamster angetroffenen am weitestgehenden ähnelt, die sich aber auch in ihrer Zusammensetzung nicht erheblich von der bei Schwein und Pferd unterscheidet.

f) Andere Tiere. Von anderen Tieren wurde die Dünndarmflora des *Meerschweinchens* und der *Ratte* untersucht. Beim *Meerschweinchen* fand BAUMATZ[10] am häufigsten Bac. subtilis. Bact. coli war bis zum untersten Teil des Dünndarms selten. Auch Streptokokken und Mikrokokken traten hinter ersterem zurück.

Über die normale Darmflora der *Albinoratte* liegen eingehende Untersuchungen von SCHIEBLICH[190] vor, der sich mit dem Einfluß der bei verschiedenen Kostformen resultierenden Darmfloratypen auf Wachstum, Gebaren, Fortpflanzungsfähigkeit, Aufzuchtfähigkeit der Jungen und Blutbild der weißen Ratte beschäftigte. SCHIEBLICH fand, daß im Dünndarm sowie auch den übrigen Abschnitten des Darmkanals Milchsäurebakterien stets mit oder sogar allein an der Spitze standen, von denen „Lange" Milchsäurebakterien in der Regel die Milchsäurestreptokokken überwogen. Immer und meist auch in reichlicher Anzahl, zuweilen hinter den Milchsäurebakterien an Menge nicht zurücktretend, wurde Bact. coli angetroffen. Diese drei genannten Bakterienarten, „Lange" Milchsäurebakterien, Milchsäurestreptokokken und Bact. coli, sind demnach als für die Darmflora der weißen Ratte *obligate* Keime zu bezeichnen. Daneben war eine zahl- und artenreiche *fakultative* Flora vorhanden, die sich aus verschiedenen Kurzstäbchenarten, Corynebakterienstämmen, Sporenbildnern, Mikrokokken, Hefen und Schimmelpilzen zusammensetzte, deren einzelne Aufzählung hier zu weit führen würde. *Anaerobe* Arten kamen nur in ganz geringer Menge vor, ja wurden zuweilen im proximalen Dünndarmabschnitt völlig vermißt. Jedenfalls waren sie in der Hauptsache bereits in denselben Mengen in Sporenform in dem aufgenommenen Futter wie in dem Darminhalt zugegen. Isoliert wurden Buttersäurebacillen (Bac. saccharobutyricus), Eiweißspaltprodukte weiter abbauende Mikroorganismen (Bac. pseudotetani) und typische Eiweißfäulniserreger (Bac. verrucosus), letztere jedoch nur einmal im distalen Dünndarmabschnitt. Was das quantitative Vorkommen von Bakterien anbetrifft, so weist der proximale Dünndarmabschnitt zwar stets die niedrigste Keimzahl auf, doch kann von einer Sterilität keine Rede sein. Im distalen Dünndarmabschnitt steigt dann die Keimzahl rasch zu hohen Werten an.

3. Bakterielle Vorgänge im Dünndarm.

Wie sich aus der Zusammensetzung der Dünndarmflora ergibt, dürfte sich die Mitwirkung der Bakterien des Dünndarms an den dort ablaufenden Vorgängen, abgesehen von reiner Fleischkost beim Carnivoren, vorwiegend auf einen *Abbau von Kohlenhydraten* erstrecken. Vor allem scheint eine *Milchsäure-*

gärung in Frage zu kommen, wofür die Gegenwart von in der Regel reichlichen
Mengen von Milchsäurebakterien und weiter auch die Tatsache spricht, daß nach
Ellenberger und *Hofmeister* die saure Reaktion des proximalen Dünndarmabschnittes
in der Tat auf Milchsäure zurückzuführen ist, die allerdings auch z. T. dem Magen
entstammen kann. Ein *Abbau von Cellulose* findet bei den Carnivoren und Omnivoren gar nicht, bei den Herbivoren zuweilen in Spuren statt, wie insbesondere Untersuchungen von Ellenberger und Hofmeister[51], Hofmeister[88] und
Scheunert[173] am Pferd ergaben. Irgendwelche praktische Bedeutung hat dies
aber nicht, da ähnlich wie im Magen des Pferdes auch im Dünndarm in zahlreichen
quantitativen Untersuchungen die gesamte verfütterte Rohfasermenge einer Mahlzeit stets im Rahmen der Fehlergrenzen quantitativ wiedergefunden wurde. Beim
Wiederkäuer gelangen zwar massenhaft Cellulose und auch die mit ihr vergesellschafteten Polysaccharide abbauende Mikroorganismen aus den Vormägen in den
Dünndarm, doch dürften sie hier in Anbetracht der Reaktionsverhältnisse und der
kurzen Aufenthaltsdauer keine irgendwie praktisch ins Gewicht fallende Tätigkeit
entwickeln, so daß beim Wiederkäuer hinsichtlich des Celluloseabbaues im
Dünndarm die gleichen Verhältnisse wie beim Pferd vorliegen dürften.

Bei allen untersuchten Tierarten finden sich, wie wir sahen, weiter im Dünndarm, und zwar vornehmlich in dessen distalem Abschnitt Bakterien vor, die
mit proteolytischen Eigenschaften ausgestattet sind. Da diese dort auch günstige
Reaktions- und Nährbodenverhältnisse antreffen, werden sie zweifellos ihre
Tätigkeit entfalten können. Die für einen *Eiweißabbau im Dünndarm* in Frage
kommenden Bakterienarten sind dieselben wie im Magen, also Erd- und Heubacillen, wie Bac. mycoides, vulgatus, mesentericus, subtilis usw., ferner Fluorescenten, Mikrokokken, Streptokokken u. a. m., die Eiweißkörper bis zu tiefen
Abbauprodukten wie Indol, Phenol, organischen Säuren und Ammoniak aufzuspalten vermögen, ohne aber eine eigentliche Fäulnis zu erzeugen. Die Nährbodenverhältnisse sind für diese Bakterienarten im Dünndarm dadurch besonders
günstig, daß ihnen hier die durch die fermentative Eiweißspaltung durch Trypsin
und Erepsin gebildeten, leichter angreifbaren Eiweißspaltprodukte zur Verfügung stehen. Typische Eiweißfäulnis dürfte hingegen im Dünndarm gar nicht
oder nur in ganz geringem Umfange im distalen Abschnitt in Frage kommen.
Daß im Ileum eine Fäulnis möglich ist, dafür spricht das oft reichliche Auftreten des typische Fäulnis errregenden aeroben Bact. vulgare (Proteus). Hingegen dürften anaerobe Eiweißfäulniserreger sich nicht daran beteiligen, da solche
entweder im ganzen Dickdarm vermißt (Schwein, Hamster) bzw. nur vereinzelt,
(Pferd, Rind, Ratte) angetroffen werden (Hopffe[92, 91, 95], Ankersmit[5], Schieblich[190]). Es handelt sich hierbei entweder um eine Infektion vom Caecum aus
oder aber haben diese, insbesondere der Bac. verrucosus, den Magen in Form
der widerstandsfähigen Sporen in derselben Menge ohne Vermehrung passiert,
wie sie bereits im Futter vorhanden waren. Für letztere Annahme spricht der
Befund von Schieblich bei der Ratte, daß, wenn überhaupt, dann der Bac.
verrucosus immer in pasteurisiertem und nichtpasteurisiertem Material aus dem
Dünndarm in gleicher Menge auswuchs.

II. Dickdarm.

1. Bedingungen für bakterielles Leben im Dickdarm.

Die Enddärme, die namentlich bei den herbivoren Tierarten gewaltig entwickelt sind und ein großes Fassungsvermögen besitzen, stellen in ähnlicher
Weise wie die Vormägen der Wiederkäuer ideale Brutstätten für Bakterien dar,
da in sie ebensowenig wie in die Vormägen irgendwelche mit bacterieiden Eigen-

schaften ausgestattete Säfte ergossen werden, ferner die Aufenthaltsdauer der Inhaltsmassen in ihnen lang ist und die Reaktion im leicht alkalischen Bereiche liegt. Am umfangreichsten werden natürlich die bakteriellen Vorgänge in den proximalen Abschnitten des Dickdarmes sein, da dorthin noch beträchtliche Mengen unverdauter Nährstoffe gelangen.

2. Die Dickdarmflora.

Auch über die Dickdarmflora liegen eingehende Untersuchungen von den meisten unserer Haustiere und auch von anderen Tieren vor. Die aerobe Flora des Dickdarmes unterscheidet sich im allgemeinen in ihrer Zusammensetzung nur unwesentlich von der des Dünndarmes, insbesondere dessen distalen Abschnittes, quantitativ übertrifft sie aber noch die des distalen Dünndarmabschnittes in der Regel erheblich. Anaerobe Bakterien kommen im Gegensatz zu Magen und Dünndarm im Dickdarm in größerer Menge vor.

Was nun die Dickdarmflora der einzelnen Tiere anbetrifft, so liegen diesbezügliche Untersuchungen bei Fleischfressern bisher noch nicht vor, hingegen sind wir über die Enddarmflora des Schweines, Pferdes, Hamsters, der Wiederkäuer und der Ratte gut unterrichtet.

a) Schwein. Mit Untersuchungen der Dickdarmflora des Schweines befaßten sich HEINICK[77] und HOPFFE. Ersterer fand eine weitgehende Übereinstimmung mit der des Dünndarmes.

Neu hinzu kamen im Caecum Micr. pyogenes β citreus, Bac. mycoides, ein spirochätenartiger Mikroorganismus mit lückenhafter Färbung; im Colon Micr. candicans, Bac. megatherium und ein verwandter Bacillus, Streptokokken und mehrere noch unbekannte Arten.

Über das gegenseitige Mengenverhältnis der Hauptvertreter der Enddarmflora des Schweines ist noch zu erwähnen, daß im Gegensatz zum Dünndarm und Caecum, in denen das Bact. coli das Bact. lactis aerogenes überwog, im Colon diese beiden Bakterienarten in gleicher Zahl vorkamen und im Rectum das letztere sogar des öfteren an Zahl überwiegend angetroffen wurde. Anaerobe Arten konnte HEINICK nicht auffinden. HOPFFE beobachtete im Caecum und im Colon eine völlig gleiche Flora, die sich aus vielen gramnegativen, oft fast kokkenförmigen Kurzstäbchen, Mikrokokken, Diplokokken und verschiedenen Sporenbildnern zusammensetzte. Der Rectalinhalt wies weniger Bakterien auf, und zwar handelte es sich vorwiegend um gramnegative Kurzstäbchen, außerdem noch um Sarcinen und Diplokokken und wenige grampositive Stäbchen und Sporen. Die Suche nach anaeroben Keimen war von Erfolg gekrönt, es gelang HOPFFE, sowohl typische anaerobe Eiweißfäulniserreger (Bac. verrucosus) als auch Buttersäurebacillen (Bac. saccharobutyricus und Bac. phlegmonis emphysematosae) zu isolieren.

b) Pferd. Beim Pferd liegen neben allgemeinen auch solche Untersuchungen vor, bei denen das Augenmerk auf die Auffindung bestimmter Keime gerichtet wurde. So legte CHOUKÉWITCH[28] bei seinen im METSCHNIKOFFschen Institut ausgeführten Untersuchungen den Hauptwert auf die Auffindung von *Fäulniserregern* und *acidophilen* Bakterien. Als Vertreter der erstgenannten Bakteriengruppe traf er im Caecum und Colon Angehörige der Putrificusgruppe und Bact. vulgare an.

Außer diesen eigentlichen Eiweißfäulniserregern fand er noch eine größere Zahl von Bakterien, die das Eiweiß stark angreifen, ohne aber eine eigentliche Fäulnis hervorzurufen. Es waren dies Vertreter der Heubacillen- und Mesentericusgruppe, Bac. aerophilus, selten Bac. megatherium, Bact. pyocyaneum, Micr. albus u. a. zum Teil nur mangelhaft oder gar nicht beschriebene Mikroorganismen. Auch Buttersäurebacillen, und zwar sowohl Bac. saccharobutyricus als auch Bac. phlegmonis emphysematosae, wurden von CHOUKÉWITCH isoliert.

Weiter gelang es ihm, Cellulose, Hemicellulose und Stärke vergärende Bakterien aufzufinden. Versuche, die Erreger der Cellulosegärung aus Mischkulturen in Reinkultur zu erhalten, führten zu einem negativen Ergebnis.

Untersuchungen, die sich auf die gesamte Flora des Enddarmes erstreckten, liegen von Huber[97] und Hopffe[91] vor.

Nach ersterem setzt sich die Flora im Caecum und Colon aus Bact. coli, Bact. lactis aerogenes, Streptokokken, darunter *Milchsäurestreptokokken*, Sarcinen, Bact. punctatum, Bac. mesentericus, subtilis, megatherium, Bact. fluorescens, Bact. lactis viscosum u. a. zusammen. Im Rectum traf er ebenfalls Bact. coli und Bact. lactis aerogenes an, daneben wurden noch Streptokokken und Mikrokokken isoliert, die Befunde waren jedoch außerordentlich wechselnd, so fehlte z. B. Bact. coli manchmal völlig. Von anaeroben Bakterien wurde im Colon und Rectum mit Sicherheit der *Buttersäure* bildende Bac. saccharobutyricus angetroffen. In einigen Fällen glaubte er auch *Eiweißfäulniserreger* gezüchtet zu haben, wenigstens sprach der putride Geruch der Kulturen dafür.

Nach den Untersuchungen von Hopffe besteht die Flora des *Caecums des Pferdes* aus Bact. coli, Bact. lactis aerogenes, zahlreichen Sporenbildnern, großen Diplokokken (Gonokokkenform), Micr. luteus, Bact. vulgare, Rosahefe und Strept. gracilis. Die Flora des *Colons* und *Rectums* unterschied sich hinsichtlich ihrer Zusammensetzung kaum von der des Caecums, auffällig war hingegen die beträchtliche Abnahme der Keimzahl im Rectum. Anaerobe Keime, und zwar typische Eiweißfäulniserreger und Bact. saccharobutyricus wurden in Caecum und Colon häufig angetroffen.

c) Hamster. Die Dickdarmflora des Hamsters zeichnet sich, wie die Untersuchungen von Hopffe[92] ergaben, gegenüber der des Dünndarms dadurch aus, daß Bact. coli stark in den Vordergrund tritt, während Bact. lactis aerogenes und Strept. acidi lactici nur eine untergeordnete Rolle spielen, ja sogar völlig fehlen können.

Als neu kamen im Caecum hinzu Bac. subtilis, mesentericus, megatherium, multipediculus, Bact. vulgare, Bac. proteus Zenkeri, verflüssigende Mikrokokken, Micr. tetragenus, „Lange" Milchsäurebakterien, Bac. gasoformans pyogenes und Hefe; im Colon Bac. mycoides vulgatus, pseudosubtilis und Sarcinen, im Rectum Bac. liodermes, also zahlreiche Arten, die sowohl Kohlenhydrate als auch Eiweiß abzubauen vermögen. Anaerobe Keime, und zwar typische Eiweißfäulniserreger der Putrificusgruppe sowie Buttersäurebacillen (Bac. saccharobutyricus und Bac. phlegmonis emphysematosea) wurden im Caecum und Colon regelmäßig angetroffen, wohingegen diese Keime im Rectum, wahrscheinlich infolge der ungünstigen, trockenen und krümeligen Beschaffenheit des zur Verarbeitung gekommenen Ausgangsmaterials, fehlten.

d) Wiederkäuer. Untersuchungen über die Enddarmflora der Wiederkäuer liegen wieder von Ankersmit[5] vor. Diese ergaben, daß im Caecum des Rindes wie im Dünndarm Strept. acidi lactici und Bact. coli die Hauptrolle spielen. Als weitere in diesem Dickdarmabschnitt vorkommende Bakterien sind noch zu nennen Bact. lactis aerogenes, Bac. mesentericus, Bac. megatherium und Mikrokokken. Eine Untersuchung auf Anaerobier wurde im Caecum nicht vorgenommen. Die aerobe Flora des *Rectums* weicht im allgemeinen kaum von der des Caecums ab.

Die hier angestellten Untersuchungen auf anaerobe Bakterien ergaben das Vorhandensein von Bac. verrucosus, Bac. saccharobutyricus und der Omelianskischen Cellulosevergärer. Die späteren Untersuchungen von Hüttemann[98] und Fischer[59] bestätigten im großen und ganzen die Befunde von Ankersmit. Nach Fischer scheint im Colon Bact. coli eine größere Rolle zu spielen als im Caecum. Im Colon, das von Ankersmit nicht besonders untersucht wurde, fanden sich weiter Bact. lactis aerogenes, Strept. acidi lactici, Actinomyceten und verschiedene Erdbakterien. Die Flora des *Rectums* war der des Colons fast völlig gleich, nur trat Bact. coli hier noch mehr in den Vordergrund und wurde auch Bact. vulgare mehrere Male vorgefunden. Anaerobe Keime konnten von Fischer nicht festgestellt werden.

Erwähnt sei hier noch, daß im Enddarm von Schwein, Pferd und Wiederkäuern in ähnlicher Weise wie im Pansen *Infusorien* in großer Menge zugegen sind.

e) Andere Tiere. Von Untersuchungen über die Darmflora anderer Tiere liegt eine Veröffentlichung von Schiller[191] über das Vorkommen von amylolytischen Bakterien im Darm des *Elefanten* vor. Es gelang ihm, zahlreiche derartige Bakterien zu züchten, die teils Aerobier, teils Anaerobier waren. Drei Arten waren mit amylolytisch-peptolytischen Eigenschaften ausgestattet. Es seien ferner noch Untersuchungen von Klein[106] und Ballner[9] über die Darmflora des *Kaninchens* erwähnt, die jedoch für unsere Betrachtungen wenig Verwertbares bieten. Bezüglich der aeroben Flora des Dickdarmes der *Ratte* sei auf das beim Dünndarm Gesagte verwiesen. Hervorzuheben ist, daß nach den Untersuchungen von Schieblich[190] bei diesem Tier *anaerobe* Keime im Dickdarm eine ebenso untergeordnete Rolle spielen wie im distalen Dünndarmabschnitt, auch waren die isolierten Arten dieselben (Bac. verrucosus, Bac. pseudotetani und Bac. saccharobutyricus).

3. Bakterielle Vorgänge im Dickdarm.

Bei der fehlenden *Celluloseverdauung* im Magen und Dünndarm von omnivoren und herbivoren Tieren mit einhöhligem Magen gelangt noch eine Menge unverdauter Nährstoffe in den Enddarm, da diese von den Cellulosehüllen, soweit diese nicht mechanisch eröffnet worden sind, vor dem Angriff durch die Verdauungssäfte geschützt sind. Versuche von Strauss[208] am Menschen mit Dünndarmfistel haben allerdings einwandfrei ergeben, daß wie in vitro aus aufgelockerten, verkleisterten Kartoffelzellkomplexen, deren Zellwände aber noch intakt waren, eine beträchtliche Herausverdauung von Stärke eingetreten war. Da sich der Duodenalsaft viel wirksamer erwies als der Speichel, wurde weiterhin an Kartoffelzellen geprüft, inwieweit eiweißspaltende Fermente das Eindringen und die Wirkung des diastatischen Fermentes in die geschlossene Kartoffelzelle begünstigen. In Übereinstimmung mit den Versuchsergebnissen Biedermanns[21] ergab sich im mikroskopischen Präparat, daß bei Vorverdauung mit Trypsin die Verdauung innerhalb der Zellen in den Versuchen mit Diastase und Speichel viel weiter fortgeschritten war als in den Kontrollversuchen ohne vorherige Trypsinbehandlung. Pepsinsalzsäurebehandlung blieb dagegen auf das Ergebnis ohne Einfluß. Auch aus rohem Pflanzengewebe findet eine Verdauung von Stärke ohne Eröffnung der Cellulosehüllen statt (Heupke[81]). Die gleichen Ergebnisse wie für Stärke wurden von Heupke[82, 83] auch für Eiweiß erhalten. Nach seinen Befunden wird beim Menschen der größte Teil des Pflanzenstickstoffes bereits im Dünndarm verwertet, so daß die Bakterien des Dickdarms beim Aufschlußvorgang nur eine untergeordnete Rolle spielen. Daß auch Fett keine Ausnahme macht, sondern in gleicher Weise wie Stärke und Eiweiß aus unverletzten pflanzlichen Zellen herausverdaut wird, konnte Heupke[84] in späteren Versuchen an Menschen und Mäusen nachweisen. Des weiteren konnte Meyer[135] im Mangoldschen Institut an Kaninchen zeigen, daß eine Ausverdauung von Kleberzellen bereits nach dem Passieren des Pylorus einsetzt, während eine Lösung der Cellulosewände der Zelle erst im Caecum erfolgt. Eine *Ausverdauung intakter Zellen* ist demnach durchaus möglich, der tierische Körper ist also in dieser Hinsicht nicht völlig auf die vorbereitende Tätigkeit von Bakterien angewiesen. Sicherlich wäre es aber trotzdem über das Ziel hinausgeschossen, wollte man auch bei unseren omnivoren und herbivoren Haustieren, insbesondere den letzteren, den celluloselösenden Bakterien eine größere Bedeutung für die Aufschließung pflanzlicher Nahrung absprechen. So betont Strasburger[207] ausdrücklich, daß die Verdauung aus geschlossenen Zellen sehr viel langsamer vor sich geht als aus eröffneten, und ist nach Ellenberger anzunehmen, daß z. B. im Blinddarm des Pferdes noch etwa 10 % der Nährstoffe verdaut werden.

Von den im Dickdarm unserer omnivoren und herbivoren Haustiere ablaufenden bakteriellen Prozessen kommt der *Cellulosegärung* entschieden die größte Bedeutung zu. Bei den Tieren mit einhöhligem Magen sind Caecum und proximaler Abschnitt des Colons die einzigen Teile des ganzen Verdauungstractus, in denen eine Cellulosevergärung ablaufen kann, was als erster Hofmeister[88] durch Nachweis der celluloselösenden Fähigkeit der aus den Inhalten dieser Darmabschnitte ausgepreßten Flüssigkeit zeigen konnte. Den endgültigen Beweis für die Richtigkeit dieser Feststellung erbrachten dann Zuntz und Ustjanzew[216] durch operative Ausschaltung des Blinddarms und Untersuchung der Ausnutzung der Nahrung nach dieser Maßnahme. Es zeigte sich, daß hierdurch nur die Verdauung der Cellulose und Pentosane in erheblichem Ausmaß gestört wurde.

Wie bereits erwähnt, findet eine *Celluloseverdauung*, wie einwandfrei festgestellt werden konnte, bei unseren omnivoren und herbivoren Haustieren (Schwein, Pferd, Wiederkäuer) und weiter beim Kaninchen statt. Auch der Mensch ist in der Lage, Cellulose zu verdauen[107, 122, 123, 52], von den Vögeln nach neuen Untersuchungen von Mangold[128], Meyer[135], Radeff[153] und Röseler[160] das Huhn und auch die Taube, beim Huhn ist die Celluloselösung fast ausschließlich auf die Blinddärme beschränkt. Die Fleischfresser (Hund) sind hingegen nicht in der Lage, Cellulose zu verdauen (Scheunert und Lötsch[179], v. Hoesslin[86], Thomas und Pringsheim[215], Waentig[219]).

Da in den Verdauungssäften celluloselösende Fermente völlig fehlen und auch pflanzliche Cellulasen hierfür nicht in Frage kommen (Scheunert und Grimmer[175]), kann die *Celluloselösung nur ein bakterieller* Vorgang sein. Daß dem in der Tat so ist, konnte Scheunert[174] in Versuchen mit Preßsäften aus Caecalinhalt von Pferd, Schwein und Kaninchen nachweisen. Die Menge der gelösten Cellulose war abhängig vom Reichtum an Mikroorganismen, von der Dauer der Einwirkung, von der Quantität der zu den Digestionsversuchen benutzten Caecalflüssigkeit und der Art und Herstellung der Cellulose; v. Hoesslin und Lesser[87] bestätigten diese Ergebnisse.

Welche Bakterienarten kommen nun für die Celluloselösung in Betracht? Diese Frage ist nur unvollständig zu beantworten, da die Reinzucht der Cellulosevergärer in vitro auf erhebliche, ja z. T. unüberwindliche Schwierigkeiten stößt, und zwar deshalb, weil, wie Henneberg[78] ausführt, Cellulosebakterien sehr empfindlich gegen Ansammlung von eigenen und fremden Umsatzstoffen (NH_3, Milch- und Buttersäure) sind. Im Pansen und Darm ist eine lebhafte Cellulosegärung möglich, weil hier die Umsatzstoffe beständig neutralisiert bzw. resorbiert werden. In Reinkultur gewonnen wurden bisher die sog. Omelianskischen Organismen, Bact. methanigenes und Bact. fossicularum, die ja, wie wir sahen, Ankersmit[5] im Verdauungstractus des Rindes nachzuweisen vermochte. Weiter wurde von Hopffe[94] ein celluloselösender Aspergillus aus Panseninhalt, Enddarminhalt und Faeces der herbivoren Haustiere und des Schweines gezüchtet. Diese Mikroorganismen kommen aber nur in so geringer Menge vor, daß damit die Verdauung der großen Massen von Cellulose unmöglich erklärt werden kann. Ob der von Khouvine[103] aus Dickdarminhalt des Menschen isolierte *Cellulosevergärer* (Bac. cellulosae dissolvens) auch im Magen-Darm-Kanal der Tiere vorkommt, ist noch nicht untersucht worden. Einen großen Fortschritt für die Kenntnis der celluloselösenden Mikroorganismen bilden Untersuchungen von Henneberg[80, 78]. Da, wie gesagt, die Reinzucht derartiger Mikroorganismen schwer gelingt, suchte sie Henneberg an den Stätten ihres Wirkens selbst auf. An pflanzlichen Zellen, Spelzenteilchen, Aleuron- oder Samenhautzellen von Getreide, Schalenteilchen von Hülsenfrüchten, Gefäßen von Blättern usw., und zwar in sog. Fraßlöchern, die durch Lösung der Cellulose entstehen, fand HENNE-BERG zahlreiche verschiedene „Cellulosefresser".

Ihre Auffindung wurde noch dadurch erleichtert, daß sie mit Jod eine charakteristische Färbung ergeben, und zwar Rotviolett im Gegensatz zu Rotbraun bei den Pektinvergärern. Er beschreibt folgende *jodophile Cellulosevergärer* aus Menschen- und Tierdarm: Clostr. Nothnageli (ad interim), Clostr. medium (ad interim), Clostr. Zuntzii (n. sp.), Clostr. pygmaeum (ad interim), „Riesenkokkus" (mit Sporen), Micr. pustulatus (n. sp.), Strept. jodophilus (ad interim), Micr. ruminantium, Micr. pygmaeus (n. sp.), zwei Kurzstäbchenarten, Angehörige der Methanigenes- und der Actinomycesgruppe.

Als wichtigsten Cellulosevergärer für den Wiederkäuer bezeichnet er den Micr. ruminantium, auch der Strept. jodophilus ist bei diesen Tieren sehr häufig. Besonders kräftige Cellulosevergärer waren einige Actinomyceten. Es ist weiterhin durchaus möglich, daß auch noch andere in Kompostdünger usw. vorkommende celluloselösende Mikroorganismen, von denen HENNEBERG eine Anzahl beschreibt, im Darm zur Entwicklung und Wirkung gelangen können.

Über die *bei der Cellulosegärung im Dickdarm entstehenden Produkte* kann auf das bei der Besprechung der Celluloselösung im Pansen Gesagte verwiesen werden. Das gleiche gilt für den Abbau der mit der Cellulose vergesellschaftet vorkommenden anderen Polysaccharide und der Pektine. Erwähnt sei nur noch, daß nach WILLE[223] und RIPPEL[163] für die Lösung der mit der Cellulose vergesellschafteten Hemicellulosen außer den bakteriellen auch pflanzliche Hemicellulasen in Frage kommen.

Wie der Nachweis der Erreger und der Produkte zeigt, laufen, insbesondere bei den herbivoren Tieren, im Enddarm auch noch andere Kohlenhydratgärungen, und zwar vor allem Milchsäure- und Buttersäuregärung ab. Desgleichen findet im Dickdarminhalt bakterielle Eiweißzersetzung statt, deren Umfang und Intensität je nach der Art der Nahrung schwanken wird. Hierfür kommen, wie die bakteriologischen Untersuchungen zeigen, sowohl proteolytisch wirksame Bakterien als auch typische, vor allem anaerobe Eiweißfäulniserreger in Frage. Als Folge hiervon finden sich im Enddarm auch alle bei der Fäulnis entstehenden Produkte (Lit. hierüber vgl. SCHEUNERT S. 184 ff.[165]).

Es seien endlich noch Untersuchungen von SCHWARZ, BIENERT, TANZER und ERBEN[196, 200, 197] erwähnt, nach denen in ähnlicher Weise wie im Pansen der Wiederkäuer *im Caecum des Pferdes* Bakterien und *Infusorien*, namentlich die letzteren, aus gelösten Stickstoffverbindungen unlösliches, pepsinverdauliches Eiweiß aufbauen sollen, das dann im Verlaufe des Colons und Rectums abgebaut und resorbiert werden soll, so daß das Caecum der Pferde eine Rolle als Bildungs- und Speicherungsstätte von Eiweiß spielt, das für die Ernährung dieser Tiere von Bedeutung ist.

E. Allgemeine Bedeutung der Magen-Darm-Flora.

Wie wir in den vorstehenden Kapiteln gesehen haben, kommt den Magen und Darm bewohnenden Mikroorganismen eine erhebliche Unterstützung und Mitwirkung bei den Verdauungsvorgängen zu, ja, für manche Verdauungsprozesse sind sie sogar unentbehrlich. Es entstehen natürlich durch ihre Tätigkeit im Magen-Darm-Kanal auch für den tierischen Organismus völlig wertlose Produkte, doch tritt dies gegenüber dem Nutzen weit in den Hintergrund.

Man hat nun die Frage aufgeworfen, ob ein *tierisches Leben ohne Darmbakterien* überhaupt möglich ist, und zwar suchte man die Frage dadurch zu lösen, daß man versuchte, Tiere steril zu gewinnen und dauernd am Leben zu erhalten. Die ersten, die sich mit diesem Problem befaßten, waren NUTTALL und THIER-FELDER[146], denen es gelang, steril durch sectio caesarea geborene Meerschweinchen 13 Tage lang keimfrei gesund aufzuziehen. Im Gegensatz zu diesen Autoren glückte es SCHOTTELIUS[193] nicht, steril ausgebrütete Kücken längere Zeit am Leben zu erhalten. COHENDYS[29] Versuchstiere, ebenfalls Kücken, lebten zwar länger, doch betrug die längste Versuchszeit auch nur 40 Tage. Die Versuchstiere von CHARRIN und GUILLEMONAT[27] und von KIANIZIN[104] (Meerschweinchen und Kaninchen) starben ebenfalls sehr bald. Die Versuche beweisen aber weder das eine noch das andere, da die positiven viel zu kurz bemessen und die negativen mit allergrößter Wahrscheinlichkeit auf *Kostmängel* (Zerstörung der Vitamine durch die Sterilisation des Futters) zurückzuführen waren. Im übrigen wäre bei den anderen Versuchen bei längerer Fortführung sicherlich auch Vitaminmangel eingetreten, da die verwandten Futtermittel z. T. bereits von vornherein wenigstens einzelne Vitamine nicht enthielten. Besondere Beachtung verdient ein derartiger Versuch von KÜSTER[116], der an großen Tieren, und zwar an Ziegenlämmern, durchgeführt wurde. Es gelang KÜSTER in zwei Fällen durch sectio caesarea geborene Ziegenlämmer 35 Tage lang steril aufzuziehen. Die Tiere entwickelten sich während dieser Zeit genau so gut wie unter normalen Verhältnissen gehaltene Kontrollämmer. Die Ernährung geschah vorwiegend durch sterilisierte Milch, nebenher zuweilen durch Milchzuckerlösung, Reiswasser und Haferschleimabkochung, natürlich ebenfalls sterilisiert. Das bei dieser Ernährung Vitaminmängel nicht aufgetreten sind, erklärt sich dadurch, daß der Wiederkäuer das in hohem Maße hitzeempfindliche Vitamin C nicht benötigt, daß ferner die Sterilisation schonend vorgenommen wurde und die Ziegenlämmer auch von ihren Muttertieren für die kurze Versuchsdauer völlig ausreichende Mengen an fettlöslichen Vitaminen mitbekommen hatten. Die Dauer dieser mühevollen Versuche ist aber leider auch noch viel zu kurz bemessen, um endgültige Schlüsse zuzulassen, auch dürften sich bei älteren Tieren mit normaler Ernährung die Verhältnisse ganz anders gestalten. Gerade für den Wiederkäuer erscheint die Magen-Darm-Flora unentbehrlich, da ja ohne diese eine Celluloseverdauung nicht möglich wäre. *Das Problem des Lebens ohne Bakterien ist also auch heute noch ungelöst* und eine Wiederholung derartiger Versuche unter Berücksichtigung der Ergebnisse der modernen Ernährungsphysiologie, insbesondere der Vitaminforschung, zur Klärung der Frage unerläßlich.

Bisher hatten wir die Darmflora als etwas Nützliches kennengelernt. Es ist ihr nun aber auf der anderen Seite, und zwar von dem bekannten russischen Biologen METSCHNIKOFF eine *Schädlichkeit* für den tierischen Organismus zugeschrieben worden, die METSCHNIKOFF[133], in den durch sie im Dickdarm verursachten Fäulnisvorgängen erblickte. Die hierbei gebildeten Gifte sollen resorbiert werden und zu einer Schädigung der Gefäße und Gewebe führen, die ihrerseits wieder das frühe Altern und den frühen Tod des Menschen und der meisten Säugetiere verursachen soll, die ja fast alle einen gut entwickelten Dickdarm besitzen. Als Beweis für die Richtigkeit seiner These führt METSCHNIKOFF an, daß Tiere mit spärlicher Darmflora ein hohes und umgekehrt Tiere mit reicher Darmflora nur ein kurzes Lebensalter erreichen sollen. Dies trifft wohl in vielen, doch nicht in allen Fällen zu. Da viele Angehörige von reichlich saure Milch verzehrenden Völkern sehr alt werden und verschiedene Darm- und andere Erkrankungen durch Verabreichung saurer Milchpräparate bzw. Milchsäurebakterienkulturen geheilt werden können, glaubte METSCHNIKOFF in der sauren Milch bzw. in den in ihr enthaltenen Milchsäurebakterien ein geeignetes Mittel zur Unterdrückung der Darmfäulnis gefunden zu haben. Ausgehend von diesem Gedanken METSCHNIKOFFS, versuchte man z. B. den Hauptvertreter der Bakterienflora des Yoghurts, den Bac. bulgaricus, im Darm anzusiedeln, jedoch mit völlig negativem Erfolg. Andererseits glückte es, im Darm normalerweise vorkommende Milchsäurebakterien, insbesondere den Bac. acidophilus und bifidus, durch Verabreichung namentlich von Lactose zur Vorherrschaft zu bringen und damit die Fäulnisvorgänge im Darm einzuschränken. Verschiedene Versuche, die METSCHNIKOFFsche Theorie der Autointoxikation vom Darm aus im Tierexperiment zu stützen, können nicht als beweisend angesehen werden, da allen den bei diesen Versuchen verwandten Kostformen Mängel anhaften, auf die das beobachtete veränderte Verhalten der Versuchstiere, das angeblich mit der Art der Darmflora zusammenhängen soll, zwanglos zurückzuführen ist. SCHIEB-LICH[190] (hier siehe auch Literatur) konnte so auch bei umfangreichen Untersuchungen über den Einfluß der bei verschiedenen, jedoch weitgehend vollwertigen Kostformen (gemischt, vegetabilisch-darmfäulniswidrig und animalisch-darmfäulnisbegünstigend) resultierenden Darmfloratypen auf Wachstum, freiwillige Aktivität, Fortpflanzung, Aufzuchtfähigkeit der Jungen und Blutbild der weißen Ratte keinerlei Anhaltspunkte für eine Bedeutung der Darmflora im Sinne METSCHNIKOFFS feststellen. *Es muß nach diesen Befunden vielmehr als gleichgültig angesehen werden, ob eine Kost beschränkend oder fördernd auf die Darmfäulnis einwirkt; es wird letzten Endes immer darauf ankommen, daß eine Kostform allen den Anforderungen genügt, die nach den neuen Ergebnissen der Ernährungsphysiologie an eine vollwertige Kostform gestellt werden müssen.* Dafür spricht auch gerade die Beobachtung METSCHNIKOFFS, daß Angehörige von viel saure Milch genießenden Völkern oft sehr alt werden, da Milch wie kein anderes Nahrungsmittel dazu geeignet ist, die verschiedensten Kostmängel auszugleichen, also eine vollwertige Ernährung zu sichern.

Zum Schluß sei noch erwähnt, daß der Darmflora auch ein förderlicher Einfluß auf die *Darmperistaltik* zukommt, derart, daß sie den Darm in Gestalt vor allem der Gase und organischen Säuren teilweise die zu seiner regelmäßigen Tätigkeit erforderlichen mechanischen und chemischen Reize liefert.

Alles in allem kann man nach dem im vorstehenden Ausgeführten wohl mit Recht dahin zusammenfassen, daß in der normalen Magen-Darm-Flora nicht etwas Schädliches im Sinne METSCHNIKOFFS zu erblicken ist, sondern daß die *normale Magen-Darm-Flora für den tierischen Organismus in vieler Hinsicht von Nutzen, ja, für die Verdauung der herbivoren Tiere, namentlich der Wiederkäuer, unentbehrlich ist.*

Literatur.

(1) ABDERHALDEN, E., W. KLINGMANN u. TH. PAPPENHUSEN: Z. physiol. Chem. 71, 411 (1910). — (2) ABDERHALDEN u. LAMPÉ: Ebenda 82, 1 (1912); 84, 218 (1913). — (3) ABDERHALDEN, E., u. E. WERTHEIMER: Pflügers Arch. 194, 168 (1922). — (4) AGNOLETTI: Arch. Farmacol. sper. 22, 261 (1916); ref. Malys Jber. Tierchem. 46, 209 (1916). — (5) ANKERSMIT, P.: Inaug.-Dissert., Lausanne 1905. — (6) ARNOLD, L.: Klin. Wschr. 6, T. 1, 607 (1927). — (7) ARNOLD u. BRODY: J. inf. Dis. 1926. — (8) ARON, H., u. P. KLEMPIN: Biochem. Z. 9, 163 (1908).

(9) BALLNER, F.: Z. Biol.: 45, 380 (1904). — (10) BAUMATZ, S.: Zbl. Bakter. I 95, 191 (1925). — (11) BECHDEL, S. I.: Pennsylvania Sta. Bul. 196, 18 (1925). — (12) BECHDEL, S. I., u. H. E. HONEYWELL: Ebenda 204, 18 (1926). — (13) BECHDEL, S. I., H. E. HONEY-WELL, R. A. DUTCHER u. M. H. KNUTSEN: J. of biol. Chem. 80, 231 (1908). — (14) BENGEN, F., u. G. HAANE: Pflügers Arch. 106, 267 (1905). — (15) BESSAU u. BOSSERT: Jb. Kinderheilk. 89, 213 (1919). — (16) BIEDERMANN, W.: Arch. néerl. Physiol. 7, 151 (1922). — (17) Biochem. Z. 135, 282 (1923); 137, 35 (1923). — (18) Die Aufnahme, Verarbeitung und Assimilation der Nahrung. In WINTERSTEIN: Handbuch der vergleichenden Physiologie 2, S. 1. Jena: Gustav Fischer 1911. — (19) Fermentforschg 1ff. — (20) Münch. med. Wschr. 1922, 1402. — (21) Pflügers Arch. 174, 358 (1919). — (22) BITTER u. GUNDEL: Zbl. Bakter. I 96, 343 (1925). — (23) BOGENDÖRFER, L.: Z. exper. Med. 41, 620 (1924); Dtsch. Arch. klin. Med. 140, 257 (1922). — (24) BOVET: Ann. de Microgr. 2, Nr 7. — (25) BRÜCKE, E.: Wien. Akad. 59 (1869). — (26) BUEMANN: Zbl. Bakter. I Orig. 71, 291 (1913).

(27) CHARRIN u. GUILLEMONAT, zit. nach WEILL u. MOURIQUAND: Maladies par carence. Paris: Baillière 1919. — (28) CHOUKÉWITCH, J.: Ann. Inst. Pasteur 25, 247, 345

(1911). — (*29*) COHENDY: Ebenda **26**, 106 (1912). — (*30*) COHNHEIM, O.: Physiologie der Verdauung und Ernährung. Urban & Schwarzenberg 1908.

(*31*) DAMON, S. R.: J. of Path. **27**, 163 (1924). — (*32*) DERNBY, K. G.: Biochem. Z. **126**, 105 (1922). — (*33*) DUBISKI, J.: Roczniky nank rolniczich. i lesnych. **19**, 1 (1928); Ref. Ber. Physiol. **45**, 483 (1928). — (*34*) DÜGGELI, M.: Zbl. Bakter. II **12**, 602, 605; **13**, 56, 198 (1904). — (*35*) DUPONT: Ann. agronom. **28**, 289 (1902). — (*36*) C. r. Acad. Sci. Paris **134**, 1449 (1902). — (*37*) DYAR, H. G., u. S. C. KEITH: Zbl. Bakter. I **16**, 838 (1894).

(*38*) ELLENBERGER, W.: Handbuch der vergleichenden Physiologie der Haustiere 1. Berlin: Parey 1890. — (*39*) Pflügers Arch. **114**, 93 (1906). — (*40*) Arch. Tierheilk. **13**, 189 (1887). — (*41*) Skand. Arch. Physiol. **18**, 306 (1907). — (*42*) ELLENBERGER, W., u. V. HOF-MEISTER: Zahlreiche Arbeiten im Arch. Tierheilk. **7** (1881) bis **12** (1886); zusammenfassend ebenda **13**, 332 (1887). — (*43*) Arch. f. Physiol. **1891**, 212 — (*44*) Arch. Tierheilk. **11**, 249 (1885). — (*45*) Z. Tiermed. **14**, 317. — (*46*) Fortschr. Med. **3**, Nr 18 (1885); **4**, Nr 11 (1886). — (*47*) Pflügers Arch. **41**, 484. — (*48*) Arch. f. Physiol. **1889**, 137. — (*49*) Arch. Tier-heilk. **8**, H. 6 (1882). — (*50*) Arch. f. Physiol. **1890**, 280. — (*51*) Arch. Tierheilk. **10**, 329 (1884). — (*52*) ELLENBERGER u. WAENTIG: Ber. über die Tierärztl. Hochsch. Dresden 1918. — (*53*) EMMERLING, O., u. O. REISER: Ber. dtsch. chem. Ges. **35**, 700 (1902). — (*54*) ESCHERICH, TH.: Zbl. Bakter. I **1**, 706 (1886).

(*55*) FALK: Arch. path. Anat. u. Physiol. **93**, 177 (1883). — (*56*) FERBER: Z. Tierzüchtg **12**, 33 (1928). — (*57*) FINGERLING, G.: Landw. Versuchsstat. **71**, 3 (1909). — (*58*) FINGER-LING, G., A. KÖHLER u. FR. REINHARDT: Ebenda **84**, 149 (1914). — (*59*) FISCHER, A.: Zbl. Bakter. I Orig. **77**, 6 (1916). — (*60*) FITZ: Ber. dtsch. chem. Ges. **10**, 282 (1877); **11**, 44 (1878). — (*61*) FRIEDLÄNDER, K.: Landw. Versuchsstat. **67**, 283 (1907).

(*62*) GANTER u. VAN DER REIS: Dtsch. Arch. klin. Med. **137**, 348 (1921). — (*63*) GOLD-SCHMIDT: Z. physiol. Chem. **10**, 299 (1886). — (*64*) GOLDSCHMIDT, H.: Ebenda **10**, 361 (1886). — (*65*) Ebenda **11**, 286 (1887). — (*66*) GRAFE, E., u. Mitarbeiter: Ebenda **83**, 1; **84**, 69; **86**, 350; **88**, 392 (1913); **90**, 75 (1914). — (*67*) GREGERSEN, J. P.: Hosp.tid. (dän.) **8**, 849 (1915). — (*68*) GRIMMER, W.: Biochem. Z. **2**, 118 (1906). — (*69*) Ebenda **4**, 80 (1907). — (*70*) GRIMMER, W., u. WIEMANN: Forschgn Milchwirtsch. u. Molkereiwes. H. 1, 2 (1921). — (*71*) GRÖNING: Inaug.-Dissert., Bern 1901. — (*72*) GRUBER, TH.: Zbl. Bakter. II **22**, 402, 410 (1909). — (*73*) GRUBER, M.: Z. Biol. **19**, 563 (1883). — (*74*) GRÜTZNER, P. : Pflügers Arch. **106**, 463 (1905).

(*75*) HAGEMANN, O.: Landw. Jb. **20**, 264 (1891). — (*76*) HAJÓS, K.: Wien. Arch. inn. Med. **3**, 453 (1922). — (*77*) HEINICK, E.: Arch. Tierheilk. **29**, 476 (1903). — (*78*) HENNEBERG, W.: Handbuch der Gärungsbakteriologie. Berlin: Parey 1926. — (*79*) Berl. klin. Wschr. **56**, 693 (1919). — (*80*) Zbl. Bakter. II **55**, 242 (1922). — (*81*) HEUPKE, W.: Arch. Verdgskrkh. **44**, 169 (1928). — (*82*) Ebenda **41**, 193 (1927). — (*83*) Ebenda **41**, 214 (1927). — (*84*) Ebenda **44**, 23 (1928). — (*85*) HOEFERT: Z. klin. Med. **92**, 221 (1921). — (*86*) HOESSLIN, v.: Z. Biol. **54**, 395 (1910). — (*87*) HOESSLIN, v., u. LESSER: Ebenda **54**, 47 (1910). — (*88*) HOFMEISTER: Arch. Tierheilk. **11**, 1 (1885). — (*89*) HOFMEISTER, V.: Ebenda **7**, 169 (1880). — (*90*) HON-CAMP, F., u. ST. KOUDELA: Z. Tierzüchtg **10**, 1 (1927). — (*91*) HOPFFE, A.: Z. Inf.krkh. Haustiere **14**, 307 (1913). — (*92*) Zbl. Bakter. I Orig. **58**, 289 (1911). — (*93*) Ebenda **83**, 374 (1919). — (*94*) Ebenda **83**, 531 (1919). — (*95*) Ber. über die Tierärztl. Hochsch. Dresden, N. F. **3**, 95 (1909). — (*96*) HOROWITZ, L. M.: Z. phys. Chem. **52**, 95 (1907). — (*97*) HUBER, E.: Inaug.-Dissert., Leipzig 1910. — (*98*) HÜTTEMANN, W.: Inaug.-Dissert., Bern 1905.

(*99*) INKSTER, J., u. S. R. GLOYNE: Brit. med. J. **1921**, Nr 3181, 1024.

(*100*) KELLNER, O.: Die Ernährung der landwirtschaftlichen Nutztiere, 8. Aufl. Berlin. — (*101*) Z. Biol. **39**, 313 (1901). — (*102*) Chemiker-Ztg **1908**, Nr 77, 915. — (*103*) KHOUVINE, Y.: Ann. Inst. Pasteur **37**, 711 (1923). — (*104*) KIANIZIN, J.: J. of Physiol. **50**, 391 (1916). — (*105*) KLEBERGER, W.: Fortschr. Landw. **1**, 680 (1926). — (*106*) KLEIN: Arch. f. Hyg. **45**, 117 (1902). — (*107*) KNIERIEM, v.: Z. Biol. **21**, 67 (1887). — (*108*) KOHL-BRUGGE, F.: Zbl. Bakter. I Orig. **29**, 571; **30**, 10, 70 (1901). — (*109*) KOPELOFF, N.: J. inf. Dis. **30**, 613 (1922). — (*110*) Proc. Soc. exper. Biol. a. Med. **19**, 110 (1921). — (*111*) KRAUS, F. J.: Biol. generalis (Wien) **3**, 347 (1927). — (*112*) KREIPE, H.: Inaug.-Dissert., Kiel 1927. — (*113*) KROGH: Z. phys. Chem. **50**, 289 (1907). — (*114*) KUROYA, M., u. S. HOSOYA: Sci. Rep. Gov. Inst. inf. Dis. Tokyo **2**, 287 (1923). — (*115*) KÜSTER: Die Flora der normalen Mundhöhle. In KOLLE u. WASSERMANN: Handbuch der pathogenen Mikroorganismen **6**, S. 435. 1913. — (*116*) Arb. ksl. Gesdh.amt **48**, 1 (1914).

(*117*) LAAN, A. VAN DER: Zbl. Bakter. I **74**, H. 7 (1914). — (*118*) LAWROW, B. A., O. B. MOLTSCHANOWA u. A. J. OCHOTNIKOWA: Biochem. Z. **153**, 71 (1924). — (*119*) LEHMANN, K. B., u. R. O. NEUMANN: Bakteriologie 2. Allgemeine und spezielle Bakteriologie. München: J. F. Lehmann 1927. — (*120*) LÖHNIS, F.: Handbuch der landwirtschaftlichen Bakteriologie. Berlin: Gebr. Bornträger 1910. — (*121*) LÖHR, W.: Arch. klin. Chir. **143**, 331 (1926). — (*122*) LOHRISCH, H.: Z. exper. Path. u. Ther. **5**, 205 (1908). — (*123*) Z. phys. Chem. **47**, 200, 203, 208, 215 (1906); **69**, 143 (1910). — (*124*) LONDON, E. S., u.

W. W. Polowzowa: Ebenda **49**, 328 (1906). — (*125*) Lötsch, E.: Inaug.-Dissert., Dresden u. Leipzig 1908. — (*126*) Löwenberg, W.: Klin. Wschr. **5**, T. 2, 1868 (1926). — (*127*) Ebenda **5**, T. 1, 548 (1926).

(*128*) Mangold, E.: Arch. Geflügelkde **2**, 312 (1928). — (*129*) Mangold, E., u. C. Schmitt-Krahmer: Biochem. Z. **191**, 411 (1927). — (*130*) Markoff, J.: Biochem. Z. **57**, 1 (1913). — (*131*) Ebenda **34**, 211 (1911). — (*132*) McCollum u. W. A. Brannon: J. amer. chem. Soc. **31**. 52 (1909). — (*133*) Metschnikoff, E.: Beiträge zu einer optimistischen Weltauffassung. München 1908. — (*134*) Meyer, E.: Inaug.-Dissert., Dresden u. Leipzig 1911. — (*135*) Meyer, W.: Z. wiss. Biol., C: Z. vergl. Physiol. **6**, 402 (1927). — (*136*) Meyeringh: Mitt. Grenzgeb. Med. u. Chir. **38**, 149 (1925). — (*137*) Morgen, A., C. Beger u. F. Westhausser: Landw. Versuchsstat. **68**, 333 (1908). — (*138*) Morgen, A., G. Schöler, K. Windheuser u. E. Ohlmer: Ebenda **99**, 1 (1921). — (*139*) Moro, E.: Arch. Kinderheilk. **43**, 340 (1906.) — (*140*) Jahrb. f. Kinderheilk. **61**, 870 (1905). — (*141*) Müller, M.: Pflügers Arch. **112**, 245 (1906). — (*142*) Mylius, K., u. F. Sartorius: Zbl. Bakter. I Orig. **99**, 565 (1926).

(*143*) Nencki u. Sieber: Mh. Chem. **10**, 526 (1889). — (*144*) Neubauer: Inaug.-Dissert., Bern 1905. — (*145*) Neuberg, C., u. R. Cohn: Biochem. Z. **139**, 527 (1923). — (*146*) Nutall u. Thierfelder: Z. phys. Chem. **21**, 109 (1895); **22**, 62 (1896); **23**, 231 (1897).

(*147*) Oppenheimer: Z. phys. Chem. **48**, 240 (1906). — (*148*) Orla-Jensen: The lactic acid bacteria. Kopenhagen 1919. — (*149*) Osborne u. Mendel: J. of biol. Chem. **34**, 537 (1918); **41**, 515 (1920).

(*150*) Piepenbrock, A.: Fortschr. Landw. **2**, 650 (1927). — (*151*) Pringsheim, H.: Die Polysaccharide, 2. Aufl. Berlin 1923. — (*152*) Z. phys. Chem. **78**, 266 (1912).

(*153*) Radeff, T.: Biochem. Z. **193**, 192 (1928). — (*154*) Raue: Dtsch. Arch. klin. Med. **143**, 141 (1924). — (*155*) Rodella: Zbl. Bakter. II **18**, 459 (1907). — (*156*) Rogoziński, F.: Bull. Acad. Polonaise Sci. et Lettres, Sér. B **1921**, 35. — (*157*) Ebenda **1924**. — (*158*) Röhmann: Z. phys. Chem. **5**, 233 (1881). — (*159*) Rolly u. Liebermeister: Dtsch. Arch. klin. Med. **83**, 413 (1903). — (*160*) Röseler, M.: Z. Tierzüchtg **13**, 281 (1928). — (*161*) Rosenberg, F.: Inaug.-Dissert., Heidelberg 1905. — (*162*) Rosenfeld, E.: Inaug.-Dissert., Dresden u. Leipzig 1908. — (*163*) Rippel, A.: Angew. Bot. **1**, 78 (1919); Landw. Versuchsstat. **97**, 179 (1921).

(*164*) Scheer, K.: Z. Immun.forschg Orig. **33**, T. 1, 36 (1921). — (*165*) Scheunert, A.: Vergleichende Biochemie der Verdauung. Verdauung der Wirbeltiere. In Oppenheimer: Handbuch der Biochemie, 2. Aufl., **5**, S. 56. Jena: Gustav Fischer 1924. — (*166*) Pflügers Arch. **169**, 201 (1917). — (*167*) Ebenda **144**, 411 (1912). — (*168*) Ebenda **109**, 145 (1905). — (*169*) Ebenda **121**, 169 (1908); **139**, 131 (1911); **141**, 441 (1911). — (*170*) Jb. dtsch. Landw.-Ges. **36**, 295 (1921). — (*171*) Sitzgsber. Berl. physiol. Ges.; Berl. klin. Wschr. **1921**, 1510. — (*172*) Otto-Wallach-Festschr., S. 584. Göttingen 1908. — (*173*) Pflügers Arch. **109**, 145 (1905). — (*174*) Z. phys. Chem. **48**, 9 (1906). — (*175*) Scheunert, A., u. W. Grimmer: Ebenda **48**, 27 (1906). — (*176*) Ebenda **47**, 88 (1906). — (*177*) Scheunert, A., u. F. Kiok: Pflügers Arch. **193**, 16 (1921). — (*178*) Scheunert, A., W. Klein u. M. Steuber: Biochem. Z. **133**, 137 (1922). — (*179*) Scheunert, A., u. E. Lötsch: Ebenda **20**, 10 (1909). — (*180*) Scheunert, A., u. E. Rosenfeld: Dtsch. tierärztl. Wschr. **17**, 393 (1909). — (*181*) Scheunert, A., u. A. Schattke: Der Ablauf der Magenverdauung des normal gefütterten und getränkten Pferdes. Jena: Gustav Fischer 1913. Z. Tiermed. **17** (1913). — (*182*) Scheunert, A., u. M. Schieblich: Ill. Landw. Ztg **43**, Nr 8 (1923). — (*183*) Arb. dtsch. Landw.-Ges. **1926**, H. 340. — (*184*) Einfluß der Mikroorganismen auf die Vorgänge im Verdauungstraktus bei Herbivoren. Handbuch der normalen und pathologischen Physiologie **3**, S. 967. Berlin: Julius Springer 1927. — (*185*) Biochem. Z. **139**, 57 (1923). — (*186*) Liebigs Ann. **453**, 249 (1927). — (*187*) Biochem. Z. **184**, 58 (1927). — (*188*) Schieblich, M.: Mitt. dtsch. Landw.-Ges. Stück **28**, 586 (1926). — (*189*) Biochem. Z. **207**, 458 (1929). — (*190*) Zbl. Bakter. I Orig. **112**, 188, 206, 497, 505; **113**, 41, 55 (1929). — (*191*) Schiller, J.: C. r. Soc. Biol. Paris **75**, 305 (1913). — (*192*) Schmidt, E. G., W. H. Petersen u. E. B. Fred: Soil Sci. **15**, 479 (1923). — (*193*) Schottelius, M.: Arch. f. Hyg. **34**, 210 (1899); **42**, 48 (1902); **67**, 177 (1908). — (*194*) Schütz, R.: Arch. Verdgskrkh. **7**, 43 (1901). — (*195*) Schwarz, C.: Biochem. Z. **156**, 130 (1925). — (*196*) Schwarz u. Bienert: Pflügers Arch. **213**, 556 (1926). — (*197*) Schwarz u. Erben: Ebenda **213**, 571 (1926). — (*198*) Schwarz u. Gabriel: Ebenda **202**, 488 (1924). — (*199*) Schwarz, C., u. K. Steinmetzer: Fermentforschg **7**, 229 (1924). — (*200*) Schwarz u. Tanzer: Pflügers Arch. **213**, 563 (1926). — (*201*) Shimizu, S.: Biochem. Z. **117**, 227 (1921). — (*202*) Sjollema, B.: Ber. 5. Internat. Kongr. angew. Chem. Berlin. — (*203*) Sjollema, B., u. J. E. van der Zande: Proc. Koninkl. Akad. Wetensch. Amsterd. **25**, 482 (1922). — (*204*) Soli, U.: Pediatria **29**, 97 (1921). — (*205*) Stalfors: Arch. Tierheilk. **54**, 525 (1926). — (*206*) Starzewska, M.: Bull. Acad. Polonaise Sci. et Lettres **1923**. — (*207*) Strasburger, J.: Arch. Verdgskrkh. **41**, 1 (1927). — (*208*) Strauss, L.: Ebenda **41**, 11 (1927). — (*209*) Sunderlin, G., u. C. H. Werkman: J. Bacter. **16**, 17 (1928).

(*210*) Tacke: Verh. Ges. dtsch. Naturforsch. Berlin **1886**; Repert. analyt. Chem. **6**, 585 (1886). — (*211*) Tappeiner, H.: Z. phys. Chem. **6**, 432 (1882). — (*212*) Z. Biol. **19**, 228 (1883). — (*213*) Ber. dtsch. chem. Ges. **14**, 2382 (1881). — (*214*) Thom, Ch., u. M. B. Church: Amer. J. Bot. **5**, 84 (1918). — (*215*) Thomas, K., u. H. Pringsheim: Arch. f. Physiol. **1918**, 25.

(*216*) Ustjanzew: Biochem. Z. **4**, 154 (1907).

(*217*) Völtz, W.: Biochem. Z. **102**, 151 (1920). — (*218*) Völtz, W., W. Dietrich u. H. Jantzon: Ebenda **130**, 323 (1922).

(*219*) Waentig, P.: Z. phys. Chem. **107**, 225 (1919). — (*220*) Weiske: Z. Biol. **15**, 261 (1879); weitere ältere Literatur s. bei Völtz, W.: Landw. Jb. **38**, Erg.-Bd. **5**, 433 (1909) u. Morgen: Festschr. z. Feier d. 100jähr. Bestehens d. kgl. württemb. landw. Hochsch. Hohenheim. Stuttgart 1918. — (*221*) Wichels: Z. klin. Med. **100**, 535 (1924). — (*222*) Wigger, A.: Zbl. Bakter. II **41**, 1 (1914). — (*223*) Wille, F.: Landw. Jb. **52**, 411 (1918). — (*224*) Wolff, A.: Milchwirtsch. Zbl. **5**, 69 (1909). — (*225*) Woodmann, H. E.: J. of agricult. Sci. **17**, 333 (1927).

(*226*) Zuntz, N.: Pflügers Arch. **49**, 477 (1891). — (*227*) Naturwiss. **1913**, 7. — (*228*) Physiol. Ges. Berlin; Berl. klin. Wschr. **1917**, 28.

V. Die Ausscheidungen der landwirtschaftlichen Nutztiere.

1. Die Faeces.

Von

Privatdozent Dr. Fr. W. Krzywanek

Assistent des Tierphysiologischen Instituts der Universität Leipzig.

In den vorhergehenden Kapiteln über die Verdauung der einzelnen landwirtschaftlichen Nutztiere wurde schon darauf hingewiesen, daß sich in den distalen Darmabschnitten während der Verdauung allmählich ein Inhalt ansammelt, der einer weiteren Verdauung nicht mehr unterliegt und welcher schließlich durch den After als Kot, Faeces oder Exkremente nach außen entleert wird. Diese Entleerungen bestehen z. T. aus *Resten der aufgenommenen Nahrung,* die nicht vollkommen verdaut und resorbiert worden sind, zum andern Teil aber auch aus Stoffen, die nicht mit der Nahrung aufgenommen wurden, sondern *vom Körper* aus in den Verdauungskanal *ausgeschieden* worden sind. Hierher gehören einmal die Reste der Verdauungssekrete, die nicht wieder aufgesaugt worden sind, dann aber auch in erheblichem Ausmaße die Exkrete, die besonders von der Schleimhaut des Enddarms, aber auch von der des Dünndarms in das Innere des Darmes secerniert werden. Da in den letzten Abschnitten vom Colon und dem Rectum außer einer Resorption des Wassers keine Veränderung an den dort liegenden Inhaltsmassen abläuft, wird die Zusammensetzung des nach außen abgegebenen Kotes von der des im Rectum liegenden nicht sehr verschieden sein. Für genaue Analysen ist es deshalb besser, den Kot manuell direkt aus dem Rectum zu entnehmen, besonders bei den großen Pflanzenfressern, bei denen dies keine technischen Schwierigkeiten macht. Man hat dabei stets die Gewißheit, daß keine Verunreinigungen von außen in das Untersuchungsmaterial gelangt sind und daß keine Veränderungen eingetreten sind, die sich bei längerem Liegen des Kotes an der Luft nicht vermeiden lassen.

Unter Berücksichtigung des oben angeführten ergibt sich für die Bestandteile des Kotes nach E. Mangold folgende Zusammenstellung, die alles das enthält, was überhaupt im normalen Kot vorkommen kann.

Tabelle 1.

Der normale Kot kann enthalten:

I. Aus der Nahrung:

  1. unverdaulich: Rohfaser, verholzte Teile, Keratin, Haare, Federn;

  2. Unverdautes, aber Verdauliches:

    a) schwer Verdauliches: Rohfaser, Cellulose, Knochen, Knorpel, Haut, Sehnen;

    b) leicht Verdauliches: pflanzlicher Zellinhalt, Stärke, Fett, Eiweiß, Bindegewebsfasern;

3. Verdautes, aber nicht Resorbiertes: Fettsäuren, Seifen, Lipoide, Aminosäuren;
4. Mineralstoffe, Wasser.

II. Aus dem Darm:
1. Fermente,
2. Gallenbestandteile,
3. Schleim, Epithelien.

III. Bakterien und deren Produkte:
1. Bakterienleiber,
2. Indol, Skatol,
3. Milch-, Butter- und Essigsäure,
4. Gase (H_2S, CH_4, H, CO_2, NH_3).

Diese Tabelle, die einen sehr guten Überblick über die Kotbestandteile gibt, ist allerdings für die weiteren Ausführungen nicht zugrunde gelegt, weil wir über die genauen Bestandteile des Kotes unserer Haustiere leider nicht in demselben Maße unterrichtet sind wie über die Zusammensetzung des menschlichen Kotes. Aus diesem Grunde würde eine Einteilung dieses Kapitels nach der Tabelle 1 sehr große Lücken aufweisen; ferner sind die oben angeführten Bestandteile in sehr wechselnden Mengen je nach der Art der Fütterung vorhanden, so daß sich Normal- bzw. Vergleichswerte nicht aufstellen lassen. Endlich sind eine Reihe der oben angeführten Bestandteile für die Fragen der Praxis nur von untergeordneter Bedeutung, so daß gerade in dieser wichtigen Beziehung die Verhältnisse klarer werden, wenn wir eine andere Einteilung bevorzugen. Immerhin darf noch einmal darauf hingewiesen werden, daß zu einer Übersicht über die Zusammensetzung der Faeces die obige Tabelle alles Wissenswerte enthält.

Der Kot unserer Haustiere kann im wesentlichen als der Rückstand der von den Tieren verzehrten und durch die Verdauung und Resorption seiner Nährstoffe mehr oder weniger beraubten Nahrung angesehen werden. In dieser Hinsicht bestehen große Unterschiede zwischen unseren herbi- und omnivoren Haustieren und dem carnivoren Hund und dem Menschen bei Fleischnahrung. Bei reiner Fleischfütterung ist nämlich die Verdauung eine so vollständige, daß, wenn die Fleischzufuhr nicht eine so abundante ist, daß sie der Darm nicht bewältigen kann, der nach Fleisch entleerte Kot Reste der Nahrung *überhaupt nicht mehr* enthält. Unter diesen Umständen besteht der Kot nur noch aus den Bestandteilen II und III der Tabelle 1. Im Gegensatz hierzu ist bei einer schwerer verdaulichen Nahrung der Anteil des Kotes, der aus der Nahrung stammt, größer und am größten bei unseren Herbivoren, in deren Nahrung die schwer angreifbare Cellulose den größten Prozentsatz ausmacht.

A. Die äußere Beschaffenheit der Faeces.

I. Die Menge des Kotes.

Wie aus dem oben Gesagten hervorgeht, wird besonders bei unseren herbivoren Haustieren die Menge des täglich abgesetzten Kotes in sehr hohem Maße abhängig von der Art und Menge der verabreichten Nahrung schwanken. Wie sich bei unseren Haustieren die Kotmengen im Hunger verhalten, ist nur von untergeordneter Bedeutung; denn da auch nach der längsten Hungerperiode der Verdauungskanal von Nahrungsresten nicht befreit werden kann, ist ein wirklicher Hungerkot bei den Herbivoren nicht zu erreichen. Anders liegen dagegen die Verhältnisse bei Hund und Mensch. Bei diesen gelingt es bekanntlich leicht, den Verdauungskanal von Nahrungsbestandteilen in verhältnismäßig kurzer Zeit zu entleeren und die Tatsache festzustellen, daß auch ohne Nahrungsaufnahme stets eine gewisse Kotmenge abgesetzt wird. Dieser sog. *Hungerkot* kann natürlich nicht aus Nahrungsresten bestehen, sondern nur aus dem Körper selbst stammen, ebenso wie das in der foetalen Periode abgeschiedene *Meconium*, der foetale Kot. Naturgemäß sind diese Mengen nicht sehr bedeutend; immerhin scheidet aber ein 6 kg schwerer Hund während des Hungerns pro Tag 0,87 g, ein 37 kg schwerer Hund 4,84 g Trockenkot ab (HOFMANN zit. nach MÜLLER[43]). Eine solche Bestimmung des Hungerkotes ist aus den oben dargelegten Gründen bei unseren Haustieren nicht durchzuführen.

Dagegen haben in letzter Zeit BENEDICT und RITZMAN[3] umfangreiche Untersuchungen an Stieren angestellt, die längere Zeit keine Nahrung erhielten, und dabei auch auf die abgesetzten Kotmengen ihr Augenmerk gerichtet. Dabei wurden untersucht: Die Menge der abgesetzten Faeces in bezug auf die Dauer der Hungerperiode; der Einfluß der vorhergegangenen Ernährung auf die Kotmenge und endlich die chemische Zusammensetzung des Kotes, ebenfalls in bezug auf die Länge der Hungerperiode und die vorhergegangene Ernährung.

Da die Chemie der Faeces erst in einem späteren Abschnitt zur Darstellung gelangt, interessiert uns hier in erster Linie die *im Hunger abgeschiedene tägliche Kotmenge*. Die in den Versuchen erhaltenen Werte sind in der nebenstehenden Tabelle 2 zusammengestellt. Dabei ist noch zu bemerken, daß die Werte nicht genau für eine 24-Stundenperiode gelten, weil man die Tiere nicht zwingen kann, zu einer vorher bestimmten Zeit ihren Kot abzusetzen. Aus den Werten der Tabelle ist zu entnehmen, daß durch die Verhinderung der Nahrungsaufnahme eine starke Verminderung der abgesetzten Faecesmengen eintritt, daß aber auch in der längsten Hungerperiode von 14 Tagen auch noch am letzten Tage Kot abgesetzt wird. Auch nach vorhergegangener Weidefütterung bleibt die Kotabgabe

Tabelle 2.

Tägliche Ausscheidung von Frischkot vor und während 5—14tägigem Hungern in Kilogramm.
(Nach BENEDICT und RITZMAN[3].)

Tier und Nr. des Versuchs	Tägl. Durchschnittsmenge in der Woche vor der Hungerperiode kg	Hungertag													
		1	2	3	4	5	6	7	8	9	10	11	12	13	14
Stier C 1	21,50	19,46	8,19	6,60	1,87	1,98	1,80	1,43	—	—	—	—	—	—	—
2	23,93	20,90	9,00	4,96	1,72	2,43	2,56	2,52	0,82	0,56	0,62	—	—	—	—
3	24,92	20,43	7,08	4,82	3,95	2,91	3,35	2,25	3,22	1,28	0,69	2,60	1,21	1,14	0,92
4	28,39	24,34	10,66	7,42	2,33	3,59	1,59	—	—	—	—	—	—	—	—
5	7,30	5,20*	2,89	3,86	1,81	1,51	0,25	0,72	0,67	0,47	0,00	—	—	—	—
Stier D 1	19,12	18,94	4,81	1,93	3,90	1,59	2,31	1,83	—	—	—	—	—	—	—
2	21,49	18,21	7,86	3,30	2,36	2,29	1,18	1,58	1,52	0,77	0,81	—	—	—	—
3	22,52	19,06	7,42	5,47	3,81	1,42	2,54	1,81	1,39	1,32	1,25	1,33	1,39	1,08	0,63
4	28,83	20,76	8,64	5,71	2,20	3,17	—	—	—	—	—	—	—	—	—
Stier E 1	4,62	3,28	3,78	2,13	1,13	0,45	—	—	—	—	—	—	—	—	—
Stier F 1	4,37	4,25	2,35	2,44	1,34	0,75	0,52	—	—	—	—	—	—	—	—

* Diese Menge umfaßt nur eine 17-Stundenperiode.

während des Hungerns auf einer ziemlichen Höhe; interessanterweise nahm die Zahl der täglichen Defäkationen im allgemeinen mit der Länge der Hungerperiode zu, während natürlich die bei einer Defäkation abgesetzte Menge immer geringer wurde.

Über die von unseren Haustieren *bei normaler Ernährung abgesetzten Kotmengen* liegen die ausführlichen Untersuchungen von GRÜNDLER[19] vor. Zu diesen Versuchen dienten verschiedene Tiere, die täglich eine bestimmte Menge Futter und, was besonders wichtig ist, auch eine abgemessene Menge Wasser erhielten. Der nach dem Absetzen gewonnene Kot wurde sofort gewogen und die tägliche Menge berechnet. In der folgenden Zusammenstellung ist nur die in den einzelnen Versuchen errechnete tägliche Durchschnittsmenge an Kot neben dem Gewicht des Tieres und der Menge des Futters angegeben. Die Ergebnisse der Versuche waren folgende:

Pferd.

Tabelle 3.
Kotmengen des Pferdes bei normaler Fütterung. (Nach GRÜNDLER[19].)

Alter	Gewicht in kg	Futter pro Tag in g	Wasser pro Tag in kg	Kotmenge pro Tag in kg
8 Jahre	601	Kleie 1112, Heu 5000	13	10,00 kg
5 ,,	652	Hafer 5790, Melasse 750, Heu 6000 .	20	19,19 ,,
10 ,,	548	Hafer 6000, Heu 3000	12	6,75 ,,
10 ,,	548	Hafer 6000, Heu 3000	12	5,89 ,,
3 ,,	585	Heu 6000, Hafer 5790	13	10,33 ,,
10 ,,	548	Hafer 6000, Heu 3000	12	6,42 ,,
8 ,,	650	Heu 6000, Hafer 5790, Melasse 750 .	15	14,25 ,,

Rechnet man die Werte auf das Körpergewicht und die aufgenommene Nahrungsmenge um, so erkennt man, daß täglich 1,075—2,97 % des Körpergewichtes und 30,55—59,42 % des aufgenommenen Futters im Kot ausgeschieden werden. Auch in diesen Versuchen schwankte trotz Innehaltung aller Vorsichtsmaßregeln die Kotmenge erheblich, und zwar in den einzelnen Versuchsperioden zwischen 5,89 und 19,34 kg; die niedrigste Kot-Tagesmenge überhaupt wurde zu 5 kg, die höchste zu 19,75 kg festgestellt.

Rind. In neun Versuchen an Rindern wurden folgende Werte für die tägliche Kotausscheidung festgestellt:

Tabelle 4.
Kotmengen des Rindes bei normaler Fütterung. (Nach GRÜNDLER[19].)

Alter	Gewicht in kg	Futter pro Tag in kg	Wasser pro Tag in kg	Kotmenge pro Tag in kg
10 Jahre	579	Kraftfutter 2, Grummet 2, Spreu 5, Rüben 50	10	21,25
3 ,,	374	Kraftfutter $1^1/_2$, Grummet $1^1/_2$, Spreu $3^3/_4$, Rüben 20	7,5	16,49
11 ,,	502	Heu 15	12	25,80
7 ,,	500	Heu 16, Kleie 2	17	26,85
$1^1/_4$ Jahre	325	Heu 11, Roggenmehl 2	14	12,88
1 Jahr . .	275	Heu 9, Roggenmehl 2	10,5	9,64
$5^1/_2$ Monate	200	Heu 2, Magermilch $10^1/_2$ l	—	5,20
4 Wochen	66	Milch 10,92 l durchschnittlich	—	0,267
5 ,,	69	Milch 9,37 l durchschnittlich	—	0,217

Die Versuche wurden demnach an vier Kühen, zwei Stieren, einem Jungrinde und zwei Saugkälbern verschiedener Rasse, verschiedenen Lebendgewichtes und Alters angestellt. Hinsichtlich des Körpergewichtes und der Nahrung waren die Faeces am reichlichsten bei Heu- und Kleiefütterung, am geringsten bei Heu- und Milchfütterung, bzw. bei alleiniger Milchfütterung. Die erwachsenen Kühe setzten je nach der Art und Menge des Futters und des Tränkwassers durchschnittlich 16—26 kg, die Stiere 9—13 kg Kot ab. Bei dem Jungrinde betrug die tägliche Kotmenge ca. 5 kg, bei den Saugkälbern 0,2—0,3 kg.

Schaf. Die Ergebnisse der Untersuchungen an Schafen sind in der folgenden Tabelle 5 zusammengestellt.

Tabelle 5.

Kotmengen des Schafes bei normaler Ernährung. (Nach GRÜNDLER[19].)

Alter	Gewicht in kg	Futter pro Tag in kg	Wasser pro Tag in kg	Kotmenge pro Tag in kg
2 Jahre	58,25	Hafer 1, Heu 0,5	1,5	1,229
3 „	45,25	Hafer 1, Heu 0,5	1,5	1,221
2 „	57,00	Hafer 1,25, Heu 0,5	1,5	1,017
2 „	58,50	Hafer 1,25	1,0	0,853
3 „	44,50	Heu 1,0.	1,5	0,985
3 „	48,00	Heu 1,0.	1,5	0,998

Die Schafe setzen demnach je nach Alter und aufgenommener Nahrung 0,853—1,229 kg Kot täglich ab.

Ziege.

Tabelle 6.

Kotmengen der Ziege bei normaler Fütterung. (Nach GRÜNDLER[19].)

Alter	Gewicht in kg	Futter pro Tag in kg	Wasser pro Tag in kg	Kotmenge pro Tag in kg
6 Jahre	30,0	Heu 0,5, Hafer 0,3, Kleie 0,21 . . .	2,0	1,001
6 „	28,5	Heu 0,25, Hafer 0,35, Kleie 0,105. .	1,0	0,729
6 „	27,5	Hafer 0,6, Kleie 0,07.	1,0	0,473

In den Versuchen an den Ziegen wurden also 3,34, 2,55 und 1,73% des Körpergewichtes und 33,26, 42,78 und 28,34% der aufgenommenen Nahrung + Wasser an Gewicht mit dem Kot ausgeschieden.

Betrachtet man noch einmal zusammengefaßt die Ergebnisse dieser Untersuchungen von GRÜNDLER[19], so sieht man, daß die 24 stündige Kotmenge bei nicht arbeitenden Haustieren und bei Aufnahme täglich gleich großer Mengen von Futter und Wasser doch verschiedenen Schwankungen unterworfen ist, die in der Hauptsache durch die Art und Menge des den Tieren vorgesetzten Futters und des Trinkwassers bedingt werden. Von 100 g der von den Tieren aufgenommenen Futter- und Wassermengen werden als Faeces ausgeschieden von Pferden 30,55—59,42 g, von ausgewachsenen Rindern 39,51—66,14, von Jungrindern 4,16—30,13, von Saugkälbern 4,5—5,13, von Schafen 31,30—40,95 und von Ziegen 28,34 g.

Leider ist von GRÜNDLER das *Schwein* nicht in seine Untersuchungen einbezogen worden, so daß wir hinsichtlich dieses Tieres allein auf die Angaben ELLENBERGERS[10] angewiesen sind. Danach setzen Schweine bei Fütterung mit Gerste, Erbsen und Mais täglich 0,5—1,5, bei Kleie-, Milch- und Wasserzusatz 2,0—2,5, unter Umständen sogar bis 3 kg Kot ab.

II. Makroskopische Eigenschaften der Faeces.

Bei der Betrachtung des Kotes mit dem bloßen Auge fällt schon eine Verschiedenheit sowohl des Kotes der einzelnen Tiere wie auch des Kotes bei demselben Tier aber nach wechselnder Fütterung auf. Ebenso wechselt der Geruch der Faeces je nach Tierart, Nahrung und Ablauf der Verdauung (Gallenbeimengungen, Gärungen, Fäulnis). Der *charakteristische Geruch* wird bedingt durch die Beimengung von Schwefelwasserstoff, Ammoniak, flüchtigen Basen (Mercaptan), besonders aber von Indol und Skatol. Im allgemeinen kann man sagen, daß der Kot nach Fleischfütterung sehr viel unangenehmer riecht wie nach Fütterung mit Kohlenhydraten, so daß der Kot unserer Pflanzenfresser unter normalen Verhältnissen keinen so unangenehmen Geruch hat wie der Kot des Hundes und des Schweines.

Die *äußere Beschaffenheit der Faeces des Pferdes* hat in neuerer Zeit Kutschbach[31] eingehend untersucht, welcher zu folgender Formulierung seiner Beobachtungen kommt: Der Kot wird meistens in Ballenform von verschiedener *Konsistenz* abgesetzt. Teils ist er festgeballt, teils lockerer geballt, so daß öfter einzelne Ballen beim Auffallen auf den Boden zerfallen. Mitunter wird der Kot auch stark durchfeuchtet abgesetzt, so daß er in einzelnen Fällen direkt breiig erscheinen kann.

Als *Grundfarben* des Kotes werden Gelb und Braun angegeben; je nach dem Überwiegen der einen oder anderen Farbe ist die Farbe des Kotes heller oder dunkler. Bemerkenswert ist, daß die einzelnen Ballen in verschiedenem Maße mit einer *Schleimschicht* überzogen waren. Den *Geruch* des Pferdekotes bezeichnet Kutschbach als säuerlich fade, an den Sauerteig des Brotes erinnernd, manchmal etwas stechend, aber nie widerlich.

Mit bloßem Auge lassen sich im Kot unterscheiden: nicht verdaute Bestandteile der Nahrung (unveränderte Haferkörner, Häcksel und Heuhalme), ausverdaute Haferkörner, Häcksel- und Heuteilchen, während der Rest eine gelbbraune bis graubraune homogene Masse darstellt.

Die *Fütterung* bei diesen Versuchen an dreißig gesunden Pferden bestand in: früh 2 l Hafer, 1 l Weizenkleie und 1 Pfd. Häcksel aus Roggenstroh, mittags 2 l Hafer, 2 l Weizenkleie mit 1 Pfd. Häcksel und abends 3 l Hafer, 2 l Weizenkleie mit 1 Pfd. Häcksel und dazu 5 Pfd. Wiesenheu. Als Streumaterial erhielten die Tiere Roggenstroh.

Eine entsprechende Untersuchung des *normalen Rinderkotes* an zwanzig gesunden Tieren hat weiter Th. Schmidt[60] vorgenommen. Da verschiedene Fütterungen verwandt wurden, gibt die folgende Zusammenstellung einen ungefähren Überblick der wirklich vorkommenden Verhältnisse. Im allgemeinen war der Kot der Rinder meist fladenförmig von dickbreiiger *Konsistenz*; nur bei drei Tieren war er dünnbreiig und formlos. Die beiden *Grundfarben* des Kotes waren Grün und Braun, die resultierende Farbe verschieden je nach dem Überwiegen der einen oder anderen Farbe. Der dickbreiige Kot war mehr oder weniger deutlich mit *Schleim* überzogen; den *Geruch* bezeichnet Schmidt als moschusartig, in zwei Fällen etwas säuerlich.

Von den einzelnen Bestandteilen der Faeces ließen sich makroskopisch Stroh- und Heuteilchen, Buchweizenschalen und Teile von Kartoffelschalen leicht erkennen, der Rest bestand aus einer grünlichen bzw. bräunlichen homogenen Masse.

Schaf und *Ziege* bilden nach Ellenberger[10] kleine feste, meist abgerundete oder ovale Bälle von dunkelgrüner, oft schwärzlicher Farbe, die teilweise einzeln, teilweise in perlschnurartigen Strängen abgehen, in denen die einzelnen Ballen durch Schleim zusammengehalten werden. Bei Heufütterung erscheinen sie dunkelbraun mit grünlicher Färbung, bei Haferfütterung gelblich, bei Rapskuchenzusatz noch dunkler durch die beigemengten dunklen Rapsschalen.

Der *Kot des Schweines* ist nach Ellenberger im allgemeinen weich und breiig, selten geformt, und zwar in längliche, eingedrückte oder wurstförmige Massen. Wie schon oben erwähnt, hat er einen sehr unangenehmen *Geruch* und besitzt bei Haferfütterung eine gelbliche, bei Kleie- und Kalbsknochenfütterung eine graue, bei Kartoffelfütterung eine grauweiße *Farbe*.

B. Die mikroskopische Untersuchung der Faeces.

Technik. Nach SCHMIDT und SCHEUNERT[61] entnimmt man dem Kot mit einer Nadel, Pinzette oder einem Glasstab eine geringe Menge, die man in einer indifferenten Flüssigkeit verdünnt und gleichmäßig auf einem Objektträger ausbreitet. Wenn man besonders die Partikelchen von geringer Größe untersuchen will, verrührt man am besten die Faeces mit Wasser zu einem sehr dünnen Brei, den man durch ein feinmaschiges Teesieb filtriert; auf diese Weise bleiben die gröberen Teile auf dem Filter zurück, das Filtrat wird untersucht.

KUTSCHBACH[31] empfiehlt folgende Methode: ein walnußgroßes Stück Faeces wird in ein Reagensglas mit Wasser gebracht, einige Zeit unter öfterem Umrühren stehengelassen und die Aufschwemmung durch ein feinmaschiges Sieb gegeben. Die auf dem Sieb zurückgebliebenen Partikelchen werden untersucht, die filtrierte Flüssigkeit zentrifugiert und der Bodensatz ebenfalls mikroskopiert. Will man noch genauer vorgehen, so kann man von dem schleimigen Überzug des Kotes und vom Zentrifugenschlamm Aufstriche auf den Objektträger machen und diese mit Anilinfarben und Jodtinktur färben.

Für den *mikroskopischen Stärkenachweis* im Kot empfiehlt KUTSCHBACH das Verfahren von ÖFELE[47]. Dabei wird die Kotprobe zunächst auf dem Objektträger mit einem Tropfen konzentrierter Kalilauge erhitzt und hierauf mit zwei Tropfen Essigsäure saure Reaktion hergestellt. Hierdurch tritt eine starke Aufhellung ein, so daß die Beobachtung erleichtert wird. Bei Zusatz von LUGOLscher Lösung tritt Bläuung der Stärkekörner ein; die Jodlösung darf aber nicht zu konzentriert sein und außerdem ist nach dem Jodzusatz noch mindestens 10 Minuten bis zur Untersuchung zu warten.

Bei der *mikroskopischen Untersuchung des Pferdekotes* fand KUTSCHBACH[31] in dem auf dem Sieb gebliebenen Rückstand einzelne Pflanzenfasern, die meistens zu Bündeln vereinigt waren. Das Epithel der Fasern war in der Regel noch erhalten, es waren aber auch einzelne Zellen als Zeichen der Verdauung ausgefallen. Im Bodensatz nach dem Zentrifugieren fanden sich immer Pflanzenzellen, die teils einzeln lagen, teils zu Konglomeraten vereinigt waren; außerdem waren noch Pflanzenfasern vereinzelt oder in Bündeln in großer Menge vorhanden. An tierischen Zellen fanden sich im Kot immer abgestoßene Darmepithelien in wechselnder Zahl, deren Kern teilweise noch gut erhalten war; in der Mehrzahl der Fälle waren aber die Epithelzellen zerfallen und verfettet. *Stärkekörner* wurden von KUTSCHBACH im Pferdekot nicht beobachtet.

Mit derselben Methode untersuchte SCHMIDT[60] den Kot seiner *Rinder* und fand im Siebrückstand in allen Fällen oft zu Bündeln vereinigte Pflanzenfasern. Das Epithel war wie beim Pferdekot teilweise verdaut, teilweise noch gut erhalten. Außerdem fand SCHMIDT Pflanzenzellen von länglich-viereckiger und polygonaler Form mit deutlich erkennbaren Zellmembranen, Spiralfasern und Pflanzenhaare. Der Zentrifugenschlamm enthielt Pflanzenzellen, kleine Pflanzenfasern und Pflanzenhaare; tierische Zellen aus dem Verdauungsapparate fehlten dagegen vollkommen. Im Gegensatz zum Pferd konnten im Rinderkot *Stärkekörnchen*, deren Schichtung aber nicht mehr zu erkennen war, *immer nachgewiesen werden*; außerdem waren stets in den ihrer Hülle beraubten Pflanzenfasern Stärkekörnchen vorhanden.

Nach SCHMIDT und SCHEUNERT[61] bilden bei den herbivoren Haustieren die unverdauten Futterreste die Hauptmasse der mikroskopischen Kotbestandteile. Es finden sich in ihm die verschiedensten Pflanzenzellen, teils einzeln, teils im

Zusammenhang miteinander; das Chlorophyll in ihnen ist oft unverändert, die Cellulosemembran oft bis auf die inkrustierten Massen, Spiralbänder und Fasern verdaut. Deshalb kann man diese Pflanzenteile besonders gut im Kuhkot sehen. Neben diesen unverdaulichen Futterresten finden sich oft unverdaute Substanzen, die an sich verdaulich sind, besonders Stärkemehlkörner, die ihre Form eingebüßt haben, durch die Jodfärbung aber leicht zu erkennen sind. Bei Fleischnahrung sind die unverdauten Bestandteile in der Hauptsache Bindegewebs- und elastische Fasern, Knochenbruchstücke und sehr reichlich amorphe Kalksalze, die mit Fettsäurekrystallen vermengt sind. Im Kote der Herbi- und Carnivoren finden sich neben den erwähnten Bestandteilen außerdem noch unbestimmbare Teilchen und amorphe Massen, im alkalisch reagierenden Kot fast immer Krystalle von Tripelphosphat (Sargdeckelform).

Auch W. Meyer[41] fand bei seinen mikroskopischen Untersuchungen des Schaf- und Ziegenkotes, daß diese Tiere die Kleberzellen im Magen-Darm-Kanal restlos verdauen; außer den immer unverändert ausgeschiedenen Frucht- und Samenschalen wurden nur in einem unter 100 Fällen Spuren von den Cellulosemembranen gefunden, die den Aleuronzellen angehören.

Der *Kot der Vögel* ähnelt nach Schmidt und Scheunert[61] dem Pflanzenfresserkot, nur sind sehr *reichlich Harnsäurekrystalle* vorhanden. Nach den Untersuchungen von Meyer[41] ist auch im mikroskopischen Bilde ein großer Unterschied zwischen Blinddarmkot und übrigem Kot vorhanden, indem in dem ersteren sehr weitgehende Veränderungen der Futtermittel durch bakterielle Zersetzungen festgestellt werden konnten. Der Blinddarmkot enthält neben einer ungeheuren Menge von Bakterien reichlich Schalentrümmer der verfütterten Getreidekörner. Auflösungserscheinungen waren besonders deutlich an den Kleberzellen vorhanden, deren einzelne Membranen zum großen Teile aufgelöst waren, ebenso wie besonders die intercellulären Mittellamellen. Ein so tiefgreifender Abbau der Cellulose war im übrigen Kot der Hühner nur selten anzutreffen.

Die mikroskopische Untersuchung auf Parasiteneier.

Während die oben angeführte mikroskopische Untersuchung der Faeces wohl von großem wissenschaftlichen Interesse ist, hat sie für die Praxis nur so weit Bedeutung, als daraus Rückschlüsse auf die Verdaulichkeit bestimmter Futterbestandteile gezogen werden können. Im Gegensatz hierzu hat die mikroskopische Untersuchung der Faeces auf Parasiten in den letzten Jahren bereits eine sehr große praktische Bedeutung erlangt, so daß es angebracht erscheint, an dieser Stelle kurz auf sie einzugehen. Eine ausführliche Darstellung dieser wichtigen Untersuchungsmethode würde allerdings über den Rahmen dieses Aufsatzes hinausgehen, so daß Interessenten auf die einschlägige Literatur verwiesen werden müssen. Für einen raschen Überblick sei der Artikel von Böhm[4] empfohlen, dem ich auch bei meiner kurzen Darstellung folge.

Technik: Die Methoden der Faecesuntersuchung auf Parasiteneier gliedert sich in drei Gruppen: 1. die einfache Nativuntersuchung (Objektträgerausstrich), 2. Nachweis durch Kontrastfärbung und 3. die Anreicherungsmethoden, unter denen die Sedimentierungsmethoden von den Flottationsmethoden zu unterscheiden sind.

1. Die *Nativuntersuchung*. Hierbei kann man einfach in der vorher bei der allgemeinen mikroskopischen Untersuchung geschilderten Weise vorgehen. Am vorteilhaftesten ist es, bei dieser Untersuchung frisch aus dem Rectum entnommenen Kot zu verwenden, da in diesem noch keine Veränderung der Eier stattgefunden hat, die in älterem Kot die Diagnose erheblich erschweren kann. Die Verdünnung des Kotes erfolgt am besten mit reinem Leitungswasser, eine isotonische Lösung ist hier nicht nötig. Das gut vermischte Untersuchungsmaterial wird mit einem Deckgläschen bedeckt, da man oft mit den kleineren Vergrößerungen nicht auskommt, sondern die Immersion verwenden muß. Man muß dabei die richtige Menge Kot und Wasser nehmen, weil bei zu reichlich Wasser das Deckglas auf ihm schwimmt und

durch nachträgliche Entfernung des Wassers mit Filtrierpapier durch die entstehende Strömung die Eier mit Sicherheit auch entfernt werden; eher kann man noch abhelfen, wenn die Wassermenge zu gering ist, indem man vom Rande her vorsichtig einen Tropfen Wasser unter das Deckglas laufen läßt. Man darf auch das Präparat nicht mit einem zweiten Objektträger bedecken, da dieser zu schwer ist und die zarten Eier zerquetscht und weil ferner ein Objektträger zu dick ist und eine Beobachtung durch die starken Trockensysteme oder die Immersion verhindert. Der Hauptvorteil dieser Methode liegt in ihrer Einfachheit und Schnelligkeit, der Nachteil darin, daß man nur sehr wenig Kot nehmen kann, damit man keine undurchsichtigen Präparate erhält, und daß dadurch beim Vorhandensein nur weniger Eier das Auffinden derselben mehr oder weniger Glückssache ist.

2. Die *Kontrastfärbung*. Bei dieser Methode wird ähnlich wie bei 1. verfahren, nur wird zum Verdünnen der Faeces nicht Wasser, sondern eine Farblösung benutzt. In der Praxis hat sich die Färbung mit einer 2proz. wäßrigen Eosinlösung oder mit einer gesättigten wäßrigen Lösung von Methylgrün (Looss[37]) bewährt. Weiter ist hier zu nennen die Tintenmethode von Ehrlich[9], die Böhm besonders für Faecesuntersuchungen auf Leberegeleier im großen als sehr brauchbar gefunden hat. Das Prinzip aller dieser Methoden beruht darauf, daß die Kotpartikelchen die betreffende Farbe annehmen und die vorhandenen Eier usw. sich nicht färben, sondern als weiße Flecke sich von der umgebenden Farbe scharf abheben und dadurch natürlich eher gefunden werden als bei der Nativuntersuchung, trotzdem sie bei der Kontrastfärbung auch nicht in größerer Anzahl vorhanden sind.

Die Methode von Ehrlich wird in folgender Weise durchgeführt: Eine etwa walnußgroße Portion Kot wird mit der fünf- bis achtfachen Menge Wasser in einem Gefäß gut verrührt und durch ein Kaffeesieb oder ein Stück Gaze in eine Petrieschale oder einen planen, unbeschrifteten Deckel eines Einmachglases filtriert. Nach zehn Minuten langem Stehen haben sich die spezifisch schweren Eier zu Boden gesenkt und man muß nun den Inhalt der Schale plötzlich ausschütten, so daß am Boden nur eine dünne, durchscheinende, grünlich-bräunliche Schicht haften bleibt. Diese Schicht wird nun mit schwarzer Schreibtinte, am besten der gut färbenden „Pelikantinte", einer *Eisengallustinte*, gefärbt. Zu diesem Zwecke gießt man in die Schale einige Tropfen der Tinte, verteilt sie durch Neigen der Schale über den ganzen Boden und kippt darauf die Schale noch einmal plötzlich aus. Bei der nun folgenden mikroskopischen Betrachtung erscheinen die gelblich-bräunlichen Leberegeleier kontrastreich gegen die schwarzblauen Kotpartikelchen und die dunkelblaugrüne, durchscheinende Flüssigkeit. Der Vorteil dieser Methode beruht also auf einem leichteren Auffinden der Eier, wenn diese nur in geringer Menge vorhanden sind, und der Einfachheit und Schnelligkeit, ohne daß besondere Hilfsmittel benötigt werden; denn Tinte und ein Einmachglasdeckel sind in jedem Haushalt zu finden.

3. *Anreicherungsmethoden*. Der Nachteil der beiden ersten Methoden, daß im allgemeinen nur sehr wenige Eier in einem Präparat vorhanden sind, die leicht übersehen werden können oder bei den geringen verwandten Kotmengen überhaupt nicht ins Präparat gelangen, kann durch die Anreicherungsmethoden kompensiert werden, die nun allerdings auch ein gewisses Instrumentarium erfordern und an Einfachheit verloren haben. Man kann hierbei so vorgehen, daß man die spezifisch schweren Eier sich absetzen läßt oder daß man den Kot mit einer spezifisch schweren Lösung versetzt, in der die Eier an die Oberfläche steigen und dort entnommen werden können. Man benutzt also zur Anreicherung *Sedimentations-* und *Flottationsmethoden*.

Von den ersteren wird besonders in der Humanmedizin die Methode von Telemann[69] bevorzugt, während die Tierärzte im allgemeinen die Flottationsmethoden anwenden. Bei der Methode von Telemann werden die von verschiedenen Stellen des Kotes entnommenen vier bis fünf kleinen Proben in einem Reagensglas mit einem Gemisch von konzentrierter HCl und Äther $\overline{aa}$ gut durchgeschüttelt, wodurch die vorhandenen Eiweißreste, Seifen, Salze, Fettsäuren und Neutralfette usw. gelöst werden. Nach dem Durchgießen der Lösung durch ein Haarsieb wird 1—2 Minuten zentrifugiert, wobei die Wurmeier sich am Boden des Zentrifugenröhrchens mit Cellulosefasern und Muskelfasern ansammeln. Der Wert dieser Methode ist aber nur ein bedingter, da die Entnahme des Bodensatzes zur Untersuchung mit großen Schwierigkeiten verknüpft ist und die Parasiteneier durch die konzentrierte Säure verändert, z. T. sogar zerstört werden. Man hat daher versucht, das Verfahren durch Verwendung anderer chemischer Agenzien zu verbessern, ohne jedoch zu einem befriedigenden Ziel zu gelangen.

In dieser Beziehung leisten die *Flottationsmethoden* sehr viel Besseres, so daß sie mehr zu empfehlen sind. Sie sind besonders von Tierärzten ausgebaut worden und gestatten auch den Nachweis von nur vereinzelten Eiern in den geringsten Kotmengen z. B. bei kleinen *Stubenvögeln*, von denen nur geringe Kotmengen zur Untersuchung zu gewinnen sind. Erst durch diese Untersuchungsmethoden ist die Kenntnis von der ganz allgemeinen Verbreitung der Parasiten bei den einzelnen Tieren gewonnen worden, so daß man heute die Anwesenheit von Parasiten kaum mehr als pathologischen Befund werten kann. Das Prinzip aller dieser

Flottationsmethoden besteht einfach darin, daß man die Kotproben, die man hierbei auch reichlicher bemessen kann, mit einer spezifisch schweren Flüssigkeit verreibt, in der die Parasiteneier aufsteigen und von der Oberfläche zur Untersuchung entnommen werden.

Nun sind aber nicht alle spezifisch schweren Lösungen für diesen Zweck brauchbar, sondern man muß an sie verschiedene Anforderungen stellen, die LIESS[33] in seiner Dissertation folgendermaßen zusammenfaßt: 1. Genügende Höhe des spezifischen Gewichts, um alle parasitären Objekte zum Aufsteigen und Schwimmen zu bringen, 2. wiederum nicht zu hohes spezifisches Gewicht, um zu verhindern, daß neben den gesuchten Objekten auch viel unerwünschte (Kotteilchen) aufsteigen, 3. sauberes Arbeiten und Billigkeit der Lösung muß gewährleistet sein, und 4. die Form und nach Möglichkeit auch die Vitalität der gesuchten Objekte darf nicht verändert bzw. geschädigt werden.

Es ist an dieser Stelle nicht der Ort, eine historische Aufzählung aller der Medien zu geben, die im Laufe der letzten 20 Jahre mit mehr oder weniger Erfolg versucht worden sind. Von allen diesen Methoden haben sich nur eine sehr beschränkte Zahl in die Praxis eingeführt, von denen die wichtigsten, ebenfalls in Anlehnung an den zitierten Artikel von BÖHM[4] hier angeführt seien.

Die *Kochsalzmethode* ist eine sehr einfache und praktische Methode, die eine reiche Ausbeute von Parasiteneiern liefert. Als Flottationsmedium dient bei ihr eine konzentrierte Kochsalzlösung von 36 Teilen NaCl auf 100 Teile H_2O. Von der Oberfläche der Lösung wird mit einer Platinöse eine Probe zur Untersuchung entnommen. Die Platinöse besteht in einer vollkommen geschlossenen, runden Öse von 0,6, höchstens 1 cm Durchmesser, die von dem übrigen Draht rechtwinklig abgebogen ist. Die ausgeglühte Öse wird vorsichtig auf die Flüssigkeitsoberfläche aufgesetzt, ohne sie unterzutauchen, wodurch sich in ihr ein feines Häutchen bildet, und auf einen Objektträger getupft, wobei dieses zerplatzt; die darauf folgende Untersuchung kann ohne Deckgläschen vorgenommen werden.

Statt die zu untersuchende Oberflächenschicht mit einer Drahtöse abzuheben, kann man auch, wie es heute vielfach geübt wird, auf die Oberfläche gleich nach dem Herstellen der Aufschwemmung ein oder mehrere Deckgläschen auflegen, an dessen Unterfläche sich die Parasiteneier im Laufe von 10—20 Minuten ansammeln. Bei der *„Hamburger Deckglasmethode"* (FÜLLEBORN[13]) wird diese Art der Probeentnahme in besonders zu diesem Zweck konstruierten Messingdosen auch zur quantitativen Bestimmung der Eier ausgenutzt.

Die *Entnahme* ist bei allen Flottationsmethoden die gleiche; verschieden ist nur der Weg der Anreicherung der Oberfläche. FÜLLEBORN[12] verrührt einfach ca. 10 g Kot mit 200 cm³ der konzentrierten Salzlösung in einem Wasserglase und läßt 45 Minuten ruhig stehen. NÖLLER und OTTEN[45] filtrieren den mit wenig·Lösung verriebenen Kot zunächst durch ein Sieb mit 2 mm weiten Maschen, um dadurch die gröberen Kotpartikelchen zu entfernen. Das Filtrat wird in einem Erlemeyerkolben mit geraden Wänden mit so viel Salzlösung übergossen, daß diese bis in den Kolbenhals steht. Dadurch wird erreicht, daß die Oberfläche, auf der sich die Eier sammeln, im Verhältnis zu der verwandten Flüssigkeits- und Kotmenge sehr klein ist, wodurch auch bei nur wenigen Eiern der Nachweis mit großer Sicherheit gelingt. HOBMAIER und TAUBE[23] gehen zunächst in derselben Weise vor, filtrieren aber dann statt in den Erlemeyerkolben in ein Zentrifugenröhrchen und zentrifugieren hierauf zwei Minuten bei 1500—2000 Umdrehungen, worauf sofort die Proben entnommen werden können. Das Verfahren heißt aus diesem Grunde die *„beschleunigte Kochsalzmethode"*, verliert aber an Einfachheit wegen der Notwendigkeit einer Zentrifuge, deren Verwendung sich aber besonders bei Massenuntersuchungen wegen der erheblichen Zeitersparnis bald bezahlt macht.

Weniger bequem sind die Methoden, die sich als Medium der *Wasserglaslösung* bedienen, da die Herstellung derselben mit gewissen Unbequemlichkeiten verknüpft ist und außerdem die Verwendung der Wasserglaslösung für die Glasgefäße und besonders die Objektive des Mikroskops nicht ungefährlich ist. Den ersteren Nachteil haben NÖLLER und SCHMID[46] dadurch ausgeschaltet, daß sie eine käufliche Wasserglaslösung (Schering-Berlin) mit einem spezifischen Gewicht von 1,335 verwandten. Da die Wasserglaslösung vor der Kochsalzlösung keine Vorteile, sondern nur Nachteile hat, ist sie nicht in demselben Maße verbreitet wie die letztere.

Glycerin benutzte VAJDA[73] bei seiner Methode, das im allgemeinen dieselbe Ausbeute liefert wie die Kochsalzlösung, dafür aber den Nachteil hat, sehr viel teurer zu sein.

Eine sehr gute Methode dagegen ist die *Zuckermethode* von SHEATHER[66], der folgendermaßen vorgeht. Die Kotprobe wird mit Wasser zu einem dünnen Brei verrührt, der durch ein Drahtsieb in ein Zentrifugenröhrchen gegeben wird, und zwar bis zur halben Höhe des Röhrchens; darauf wird das ganze Röhrchen bis oben mit einer 55proz. Zuckerlösung gefüllt und zwei Minuten lang mit ca. 2000 Umdrehungen zentrifugiert. Die Entnahme von der Oberfläche geht am besten folgendermaßen vor sich: ein rundes Deckglas vom Durchmesser des Zentrifugenröhrchens wird mittels Plastelins senkrecht auf einen Holzstab befestigt. Dadurch kann man stets die Entnahme der gleichen Flüssigkeitsmenge erzielen. Diese

Methode wird wegen ihrer Bequemlichkeit, Billigkeit, Raschheit und Ergiebigkeit sehr viel benutzt.

Es muß noch darauf hingewiesen werden, daß bei allen diesen Methoden *nicht sämtliche Arten der Parasiteneier* aufsteigen, so daß es nötig ist, den Bodensatz ebenfalls zu untersuchen. Solche nichtaufsteigende Parasiteneier sind z. B. die Eier der Saugwürmer, die Eierpakete des Kürbiskernbandwurms sowie andere Bandwurmeier.

Anhangsweise sei erwähnt, daß man sich auch bemüht hat, *quantitative Methoden zum Nachweis der Parasiteneier* im Tierkot auszuarbeiten, ohne daß jedoch diese Bemühungen bis jetzt von Erfolg gekrönt sind; eine gewisse Eignung bei der Untersuchung des Fleischfresserkotes ist vielleicht der „Hamburger Deckglasmethode" (S. 358) zuzusprechen.

Die wichtigsten mit diesen Methoden nachweisbaren *Parasiten bzw. Parasiteneier des Verdauungskanals unserer Haustiere* sind in der auf S. 387 folgenden *Übersicht* zusammengestellt.

C. Die chemische Untersuchung der Faeces.

I. Die Reaktion der Faeces.

Nach der Darstellung von ELLENBERGER[10] reagiert der Kot des Pferdes schwach alkalisch oder neutral, nur in selteneren Fällen sauer, z. B. wenn der Kotabsatz durch längeres Stehen im Stalle verzögert ist und lange im Rectum liegenbleibt. Die Reaktion des Rinderkotes kann alkalisch, neutral oder sauer sein, letzteres hauptsächlich nach reichlicher Kohlenhydrat- und Fettnahrung (Gärungen). Der Schafkot reagiert meist neutral oder schwach alkalisch, bei reichlicher Kartoffelfütterung aus denselben Gründen schwach sauer; der Kot des Schweines endlich ist ebenfalls von wechselnder Reaktion und kann sauer oder alkalisch sein.

Diese mehr allgemeinen Ausführungen ELLENBERGERS sind auch experimentell nachgeprüft worden. KUTSCHBACH[31] fand im Gegensatz zu ihm bei seinen Pferden mit der S. 354 erwähnten Fütterung die *Reaktion stets sauer* gegen Lackmus. SCHMIDT[60] untersuchte bei *Rindern* mit verschiedener Fütterung ebenfalls die Reaktion der Faeces, indem er einen Streifen rotes und blaues Lackmuspapier mit destilliertem Wasser befeuchtete und einige Minuten an die Außenfläche des Kotes andrückte; das Innere des Kotes wurde in derselben Weise geprüft. SCHMIDT fand die Reaktion in einem Falle neutral (Nahrung: Runkelrüben, Kleie, Melasse, Heu und Stroh), bei fünf Kühen außen und innen schwach sauer und bei den übrigen vierzehn Kühen schwach bis deutlich alkalisch, ohne daß aber ein Einfluß der Fütterung auf die Kotreaktion mit Sicherheit zu erkennen war.

Diese durch Prüfung mit Lackmus erzielten Ergebnisse sind neben den nur allgemein gehaltenen Ausführungen über diese Frage in den einschlägigen Lehrbüchern ziemlich dürftig. Es fehlt auch hier, wie ganz allgemein bei den Faeces, an Untersuchungen, die sich *speziell mit diesen Fragen in größeren Versuchsserien* befassen.

Deshalb bedeutet es einen großen Fortschritt, daß KUTSCHBACH[31] bei der Untersuchung der Pferdefaeces neben der Reaktion gegen Lackmuspapier auch die *Säurezahl* und den *Säuregrad* bestimmte.

Zur Feststellung des Säuregrades und der Säurezahl wurden 10 g frisch abgesetzter Kot mit 100 g destilliertem Wasser übergossen und unter öfterem Umschütteln 1—2 Stunden extrahiert. Nach dem Filtrieren wurden 10 cm³ des Filtrats mit destilliertem Wasser zu 50 cm³ aufgefüllt und nach Zufügung von drei Tropfen Phenolphthaleinlösung gut durchgeschüttelt. Zu dieser Lösung wurde tropfenweise bis zur bleibenden Rotfärbung n/10 Kalilauge hinzugegeben. Durch Umrechnung des gewonnenen Ergebnisses auf 100 g Substanz erhält man den Säuregrad, während die Säurezahl angibt, wieviel Milligramm festes Kaliumhydroxyd notwendig sind, um die in 1 g Substanz vorhandene freie Säure zu neutralisieren. Der letztere Wert kann demnach aus dem Ergebnis der Titration ebenfalls leicht berechnet werden.

Mit dieser Methode fand Kutschbach, daß bei den untersuchten 30 Pferden der Säuregrad des Kotes zwischen 1,0 und 7,5 cm³ Normalkalilauge schwankte, woraus sich ein mittlerer Säuregrad von 3,37 cm³ errechnen ließ. Als höchste Säurezahl wurden 4,212 mg, als niedrigste 0,5616, als Durchschnittssäurezahl 1,8907 mg KOH festgestellt.

Während diese Zahlen schon einen genaueren Anhalt geben als die einfache Bestimmung der Reaktion mit Lackmus, kann bekanntlich erst die *Bestimmung der Wasserstoffionenkonzentration* uns genauen Aufschluß über die wirkliche Reaktion geben. Solche Bestimmungen fehlten bisher bei den Tieren vollkommen und es ist deshalb besonders wertvoll, daß Pötting[52] mit einer derartigen Untersuchung beim Pferd den Anfang gemacht hat. Man kann nur wünschen, daß entsprechende Untersuchungen auch bei den anderen Haustieren durchgeführt würden, um einem empfindlichen Mangel in der Veterinärliteratur abzuhelfen, der in der Humanliteratur nicht vorhanden ist. Pötting[52] stellte seine Untersuchungen an sechsundfünfzig gesunden und fünfzig kranken Pferden an, von denen uns hier nur die ersteren interessieren. Neben dem p_H wurde auch noch die Reaktion gegenüber Lackmuspapier, die Farbe und die Konsistenz des Kotes geprüft.

Von den zur Verfügung stehenden Tieren wurden bei fünfzig unter Beobachtung ihres Gesundheitszustandes und der Art ihrer Fütterung je eine Untersuchung angestellt; bei sechs Tieren wurde der Kot an zehn aufeinanderfolgenden Tagen regelmäßig zu derselben Zeit untersucht.

Die bei den ersteren 50 Tieren gefundenen Werte schwankten zwischen $p_H = 6,4$ und 7,4, die Schwankungen waren also ziemlich groß, denn 6,4 bezeichnet einen deutlich sauren, 7,4 einen deutlich alkalischen Bereich; der Neutralpunkt liegt bekanntlich bei $p_H = 7,0—7,1$. So große Schwankungen waren aber Ausnahmen, da 43 von den untersuchten 50 Proben zwischen 6,5 und 6,8, also *im schwach sauren Bereich* lagen. Die extremen Werte sind also als Ausnahmen anzusehen, wie auch aus der Zusammenstellung in der Tabelle 7 hervorgeht.

Die gleichzeitige Prüfung der Reaktion mit *Lackmuspapier* ergab, daß dieses zur Erkennung einer feineren Abstufung der Reaktion nicht geeignet ist, da sich keine scharfen Grenzen zwischen den einzelnen Nuancen ziehen lassen, und das Urteil daher stets subjektiv ausfallen muß.

Die Farbe der Kotproben schwankte zwischen Braun und Hellgelb, ein *Zusammenhang zwischen Farbe und Reaktion* war nicht festzustellen; höchstens könnte gesagt werden, daß bei den dunkleren Kotproben saure Werte häufiger gefunden wurden als bei den hellen. Bei alkalischer Reaktion ist öfter eine helle, wäßrige, gelbe Farbe anzutreffen, ohne daß dies aber die Regel ist.

Besser als bei der Farbe war ein *Zusammenhang zwischen Konsistenz und Reaktion* ausgeprägt; die Konsistenz wurde dabei als festgeballt, geballt, locker geballt und formlos unterschieden. Beim Vergleich der Werte der Tabelle 7 erkennt man, daß der festgeballte und geballte Kot saurer

Tabelle 7. (Nach Pötting[52].)

p_H	Zahl der Proben			
	fest-geballt	geballt	locker geballt	formlos
6,4	2	—	—	—
6,5	7	4	1	1
6,6	3	9	3	2
6,7	—	2	7	4
6,8	—	2	—	—
6,9	—	—	—	1
7,0	—	—	1	—
7,4	—	—	1	—
Summe	12	17	13	8

reagiert, während sich mit der Zunahme des Wassergehaltes die Reaktion nach der alkalischen Seite verschiebt.

Die p_H-Werte von 6,4—6,6 entfallen allein mit 25 Proben auf den festgeballten und geballten Kot, dagegen wurden nur bei sieben Proben von lockerem und formlosen Kot p_H-Werte von 6,5—6,6 gefunden. Die Werte über 6,7 liegen in der weitaus größten Menge bei dem locker geballten und formlosen Kot.

Die bei den sechs übrigen Pferden an zehn aufeinanderfolgenden Tagen festgestellten p_H-Werte sind in der folgenden Tabelle 8 zusammengestellt.

Tabelle 8. (Nach PÖTTING[52].)

Pferd Nr.	p_H am Untersuchungstage									
	1	2	3	4	5	6	7	8	9	10
I	6,5	(7,0)	6,7	6,5	6,6	6,7	6,6	6,5	6,7	6,7
II	6,5	6,7	6,5	6,7	6,7	6,7	6,6	6,7	6,6	6,5
III	6,6	6,7	6,5	6,6	6,5	6,6	6,5	6,4	6,5	6,6
IV	6,5	6,5	6,6	6,7	6,7	6,5	6,6	6,5	6,6	6,6
V	6,6	6,6	6,5	6,7	6,7	6,5	6,7	6,6	6,6	6,6
VI	6,5	6,6	6,7	6,6	6,6	6,7	6,5	6,5	6,7	6,7

Der Maximalwert dieser Untersuchungen lag bei p_H 6,7. Der eingeklammerte Wert des zweiten Tages bei Pferd I konnte nicht erklärt werden; wie Kontrollanalysen zeigten, lag ein Fehler nicht vor. Die unteren Werte lagen bei $p_H =$ 6,5, in einem Falle bei Pferd III bei 6,4. Die Prüfung mit Lackmuspapier ergab *in jedem Falle saure Reaktion*, ein Unterschied in der Färbung war nur bei sehr weit auseinanderliegenden Werten zu finden. Konsistenz und Reaktion standen auch in dieser Versuchsreihe in einem Zusammenhang, wenn dieser auch nicht so ausgesprochen war wie in den ersten Versuchen. Dieser Zusammenhang geht aus den Werten der Tabelle 9 hervor.

Die Farbunterschiede der Kotballen waren in bezug auf die Reaktion so regellos, daß ein deutlicher Zusammenhang sich nicht konstruieren ließ. Die Untersuchungen ergaben demnach, daß die Wasserstoff-

Tabelle 9. (Nach PÖTTING[52].)

p_H	Zahl der Proben			
	fest-geballt	geballt	locker geballt	formlos
6,4	1	—	—	—
6,5	11	3	4	1
6,6	4	8	7	1
6,7	1	8	7	3
Summe	17	19	18	5

ionenkonzentration der Pferdefaeces bei gesunden Tieren zwar etwas schwankend ist, daß sich diese Schwankungen aber in sehr engen Grenzen halten.

Das Zustandekommen der wechselnden Reaktion ist so zu erklären, daß ursprünglich die Reaktion im Enddarm durch die alkalischen Säfte, die darauf ergossen werden, auch alkalisch ist. Durch die bakterielle Gärung, bei der Milchsäure, Buttersäure, Essigsäure, Kohlensäure usw. entstehen, wird der Inhalt des Enddarmes wieder sauer. Daher kommt es auch, daß die Kotballen an der Oberfläche durch den anhaftenden Schleim alkalisch reagieren, während im Innern der Ballen mehr oder weniger starke saure Reaktion herrscht.

Über die weiteren Untersuchungen von PÖTTING[52] sei nur noch so viel angeführt, daß bei Blinddarmverstopfung, akutem Darmkatarrh und Brustseuche die Reaktion auffallend alkalisch war, während bei chronischem Darmkatarrh und Tuberkulose die Reaktion stark sauer war. Allerdings sind die vorkommenden Schwankungen so groß, daß diagnostische Schlüsse aus der H-Ionenkonzentration wohl nicht zu ziehen sind, daß also auch beim Pferd die Verhältnisse in dieser Richtung ähnlich liegen wie beim erwachsenen Menschen.

II. Die chemischen Bestandteile der Faeces.

Im folgenden werden die chemischen Bestandteile des Kotes einzeln besprochen werden, wobei in Anlehnung an die S. 350 gemachten Ausführungen noch einmal darauf hingewiesen sei, daß unsere Kenntnisse hierüber nur sehr spärliche sind. Zahlreiche Untersuchungen liegen allerdings vor über die Bestandteile, welche bei Stoffwechseluntersuchungen von Wichtigkeit sind. Es sind dies in der Hauptsache: Wasser, Stickstoff (Rohprotein, Reineiweiß), Kohlen-

Tabelle 10.

Prozentgehalt des täglich ausgeschiedenen Kotes an Trockensubstanz nach 5—14tägigem Hungern.
(Nach Benedict und Ritzman.[3])

Tier und Nr. des Versuchs	Hungertag														Durchschnittsprobe der gesamten Hungerzeit
	1	2	3	4	5	6	7	8	9	10	11	12	13	14	
Stier C 1	—	—	—	—	—	—	—	—	—	—	—	—	—	—	19,4
2	16,7	19,1	17,3	21,7	17,9	16,2	15,5	21,7	18,5	20,4	—	—	—	—	17,9
3	18,3	21,3	22,7	19,5	23,1	17,1	12,5	14,1	16,9	17,2	13,8	14,6	13,0	15,1	16,8
4	16,7	17,3	16,8	18,4	14,5	—	—	—	—	—	—	—	—	—	16,7
5	24,3	26,7	26,7	27,6	29,8	29,8	28,7	33,2	26,2	—	—	—	—	—	26,7
Stier D 1	—	—	—	—	—	—	—	—	—	—	—	—	—	—	19,8
2	17,9	26,7	19,9	20,6	21,3	25,4	22,3	15,5	20,6	15,6	—	—	—	—	19,5
3	20,5	21,8	21,5	19,7	17,6	23,4	20,2	18,6	16,4	15,8	16,1	13,0	13,3	13,5	19,2
4	17,1	17,2	17,4	18,6	17,3	—	—	—	—	—	—	—	—	—	17,0
Stier E 1	—	—	—	—	—	—	—	—	—	—	—	—	—	—	21,0
Stier F 1	—	—	—	—	—	—	—	—	—	—	—	—	—	—	22,9

hydrate (Rohfaser, Stärke) und anorganische Bestandteile (Asche). Die übrigen chemischen Bestandteile des Kotes, die in der Tabelle 1 zusammengestellt sind, sind nur in verschwindendem Ausmaße bei den Haustieren Gegenstand der Untersuchung gewesen. Aus didaktischen Gründen wird es sich daher empfehlen, zunächst die öfter untersuchten Bestandteile einzeln abzuhandeln und daran die wenigen Untersuchungen über die übrigen Bestandteile anzufügen. Da, wie schon erwähnt, jede Arbeit, die sich mit *Stoffwechselversuchen* befaßt, Kotanalysen enthält, ist es selbstverständlich unmöglich, alle diese Arbeiten im Rahmen dieses Aufsatzes anzuführen. Dies ist ja auch nicht nötig, da im allgemeinen die Ergebnisse sich sehr ähneln; andererseits hängen wiederum die Analysen von so vielen Bedingungen ab, daß es sowieso *unmöglich ist, Standardwerte zu geben*. Die folgenden Ausführungen können also nur eine Auswahl des Möglichen bringen und sind von diesem Gesichtspunkte aus zu betrachten; außerdem sei noch auf die einzelnen Kapitel über den Stoffwechsel im Bd. 3 dieses Handbuches verwiesen, in denen ebenfalls Kotanalysen enthalten sind.

1. Trockensubstanz.

Zur Bestimmung der Trockensubstanz (TS.) werden nach Scheunert[54] etwa 5 g Kot bei 100° bis zur Konstanz des Gewichts getrocknet; dies ist meist nach 2—3 Stunden erreicht. Enthalten die Faeces Gärungs- und Fäulnisprodukte, was in der Regel der Fall ist, so können bei dieser Trocknung dadurch Fehler entstehen, daß außer dem Wasser auch noch andere flüchtige Substanzen, wie Fettsäuren, aromatische Verbindungen, Ammoniak, fortgehen. Um dies zu vermeiden, muß man in solchen Fällen bei möglichst niedriger Temperatur über wasserentziehenden Mitteln trocknen. Empfehlenswert ist hierbei weiter der Ersatz der Luft durch ein indifferentes Gas, z. B. Wasserstoff, Stickstoff oder Methan.

Kutschbach[31] und auch Schmidt[60] benutzten bei ihren Untersuchungen die Methode von ARNOLD[1]. Dabei wurde eine bekannte Menge Kot in einem Porzellanschälchen mit sehr wenig verdünnter Schwefelsäure schwach angesäuert, um das Entweichen von Ammoniak zu verhindern. Dann wurde auf dem Wasserbade zur Trockne eingedampft und der Kot mit einer bestimmten Menge ausgeglühtem, gewogenem Sand vermischt und 24 Stunden lang bei 98—99° im Trockenschrank erhitzt. Im Anschluß hieran wurde die Hitze auf 105° gesteigert und alle drei Stunden gewogen, bis Gewichtskonstanz erreicht war.

Von den mit solchen Methoden erzielten Ergebnissen seien im folgenden zunächst die von BENEDICT und RITZMAN[3] an den hungernden Stieren angeführt, die in der Tabelle 10 zusammengestellt sind. Diese Tabelle enthält dieselben Versuche wie die Tabelle 2 auf S. 351, deren Gewichtsmengen den in der Tabelle 10 enthaltenen Trockensubstanzzahlen entsprechen. Wie aus den Werten des ersten Hungertages zu entnehmen ist, schwankte beim Erhaltungsfutter der Trockensubstanzgehalt zwischen 17 und 20%. Diese Werte wurden in den Hungerversuchen bei Stier E und F im allgemeinen wieder gefunden (21,0 und 22,9%), ebenso enthielt die Durchschnittsprobe bei Stier C, Versuch Nr. 1 mit 19,4% ebenfalls einen diesem entsprechenden Gehalt an TS. In den anderen Versuchen wurden dagegen abweichende Werte gefunden, besonders war in den Hungerperioden von 14 Tagen eine deutliche Tendenz des Absinkens der TS. vom vierten bis sechsten Hungertage ab bemerkbar. Bis zu diesem Zeitpunkt war dagegen der TS.-Gehalt der Faeces eher etwas höher als in der vorhergegangenen Fütterungsperiode.

In anderen Versuchen wieder, die in der Tabelle nicht enthalten sind, war im Gegensatz zu diesen Befunden der TS-Gehalt während des Hungerns sogar beträchtlich gestiegen. Eine befriedigende Erklärung für dieses verschiedene Verhalten können die Autoren nicht angeben und man ersieht hieraus wieder, wie schwankend auch in solchen Versuchen die Ergebnisse sein können, trotzdem gar keine Nahrung aufgenommen wird, die für die Schwankungen verantwortlich gemacht werden könnte.

Von den älteren Untersuchern, die sich mit der Frage des Wassergehaltes der Faeces bei den einzelnen Tieren bei normaler Nahrungsaufnahme beschäftigt haben, seien als Beispiel die Zahlen angeführt, die ELLENBERGER[10] als Durchschnittswerte angegeben hat. Danach beträgt bei Pferden der Wassergehalt 73—78%, selten 63—65%, bei Rindern in der Regel 82—85—86%, bei sehr trockener Beschaffenheit 70—75%. Der Kot des Schafes und der Ziege hat einen sehr wechselnden Wassergehalt, welcher zwischen 56,60 und 75% schwankt, unter Umständen bei saftiger Nahrung sogar bis zu 80% steigen kann; ein solcher Kot tritt natürlich nicht mehr in Form von Ballen auf. Der Wassergehalt des Schweinekotes beträgt im Durchschnitt 65%, kann aber bei wasserreicher Fütterung (Milch u. dgl.) auf 74,80, ja 82% steigen. (Vgl. auch Tabelle 13 S. 369.)

Neben diesen älteren Angaben sind, wie schon erwähnt, in allen Stoffwechselarbeiten Angaben über den Wassergehalt des Kotes zu finden, auf deren Aufzählung an dieser Stelle allerdings verzichtet werden muß. Es seien nur noch einige Zahlen aus den Dissertationen angeführt, die sich speziell mit der Untersuchung des Kotes befassen. So fand KUTSCHBACH[31] bei seinen Pferden einen niedrigsten Wassergehalt von 70% bei hartgeballtem, einen höchsten von 81% bei dem nahezu breiigen Kot. Im Durchschnitt wies der festgeballte Kot 72%, der locker geballte 74% und der stark durchfeuchtete 79% Wasser auf. Diese Zahlen stimmen also mit den älteren von ELLENBERGER sehr gut überein und können als annehmbare Mittelzahlen gelten. Beim Rind fand SCHMIDT[60] Schwankungen zwischen 78,5 und 89%, als Durchschnittswert bei den 20 Rindern bei verschiedener Fütterung ca. 83%, eine Zahl, die ebenfalls innerhalb den von ELLENBERGER angegebenen Grenzen liegt.

Vorbereitung des Kotes zur Analyse.

Während die Bestimmung der Trockensubstanz natürlich nur im *frischen Material* vorgenommen wird, das, wenn möglich, direkt aus dem Enddarm entnommen wird, ist es vielfach aus technischen Gründen nicht möglich, alle Bestimmungen an frischem Material auszuführen. Zur Lagerung bedarf der Kot einer besonderen Behandlung, um einen Verlust an Substanzen zu verhindern, auf die man bei der Analyse Wert legt. Zu diesen Substanzen gehört in erster Linie der *Stickstoff*, der in der Hauptsache in Form von *Ammoniak* entweicht, wenn dies nicht durch geeignete Maßnahmen verhindert wird, dann aber auch flüchtige Fettsäuren, Indol usw., überhaupt alle leichter flüchtigen Bestandteile. Ferner darf man nicht außer acht lassen, daß der Kot auch noch *Verdauungsfermente* enthalten kann, die bei der Aufbewahrung unter für sie nicht allzu ungünstigen Umständen weiter wirken können. Wird deshalb auf eine Bestimmng der Abbauprodukte von Eiweißstoffen oder Kohlenhydraten Wert gelegt, so muß eine solche an möglichst frischem Material vorgenommen werden; auch die Aufbewahrung des Kotes im Eisschrank kann in dieser Beziehung nicht vor Fehlbestimmungen schützen. Eine Erhitzung des Kotes, durch welche man die Fermente zerstören würde, ist wegen der Gefahr der Verkleisterung der Stärke und der Koagulation der Eiweißkörper, welche eine weitere Verarbeitung nahezu unmöglich machen würde, ebenfalls nicht am Platze.

Auch bei der *Bestimmung des N im Kote* ist bei der Konservierung besondere Vorsicht nötig, da der Kot bei der gewöhnlichen Trocknung einen *erheblichen N-Verlust* erleidet. Zaitschek[76], welcher sich sehr eingehend mit diesen Fragen beschäftigt hat, kommt auf Grund seiner Untersuchungen zu folgenden Durchschnittszahlen für den N-Verlust bei der Trocknung des Kotes: Säugling 7,19%, erwachsener Mensch bei Fleischkost 7,19%, bei gemischter Kost 4,29%, im Durchschnitt 5,41%; Hund 12,64%, Ochse 2,52%, Hammel 0,42%, Pferd 5,93%, Schwein 2,88%, Huhn 12,64% und Gans 4,69%, während Kellner (zit. nach Zaitschek) beim Ochsen sogar auf einen N-Verlust von bis zu 6,7% kommt. Man ersieht aus dieser Zusammenstellung, daß nur beim Hammel die Verluste so gering sind, daß sie vernachlässigt werden können, daß sie aber bei den anderen Tieren so groß sind, daß sie bei der N-Bestimmung unbedingt in Rechnung zu setzen sind.

Auch die Trocknung des Kotes *unter Säurezusatz* oder *im Vakuum* ist bei sehr genauen Versuchen deshalb nicht brauchbar, weil auch bei diesen Methoden ein, wenn auch geringerer N-Verlust auftritt. Bei derartigen Untersuchungen wird man also unbedingt die Analyse in möglichst vielen Proben des frischen Kotes fordern müssen.

Auch Emmet und Grindley[11] haben im Kot von Mensch, Schwein und Rind mehrere hundert Doppelbestimmungen an lufttrockenem und frischem Material durchgeführt und dabei gefunden, daß Protein, Fette, Kohlenhydrate und Phosphor in den frischen, ungetrockneten Faeces von Schwein und Rind gut bestimmt werden können und daß die beim Trocknen des Schweinekotes auftretenden Verluste anscheinend mehr durch mechanische Fehler verursacht werden als durch den Verlust einzelner Bestandteile. Allerdings machen sie darauf aufmerksam, daß die Bestimmung im frischen Material nur dann angebracht ist, wenn das aufgenommene Futter vorher in einen genügenden Zerkleinerungsgrad gebracht worden ist. Sonst ist es nämlich nicht möglich, Kotproben zur Analyse zu erhalten, die wirkliche Durchschnittsproben darstellen.

Ist man im Besitze eines Vakuumtrockenschrankes, den man auf ungefähr 50° halten kann, so kann man bei günstiger Anordnung des in dünner Schicht ausgebreiteten Kotes und flacher Schalen mit Schwefelsäure schon in 4 bis spätestens 12 Stunden den Kot so weit zum Trocknen bringen, daß man ihn mahlen kann. Eine solche einfache Anordnung hat Durig[7] beschrieben und dadurch die N-Verluste durch das Trocknen auf durchschnittlich 1,32% des vorhandenen N herabgedrückt.

Wenn aus technischen Gründen eine sofortige Verarbeitung des frischen Materials nicht möglich ist, so kann man, wenn der Wassergehalt des Kotes nicht zu hoch ist, weiter das Material unter absolutem Alkohol aufbewahren. Selbstverständlich muß bei der folgenden Analyse der N usw. auch im Alkohol bestimmt werden. Wird dann das Material später noch getrocknet, so hat man außerdem den Vorteil der leichteren Trocknung, was Poda[51] veranlaßt hat, eine Methode der Trocknung des Kotes mit absolutem Alkohol auszuarbeiten, die sehr rasch zum Ziele führt. Kot von Pflanzenfressern, der wasserreich ist, kann man in Glasflaschen mit eingeschliffenem Stopfen unter Zusatz von einigen Kubikzentimetern Chloroform aufbewahren (vgl. S. 367). Nach den Untersuchungen von Howe, Rutherford und HAWK[26] hält sich der Kot in Glasflaschen bei Aufbewahrung in einem kühlen Raume 20 Tage und länger, ohne einen Verlust an N zu erleiden.

Erlauben oder erfordern die Umstände eine Trocknung des Materials, so wird dieses zunächst bei einer Temperatur von 50—60⁰ eingetrocknet und dann gemahlen. Zu diesem Zwecke gibt es verschiedene gute Mühlen, über die das Nähere bei SCHEUNERT[54] nachzulesen ist. Besonders für die Bestimmung der Rohfaser und des Stärkegehalts ist eine sehr feine Zermahlung des Kotes notwendig, eine Forderung, die besonders für den sperrigen und cellulosereichen Kot der Pflanzenfresser gilt. Ist das Material so weit vorbereitet, so wird es in flachen Schalen oder auf Papier mehrere Tage im Zimmer ausgebreitet, wodurch es den Feuchtigkeitsgehalt der Luft annimmt und „lufttrocken" wird. In dieser Form kann es in Glasflaschen aufbewahrt werden. Es ist selbstverständlich, daß während dieser Aufbewahrung der Wassergehalt nicht konstant bleiben, sondern sich mit den Feuchtigkeitsschwankungen der umgebenden Luft ändern wird. Daher ist es unbedingt nötig, bei jeder hierauf vorgenommenen Analyse mit dem verwendeten Material eine Trockensubstanzbestimmung auszuführen.

2. Der Stickstoffgehalt des Kotes.

Die wichtigste Bestimmung, die wohl am zahlreichsten im Kote ausgeführt worden ist und noch wird, ist die *Bestimmung des Stickstoffs nach der Methode von* KJELDAHL. Für jeden Stoffwechselversuch bildet sie die Grundlage, da die N-Bestimmung in der aufgenommenen Nahrung und in Kot und Harn ein Maß für den N-Umsatz im Körper abgibt.

Bei der Methode von KJELDAHL bestimmt man den Gesamt-N und geht nach SCHUMM[64] dabei folgendermaßen vor:

Von getrocknetem Kot nimmt man 1—2 g, von frischem Kot, der immer vorzuziehen ist, je nach dem Wassergehalt 2—10 g. Da bei der Verbrennung oft starkes Schäumen eintritt, benutzt man am besten große Kjeldahlkolben von 500 cm³ Inhalt, in denen man auch anschließend die Destillation durchführt. Zur Zerstörung der Faeces kann man folgende Substanzgemische verwenden:

1. 15—20 cm³ konzentrierte Schwefelsäure, oder ein Gemisch von drei Raumteilen konzentrierter und zwei Teilen rauchender und einen Tropfen Quecksilber oder 0,4 g Hydr. oxyd. flav.;

2. 40 g konzentrierte Schwefelsäure und 20 g Kaliumsulfat;

3. 40 g konzentrierte Schwefelsäure, 1 g Kupfersulfat und 1 g Quecksilberoxyd;

4. 40 g Schwefelsäure, 20 g Kaliumsulfat, 1 g Quecksilberoxyd und 1 g Kupfersulfat.

Da sich bei der Aufspaltung der Faeces leicht schwarze Massen an der oberen Kolbenwand ansetzen, muß man öfters umschütteln, um sie hinunterzuspülen. Wegen der langen Dauer der Erhitzung verdampft weiter ein Teil der Säure und man muß durch Nachfüllen stets für eine genügende Menge Flüssigkeit sorgen. Nach der Entfärbung des Kolbeninhalts ist noch 1—2 Stunden weiterzukochen; nach Beendigung der Aufschließung muß man, wenn man Quecksilber oder -oxyd zugesetzt hat, gleich nach dem Erkalten Wasser in den Kolben füllen, um ein Festhaften der sich ausscheidenden Quecksilberammoniakverbindungen an der Glaswand zu verhüten. Nach dem Abkühlen unterschichtet man die Flüssigkeit mit ca. 60 cm³ einer 30proz. Natronlauge und setzt zur Zerlegung der Quecksilberammoniakverbindungen entweder 50 cm³ 10proz. Schwefelkaliumlösung oder für 0,4 g Quecksilberoxyd 1 g, für 1 g Quecksilber 2,7 g pulverisiertes Natriumthiosulfat zu.

Die Destillation dieser Mischung erfolgt in der bekannten Weise im *Kjeldahl-Destillationsapparat*. Vorgelegt wird eine passende Menge titrierte Schwefelsäure, die Destillation selbst ist, wenn man die Flüssigkeit nur in starkem Kochen hält, nach ungefähr acht Minuten beendet, wenn etwa 100 cm³ übergegangen sind. Nach Beendigung der Destillation wird durch Titration ermittelt, wieviel von der vorgelegten Säure noch nicht durch den übergegangenen Ammoniak gebunden ist. Durch eine einfache Berechnung kann die Menge des ausgetriebenen Ammoniaks und daraus der N-Gehalt des Materials berechnet werden.

Ist der *Kot sehr fettreich*, so erfolgt die Aufspaltung bei der Verbrennung nur sehr langsam. Man kann diese aber erheblich beschleunigen, wenn man die Hauptmenge des Fettes vor der Verbrennung entfernt. Bei frischem Kot verrührt man hierzu eine abgewogene Menge (10 g) Kot mit Wasser zu einer dünnflüssigen Mischung, die man quantitativ in einen Scheidetrichter überführt und zweimal mit derselben Menge Äther oder Petroläther extrahiert.

Nach der Abtrennung werden die beiden Auszüge vereinigt, mit Wasser ausgeschüttelt, dieses mit der wäßrigen Kotaufschwemmung vermischt und auf z. B. 100 cm³ aufgefüllt; von dieser Lösung nimmt man nach ordentlichem Umschütteln etwa 30 cm³ zur Analyse. Bei getrocknetem Kot ist die Entfettung wesentlich einfacher. Die abgewogene Menge Kot wird im Kjeldahlkolben mit Äther oder Petroläther übergossen, kräftig umgeschüttelt und nach dem Absetzen der Äther vorsichtig durch ein kleines glattes Filter abgegossen. Das Verfahren wird mit dem Kolbeninhalt noch einmal wiederholt, das Filter wird in den Kolben gegeben, der Äther durch Eintauchen in heißes Wasser vertrieben und dann die Bestimmung in der üblichen Weise durchgeführt. Schumm[64] konnte sich davon überzeugen, daß im so entfetteten Kot die N-Bestimmung die gleichen Werte ergab wie im nicht entfetteten, trotzdem man damit rechnen muß, daß unter Umständen ein N-Verlust nicht zu vermeiden ist.

Bei der Bestimmung des N nach der Methode von Kjeldahl wird *der gesamte N* bestimmt, der aus den verschiedensten Quellen stammt. Ein Teil dieses Kot-N kommt auf die Körpersubstanz der Bakterien, einen Teil liefern die Verdauungssäfte und die vom Darm abgestoßenen Epithelien, soweit sie nicht zur Resorption gelangt sind, und ein Teil endlich stammt aus den nicht verdauten bzw. nicht resorbierten Nahrungsresten. In *Ausnutzungsversuchen* pflegt man den N-Gehalt der Futtermittel *mit dem Faktor 6,25* zu multiplizieren und erhält dadurch ihren Gehalt an „*Rohprotein*"; genau das gleiche macht man mit dem Gehalt des Kotes an N. Die Differenz zwischen Rohprotein der Nahrung und Rohprotein der Faeces pflegt man als verdaut und resorbiert anzusehen. Aus dem oben Angeführten erhellt ohne weiteres, daß eine derartige Rechnung nicht als exakt bezeichnet werden kann; denn der N-Gehalt des Futters und noch weniger der des Kotes gibt einen genauen Maßstab für das vorhandene Eiweiß.

Man hat sich daher bemüht, neben dem Rohprotein auch noch das „*Reineiweiß*" in den Einnahmen und Ausgaben zu bestimmen, und Barnstein[2] hat, basierend auf den Untersuchungen von Stutzer, hierfür folgende Methode angegeben (zit. nach Zaitschek[76]): 1—2 g des Futtermittels oder des Kotes werden mit 50 cm³ destilliertem Wasser aufgekocht oder, wenn Stärke darin vorhanden ist, 10 Minuten im Wasserbade erhitzt, sodann mit 25 cm³ einer 6proz. Kupfersulfatlösung versetzt und darauf unter Umrühren 25 cm³ einer 1,25proz. Natronlauge hinzugegeben. Nach dem Absetzen wird die überstehende Flüssigkeit durch ein Filter gegossen, der Niederschlag wiederholt mit Wasser dekantiert, schließlich auf das Filter gebracht und mit Wasser so lange gewaschen, bis das Filtrat mit gelbem Blutlaugensalz oder Chlorbaryum keine Reaktion mehr gibt, also kupfersulfatfrei ist. Der N-Gehalt des Niederschlages wird dann nach der Methode von Kjeldahl bestimmt und gibt mit 6,25 multipliziert, den Gehalt der Substanz an Reinprotein an. *Die Differenz zwischen Rohprotein und Reinprotein ergibt den Gehalt an „Nichteiweißstoffen".*

Seit den Untersuchungen von Hermann[21] ist es bekannt, daß der Darm nicht nur Aufsaugungs- sondern auch Exkretionsorgan ist, daß also der Kot nicht nur die Reste der aufgenommenen Nahrung enthält, sondern auch Produkte, die ihm aus dem Darm beigemengt worden sind. Wenn man z. B. bei einem Hunde eine Darmschlinge isoliert und leer in die Bauchhöhle reponiert, so findet man in dieser Schlinge nach einiger Zeit eine Masse, die nur durch die Darmschleimhaut abgeschieden worden sein kann. Solche Untersuchungen sind zahlreich von verschiedenen Autoren durchgeführt worden und haben auch gewisse chemische Einblicke in diesen Sekretionsmechanismus gestattet. Dagegen sind an unseren landwirtschaftlichen Nutztieren meines Wissens solche Untersuchungen nicht angestellt worden, wie dem ja auch große technische Schwierigkeiten entgegenstehen. Dagegen versuchte Hofmeister[25] bei den Haustieren auf einem anderen Wege zum Ziele zu gelangen. Dieser fütterte *Schweine* und *Pferde* über einen längeren Zeitraum vollkommen eiweißfrei und bestimmte nach der Schlachtung den Eiweißgehalt in den verschiedenen Teilen des Verdauungskanals. Da in der Nahrung kein Eiweiß gereicht wurde, konnte das vorhandene nur aus dem Darm bzw. den Anhangsdrüsen des Darmes stammen. In den distalen Darmabschnitten, die uns hier allein interessieren, ließen sich solche Bestimmungen allerdings nicht durchführen, da in diesen Teilen stets Reste der vorangegangenen Mahlzeiten enthalten sind.

Die Kenntnis der Mengen solcher *Stoffwechselprodukte* in den Faeces ist natürlich für den Stoffwechselversuch in vielen Fällen von grundlegender Bedeutung, da erst dann Verdauungskoeffizienten mit genügender Genauigkeit berechnet werden können. Mit diesem Problem haben sich die Stoffwechselphysiologen daher stets beschäftigt (STUTZER, PFEIFFER, KÜHN, KELLNER, MORGEN und Mitarbeiter usw.) und die Methode so weit ausgebaut und durch Versuche erhärtet, daß wir heute annehmen können, *daß die N-Mengen, die aus dem Kot mit Pepsinsalzsäure und Trypsinlösung nachträglich noch verdaut werden können, aus dem Körper stammen.* Will man die Trypsinverdauung vermeiden, so kann man die Menge des im künstlichen Magensaft löslichen N um ein Drittel erhöhen und erhält so annähernd einen richtigen Wert.

Allerdings ist zu dieser Bestimmung die Verwendung *frischen Kotes* notwendig, da bei der Trocknung auch bei niedriger Temperatur die Verdaulichkeit um ca. 6% erniedrigt wird. Ist dies unmöglich, so konserviert man am besten, indem man pro 100 g Kot 1 cm³ Schwefelkohlenstoff (STUTZER, MERRES und SEIDLER[68]) oder 10 bis 20 Tropfen Chloroform auf eine Flasche von 500 cm³ Inhalt mit luftdicht schließendem Glasstöpsel zugibt und darin aufbewahrt. Weniger gut ist eine Trocknung des Kotes bei 15—20⁰ im Zimmer ungefähr 8 Tage lang, bis ein Wassergehalt von ca. 10% erreicht ist. Setzt man die im frischen Kot erhaltenen Werte gleich 100, so bekommt man in demselben, aber mit Schwefelkohlenstoff konservierten Material ebenfalls den Wert 100, im wie oben beschrieben getrockneten Material den Wert 102,2, d. h. es wird etwas weniger von dem N der Stoffwechselprodukte löslich gemacht. Diese Differenz ist zwar unbedeutend, aber da die Konservierung mit Schwefelkohlenstoff sogar weniger Mühe macht, ist diese der Trocknung vorzuziehen.

Betrachten wir nun die mit den oben angegebenen Methoden gefundenen Werte für die N-Bestimmung im Kot, so ist wieder darauf hinzuweisen, daß in zahlreichen Stoffwechseluntersuchungen ein ungeheures Material über diese Frage zusammengetragen worden ist, so daß man für jede Fütterungsart und jede Tierart entsprechende Werte angeben könnte, von denen hier nur eine ganz beschränkte Auswahl von Beispielen angeführt werden kann.

Tabelle 11.

Tägliche N-Ausscheidung in den Faeces vor und nach 5—14tägigem Hungern in Gramm.
(Nach BENEDICT und RITZMAN[3].)

Tier und Nr. des Versuchs	Durchschnitt vor dem Hungern	Hungertag													
		1	2	3	4	5	6	7	8	9	10	11	12	13	14
Stier C 2	80,0	65,1	26,2	14,5	6,6	8,1	6,2	6,5	3,5	2,9	3,1	—	—	—	—
3	70,5	60,7	23,8	16,0	12,3	8,2	8,3	5,3	8,1	3,7	2,6	7,1	4,0	3,9	3,5
4	85,9	68,6	32,9	19,0	7,2	9,3	—	—	—	—	—	—	—	—	—
5	26,3	20,3	11,3	16,1	6,6	6,5	1,1	4,8	3,9	2,3	—	—	—	—	—
Stier D 2	76,0	61,0	28,4	11,1	8,4	7,4	5,2	6,9	4,9	4,0	3,0	—	—	—	—
3	64,4	63,6	22,4	16,4	12,7	4,8	9,3	6,1	5,1	4,6	3,9	4,3	3,7	3,0	2,2
4	84,5	61,7	27,5	20,8	7,1	10,2	—	—	—	—	—	—	—	—	—

In dieser Richtung seien zuerst wieder die Ergebnisse von Benedict und Ritzman[3] an den schon mehrfach zitierten Hungerochsen angeführt, die ein sehr anschauliches Bild von der *N-Ausscheidung in den Faeces während des Hungers geben*. Bei diesen Tieren liegen die Verhältnisse insofern anders als in den Fütterungsversuchen, als ja eine Zufuhr von Eiweiß während der Hungerzeit nicht stattfindet. Der ausgeschiedene N wird daher mit der Zunahme der Zahl der Hungertage immer mehr den Stoffwechselprodukten entstammen. Allerdings ist dies aus den Versuchen von Benedict und Ritzman nicht zu erkennen, da diese nur den Gesamt-N bestimmten, es ist aber aus den Hungerversuchen an Mensch und Hund anzunehmen, da der Hungerkot nach der Befreiung des Darmes von den Nahrungsresten nur noch aus Stoffwechselprodukten besteht, ebenso wie das Meconium. Die Ergebnisse der Versuche sind in der Tabelle 11 auf S. 367 enthalten, die ebenfalls wieder dieselben Versuche enthält wie die Tabellen 2 und 10, so daß die Zahlen für die N-Ausscheidung sowohl in bezug auf die abgesetzte Kotmenge wie auch auf ihren Trockensubstanzgehalt betrachtet werden können.

Der einzige Versuch, der vorher in derselben Richtung mit Rindern angestellt wurde, ist der klassische Versuch von Grouven[18] vom Jahre 1864. Dieser Autor stellte als erster an drei Ochsen den täglichen N-Verlust im Kot in Hungerperioden von 4, 5 und 8 Tagen fest. Die Versuche von Grouven hatten das gleiche Ergebnis wie die in der Tabelle 11 zusammengestellten Versuche von Benedict und Ritzman, über die nur noch so viel gesagt sei, daß im Verlauf des Hungerns naturgemäß die N-Ausscheidung durch den Kot immer geringer wurde.

Tabelle 12.

Versuchstier	Nr. des Versuchs	Gehalt der frischen Faeces an		Durchschnittlicher Reineiweißgehalt in % des Gesamt-N	Vom N sind enthalten im	
		Rohprotein %	Reineiweiß %		Eiweiß %	Nicht-Eiweiß %
Ochse I . .	2	3,33	2,79		83,78	16,22
	3	4,05	3,75		92,59	7,41
	4	3,69	3,43	80,82	92,95	7,05
	5	3,46	3,21		92,77	7,23
	6	2,25	2,07		92,00	8,00
Hammel II.	1	4,84	4,58		94,62	5,38
Hammel V .	1	3,00	2,89	93,62	94,76	5,24
	2	5,31	5,04		94,94	5,06
Hammel VI	1	3,77	3,40		90,13	9,87
Pferd I . .	1	3,42	3,00		87,72	12,28
	2	2,70	2,39	87,97	88,52	11,48
Pferd VII .	6	2,92	2,56		87,78	12,22
Pferd VIII .	5	2,76	2,42		87,84	12,16
Schwein III	1	6,79	6,27		92,26	7,74
	2	7,92	7,40		93,51	6,49
	3	7,79	7,50	95,61	96,28	3,72
Schwein IV	1	7,17	6,70		93,47	6,53
	2	6,00	5,30		88,88	11,12
	3	8,10	7,50		92,50	7,50

Die N-Ausscheidung bei den einzelnen Tieren im Fütterungsversuch wird natürlich je nach der Art der verabreichten Nahrung, ihrem N-Gehalt, aber auch der Beigabe N-freier Stoffe ganz verschieden sein. Wenn es möglich wäre, für eine normale Fütterung Standardwerte anzugeben, dann könnte man sich bei vielen Untersuchungen die zeitraubenden und mühsamen Analysen sparen. Da dies aber unmöglich ist, wäre eine Angabe von Durchschnittswerten auch nur von bedingtem Werte. Näheres hierüber ist im Kapitel „Eiweißstoffwechsel" in Bd. 3 dieses Handbuches nachzulesen. Ich will mich also an dieser Stelle darauf beschränken, einige Zahlen anzuführen, die sehr schön und ausreichend die Verhältnisse demonstrieren. Zu diesem Zweck wähle ich die Angaben von ZAITSCHEK[76], weil dieser speziell zur Beantwortung der Frage nach dem aus dem Körper stammenden N Fütterungsversuche an verschiedenen Tieren angestellt hat, deren Ergebnisse in der Tabelle 12 auf S. 368 enthalten sind.

Diese Tabelle gibt den Gehalt der Faeces von Rind, Schaf, Pferd und Schwein an Rohprotein (N × 6,25) an, außerdem den Gehalt an Reineiweiß und die Verteilung des N prozentual auf Eiweiß- und Nichteiweißstoffe. Stab 5 der Tabelle enthält für die untersuchten Tiere die Durchschnittszahlen für den Prozentgehalt des Reineiweißes am Gesamt-N, aus denen zu ersehen ist, daß bei den Tieren dieser Gehalt verhältnismäßig hoch ist, da er beim Menschen nur 76,94 und beim Hund sogar nur 69,75% beträgt. Der Gehalt an Nichteiweiß ist wiederum bei den Haustieren verhältnismäßig niedrig (letzter Stab der Tabelle), am niedrigsten bei Schaf und Schwein. Da der N-Verlust beim Trocknen des Kotes in erster Linie von den N-haltigen Stoffen nicht eiweißartiger Natur bestritten wird, da die Eiweißkörper selbst einer Zersetzung kaum unterliegen, so folgt auch aus dieser Zusammenstellung die erfahrungsgemäß bekannte Tatsache, daß der N-Verlust beim Trocknen im Kot des Menschen und des Hundes größer ist als in dem der Haustiere und bei Schaf und Schwein die niedrigsten Werte erreicht.

STUTZER[67] hat ebenfalls Untersuchungen über die Zusammensetzung des Kotes und Harnes der verschiedenen Haustiere angestellt, und zwar in Hinsicht auf die düngenden Bestandteile. Die Angaben von ihm können als ungefähre Mittelzahlen angesehen werden und sind in der folgenden Tabelle angegeben.

Tabelle 13.

Mittelzahlen für einige Bestandteile des Kotes in %.

(Nach STUTZER[67].)

Bestandteil	Frischer Kot vom			
	Pferd	Rind	Schaf	Schwein
Wasser.	75,0	83,5	68,0	80,0
Organische Stoffe	23,0	15,0	29,5	16,0
Stickstoff				
a) ganze Menge. . . .	0,56	0,59	0,62	0,60
b) leicht löslich. . . .	0,05	0,06	0,05	0,08

Wie aus dieser Tabelle zu ersehen ist, kann man den vorhandenen Stickstoff dadurch weiter aufteilen, daß man den *leicht löslichen Anteil* desselben bestimmt. Die Trennung der löslichen von den unlöslichen Bestandteilen nimmt man dabei nach SCHEUNERT[54] folgendermaßen vor:

Die Trennung in den quantitativ abgewogenen Mengen erfolgt durch Filtration durch gewogene quantitative Filter; je nach dem Wassergehalt sind 40—90 g abzuwiegen und dabei besondere Sorgfalt darauf zu verwenden, daß man wirkliche Mittelproben erhält. Sämtliche Manipulationen müssen im Eisschrank vorgenommen werden; zum gründlichen Auswaschen genügen im allgemeinen 400—500 cm³ Waschwasser. In dem auf 500 cm³ aufgefüllten Filtrat sind die zur Analyse kommenden gelösten Bestandteile in solcher Konzentration vorhanden, daß 100—150 cm³ zur Analyse genügen.

In dem Filtrat bestimmt man den *Trockensubstanzgehalt*, indem 20—50 cm³ in einem gewogenen gläsernen Abdampfschälchen zuerst auf dem Wasserbad eingedampft und anschließend im Trockenofen bei 100—105° bis zur Gewichtskonstanz getrocknet werden.

Die *Bestimmung des N im Filtrat* wird ebenfalls nach der Methode von KJELDAHL ausgeführt. Man verwendet je nach der Konzentration bis zu 50 cm³, die man entweder nach Zusatz von etwas Schwefelsäure im Verbrennungskolben etwas einengen kann oder auch direkt mit 25 cm³ konzentrierter Schwefelsäure und Quecksilber verbrennt.

Über die Bestimmung der *Fermente im Filtrat* vgl. S. 371.

Eine gewisse *diagnostische Bedeutung* von den im Kot vorhandenen Eiweißkörpern besitzt in der Veterinärmedizin der *Schleimstoff, das Mucin.* Während nach Schreuer[63] die heutige Anschauung dahin geht, daß der gelöste Schleim wegen seiner leichten Verdaulichkeit und Zersetzlichkeit im *menschlichen Kot* nur unter pathologischen Verhältnissen unverändert vorhanden ist, *sind bei unseren Haustieren im Kot immer mehr oder weniger reichliche Mengen von Schleim vorhanden.* Kutschbach[31] und Schmidt[60] haben bei Pferd und Rind diese Mengen bestimmt und sich dazu der Methode von v. Jaksch bedient.

50 g Faeces werden mit 100 g destilliertem Wasser und 100 g Kalkwasser verrührt, unter häufigem Umschütteln 24 Stunden stehengelassen und darauf filtriert. $25 cm^3$ des Filtrats werden in einen graduierten Meßzylinder gebracht und das Mucin mit $25 cm^3$ einer 15proz. Essigsäurelösung ausgefällt. Die Menge des abgeschiedenen Mucins wird nach 24stündigem Stehen an der Skala des Meßzylinders abgelesen.

Mit dieser relativen Methode hat Kutschbach[31] den Gehalt des normalen *Pferdekotes an Mucin* bestimmt und im festgeballten Kot einen Gehalt von $2,75—3,25 cm^3$, im locker geballten einen solchen von 2,0—2,75 festgestellt. Der breiige Kot wies den geringsten Mucingehalt von nur $1,5 cm^3$ auf, der des stark durchfeuchteten stieg nicht über $2 cm^3$. Schmidt[60] stellte derartige Untersuchungen mit derselben Methode an seinen gesunden Rindern ebenfalls an und fand Werte zwischen $2,5—4,0 cm^3$ und $0,5—2 cm^3$, wobei die höheren Werte auf den dickbreiigen, die niedrigen Werte auf den dünnbreiigen Kot entfallen. Bei Pferd und Rind steht demnach der *Mucingehalt* in einer *direkten Beziehung zur Trockensubstanz* des Kotes, so daß mit dem Ansteigen der Trockensubstanz ein Ansteigen des Mucingehaltes parallel geht.

Hey[22] hat weiter darauf hingewiesen, daß die weißen oder weißlichgelben fädigen, schnurartigen, schleier- oder membranartigen Gebilde, die die Faeces des Pferdes entweder überziehen oder netzförmig durchsetzen, in der Regel nicht aus Mucin bestehen, sondern *Fibringerinnsel* sind, die mit krankhaften Zuständen im Darmkanal zusammenhängen. Es ist möglich, daß sich diese Angabe in diagnostischer Beziehung bei den so häufigen Affektionen des Verdauungskanals des Pferdes ausbauen läßt.

Von Eiweißabbauprodukten haben Kutschbach[31] und auch Schmidt[60] den Pferde- bzw. Rinderkot auf Albumin und Albumosen und Peptone untersucht, und zwar auf folgende Weise:

Albuminnachweis. Die Faeces werden mit einer größeren Menge durch eine Spur Essigsäure angesäuertem Wasser einige Stunden unter häufigem Umschütteln stehengelassen und das Extrakt mehrfach filtriert. Das in der Lösung enthaltene Mucin wird durch 15proz. Essigsäurelösung im Überschuß gefällt. Die etwa mitgerissenen Eiweißkörper gehen durch den Überschuß der Essigsäure wieder in Lösung. In dem klaren Filtrat wurden folgende Proben angestellt:

a) Salpetersäurekochprobe. Ein Teil des Filtrats wurde gekocht und mit $^1/_{10}$—$^1/_{20}$ des Volumens Salpetersäure versetzt. Der durch das Kochen etwa durch Anwesenheit von Eiweiß entstandene Niederschlag darf auf den Salpetersäurezusatz nicht verschwinden, sondern muß eher intensiver werden.

b) Essigsäure-Ferrocyankaliumprobe. Das klare Filtrat wird reichlich mit Essigsäure versetzt und einige Tropfen einer 10proz. Ferrocyankaliumlösung hinzugegeben. Sind größere Mengen Eiweiß vorhanden, so entsteht sofort ein flockiger Niederschlag; sind nur Spuren von Eiweiß anwesend, so tritt nur Trübung oder leichte Opalescenz ein.

c) Biruetprobe. Eine Probe des Filtrats wird mit Kalilauge versetzt und tropfenweise eine verdünnte 10proz. Kupfersulfatlösung zugegeben. Der Niederschlag muß bei Gegenwart von Albumin gelöst werden und die Flüssigkeit wird in der Kälte oder nach vorhergegangenem Aufkochen violettblau, nach weiterem Zusatz von Kupfersulfat blau.

Schmidt[60] stellte weiter noch die

d) Hellersche Schichtprobe an. Bei dieser gießt man $5 cm^3$ Salpetersäure in ein Reagensglas, hält dasselbe schräg und schichtet aus einer Pipette die gleiche Menge des Filtrats auf diese auf. Die Überschichtung muß langsam und vorsichtig erfolgen, damit sich die Flüssigkeiten nicht mischen. Ist in dem Filtrat Eiweiß anwesend, so bildet sich an der Grenze beider Flüssigkeiten eine scharf abgesetzte, ringförmige Trübung; sind die Eiweißmengen nur sehr gering, so entsteht die Trübung erst nach 2—3 Minuten.

Trotzdem die Proben zu b und d sehr empfindlich sind — 0,02 bzw. 0,003 $^0/_{00}$ Eiweiß ergeben noch positive Werte — *konnte weder bei den Pferden, noch bei den Rindern im Kot Albumin nachgewiesen werden.*

Albumosen und Peptone. Beim Kochen eines dünnen Breies aus Kot und Wasser koagulieren die Eiweißkörper, während die Albumosen und Peptone in Lösung bleiben. Nach dem Filtrieren werden im klaren Filtrat die Albumosen durch Ammoniumsulfat gefällt, während die Peptone in Lösung bleiben. Durch nochmaliges Filtrieren werden die Albumosen und Peptone getrennt, die Anwesenheit der letzteren im Filtrat macht sich beim Zufügen von zwei Volumen Kalilauge + einigen Tropfen Kupfersulfatlösung durch purpurrote Färbung bemerkbar. Sowohl im *Pferde- wie im Rinderkot fiel diese Probe in allen Fällen negativ aus.*

Fermente. Im Anschluß an die Eiweißkörper des Kotes seien noch kurz die *Fermente* desselben abgehandelt. Es liegt auf der Hand, daß im frischen Kot Fermente als Residuen der Verdauungssäfte vorhanden sein können, da eine Zerstörung derselben in den distalen Darmabschnitten nicht zu erfolgen braucht. Die Frage nach dem Vorhandensein solcher Fermente *im menschlichen Stuhl* ist reichlich bearbeitet worden (Näheres hierüber bei SCHREUER[63]). Festgestellt wurden: Amylase, proteolytische Fermente (Erepsin in der Hauptsache, weniger Trypsin), Nuclease, Lipase (?), Maltase, Lactase, Labferment, Katalase und schließlich ein Ferment, welches das Mucin koaguliert, die Mucinase. So gut wir also über die Verhältnisse im menschlichen Kot unterrichtet sind, so wenig wissen wir auch in dieser Beziehung über den Tierkot. Ich habe in der Literatur nur einige Angaben über *Untersuchungen am Hund* finden können, die sich mit dem Nachweis von *Trypsin* (EBERLE und KRALL[8] und RÖHM und GOLDMANN[53]), *Labferment* (PFEIFFER[50]) und *Lipase* (MOLNÁR[42]) befassen. Bei unseren Haustieren scheinen demnach derartige Untersuchungen überhaupt nicht durchgeführt zu sein. Es erscheint demnach nicht nötig, an dieser Stelle die einzelnen Methoden zum Nachweis der verschiedenen Fermente anzuführen, so daß diesbezüglich auf die einschlägigen Handbücher verwiesen sei (LORISCH[36]).

3. Die Kohlenhydrate und ihre Zersetzungsprodukte.

Der Gehalt der Faeces an Kohlenhydraten wird in der Hauptsache durch Zucker, Stärke und Cellulose bedingt, von denen bei unseren Haustieren der letzteren die größte Bedeutung zukommt.

Traubenzucker. Zum qualitativen Nachweis von Traubenzucker ging KUTSCHBACH[31] folgendermaßen vor: Die Faeces wurden mit Wasser zu einem dünnen Brei verrührt, längere Zeit gekocht und filtriert. Eine Probe dieses Filtrats wurde mittels der TROMMERschen Probe oder durch Zusatz von heißer, frisch bereiteter Fehlingscher Lösung zur heißen Probe des Filtrats auf das Vorhandensein von Zucker geprüft.

Weiter wurde der Nachweis des Traubenzuckers mit der *Gärungsprobe* versucht. Ein Teil des wie eben geschildert hergestellten Filtrates wurde in einem Reagensglase mit einem etwa erbsengroßen Stück Preßhefe geschüttelt, in ein Gärungskölbchen gebracht und 24 bis 48 Stunden bei Zimmertemperatur stehengelassen. Die bei Anwesenheit von Zucker entstehende Kohlensäure sammelt sich dann in der Spitze des Gärkölbchens an.

Mit diesen Methoden konnten sowohl KUTSCHBACH[31] im *Pferdekot* als auch SCHMIDT[60] im *Rinderkot keinen Traubenzucker* nachweisen. Der letztere sah allerdings bei fünf Proben eine Ausscheidung von rotem Kupferoxydul, die empfindlichste und allein zuverlässige Gärungsprobe verlief aber auch bei diesen Tieren negativ. Die Ausfällung ist demnach durch andere reduzierende Substanzen geschehen, so daß auch diese Proben und damit alle als zuckerfrei anzusehen sind.

Diese Befunde dürfen nicht so sehr erstaunen, da der Zucker wegen seiner leichten Resorbierbarkeit und Vergärbarkeit im normalen Kot kaum vorkommen dürfte. So haben auch die sehr zahlreichen diesbezüglichen Untersuchungen am Menschen im normalen Kot die Abwesenheit von Traubenzucker ergeben.

Ist aber aus irgendeinem Grunde Zucker im Kot vorhanden und wünscht man eine *quantitative Bestimmung* desselben, so erhitzt man nach Scheunert[54] 200 cm³ des Filtrats, dessen Herstellung auf S. 369 beschrieben wurde, im offenen Stehkolben unter Zusatz von 20 cm³ 25proz. HCl 3 Stunden auf dem siedenden Wasserbade und hydrolysiert hierdurch die höheren Kohlenhydrate. Nach Fällung mit Phosphorwolframsäure filtriert man ab, wäscht gut aus und führt im neutralisierten Filtrat die quantitative Zuckerbestimmung aus.

Stärke. Trotz des Fehlens eines stärkespaltenden Fermentes im Speichel unserer Haustiere mit Ausnahme des Schweines findet schon im Magen dieser Tiere ein erheblicher Stärkeabbau statt, wie in den einzelnen Kapiteln über die Verdauung näher ausgeführt ist. Da aber ein großer Teil der Stärke in den Futtermitteln von schwer verdaulichen Stoffen eingeschlossen ist, wird die Stärke nicht restlos verdaut, sondern wird sich auch im Kot nachweisen lassen. Dies kann einmal durch den mikroskopischen Nachweis geschehen, der, wie S. 355 ausgeführt worden ist, bei den Pferden negativ, bei den Rindern dagegen stets positiv ausfiel, andererseits aber auch durch chemische Methoden, die besonders für einen quantitativen Nachweis unentbehrlich sind.

Kutschbach[31] und Schmidt[60] benutzten bei ihren Untersuchungen folgende einfache *qualitative* Probe: Die mit Wasser zu einem dünnen Brei verrührten Faeces wurden längere Zeit gekocht und dann filtriert. Zu dem Filtrat wurde tropfenweise Lugolsche Lösung gegeben, worauf bei Anwesenheit von Stärke intensiv blaue Farbe auftritt.

Während auch mit dieser Probe im *Kot des Pferdes keine Stärke nachweisbar* war, fiel sie mit den *Kotproben des Rindes* in 16 von den untersuchten 20 *positiv* aus.

Die *quantitative Bestimmung der Stärke* im Kot ist etwas umständlich und beruht auf einer quantitativen Überführung in Glucose, die bestimmt und in Stärke umgerechnet wird. Scheunert[54] empfiehlt hierfür das von Märker und Morgen vorgeschlagene Verfahren, bei dem folgendes Vorgehen zweckmäßig ist:

Man verrührt 2—3 g der fein gemahlenen Substanz mit 30—40 cm³ Wasser in einem Metallbecher, bedeckt diesen mit einem Deckel und stellt ihn zur Verkleisterung der Stärke 1 Stunde lang in ein kochendes Wasserbad. Nach erfolgter Abkühlung auf ca. 50⁰ gibt man 5 cm³ einer 20proz. Diastaseaufschwemmung (*Diastase Merck puriss.*) in den Metallbecher hinein und rührt den Inhalt gut um. Durch Stellen des Metallbechers in das Wasserbad von 60—70⁰ für ¹/₂ Stunde wird der Inhalt verzuckert, nach abermaligem Umrühren 5 cm³ einer 1proz. Weinsäurelösung zugegeben, um durch die schwach saure Reaktion die Zerstörung der Dextrose zu verhindern, und nunmehr 3 Stunden lang im Autoklaven bei einem Druck von 3 at erhitzt, der nicht überschritten werden darf. Nach dem Erkalten wird der Inhalt durch stärkefreie Faltenfilter in Stehkolben filtriert. Der Rückstand wird mit kochendem Wasser gewaschen und mikroskopisch mit Jodlösung auf Stärke untersucht. Bei positiver Reaktion muß der Aufschluß so lange wiederholt werden, bis negative Reaktion eintritt. Die vereinigten Filtrate — ca. 200 cm³ — werden mit so viel HCl versetzt, daß eine 2,5proz. Lösung entsteht und 3 Stunden lang auf dem siedenden Wasserbade erwärmt. Vor der Zuckerbestimmung werden die mit Phosphorwolframsäure fällbaren Substanzen entfernt, besonders bei eiweißreichem Ausgangsmaterial oder bei Anwesenheit reduzierender Substanzen (Kreatinin, Harnsäure usw.). Wenn diese Fällung auch nicht immer notwendig ist, so ist ihre Anwendung doch stets vorzuziehen, da sie die Erkennung des Farbumschlages bei der Titration auf Zucker erleichtert.

Nach Filtration und Auswaschen mit kaltem Wasser wird genau neutralisiert, die Lösung durch Auffüllen oder Eindampfen auf ein bestimmtes Volumen gebracht und die Dextrose mit einer Kupfermethode bestimmt. Die für den Zucker gefundene Zahl ist mit 0,9 zu multiplizieren, um den Wert für Stärke zu erhalten.

Dieser Nachweis der Stärke ist dann nicht anzuwenden, *wenn die Faeces* neben der Stärke auch *Hemicellulosen, Pentosane enthalten.* Beim Kochen unter Druck löst sich nämlich auch ein Teil der Pentosane, welcher bei der Inversion durch die Salzsäure in Pentosen übergeht und die Fehlingsche Lösung ebenfalls reduziert. Bei der Umrechnung des gesamten reduzierten Kupfers auf Stärke wird also ein zu hoher Wert erhalten. In diesem Falle verwendet man am besten das von WEISER und ZAITSCHEK[74] ausgearbeitete Verfahren, dessen Brauchbarkeit von ihnen festgestellt worden ist.

Das Verfahren selbst geht folgendermaßen vor sich: Nachdem man aus der stärkehaltigen Substanz die Zuckerlösung bereitet und in ihr den Zucker bestimmt hat, stellt man in einem anderen Teil der Zuckerlösung die Menge der vorhandenen Pentosen mit Hilfe der Phloroglucinmethode von TOLLENS (s. unten) fest. Die so erhaltenen Pentosenmengen sind aber deshalb zu groß, weil sich bei der Destillation auch aus der Dextrose eine geringe Menge Furfurol bildet, die die gefundene Menge Pentosan um 0,65% der gefundenen Dextrose erhöht. Man muß also 0,65% der gefundenen Dextrosemenge von der gefundenen Pentosanmenge abziehen. Man erhält auf diese Weise die wirkliche Pentosenmenge, die man von der in der ersten Portion erhaltenen Dextrosemenge abziehen muß, um den wahren Gehalt der ersten Portion an Dextrose zu erhalten.

Diese Berechnung ist nur zulässig unter der Annahme, daß Dextrose und Pentose das gleiche Reduktionsvermögen gegenüber dem Kupfer besitzen. Wie WEISER und ZAITSCHEK[74] nachgewiesen haben, ist dies tatsächlich mit großer Annäherung der Fall. Bei der Hydrolyse entstehen nämlich Arabinose und Xylose mit verschiedenem Reduktionsvermögen, dessen Mittelwert aber ziemlich genau dem der Dextrose entspricht. Man ersieht hieraus, daß man tatsächlich ohne nennenswerten Fehler die Pentosemenge, welche dem aus der Zuckerlösung erhaltenen Furfurol entspricht, als Dextrose betrachten und von jener Dextrose abziehen kann, welche dem experimentell bestimmten Kupfer entspricht.

Als Beispiel für die Ergebnisse, die mit dieser Methode gefunden werden, seien einige Analysendaten von WEISER und ZAITSCHEK[74] am Kot von Schaf, Schwein und Ochse angeführt.

Vom *Schafkot* wurden 3 g lufttrockene Substanz nach der oben beschriebenen Stärkebestimmungsmethode behandelt. 50 cm³ der verzuckerten Lösung, entsprechend 0,3 g Substanz reduzierten 54,3 mg Cu, entsprachen also 22,7 mg Dextrose = 6,81% Stärke. Die Menge der Pentosen in 50 cm³ betrug 10,9 mg. 22,7 mg Dextrose minus 10,9 mg Pentose ergab 11,8 mg Dextrose = 3,18% Stärke. Der Gehalt des Kotes an Stärke betrug daher ohne Berücksichtigung der Pentosane 6,81%, mit Berücksichtigung derselben nur 3,18%.

Vom *Schweinekot* reduzierten ebenfalls 50 cm³ = 0,3 g Substanz 55,9 mg Cu, demnach Dextrose 23 mg = 6,9% Stärke; die Menge der Pentosen in 50 cm³ betrug 12,3 mg. Der Stärkegehalt betrug daher 6,90% ohne und nur 3,21% mit Berücksichtigung der Pentosane.

Ochsenkot. 50 cm³ der verzuckerten Lösung = 0,3 g Substanz reduzierten 9,78 mg Cu = 43,6 mg Dextrose = 13,08% Stärke; die Menge der Pentosen in 50 cm³ war 8,5 mg. Der Stärkegehalt des Ochsenkotes betrug daher 13,08% ohne und 10,53% mit Berücksichtigung der Pentosane.

Die Unterschiede sind also so beträchtlich, daß besonders bei der Analyse des Pflanzenfresserkotes der Pentosangehalt nicht vernachlässigt werden darf, da dieser im Verhältnis zur Stärke relativ hoch ist.

Pentosen. Das Prinzip der hierfür von TOLLENS angegebenen Methode ist dies, daß die Pentosen beim Erhitzen mit HCl Furfurol liefern, das bei der Destillation mit den Wasser- und HCl-Dämpfen in das Destillat übergeht und hier als Furfurolphloroglucid gewogen wird.

Die zuerst von KRÖBER[29] beschriebene und schwer erreichbar publizierte Methode wurde von TOLLENS[72] noch einmal veröffentlicht; an dieser Stelle sind auch anhangsweise die von KRÖBER berechneten Werte in Form einer Tabelle angegeben. Die Bestimmung selbst geht folgendermaßen vor sich:

2—5 g lufttrockener Substanz werden in eine 300 cm³ fassende Kochflasche gebracht, welche mit einem doppelt durchbohrten Gummistopfen versehen ist. Durch die eine Durchbohrung führt eine Hahnpipette, die bis in die Mitte der Flasche reicht; durch die zweite Durchbohrung geht ein Ableitungsrohr, das durch einen Kühler in einen Auffangzylinder führt, welcher mit einer Marke bei 30 cm³ versehen ist. Aus der Hahnpipette gibt man 100 cm³ HCl vom spezifischen Gewicht 1,06, worauf die Kochflasche in einem bei ungefähr 100° schmelzenden Metallbad erhitzt wird. Sobald das Destillat in dem vorgelegten Auffangzylinder die Marke 30 erreicht hat, werden 30 cm³ der HCl durch die Hahnpipette nachgegossen und das Destillat in ein größeres Becherglas gegeben. Dies wird so lange fortgesetzt, bis kein Furfurol mehr übergeht, was man daraus erkennen kann, daß ein Tropfen Destillat auf Anilinacetatpapier keine Rotfärbung mehr gibt. Man löst ein kleines Quantum Phloroglucin. Puriss. Merck in etwas HCl vom spezifischen Gewicht 1,06 und gibt dieses nach Beendigung der Destillation in das große Becherglas, in dem die Destillate gesammelt worden sind. Es tritt sofort Gelbfärbung, dann unter Trübung Grünfärbung auf, bis man am nächsten Tage den grünschwarzen Niederschlag von Furfurolphloroglucid abgesetzt findet. Enthält die überstehende Flüssigkeit kein ungefälltes Furfurol mehr (Prüfung mit Anilinacetatpapier), so sammelt man den Niederschlag in gewogenen, mit Asbest beschickten Porzellan-Gooch-Tiegeln und wäscht mit ca. 150 cm³ Wasser. Hierauf trocknet man die Tiegel 4 Stunden lang im Wassertrockenschrank bei 97—98°, stellt sie in gewogene Wiegegläschen, die sofort verschlossen und in den Exsiccator gebracht werden, und wiegt schließlich in den Wiegegläschen, da das Phloroglucid stark hygroskopisch ist.

Bei der Berechnung kann man aus der oben zitierten Tabelle von Kröber für Mengen von 30—300 mg die entsprechenden Werte an Furfurol, Pentose, Arabinose und Xylose direkt ablesen. Beträgt die Menge a des gefundenen Phloroglucids weniger als 30 mg, so berechnet sich das Furfurol zu $(a + 0{,}0052) \cdot 0{,}5170$, die Pentose zu $(a + 0{,}0052) \cdot 1{,}0170$, ist sie größer als 300 mg, so rechnet man Furfurol $= (a + 0{,}0052) \cdot 0{,}518$ und Pentose $= (a + 0{,}0052) \cdot 1{,}0026$.

Rohfaser, Cellulose. Bekanntlich besteht die Wand einer ganz jungen, eben-gebildeten Pflanzenzelle aus *reiner Cellulose*; mit dem zunehmenden Alter und der verschiedenen Leistung der einzelnen Zelle beginnen sich in die Cellulosewand andere Stoffe abzulagern, die man als „inkrustierende Substanzen" bezeichnet. Diese sind in der Hauptsache das Lignin, der Holzstoff und das Cutin (Lohrisch[36]). Die älteren Pflanzen, die zur Verfütterung gelangen, enthalten also ein *Gemisch* von Cellulose, Lignin und Cutin, in dem die erstere stets den Hauptanteil ausmacht, und dieses Gemisch nennen wir „*Rohfaser*". Unter Rohfaser wird demnach alles das zusammengefaßt, was nach der Behandlung der Pflanzen mit Wasser, Säuren, Alkalien, Alkohol und Äther sich nicht gelöst hat. Die Rohfaser wird also keine konstante chemische Zusammensetzung haben, sondern diese wird je nach dem Alter und der Art der Pflanze verschieden sein; weiter *ist sie nicht mit der Cellulose identisch*. Da besonders der letztere Punkt nicht immer genügend beachtet worden ist, sind einzelne Angaben der Literatur in dieser Beziehung nicht verwertbar, da die Bezeichnung „Rohfaser" oft für „Cellulose" gebraucht wurde und umgekehrt, eine Tatsache, auf die Lohrisch besonders aufmerksam macht.

Bestimmung der Rohfaser.

Zur Bestimmung der Rohfaser ist auch heute noch das *Weender*-Verfahren das am meisten übliche. Angegeben wurde es zuerst von Henneberg und Stohmann[20], benannt ist es nach der landwirtschaftlichen Versuchsstation Weende. Bei der Bestimmung der Rohfaser muß man sich stets das oben über dieselbe Gesagte vor Augen halten, da bei der großen Verschiedenheit in der chemischen Zusammensetzung die Analysenergebnisse sehr schwankend sein werden. Durch die starken chemischen Agenzien, mit denen das Material behandelt wird, welche verschieden stark auf die einzelnen Bestandteile einwirken, werden je nach dem Material mehr oder weniger Bestandteile in Lösung gehen und als Rohfaser bestimmt werden. Es ist deshalb zweckmäßig, nach Einarbeitung auf eine Methode *sämtliche Analysen von einer Person durchführen zu lassen* und die Analysen *rein schablonenmäßig* zu erledigen, so daß bei jeder Bestimmung sämtliche Umstände, wie Hitzegrad, Zusammensetzung der Lösungen, Kochzeit, usw. die gleichen sind. Weiter muß das Material genügend zerkleinert sein, worauf schon S. 365 hingewiesen wurde, und es müssen zahlreiche Kontrollanalysen gemacht werden, um einen brauchbaren Mittelwert zu erhalten. Es braucht nicht besonders betont zu werden, daß bei Ausnutzungsversuchen die Rohfaserbestimmung im Futter und im Kot nach derselben Methode durchgeführt werden muß.

Das *Weender*-Verfahren wird heute im allgemeinen mit der von Wattenberg vorgeschlagenen Abänderung angewandt, das ich nach Scheunert[54] zitiere. 2—5 g der möglichst fein gemahlenen Substanz kocht man mit 200 cm³ 1,25 proz. Schwefelsäure in einer Porzellanschale 30 Minuten lang, in welcher innen ein Streifen eingebrannt ist, welcher die Grenze eines 200 cm³ Volumens anzeigt. Dieses Volumen von 200 cm³ erhält man durch Zufügen von kochendem Wasser stets konstant. Die noch heiße Flüssigkeit saugt man dann in der Weise ab, daß man einen mit feinmaschiger Koliergaze überzogenen Glastrichter verkehrt in die Schale stellt, den Ansatz mit einer Wasserstrahlpumpe verbindet und die Flüssigkeit absaugt. Die Schwefelsäure wird durch Nachwaschen mit Wasser möglichst entfernt, der

Rückstand im Trichter durch Abspritzen mit Wasser in die Schale zurückgebracht, mit Wasser auf 200 cm³ aufgefüllt und nochmals 30 Minuten gekocht, worauf wieder in derselben Weise abgesaugt wird. Nun wird statt mit Wasser $^1/_2$ Stunde mit 200 cm³ 1,25 proz. Kalilauge gekocht, abgesaugt und wieder mit Wasser gekocht. Dann wird durch ein gewogenes Filter filtriert, mit erwärmtem Alkohol, dann mit erwärmtem Gemisch von Alkohol + Äther und schließlich mit erwärmtem Äther gewaschen und endlich der Filterrückstand bei 105⁰ getrocknet. Wird jetzt gewogen, so erhält man die „aschehaltige Rohfaser"; die „aschefreie oder Weender-Rohfaser" bestimmt man durch Veraschen des Filters + Rückstand und Abziehen des Gewichts der Asche vom Gewicht der aschehaltigen Rohfaser.

Als sehr praktisch und zu guten Ergebnissen führend empfiehlt SCHEUNERT[54] folgende Abänderung des *Weender*-Verfahrens:

1 g fein gemahlene Substanz wird $^1/_2$ Stunde mit 200 cm³ 1,25 proz. Schwefelsäure in einem Becherglase gekocht, das verdampfende Wasser durch kochendes Wasser ersetzt und darauf geachtet, daß sich keine Teile an der Wand des Glases ansetzen und dem weiteren Aufschluß dadurch entzogen werden. Filtriert wird bei dieser Methode stets heiß durch Gooch-Tiegel mit Asbestfüllung unter Verwendung einer Saugpumpe. Nach dem ersten Filtrieren wird der Rückstand mit heißem Wasser ausgewaschen, restlos in das Becherglas zurückgespült, mit Wasser auf 200 cm³ aufgefüllt, für 1 Stunde ins kochende Wasserbad gestellt und darauf wieder filtriert. Der Rückstand wird wieder quantitativ ins Becherglas zurückgebracht, 200 cm³ 1,25 proz. Natronlauge hinzugegeben und *drei* Stunden im Wasserbad gekocht, wobei das verdampfende Wasser stets durch kochendes Wasser ersetzt wird. Nach dem Filtrieren wird mit Wasser gut, und zwar bis zum Verschwinden der alkalischen Reaktion ausgewaschen, der Rückstand noch einmal in das Becherglas zurückgebracht und mit 200 cm³ Wasser wiederum 1 Stunde im Wasserbad gekocht. Nun wird zum letzten Male filtriert, wobei man am besten wegen der späteren Veraschung einen gewogenen Quarztiegel benutzt, mit heißem Wasser, dann mit Alkohol und Äther gewaschen, bei 104⁰ getrocknet und schnell gewogen, da das Material hygroskopisch ist. Nach der Veraschung wird wieder gewogen, so daß man ebenfalls die aschehaltige und die aschefreie Rohfaser erhält.

Während diese beiden Methoden in Tierversuchen am meisten verwandt worden sind und werden, gibt es naturgemäß noch zahlreiche andere Methoden, über die das Nähere bei SCHEUNERT[54] bzw. bei LOHRISCH[36] nachzulesen ist. Von diesen wird noch öfter angewandt das *Glycerinschwefelsäureverfahren von* KÖNIG, das eine an Pentosanen ärmere, aber an Lignin reichere Rohfaser liefert als das *Weender*-Verfahren. Dieses Verfahren ist so eingreifend, daß die mit ihm erhaltene Rohfaser einen weiteren Substanzverlust erleidet, wenn man sie dem Verfahren noch einmal unterwirft. Auch hieraus ist zu ersehen, daß man bei nicht peinlichem, gleichmäßigem Arbeiten keine übereinstimmenden Resultate erwarten darf.

Bestimmung der Cellulose.

Das auf S. 374 für die Bestimmung der Rohfaser Ausgeführte bezieht sich natürlich ebenso auf die Cellulose. Auch hier ist es unsere Aufgabe, aus einem Gemisch verschiedener Substanzen alles das *herauszulösen, was keine Cellulose ist.* Dies ist deshalb nicht einfach, weil bei Anwendung schwacher chemischer Mittel ein Material erhalten wird, welches neben der Cellulose noch andere Bestandteile enthält, während die Verwendung zu starker Reagenzien auch einen Teil der Cellulose löst, so daß die erhaltenen Mengen zu gering sind. Da wir über die Chemie der reinen Cellulose noch zu wenig unterrichtet sind, sind die verwandten Lösungsmittel nur empirisch erprobt, ohne eingehend wissenschaftlich begründet zu sein. Aus diesem Grunde können wir auch bei der Cellulosebestimmung nicht die Genauigkeit fordern und erwarten, die wir an andere chemischen Methoden zu stellen gewohnt sind. Die alleinige Cellulosebestimmung im Verdauungsversuch ist daher auch nicht üblich; daneben muß noch eine Bestimmung der Pentosane erfolgen oder noch besser eine Gesamtanalyse der Futtermittel und des Kotes.

Zur *Vorbereitung des Materials* zur Cellulosebestimmung empfiehlt SCHEUNERT[54] das getrocknete Material mit salzsaurem Alkohol, dann mit Alkohol und schließlich mit Wasser auszukochen; dann wird die Stärke durch Diastase- und das Eiweiß durch Trypsinverdauung eliminiert. Das nach Filtrieren und Auswaschen erhaltene Rohprodukt wird getrocknet, gewogen und in ihm der Pentosan- und Cellulosegehalt bestimmt.

Die wichtigsten gebräuchlichen Verfahren der Cellulosebestimmung sind folgende:

1. Verfahren von Hoffmeister[24]. 1 g der trockenen Substanz wird mit 10 cm³ Salzsäure vom spezifischen Gewicht 1,05 und einer Messerspitze chlorsaurem Kali im Zimmer unter öfterem Umschütteln 1—2 Tage stehengelassen. Nach dieser Zeit soll die Masse gleichmäßig hellgelb gefärbt sein; ist dies nicht der Fall, so wird weiter chlorsaures Kali zugesetzt. Gewaschen wird erst mit kaltem, dann mit heißem Wasser und auf dem Wasserbad mit 100 cm³ 2,5proz. Ammoniak 2 Stunden lang erwärmt. Dann wird im Gooch-Tiegel filtriert, mit Ammoniak, Wasser, Alkohol und Äther gewaschen, getrocknet, verascht und gewogen.

2. Verfahren nach Cross *und* Bevan. Diese mehrfach modifizierte und vereinfachte Methode führt man am besten folgendermaßen aus (Scheunert[54]): 20 g des trockenen Materials werden vorsichtig mit so viel Wasser angefeuchtet, daß sie gerade davon durchdrungen sind, in einen 2 l fassenden Erlenmeyer-Kolben gebracht, auf dem Boden desselben verteilt und durch ihn ein langsamer, gewaschener Chlorstrom hindurchgeleitet, wobei mit Eis gekühlt wird. Man muß dabei öfter umschwenken, die Dauer des Chlorstromes richtet sich nach der Beschaffenheit des Materials. Dann nutscht man ab, wäscht ein- bis zweimal mit Wasser, bringt den Rückstand quantitativ in ein Becherglas, gibt eine ausreichende Menge einer 2proz. Natriumsulfitlösung hinzu und erwärmt 1—2 Stunden auf dem Wasserbade. Durch die Zugabe des Natriumsulfits färbt sich die Cellulose himbeerrot, die Farbe schlägt beim Erwärmen in Braun um. Dann filtriert man noch einmal und wäscht mit heißem Wasser, nach. Die Chlorierung muß man so oft wiederholen, bis auf Zusatz von Natriumsulfit keine Färbung mehr auftritt. Zum Schluß wird sorgfältig ausgewaschen, getrocknet und gewogen. Diese Cross-*Cellulose* enthält kein Lignin aber noch Pentosane. Diese werden in der bis zur Gewichtskonstanz getrockneten Cellulose in der S. 373 angegebenen Weise bestimmt.

3. Verfahren von Scheunert *und* Lötsch[58]. 1—2 g fein gemahlenes Material werden in ein Jenenser Becherglas gebracht, mit 100 cm³ kaltem Wasser verrührt und nach und nach 100 g KOH in Stangen eingetragen. Ist die Lösung erfolgt, so wird 1 Stunde lang auf dem siedenden Wasserbade erhitzt, dann durch ein gehärtetes Filter (Schleicher-Schüll) filtriert und auf dem Filter so lange mit heißem Wasser gewaschen, bis das Filtrat farblos ist. Dann spritzt man den Rückstand vom Filter in das Becherglas zurück, filtriert durch ein gewogenes, quantitatives Filter und wäscht mit heißem Wasser bis zum Verschwinden der alkalischen Reaktion. Hierauf wird dreimal mit 5proz. heißer Essigsäure gewaschen, abermals mit heißem Wasser gespült bis zum Verschwinden der sauren Reaktion und endlich in der üblichen Weise mit Alkohol und Äther nachgewaschen. Der grauweißliche Filterrückstand wird mit dem Filter bis zur Gewichtskonstanz getrocknet, gewogen, verascht und wieder gewogen. Aus den Gewichten wird die aschehaltige und aschefreie Cellulose berechnet.

Neben diesen Methoden, die wie bei der Rohfaserbestimmung eine verschieden große Ausbeute an Cellulose ergeben, existieren noch eine Reihe anderer, die ebenfalls benutzt werden. Über die Methoden von Simon und Lohrisch und von König ist das Nähere bei Lohrisch[36] zu finden. Auch hier muß wieder betont werden, daß wegen der verschiedenen Ergiebigkeit der einzelnen Methoden bei Ausnutzungsversuchen Futter und Kot nach derselben Methode und unter peinlicher Einhaltung derselben Bedingungen zu untersuchen sind.

Der Gehalt des Kotes an Kohlenhydraten. Als Beispiel für die Mengen, die im Kot unserer Haustiere an den einzelnen Kohlenhydraten, deren Bestimmung im vorstehenden geschildert worden ist, vorhanden sind, seien einige Analysendaten von Weiser und Zaitschek[74] angeführt. Die Versuche wurden zu dem Zwecke angestellt, um ein Beispiel dafür zu geben, wie vorteilhaft die Berechnung der einzelnen Gruppen im Futter und im Kot ist, statt einfach die Menge der N-freien Extraktivstoffe zu geben. Es wurden daher sowohl im Futter wie auch im Kot die Cellulose, die Stärke und die Pentosane bestimmt. Außerdem erfolgte in der üblichen Weise die Berechnung der N-freien Extraktivstoffe, von denen die Summe der Stärke und Pentosane abgezogen wurde, um den analytisch nicht bestimmten Anteil zu finden. Die Versuche an *Rind, Pferd, Schaf, Schwein* und *Geflügel* dauerten 3—12 Tage, die Vorfütterung 8—10 Tage. In der folgenden Zusammenstellung sind die Verdauungskoeffizienten nicht angeführt worden, da uns an dieser Stelle nur die Zahlen für die Einnahmen und Ausgaben interessieren.

Tabelle 14.
(Nach WEISER u. ZAITSCHEK[74].)

		Cellulose g	Stärke g	Pentosane g	Nicht bestimmter Rest g	Gesamte N-freie Extraktivstoffe
Ochse I ..	Im Futter aufgenommen	1692	606	1208	1952	3766
	Im Kot entleert	551	—	314	774	1088
	Im Futter aufgenommen	1787	2094	1340	2005	5439
	Im Kot entleert	582	44	396	897	1338
	Im Futter aufgenommen	1456	2554	1129	1592	5287
	Im Kot entleert	471	31	335	860	1226
	Im Futter aufgenommen	1540	4604	1336	2027	7967
	Im Kot entleert	747	220	638	1099	1957
	Im Futter aufgenommen	1659	4955	1490	1961	8405
	Im Kot entleert	730	615	754	1201	2570
Ochse II..	Im Futter aufgenommen	1443	299	971	1042	2312
	Im Kot entleert	743	—	352	803	1155
Hammel I .	Im Futter aufgenommen	78	162	78	67	307
	Im Kot entleert	31	13	31	39	83
	Im Futter aufgenommen	82	190	83	72	345
	Im Kot entleert	35	24	39	45	108
	Im Futter aufgenommen	107	190	97	84	371
	Im Kot entleert	43	24	38	55	117
	Im Futter aufgenommen	107	184	92	98	374
	Im Kot entleert	47	18	44	66	128
	Im Futter aufgenommen	101	199	88	92	379
	Im Kot entleert	49	22	36	68	126
	Im Futter aufgenommen	115	170	99	102	371
	Im Kot entleert	56	13	43	67	123
Hammel II.	Im Futter aufgenommen	123	289	127	100	516
	Im Kot entleert	57	33	62	71	166
	Im Futter aufgenommen	100	303	106	87	496
	Im Kot entleert	49	46	49	64	159
	Im Futter aufgenommen	109	337	73	100	510
	Im Kot entleert	48	39	47	66	152
Pferd I ..	Im Futter aufgenommen	1079	3023	943	809	4776
	Im Kot entleert	587	458	442	519	1419
	Im Futter aufgenommen	1139	2896	985	1108	4990
	Im Kot entleert	791	67	652	731	1450
	Im Futter aufgenommen	1136	1534	934	1135	3603
	Im Kot entleert	582	50	470	488	1007
Schwein I.	Im Futter aufgenommen	18	365	34	40	439
	Im Kot entleert	15	8	18	32	38
	Im Futter aufgenommen	19	390	37	56	483
	Im Kot entleert	16	7	16	38	61
	Im Futter aufgenommen	17	432	37	27	497
	Im Kot entleert	13	8	14	27	50
Schwein III	Im Futter aufgenommen	105	937	128	177	1241
	Im Kot entleert	72	13	58	106	170
	Im Futter aufgenommen	159	1419	193	268	1879
	Im Kot entleert	127	21	106	186	313
	Im Futter aufgenommen	160	1428	195	270	1893
	Im Kot entleert	131	32	128	161	321

(Fortsetzung der Tabelle 14.)

		Cellu-lose g	Stärke g	Pentosane g	Nicht bestimmter Rest g	Gesamte N-freie Extraktivstoffe g
Schwein IV	Im Futter aufgenommen	95	849	116	164	1128
	Im Kot entleert	75	19	75	116	211
	Im Futter aufgenommen	134	1196	163	226	1585
	Im Kot entleert	87	18	81	136	236
	Im Futter aufgenommen	161	1434	195	271	1900
	Im Kot entleert	121	10	109	200	319
Ente I . .	Im Futter aufgenommen	8,4	126	14,2	—	—
	Im Kot entleert	8,2	36	10,6	—	—
	Im Futter aufgenommen	9,9	147	16,6	—	—
	Im Kot entleert	10,0	58	13,6	—	—
Gans III .	Im Futter aufgenommen	2,6	86	6,0	—	—
	Im Kot entleert	2,6	2	4,4	—	—
	Im Futter aufgenommen	2,7	91	6,3	—	—
	Im Kot entleert	2,7	3	4,5	—	—
	Im Futter aufgenommen	5,3	181	12,6	—	—
	Im Kot entleert	5,4	15	9,8	—	—
	Im Futter aufgenommen	5,4	181	12,6	—	—
	Im Kot entleert	5,9	12	10,2	—	—
Gans IV . .	Im Futter aufgenommen	13,0	116	14,1	—	—
	Im Kot entleert	12,9	3	10,5	—	—
	Im Futter aufgenommen	13,3	119	14,4	—	—
	Im Kot entleert	13,2	3	11,8	—	—
	Im Futter aufgenommen	21,9	195	26,6	—	—
	Im Kot entleert	21,8	23	17,8	—	—
	Im Futter aufgenommen	21,8	194	26,4	—	—
	Im Kot entleert	21,7	30	21,1	—	—

Aus dieser Zusammenstellung von Weiser und Zaitschek[74] kann man die ungefähre Zusammensetzung des Kotes an Kohlenhydraten bei den verschiedenen Tieren und verschiedener Fütterung erkennen. Die letztere ist nicht besonders angeführt, da, was wichtiger ist, der Gehalt derselben an den verschiedenen Kohlenhydraten der Tabelle zu entnehmen ist. Außer dieser Arbeit haben sich natürlich noch zahlreiche andere Autoren mit Kohlenhydratanalysen befaßt; aus den schon mehrfach dargelegten Gründen mögen aber die obigen Angaben als Beispiel für die Zusammensetzung des Kotes genügen.

4. Fette und deren Abbauprodukte.

Während die Bestimmung der N-haltigen Bestandteile und der Kohlenhydrate im Kot bei Stoffwechselversuchen sehr oft vorgenommen wird, ist der Gehalt des Kotes an Fett für die Tierphysiologie und die Veterinärmedizin nur von untergeordneter Bedeutung. Höchstens in Versuchen, in denen die Ausnutzung des Nahrungsfettes bestimmt wird, werden Fettbestimmungen in den Einnahmen und Ausgaben durchgeführt. In der Veterinärmedizin wird meines Wissens von Fettbestimmungen im Kot zu diagnostischen Zwecken im Gegensatz zur Humanmedizin kein Gebrauch gemacht. Zu einem *groben qualitativen Nachweis* kann man den Kot mit Äther ausschütteln bzw. verreiben, in den Äther ein Stück Filtrierpapier eintauchen und den Äther verdunsten lassen. Bleibt nach dem Verdunsten das Papier durchscheinend, so ist Fett im Kot vorhanden gewesen. Ferner kann man das Papier anzünden und den stechenden scharfen Geruch nach *Acrolein* wahrnehmen, sobald man die Flamme verlöscht.

Einen ähnlichen einfachen Nachweis verwandten sowohl KUTSCHBACH[31] als auch SCHMIDT[60] zum Nachweis des Fettes im Pferde- und Rinderkot. Sie trockneten ca. 20 g frischen Kotes bei 100° auf dem Wasserbade oder im Trockenschrank und extrahierten 3—4 Stunden lang unter öfterem Umschütteln mit *wasserfreiem Äther*. Das Extrakt wurde durch ein trockenes Filter gegeben und der Äther allmählich abdestilliert. Fette und Fettsäuren müssen hierbei in Tropfenform in der Schale zurückbleiben und auf Papier einen hellen durchsichtigen Fleck zurücklassen. Mit dieser Methode stellte KUTSCHBACH bei allen 30 Pferden und SCHMIDT bei 16 von den untersuchten 20 Rindern Fett im Kote fest.

Bei Stoffwechselversuchen, bei denen es auf eine möglichst genaue Bestimmung des Fettes im Futter und im Kot ankommt, benutzt man fast allgemein das *Verfahren von* KUMAGAWA *und* SUTO[30], das der einfachen Extraktionsmethode sehr weit überlegen ist.

Die bekannte *Extraktion mit Äther im Soxhlet-Apparat* ergibt nach den Untersuchungen von KUMAGAWA und SUTO einmal ungefähr 12—17 % Fett zu wenig und weiter gehen eine Reihe von Stoffen in das Extrakt über, die nicht unter die Fette zu rechnen sind. Diese Beimengungen können nach den Untersuchungen von INABA[27] 4—12 % betragen, dürfen also nicht vernachlässigt werden. Die Extraktion wird demnach nur dort ausgeführt werden dürfen, wo es nur auf Überschlagszahlen ankommt oder wo Vergleichswerte gewünscht werden. Bei der Extraktion ist es nötig, die durch Äther nicht extrahierbaren *Seifen zu spalten*. Dies geschieht durch Verrühren der lufttrockenen Faeces mit 1 proz. salzsaurem Alkohol in einem Porzellanschälchen und Eindampfen unter häufigem Umrühren auf dem Wasserbade. Nach dem Pulverisieren und Trocknen werden 1—5 g des so behandelten Kotes gewogen, in eine Papierpatrone gebracht und drei Tage lang mit wasserfreiem Äther extrahiert; zur Heizung benutzt man hierbei am zweckmäßigsten elektrische Glühbirnen geeigneter Größe. Nach Beendigung der Extraktion wird das Ätherextrakt eingedampft, mit Äther aufgenommen, in ein Wiegegläschen filtriert und in diesem wieder eingedampft. Die Trocknung erfolgt zunächst 12 Stunden lang in einem Trockenschrank bei 50°, darauf im Exsiccator über Schwefelsäure.

Die größte Ausbeute an Fett gibt nach den umfassenden Untersuchungen von KUMAGAWA und SUTO S. 337[30] die von ihnen angegebene *Verseifungsmethode*, bei welcher folgendermaßen vorgegangen wird:

Je nach dem Fettgehalt werden 2—5 g des fein gemahlenen trockenen Kotes in einem Becherglas mit 25 cm³ 20 proz. Natronlauge 2 Stunden auf dem Wasserbade gekocht; es ist zweckmäßig, hierbei das Becherglas mit einer Glasglocke zu bedecken, auf deren Spitze eine mit einer kleinen Öffnung endende Glasröhre mit einem Gummischlauch befestigt ist. Hierdurch wird erreicht, daß innerhalb der Glocke überall eine Temperatur von 100° herrscht. Während der Verseifung wird die Mischung einige Male mit einem Glasstab umgerührt. Schon nach etwa 10 Minuten erfolgt die Auflösung des Kotes bis auf die Cellulosebestandteile, welche nicht angegriffen werden. Nachdem ungefähr 2 Stunden gekocht worden ist, wird die Lösung noch heiß in einen hermetisch schließenden Scheidetrichter (ca. 250 cm³ Inhalt) übergeführt, wobei das Becherglas zwei- bis dreimal mit wenig warmem Wasser gut ausgespült wird. Nun wird mit 30 cm³ 20 proz. Salzsäure vom spezifischen Gewicht 1,1 überneutralisiert, wobei zweckmäßig nach dem Erkalten auf ca. 50° zunächst 20 cm³ der Säure zugegeben werden, worauf tüchtig geschüttelt und unter Leitungswasser gekühlt wird; erst dann werden die restlichen 10 cm³ hinzugefügt und wieder unter Schütteln gekühlt; dabei tritt eine reichliche Ausfällung auf. Nach Zusetzen von 70—100 cm³ Äther wird bei guter Kühlung kräftig geschüttelt, worauf meist sofort eine Trennung der Flüssigkeiten erfolgt. Die klare wäßrige Schicht wird nach einigen Minuten abgegossen, der bräunlich gefärbte Äther in ein Becherglas gegeben. Der Trichter, in dem der Niederschlag zurückgeblieben ist, wird zweimal mit 5—10 cm³ Äther ausgespült und der Niederschlag mit etwa 5 cm³ Normalnatronlauge unter Schütteln nochmals aufgelöst. Zu dieser alkalischen Lösung werden nochmals 30—50 cm³ Äther zugegeben und geschüttelt, mit der stark sauren Lösung der ersten Schüttelung vermischt und nochmals gut durchgeschüttelt. Die Reaktion wird dadurch wieder sauer und die noch vorhandenen Fettsäuren gehen in den Äther über. Der vereinigte Äther wird nun verdunstet, dann wird nochmals mit absolutem Äther aufgenommen, durch ein Asbestfilter filtriert und verdunstet. Das so erhaltene Ätherextrakt enthält neben Fettsäuren noch Farbstoffe, Milchsäure und andere Beimengungen; es wird einige Stunden bei 50⁰ gut getrocknet und dann mit Petroläther extrahiert. Hierzu gießt man auf das noch warme Ätherextrakt nach dem Herausnehmen aus dem Trockenschrank sofort 20—30 cm³ Petroläther unter sanftem Umschwenken allmählich auf, wobei in der Regel eine milchige Trübung entsteht. Nach Bedecken mit einem Uhrglas läßt man das Becherglas $^1/_2$—1 Stunde stehen, wobei sich die Hauptmasse der emulsionsartigen Ausscheidung harzartig am Boden ansetzt. Nach dieser Zeit wird der Petroläther durch Asbest abfiltriert, das farblose Filtrat verdunstet und bei 50⁰ bis zur Gewichtskonstanz getrocknet, was in kurzer Zeit erreicht wird. Für eine Erhaltung der Fettsäuren in reiner farbloser Form ist eine genügende Trocknung des Ätherextraktes vor der Aufnahme in Petroläther von ganz besonderer Wichtigkeit.

Die Methode ist also nicht sehr schwierig durchzuführen und benötigt keine besonderen Apparate und Reagenzien; sie ist auch nicht sehr langwierig, so daß die Durchführung mehrerer Bestimmungen an einem Tage möglich ist. Wichtig ist allerdings die *Verwendung ganz reiner Extraktionsmittel und Filter.* Kumagawa und Suto S. 215[30] geben hierfür folgende Vorschriften:

Alkohol. Der käufliche Alkohol wird durch Destillation noch einmal gereinigt.

Äther. Der käufliche Äther wird dreimal mit ca. $^1/_{10}$ Volumen Wasser geschüttelt, mit einem Überschuß von wasserfreiem Chlorcalcium versetzt und wieder öfters geschüttelt. Nach einigen Stunden abfiltrieren und überdestillieren.

Petroläther. Nur der Anteil wird benutzt, welcher zwischen 50 und 60⁰ überdestilliert.

Asbest. Die mit Wasser geschlämmten und ausgewaschenen Asbestfasern werden nach Entfernung des Wassers mit der 10—15fachen Menge 10proz. Natronlauge auf dem Wasserbade $^1/_2$ Stunde lang erwärmt und dann mit viel Wasser bis zur neutralen Reaktion ausgewaschen. Nach dem Auspressen werden sie mit der 10—15fachen Menge Königswasser $^1/_2$ Stunde erwärmt, wieder bis zur neutralen Reaktion ausgewaschen, mit Alkohol ausgekocht und schließlich getrocknet.

Watte (für die Asbestfilter). Ungefähr 20 g der sog. entfetteten Watte werden mit 1 l 2proz. Natronlauge erwärmt, die Flüssigkeit abgegossen und dasselbe noch einmal wiederholt. Nach dem Auswaschen bis zur neutralen Reaktion wird die ausgepreßte Watte in 0,5proz. Salzsäure kurze Zeit digeriert, mit Wasser gründlich gewaschen, mit Alkohol ausgekocht, von diesem ausgepreßt und schließlich getrocknet.

Da in dem erhaltenen *Gesamtfettextrakt* neben dem eigentlichen Kotfett noch zahlreiche Beimengungen vorhanden sind, so müssen diese vor der Bestimmung entfernt werden, wenn man Wert auf das *reine Kotfett* legt. Für die Entfernung dieser Beimengungen (flüchtige Fettsäuren, Koprosterin, Cholesterin, Lecithin usw.) sind verschiedene Methoden ausgearbeitet worden. Wegen dieser Methoden, ferner wegen weiterer Fettbestimmungen und der getrennten Bestimmung des Neutralfettes, der Fettsäuren, Seifen und Alkaliseifen sei auf die ausführliche Darstellung von Lohrisch[36] verwiesen, da die Aufzählung und Beschreibung dieser bei uns kaum angewandten Methoden zu umfangreich werden würde.

Anhangsweise seien an dieser Stelle noch kurz die *Fettsäuren* abgehandelt, trotzdem sie wohl nur zum geringsten Teile aus der Verdauung des Fettes stammen; die Hauptmenge wird vielmehr durch bakterielle Zersetzung der Kohlenhydrate (Stärke, Zucker, Cellulose) gebildet. Auch diese Bestimmung ist bei unseren Haustieren ohne Bedeutung, die Methoden werden daher ebenfalls nicht einzeln angeführt. Lohrisch[36] hat auch diese eingehend beschrieben und diskutiert. Ich habe in der Literatur nur eine Angabe gefunden, die sich mit der Bestimmung der *flüchtigen Fettsäuren bei einem Ziegenbock* befaßt. Es ist dies die Arbeit von Wilsing[75], welcher bei Untersuchungen über die Vergärung der Cellulose die ausgeschiedenen Fettsäuren des Harnes und Kotes bestimmte. Bei Fütterung mit Wiesenheu (1,5 kg pro Tag) schied dieser Ziegenbock 565 bzw. 668 g Kot aus, welcher 1,800 bzw. 1,803 g flüchtige Fettsäuren, berechnet auf

halb Essig- und halb Buttersäure, enthielt; eine ungefähr gleich große
Menge wurde im Harn ausgeschieden, so daß die durchschnittliche tägliche
Ausscheidung 4 g betrug.

5. Die Gallenbestandteile
(Gallensäuren, Gallenfarbstoffe und Cholesterin).

Beim Menschen werden die unveränderten Gallensäuren nur unter pathologischen Verhältnissen im Kot ausgeschieden (vermehrte Peristaltik, Fehlen
von Fäulnisvorgängen im Darm [Schreuer[63]]). Dagegen findet sich regelmäßig
das Spaltungsprodukt derselben, die Cholsäure.

Die *Cholsäure* kann man qualitativ mit der *Pettenkoferschen Reaktion*
feststellen. Kutschbach[31], welcher derartige Bestimmungen im Pferdekot vornahm, ging dabei folgendermaßen vor (nach Hoppe-Seyler):

Die Faeces werden mit Alkohol extrahiert und das filtrierte Extrakt nach Abdestillieren
des größten Teiles des Alkohols erst mit HCl gut angesäuert, dann mit Barytwasser stark
alkalisch gemacht, der Überschuß des Baryt durch einen Kohlensäurestrom ausgefällt, aufgekocht, heiß filtriert, der Rückstand mehrmals mit Wasser ausgekocht und filtriert. Die
vereinigten Filtrate werden auf ein kleines Volumen eingedampft und geben beim Erkalten
einen Niederschlag von cholalsaurem Baryt, während glucocholsaurer und taurocholsaurer
Baryt in Lösung bleiben. Öl-, palmitin- und stearinsaurer Baryt sind in Wasser unlöslich,
werden also aus dem Niederschlag durch die Wasserextraktion nicht mit entfernt. Prüft
man einen Teil der Flüssigkeit mit der Pettenkoferschen Reaktion, so muß bei Gegenwart
von Gallensäuren zunächst kirschrote, dann purpurviolett werdende Färbung auftreten.
Im Verlauf von 8 Tagen wird die Farbe mehr und mehr dunkelblau.

Die *Pettenkofersche Reaktion* stellte Kutschbach[31] selbst folgendermaßen an: In einem
Reagensröhrchen bringt man zu der zu untersuchenden Flüssigkeit etwas Rohrzucker und setzt
$^1/_2$ Volumen konzentrierte Schwefelsäure so langsam zu, daß sich die Mischung nicht über 60^0
erwärmt. Bei Anwesenheit von Gallensäuren treten dann die eben besprochenen Farbtöne auf.

Den Nachweis speziell der *Cholalsäure* nahm Kutschbach[31] ebenfalls nach der Vor-
schrift von Hoppe-Seyler folgendermaßen vor: Die Faeces werden mit Alkohol extrahiert,
filtriert, unter Zusatz von etwas Essigsäure auf dem Wasserbade zum Sirup eingedampft
und der Rückstand mit kaltem Wasser ausgezogen; das Ungelöste wird mit Barytwasser
übergossen und nach Zufügen von etwas Wasser erwärmt. Dann wird Kohlensäure eingeleitet, zum Sieden erhitzt, heiß filtriert, der Rückstand durch Auskochen mit Wasser erschöpft
und die vereinigten heiß filtrierten Auszüge auf ein kleines Volumen eingedampft. Nach
dem Erkalten fügt man etwas Äther und dann Salzsäure hinzu, rührt gut um und läßt eine
Zeitlang stehen; die ausgeschiedene Cholalsäure wird abfiltriert, man wäscht mit Wasser,
löst in Alkohol, dampft die alkoholische Lösung wieder auf ein kleines Volumen ein und läßt
ruhig stehen. Die etwa ausgeschiedenen Krystalle werden in Wasser aufgenommen und die
Lösung mit der Pettenkoferschen Reaktion auf Cholalsäure geprüft. Außerdem kann die
Cholalsäure in konzentrierter Schwefelsäure gelöst werden, wobei eine grüne Fluorescenz
eintritt.

Mit diesen Methoden untersuchte sowohl Kutschbach[31] den Kot des Pferdes
wie auch Schmidt[60] den des Rindes. Beide Autoren konnten *weder Gallensäuren
noch Cholalsäure im Kot* nachweisen.

Auch die *Gallenfarbstoffe* werden im menschlichen Kot nur unter den gleichen
pathologischen Verhältnissen ausgeschieden wie die Gallensäuren. Dagegen finden
sich in ihnen Stoffe, die aus der Reduktion der Gallenfarbstoffe durch Fäulnis
hervorgegangen sind, und die man als *Hydrobilirubin, Urobilin* usw. zu bezeichnen
pflegt. Zum Nachweis dieser Farbstoffabkömmlinge benutzte Kutschbach[31]
ebenfalls die *Methode von Hoppe-Seyler*: Die Faeces werden mit Alkohol und
einigen Tropfen Schwefelsäure extrahiert. Das filtrierte Extrakt wird bei
$45—50^0$ C auf ein kleines Volumen eingeengt, mit dem gleichen Volumen Wasser
verdünnt und mit Chloroform ausgeschüttelt. Man läßt nun im Scheidetrichter
längere Zeit stehen, bis sich das Chloroform mit dem gelösten Hydrobilirubin
am Boden angesammelt hat, und läßt dann die Chloroformlösung ab. Eine Probe
dieser Lösung gibt bei Gegenwart von Hydrobilirubin mit etwas alkoholischer
Zinkchloridlösung und Ammoniak im Überschuß eine grüne Fluorescenz.

Ferner wurde noch die von Schmidt[59] angegebene *Sublimatprobe* angewandt. Zu diesem Zwecke wurde von den Faeces ein haselnuß- bis walnußgroßes Stück entnommen, in ein Porzellanschälchen gebracht und wäßrige konzentrierte Sublimatlösung zugegossen. Das Maximum der Färbung soll nach $^1/_4$—$^1/_2$ Stunde erreicht sein. Filtriert man nach dieser Zeit, so muß das Filtrat und die Außenfläche des Filters bei Anwesenheit von Hydrobilirubin einen rosa- bis orangegelben Farbton aufweisen.

Bei den Untersuchungen von Kutschbach[31] am Pferdekot gelang mit beiden Methoden ein einwandfreier Nachweis von Hydrobilirubin nicht. Eine Fluorescenz trat mit der ersten Methode überhaupt nicht auf und die mit der Sublimatprobe erhaltenen Farbtöne waren so unrein, daß auf einen positiven Ausfall nicht geschlossen werden konnte. Dagegen fiel die Probe bei den zur Kontrolle untersuchten menschlichen Faeces deutlich positiv aus. Auch Schmidt[60] konnte mit den beiden Proben im Rinderkot kein Hydrobilirubin nachweisen, so daß angenommen werden kann, daß unter normalen Ernährungs- und Gesundheitsverhältnissen *Gallensäuren und -farbstoffe im Kot des Pferdes und Rindes nicht vorhanden sind.*

Anhangsweise sei an dieser Stelle noch der *Gehalt der Faeces an Cholesterin* besprochen, da dieses zum größten Teil wohl aus der Galle stammt. Dieses findet sich unverändert in den Faeces der Hunde, während es beim Menschen bei gemischter Kost und Fleischnahrung zum größten Teil zu Koprosterin reduziert wird (Lit. hierüber bei Schreuer[63]). Im Darm der *Pflanzenfresser* (Pferd) wird das Cholesterin noch weiter reduziert und es entsteht ein Körper, den Bondzyński und Humnicki[5] „*Hippokoprosterin*" genannt haben und welcher von Gittelmacher-Wilenko[16] weiter untersucht worden ist; dieser konnte nachweisen, daß der erhaltene Körper nicht einheitlich ist, sondern aus zwei Stoffen besteht, die als α- und β-Hippokoprosterin bezeichnet wurden. Die Elementaranalyse ergab für das erstere im Mittel: 82,44 C und 13,39 H, für das letztere 82,58 C und 13,05 H, woraus für das α-Hippokoprosterin die Formel $C_{27}H_{54}O$ oder $C_{27}H_{52}O$, für das β-Hippokoprosterin die Formel $C_{27}H_{52}O$ oder $C_{27}H_{50}O$ abgeleitet wurde. Durch diese Analysen ergab sich anscheinend ein Beweis für die Annahme von Bondzyński und Humnicki, daß im Darm der Pflanzenfresser eine weitere Reduktion des Cholesterins stattfindet. Allerdings kann wohl heute diese Annahme nicht mehr aufrechterhalten werden. Dorée und Gardner[6] stellten nämlich mit den Faeces von Pferd, Kuh, Schaf und Kaninchen Untersuchungen über diesen Körper an und kamen dabei zu dem Ergebnis, daß *das Hippokoprosterin kein Produkt des tierischen Stoffwechsels ist*, sondern daß es *aus dem verfütterten Gras stammt*; es passiert bei allen mit Gras ernährten Herbivoren unverändert den Verdauungskanal. Deshalb schlagen die Autoren statt des irreführenden Namens Hippokoprosterin den Namen „*Chortosterin*" vor; als Formel werden angegeben $C_{27}H_{54}O$ oder $C_{27}H_{56}O$. *Cholesterin* wurde trotz der großen untersuchten Faecesmengen *in keinem Falle bei Herbivoren gefunden.* Da ein Rind bei einer täglichen Abscheidung von 2,5 l Galle 2 g Cholesterin ausscheidet, muß dieses Gallencholesterin entweder mit den Gallensalzen im Darm wieder resorbiert oder an irgendeiner Stelle des Verdauungskanals zerstört werden.

6. Chlorophyll und Abbauprodukte.

Bei der Ernährung unserer Haustiere mit grünen Pflanzenteilen wird eine Quantität Chlorophyll mit aufgenommen, das entweder unverändert oder als Abbauprodukt im Kot nachgewiesen werden kann. Kutschbach[31] und Schmidt[60] bedienten sich zum Nachweis bei ihren Untersuchungen der *Methode von Hoppe-Seyler*, stellten dabei einen Ätherextrakt der Faeces her, konzentrierten ihn durch Abdestillieren des Äthers und schüttelten die so erhaltene Lösung mit dem gleichen Volumen rauchender reiner Salzsäure. Bei Anwesenheit von Chlorophyll oder dessen Abkömmlingen färbt sich die Salzsäure blaugrün. Diese Reaktion fiel im *Pferde-* und *Rinderkot* stets *positiv* aus.

Feiner ist der *spektroskopische Nachweis*, indem man Extrakte aus Faeces mit dem Spektroskop untersucht. Stets tritt bei Gegenwart von Chlorophyll ein dunkler Streifen im Rot auf etwa 662 $\mu\mu$ auf, der sich auch nicht auf Zusatz von Essigsäure, Kali- und Natronlauge, alkoholischer Kalilauge, Ammoniak und Reduktionsmitteln wie Schwefelammonium oder Hydrazinhydrat verändert (LOHRISCH S. 162[36]). Außer diesem Streifen treten noch andere, aber weniger deutliche auf. SCHUNCK[65] hat genauer untersucht, welche Körper aus dem Chlorophyll beim Durchgang durch den Verdauungskanal des Rindes und Schafes entstehen, also im Kot ausgeschieden werden, und dabei *Phylloxanthin* und eine neue Substanz gefunden, die er „*Scatocyanin*" nannte; es gelang ihm weiter, die letztere rein darzustellen. Die Darstellung eines weiteren Chlorophyllabkömmlings aus dem Kote von mit Gras ernährten Rindern gelang MARCHLEWSKI[39]; sie wurde von ihm „*Phylloerythrin*" benannt und konnte in rhombischen Plättchen mit abgestutzten Winkeln rein erhalten werden.

7. Die Mineralstoffe der Faeces.

Zur Bestimmung der anorganischen Bestandteile der Faeces müssen die organischen Substanzen vorher entfernt werden. Dies geschieht entweder durch *Verbrennen* oder durch *Oxydation mit chemischen Hilfsmitteln.*

Die *Verbrennung* oder *Veraschung* wird am fein gemahlenen, *getrockneten Kot* durchgeführt. Nach dem Vorschlag von SCHEUNERT[54] benutzt man zum Glühen vorteilhaft *Kieselsäureschalen*, um die Platingefäße zu schonen. Zur Erhöhung der Genauigkeit der Analysen benötigt man *größere Mengen* (bis zu 20 g und mehr); diese werden in fein gepulvertem Zustand in dünner Schicht auf dem Boden der Schale verteilt und über offener Flamme verkohlt; in der gleichen Schale werden sie dann unter *Zusatz von Salpetersäure* weiß gebrannt oder in einen Kolben übergeführt und dort unter Zusatz von Säure nach dem *Verfahren von* NEUMANN[44] verascht. Man kann auch das letztere von vornherein anwenden und hat dabei den Vorteil, *frischen Kot* verwenden zu können. Hierbei geht man folgendermaßen vor:

Die Veraschung wird vorgenommen in einem schief liegenden Rundkolben aus Jenaer Glas von etwa 10 cm Halslänge und einem Inhalt von $^1/_2$—$^3/_4$ l. Über demselben befindet sich ein mit einer Tropfcapillare versehener Hahntrichter. Das zur Veraschung benutzte Säuregemisch besteht aus $^1/_2$ l konzentrierter Schwefelsäure, die man langsam und unter Umschütteln in $^1/_2$ l konzentrierte Salpetersäure vom spezifischen Gewicht 1,4 gegossen hat. Ferner benötigt man einen gut ziehenden Abzug. Die Substanz wird in dem Rundkolben mit etwa 5—10 cm³ Säuregemisch übergossen und mit mäßiger Flamme erwärmt, wobei sich braune Nitrosodämpfe bilden. Sobald ihre Entwicklung geringer wird, gibt man aus dem Hahntrichter tropfenweise weiteres Gemisch in annähernd gemessenen Mengen hinzu und setzt dies so lange fort, bis die Abscheidung der braunen Dämpfe schwächer wird. Um die Beendigung der Veraschung festzustellen, erhitzt man weiter *ohne Zugeben neuen Säuregemisches* bis zum Verschwinden der Dämpfe und beobachtet, ob sich die Flüssigkeit im Kolben dunkler färbt oder schwärzt. Man fährt mit dem Zugeben und Erwärmen so lange fort, bis dies nicht mehr eintritt; die Flüssigkeit ist jetzt hellgelb gefärbt und wird beim Erkalten völlig wasserhell. Nun fügt man die dreifache Menge des verbrauchten Säuregemisches an Wasser hinzu und kocht etwa 5—10 Minuten. Dabei entweichen braune Dämpfe, welche von der Zersetzung der entstandenen Nitrosylschwefelsäure herrühren.

Die *Analyse der einzelnen Aschebestandteile* wird entweder in dem beim Glühen erhaltenen Rückstand oder in der nach der Methode von NEUMANN erhaltenen Lösung nach Fällung mit geeigneten Substanzen ausgeführt. Es würde an dieser Stelle zu weit führen, die zur Bestimmung der Kohlensäure, Kieselsäure, von Phosphor, Schwefel, Chlor, Eisen, Calcium, Magnesium, Kalium und Natrium ausgearbeiteten Methoden einzeln anzuführen, da quantitative Aschenanalysen doch nur selten durchgeführt werden. In dieser Beziehung sei auf die Zusammenstellung von LOCKEMANN[35] verwiesen, der für die quantitative Analyse zahlreiche Methoden angibt, die auch für die Faeces der Haustiere brauchbar sind.

Aus den schon mehrfach dargelegten Gründen muß auf eine ausführliche Wiedergabe der in der Literatur niedergelegten *Aschenanalysen des Kotes* an dieser Stelle verzichtet werden. Als Beispiele für die ausgeschiedenen Mengen nach normaler Fütterung seien die *Zahlen von* STUTZER[67] angegeben, die er bei seinen Untersuchungen an Pferden, Rindern, Schafen und Schweinen fand (Tabelle 15).

Tabelle 15.

Bestandteil	Im frischen Kot sind enthalten in % beim			
	Pferd	Rind	Schaf	Schwein
Phosphorsäure				
ganze Menge	0,30	0,28	0,30	0,60
leicht löslich.	—	—	—	0,05
Kali	0,33	0,14	0,17	0,50
Kalk	0,23	0,24	0,04	0,05
Magnesium . .	0,10	0,18	0,24	0,02
Schwefelsäure .	0,05	0,12	0,14	0,06
Chlor	0,01	0,01	0,10	0,01

In dieser Zusammenstellung fällt der hohe Gehalt des Schweinekotes an Kali auf, der darauf zurückzuführen ist, daß die Schweine mit Kartoffeln gemästet wurden. In den Versuchen wurden Zahlen bis zu 0,7 % Kali gefunden; mit Rücksicht auf die Läuferschweine, die weniger Kali aufnehmen und ausscheiden, wurde aber die Durchschnittszahl auf 0,5 % festgesetzt.

Wie schon aus dieser Bemerkung zu ersehen ist, hängt die *Ausscheidung der Mineralstoffe* in hohem Maße von der *Zufuhr derselben* ab. Es ist also schwer, wenn nicht unmöglich, Durchschnittszahlen für die Mineralstoffausscheidung zu geben und die obigen Zahlen von STUTZER[67] sind daher auch nur als sehr weitläufige Durchschnittswerte anzusehen. Dies geht auch aus dem Abschnitt „Mineralstoffwechsel" in Bd. 3 dieses Handbuches hervor; weiter muß man noch daran denken, daß die Ausscheidung der Mineralstoffe nicht nur durch den Kot, sondern in weit höherem Maße durch den Harn erfolgt, und zwar ist das Verhältnis im Kot und Harn wieder je nach der Fütterung verschieden, so daß bei Aufstellung einer Bilanz Harn und Kot berücksichtigt werden müssen, wobei auch hier interessierende Zahlenangaben in dem erwähnten Abschnitt zu finden sind.

Als interessanter Befund sei noch angefügt, daß KRÁL[28] gefunden hat, daß bei Verabreichung von *Arsen* an Pferde dieses schon am 2. Tage nach der Verfütterung nachgewiesen werden kann und bis zum 12. Tage nach Aufhören der Zufuhr im Kot noch vorhanden ist. Zum Nachweis wurden 25 g Kot mit 25 cm³ 5proz. HCl versetzt, erhitzt und in die Dämpfe ein sorgfältig gereinigtes Kupferblech etwa 15 Minuten lang gehalten; ist Arsen vorhanden, so wird das Blättchen je nach der vorhandenen Menge mehr oder weniger dunkel.

D. Die Bakterien des Kotes.

Die Untersuchung des Kotes auf Bakterien gehört in die reine Bakteriologie, so daß an dieser Stelle die Frage nur gestreift werden kann. Da die Untersuchung nur am frischen Material vorgenommen werden kann, wird der Kot dieselben Bakterien wie der Inhalt des Enddarmes enthalten, über die im Kapitel „Die Verdauung mittels Bakterien" in diesem Bande berichtet wird (vgl. auch SCHEUNERT und KRZYWANEK[57]). Die bakteriologische Untersuchung erfordert derartige Kenntnisse und eine derartige Apparatur, daß Interessenten sich unbedingt in den einschlägigen Handbüchern genauestens unterrichten müssen. In jüngster Zeit hat LUGER[38] in seiner klinischen Stuhluntersuchung sehr eingehend die bakteriologische Stuhluntersuchung beschrieben, so daß hier alles Wissenswerte zu finden ist. Die Kotuntersuchung kann sich erstrecken einmal auf die *Masse der Bakterien*, die einen recht schwankenden Faktor darstellt. Die Menge der Bakterien kann man durch *Auszählung* von Präparaten oder durch *Wägung* ermitteln, indem von dem Kot eine wäßrige Aufschwemmung hergestellt wird, in der man durch Zentrifugieren die Bakterien von den übrigen Bestandteilen trennt; nach entsprechender Reinigung werden die Bakterienleiber getrocknet, gewogen und auf die gesamte Kotmenge umgerechnet. Mit dieser einfachen Methode kann man feststellen, daß die Trockenmasse der Bakterien einen ziemlich erheblichen, aber schwankenden Prozentsatz des Trockenkotes ausmacht. LISSAUER[34], der z. B. derartige Bestimmungen vorgenommen hat, fand in den Faeces der Kuh einen mittleren Gehalt an Bakterien, der 14,73 bzw. 18,75% der Trockenmasse des Kotes ausmachte; bei den Kaninchen betrug dagegen wegen des geringen Wassergehaltes der Anteil der Bakterien nur ca. 1%. Bei leicht verdaulicher Nahrung wird der Gehalt des Kotes an Bakterien noch sehr viel höher. So fanden OSBORNE, MENDEL, HOGAN und FERRY[48] bei Verfütterung von Nahrung, die keinerlei unverdauliche Bestandteile enthielt, daß der Kot von Ratten zu 23—41% der Trockensubstanz aus Bakterien bestand. Weiter kann man aber auch die *einzelnen Bakterien des Kotes* auf geeignete Nährböden übertragen und dort *rein züchten*; hierfür sind natürlich reichlich ausgestattete bakteriologische Laboratorien nötig, deren Arbeitsbereich aber meist auf anderem Gebiete liegt.

Neben diesen Fragen, die sich mit der *normalen Stuhlflora* beschäftigen, ist von praktischer Wichtigkeit die Frage der *Ausscheidung pathogener Bakterien* mit dem Kot unserer Haustiere. Besonders die Frage der Ausscheidung von *Tuberkelbacillen* bei Kühen mit offener Tuberkulose ist für die Übertragung der Tuberkulose von großer Wichtigkeit und daher öfter bearbeitet worden (GRESSEL[17], THIERINGER[70], GILLILAND[15], TITZE, THIERINGER und JAHN[71]). SCHOBER[62] hat den Kot gesunder Pferde auf das Vorkommen von *Koli-* und *Paratyphusbakterien* untersucht und OTTINO[49] hat festgestellt, daß im Kote des Pferdes in 8,6 % der Fälle *Tetanusbacillen* anwesend sind und daß infolge davon Personen, die viel mit Pferden zu tun haben (Stallpersonal), doppelt so oft Tetanusbacillen im Kot aufweisen wie andere Menschen (10,5% gegen 5%).

Interessant für die Frage der Notwendigkeit der Bakterien sind die Befunde von LEVIN[32], welcher gelegentlich einiger Expeditionen bakteriologische Untersuchungen bei verschiedenen, meist in arktischen Gegenden lebenden Tieren ausgeführt hat. Seine Untersuchungen erstreckten sich auf 53 verschiedene Tiere, und zwar Säugetiere, Vögel, Fische und niedere Seetiere. In 62,83% der untersuchten Nicht-Pflanzenfresser und in 55,43% der Pflanzenfresser wuchsen auf den verwandten Nährböden *keine Kulturen*. Koliähnliches Wachstum entstand bei 21,69% der Nicht-Pflanzenfresser und bei 25% der Pflanzenfresser, so daß LEVIN zu dem Schluß kommt, daß die Bakterienarten, welche sich auf den gewöhnlichen Nährsubstraten entwickeln, bei der Verdauung der untersuchten Tiere keine wichtige Rolle spielen können oder daß diese wenigstens auch ohne Beteiligung dieser Bakteriengruppen abläuft.

Bei der *bakteriellen Zersetzung im Enddarm* entstehen eine Reihe von *Produkten*, die ebenfalls in den Faeces nachzuweisen sind, obwohl dies meines Wissens bei unseren Haustieren noch nicht geschehen ist. Etwas genauer sind wir dagegen über diese Verhältnisse beim Menschen unterrichtet. Durch die Bakterien der *Eiweißfäulnis* entstehen dabei neben Aminosäuren tiefere Abbauprodukte: Ammoniak, organische Säuren (Propionsäure, Buttersäure, Capronsäure, Milchsäure, Essigsäure), ferner Indol, Skatol, Phenol, Methylmercaptan; Gase: Schwefelwasserstoff, Kohlensäure, Wasserstoff. Bei der Vergärung der *Kohlen-*

hydrate werden gebildet: Essigsäure, Propionsäure, Ameisensäure, Bernsteinsäure, Buttersäure, Äthylakohol und höhere Alkohole, 2,3-Butandiol und Acethyl-
methylcarbinol (Scheunert und Krzywanek[57]); bei der Kohlenhydratgärung
entstehen auch Gase, von denen in erster Linie Kohlensäure, Methan und auch
Wasserstoff zu nennen sind. Diese Angaben beziehen sich in der Hauptsache
auf Versuche, die in vitro mit den entsprechenden Darmbakterien und Nährböden durchgeführt sind. Im Kote lassen sie sich z. T. nicht nachweisen, weil
sie vor der Ausscheidung wieder resorbiert werden. So sind z. B. die stinkenden
Produkte der Eiweißfäulnis (Indol, Skadol) im Kot der Pflanzenfresser kaum
oder nur in so geringen Spuren vorhanden, daß der Kot dieser Tiere einen fäkalen
Geruch nicht besitzt; beim Schwein dagegen werden sie in feststellbarer Menge
vorhanden sein. Trotzdem laufen aber auch bei den Pflanzenfressern umfangreiche Fäulnisvorgänge im Enddarm ab; daß ihre Produkte im Kot nicht erscheinen, liegt daran, daß sie resorbiert und entweder im Körper verbrannt oder
an Schwefelsäure gebunden, im *Harn ausgeschieden* werden. Die Versuche von
Scheunert und Hovilainen[56] und Scheunert, Grimmer und Hopffe[55] haben
jedenfalls ergeben, daß auch die Pferde große Mengen von Fäulnisprodukten im
Harn ausscheiden.

E. Anhang: Pathologische Bestandteile der Faeces.

Im Gegensatz zur Humanmedizin wird in der Veterinärmedizin von der
Untersuchung des Kotes zu diagnostischen Zwecken kaum Gebrauch gemacht.
Von den chemischen Untersuchungsmethoden hat nur die *Untersuchung auf Blut*
eine gewisse Bedeutung, da es unter Umständen makroskopisch nicht möglich
ist, Blutmengen zu erkennen, welche bis zu 5% der Faeces ausmachen können
(Marek[40]). In jüngster Zeit hat sich Gerlach[14] eingehend mit der Blutbestim-
mung in den Faeces mit Hilfe der *Benzidinprobe* beschäftigt und faßt bezüglich
der Haustiere seine Ergebnisse folgendermaßen zusammen: Bei den Herbivoren
sind für die Diagnose *nur positive* Benzidinreaktionen zu verwerten; diese sind
im allgemeinen selten und kommen nur bei Magen-Darm-Erkrankungen vor und
auch hier nicht in allen Fällen. Bei allen anderen Erkrankungen fällt die Benzidinprobe stets negativ aus, so daß aus dem negativen Ausfall nicht auf bestehende Gesundheit geschlossen werden darf. Akute und chronische katarrha-
lische, hämorrhagische, kruppöse und entzündliche *Veränderungen des Darmes*
werden in vielen Fällen einen positiven Ausfall ergeben. Die so häufig zu be-
obachtenden *Anschoppungen im Colon des Pferdes* ergeben nur in wenigen und
auch da nur fortgeschrittenen Fällen ein positives Resultat. Trotzdem sichert
der positive Ausfall die Diagnose, die, unterstützt durch die manuelle Rektal-
untersuchung, andere Erkrankungen des Magen-Darm-Kanals ausschließen kann.

In der Schweinepraxis wird die Anwendung der Benzidinprobe nur sehr
selten in Frage kommen, kann aber bei *akuter Schweinepest* und bei *Rotlauf*, also
bei Ulzerationen des Darmes, ebenfalls die Diagnose sichern helfen.

Die Benzidinprobe im Kot nimmt man folgendermaßen vor:

Eine etwa bohnengroße Menge Kot vermischt man in einem Reagensglas gut mit 5 cm³
Wasser und kocht auf. Eine Messerspitze Benzidin wird mit 2 cm³ Eisessig in einem Glase
übergossen, gut umgeschüttelt und 3 cm³ 3proz. Wasserstoffsuperoxydlösung zugegeben.
Die letztere Lösung bereitet man immer frisch und gibt zu 10—12 Tropfen derselben 1 bis
3 Tropfen der Kotaufschwemmung. Ist Hämoglobin anwesend, so tritt grüne oder blaue
Farbe auf.

Bei der Anstellung der Probe muß man sich vor Augen halten, daß nicht
nur Blut aus dem Verdauungskanal, sondern auch solches aus der Nahrung
positiven Ausfall ergeben. Bei Fleischfressern ist die Probe also nur dann anzu-

wenden, wenn in den vorhergegangenen 6 Tagen kein Fleisch verfüttert worden ist. Auch bei Verfütterung von *tierischen Kraftfuttermitteln* (Fleischmehl) an Schweine und Herbivoren sind positive Ausfälle zu erwarten. Weiter können aber auch *in Gräsern vorhandene Stoffe* die Probe stören. Z. B. fällt die Probe stets positiv aus, wenn man einen Extrakt aus grünem frischen Gras untersucht (GERLACH[14]); Heu ergibt dagegen negative Reaktion, ebenso, wenn man die Extrakte aus Gras vor der Untersuchung kocht. Durch das vorgeschriebene Aufkochen der Faecesaufschwemmung werden demnach die im Kot vorhandenen pflanzlichen Stoffe unschädlich gemacht, so daß sie die Reaktion nicht mehr stören können.

Von weiteren pathologischen Beimengungen des Kotes seien noch die *Fibrinmassen* erwähnt, über die schon S. 370 berichtet wurde und die *pathogenen Mikroorganismen*, die ebenfalls kurz auf S. 385 abgehandelt wurden. Von großer Bedeutung sind dagegen die im Kot vorhandenen *tierischen Parasiten und deren Eier*, über deren mikroskopischen Nachweis eingehend auf S. 356 gesprochen worden ist. Wegen der Wichtigkeit dieser Parasiten seien zum Schluß in einer tabellarischen Zusammenstellung alle die in der Tierheilkunde eine Rolle spielenden tierischen Parasiten aufgeführt, die als solche oder deren Eier nach dem heutigen Stande dieser Frage entweder makroskopisch oder mikroskopisch in den Faeces unserer Haustiere nachzuweisen sind; ferner sind angegeben die Tierart und schließlich der Teil des Verdauungskanals, in dem in der Regel die Parasiten aufzufinden sind. Diese Zusammenstellung hat mir in liebenswürdiger Weise der Parasitologe der Leipziger Universität, Herr Privatdozent Dr. SPREHN zur Verfügung gestellt, wofür ich ihm auch an dieser Stelle danken möchte. Ein von ihm zusammengestelltes Verzeichnis *sämtlicher* Helminthen der Haustiere befindet sich in der 6. Auflage der „Allgemeinen Pathologie", herausgegeben von KITT (Encke, Stuttgart).

Wichtige im Kot nachweisbare Helminthen der Haustiere.

I. Plattwürmer.

1. Bandwürmer.

Anoplocephala magna; *A. mamilliana*; *A. perfoliata*; Pferd (Darm).

Moniezia alba; *M. expansa* und andere M.-Arten; Wiederkäuer (Darm).

Avitellina centripunctata; Wiederkäuer (Darm).

Diphyllobothrium cordatum; Hund, Mensch (Darm).

D. latum; Hund, Katze, Fuchs, Mensch (Darm). Procercoid in Süßwassercrustaceen, Plerocercoid in Fischen.

Dipylidium caninum; Hund, Katze, Mensch (Darm). Finne in Hundeflohlarve, Menschenflohlarve und Hundehaarling (Cryptocystis trichodectis et pulicis).

Echinococcus granulosus; Hund, Fuchs und andere Carnivoren (Darm). Finne in verschiedenen Säugetieren (Wiederkäuer, Schwein, Nagetiere, Mensch).

Multiceps multiceps; Hund, Fuchs (Darm). Finne (Coenurus cerebralis) bei Pferd, Wiederkäuer, Nagetier, Menschen.

Taenia hydatigena; Hund (Darm). Finne (Cysticercus tenuicollis) in Pferd Wiederkäuer, Maus, Mensch.

Taenia pisiformis; Hund, Katze, Fuchs (Darm). Finne (Cysticercus pisiformis) in Hase, Kaninchen, Maus.

Taenia taeniaeformis; Katze (Darm). Finne (Cysticercus fasciolaris) in Maus.

Choanotaenia infundibuliformis; Huhn (Darm). Zwischenwirt die Stubenfliege.

Davainea cesticillus; Huhn (Darm). Zwischenwirt: Käfer.
Raillietina tetragona; Huhn (Darm). Zwischenwirt: Stubenfliege (Schnecken?).
Hymenolepis cantaniana; Huhn (Darm).
Davainea crassula; Taube (Darm).
Hymenolepis anatina; Ente (Darm).
H. fasciata, H. lanceolata, H. setigera; Gans (Darm). Zwischenwirt: Cyclops-Arten und Diaptomus spinosum.

2. Saugwürmer.

Fasciola hepatica; Wiederkäuer, Pferd, Schwein, Nagetiere, Mensch (Leber, selten Lunge und andere Organe). Zwischenwirt: Limnaea truncatula.
Dicrocoelium lanceatum; Wiederkäuer, Schwein, Nager, Mensch (Leber).
Paramphistomum cervi; Wiederkäuer (Magen). Zwischenwirt: Physa-Arten.
P. orthocoelium; P. tuberculatum; Wiederkäuer (Magen).
Echinochasmus perfoliatus; Schwein, Hund, Katze, Mensch (Darm).
Heterophyes heterophyes; Hund, Katze, Mensch (Darm).
Alaria alata; Hund, Fuchs, Wolf (Darm).
Opisthorchis felineus; Hund, Katze, Fuchs, Mensch (Leber). Zwischenwirt: Dreissenia? Hilfswirt: Süßwasserfische.
Euparyphium melis; Hund, Katze (Darm).
Echinostoma paraulum; Ente, Taube (Darm).
E. revolutum; Gans, Ente, Huhn (Darm). Zwischenwirt: Limnaea stagnalis. Hilfswirt: Limnaea stagnalis, L. peregra, Vivipara vivipara, Spaerium corneum.
Echinoparyphium recurvatum; Ente, Taube (Darm). Zwischenwirt: Limnaea stagnalis, L. ovata, Planorbis planorbis, Vivipara vivipara usw. Hilfswirt: Rana temporaria.
Hypoderaeum conoideum; Gans, Ente, Huhn (Darm). Zwischenwirt: Limnaea stagnalis. Hilfswirt: Rana esculenta.
Postharmostomum gallinum; Huhn (Darm).
Strigea cornuta; Taube (Darm).
S. gracilis; Ente (Darm).
Holostomum spherocephalum; Ente (Darm).
Prosthogonimus pellucidus; Huhn (Oesophagus, Bursa Fabricii, Eileiter). Hilfswirt: Libellen.
Schistogonimus rarus; Ente (Bursa Fabricii).
Strigea variegatus; Ente (Bursa Fabricii).
Cyclocoelium mutabile; Gans (Infraorbitalsinus).
Monostomum arcuatum; Gans (Infraorbitalsinus).
Plagiorchis arcuatus; Huhn (Eileiter).

II. Fadenwürmer (Nematodes).

1. Spulwürmer (Ascarida).

Ascaris lumbricoides; Wiederkäuer, Schwein, Mensch (Darm).
Parascaris equorum; Pferd (Darm).
Toxocara canis; Hund, Fuchs (Darm).
T. cati; Katze (Darm).
Toxascaris leonina; Katze, Hund (Löwe) (Darm).
Ascaridia lineata; Huhn (Dünndarm).
A. anseris; Gans (Darm).
A. columbae; Taube (Darm).

2. Pfriemschwänze (Oxyurida).

Enterobius vermicularis; Mensch (Dickdarm).
Oxyuris equi; Pferd (Colon, Mastdarm).
Probstmayria vivipara; Pferd (Dickdarm).
Skrjabinema ovis; Schaf, Ziege (Dickdarm).
Passalurus ambiguus; Kaninchen, Hase (Blinddarm).
Heterakis vesicularis; Huhn (Blinddarm).
Heterakis dispar; Gans, Ente (Blinddarm).

3. Älchen (Rhabditidoides).

Strongyloides stercoralis; Hund, Mensch (Darm).
Strongyloides westeri; Pferd (Darm).
S. vituli; Rind (Darm).
S. papillosus; Wiederkäuer, Schwein, Kaninchen (Darm).

4. Palisadenwürmer (Strongyloidea).

Strongylus equinus, S. edentatus, S. vulgaris; Pferd (Darm).
Trichonema insigne; Pferd (Darm) und ca. 40 nahe verwandte Arten.
Dictyocaulus arnfieldi; Pferd (Lunge).
Dioctophyme renale; Pferd, Rind, Hund und andere Säugetiere (Niere, Leber, Bauchhöhle, Herz).
Oesophagostomum radiatum; Rind (Darm).
O. venulosum; Schaf, Ziege (Darm).
Chabertia ovina; Wiederkäuer (Dünndarm).
Bunostomum phlebotomum; Rind (Dünndarm).
B. trigonocephalum; Schaf, Ziege (Dünndarm).
Trichostrongylus capricola; Wiederkäuer (Darm).
T. instabilis; Wiederkäuer (Darm).
Haemonchus contortus; Wiederkäuer (Magen).
Ostertagia ostertagia; Wiederkäuer (Magen).
O. circumcincta, O. trifurcata; Wiederkäuer (Magen, Dünndarm).
Nematodirus filicollis; Wiederkäuer (Magen, Darm).
Dictyocaulus filaria; Wiederkäuer (Lunge).
D. viviparus; Rind (Lunge).
Protostrongylus rufescens, P. linearis; Schaf, Ziege (Lunge).
Müllerius capillaris; Schaf, Ziege (Lunge).
Crenosoma vulpis; Katze, Fuchs (Lunge).
Syngamus laryngeus; Rind (Luftröhre).
Globocephalus longemucronatus; Schwein (Darm).
Hyostrongylus rubidus; Schwein (Darm).
Metastrongylus elongatus; Schwein (Lunge).
Ancylostoma duodenale; Schwein, Fleischfresser, Mensch (Dünndarm).
A. caninum; Hund, Katze (Dünndarm).
Uncinaria stenocephala; Hund, Katze, Fuchs, Schwein (Darm).
Ollulanus tricuspis; Katze (Magen).
Trichostrongylus retortaeformis, T. affinis; Hase, Kaninchen (Darm).
Graphidium strigosum; Hase, Kaninchen (Magen, Darm).
Nematodirus leporis; Kaninchen (Magen, Darm).
Protostrongylus commutatus; Kaninchen, Hase (Lunge).
Trichostrongylus tenuis; Gans (Darm).
Amidostomum nodulosum; Ente (Magen).
Epomidiostomum uncinatum; Ente (Magen).
Syngamus trachea; Huhn, Ente (Luftröhre).

5. Peitschenwürmer (Trichuroidea).

Trichuris trichiura; Mensch (Dickdarm).

T. ovis; Wiederkäuer (Dickdarm).

T. suis; Schwein (Dickdarm).

T. vulpis; Hund, Fuchs (Dickdarm).

T. campanula; Katze (Dickdarm).

T. leporis; Hase, Kaninchen (Dickdarm).

Capillaria bovis; Rind (Darm).

C. brevipes; Schaf (Darm).

C. leporis; Hase, Kaninchen (Darm).

C. collaris, C. retusa, C. strumosa; Huhn (Darm).

C. columbae; Taube (Darm).

Eucoleus aerophilus; Katze, Fuchs (Lunge).

6. Kratzer (Acanthocephala).

Echinorhynchus gigas; Schwein, Mensch (Darm).

Micracanthorhynchus hirundinaceus; Hund (Darm). Zwischenwirt: Käfer.

Corynosoma strumosum; Katze (Darm). Zwischenwirt: Fische.

Polymorphus minutus; Ente, Gans (Darm).

Filicollis anatis; Ente, Gans (Darm).

Literatur zum Kapitel: Faeces.

(*1*) ARNOLD: Anleitung zur quantitativen Analyse der anorganischen und organischen Stoffe 1905. — (*2*) BARNSTEIN, F.: Landw. Versuchsstat. **54**, 327 (1900). — (*3*) BENEDICT, F. G., u. E. G. RITZMAN: The metabolism of the fasting steer. Washington, D. C.: W. F. Roberts Comp. 1927. — (*4*) BÖHM, L. K.: Kotuntersuchung auf Parasiten. In V. STANG u. D. WIRTH: Tierheilkunde und Tierzucht **6**, S. 290. Berlin: Urban & Schwarzenberg 1928. — (*5*) BOND-ZYŃSKI, ST., u. V. HUMNICKI: Über das Schicksal des Cholesterins im tierischen Organismus. Z. physiol. Chem. **22**, 396 (1896).

(*6*) DORÉE, CH., u. J. A. GARDNER: Der Ursprung und das Schicksal des Cholesterins im tierischen Organismus. I. Proc. royal Soc. B **80**, 212 (1908); zit. nach Chem. Zbl. 2b, 1277 (1908). — (*7*) DURIG, A.: Über das Trocknen von Kot. Biochem. Z. **4**, 74 (1907).

(*8*) EBERLE, G., u. L. KRALL: Über den Nachweis des Trypsins im Hundekot. Collegium **1911**, 201. — (*9*) EHRLICH: Tierärztl. Rdsch. **1927**, 254. — (*10*) ELLENBERGER, W.: Vergleichende Physiologie der Haussäugetiere **2**, 1. T. Berlin: Paul Parey 1890. — (*11*) EM-MET, A. D., u. H. S. GRINDLEY: Die Chemie der animalischen Faeces. J. amer. chem. Soc. **31**, 569 (1909).

(*12*) FÜLLEBORN, FR.: Dtsch. med. Wschr. **1920**, 714; Arch. Schiffs- u. Tropenhyg. **24**, 174 (1921). — (*13*) Arch. Schiffs- u. Tropenhyg. **31**, 232 (1927).

(*14*) GERLACH, H.: Kann die Benzidinprobe zur Diagnostik der Magen-Darm-Affektionen der Tiere Verwendung finden? Vet.-med. Inaug.-Dissert., Leipzig 1929. — (*15*) GILLILAND: Examination of the feces of tubercular and nontubercular cattl. Ann. rep. Penn. dep. agr. Nr16, 1913. — (*16*) GITTELMACHER-WILENKO, G.: Über die Hippokoprosterine. Bull. Acad. Sci. Cracovie vom 9. 1. 1906; zit. nach Malys Jb. **35**, 508. — (*17*) GRESSEL, M.: Untersuchungen über den Tuberkelbacillengehalt der Faeces usw. von Kühen, die an offener Tuberkulose leiden. Inaug.-Dissert., Gießen 1913. — (*18*) GROUVEN, H.: Physiologisch-chemische Fütterungsversuche. 2. Ber. Versuchsstat. Salzmünde. Berlin 1864. — (*19*) GRÜNDLER, E.: Klinische Beiträge über die Kotmengen bei den Haustieren. Inaug.-Dissert., Gießen 1911.

(*20*) HENNEBERG, W., u. F. STOHMANN: Beiträge zur Gründung einer rationellen Fütterung der Wiederkäuer. Braunschweig 1864. — (*21*) HERMANN, L.: Ein Versuch zur Physiologie des Darmes. Pflügers Arch. **46**, 93 (1889). — (*22*) HEY, R.: Über das Vorkommen von Fibrin im pathologischen Darminhalt des Pferdes. Vet.-med. Inaug.-Dissert., Leipzig-Dresden 1919. — (*23*) HOBMAIER, M., u. P. TAUBE: Berl. tierärztl. Wschr. **37**, 521 (1921). — (*24*) HOFFMEISTER, W.: Landw. Jb. **17**, 239 (1888). — (*25*) HOFMEISTER, V.: Über die stick-stoffhaltigen Bestandteile des Darminhalts, welche aus dem Tierkörper, aber nicht aus den Nahrungsmitteln stammen. Arch. Tierheilk. **14**, 39 (1888). — (*26*) HOWE, P. E., T. A. RUTHERFORD u. P. B. HAWK: Über die Aufbewahrung von Faeces. J. amer. chem.Soc. **32**, 1683 (1910).

(27) INABA, R.: Über die Fettbest. der Faeces und einiger Nahrungsmittel nach der neuen Methode von KUMAGAWA-SUTO. Biochem. Z. 8, 348 (1908).

(28) KRÁL: Arsenkur und ihr Nachweis durch die Faecesuntersuchung. Zvěrolékařský obzor 1927, 317; zit. nach ELLENBERGER-SCHÜTZ 47, 354. — (29) KRÖBER, E.: J. Landw. 48, 357 (1900). — (30) KUMAGAWA, M., u. K. SUTO: Ein neues Verfahren zur quantitativen Bestimmung des Fettes usw. Biochem. Z. 8, 212 (1908). — (31) KUTSCHBACH, R.: Eigenschaften des normalen Pferdekotes vom klinischen Standpunkt aus betrachtet. Inaug.-Dissert., Hannover 1912.

(32) LEVIN, E.: Bakteriologische Darmuntersuchungen. Skand. Arch. Physiol. 16, 249 (1904). — (33) LIESS, J.: Vergleichende Untersuchungen über die Brauchbarkeit verschiedener Flottationsmethoden usw. Dissert., Tierärztl. Hochsch. Hannover 1925. — (34) LISSAUER, M.: Über den Bakteriengehalt menschlicher und tierischer Faeces. Arch. f. Hyg. 58, 136 (1906). — (35) LOCKEMANN, G.: Quantitative Faecesaschenanalyse. In ABDERHALDEN: Handbuch der biologischen Arbeitsmethoden, IV. Abtlg., 6. T., 1 S. 357, 1926. — (36) LOHRISCH, H.: Methoden zur Untersuchung der menschlichen Faeces. Ebenda 1, S. 33. 1926. — (37) LOSS, A.: Würmer usw. In MENSES: Handbuch der Tropenkrankheiten, 2. Aufl. 2, 311, 1914. — (38) LUGER, A.: Grundriß der klinischen Stuhluntersuchung. Wien: Julius Springer 1928.

(39) MARCHLEWSKI, L.: Über das Phylloerythrin. Rozprawy akad. umiejetności 3, 435 (1903); zit. nach Malys Jb. 33, 586 (1903). — (40) MAREK, J.: Lehrbuch der klinischen Diagnostik der inneren Krankheiten der Haustiere. S. 601ff. Jena: G. Fischer 1912. — (41) MEYER, W.: Vergleichende mikroskopische Untersuchungen über die Verdauung der Kleberzellen usw. Z. vergl. Physiol. 6, 402 (1927). — (42) MOLNÁR, B.: Der Lipasegehalt der Faeces und seine physiologischen und pathologischen Beziehungen. Dtsch. med. Wschr. 43, 326 (1917). — (43) MÜLLER, F.: Über den normalen Kot der Fleischfresser. Z. Biol. 20, 327 (1886).

(44) NEUMANN, A.: Einfache Veraschungsmethode (Säuregemisch-Veraschung) und vereinfachte Bestimmungen von Eisen usw. Z. physiol. Chem. 37, 115 (1903). — (45) NÖLLER, W., u. L. OTTEN: Berl. tierärztl. Wschr. 37, 481 (1921). — (46) NÖLLER, W., u. F. SCHMID: Tierärztl. Rdsch. 33, 759 (1927).

(47) v. ÖFELE: Über die Technik der chemischen Untersuchung des menschlichen Kotes. — (48) OSBORNE, TH. B., L. B. MENDEL, A. G. HOGAN u. E. L. FERRY: Die Beteiligung von Bakterien an den Faeces nach Verfütterung von Nahrung, die frei von unverdaulichen Komponenten ist. J. of biol. Chem. 18, 177 (1915). — (49) OTTINO, C.: La presenza del bacillo del tetano nelli feci dell'uomo e del cavallo. Giorn. Batter. 2, 193 (1927).

(50) PFEIFFER, TH.: Über das Vorkommen von Labferment in den Faeces. Z. exper. Path. u. Ther. 3, 381 (1906). — (51) PODA, H.: Eine neue Methode der Trocknung des Kotes. Z. physiol. Chem. 25, 355 (1898). — (52) PÖTTING, B.: Die Reaktion des Kotes bei Pferden mit besonderer Berücksichtigung der H-Ionenkonzentration. Dissert., Tierärztl. Hochsch. Berlin 1928.

(53) RÖHM, O., u. MAX GOLDMANN: Zum Nachweis des Trypsins im Hundekot. Collegium 1911, 265.

(54) SCHEUNERT, A.: Methoden zur Untersuchung des Speichels und des Inhalts des Verdauungsschlauchs und der Faeces der Pflanzenfresser. In ABDERHALDEN: Handbuch der biologischen Arbeitsmethoden, Abtlg. IV., 6. T., 1, S. 1, 1926. — (55) SCHEUNERT, A., W. GRIMMER u. A. HOPFFE: Studien über Ostitis fibrosa bei Pferden. III. Z. Inf.krkh. Haustiere 24, 85 (1923). — (56) SCHEUNERT, A., u. A. HOVILAINEN: Beitrag zur Darmfäulnis gesunder Pferde usw. Z. Tiermed. 18, 145 (1914). — (57) SCHEUNERT, A., u. FR. W. KRZYWANEK: Die Verdauung im Enddarm. In OPPENHEIMER: Handbuch der Biochemie des Menschen und der Tiere 5, S. 181. Jena: G. Fischer 1925. — (58) SCHEUNERT, A., u. LÖTSCH, E.: Vermag der Hund Cellulose oder Rohfaser zu verdauen? Biochem. Z. 20, 10 (1909). — (59) SCHMIDT, AD.: Über Hydrobilinbildung im Organismus unter normalen Verhältnissen. Verh. Kongr. inn. Med.; 13. Kongr. Wiesbaden 1895. — (60) SCHMIDT, TH.: Eigenschaften des normalen Rinderkotes. Dissert., Hannover 1919. — (61) SCHMIDT, J., u. A. SCHEUNERT: Anleitung zur mikroskopischen und chemischen Diagnostik der Krankheiten der Haustiere, 3. Aufl. Hannover: M. & H. Schaper 1918. — (62) SCHOBER: Untersuchungen über das Vorkommen von Koli- und Paratyphusbakterien im Kot gesunder Pferde. Z. Vet.kde 39, 209 (1927). — (63) SCHREUER, M.: Kotbildung, Zusammensetzung und Chemie der Faeces. In OPPENHEIMER: Handbuch der Biochemie des Menschen und der Tiere 5, S. 345, 1925. — (64) SCHUMM, O.: Die chemische Untersuchung der Faeces. In C. NEUBERG: Der Harn usw. II. T., S. 1131, 1911. — (65) SCHUNCK, E.: Contributions to the chemistry of chlorophyll. changes undergone by chlorophyll in passing through the bodies of animals. Proc. roy. Soc. 69, 307 (1902). — (66) SHEATHER, A. L.: J. comp. Path. a. Ther. 36, 71, 266 (1923). — (67) STUTZER: Die Bestandteile von Kot und Harn der wichtigeren landwirtschaftlichen Haustiere. Fühlings Landw. Ztg. 59, 451 (1910). — (68) STUTZER, A., E. MERRES u.

L. Seidler: Die Untersuchung des Kotes auf den Gehalt an Stickstoff, der in Form von Stoffwechselprodukten darin enthalten ist. Biochem. Z. 9, 310 (1908).

(69) Telemann, W.: Dtsch. med. Wschr. 1908, 1510. — (70) Thieringer, H.: Über den Nachweis von Tuberkelbacillen im Kote von Rindern. Arb. ksl. Gesdh.amt 38, 205 (1913). — (71) Titze, C., H. Thieringer u. E. Jahn: Die Ausscheidung von Tuberkelbacillen mit dem Kote tuberkulöser Rinder. Ebenda 45, 1 (1913). — (72) Tollens, B.: Über die Bestimmung der Pentosen und Pentosane. Z. physiol. Chem. 36, 239 (1902).

(73) Vajda, Th.: J. amer. vet.-med. Assoc. 61, 534 (1922).

(74) Weiser, St., u. A. Zaitschek: Beiträge zur Methodik der Stärkebestimmung und zur Kenntnis der Verdaulichkeit der Kohlenhydrate. Pflügers Arch. 93, 98 (1902). — (75) Wilsing, H.: Über die Mengen der vom Wiederkäuer in den Entleerungen ausgeschiedenen Fettsäuren. Z. Biol. 21, 625 (1885).

(76) Zaitschek, A.: Zur Methodik der Bestimmung des Stickstoff- und Eiweißgehaltes der Faeces. Pflügers Arch. 98, 595 (1903).

2. Die Niere als harnabsonderndes Organ.

Von

Professor Dr. K. Peter

Leiter der anatomischen Anstalt der Universität Greifswald.

Mit 16 Abbildungen.

Einleitung.

Der Stoffwechsel des tierischen Organismus erzeugt *Abfallstoffe*, die für den Körper schädlich sind und durch *Exkretion* aus ihm entfernt werden müssen. Sie sind gasförmiger oder flüssiger bzw. fester Natur. Ersterer, die Kohlensäure, verläßt den Körper durch Kiemen oder Lungen, letztere zu einem wechselnden Teil durch Haut und Darm, hauptsächlich werden aber zu diesem Zwecke besondere Organe entwickelt, die man allgemein als „*Ausscheidungsorgane*" oder „*Emunktorien*" bezeichnet.

Diese Emunktorien sind bei den *Wirbellosen* in höchst verschiedenartiger Weise ausgebildet. Für uns kommen von den Evertebraten nur die Bienen in Betracht, die in den *Malpighischen Gefäßen* ein besonderes Exkretionsorgan besitzen.

Bei den *Wirbeltieren* ist das *Harnsystem* mit dieser Aufgabe betraut. Es besteht aus den Harndrüsen, den *Nieren*, die den Harn bereiten, der sich dann durch den *Harnleiter* (*Ureter*) in ein Sammelbecken, die *Harnblase*, ergießt, aus der er von Zeit zu Zeit durch eine *Harnröhre*, die *Urethra*, entleert wird. Die Vögel besitzen keine Harnblase und Harnröhre; die Harnleiter münden in die Kloake, in die sich auch Darm und Geschlechtswege öffnen; der Harn wird dann mit den Exkrementen ausgeschieden.

Die *Nieren der Wirbeltiere* sind genetisch nicht gleichwertig, insofern als drei Generationen von Exkretionsorganen nacheinander auftreten, die beim Keimling verschiedenen Zonen eines längs durch den Körper ziehenden Stranges, des nierenliefernden (nephrogenen) Gewebes, entstammen. Am frühesten tritt die *Vorniere* auf, die als einziges Harnorgan im erwachsenen Zustand nur noch bei den Schleimfischen tätig ist. Sie kommt für uns nicht in Betracht. Die Vorniere wird durch die *Urniere* abgelöst, die bei Fischen und Amphibien funktioniert, während das Harnorgan der Reptilien, Vögel und Säugetiere durch eine dritte Drüse, die *Nachniere*, dargestellt wird.

Trotz dieser verschiedenen Herkunft ist der Bau von Urniere und Nachniere auffallend ähnlich, da sie ja die gleiche Aufgabe haben, dem Blute die auszuscheidenden Stoffe zu entziehen.

Um dieser gewaltigen Aufgabe gerecht zu werden, müssen die Nieren eine sehr ausgedehnte sezernierende Oberfläche haben, und es müssen Einrichtungen getroffen sein, daß die „harnfähigen" Substanzen in großem Maßstabe dem Blut entnommen werden können.

Beides ist in den Nieren der Fall.

Die *arbeitende Oberfläche* hat PÜTTER für das Rind auf fast 40 qm berechnet. Bei kleineren Tieren verringert sich diese Zahl so, daß sie für das Kaninchen nur noch 0,40 qm beträgt. Daß diese enorme Fläche in einem verhältnismäßig kleinen Organ Platz findet, wird dadurch erreicht, daß eine kolossale Menge von Einzelröhren, *Harnkanälchen* oder *Nephronen*, in der Niere zusammengefaßt ist. Für das Rind berechnete PÜTTER ihre Zahl auf 8050000, für das Kaninchen auf 285000; die anderen Haustiere stehen zwischen diesen Extremen.

Da diese Nephrone eine immerhin beträchtliche Länge besitzen (beim Rind 6—7 cm, beim Kaninchen 3—4 cm), können sie in der Niere nicht einfach längs verlaufen, sondern müssen sich in Windungen legen. Der Verlauf der Harnkanälchen ist ein sehr verwickelter, wenn auch gesetzmäßig geregelter.

Der Harn ist eine sehr kompliziert zusammengesetzte Flüssigkeit. Es ist daher leicht verständlich, daß er in der endgültigen Form nicht von einer einzigen Zellart geliefert werden kann. In der Tat findet in den Nephronen eine weitgehende Arbeitsteilung insofern statt, als jedes Kanälchen in seinem Verlaufe sein Aussehen mehrmals ändert, also aus einer Anzahl von verschieden differenzierten Segmenten besteht. Auch diese Folge von Kanalstücken ist geregelt und für jedes Nephron einer Niere mit geringen Abweichungen die gleiche.

Auch die Haargefäße, die *Capillaren*, aus deren Blutflüssigkeit die den Harn bildenden Substanzen entnommen werden sollen, müssen den Kanälen eine große innere Oberfläche darbieten. Dies wird verwirklicht durch eine außerordentlich reiche Umspinnung der Kanälchen mit Capillaren (s. Abb. 139), dann aber auch durch die besondere Einrichtung eines *Wundernetzes*, eines Gefäßknäuels, der in den Verlauf der Arterien eingeschaltet ist. In diesem Netzwerk muß außerdem der Blut-

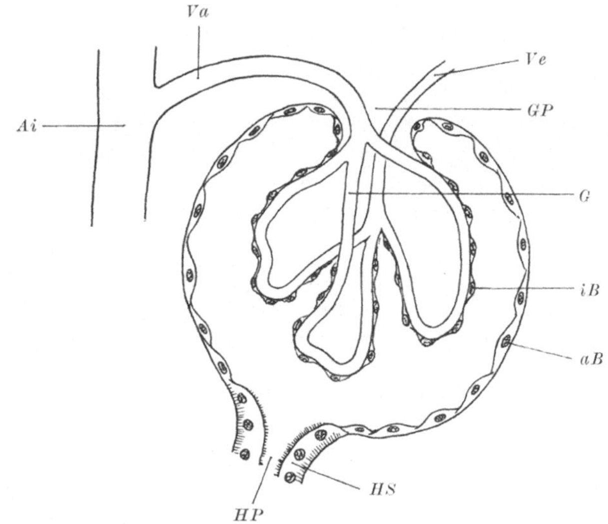

Abb. 131. Schema des Nierenkörperchens, verändert nach STÖHR. Es sind viel weniger Schlingen im Glomerulus gezeichnet, als in ihm enthalten sind. Die Gefäße im Glomerulus sind eigentlich allseitig vom inneren Blatt der MÜLLER-BOWMANschen Kapsel umgeben. *aB* äußeres Blatt der MÜLLERschen Kapsel; *Ai* Arteria interlobularis; *G* Glomerulus; *GP* Gefäßpol des Nierenkörperchens; *HP* Harnpol; *HS* Hauptstück; *iB* inneres Blatt der MÜLLERschen Kapsel; *Va* Vas afferens, *Ve* Vas efferens des Glomerulus.

strom erheblich verlangsamt werden, so daß noch günstigere Bedingungen für die Entnahme von Stoffen aus dem Blut seitens der Harnkanälchen geschaffen werden.

Jedes Harnkanälchen, mag es der Urniere oder der bleibenden Niere angehören, legt sich mit seinem blinden erweiterten Ende um einen derartigen *Gefäßknäuel*, einen „*Glomerulus*" herum. Man kann sich dieses Verhalten am besten dadurch vorstellen, daß man sich das Ende jedes Nephrons blasenartig erweitert denkt. Diese Blase wird durch den einwuchernden Gefäßknäuel eingestülpt, so wie man einen Gummiball durch den Finger eindrücken kann. Das Harnkanälchen bildet also eine Kapsel um den Glomerulus, die Müllersche oder Bowmansche *Kapsel* genannt wird. An ihr kann man ein inneres Blatt, das die Schlingen des Gefäßnetzes umgibt, von einem äußeren unterscheiden. Kapsel + Glomerulus bezeichnet man als *Nierenkörperchen* (Corpusculum renis) oder *Malpighisches Körperchen*. Bildlich stellt Abb. 131 diese Verhältnisse dar.

Durch diese Einrichtungen ist es der Niere ermöglicht, die nötigen Stoffe dem Blutplasma zu entnehmen.

Der feinere Bau des Harnsystems wird am besten für die Säugetiere genau beschrieben, bei denen er am eingehendsten studiert ist. Vögel und Fische schließen sich an; die diesen Tierklassen zukommenden Eigentümlichkeiten sind leicht verständlich. Zum Schluß dieses ersten Abschnittes, der dem Bau der Harnorgane gewidmet ist, noch ein Wort über die Malpighischen Gefäße der Biene.

Ein zweiter Teil schildert den Vorgang der Harnbereitung und versucht ihn in Beziehung zu setzen zu dem Bau der Nieren. Entsprechend unseren geringen Kenntnissen in dieser Hinsicht kann er nur kurz sein.

A. Der Bau der Harnorgane.
I. Die Harnorgane der Säugetiere.
1. Die Niere.

Äußere Gestalt. Die Nieren der Säugetiere sind kompakte Organe von sehr verschiedenem Aussehen. Sie liegen an der Rückwand der Bauchhöhle, vorn durch Bauchfell von den anderen Bauchorganen getrennt, und besitzen eine dorsale und eine ventrale Fläche, die durch breite Ränder ineinander übergehen. Am medialen Rand liegt eine Einziehung, die *Nierenpforte* (*Hilus*), in der Gefäße und Nerven ein- und austreten und durch die der *Harnleiter* mit seinem oberen angeschwollenen Ende, dem *Nierenbecken* (*Pelvis renis*), das Organ verläßt. Die Nierenpforte führt in die *Nierenbucht, den Sinus renis*, der durch das Becken, Gefäße und Fett angefüllt ist.

Bezüglich der äußeren Gestalt kann man zwei Hauptformen von Nieren unterscheiden, die durch Übergänge miteinander verbunden sind. Entweder nämlich ist das Organ einheitlich, die Oberfläche glatt, wie es Abb. 132 vom Kaninchen zeigt, oder es zerfällt in mehr oder weniger voneinander getrennte Lappen, die Renculi (Abb. 133a). Ersteres gilt für Kaninchen, Pferd, Schwein, Schaf, Hund und Katze, letzteres für das Rind. Den Übergang bilden Formen, die wie der Mensch in der Jugend eine gelappte Niere aufweisen. Die Lappung verschwindet aber mit den Jahren und

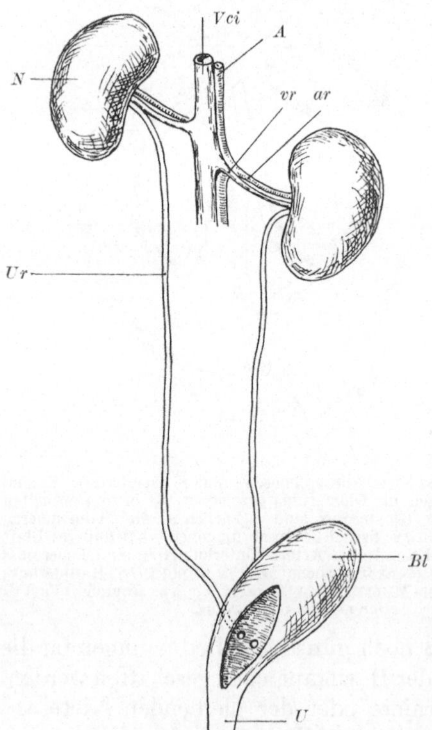

Abb. 132. Harnorgan eines Kaninchens von ventral gesehen. *A* Aorta; *ar* Arteria renalis; *Bl* Harnblase, vorn geöffnet, um die Mündungen der Ureteren zu zeigen; *N* Niere; *U* Urethra; *Ur* Ureter; *Vci* Vena cava inferior; *vr* vena renalis. (Nach Vogt und Yung.)

zeigt sich nur noch im inneren Bau, wie vom Schwein (Abb. 133 b) beschrieben werden wird.

Innerer Bau. Schneidet man eine Niere auf — gewöhnlich teilt man sie durch einen frontal geführten Längsschnitt in eine dorsale und ventrale Hälfte — so zeigt schon die Betrachtung der Schnittfläche mit bloßem Auge, daß das Organ nicht so einfach gebaut sein kann, wie es die äußere Form vermuten ließ.

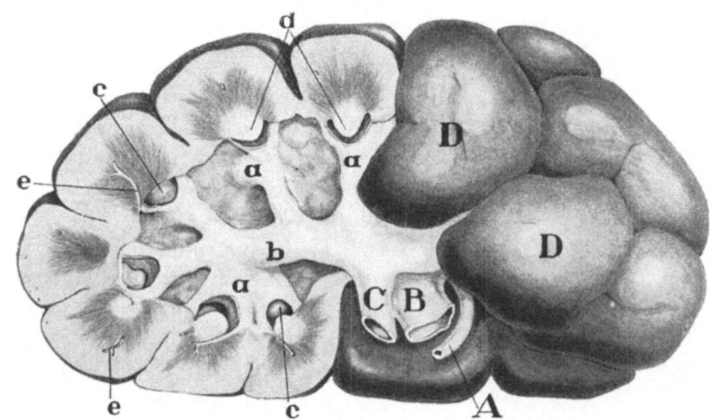

Abb. 133a. Niere des Rindes, ventrale Fläche. Ein Teil der Nierensubstanz ist entfernt. *A* Art. renalis; *B* Ven. renalis; *C* Harnleiter; *D, D* Nierenlappen; *a, a* geöffnete Nierenkelche; *c* Nierenwärzchen; *d* angeschnittene Nierenwärzchen; *e* angeschnittene Gefäße.
(Aus ELLENBERGER u. BAUM: Handbuch der vergleichenden Anatomie der Haustiere.)

Makroskopisches. Stets läßt die blutreiche Nierensubstanz zwei Lagen unterscheiden, die durch Zeichnung und Farbe gut voneinander abgesetzt sind.

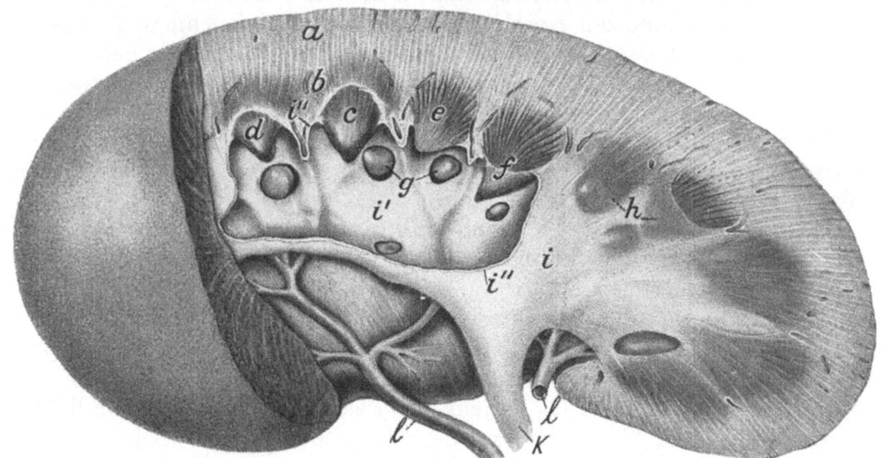

Abb. 133 b. Niere des Schweines, zum größeren Teil horizontal gespalten. *a* Rindensubstanz mit Markstrahlen und Gefäßen; *b* Außenzone. *c* Innenzone der Marksubstanz; *f, g, h* Papillen; *i* Nierenbecken; *k* Harnleiter; *l* Gefäße.
(Aus ELLENBERGER u. BAUM: Handbuch der vergleichenden Anatomie der Haustiere.)

Im Inneren liegt eine streifige Masse, *Mark* genannt, die von einer mehr gekörnt aussehenden *Rindenschale* umgeben ist. Mit feinen, mit bloßem Auge kaum mehr sichtbaren radiären Ausläufern, den *Markstrahlen*, schiebt sich die Marksubstanz in die Rinde hinein (s. Abb. 137).

Während die *Rinde* ein gleichmäßiges Aussehen darbietet, zerfällt das *Mark* in mehrere konzentrisch umeinander gelagerte Schichten. Sehr deutlich tritt zuerst eine durch reichlich längs verlaufende Blutgefäße dunkel gefärbte *Grenz-*

schicht nach der Rinde zu hervor, deren Ausdehnung aber je nach der Blutfüllung des Organs wechselt. Sie hat mit dem inneren Bau der Niere nichts zu tun, wohl aber eine andere Schichtung, die nicht bei allen Tieren sehr deutlich ist, indem eine mehr helle *Innenzone* von einer dunkleren *Außenzone* durch eine oft scharfe

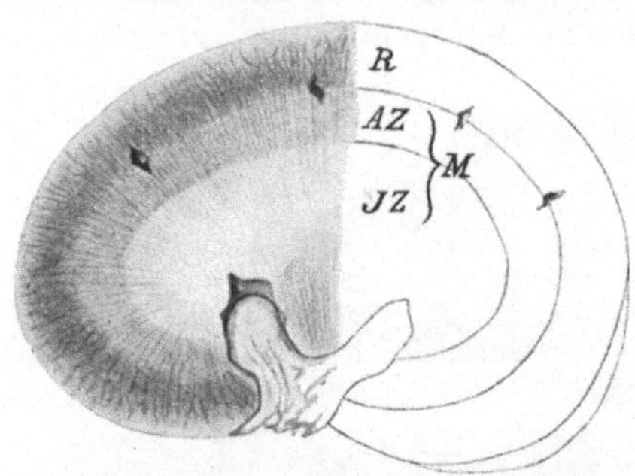

Abb. 134. Schnitt durch die Niere eines Kaninchens in frischem Zustande. *AZ* Außenzone, *IZ* Innenzone des Marks, *R* Rinde. Die Teilung der Außenzone in Innen- und Außenstreifen ist im frischen Präparat nicht zu erkennen. Vergr. 2:1. (Nach Peter.)

Linie abgeteilt wird (s. Abb. 134). In der Außenzone kann man noch einen Innen- von einem Außenstreifen unterscheiden. Die Differenzen im Aussehen dieser Schichten lassen sich auf Unterschiede im Bau der Nierenkanälchen zurückführen, wie weiterhin beschrieben werden wird.

Rinde und Mark sind nun in den Nieren der Säugetiere in verschiedener Weise verteilt.

1. Bei Kaninchen, Pferd, Schaf, Hund und Katze ist die Marksubstanz einheitlich, ungeteilt und wird von einer gleichmäßig oder ungleichmäßig dicken Rindenschicht umgeben (s. Abb. 134).

2. Das andere Extrem stellt die Rinderniere dar (Abb. 133a), deren Renculi jeder für sich eine kleine abgeschlossene Niere mit Rinde und Mark bildet. Doch hängen diese Lappen in der Rindenschicht teilweise zusammen. Vollständige Trennung beobachtet man bei Bären und Wassersäugetieren, bei denen die Zahl der Renculi enorm zunehmen kann (Delphin über 200, Walfisch, Balaenoptera etwa 3000).

3. Denkt man sich die Renculi nun noch weiter mit ihrer Rindensubstanz in ganzer Höhe verschmolzen, so erhält man ein äußerlich gleichmäßig aussehendes Organ, das aber auf dem Schnitt eine in einzelnen *Pyramiden* geteilte Marksubstanz zeigt, zwischen deren *Markkegel Rindensäulen* (*columnae renales*) bis an den Nierensinus herabreichen. Die Markpyramiden enden im Zentrum des Organs mit *Papillen*, die von becherartigen Ausläufern des Nierenbeckens umgriffen werden. Diesen Bau zeigt die Niere des Schweines (und des Menschen), s. Abb. 133b.

Mikroskopisches. In dieser Nierensubstanz liegen in spärliches, äußerst blutreiches Gewebe eingebettet die Harnkanälchen, die Nephrone, deren Verlauf und Zusammensetzung wir an der Hand der Abb. 135 an einem Schema betrachten wollen. Ich wähle von den verschiedenen genau durchforschten Arten das *Pferd* (Abb. 135a) aus, weil es verhältnismäßig einfache Formen zeigt. Die Harnkanälchen anderer Tiere unterscheiden sich, wenn auch nicht in grundlegenden Eigenschaften, von denen des Pferdes — jede Art weist eben ihre Eigentümlichkeiten auf (s. Abb. 135b). Der Abweichungen, die sich bei den für uns wichtigsten Haustieren findet, wird weiter unten gedacht werden.

Verlauf der Harnkanälchen. Das *Nephron* beginnt mit der Müllerschen (Bowmanschen) *Kapsel*, die, wie oben schon erwähnt, mit dem eingestülpten Glomerulus das rundliche Nierenkörperchen (Malpighisches Körperchen) bildet. Sie bedingen das körnige Aussehen der Rindenmassen. Am Harnpol verläßt das *Hauptstück* die Kapsel, das sich von der Rinde in verwickelten Windungen zu einem *Konvolut* aufknäult. Diese Konvolute sind eng aneinander gepreßt und machen die Hauptmasse des Labyrinths der Rinde aus. Im Schema bildet das Hauptstück, wie die Diagramme Abb. 135 zeigen, eine nach der Nierenoberfläche aufsteigende und wieder nach dem Mark zu rückläufige Schleife. Diese Grundform wird aber durch die zahlreichen Nebenwindungen verschleiert. Um die

Reichhaltigkeit der Windungen zu zeigen, gebe ich in Abb. 136 ein tiefliegendes
Konvolut aus einer Schweineniere wieder. Schließlich verläßt das Hauptstück
das Labyrinth der Niere, um in den Markstrahl oder direkt in das Mark einzu-

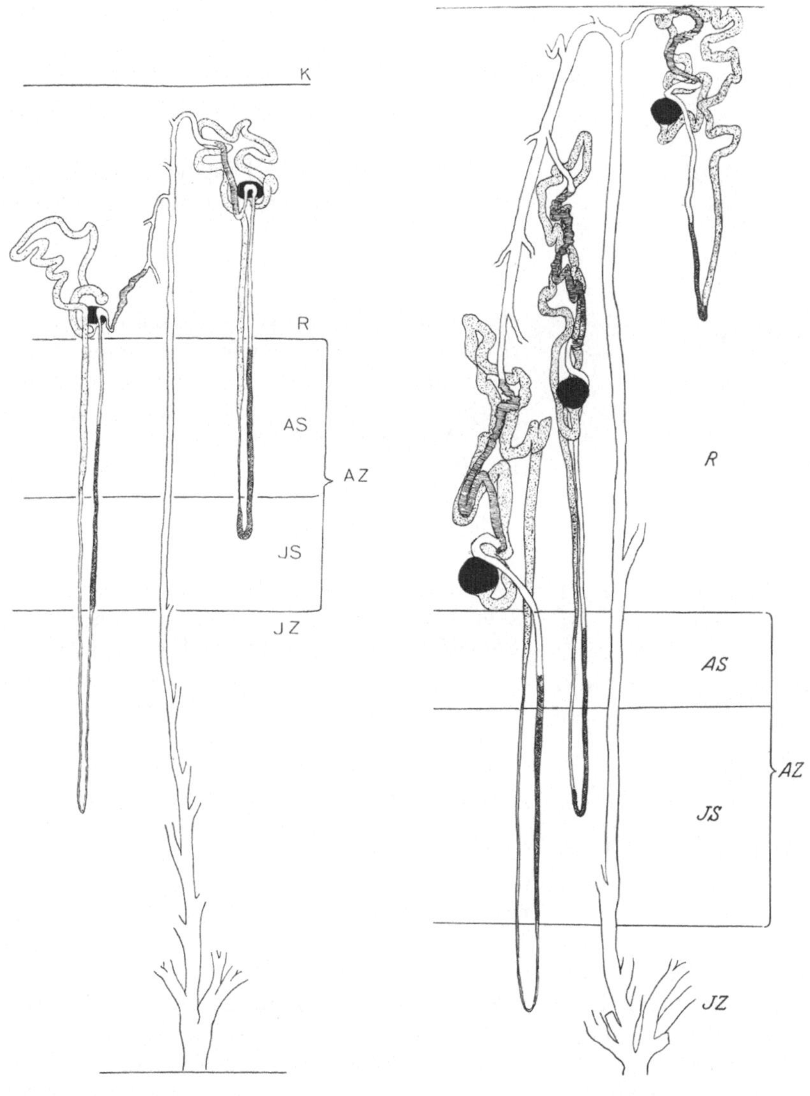

Abb. 135a.   Abb. 135 b.

Abb. 135a u. b.   Schema von Verlauf und Bau der Harnkanälchen des Pferdes (a) und des Schweines (b). Die
Höhe der einzelnen Zonen der Niere ist 4mal (in a) und 7mal (in b) vergrößert, die Dicke der Kanälchen 16mal (a),
und 20mal (b). Nierenkörperchen schwarz. Hauptstück punktiert. Dicker trüber Teil der HENLEschen Schleife
kariert. Schaltstück im engeren Sinne gestrichelt. Heller, dünner sowie heller, dicker Schleifenteil, Zwischenstück,
Verbindungsstück und Sammelrohr weiß gehalten. As Außenstreifen; Az Außenzone; Is Innenstreifen;
Iz Innenzone; K Nierenkapsel; R Rinde. (Nach PETER und SIEWERT, aus PETER, Untersuchungen.)

tauchen (Markteil des Hauptstücks). Hier steigt es bis in den Außenstreifen
herab, um in ihm oder an der Grenze gegen den Innenstreifen plötzlich sein
Aussehen zu ändern und in den dünnen Teil der HENLEschen Schleife überzugehen.

    Wie der Rindenteil des Kanälchens ein Konvolut bildet — man bezeichnete
diesen Abschnitt früher auch als Tubulus contortus erster Ordnung —, so ist

auch der sich anschließende Verlauf im Mark ein gesetzmäßiger: er bildet eine enge Schleife, die HENLEsche Schleife, deren z. T. vom Hauptstück eingenommener Schenkel der *absteigende*, der andere der *aufsteigende* oder *rückläufige* genannt wird. Die Umbiegungsstelle ist der *Schleifenscheitel*. Die Schleifen tauchen sehr verschieden tief in das Mark ein. Einige wenige biegen schon in den Markstrahlen der Rinde um (Rindenschleifen), die meisten reichen ins Mark hinein. Ihr Scheitel liegt bei kurzen Markschleifen in der Außenzone, bei langen in der Innenzone.

Der Zellbelag der Schleifen wechselt in ihrem Verlaufe sein Aussehen. Wie gesagt, geht im absteigenden Schenkel das dicke Hauptstück in den glasklaren, hellen, *dünnen Schleifenteil* über, der bei kurzen Markschleifen schon vor dem Scheitel sich wieder verdickt und trübt zum *dicken Schleifenteil*. Bei langen Markschleifen reicht aber der dünne Abschnitt über den in der Innenzone gelegenen Schleifenscheitel hinaus und ändert sein Aussehen erst am aufsteigenden Schenkel an der Grenze zwischen Innen- und Außenzone, die eben durch diesen an allen langen Schleifen gleichmäßig in dieser Höhe liegenden Epithelwechsel deutlich wird.

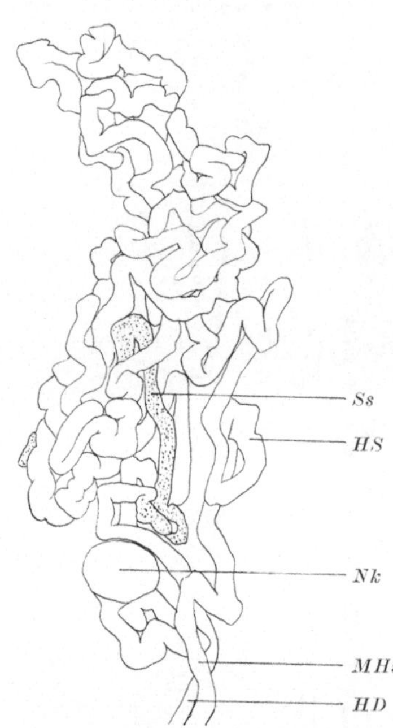

Abb. 136. Konvolut aus der Tiefe der Rinde der Schweineniere. *HD* aufsteigender Schenkel der HENLEschen Schleife; *HS* Hauptstück; *MHs* Markteil des Hauptstücks; *Nk* Nierenkörperchen; *Ss* Schaltstück. Vergr. 40fach. (Nach PETER, Untersuchungen, H. I.)

Der rückläufige Schleifenschenkel verdünnt sich etwas in seinem Verlauf (dünner, trüber Schleifenteil) und kehrt nach dem Nierenkörperchen zurück, an dessen Gefäßpol sich das Röhrchen oft mit einer Verbreiterung anlegt. Dieses „*Zwischenstück*" biegt wieder markwärts um und wird durch das rindenwärts aufsteigende *Schaltstück* (früher Tubulus contortus zweiter Ordnung) fortgesetzt, das beim Pferd wenig gebogen verläuft und knotige Konturen zeigt. Bei den übrigen untersuchten Säugetieren bildet es eine oft durch Nebenwindungen komplizierte rückläufige Schlinge. Das letzte Segment, das glattwandige *Verbindungsstück* mündet dann in das Sammelrohr ein. Zwischenstück, Schaltstück und Verbindungsstück werden auch als Schaltstück in weiterem Sinne bezeichnet.

Diese Mündungen liegen bei peripher, der Nierenkapsel zu gelagerten Nephronen an einem Sammelgang, der von der Nierenoberfläche gerade nach dem Nierenbecken herabläuft; von den zentralen Kanälchen sammeln sie sich erst in eine nach oben laufende Arkade, die mit dem geraden Röhrchen zusammenfließt.

Das *Sammelrohr* zieht dann, ohne weitere Zuflüsse aufzunehmen, durch Markstrahl und Außenzone. In der Innenzone treten mehrere unter spitzem Winkel zusammen (oder, vom Becken aus gerechnet, das Rohr teilt sich mehrfach dichotomisch) in zentralem Zusammenfluß bzw. Teilung und münden an der Innenseite der Marksubstanz ins Becken aus. Diese Öffnungen nennt man, da sie oft auf Papillen liegen, Foramina papillaria.

Über Länge und Dicke der einzelnen Strecke des Nephrons gibt die Tabelle Auskunft.

Dieses Schema vom Bau und Verlauf der Nierenkanälchen wird bei den Säugetieren in verschiedenartiger Weise variiert.

Schwein. Beim Schwein (Abb. 133b, 135b) ist die Medullarsubstanz stark reduziert, besonders die Innenzone, die Rinde aber sehr vorherrschend, dick und massig. Daher erreichen nicht alle Schleifen das Mark, ein Teil biegt schon als Rindenschleifen in der Corticalsubstanz um. Diese sind sehr kurz und dadurch ausgezeichnet, daß ihnen oft der dünne, helle Abschnitt vollständig fehlt. Die Markschleifen zeigen wieder die beiden Formen der kurzen und langen Schlingen; letztere sind relativ selten. Die Konvolute der Hauptstücke sind sehr mächtig, mißt doch die Länge des Hauptstücks 1,5 bis 2,5 cm. Abb. 136 gibt das Aussehen eines tiefgelegenen Konvolutes wieder. Das Schaltstück bildet eine rückläufige Schlinge, die dem Konvolut eng anliegt. Die peripheren Zusammenflüsse der Sammelröhren sind insofern charakteristisch, als beim Schwein nur Arkaden entwickelt sind, die alle Nephrone aufnehmen.

Zahl der Nephrone in beiden Nieren 1400000, innere Oberfläche 7,2 qm (diese Zahlen entstammen sämtlich dem Buch von PÜTTER).

Rind. Das Nephron ist ziemlich lang, zeigt aber bis auf das in drei Teile zerfallende Schaltstück, das zwischen zwei gekräuselten erweiterten Stücken ein glattes schmäleres eingeschoben besitzt, nichts Besonderes. Die Mündung in das Sammelrohr vollzieht sich meistens in arkadenartigem Typus.

Zahl der Nephrone 8050000, sezernierende Oberfläche 39,50 qm.

Schaf. Die Niere des Schafes besitzt nur Markschleifen, kurze etwa zweieinhalbmal so häufige wie lange. Das Schaltstück ist lang und stark gewunden, die Mündung der Kanälchen ins Sammelrohr erfolgt auf Arkaden oder in periphere Äste in wechselndem Verhältnis.

Zahl der Nephrone 1010000, sezernierende Oberfläche 3,50 qm.

Hund und *Katze*. Beide Tiere zeigen in ihrer Niere nur lange Markschleifen. Das Hauptstück enthält Fett. Katze: Das Markteil des Hauptstücks ist in tiefen Nephronen charakteristisch stark gewunden. Der aufsteigende Schenkel der HENLEschen Schleife verdünnt sich sehr stark. Meist vereinigen sich vier Nephrone zu einem Sammelgang ohne deutliche Arkadenbildung. Zahl der Nephrone 400000.

Kaninchen. Die Konvolute sind nicht sehr massig. Auf drei lange Schleifen fallen nur zwei kurze. Sonst keine Besonderheiten.

Zahl der Nephrone 285000, sezernierende Fläche 0,40 qm.

Länge und Dicke der Harnkanälchen.

Die Länge ist in Millimetern, die Dicke in Tausendsteln Millimeter angegeben. Das Sammelrohr ist einmal in der Rinde, das andere Mal über der Papillenspitze gemessen.

Art	Ganze Länge	Nieren-Körperchen	Hauptstück		Dünner Schleifenteil		Dicker Schleifenteil		Schaltstück		Sammelrohr	
			Länge	Breite	Länge	Dicke	Länge	Dicke	Länge	Dicke	Länge	Dicke
Pferd		210 : 225	17—24	60		17,5		34,3	3	57		51—290
Rind	64—70	180 : 210	19	40—50	4,5—20	16	9—12	17—24	3,8	35—50	21,8	24—145
Schwein	51—75	210 : 270	16—23	53—60	3—9	19	1,6—6,4	28—34	1,8—3,4	39—48	21—33	24—160
Schaf	56—65	120 : 170	16	40	2,6—13	12	6,6—8	17—24	1,9	40	27,5	26—120
Katze	40—52	124	10,4	32—60	3,6—12	10	5,2—6,5	18—27	1,2	20—35	20	17—60
Kaninchen	30—40	91 : 116	6,9	35	1,2—12,3	10—14	3,6—5	13,5—20,5	0,75	20—33	20,5	320

Eine Tabelle gibt Auskunft über Länge und Dicke der Harnkanälchen bei den Haustieren.

Der gesetzmäßige Verlauf der Nephrone wird besonders deutlich, wenn man zusammenstellt, was von ihren Segmenten in den einzelnen Schichten der Nierensubstanz vorhanden ist; zu jeder Zone gehören ganz bestimmte Stücke.

1. Rinde. a) Labyrinth. Nierenkörperchen, Konvolut der Hauptstücke. Letzter Teil des aufsteigenden Schleifenschenkels. Schaltstück mit Zwischenstück und Verbindungsstück, Arkade.

b) Markstrahlen. Markteile der Hauptstücke, aufsteigender Schleifenschenkel, Rindenschleifen. Sammelröhren.

2. Mark. a) Außenzone.

α) Außenstreifen. Markteile der Hauptstücke. Aufsteigende Schleifenschenkel. Bei Pferd, Schwein und Rind dünne Teile der kurzen Markschleifen. Astlose Sammelröhren.

β) Innenstreifen. Dünne helle und dicke Schleifenstücke. Scheitel der kurzen Markschleifen. Sammelröhren.

b) Innenzone. Dünne Teile der langen HENLEschen Schleifen mit Scheitel. Sammelrohr mit zentralen Zusammenflüssen.

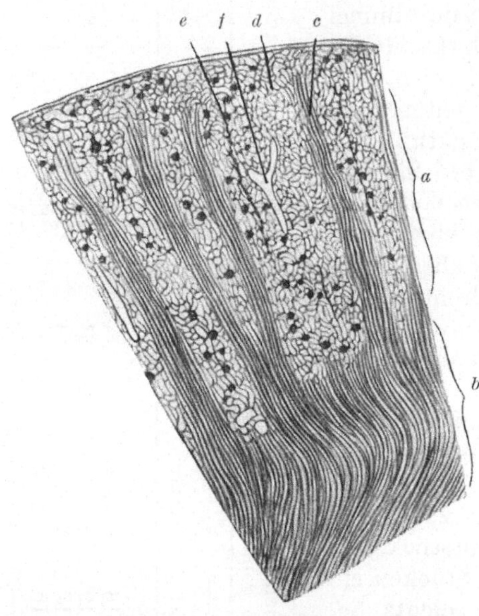

Abb. 137. Längsschnitt durch einen Teil einer Affenniere. *a* Rindensubstanz; *b* Marksubstanz, Außenzone; *c* Markstrahlen; *d* Labyrinth der Niere mit gewundenen Kanalstücken; *e* Arterie mit anhängenden Gefäßknäueln; *f* Vene. (Nach SZYMONOWICZ aus ELLENBERGER u. BAUM: Handbuch der vergleichenden Anatomie der Haustiere.)

Nach dieser Schilderung der inneren Topographie der Niere bleibt noch übrig, den feineren Bau der einzelnen Teile des Nephrons zu betrachten.

Feinerer Bau der Harnkanälchen. Den Anfang eines jeden Nephrons bildet die MÜLLERsche oder BOWMANsche *Kapsel* (s. Abb. 131), in die der Glomerulus

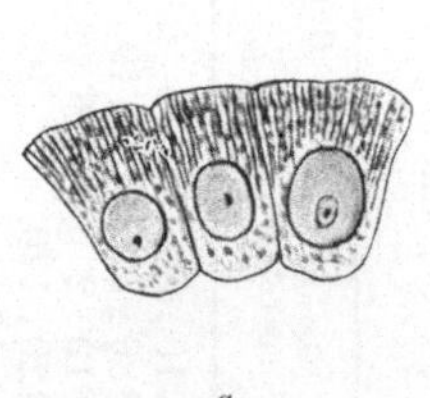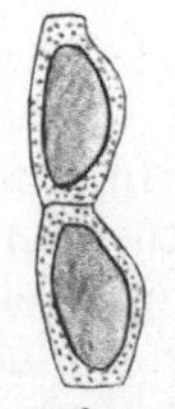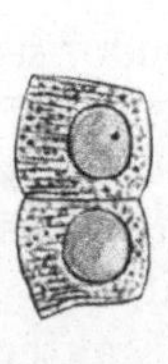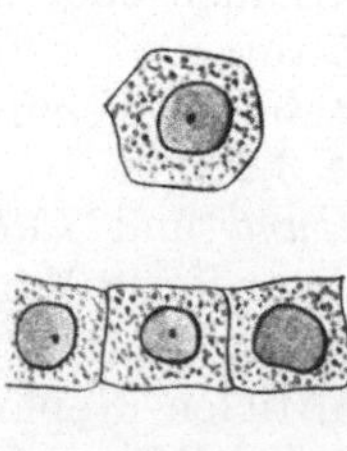

Abb. 138. Zellen aus den Segmenten eines Nierenkanälchens. *a* Hauptstück; *b* dünner, *c* dicker Schleifenteil; *d* Sammelrohr. (Aus ELLENBERGER: Handbuch der mikroskopischen Anatomie der Haustiere.)

eingestülpt ist. Ihr inneres Blatt, das die Schlingen des Gefäßknäuels umgreift, besteht aus sehr dünnen, stark verzweigten Zellen und schlägt sich am *Gefäßpol* des Nierenkörperchens, an dem die Gefäße in den Glomerulus ein- und austreten, in das äußere Blatt um, das ebenfalls aus sehr plattem Epithel besteht. Das Blut in den Schlingen des Knäuels ist also von dem Lumen der Kapsel nur durch die platten Zellagen der Auskleidung der Capillaren und des inneren

Kapselblattes — und eine dünne, zwischen beiden liegende Membrana propria — getrennt, so daß günstige Gelegenheit für den Übertritt vom Blutwasser in das Harnkanälchen besteht.

Am *Harnpol*, der dem *Gefäßpol* gegenüberliegt, geht das Epithel ziemlich plötzlich in das kubische des *Hauptstücks* über, das in frischem Zustand getrübt aussieht. Fixiert besitzt es runde Kerne, keine deutlichen Zellgrenzen — da die Zellen mit kompliziert gebauten Flächen ineinandergreifen, sind die Grenzen im Schnitt nicht zu erkennen — und einen charakteristischen Bau. Der basale Teil der Zelle zeigt nämlich einen deutlichen Zerfall in kleine Stäbchen („Stäbchenepithel", s. Abb. 138 a), die dem Lumen zugekehrte freie Fläche ist mit einem Bürstensaum, der wahrscheinlich nicht immer vorhanden ist, bedeckt. Außerdem kann der Zelleib Einschlüsse verschiedener Art aufweisen, wie Körner, Bläschen, deren Lage und Aussehen je nach dem Funktionszustand wechselt. Das Hauptstück ist nämlich das einzige Segment des Nephrons, an dem man den Ausdruck einer Tätigkeit erkennen kann.

Schnell verdünnt sich der Zellbelag des Markteils des Hauptstücks zum *dünnen Teil der* HENLEschen *Schleife*. Die Zellen sind sehr niedrig, plasmaarm, nur an der Stelle des Kerns ein wenig höher (Abb. 138 b).

Der *dicke Teil der* HENLESCHEN *Schleife* ist wieder durch kubisches Epithel ausgezeichnet, dessen Zellen eine basale Streifung, aber keinen Bürstensaum besitzen (Abb. 138 c).

Das *Schaltstück* ist wieder mit kubischen oder etwas niedrigeren Zellen ausgekleidet; im Salzsäurepräparat ist es oft durch Einlagerung kleiner Krystalle dunkel.

Während sich in diesen harnbereitenden Abschnitten des Nephrons Zellgrenzen nicht oder nur schwer nachweisen lassen, treten diese sehr klar in den *Sammelröhren* hervor, die von einem einschichtigen kubischen, in den dickeren Gängen prismatischen Epithel bedeckt sind (Abb. 138 d).

Die Blutgefäße der Niere. Noch ein Wort über die Gefäßverhältnisse der Niere, die ja eine große Rolle im Bau des Organs spielen (Abb. 139).

Die Nierenarterie verzweigt sich schon außerhalb der Niere oder im Nierensinus und tritt mit dicken Ästen in die Nierensubstanz ein. Diese Arteriae interlobares verlaufen astlos bis an die Rindenmarkgrenze und bilden an ihr der Grenze entlang laufende Bogen, Art. arciformes. Von diesen erheben sich nach der Nierenkapsel zustrebende Arteriae interlobulares, die nach allen Seiten kleine Zweige zu den Nierenkörperchen schicken. Ein Vas afferens bringt das Blut in den Glomerulus, ein dünneres Vas efferens, ebenfalls noch arterieller Natur, verläßt ihn (s. Abb. 131). Der Glomerulus ist also ein in die arterielle Bahn eingeschaltetes Wundernetz.

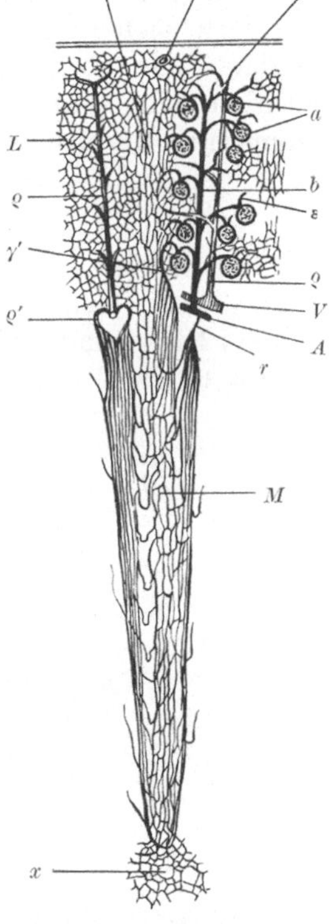

Abb. 139. Schema des Verlaufs der Blutgefäße in der Säugetierniere. — *A* Arteria arciformis; *L* Capillaren des Rindenlabyrinths; *M* Capillaren der Marksubstanz; *P* Capillaren des Markstrahls; *V* Vena arciformis; *a* Nierenkörperchen; *b* Arteria interlobularis; *r* Arteria recta vera; *r* A. r. spuria; *st* Kapselvene; *x* Capillarnetz um die foramina papillaria; *α* Vas afferens; *ε* Vas efferens des Glomerulus, *ϱ* Vena interlobularis; *ϱ'* Vena recta.

(Aus ELLENBERGER.)

Erst die Vasa efferentia lösen sich in Capillaren auf, die aufs dichteste die Harnkanälchen umspinnen, gewundenen Verlaufs im Labyrinth der Rinde, gerade als Arteriolae rectae im Mark. Ob die Nierenkanälchen nur von Blut gespeist werden, das einen Glomerulus durchlaufen hat oder ob sie außerdem direkt aus den Arterien Zweige erhalten, ist noch nicht einheitlich beantwortet. Anscheinend ist dieses Verhalten bei verschiedenen Tierformen verschieden. Bei einigen Säugetieren sind Arteriolae rectae verae im Mark sicher nachzuweisen, ebenso Astabgabe von den Arteriae interlobulares und vom Vas afferens. Die Frage ist nicht unwichtig, da das Blut natürlich eine ganz andere Zusammensetzung bekommen hat, wenn es den Glomerulus durchströmt hat.

2. Die ableitenden Harnwege.

Den Beginn der Ausführwege für den Harn bildet das *Nierenbecken, Pelvis renis*, dessen Gestalt mit dem Bau der Niere sehr wechselt.

Bei Nieren mit einheitlicher Marksubstanz (Schaf, Hund, Katze, Kaninchen) umfaßt es die Marksubstanz und nimmt die an der Spitze der Papille, besser

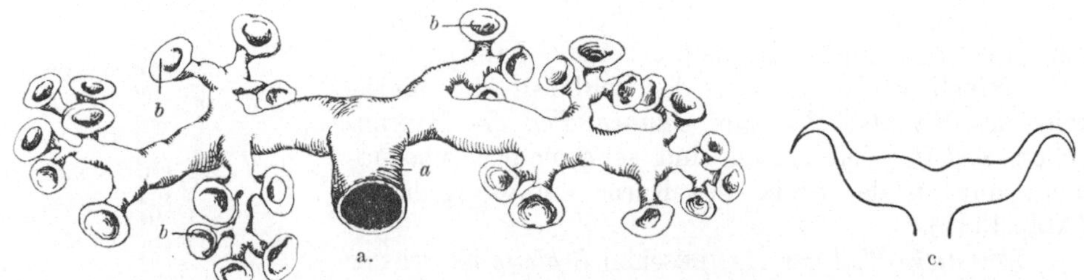

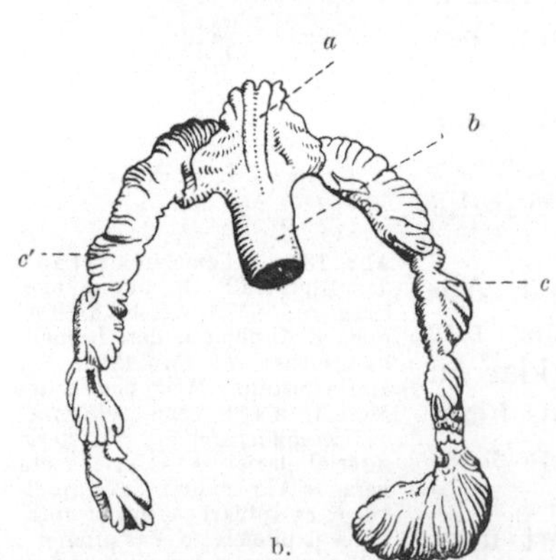

des Torus medullaris, Markwulst, mündenden Enden des Sammelganges, die Ductus papillares, auf (Abb. 140c).

Beim Pferd zieht es sich nach oben und unten in zwei lange Hörner aus (Recessus). In der ganzen Länge des Beckens öffnen sich die Sammelgänge (Abb. 140b).

Beim *Rind* verzweigt sich das Becken stark. Jedem Endast sitzt ein Kelch, Calyx, auf, in den sich die Nierenpapille des Läppchens einstülpt (Abb. 140a).

Auch beim *Schwein* findet man derartige Kelche, die aber dem unverzweigten Becken direkt aufsitzen.

Das Nierenbecken ist, wie Harnleiter und Harnblase, mit einem eigentümlichen mehrschichtigen Epithel ausgekleidet, das man „Übergangsepithel" nennt. Es hat die Fähigkeit, sich stark auszudehnen und wieder

Abb. 140 a—c. Formen der Nierenbecken bei Säugetieren. *a* Rind (*a* Ureter, *b* Kelche); *b* Pferd (*a* Becken, *b* Ureter, *c* Hörner): *c* Schaf. (*a* aus Ellenberger u. Baum: Handbuch der vergleichenden Anatomie der Haustiere; *b*, *c* aus Ellenberger: Handbuch der mikrosk. Anat. der Haustiere).

zusammenzuziehen, wobei die Zellen sich aneinander vorbeischieben können. So vermag es sich den wechselnden Kaliberverhältnissen dieser Hohlräume anzupassen.

Unter dem Epithel liegt gefäßhaltiges Bindegewebe. Dann folgt glatte Muskulatur, die in mehreren Lagen angeordnet ist und für die Weiterführung des Harns zu sorgen hat.

Die *Harnblase* speichert den aus den Ureteren austretenden Harn auf. Von Zeit zu Zeit wird sie entleert. Doch kann die mit glatter, unwillkürlicher Muskulatur ausgestattete Blase nicht direkt willkürlich entleert werden, sondern erst auf dem Umwege, daß die Zusammenziehung dem Willen unterworfener Muskeln das sympathische Nervensystem reizt, und von diesem erst die glatte Muskulatur in Kontraktion versetzt wird.

II. Das Harnsystem der Vögel.

Die Harnorgane der Vögel bestehen nur aus *Niere* und *Harnleiter*. Eine Harnblase fehlt; der Ureter mündet in die *Kloake*, in der der Harn eingedickt wird; dann wird er mit dem Kot ausgeschieden.

Die *Nieren* sind langgestreckte große Organe, an der Rückseite der Bauchhöhle herablaufend. Sie zerfallen in drei nicht immer scharf voneinander getrennte Lappen. Dorsal sind sie in die unebene Rückwand eingepaßt, ventral von Bauchfell überzogen. Sie liegen in ihre Umgebung so eingepreßt, daß große Nerven durch sie hindurchziehen und Gefäße tiefe Furchen in sie einschneiden. Die Oberfläche läßt eine Teilung in kleine Läppchen erkennen. Auf der Ventralseite läuft der Harnleiter herab, aus der Niere große Sammelgänge aufnehmend. Abb. 141 zeigt diese Verhältnisse vom Huhn.

Die Beschreibung des *feineren Baues der Niere* beschränkt sich auf die *Niere des Huhnes*. Andere für uns in Betracht kommende Vögel, Taube, Gans oder Ente, werden gewisse Abweichungen zeigen, wie es uns von den Säugetieren her bekannt ist. Doch ist darüber noch nichts beizubringen, da die Harnorgane dieser Vögel noch nicht systematisch auf ihren Bau hin durchgearbeitet worden sind. Die Vogelniere ist in dieser Hinsicht sehr vernachlässigt worden; erst FELDOTTO hat die Lücke durch seine Untersuchungen über die Hühnerniere ausgefüllt.

Um den feineren Bau zu verstehen, gehen wir vom Ureter aus den Sammelgängen nach. Das Schema Abb. 142 ist dazu einzusehen.

Vom Harnleiter (*U*) zweigen sich dicke, kurze Äste ab, HYRTLs primäre Ureterzweige, *UZ*), die sehr bald büschelförmig in eine große Zahl von Sammelgängen (*SG*) zerfallen. Ein solches Büschel liefert ein Markläppchen, innerhalb dessen sich die Sammelrohre weiter dichotomisch verästeln, wie sie es bei den Säugetieren in den zentralen Verzweigungen tun.

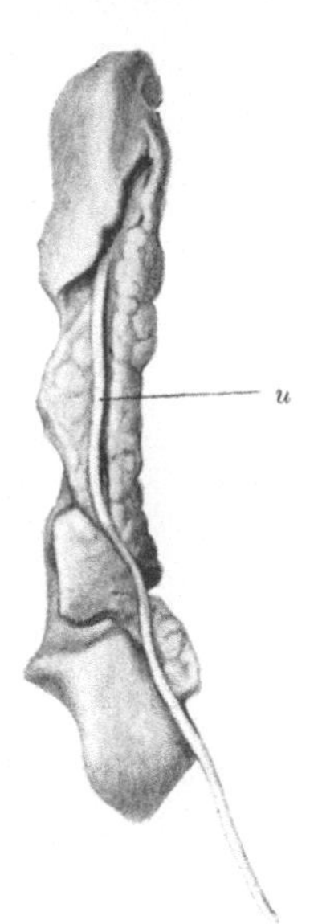

Abb. 141. Niere eines erwachsenen Huhnes von der Ventralseite.
u Ureter. Natürliche Größe.

Von diesen noch ziemlich eng zusammengefaßten Bündeln spalten sich im weiteren Verlaufe nach der Oberfläche der Niere einzelne Gruppen ab und treten in die Rinde der Niere ein, die sich wie bei den Säugern von dem parallelstreifigen Mark durch gekörntes Aussehen, gewundene Kanälchen und das Vorhandensein von Nierenkörperchen auszeichnet (Rindensammelrohr, *RSR*).

Die Rinde zerfällt in einzelne *Rindenläppchen* (*RL*), wie sie schon an der Oberfläche des Organs hervortreten. Diese werden auch im Inneren der Niere deutlich voneinander getrennt, indem große Venen, die Venae interlobulares, in dem Grenzgewebe verlaufen. Sie sind kegelförmig gestaltet, mit der breiten Basis der Oberfläche der Niere zugekehrt, mit der stumpfen Spitze dem Mark angelagert. In Abb. 142 sind zwei eingezeichnet. Ein Teilbündel des großen Sammelrohrbüschels umgibt nur je ein Rindenläppchen, so daß deren mehrere zu einem Markläppchen gehören.

Die Sammelrohre ändern nun ihr Aussehen. Sie laufen astlos oder nur spärlich Zweige abgebend an der Oberfläche dieser Rindenläppchen hin und umgeben

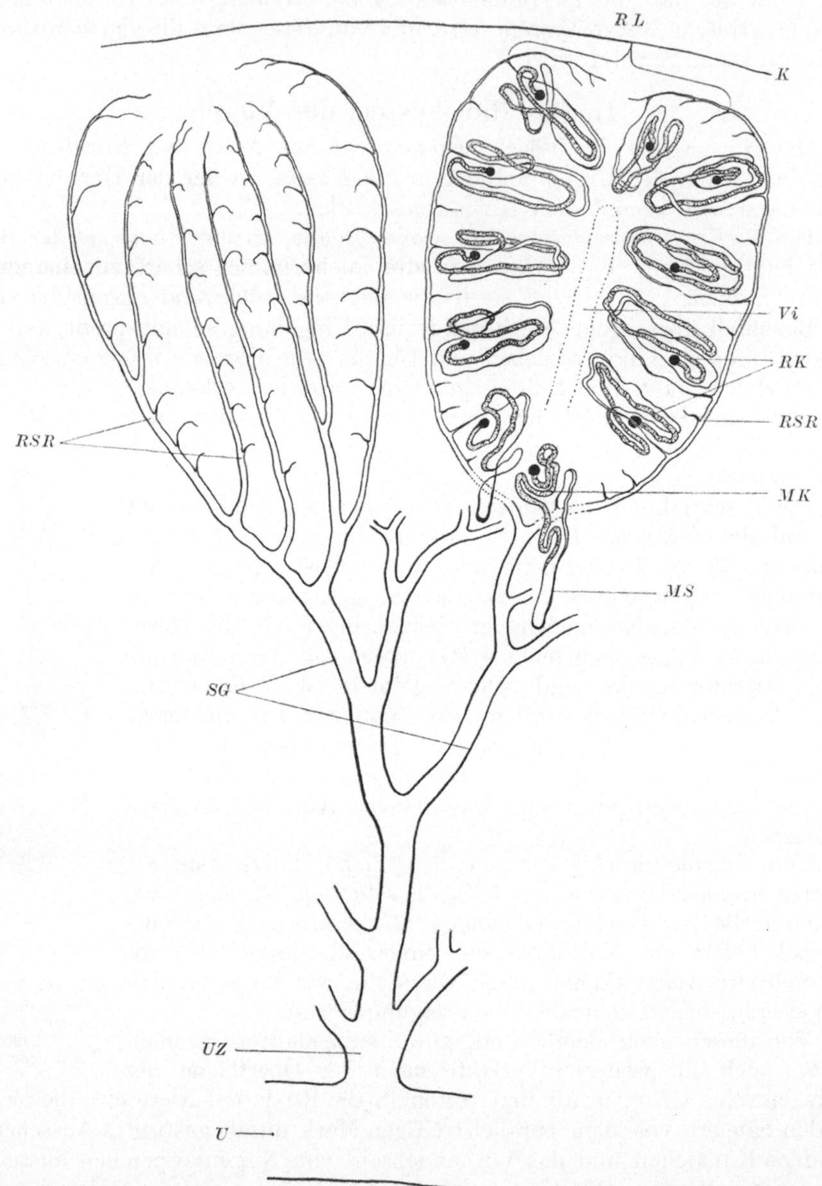

Abb. 142. Schema des Baues der Vogelniere, nach Feldotto. Dargestellt ist ein Ureterzweig (UZ) des Ureters (U) mit seinen Verzweigungen, in der Rinde zwei Rindenläppchen (RL), die mit breiter Basis an die Nierenkapsel (K) grenzen. Das linke ist von der Oberfläche gesehen mit den Rindensammelrohren (RSR), die die Verbindungsstücke der Nephrone aufnehmen, das rechte im Längsschnitt mit den Rindenkanälchen (RK) und Markkanälchen (MK). Im Innern die Vena intralobularis (Vi), Ms Markschleifen, SG Sammelgänge.

es ringsum, wie die Dauben eines Fasses (s. Abb. 142, linkes Läppchen). Parallel zueinander gerichtet ziehen sie der Nierenkapsel zu, an Kaliber abnehmend und dort endend. In kurzen Zwischenräumen nehmen sie die Harnkanälchen auf, die sich mit den Verbindungsstücken, von dem Innenraum des Läppchens kommend, in die Sammelgänge ergießen. Die Enden dieser Verbindungsstücke sind in die schematische Abb. 142 aufgenommen worden.

Das Zentrum des Rindenläppchens wird durch die Vena intralobularis (Vi) eingenommen, neben der ein Nierenarterienast liegt. Die Venen verhalten sich also äußerlich wie die des Leberläppchens. Zwischen der Vena intralobularis und interlobularis lagert sich nun das Gewirr der *Harnkanälchen* ein.

Die *Nephrone* bestehen aus denselben Stücken wie die der Säugetierniere: den Anfang macht die MÜLLER-BOWMANsche *Kapsel*, in die sich der *Glomerulus* eingestülpt hat. Daran schließt sich das *Hauptstück*, das in mehreren Windungen hin und her zieht und in eine dünne *Schleife* übergeht, die sich in ein wenig gewundenes *Schaltstück* fortsetzt. Dieses verdünnt sich zum *Verbindungsstück*, das in ein *Sammelrohr* mündet.

Wie beim Schwein, unterscheidet man auch beim Huhn *Rinden-* und *Mark-kanälchen* (*RK*, *MK*). Die meisten Nephrone bleiben mit all ihren Teilen in der

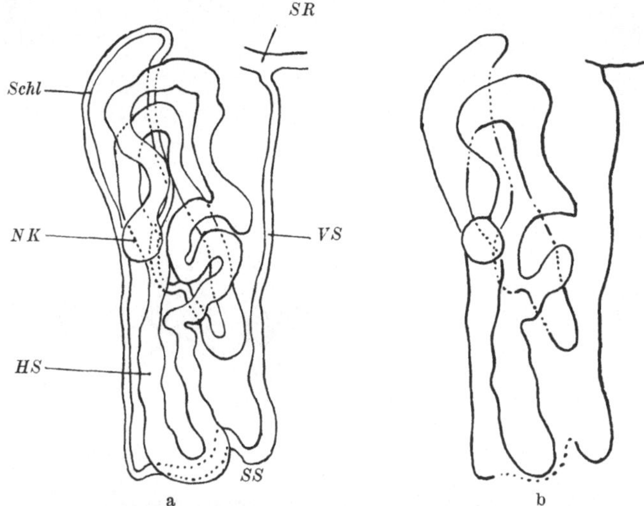

Abb. 143a und b. Rindenkanälchen aus der Niere des Huhnes. *b* Verlaufsschema desselben; *HS* Hauptstück; *NK* Nierenkörperchen; *Schl* Schleife; *SR* Sammelrohr; *SS* Schaltstück; *VS* Verbindungsstück. Vergr. 40fach. (Nach FELDOTTO.)

Rinde, nur die untersten, zunächst dem Mark gelegenen, reichen in die Medullar-substanz ein. Es ist dies ein Fortschritt der ganz ähnlich gebauten Reptilien-niere gegenüber, in der sich nach ZARNIKS Untersuchungen nur Rindennephrone finden.

Mark- und Rindenkanälchen verhalten sich etwas verschieden.

Die *Marknephrone* liegen mit ihrem Hauptstückskonvolut abgeplattet auf einem Sammelrohrbündel und schicken eine echte HENLEsche *Schleife* in das Mark hinein (*MS*), wo sie in einer Astgabel eines Sammelrohrs im Scheitel um-biegt. Am absteigenden Schenkel kann man auch ein dünnes, helles Segment von verschiedener Ausdehnung unterscheiden, das vor dem Scheitel in den dicken Teil, der auch den aufsteigenden Schenkel bildet, übergeht.

Die *Rindenkanälchen* laufen quer zwischen Sammelrohr und Vena intra-lobularis hin und her. In Abb. 143 ist ein solches nach einem Isolationspräparat dar-gestellt. Das *Hauptstück* verdünnt sich zum *Schleifenteil*, der die Windungen des Röhrchens fortsetzt, ohne einen besonderen Verlauf einzunehmen. Auch ist das Kaliber des Schleifenstücks zwischen Haupt- und Schaltstück gleichmäßig; ein heller, dünner Teil fehlt den Rindenschleifen.

Eigentümlich sind die von SPANNER letzthin genau durchforschten *Gefäß-verhältnisse der Vogelniere.* In das Organ tritt nicht nur die Arteria renalis ein, sondern (wie in der Leber) auch eine Pfortader, die sich dann in die Venae inter-lobulares auflöst. Das Blut beider Gefäße wird durch die Vena renalis, die durch Zusammenfluß der Venae intralobulares entsteht, aus dem Organ entfernt. Der Harn wird also nicht nur dem arteriellen, sondern auch dem venösen Blut entnommen.

Eine solche Nierenpfortader fehlt den Säugetieren im erwachsenen Zustand. Andere Wirbeltiere wie Reptilien, Amphibien und Fische besitzen ein derartiges Gefäß.

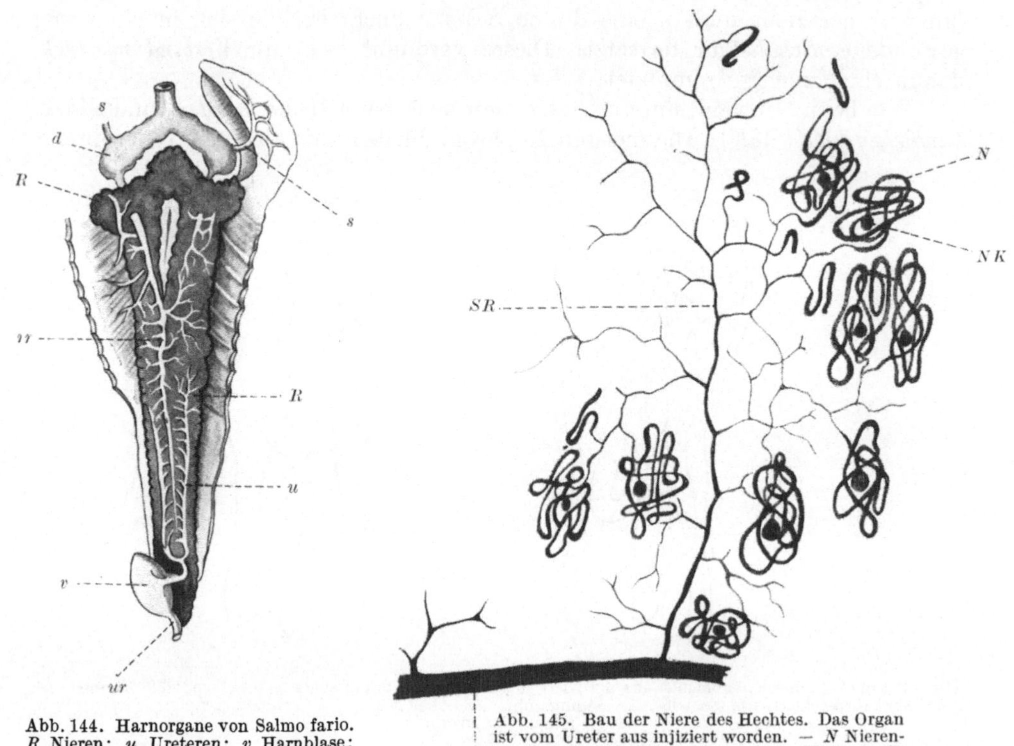

Abb. 144. Harnorgane von Salmo fario. *R* Nieren; *u* Ureteren; *v* Harnblase; *ur* Harnröhre; *rr* Cardinalvenen; *d* Duc-tus cuvieri; *s* Vena subclavia. (Nach HYRTL u. GEGENBAUR.)

Abb. 145. Bau der Niere des Hechtes. Das Organ ist vom Ureter aus injiziert worden. — *N* Nieren-kanälchen; *N K* Nierenkörperchen; *S R* Sammel-rohr; *U* Ureter. (Nach KRAUSE.)

III. Die Harnorgane der Fische.

Die Niere der Fische ist der der höheren Wirbeltiere nicht gleichzustellen, da sie eine „Urniere" darstellt, während die der Reptilien, Vögel und Säugetiere eine „Nachniere" ist. Immerhin zeigt sie in Aussehen und Lage wie im feineren Bau in den Grundzügen die gleichen Verhältnisse.

Lage und Gestalt der Niere der Knochenfische, auf die wir uns hier beschrän-ken, ähnelt der der Vögel, doch unterliegt die Form bei den einzelnen Arten sehr weitgehenden Verschiedenheiten. Abb. 144 zeigt sie von der Forelle. Beide Organe sind langgestreckt und lagern der dorsalen Bauchwand an, können streckenweit verschmolzen sein und sich bei einigen Arten in den Kopf und in den Schwanz hinein erstrecken.

Die Ausführwege treten an der ventralen Fläche der Niere zum Vor-schein, früher oder später, laufen an ihr herab, immer neue Sammelröhren aufnehmend, und vereinigen sich zu einem unpaaren Rohr, das sich zu einer *Harn-blase* erweitert. Von ihr zieht die Harnröhre caudal, um sich hinter dem After zu öffnen.

Den feineren Bau des Organs illustriert Abb. 145. Von dem Harnleiter gehen Sammelröhren ab, die sich lebhaft verzweigen. Ihre Enden nehmen die Harn-kanälchen, die Nephrone auf.

Die *Nephrone* beginnen auch hier mit einer dünnwandigen Müllerschen (Bowmanschen) *Kapsel*, in die der Gefäßglomerulus eingestülpt ist. Das Harn-kanälchen verläßt sie mit einem längeren eingeschnürten *Halsstück* und bildet, sich stark aufwindend, ein *Konvolut*. Eine Schleife ist nicht differenziert; ältere Forscher wollten zwar eine Zerlegung des Röhrchens in mehrere Segmente erkennen, doch zeigen die Abbildungen neuerer Autoren nichts davon; das Harn-kanälchen verläuft gleichmäßig durch alle Windungen; auch findet sich überall das gleiche Stäbchenepithel.

Zwischen den Harnkanälchen befindet sich ein charakteristisches zellreiches Gewebe in größerer oder geringerer Ausdehnung, das lymphoide oder pseudolymphoide Gewebe.

Die Differenzierung des Nephrons ist also bei den Knochenfischen noch weniger weit gediehen als bei den Vögeln.

IV. Das Exkretionssystem der Biene.

Bei Insekten dienen, wie eingangs er-wähnt, die *Malpighischen Gefäße* als Ex-kretionsorgane, doch werden Abbaustoffe auch in dem Fettkörper und in besonderen Harnzellen (Oenocyten) abgelagert.

Die Malpighischen Gefäße sprossen am Beginn des Enddarms aus und sind von sehr wechselnder Zahl und verschiedenem Aus-sehen. Bei der Honigbiene erreicht ihre An-zahl 150. Sie münden im ganzen Umkreis des Darmrohres ein, wie Abb. 146 zeigt. Die Drüsenschläuche enden blind und können bei einigen Insekten in mehrere Segmente von verschiedenem Bau zerfallen.

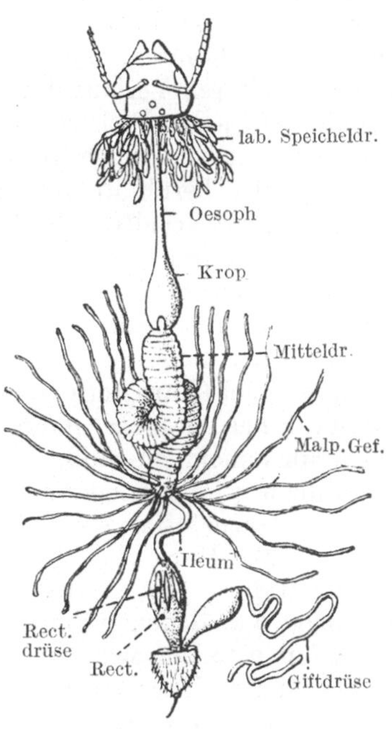

Abb. 146. Darmkanal der Honigbiene von dorsal mit Malpighischen Gefäßen. (Nach Dufour aus Bütschli.)

Das secernierende Epithel besteht aus großen körnchenhaltigen Zellen mit basaler Streifung und Bürstensaum, erinnert also an den Zellbelag der Haupt-stücke des Wirbeltiernephrons. Der Sekretionsvorgang in diesem Epithel ist genau studiert worden.

B. Der Vorgang der Harnbereitung.

Die Niere hat den Harn auszuscheiden und damit eine doppelte Aufgabe zu erfüllen: einmal nämlich aus dem Körper die giftigen Stoffwechselprodukte zu entfernen (z. B. Harnstoff), und dann den Wasser- und Salzwechsel des Körpers zu regulieren, damit das Blutplasma stets die geeignete Zusammensetzung besitzt.

Der Vorgang der Bereitung des Harns selbst ist uns noch nicht bekannt. Noch immer stehen, wie vor 50 Jahren, zwei Ansichten einander scharf gegen-über: ob nämlich die Harnabsonderung, wie Ludwig wollte, auf physikalische Vorgänge der Filtration, Diffusion und Osmose zurückzuführen sei, oder ob nach

Heidenhain die Harnkanälchenzellen aktiv den Harn sezernieren. Die erste Theorie wird neuerdings von Cushney, die zweite von Pütter sehr lebhaft verteidigt.

Unter diesen Umständen darf es nicht wundernehmen, daß man über die physiologische Bedeutung der einzelnen Teile des Nephrons noch sehr wenig unterrichtet ist. Sicher ist, daß die Ausscheidung den Harn nicht gleich in endgültiger Zusammensetzung liefert, sondern daß das provisorische Sekret im Verlauf durch das lange Röhrchen durch Rückresorption und weitere Sekretion eingedickt und umgewandelt wird.

Schon über die *Funktion der* Müller-Bowmanschen *Kapsel* gehen die Meinungen weit auseinander. Während einige Autoren mit Bowman (1842) annehmen, daß der Glomerulus nur Wasser mit Salzen liefert, dem durch die Zellen der Harnkanälchen die spezifischen Stoffe des Harns beigemischt werden, vertreten andere mit Ludwig (1844) die Ansicht, daß im Nierenkörperchen schon ein stark verdünnter Harn mit allen seinen Bestandteilen gebildet wird, dem dann im weiteren Verlauf durch Resorption Wasser und andere Stoffe entzogen werden. Auf jeden Fall wird aus dem Glomerulus Wasser ausgepreßt, das lehrt schon das deutlich geringe Kaliber des Vas efferens gegenüber dem des Vas afferens.

Auch der berühmte Nussbaumsche Versuch beweist dies. Die Glomeruli der Froschniere erhalten nämlich ihr Blut aus der Nierenarterie, die Kanälchen selbst außer durch direkte Arterienäste und Vasa efferentia der Gefäßknäuel auch durch eine Pfortader. Unterbindet man nun die Arteria renalis, so sind die Glomeruli ausgeschaltet und es hört die spontane Harnabsonderung auf, obwohl die Kanälchen noch Blut erhalten und daher funktionieren können.

Aber auch Farbstoffe und körpereigene Stoffe hat man in den Müller-Bowmanschen Kapseln gefunden, so daß man deren Ausscheidung durch die Glomeruli annehmen muß. Ich fand in ihnen das kurze Zeit vorher injizierte Trypanblau (Salamanderlarven); bei Säugetieren sind außerhalb der Gefäßschlingen Harnstoffkrystalle festgestellt worden. Auch gehen andere Stoffe so schnell in den Harn über, bereits nach wenigen Minuten, daß man nur an einen Durchtritt durch den Glomerulus denken kann, nicht an den längeren Weg durch die hohen Kanälchenepithelien.

Somit befestigt sich immer mehr die Ansicht, daß in den Nierenkörperchen ein verdünnter Harn ausgeschieden wird.

Auch für die zweite Behauptung der Ludwigschen Theorie, daß der durch die Nierenkörperchen gelieferte Harn im weiteren Verlauf durch die Kanälchen eingedickt werde, lassen sich Beweise anführen. In den Hauptstücken sind Resorptionsvorgänge sicher nachgewiesen worden, von mir bei Salamanderlarven, von v. Möllendorff und Ghiron bei Säugetieren. Mir gelang es, einwandfrei nachzuweisen, daß alle sichtbaren Einlagerungen in den betreffenden Zellen den Weg von der freien Zelloberfläche nach der Bindegewebsseite nehmen, daß sie also der Ausdruck einer resorbierenden Tätigkeit sind. An Farbstoffversuchen war dieser Gang der Pigmentkörnchen sicher zu verfolgen und somit auch für die normalen Granula der Zellen anzunehmen. Daß außerdem in den Hauptstücken Sekretionsvorgänge ablaufen, ist damit nicht geleugnet, findet doch auch in denselben Darmzellen Resorption neben Sekretion statt.

Auch den Ort der Eindickung des Harns, die Wasserentziehung kann man mit Wahrscheinlichkeit bestimmen. Man nimmt für diese Tätigkeit den dünnen Teil der Henleschen Schleife in Anspruch. Dafür spricht, daß der Wassergehalt des Urins einer Säugerart der Länge dieses Kanalsegments entspricht: Hund und Katze haben einen konzentrierten Urin und lange dünne Schleifenstücke (sie haben ja nur lange Schleifen), Ähnliches gilt für das Kaninchen, während beim Schwein der dünne Schleifenteil nur kurz ist, der Harn entsprechend dünn. Das Rind steht in beiden Beziehungen in der Mitte.

Bei Vögeln, denen dieser Schleifenabschnitt fast völlig fehlt, besorgt das Epithel der Kloake die Wasserentziehung.

Bestimmtere Angaben über die physiologische Bedeutung der einzelnen Kanälchenstücke, die allerdings nicht als völlig gesichert anzunehmen sind, vielmehr zum Teil neuerdings durch ELLINGER widerlegt wurden, macht PÜTTER in seiner „Dreidrüsentheorie der Harnbereitung". PÜTTER, der die Sekretionstheorie verficht, sucht nachzuweisen, daß die MÜLLERsche Kapsel als „Wasserdrüse" Wasser mit Kolloiden und Salzen ausscheidet, die gewundenen Kanälchen (Hauptstück und Schaltstück) als Stickstoffdrüse hauptsächlich Harnstoff und Harnsäure liefern, der dicke Teil der HENLEschen Schleife als Salzdrüse funktioniert. Im dünnen Schleifenteil wird wohl Wasser und Kochsalz eingespart.

Dagegen betont ELLINGER in der Zusammenfassung seiner eben erschienenen Arbeit über Theorien der Harnabsonderung, daß über die Funktion der einzelnen Abschnitte des Nephrons zu wenig Exaktes bekannt sei.

Eine volle Einsicht in die Aufgaben der morphologisch gut unterscheidbaren Abschnitte des Nephrons ist also noch nicht gewonnen; es ist aber anzunehmen, daß den morphologischen Verschiedenheiten auch besondere physiologische Tätigkeiten entsprechen.

Mit einigen Worten sei noch auf die letzte Arbeit von ELLINGER eingegangen, die allerdings feststellen muß, daß „trotz der zahllosen Untersuchungen, die im Laufe des letzten Jahrhunderts über die Funktion der Niere angestellt worden sind, nur wenige Tatsachen sicher und unwiderruflich begründet erscheinen".

Als Hauptergebnis stellt er fest, daß die harnfähigen Substanzen offenbar sämtlich im Glomerulus ausgeschieden werden, etwa in einer Konzentration des Blutplasmas (wie es LUDWIG schon annahm); nur Eiweiß wird zurückgehalten. Im Verlauf durch die Kanälchen wird Wasser und die Harnfixa je nach ihrer Konzentration im Blut und wohl auch nach ihrem Ladungssinn rückresorbiert. Die dazu notwendigen Kräfte liefern Blutdruck und Blutzusammensetzung, sowie vielleicht elektrostatische Kräfte in den Kanälchenzellen.

Aus den Sammelröhren gelangt der Harn in das Nierenbecken und in den Ureter. In letzterem wird er durch peristaltische Bewegungen in die Blase befördert und durch die Harnröhre zeitweise entleert.

Literatur.

Die älteren Arbeiten sind bei PETER zitiert.

ELLINGER, PH., Die Absonderung des Harns unter verschiedenen Bedingungen. Handbuch der normalen und pathologischen Physiologie, Bd. IV, 1929.

ELLINGER, PH., Theorien der Harnabsonderung. Hdb. der normalen und pathologischen Physiologie, Bd. IV, 1929.

FELDOTTO, A.: Die Nierenkanälchen des Huhnes. Z. mikr.-anat. Forsch. 17, 1929.

KRAUSE, R.: Mikroskopische Anatomie der Wirbeltiere. Berlin u. Leipzig: Verein wiss. Verleger 1921.

PETER, K.: Untersuchungen über Bau und Entwicklung der Niere, (Arbeiten von PETER, INOUYE, SIEWERT). Jena: G. Fischer 1909 und 1927.

PÜTTER, A.: Die Dreidrüsentheorie der Harnbereitung. Berlin: Julius Springer 1926.

SPANNER, R.: Der Pfortaderkreislauf in der Vogelniere. Morph. Jb. 54 (1925).

TERY, J.: Der uropoetische Apparat. In ELLENBERGER: Handbuch der mikroskopischen Anatomie der Haustiere 2. Berlin: P. Parey 1911.

WINTERSTEIN: Handbuch der vergleichenden Physiologie 2, 2. Exkretion. Jena: G. Fischer 1924.

ZARNIK, B.: Vergleichende Studien über den Bau der Niere von Echidna und der Reptilienniere. Jena. Z. Naturwiss., N. F. 39 (1910).

3. Der Harn.

Von

Dr. Carl Brahm

Ehem. Abteilungsvorsteher am Tierphysiologischen Institut der Landwirtschaftlichen Hochschule Berlin.

A. Allgemeines über Entstehung und Zusammensetzung des Harns.

Der Harn unserer Haustiere, das Sekret der Nieren (siehe das vorangehende Kapitel von K. Peter), ist eine *klare*, wäßrige Lösung anorganischer Salze und organischer Körper. Wenn der Harn durch ein Sediment *getrübt* ist, wie beispielsweise beim Pferd, so muß man wohl beachten, daß dieses Sediment vom Ausfallen solcher Substanzen herrührt, die ursprünglich gelöst waren. In diesem Falle resultiert das Calciumcarbonat, aus dem dieses Sediment im Harne der Einhufer besteht, aus einer Zersetzung des Calciumbicarbonats, die erfolgt, sobald der Harn die Nieren verlassen hat. Vorher, d. h. in den Harnkanälchen, war der Kalk als Calciumbicarbonat noch in Lösung, der Harn also noch klar. Die im Harn gelösten Substanzen stellen die Schlacken des Stoffwechsels dar, die in Gestalt von Wasser, Mineralstoffen und stickstoffhaltigen Abbauprodukten der Eiweißstoffe durch die Nieren ausgeschieden werden. Aus Phosphor oder Schwefel enthaltenden organischen Stoffen entstehen bei der vollständigen Verbrennung im Tierkörper *Phosphorsäure* bzw. *Schwefelsäure*, die in Gestalt entsprechender Salze ebenfalls zur Ausscheidung kommen. Was der Kohlenstoff dieser Substanzen bzw. die bei deren Abbau und Verbrennung gebildete Kohlensäure betrifft, so wird diese zum größten Teil durch die Atmungsorgane in Form gasförmiger Kohlensäure ausgeschieden. Sie wird aber auch z. T. mit dem Harn, gebunden an Stickstoff, besonders als Harnstoff, und auch in Form von Carbonaten, aus dem tierischen Organismus entfernt. Dem entspricht auch die Tatsache, daß die Zufuhr organischer Säuren, z. B. Essigsäure, Apfelsäure, Citronensäure, Weinsäure, eine Steigerung der Carbonatausfuhr im Harn herbeiführt. Alle diese Endprodukte sind durch Umwandlung der Nahrungsstoffe bzw. durch Verbrauch von Körpermaterial entstanden.

Die *Absonderung des Harnes* erfolgt durch die beiden Nieren, und zwar wird derselbe aus dem ganz anders zusammengesetzten Blut in der Niere selbst gebildet. Ein großer Teil der im Harne gelösten Stoffe hat in diesem eine viel höhere Konzentration als im Blute. Die Ursache des Übergangs des Wassers und der darin gelösten Harnbestandteile aus dem Blute in die Harnwege ist in Kräften zu suchen, die von dem Nierenprotoplasma erzeugt werden. Wie alle Drüsen des tierischen Organismus bewirkt auch die Niere einen *Wasserstrom*, der aus dem Blute heraus durch die Drüsenzellen nach den Harnwegen gerichtet ist. Die Bildung des Harnes kann durch Nervenreizung oder durch Reizstoffe gefördert werden, die vom Blute der Niere zugeführt werden. Ferner kann aber auch eine Verdünnung des Blutes, eine relative Zunahme seines Wassergehaltes, durch Zufuhr von Getränken, eine vermehrte Harnabsonderung erzeugen. Durch die Eigenschaft der Niere, auf eine Verdünnung des Blutes mit *Diurese*, d. h. mit einer harnabsondernden Tätigkeit zu antworten, wird dafür gesorgt, daß das Verhältnis des Blutwassers zu den Eiweißkörpern des Blutes und das des Blutplasmas zu den Blutkörperchen konstant bleibt. So besteht nur in engen Grenzen und nur vorübergehend die Möglichkeit, daß bei rascher und reichlicher

Wasserzufuhr eine Verdünnung des Blutes eintreten kann. Bezüglich der *Absonderung der festen Bestandteile* sei darauf hingewiesen, daß die meisten organischen Bestandteile des Harns nicht von der Niere selbst erzeugt, sondern nur ausgeschieden werden. Die *Synthese der Hippursäure* erfolgt jedoch in den Nieren. Die organischen Stoffe und die Ionen der Salze werden der Niere durch das Blut zugeführt und durch den Harn ausgeschieden. Die Funktion der Niere besteht darin, die Blutzusammensetzung konstant zu erhalten. Die Aufgabe ist in den Nieren in einer eigenartigen Weise dadurch gelöst, daß die Niere für alle wasserlöslichen, *harnfähigen* Substanzen äußerst durchlässig ist, daß aber für jeden der *normalen Blutbestandteile* eine untere Grenze, eine sog. *Schwelle der Konzentration* besteht. Solange die Konzentration eines Blutbestandteiles diese Grenze nicht erreicht, solange wird auch von der Niere nichts davon durchgelassen. Überschreitet die Konzentration aber diese *Durchlässigkeitsgrenze* auch nur um ein geringes, so geht dieser Überschuß in die Nieren über. Man kann also die Niere mit einem Überlaufventil vergleichen, das für jeden der normalen Blutbestandteile auf einer anderen Höhe steht: für Kochsalz auf ca. 0,6%, für Traubenzucker auf 0,2—0,3%, für Phosphorsäure auf 0,2—0,3%, für Harnstoff, Schwefelsäure und Ammoniak auf der äußerst niedrigen Konzentration, welche diese Stoffe im normalen Blut besitzen. *Für körperfremde Stoffe* ist die Schwelle gleich Null, d. h. diese Stoffe werden von der Niere restlos ausgeschieden.

Sobald nun einer der harnfähigen Stoffe im Blute jene Konzentrationsschwelle überschreitet, so geht er nicht in der überschüssigen Konzentration in den Harn, sondern in einer sehr viel höheren, da die Nierenzellen der betreffenden Stoff nicht einfach passieren lassen, sondern in den Nieren eine Konzentrierung dieser Stoffe stattfindet, so daß dieselben in konzentrierter Form in den Harn befördert werden (siehe auch das vorangehende Kapitel von K. PETER). Die absolute Menge richtet sich dabei nach der im Blut vorhandenen Menge, und es ist eine der wichtigsten Tatsachen bei der Sekretion der festen Harnbestandteile, daß diese Stoffe völlig unabhängig voneinander in den Harn übergehen und daß ihre Sekretion von der Ausscheidung des Wassers ebenfalls unabhängig ist.

B. Die tägliche Harnmenge bei verschiedenen Haustieren.

Die *Menge des Harns*, die von unseren Haustieren im Laufe von 24 Stunden ausgeschieden wird, ist großen Schwankungen unterworfen. Sie ist besonders von der mit den Getränken und Futtermitteln aufgenommenen Wassermenge abhängig. Hinzukommt, daß die Harnabsonderung im Sommer nicht so reichlich ist als im Winter, da hinsichtlich der Beteiligung an der Wärmeregulation und Wasserabgabe insofern funktionelle Beziehungen zwischen den Nieren und Schweißdrüsen der äußeren Haut bestehen, als im Winter hauptsächlich die Niere und im Sommer in höherem Grade auch die äußere Haut die Wasserabsonderung übernehmen. Dies ist besonders ausgeprägt beim Pferde zu beobachten, bei dem im Sommer bei größerer Arbeitsleistung mehr Wasser durch die Schweißdrüsen der Haut als durch die Nieren ausgeschieden wird.

So wird für die *tägliche Harnmenge des Pferdes* als Norm angenommen, daß ein Pferd pro 500 kg Lebendgewicht 4—5 l Harn in 24 Stunden ausscheidet. PORCHER[128] gibt nach Versuchen an 50 Pferden verschiedener Rassen und Körpergrößen nachstehende Harnmengen an:

Arabische Pferde	2950—3000 cm³	Harn
Anglonormannen	2400—6300 cm³	,,
Percherons	5550 cm³	,,
Starke Anglonormannen . . .	10200 cm³	,,

Eine größere systematische Untersuchung (s. Tabelle 1) verdanken wir Reichert-Facilides[131]. Auch aus dieser geht hervor, daß die Menge des ausgeschiedenen Harns beim Pferde großen Schwankungen unterworfen ist.

Tabelle 1. Tägliche Harnmengen beim Pferde.
(Nach Reichert-Facilides).

Futtermenge in 24 Stunden		Wassermenge in 24 Stunden	Harnmenge in 24 Stunden	Harnasche
Hafer	Heu	cm³	cm³	in %
4000	687	12300	6000	0,75
4000	689	13100	2760	1,34
4000	767	12500	5440	1,02
4000	789	19500	10200	0,49
4000	555	22000	12200	0,44
4000	765	20180	11480	0,48
4000	748	17100	11450	0,52
4000	993	17500	12700	0,50
4000	973	13900	5000	1,00
4000	850	15500	8010	0,53
4000	723	12700	8270	0,68
4000	890	13500	7160	0,77
4000	752	—	—	—
4000	1200	—	5240	1,15
4000	1200	—	3600	1,55
4000	1200	—	10480	0,47
4000	1200	—	7220	0,67
4000	1200	10500	2750	1,05
4000	1200	11000	6250	0,87
4000	1200	12200	6200	0,86
4000	1200	14500	2280	1,73
4000	1200	25900	9600	0,41
4000	1200	12000	6320	0,97
4000	1200	16500	5980	1,14
4000	1200	17400	5690	1,04
4000	1200	18500	9660	—
4000	1200	12100	6160	0,88
4000	1200	13900	5310	0,91
4000	1200	16400	9920	0,58

Die tägliche Harnmenge der anderen Nutztierarten sind für das Rind gewöhnlich zu 6—12, in Maximum 25 l, für Schafe und Ziegen zu 1—1,5 l, Schwein 2—4, im Maximum 6 l, Hund (nach Größe) $^1/_{10}$—i, im Maximum 2 l, Katze 100—200 cm³ angegeben. Nach Siedamgrotzky u. Hofmeister[164] können folgende Werte gelten (Tabelle 2).

Tabelle 2. Tägliche Harnmenge bei verschiedenen Nutztieren.
(Nach Siedamgrotzky u. Hofmeister.)

Tierart	Art der Ernährung	Harnmenge in cm³
Pferd	Heu	4150,0
Pferd	Heu + Hafer	3000,0
Rind	Heu	8500,0
Rind	Heu + Klee	11000,0
Mastrind . . .	Mastfutter	13500,0
Schaf	Heu	625,0
Mastschaf . . .	Mastfutter	700,0
Schaf	Rüben	1250,0
Schaf	Kartoffeln + Viehsalz	1900,0
Hund	Fleisch	500,0
Hund	Brot	1500,0

C. Physikalische und chemische Eigenschaften des Harns.
I. Farbe und Geruch.

Eine große Anzahl physikalisch-chemischer Methoden bildet die Grundlage, um durch die Untersuchung des Harns einen tieferen Einblick in die Vorgänge des Stoffwechsels und in den Funktionsmechanismus der Niere zu gewinnen (s. auch [79, 127]). Die Farbe des Harnes der Haussäugetiere schwankt in frischem Zustand zwischen gelb und braun. Die Helligkeit und Sättigung der Farbe ist abhängig von der Menge und Konzentration des Harns. Beim Stehen an der Luft dunkelt der Harn nach. Beim Carni- und Omnivorenharn erfolgt diese Oxydation sehr langsam, während diese Farbenänderung beim Herbivorenharn relativ rasch verläuft. Diese Änderung beginnt an der Oberfläche infolge unmittelbarer Berührung mit dem Luftsauerstoff. Begünstigt wird sie durch die zunehmende Alkaleszenz der Herbivorenharne. Durch diese Oxydationsvorgänge werden hauptsächlich die als Ätherschwefelsäuren oder Glucuronsäureverbindungen vorhandenen Phenole (Phenol, Parakresol, Brenzcatechin) verändert. Die Farbe des Harnes wird in normalem Zustande durch *Harnfarbstoffe* und Chromogene hervorgerufen (Näheres s. S. 443). Die gelbe Farbe rührt zum allergrößten Teil von dem *Urochrom* her. Daneben scheint der Harn als regelmäßigen Bestandteil eine recht kleine Menge *Hämatoporphyrin* zu enthalten. Auch enthält der Harn einen gelben Farbstoff, das *Urobilin*, welches unter Licht- und Lufteinwirkung aus dem Chromogen, dem *Urobilinogen* hervorgeht. Das Urobilin bzw. das Urobilinogen soll angeblich nicht im Harne aller Tiere vorkommen. Der Harn der *Carnivoren*, z. B. Hund und Katze, ist durchsichtig klar und von dunkelbernsteingelber bis rötlicher Farbe. Der Harn der *Omnivoren*, z. B. des Schweines, ist ebenfalls klar durchsichtig und von blaßgelber bis bernsteingelber Farbe. Je nach der Nahrungsweise können die Farbentöne dieser beiden Harntypen leicht ineinander übergehen. Von Wichtigkeit ist, daß manche Futtermittel unter sonst völlig physiologischen Bedingungen dunkle Färbungen verursachen, die zu Irrtümern in der Beurteilung Anlaß geben können. Kleeheu und Rapskuchen, im stärksten Maße aber Bohnen- und Erbsenstroh, verursachen dunkel gefärbten Harn. Der *Harn der Herbivoren*, wozu die *Einhufer* (Pferd und Esel) und der Wiederkäuer (Rind, Schaf, Ziege) sowie des Kaninchens und Meerschweinchens zählen, muß wieder in zwei große Untergruppen eingeteilt werden, deren eine durch die Einhufer und deren andere durch die übrigen genannten Tiere vertreten wird. Diese Einteilung beruht auf der *Durchsichtigkeit* der Harne. Der der *Einhufer* ist nämlich trübe und fadenziehend und sedimentiert schon normalerweise. Der Niederschlag besteht aus einer feinen Calciumcarbonatfällung, die im Mucin suspendiert ist. Dieses wird in den Harnwegen gebildet und gibt dem Harn seine fadenziehende Konsistenz, welche für diesen Harntypus charakteristisch ist. Die Farbe des Einhuferharnes ist kurz nach dem Absetzen gelblich und zeigt sich am deutlichsten erkennbar beim Filtrieren des frischen Harnes. Der Harn der Wiederkäuer ist dagegen immer klar, während Farbe, Geruch und Reaktion denjenigen des Harnes der Einhufer gleichen.

Der *Geruch des Harnes* ist für jede Tierart durch besondere unbekannte Riechstoffe bedingt. Pferdeharn riecht stark aromatisch, weniger deutlich ist dieser aromatische Geruch beim Rinderharn. Der Harn der Carnivoren riecht unangenehm, ebenso der Schweineharn. Der Hundeharn riecht häufig knoblauchartig, bedingt durch schwefelhaltige Körper, z. B. Äthylsulfid[1a]. Der Harn der Katze zeigt einen ähnlichen, häufig stechenden Geruch.

II. Das spezifische Gewicht

des Haustierharnes ist abhängig von der Menge der darin gelösten Substanzen.
Diese wird besonders von der Ernährungsart, und hier wieder von der Wasserzufuhr beeinflußt, ferner auch von der Wasserabscheidung auf anderen Wegen
als durch die Nieren. Reichlicher Genuß von Tränkwasser oder Aufnahme
wasserreicher Futtermittel setzt die Harndichte herab. Infolgedessen schwanken
die Werte auch innerhalb recht großer Grenzen und hat die Bestimmung des
spezifischen Gewichtes große Bedeutung als Mittel, um die Menge der festen
Stoffe, welche mit dem Harn den Organismus verlassen, kennenzulernen. Diese
Bestimmung hat aber erst dann ihren vollen Wert, wenn man gleichzeitig die
während einer bestimmten Zeit (24 Stunden) abgesonderte Harnmenge genau
feststellt.

Die *Bestimmung des spezifischen Gewichtes* geschieht am genauesten mittels
des *Pyknometers* dadurch, daß man ein und dasselbe Volumen destilliertes Wasser
und Harn wägt und das Gewicht des Harns durch das des destillierten Wassers
dividiert. Beide Flüssigkeiten müssen dieselbe Temperatur besitzen. Für gewöhnliche Fälle kann das spezifische Gewicht mittels des *Aräometers* (*Urometer*)
bestimmt werden. Sehr vorteilhaft benutzt man auch die *Mohr-Westphalsche
hydrostatische Wage*, die auf dem Prinzip beruht, daß ein Körper in einer Flüssigkeit um dasjenige Gewicht leichter wird, welches das Volumen Flüssigkeit besitzt, das er einnimmt. Man kann also das spezifische Gewicht eines Volumens
Harn bestimmen, wenn man ermittelt, um wieviel ein fester Körper im Harn
an Gewicht verliert. Die *Mohr-Westphalsche Wage* besteht aus einem Stativ,
auf welchem ein Wagebalken ruht, dessen äußerer Schenkel wie der Wagebalken einer chemischen Wage in zehn gleiche Teile geteilt ist, ferner einem
Senkkörper, welcher an einem Platindraht hängend in die zu untersuchende
Flüssigkeit taucht, und aus einer Anzahl Reitergewichten, von denen jedes
0,1 mal soviel wiegt, als das nächst höhere. Befindet sich der Senkkörper in
Wasser von 15° C, der Eichungstemperatur des Apparates, so steht der Zeiger
der Wage auf 0 der Skala, wenn das größte Gewicht noch zu dem Senkkörper
in den diesen tragenden Haken gehängt wird. Das Gewicht beträgt also genau
soviel, als dasjenige Volumen Wasser von 15° C, welches der Senkkörper und das
eintauchende Stück Platindraht zusammen verdrängen. Der Harn ist schwerer
als Wasser. Man wird daher noch andere Reiter auflegen müssen, um das Gleichgewicht herzustellen.

Was nun die Höhe des spezifischen Gewichtes des Harns unserer Nutztiere
angeht, so liegen nachstehende Beobachtungen vor.

Pferde	1,035—1,060,	Mittel	1,040
Rinder	1,030—1,045,	,,	1,032
Schafe	1,040—1,072,	,,	1,042
Ziegen	1,040—1,060,	,,	1,040
Schweine	1,010—1,015,	,,	1,012
Hunde	1,016—1,060,	,,	1,025
Katzen	1,020—1,040·	,,	—

III. Der osmotische Druck.

Viel wichtiger als das spezifische Gewicht, das keine näheren Aufschlüsse
gibt, da es eine nicht weiter analysierbare Funktion der Gesamtkonzentration
des Harnes ist, erscheint des osmotische Druck, weil diese Eigenschaft direkt
im Verhältnis zu der gesamten molekularen Konzentration der gelösten Substanzen
steht. Die Kenntnis des osmotischen Druckes des Harnes ist aber nicht nur
deswegen von Interesse, weil sie scharf definiert ist und andere Eigenschaften

mitbestimmt, sondern auch und vor allem deswegen, weil die Niere das Hauptorgan für die Regulation des osmotischen Druckes im gesamten Organismus ist und eine ihrer Hauptfunktionen darin besteht, unter gewöhnlichen Umständen aus einer relativ verdünnten Flüssigkeit eine relativ konzentrierte zu bilden. Gewöhnlich ist der osmotische Druck des Harns höher als der des Blutes. Die Kenntnis des osmotischen Druckes des Harnes gibt eine gute allgemeine Vorstellung von der osmotischen Leistung der Niere, da er jeden Unterschied gegen das Blut, Zunahme oder Abnahme, erkennen läßt, und dadurch als Indicator dient für die von der Niere geleistete Arbeit. Die Schwankungen des osmotischen Druckes im Harne sowohl unter normalen als unter pathologischen Verhältnissen sind sehr groß. Sie hängen von den mannigfachsten äußeren Umständen ab, besonders von der Nahrung, ihrem Salzgehalt, der Menge des mit der Nahrung aufgenommenen Wassers, der Menge des Wassers, die den Organismus auf anderen Wegen verläßt oder in ihm zurückbleibt, und endlich von dem Zustand der Niere selbst.

Die *Bestimmung des osmotischen Druckes* geschieht für die Harnanalyse am einfachsten mit Hilfe des BECKMANNschen Apparates zur Bestimmung der Gefrierpunktserniedrigung. Auch für die Untersuchung des menschlichen Harnes ist diese *Kryoskopie* häufig in Anwendung gebracht worden. Da die Methode der Gefrierpunktsbestimmung fast die einzige ist, die für tierische Flüssigkeiten zur Anwendung kommt, so wird gewöhnlich die Gefrierpunktserniedrigung ($\varDelta$) als Maß des osmotischen Druckes angegeben.

Man hat die Gefrierpunktserniedrigung des Harns auch zu einer Reihe von auf anderen Wegen gewonnenen Werten in Beziehung gesetzt, und z. B. $\dfrac{\varDelta \times \text{Urinmenge}}{\text{Körpergewicht}}$ berechnet, als die sog. *Diurèse moleculaire totale* von CLAUDE u. BALTHAZARD[28]. Die wichtige Beziehung $\varDelta \times$ Harnmenge ist bekannt als *Molekulardiurese* oder *Valenzwert* (STRAUSS[173, 174, 175]). v. KORANYI[80, 81] legt besonderes Gewicht auf den Faktor $\dfrac{\varDelta}{\text{NaCl}}$ und auf die als *Kochsalzäquivalent* bekannte Beziehung $\dfrac{\varDelta \times \text{Harnmenge}}{61,3}$, wobei 61,3 den Gefrierpunkt einer 1proz. Kochsalzlösung, multipliziert mit 100, darstellt. Ebenfalls in Betracht gezogen wurde $\dfrac{\varDelta}{\text{Spez. Gewicht}}$ und $\dfrac{\varDelta}{\text{N}}$, wobei in letzterem Falle der Stickstoffgehalt prozentisch ausgedrückt wird.

Die *Kryoskopie* ist bei der Untersuchung des Haustierharnes bisher in geringerem Maße zur Anwendung gekommen, wie bei dem Harn des Menschen. Für *Pferdeharn* findet sich ein Wert von $\varDelta = 1,77\text{—}2$, für *Hundeharn* $\varDelta = 1,573\text{—}3,638$, für *Katzenharn* $\varDelta = 5$, für *Kaninchenharn* $0,547\text{—}1,22$.

IV. Brechungsindex, Viscosität, Oberflächenspannung, Leitfähigkeit, Drehungsvermögen.

Von sonstigen physikalisch-chemischen Untersuchungsmethoden sind bei der Untersuchung des Harns in Anwendung gekommen die *Bestimmung des Brechungsindex* mit Hilfe des Eintauchrefraktometers nach PULFRICH, die Bestimmung der *polarimetrischen Drehung* und das *spektrophotometrische Verhalten*. Ferner wurde die *Viscosität* mit dem OSTWALDschen Viscosimeter bestimmt, die *Oberflächenspannung* mit dem *Capillarimeter* oder *Stalagmometer*, ferner die *elektrische Leitfähigkeit* und die *Goldzahl von* ZSIGMONDY. Letztere gibt die Anzahl Kubikzentimeter Harn an, die eine bestimmte Goldlösung gegen die fällende Wirkung einer bestimmten Chlornatriumlösung zu schützen vermögen und ist von den *Harnkolloiden* abhängig. Bezüglich der Schlüsse, welche man aus einer Kombination der chemischen und der physikalisch-chemischen Untersuchung des Harnes gezogen hat, muß auf das Werk von Carl Neuberg über den Harn sowie die übrigen Ausscheidungen und Körperflüssigkeiten von Mensch und Tier verwiesen werden[117].

Bezüglich des *Drehungsvermögens* liegt für tierische Harne eine Reihe von Beobachtungen von Külz[85] vor. Er konnte zeigen, daß der Harn von Kälbern, Kühen, Schweinen und Pferden stärker links dreht als menschlicher Harn:

Tierart	Kalb	Kuh	Pferd	Schwein
Drehungsvermögen	0,3—0,6	0,2—0,5	0,2—0,4	0,2—0,4

Weitere Versuche teilte Fettick[34] mit. Er fand das Reduktionsvermögen von 100 g Harn, in Traubenzuckeräquivalenten ausgedrückt, beim:

Pferd . . 0,218—0,238 g   Rind . . 0,218—0,238 g
Schaf . . 0,22 —0,232 g   Hund . . 0,048—0,058 g

V. Die Reaktion des Harns und ihre Bestimmung.

Die *Reaktion des Harnes* hängt wesentlich von der Zusammensetzung der Nahrung ab. Die Carnivoren sondern in der Regel einen gegen Lackmus sauren, die Herbivoren einen neutralen oder alkalischen Harn ab. Setzt man einen Fleischfresser auf Pflanzenkost, so kann sein Harn weniger sauer oder neutral werden, während umgekehrt der Pflanzenfresser beim Hunger, wenn er also auf Kosten seiner eigenen Fleischmasse lebt, einen sauer reagierenden Harn absondern kann. Die verschiedene Reaktion des Harns der Herbi- und Carnivoren ist also keineswegs in der Konstitution begründet, sondern lediglich durch die gewöhnliche Ernährungsweise der verschiedenen Tiere bedingt (Liebig[93]). Die Reaktion des Harnes wechselt im Gegensatz zu der des Blutes und der meisten anderen Produkte des Organismus sowohl normal wie pathologisch nicht wenig. Diese Veränderungen finden ihre Erklärung in der Fähigkeit der Niere, Säuren aus dem Körper zu entfernen, einer Funktion, an deren Leistung bald größere, bald geringere Ansprüche gestellt werden.

1. Prüfung mit Indicatoren.

Prüft man die Reaktion eines und desselben Harnes mit verschiedenen *Indicatoren*, so findet man sie sehr verschieden und zwar mit Phenolphthalein sauer, mit Lackmus sauer, neutral oder alkalisch und mit Methylorange alkalisch. Diese Verschiedenheit hängt von den Eigenschaften der Indicatoren ab. Nach der Ostwaldschen Theorie stellen die Indicatoren schwache Säuren oder Basen dar, deren Radikale als Ionen eine andere Farbe als die elektrisch neutralen Moleküle besitzen. So ist das *Phenolphthalein* in nichtdissoziiertem Zustand farblos, wird aber die Lösung alkalisch, so bildet sich ein weitgehend dissoziiertes Salz und es kommt die intensiv rote Farbe seines negativen Ions zum Vorschein. Damit aber die Reaktion bereits bei einem sehr geringen Überschuß an Hydroxyl- oder Wasserstoffionen eintrete, muß die als Indicator benutzte Säure oder Base schwach sein, und zwar kommt hier die Stärke der zu untersuchenden Säure oder Base in erster Linie in Betracht. Bei Gegenwart von schwachen Säuren kann man die Acidität nur mit Hilfe eines Indicators bestimmen, der selber eine noch schwächere Säure darstellt als die schwächste der zu untersuchenden Säuren. Bei Gegenwart schwacher Basen läßt sich die Alkalität nur mit Hilfe einer etwas stärkeren Säure als Indicator, z. B. Methylorange, feststellen. Im Harn kommen sowohl schwache Säuren, wie CO_2 und H_3PO_4, in beträchtlichen

Mengen als auch eine ziemlich schwache Base, das Ammoniak, wenn auch in sehr geringer Menge, vor. Um die *wahre Reaktion des Harns* festzustellen, muß man daher eine sehr schwache Säure als Indicator benutzen. Mit Methylorange kann man die Phosphorsäure nur als eine einwertige Säure und die Kohlensäure überhaupt nicht titrieren. Das Methylorange wird durch solche schwachen Säuren nicht quantitativ aus seiner Alkaliverbindung verdrängt, und daher kann die Methylorangelösung bei einer tatsächlich vorhandenen neutralen oder sogar sauren Reaktion durch ihre Farbe eine alkalische Reaktion vortäuschen. *Lackmus* ist eine schwächere Säure als das Methylorange, doch reagiert dieser Indicator nicht auf einen Überschuß von Kohlensäure und behält deswegen seine blaue Farbe, selbst in reichlich sauren Flüssigkeiten. Phenolphthalein ist für Kohlensäure empfindlich und die Phosphorsäure verhält sich ihm gegenüber wie eine zweibasische Säure. Nur das dritte Wasserstoffatom der letzteren ist in so geringem Maße dissoziiert, daß eine Titration desselben überhaupt nicht möglich ist. Durch die Titration erfährt man die Menge des im Harn vorhandenen durch Metall substituierbaren Wasserstoffes, also die Acidität im gewöhnlichen älteren Sinne, nicht aber die *wahre Acidität*, die *Ionenacidität*, welche die *Konzentration der Wasserstoffionen* im Harne angibt.

2. Die aktuelle Reaktion.

Heutzutage gibt es Methoden, die es gestatten, die Menge eines bestimmten in einer Lösung vorhandenen Ions anzugeben. Solche Methoden sind namentlich für die quantitative Bestimmung zweier Ionen, des Wasserstoffions und des Hydroxylions (Zeichen H˙ und OH′ oder H^+ und OH^-) entwickelt worden, Ionen, die aus mehreren Gründen wichtig sind. Ihre Konzentration ist nämlich das wichtigste Charakteristikum der physikalisch-chemischen Beschaffenheit einer Lösung. Kennt man beispielsweise die H˙-Konzentration eines Harnes und seinen Gesamtgehalt an Phosphorsäure, so läßt sich ohne weiteres berechnen, wieviel Mononatriumphosphat und wieviel Dinatriumphosphat im Harn selbst vorhanden sind. In jeder wäßrigen Lösung sind H˙ und OH′-Ionen enthalten; sind sie in gleicher Menge vorhanden, so hat die Lösung *neutrale Reaktion*. Ist die Konzentration des H˙ größer, so hat die Lösung *saure Reaktion*, wenn dagegen die Konzentration des OH′ überwiegt, so hat sie *alkalische Reaktion*. Gehen wir noch kurz auf die Nomenklatur der Wasserstoffionenkonzentration ein. Als *Normalsäure* bezeichnet man eine solche Säurelösung, die 1 g Wasserstoff, also 1 Grammatom Wasserstoff, im Liter gelöst enthält. Eine Normalsalzsäure z. B. enthält also HCl = 36,5 g HCl im Liter, eine Normalschwefelsäure $H_2SO_4 = \frac{98}{2}$ g H_2SO_4 im Liter. Würde ein ganzes Molekulargewicht Schwefelsäure gelöst, so entspräche eine solche Lösung nicht obiger Definition einer Normalsäure, da sie 2 g Wasserstoff nach der Formel H_2SO_4 statt 1 g Wasserstoff im Liter enthielte.

Eine Normalsalzsäure wird durch das Zeichen n-HCl ausgedrückt. In gleicher Weise bezeichnen wir als eine Normallaugenlösung eine solche Lösung, die eine Hydroxylgruppe = 17 g im Liter gelöst enthält.

Z. B. $\underset{23 + [17]}{Na \cdot OH} = 40$ g NaOH

$$\underset{24 + [17 \cdot 2]}{Mg\,(OH)_2} = \frac{58}{2}\ g\ Mg\,(OH)_2\,.$$

Enthält nun eine Lösung im Liter nicht 1 g H, sondern nur 0,1 g H, also den zehnten Teil eines Grammatoms Wasserstoff, so bezeichnen wir eine solche Lösung als eine n/10-Säure oder auf eine Lauge übertragen, eine n/10-Lauge.

Bei fortgesetzter Verdünnung kommt man zu n/100-, n/1000- usw.-Lösungen. An Stelle dieser Bezeichnung n/10, n/100 könnte man auch sagen, eine Normallösung enthält 1 Grammatom Wasserstoff, eine n/10-Lösung enthält 10^{-1} g Atome Wasserstoff, eine n/100-Lösung 10^{-2}, eine n/1000-Lösung 10^{-3} im Liter usf., wobei der *Exponent der Logarithmus des Nenners* der betreffenden Lösung ist. Nach dieser Definition würde es also heißen, daß eine Salzsäure mit einer Konzentration 10^{-3} eine n/1000-Salzsäure ist. Alle diese Lösungen sind also immer bezogen auf 1 Grammatom Wasserstoff oder ein 1 Grammatom Hydroxyl im Liter ohne Rücksicht auf die Stärke der betreffenden Säure oder Base. Man weiß nichts über das Verhältnis des aktuellen und potentiellen Wasserstoffs bzw. Hydroxyls in der Lösung, sondern kennt nur die Summe beider, des potentiellen und aktuellen Anteils. Nehmen wir nun einmal an, daß man eine solche Säurelösung als normal bezeichnet, die 1 *Gramm-Ion* Wasserstoff, nicht dagegen ein *Grammatom* im Liter enthält, so wird damit nur der aktuelle Teil, nicht dagegen der potentielle berücksichtigt. Wir bezeichnen demnach, bezogen auf die Wasserstoffionenkonzentration, eine solche Lösung als normal, die 1 g Wasserstoff als Ion im Liter enthält, ohne Rücksicht den noch vorhandenen potentiellen Wasserstoff. In gleicher Weise muß man in bezug auf die Hydroxylionenkonzentration diejenige Lösung als normal bezeichnen, die 1 g Ion-Hydroxyl im Liter enthält. Man könnte hier auch von n/10-, n/100-Lösungen sprechen, doch ist man übereingekommen, die andere Nomenklatur, n/10 $= 10^{-1}$, n/100 $= 10^{-2}$ einzuführen. Da es sich in physiologischen Flüssigkeiten immer um Wasserstoffionenkonzentrationen handelt, die unter der Normalen liegen, läßt man der Einfachheit halber häufig die Zahl 10 weg und schreibt nur den Exponenten, bei dem auch noch das Minuszeichen fortgelassen wird, als *Maß der Wasserstoffionenkonzentration*, in der Annahme, daß jeder weiß, es handele sich dabei um den negativen Exponenten der Zahl 10, den man den Wasserstoffexponenten p_H nennt. Eine n/10-Lösung (10^{-1}) hätte in bezug auf Wasserstoffionen $p_H = 1$, eine n/100-Lösung (10^{-2}) $p_H = 2$ usw. Mit Hilfe der Bestimmung der Wasserstoffionenkonzentration ist man daher imstande, die aktuellen Ionen allein festzustellen. Diese Methode gestattet also den augenblicklichen *Aciditätszustand einer Lösung* zu ermitteln und gerade den Teil einer Säure oder Base, der ionisiert ist, der also die spezifischen Säure- und Basenwirkungen ausübt, zu bestimmen. Besonders in physiologischen Flüssigkeiten spielt die Wasserstoffionenkonzentration eine bedeutende Rolle, während die Gesamtacidität häufig in den Hintergrund tritt.

3. Die Bestimmung der Wasserstoffionenkonzentration.

Das Prinzip der *Bestimmung der Wasserstoffionenkonzentration* beruht auf folgenden Überlegungen. Nernst nimmt an, daß wenn ein beliebiges Metall in eine Flüssigkeit eintaucht, das Metall in die Flüssigkeit mit positiver Elektrizität geladene Metallionen aussendet. Während die Metallplatte ursprünglich keine elektrischen Eigenschaften gezeigt hat, man also annehmen muß, daß auf ihr gleichviel positive und negative Einheiten vorhanden waren, überwiegen nach Abgabe der positiven Teilchen an die Flüssigkeit die negativen Teilchen, und die Platte (Elektrode) zeigt sich mit freier negativer Elektrizität geladen. Es tritt zwischen ihr und der Lösung ein elektrisches Potential auf, das mit geeigneten Instrumenten gemessen werden kann; das Metall zeigt einen elektrolytischen Lösungsdruck. Die Abspaltung von positiven Metallionen von der Metallplatte würde nur in einer gegebenen Flüssigkeitsmenge dauernd stattfinden, wenn nicht eine Gegenkraft dies verhindern würde. Es haben die positiven Metallionen ihrerseits nämlich das Bestreben, sich auf der negativ geladenen Metalloberfläche wieder zu entladen und sich als unelektrisches Metallatom niederzuschlagen. Die Abspaltung von Metallionen von der Plattenoberfläche wird also aufhören, wenn dieser sog. *Entladungsdruck der Metallionen* infolge zunehmender Konzentration derselben in der Flüssigkeit gleichgeworden ist dem elektrischen Lösungsdruck. Der elektrolytische Lösungsdruck eines Metalls ist eine konstante Größe. Angenommen, es befinden sich nun schon von vornherein geladene Ionen des betreffenden Metalls in der Lösung, in die die Platte eintaucht, also z. B., wenn eine Kupferplatte in Kupfervitriollösung taucht, so kann die Platte nicht so viel positiv geladene Kupferionen abgeben, als sie das in reinem Wasser tun würde. Sie kann sich daher in ersterem Falle auch nicht so stark negativ aufladen wie im zweiten Falle, so daß das meßbare Potential der Platte jetzt kleiner wäre. Das Potential der Platte wird also nur durch die in der Lösung befindlichen Ionen des betreffenden Elektrodenmetalls bzw. deren Entladungsdruck und nicht durch die undissoziierten Moleküle und auch nicht durch irgendwelche andere Ionen bestimmt, die evtl. noch in der Lösung vorhanden sein können.

Da der Entladungsdruck der Metallionen in der Lösung in starker Verdünnung nur abhängig ist von der Konzentration derselben, so folgt daraus, daß das Potential der in die Flüssigkeit eintauchenden Platte allein von der Konzentration der in der Lösung befindlichen Ionen des gleichen Metalls abhängt. Man kann demnach *von dem Potential* der Platte umgekehrt einen *Schluß auf die Konzentration* der betreffenden Metallionen ziehen. Wir wissen, daß der Wasserstoff, obgleich ein Gas, sich chemisch wie ein Metall verhält. Hätte man also eine Elektrode aus Wasserstoff, so könnte man aus dem auf ihr entstehenden Potential, wenn sie in eine Wasserstoffionen enthaltende Lösung eintaucht, nach obigem Prinzip auf die *Wasserstoffionenkonzentraion* der Lösung schließen. Es hat sich nun gezeigt, daß eine mit Platinmohr zur Erzielung einer großen Oberfläche überzogene Platinfläche, die in einer Wasserstoffatmosphäre das Gas adsorbiert hat, sich in elektrochemischer Beziehung so verhält, als ob sie aus reinem Wasserstoff bestünde.

Eine jede wäßrige Lösung enthält, mag sie sauer, alkalisch oder neutral sein, sowohl H- wie OH-Ionen. Enthält eine Lösung gleichviel H- wie OH-Ionen, so ist sie neutral, und zwar besteht in ihr nach der Dissoziationsgleichung des Wassers

$$H_2O \rightleftharpoons H^+ + OH^-$$

$10^{-7,07}$ an H- bzw. OH-Ionen Normalität. Hat eine wäßrige Lösung mehr als $10^{-7,07}$ Wasserstoffionen, so ist sie sauer, weniger als $10^{-7,07}$, ist sie alkalisch. Da die H-Ionen einer Lösung mit den OH-Ionen durch die Dissoziationsgleichung des Wassers in einem festen Verhältnis zueinander stehen, ist *die Reaktion einer Flüssigkeit allein durch die Wasserstoff- oder Hydroxylionenkonzentration fest definiert.* Es hat sich eingebürgert, allein die Wasserstoffionenkonzentration als Grundlage der Reaktion einer Flüssigkeit zu benutzen.

Zusammenfassend ergibt sich:

$[H^+] = 10^{-7,07}$ oder $p_H = 7,07 = $ *Neutrale Reaktion.* Wert größer als $[H^+] = 10^{-7,07}$, oder p_H kleiner als 7,07, z. B. $[H^+] = 10^{-4}$, oder $p_H = 4 = $ *Saure Reaktion.* Wert kleiner als $[H^+] = 10^{-7,07}$, oder p_H größer als 7,07, z. B. $[H^+] = 10^{-9}$, oder $p_H = 9 = $ *Alkalische Reaktion.* Statt Wasserstoffionenkonzentration wird auch häufig der Ausdruck *Wasserstoffzahl* gebraucht.

Die *Wasserstoffzahl des Harnes* schwankt beim Menschen zwischen $p_H = 5$ und $p_H = 7$. Der Harn ist stets saurer als das Blut. Bei Pflanzenfressern ist der Harn dauernd leicht alkalisch, dürfte wohl aber auch nicht alkalischer werden als das Blut. *Rinderharn* hat ein $p_H = 8,7$, Pferdeharn $p_H = 7,8$. Der Harn von *Saugkälbern* wechselt zwischen $p_H = 5,8{-}8,3$.

Es könnte auf den ersten Blick befremdlich erscheinen, daß die Wasserstoffzahl des Harnes im Gegensatz zu den sonstigen Flüssigkeiten des Körpers so stark schwankt. Man muß jedoch bedenken, daß der Harn nicht ohne weiteres in seiner physiologischen Bedeutung mit den übrigen Flüssigkeiten im Organismus verglichen werden kann, da er ein Exkret ist. Durch die Niere werden dem Organismus gerade überschüssige Säuren entzogen. Daher ist die Reaktion des Urins stets saurer als die des Blutes. Je nachdem mehr oder weniger Säure dem Blute und damit dem Körper entzogen wird, ist der Säuregrad des Urins mehr oder weniger groß.

Die *aktuelle Reaktion* (H-*Ionenkonzentration*) des Harns wird entweder mit Hilfe von *Gasketten* oder nach der *Indicatorenmethode von* L. Michaelis[105] ermittelt.

VI. Der Energiewert des Harns.

Alle Angaben über den Brennwert des Harns beziehen sich gewöhnlich auf 24stündige Perioden, wie sie dem Stoffwechselversuche zugrunde gelegt werden. Der Brennwert des Harns muß bedeutenden Schwankungen unterliegen, je nach der Natur und Menge der aufgenommenen Nahrung, besonders der umgesetzten stickstoffhaltigen Anteile derselben. Aber auch der Brennwert eines gleichen Harnvolumens ist stark wechselnd infolge der wechselnden Harnkonzentration, und selbst bei gleichem spezifischen Gewicht zeigen sich Verschiedenheiten durch den wechselnden Gehalt an Mineralstoffen.

Die Bestimmung des *Energiegehaltes des Harns* geschieht auf calorimetrischem Wege durch Verbrennung des Harnes und Messung der dabei frei werdenden Wärmemenge. M. Rubner[133] war der erste, der die Calorimetrie für die Untersuchung des tierischen Energiewechsels verwendet hat.

Die Kenntnis des Brennwertes des Harns ist wichtig bei der Aufstellung von Energiebilanzen und zur Beurteilung des physiologischen Nutzwertes von Nahrungsstoffen oder bestimmten Ernährungsweisen, d. h. also desjenigen Anteils der im Darm resorbierten Nahrung, der dem Organismus wirklich zugute kommt und von ihm für seine Bedürfnisse verwendet werden kann. Es bestehen gewisse Beziehungen zwischen dem Energiegehalt der Nahrung und dem des entleerten Harns. Bei reiner Fleischnahrung beträgt letzterer beim Hunde ca. 20—22% des ersteren. Bei gemischter Nahrung sinkt der Energieverlust durch den Harn um so mehr, je mehr das Eiweiß in der Nahrung zurücktritt. Noch geringer ist der Energieverlust bei vegetarischer Nahrung. Wichtig ist die Beziehung des Energiewertes des Harns zu seinem Stickstoffgehalt, der sog. *calorische Quotient des Harns* (Cal.: N). Am höchsten wurde derselbe von Kellner[76] bei Rindern gefunden. Dieser hohe Wert ist wahrscheinlich bedingt durch die nicht unbeträchtliche Ausscheidung von Hippursäure.

Absolute Werte für den Energiegehalt des Harns und deren Schwankungen zeigt nachstehende Tabelle.

Tabelle 3. Der Brennwert des Harns.

Art des Harns	Brennmaterial (cal) in je 10 cm³ Harn	Beobachter
Säuglingsharn	218—835	Tangl-Zaitschek
Erwachsener Mensch . .	600—2000	,,
Kaninchenharn	1456	Zaitschek
Pferdeharn	2030—2954	,,
Schafharn	1460—2579	,,
Ochsenharn	2225—3122	,,
Hundeharn	2371—2539	Farkas-Korbuly

D. Die chemischen Bestandteile des Harns.
I. Die anorganischen Bestandteile.
1. Die Mengenverhältnisse der Aschenbestandteile.

Zunächst sei in den Tabellen IV und V eine Übersicht über die *Aschenbestandteile* des Harns der Haustiere gegeben, die zugleich die Mengenverhältnisse zeigt.

Tabelle 4. Mineralstoffe im Harn.

	Hund	Pferd
HCl	0,26	19,0
Gesamt-SO_3 . .	0,74	10,3
P_2O_5	1,75	0,22
K	1,29	—
Na	0,20	—
Mg	0,03	—
Ca	0,01	4,1
NH_3	0,44	0,36
Harnvolumen .	860 cm³	2055 cm³
Untersucher . .	GAETHGENS[50]	SALKOWSKI[146]

Tabelle 5.
Prozentische Zusammensetzung der Harnasche. (Nach TEREG[179].)

Tierart	Pferd	Rind	Ziege	Ziege	Schwein	Schwein
Fütterung	Heu Hafer Stroh	Haferstroh Kleeheu Raps	Grünklee Rüben- blätter	Milch	Erbsen Kartoffeln Saure Milch	Gerste Kartoffeln Milch
Harnmenge . . .	ca. 4,5 l	8,3 kg	—	—	4,1 kg	4,9 kg
Gesamtasche in %	2,21	3,6	—	—	1,2	1,17
K_2O . . . . . %	36,85	65,50	34,91	42,83	59,59	58,66
Na_2O . . . . . %	3,71		22,48	14,05	0,36	0,29
CaO . . . . . %	21,92	0,24	0,77	0,98	0,36	0,76
MgO . . . . . %	4,44	1,47	3,28	0,61	1,72	1,64
P_2O_5 . . . . . %	Spuren	—	Spur	22,22	11,43	11,84
SO_3 . . . . . %	17,16	5,32	16,89	3,02	?	?
Cl . . . . . . %	15,36	15,92	13,35	20,67	5,90	7,99
SiO_2 . . . . . %	0,32	0,49	0,59	Spur	9,31	11,05
CO_2 . . . . . %	—	17,49	10,40	—	10,98	7,50

Die Menge der Harnasche ist großen Schwankungen unterworfen (vgl. Tabelle 1 auf S. 412, wo Schwankungen von 0,41—1,73% beobachtet wurden.

Zum Vergleich gebe ich die von O. HAMMERSTEN festgestellten Durchschnittswerte für den *menschlichen Harn.* Im Verlauf von 24 Stunden werden etwa 1500 cm³ Harn entleert, worin ungefähr 60 g feste Bestandteile, darunter 20—25 g anorganische Bestandteile enthalten sind. Die anorganischen Bestandteile bestehen aus

Salzsäure HCl . . . . . etwa 9,35 als NaCl 15 g
Schwefelsäure (Gesamt) H_2SO_4 2,50
Phosphorsäure P_2O_5 2,50
Salpetersäure HNO_3 . unter 0,10
Natron Na_2O . . . . 7,90 als NaCl 15 g
Kali K_2O 3,30
Ammoniak NH_3 0,70
Kalk CaO . . . . } 0,80
Magnesia MgO . . . . . . }
Eisen Fe . . . . .unter 0,01

Den *Gehalt eines Harnes an festen Bestandteilen*, die zu dem spezifischen Gewicht in einem bestimmten Verhältnis stehen, kann man annähernd berechnen.

Man bestimmt das spezifische Gewicht genau auf vier Dezimalen und multipliziert die drei letzten Stellen mit dem von Haeser ermittelten Koeffizienten 0,233. Ist z. B. das spez. Gewicht eines Harnes 1,0245, so sind in diesem $245 \times 0,233 = 5,70\%$ feste Bestandteile. In menschlichen Harnen stimmte die Berechnung im Mittel von 26 Einzeluntersuchungen bis auf 3% mit Schwankungen von $0,20—6,0\%$ mit den Resultaten der gewichtsanalytischen Bestimmung überein.

2. Die Unentbehrlichkeit der Mineralstoffe

für Tier und Pflanze war längst bekannt; sagte doch bereits Liebig in der ersten Hälfte des letzten Jahrhunderts: „Die notwendigen Vermittler der organischen Prozesse sind die unverbrennlichen Bestandteile oder die Salze des Blutes". Aus manchen Gründen wurde indessen der Mineralstoffwechsel (der Mineralstoffwechsel ist ausführlich im 3. Bande dieses Handbuches von W. Lintzel dargestellt), lange Zeit vernachlässigt, z. T. wohl deshalb, weil diese anorganischen Stoffe meist in hinreichenden Mengen mit den natürlichen Nahrungs- und Futtermitteln aufgenommen werden. Es hat sich aber in der letzten Zeit herausgestellt, daß dies doch nicht immer zutrifft. Für jugendliche Organismen, während der Lactation und mit Rücksicht auf die Fortpflanzung ist Mineralstoffmangel keine Seltenheit. Je mehr Mensch und Tier sich von den natürlichen Lebensbedingungen entfernen, desto größer ist die Gefahr, daß die Nahrung in ihrem Mineralgehalt den Anforderungen nicht entspricht. Man denke an die künstlich so hochgetriebene Milchproduktion, an die Anwendung der großen Mengen von Kraftfuttermitteln, die ja auch kein von der Natur für diese Tiere bestimmte Futter und arm an *Mineralstoffen* sind (über den Gehalt der Futtermittel an Mineralstoffen siehe Lintzel im 1. Band dieses Handbuches S. 184 und 527). Der *Mineralstoffwechsel* erfreut sich in den letzten Jahren eines großen Interesses (Näheres siehe bei Lintzel im 3. Band dieses Handbuches). Der Umstand, daß wir jetzt mehr von den Faktoren, welche den Mineralstoffwechsel beeinflussen, wissen als früher, trägt dazu bei, daß dieses Gebiet mehr und mit besseren Resultaten bearbeitet wird. Nicht allein im Knochengerüst, das, abgesehen von Wasser, Fett und anderen organischen Stoffen aus $40—45\%$ phosphorsaurem Kalk, Magnesia, kohlensaurem Kalk neben sehr geringen Mengen anderer mineralischer Bestandteile besteht, sondern auch in allen tierischen Körperflüssigkeiten, wie Blut, Lymphe, Galle, sind anorganische Salze vorhanden, denen die wichtige Rolle zufällt, die Regulation des osmotischen Druckes und der Reaktion sicherzustellen, um dadurch eine konstante Regelung der Organfunktionen zu gewährleisten. Bei jüngeren Tieren wird ein Teil dieser Mineralstoffe zum Aufbau des Skelets und von Bestandteilen aller Organe des Tierkörpers verwendet. Außerdem braucht der tierische Organismus diese Stoffe zum normalen Ablauf des Stoffwechsels. Eine ständige Zufuhr von Mineralstoffen ist also nicht nur zum Ansatz von Körpergewebe notwendig, sondern auch dazu, die ständig im Stoffwechsel erfolgenden Verluste zu ersetzen, denen diese Stoffe unterworfen sind. Der tierische Organismus neigt zwar bei reichlicher Mineralstoffzufuhr dazu, diese Stoffe im Überschuß zu speichern, um sich dadurch seine Existenz für solche Zeiten sicherzustellen, in denen die Zufuhr dieser Stoffe unzureichend wird, auch besitzt er eine große Fähigkeit, einzelne Mineralstoffe in einem ständigen Kreislauf des Stoffwechsels auszunutzen, so daß sie, nachdem sie ihre Aufgabe erfüllt haben, wieder in den Saftstrom zurückkehren. Ganz ohne Verluste geht es indessen hierbei nicht ab, und daher findet man auch in den tierischen Ausscheidungen immer auch Mineralstoffe. Dabei werden die leichtlöslichen Kalium-, Natrium- und Chlorverbindungen durch den Harn, die schwerlöslichen Phosphorsäure-, Kalk- und Magnesiumverbindungen größtenteils durch den Kot ausgeschieden.

Bei *Milchkühen* erfolgt auch eine erhebliche Mineralstoffausscheidung durch die Milch. Ist die Verabreichung von Mineralstoffen unzureichend, so greifen die Tiere den in ihrem Körper gespeicherten Vorrat an, der allmählich erschöpft wird. Dies hat wieder ein mangelhaftes Wohlbefinden und eine geringere Produktion zur Folge und führt schließlich zu ernsteren Krankheiten, Rachitis, Knochenweiche, Knochenbrüchigkeit.

3. Anionen oder Säuren.

a) Chlorwasserstoff.

Das im Harn vorkommende Chlor ist auf sämtliche in diesem Exkrete enthaltene Basen verteilt. Die Hauptmasse betrachtet man jedoch als an Natrium gebunden. Der *Chlorgehalt des Harnes* unterliegt großen Schwankungen. Er wird in der Hauptsache durch den Chlorgehalt der Nahrungsstoffe bedingt (HEGAR[65]). Der Herbivorenharn ist am reichsten daran. Der *Pferdeharn* enthält in der täglich ausgeschiedenen Harnmenge pro Liter 2,5—22,7 g.

Die *quantitative Bestimmung des Chlors* im Harn geschieht am einfachsten durch Titration mit Silbernitratlösung, wobei aber der Harn weder Eiweiß noch Jod- oder Bromverbindungen enthalten darf. Es werden die Methoden von VOLHARD, nach MOHR u. a. zur Anwendung gebracht. Bei Harnen, die reich an Rhodanwasserstoff und unterschwefliger Säure sind, wie z. B. der *Hundeharn*, ist die direkte Titration mit Silbernitrat mit Fehlern verbunden, während für *Schweineharn* oder *Herbivorenharn* die Verfahren direkt anwendbar sind. Für die *Titration von Chlor in Tierharnen* sind nachstehende Vorschläge gemacht worden. M. GRUBER[54] schlägt vor, bei Tierharnen, bei denen bei der VOLHARD-schen Bestimmung schwefelhaltige Körper mit dem Silberniederschlag ausfallen, so vorzugehen, daß man auf 10 cm³ Harn, der mit der 2—3fachen Menge Wasser verdünnt wird, 5 cm³ verdünnte Schwefelsäure (1 : 20) zusetzt, einige Stückchen granuliertes Zink einwirft und eine halbe Stunde unter öfterem Schütteln auf 40—50⁰ erwärmt; nunmehr ist der schwefelhaltige Körper zerstört. Man gießt die von ausgeschiedenem Schwefel getrübte Flüssigkeit, ohne zu filtrieren, vom überschüssigen Zink ins Meßkölbchen ab, spült mit Wasser nach und verfährt sonst wie beim Menschenharn. SALKOWSKI[141] schlägt vor, *Hundeharn*, bei dem sich der Silberniederschlag infolge Zersetzung des ihm eigentümlichen schwefelhaltigen Körpers unter Ausscheidung von Schwefelsilber alsbald schwärzt, mit ziemlich konzentrierter Salpetersäure so lange zu kochen, bis er völlig weiß geworden ist. v. MEHRING[99] empfiehlt, im Hundeharn die Chloride in folgender Weise zu bestimmen:

20 cm³ Harn werden mit 60 cm³ Wasser verdünnt und nach Zusatz von 5—8 g chlorfreiem Zinkstaub und 10—15 cm³ verdünnter Schwefelsäure (1 : 5) auf dem Wasserbade ca. eine Stunde lang erwärmt. Nun filtriert man heiß, wäscht den Niederschlag wiederholt mit kochendem Wasser, säuert das Filtrat mit Salpetersäure an und bestimmt in demselben das Chlor nach VOLHARD oder gewichtsanalytisch.

b) Phosphorsäure.

Im Harn des Menschen und der Carnivoren findet sich immer Phosphorsäure, im Harn der Herbivoren findet sich normalerweise Phosphor nur in Spuren, und zwar dann, wenn bei Kalk- oder magnesiareichem Futter nur die schwerlöslichen Phosphate durch den Darm ausgeschieden werden. Mit Milch ernährte Herbivoren scheiden dagegen viel Phosphorsäure durch den Harn aus. Im Harn des Menschen und der Carnivoren findet sich der Phosphor als primäres oder sekundäres Phosphat, wodurch in der Hauptsache auch die Reaktion des

Harns bedingt wird. Die Gesamtausscheidung an Phosphorsäure ist recht schwankend und hängt von der Menge und Art der Nahrung ab. Die Phosphorsäure des Harns rührt zum kleinsten Teil von innerhalb des Organismus verbrannten organischen Verbindungen (Nucleine und Phosphatide) her, doch kann diese Menge durch einseitige Zufuhr nucleinreicher Substanzen wesentlich gesteigert werden; bisher ist es unentschieden, wieweit die Phosphorsäureausscheidung als Maß für die Resorption und Zersetzung solcher Stoffe dienen kann. Die Hauptmenge der ausgeschiedenen Phosphorsäure rührt jedenfalls von den Phosphaten der Nahrung her. Von der gesamten Phosphorsäure in einem 24stündigen sauren Harn kommen durchschnittlich 60% auf das primäre und 40% auf das sekundäre Phosphat (LIEBLEIN[95]). Von der ausgeschiedenen Phosphorsäure sind $^2/_3$ an Alkalien, $^1/_3$ an Erdalkalien gebunden. Letztere bestehen zu $^1/_3$ aus Calciumphosphat, zu $^2/_3$ aus Magnesiumphosphat. Neben der dreibasischen Phosphorsäure sind im Harn noch minimale Mengen von Glycerinphosphorsäure vorhanden. Über den Phosphorsäuregehalt des Pferdeharns berichtet ausführlich LIEBERMANN[92]. Auf die Beziehungen zwischen Phosphorsäure und Kalk im Stoffwechsel komme ich weiter unten (s. Calcium) noch zurück.

Die Phosphatausscheidung im Harn hängt nach neueren Untersuchungen (57) nicht — oder vielleicht *nicht nur* — vom Phosphatangebot, sondern wohl in erster Linie vom Eigenstoffwechsel der Nieren ab. Diese, ebenso wie sämtliche Körpergewebe, enthalten reichliche Mengen organischer Phosphorverbindungen, aus denen unter dem Einfluß spezifischer Phosphatasefermente anorganische Phosphate in Freiheit gesetzt und im Harn eliminiert werden. Infolge gestörter Tätigkeit der Fermente oder aber der Verarmung der Nierenzellen an solchen organischen Phosphorverbindungen kann die Ausscheidung der Phosphate Not leiden. Sie werden dann wie bei der Rachitis in erhöhtem Maße auf den Darm abgeleitet. Mit dieser Annahme stimmt auch der bei der Rachitis häufig zu beobachtende Befund einer relativ sehr hohen Ammoniakausscheidung trotz *alkalischer* Harnreaktion gut überein.

Man spricht von *Phosphaturie*, wenn sich im Harn bei dessen Entleerung ausgeschiedene Erdphosphate vorfinden, durch die der Harn getrübt wird. Diese Erscheinung wird hervorgerufen durch eine Veränderung der sauren Reaktion in eine neutrale oder alkalische. Diese Veränderung kann veranlaßt werden durch alimentäre Einflüsse, wie den Genuß reichlicher vegetabilischer Nahrung, die bei der Verbrennung im Körper Carbonate gibt (alimentäre Phosphaturie).

Die Bestimmung der Phosphorsäure erfolgt meßanalytisch nach der Methode von A. NEUMANN[121], die im Prinzip darauf beruht, daß der Harn auf feuchtem Wege durch eine Mischung gleicher Teile konzentrierter Schwefel- und Salpetersäure verascht wird. In der so erhaltenen Lösung fällt man die Phosphorsäure durch Ammoniummolybdat, wäscht das abgeschiedene phosphormolybdänsaure Ammonium gut aus, löst in n/$_2$-Lauge und titriert den Überschuß an Lauge durch n/$_2$-Säure zurück. Diese Methode gibt ausgezeichnete Werte. Einzelheiten über die Methodik in den einschlägigen Werken[168, 117, 116, 17]. Sehr empfehlen möchte ich die Phosphorsäurebestimmung nach N. VON LORENZ[97, 117], bei welcher das Ammoniumphosphormolybdat direkt zur Wägung gebracht wird. Dieselbe ist einfach auszuführen und liefert ausgezeichnete Resultate.

c) Schwefelsäure.

Im Harn kommt die Schwefelsäure in zweierlei Form vor. Einmal in der Form, wie sie in Sulfaten vorhanden ist, als *Sulfatschwefelsäure*, und dann in Form von *Ätherschwefelsäuren*, in Verbindung mit aromatischen Alkoholen. Wieviel von der vorhandenen Schwefelsäure im Organismus an die aromatischen Paarlinge gebunden ist, hängt von den die normale und anormale Bildung der letzteren beeinflussenden Momenten ab. Die im Harn ausgeschiedene Schwefelsäure rührt zum geringsten Teile von Sulfaten der Nahrung her. Der Hauptanteil entsteht durch die Verbrennung der schwefelhaltigen Eiweißkörper. Dieser Übergang des Proteinschwefels in Schwefelsäure ist indessen kein vollständiger, da ein gewisser Anteil des Schwefels auch als *Rhodanwasserstoff* und *Thioschwefelsäure*, sowie ein anderer Bruchteil in noch unbekannten Schwefelverbindungen, durch die Nieren zur Ausscheidung kommt. Hieraus folgt, daß zwar der Gesamtschwefel, nicht aber die Schwefelsäure des Urins einen Maßstab für die Größe des Eiweißstoffwechsels abgeben könnte, falls alle verfütterten und sonst im Organismus zerfallenden Eiweißstoffe den gleichen Schwefelgehalt besäßen. Der in der Schwefelsäure enthaltene Schwefel des Harns wird nach dem Vorschlage von SALKOWSKI[139] als „*saurer Schwefel*" bezeichnet, während man im Gegensatz hierzu den übrigen Schwefel „*neutralen oder nicht oxydierten*" *Schwefel* nennt. Die Menge der im Harn erscheinenden *Gesamtschwefelsäure* hängt von der Menge und Art der verdauten schwefelhaltigen Nahrungsstoffe ab. Von dem mit der Nahrung aufgenommenen Schwefel erscheinen beim Hund 52%, bei der Katze 66% als Schwefelsäure im Harn. Beim Kaninchen stieg die Menge des als Schwefelsäure ausgeschiedenen Schwefels im Hunger von 75,11% auf 82,48%. Beim Pferde wurden etwa 75% saurer Schwefel gefunden[142]. Beim Hunde dagegen kann die Menge des Sulfatschwefels unter Umständen nur 52% betragen, wenn auch im allgemeinen etwas höhere Werte gefunden werden (HEFFTER[64], KUNKEL[86]). Die *Schwefelsäureausscheidung geht der Stickstoffausscheidung ziemlich parallel*, es ist das Verhältnis $N : H_2SO_4$ ziemlich regelmäßig wie 5 : 1. Das Auftreten der *Ätherschwefelsäure* hängt hauptsächlich von der im Darm stattfindenden Eiweißfäulnis ab. Die Ausscheidung des Schwefels in dieser Form wird beispielsweise beim Hunde gesteigert durch Verfütterung von faulem Fleisch. Eine Verminderung der Ätherschwefelsäuren ergibt sich durch alles, was die Eiweißfäulnis im Darm herunterdrückt. Die Menge der Ätherschwefelsäuren gibt ein sichereres Maß für die Ausscheidung von aromatischen Substanzen als die der Glucuronsäure. Da man gar nicht weiß, warum bald größere, bald kleinere Mengen der aromatischen Körper sich mit Schwefelsäure binden, und warum umgekehrt so häufig die Bindung an Glucuronsäure vorherrscht, mißt man der Ermittlung der Ätherschwefelsäuren nicht mehr eine allzu große Bedeutung zu. Als Ätherschwefelsäuren findet sich Schwefel nicht nur im Harn der Menschen und der übrigen Säugetiere, sondern auch im Harn der Vögel. Die Entgiftung der von den Bakterien des Darmes aus den Eiweißstoffen gebildeten Phenole erfolgt in der Leber (BULIGINSKI[21], HOPPE-SEYLER[69], BAUMANN[10]), wo sie mit Sulfaten zu ätherschwefelsauren Salzen zusammentreten[10].

Die Menge der Gesamtschwefelsäure bestimmt man unter Beobachtung der in den großen Handbüchern gegebenen Vorschriften[17, 116, 117, 168] durch Fällen eines aliquoten Volumens des Harns nach Kochen mit Salzsäure zur Aufspaltung der Ätherschwefelsäuren mit Bariumchlorid und Bestimmung als Bariumsulfat. Zur Bestimmung der Ätherschwefelsäuren wird zunächst erst die Sulfatschwefelsäure durch ein Gemisch von Bariumchlorid und Bariumhydrat entfernt und in dem klaren Filtrat durch Kochen mit Salzsäure die Ätherschwefelsäuren hydrolysiert und die dadurch frei gewordene Schwefelsäure als Bariumsulfat bestimmt.

Sehr zu empfehlen ist die *Benzidinmethode*, welche gestattet, die Sulfat- und Gesamtschwefelsäure durch Titration zu bestimmen[168]. Eine weitere Form, in welcher der Schwefel im Harn vorkommt, ist der „*neutrale Schwefel*", wie er von

SALKOWSKI bezeichnet wurde[139]. Dahin gehören die *unterschweflige Säure*, der *Rhodanwasserstoff* und Abkömmlinge des Taurins und Cystins, die *Chondroitinschwefelsäure*, die *Oxyproteinsäuren*, *Uroferrinsäure*. Die Menge dieses neutralen Schwefels ist vor allem abhängig von der Menge und der Art der im Körper zerfallenden Eiweißsubstanzen. Nach WEISS[184] stammt die Gruppe der den Neutralschwefel konstituierenden Körper teils aus dem Nahrungs-, teils aus dem Organeiweiß (exogener und endogener Anteil des Neutralschwefels). Im Menschenharn fand SALKOWSKI in der 24stündigen Harnmenge bis 16,3% des gesamten Schwefels in nicht völlig oxydierter Form vor. Beim *Hammel* fanden sich bei Heufütterung 11,0%, bei Heu- und Bohnenfütterung 14%, beim *Kaninchen* nach Kartoffelfütterung 21%, beim *Pferd* 24,6% des Gesamtschwefelgehaltes als neutraler Schwefel (WEISKE[183]).

Die *Bestimmung des neutralen Schwefels* geschieht in der Art, daß man denselben in Schwefelsäure überführt und die Menge dieser ermittelt.

Im Harn von Hunden lassen sich sehr häufig, in dem von Katzen regelmäßig in geringer Menge die Salze der *Thioschwefelsäure* $\left(SO_2\!\!<^{OH}_{SH}\right)$ nachweisen. Beim Menschen sind dieselben unter pathologischen Verhältnissen nur einmal von STRÜMPELL[177] im Harn eines Typhuskranken nachgewiesen worden. Normaler menschlicher Harn ist dagegen völlig frei davon (SALKOWSKI[143], PRESCH[129]). Die Bedeutung dieses Vorkommens von unterschwefliger Säure ist durchaus dunkel. Nur muß sie als der Ausdruck einer unvollständig durchgeführten Oxydation des Eiweißschwefels gelten. Das Erscheinen der Thioschwefelsäure im Harn dürfte also auf Unterschiede in der Oxydationsenergie der verschiedenen Tiere gegenüber den Schwefelverbindungen zurückzuführen sein. Hierfür spricht weiter der Befund, daß *Taurin*, welches beim Menschen und Hund unverbrannt als Taurocarbaminsäure durch den Harn ausgeschieden wird, beim Kaninchen oxydiert wird, indem der Schwefel dieser Substanz z. T. als Schwefelsäure, z. T. aber auch als unterschweflige Säure zur Ausscheidung gelangt. Macht man frischen Hundeharn mit Natronlauge alkalisch, so entwickelt sich ein eigentümlicher, penetranter Knoblauchgeruch, welcher von einer flüchtigen Schwefelverbindung herrührt, die nach den Untersuchungen von ABEL[1a] mit *Äthylsulfid* identisch sein soll. Als regelmäßige Komponenten des neutralen Harnschwefels sind auch noch *Rhodanwasserstoff* bzw. dessen Salze bekannt[90, 55, 84, 109]. Diese Verbindungen stammen in ihrer Hauptmenge aus den Speicheldrüsen, deren Sekret Rhodan enthält. Die Menge des ausgeschiedenen Rhodan schwanke zwischen 0,035[55] und 0,11[109]. Im *Pferdeharn* wurden im Liter 4,4—7,1 mg, im *Rinderharn* 2,5—10,5 mg gefunden. Die Muttersubstanz des Rhodans ist unbekannt, vielleicht ist sie in den Aminosäuren zu suchen. Unter pathologischen Verhältnissen ist wiederholt im frischgelassenen Harn *Schwefelwasserstoff* beobachtet worden. In den meisten Fällen bestand eine komplizierte Cystitis, auch war der Harn in alkalischer Harngärung[107]. Kurz erwähnt sei eine neue schwefelhaltige Substanz aus Hundeharn, die NEUBERG und GROSSER[119] isolierten, eine *Diäthylmethylsulfiniumbase*, die auch bei Verfütterung von Äthylsulfid entsteht. Dieselbe soll vom Cystin abstammen, das in Diäthylsulfid übergeht und dann weiterer Methylierung anheimfällt.

d) Kohlensäure.

Jeder normale saure Harn enthält Kohlensäure, doch ist deren Menge großen Schwankungen unterworfen, da dieselbe abhängig ist von der Reaktion und der Menge der vorhandenen, sich mit ihr verbindenden Substanzen (Carbonate, Phosphate). Im sauren *Hundeharn* fanden sich nur 3,6—7,7 Vol.-%. Die Kohlensäure ist fast vollständig auspumpbar, doch erfolgt die Entbindung sehr langsam, so daß eine lockere Bindung an die Phosphate vorzuliegen scheint. Alkalischer Hundeharn enthielt 50 Vol.-% CO_2. Enorme Mengen von Kohlensäure finden sich im *Pflanzenfresserharn*, so daß beim Zusatz einer Säure zu *Pferde- oder Rinderharn* oft eine ungemein starke Schaumbildung durch die entweichende Kohlensäure auftritt. Bei pflanzlicher Kost finden sich Carbonate auch in dem Harn der *Carnivoren* und Omnivoren. Diese bilden beim Auftreten alkalischer Reaktion *Sedimente* von Calciumcarbonat in diesen Harnen.

e) Andere Säuren.

Aus der pflanzlichen Nahrung können Spuren von *Kieselsäure* und *Fluorwasserstoffsäure* in den Harn gelangen. Ebenso enthalten fast alle Harne *Nitrate*, deren Menge von der Nahrung, besonders von Vegetabilien und dem Trinkwasser abhängig ist.

4. Kationen oder Basen.

a) Kalium und Natrium.

Die von einem gesunden Menschen bei gemischter Kost in 24 Stunden ausgeschiedene Menge an Kali und Natron beträgt nach SALKOWSKI[136] 3—4 g K_2O und 5—8 g Na_2O, im Mittel 2—3 g K_2O bzw. 4—6 g Na_2O. Die Alkalien sind im menschlichen Harn in demselben Verhältnis vertreten wie in der gemischten Nahrung, so daß fast doppelt soviel Natron als Kali zur Ausscheidung gelangt[136]. Je mehr die Kost vorwiegend aus Fleisch besteht, um so mehr nähern sich die Werte für Kali denjenigen für Natron. Viel Kali enthalten auch die Gemüse und Kartoffeln, während die tierischen Säfte die natronreichsten Nahrungsmittel vorstellen. Der Reichtum der Pflanzen an Kalisalzen und der Mangel einer Beifütterung von Kochsalz sind die Ursache, daß beim Pflanzenfresser das Kali über das Natron stark vorwiegt. Während das Natrium zum größten Teil in Form von Chlornatrium vorhanden ist, so daß mit der Chlorbestimmung eine annähernde Natriumbestimmung ausgeführt ist, findet sich das Kali in Verbindung mit der Phosphorsäure als phosphorsaures Kalium, während nur ein ganz geringer Teil als Chlorkalium zur Ausscheidung gelangt. Die quantitative Bestimmung dieser Stoffe geschieht nach den in den größeren Handbüchern[17, 116, 117, 168] angegebenen analytischen Methoden.

b) Ammoniak.

Das *Ammoniak* ist ein normaler Bestandteil des Harnes, der darin nie fehlt und von dem Eiweißzerfall innerhalb des Organismus herstammt. Die Menge im frisch zur Untersuchung kommenden Harne schwankt mit der Menge der Fleischnahrung oder Eiweißkost beim Menschen, andererseits auch mit der Menge unzersetzlicher, zu neutralisierender Säuren, welche entweder im Organismus entstehen oder diesem durch die Nahrung zugeführt werden. Beim Menschen findet man in der Tagesmenge im Durchschnitt 0,7 g Ammoniak[113]. Bei gemischter Kost beträgt der Ammoniakstickstoff 3,6—5,8 % des Gesamtstickstoffs. Bei vegetabilischer Kost wird weniger Ammoniak im Harn ausgeschieden[30, 56]. Von KRÜGER und REICH[83] wurde darauf hingewiesen, daß nur das Verhältnis des Ammoniakstickstoffs zum Gesamtstickstoff eine geeignete Grundlage für die Beurteilung des Umfanges der Ammoniakausscheidung abgebe. Dieses Verhältnis scheint bei gleichmäßiger Kost für das Individuum konstant zu sein. Demgegenüber zeigte sich, daß die Ammoniakausscheidung zwar in den meisten Fällen mit der Gesamtstickstoffausscheidung steigt und fällt, daß aber die Ausscheidungen keineswegs parallel verlaufen, vielmehr eine strenge Gleichmäßigkeit der Ammoniakausscheidung nur mit dem Ausmaße der Totalacidität des Harns zu beobachten ist, während das Verhalten des Quotienten durch eine wesentlich andere Kurve dargestellt wird[5]. Das Verhältnis von Ammoniak zum Gesamtstickstoff wurde im *Hundeharn* zu 1 : 15,4 bzw. 1 : 15 gefunden[54, 55]. Im *Katzenharn* wurde ein Verhältnis von 1 : 20 und noch kleiner beobachtet[20]. Im *Kaninchenharn* fehlt das Ammoniak, ebenso beim *Pferd* und beim *Rind*[56]. Beim *Hunde* wurden in der Tagesmenge 0,44 g gefunden, während aber auch für *Pferdeharn* Beobachtungen von 0,36 g und für *Schafharn* von 0,22 g vorliegen. Das Ammoniak spielt die Rolle eines Neutralisationsmittels der im Tierkörper gebildeten oder ihm zugeführten Säuren. Denn sowohl beim Menschen als auch bei einigen Tieren wird die Ausscheidung des Ammoniaks durch Zufuhr von Mineralsäuren vermehrt.

In der gleichen Weise wirken solche organische Säuren, die im Organismus nicht verbrannt werden, wie beispielsweise Benzoesäure[75].

Der *Fleischfresser* vermag durch die Mengen Ammoniak, die er bildet, seinen Alkalibestand bis zu einem gewissen Grade von der Wirkung der Säuren, die ihm von außen zugeführt werden oder in seinem Stoffwechsel entstehen, zu schützen. Auch *Vögeln*, deren Blut verhältnismäßig reich an Ammoniaksalzen ist, läßt sich durch Säurezufuhr Ammoniak entziehen. Der *Pflanzenfresser* hingegen verfügt nur über geringe Mengen von Ammoniak und geht nach Einfuhr von Mineralsäuren oder von Stoffen, welche wie z. B. das Taurin im Organismus zu Mineralsäuren oxydiert werden, an den Folgen der Alkalientziehung sehr bald zugrunde. Bei diesem Unterschied handelt es sich aber weniger um wesentliche Verschiedenheiten im Ablauf der Stoffwechselvorgänge, als um Wirkungen, die mit den verschiedenen Mengen des gebildeten Ammoniaks zusammenhängen. Auch beim *Menschen* werden Mineralsäuren, die von außen eingeführt werden, durch Ammoniak neutralisiert. Bei ihm steigt auch die Ausscheidung von Ammoniak, wenn wie besonders beim Diabetiker, organische Säuren im Stoffwechsel entstehen[58, 169], oder wenn ihm durch Bildung organischer Säuren im Darm oder durch Diarrhöen Alkalien entzogen werden[171]. Zufuhr von Alkalien setzt die Ammoniakausscheidung herab.

Alle *Methoden zur Bestimmung des Ammoniaks* beruhen darauf, daß durch Zusatz von Kalk, Magnesia oder Alkalicarbonat bei niedriger Temperatur das Ammoniak in Freiheit gesetzt und in titrierter Säure aufgefangen wird. Das freie Ammoniak wird entweder im Vakuum abdestilliert[112, 75] oder durch einen Luftstrom ausgetrieben und in titrierter Säure aufgefangen. Es muß dabei beachtet werden, daß alles präformierte Ammoniak ausgetrieben wird und durch die Zusätze nicht aus anderen stickstoffhaltigen Harnbestandteilen Ammoniak durch Hydrolyse entsteht. Ich empfehle besonders die Methode von Krüger, Reich und Schittenhelm[83].

c) Calcium.

Von den mit der Nahrung in den Tierkörper eingeführten Calciumverbindungen wird das in neutralen oder alkalischen Flüssigkeiten unlösliche Tricalciumphosphat nur zum geringsten Teile und nur insoweit resorbiert, als es durch den Magensaft in saures Calciumphosphat übergeführt wird. Aber auch von diesem und den übrigen wasserlöslichen Kalksalzen, welche tatsächlich zur Aufsaugung gelangen, erscheint meist nur ein kleiner Bruchteil im Harn. Die bei weitem größte Quantität der löslichen und resorbierten Kalksalze beschreibt vielmehr einen intermediären Kreislauf und kommt in den tieferen Darmpartien durch die hier liegenden Drüsen der Schleimhaut gegen den Verdauungskanal in wechselnden Mengen wieder zur Ausscheidung, und zwar teilweise in der Form von phosphorsaurem Kalk[124, 14, 180, 46, 182, 66]. Dasselbe beobachtet man auch bei subcutaner Injektion löslicher Kalksalze. Die Kalkmengen des Harns geben daher keineswegs einen Maßstab für die Resorptionsverhältnisse dieser Base. Dennoch kann man die Kalkmengen des Urins erheblich steigern durch Eingaben leichtlöslicher Kalkverbindungen[124, 135], durch Gaben von verdünnter Salzsäure und durch reichliches Wassertrinken[154]. Umgekehrt kann die Ausscheidung des Calciums durch Zusatz von Alkaliphosphat oder Alkalizufuhr zur Nahrung herabgesetzt werden. Wie Säurezufuhr wirkt beim *Kaninchen* auch Hunger oder solche Nahrung, welche einen sauren Harn liefert (Getreidekörner).

Im *menschlichen Harn* werden in 24 Stunden 0,2—0,4 g Calciumoxyd ausgeschieden. Vom gesamten Kalkgehalt der Nahrung gelangen 4—29 % in den Harn. Die absoluten Mengen sind abhängig von der Nahrung.

Mit Hafer und Heu gefütterte *Pferde* scheiden meist ein reichliches Drittel, (TANGL fand im Harn der Pferde 0,7—2,7 g CaO, gegen 17—22 g im Kot[178]), *Hund, Ziege, Hammel* etwa 10 % des gesamten von ihnen abgegebenen Kalkes im Harn aus. Auch diese Ausscheidungsverhältnisse sind durchaus nicht feststehend, sondern werden durch Veränderung in der Nahrungszusammensetzung ganz wesentlich verändert.

Die *quantitative Bestimmung des Calciums im Harn* wird nach den allgemeinüblichen Vorschriften ausgeführt[17].

Die Kenntnis des Stoffwechsels des Calciums und der Phosphorsäure ist im Laufe der letzten Jahre zu erhöhter Wichtigkeit gelangt. Wir wissen durch zahlreiche medizinische Erfahrungen und durch ausgedehnte Untersuchungen besonders amerikanischer und englischer Forscher, daß die Aufnahme des Calciums und der Phosphorsäure aus der Nahrung (s. Tabelle 6) und ihre Ausscheidung aus dem Tierkörper in enger Beziehung zu bestimmten Vitaminen steht (über Vitamine siehe das Kapitel von SCHIEBLICH im 1. Bande dieses Handbuches S. 222 und dasjenige von KRZYWANEK im 4. Bande).

Tabelle 6.

Kalk und Phosphorsäure der Futtermittel (in 1000 Gewichtsteilen sind enthalten):

	Kalk	Phosphorsäure		Kalk	Phosphorsäure
Körner und deren Rückstände			**Grünfutter**		
Mais	0,30	5,7	Spörgel	2,50	1,8
Gerste	0,40	8,9	Rotklee	4,50	1,5
Roggen	0,40	9,8			
Weizen	0,50	9,3	**Heu**		
Hafer	1,20	7,6			
Hafer, enthülst . .	1,50	9,8	Wiesenheu	10,01	3,3
Bohnen	1,33	11,1	Esparsetteheu . .	16,80	4,3
Erbsen	1,53	8,1	Rotkleeheu	18,08	4,6
Wicken	1,70	8,8	Weißkleeheu . . .	20,20	8,8
Feuchte Biertreber	1,20	4,3			
Lufttrockene Biertr.	4,60	15,6	**Stroh**		
Roggenkleie . . .	2,1	34,4	Gerstenstroh . . .	3,3	1,9
Weizenkleie . . .	2,5	26,9	Weizenstroh . . .	2,6	2,0
Rapskuchen . . .	7,1	20,0	Roggenstroh . . .	4,0	2,8
Leinkuchen . . .	4,3	16,2	Haferstroh	4,3	2,8
Sesamkuchen . . .	25,1	32,7	Bohnenstroh . . .	12,0	2,9
Mohnkuchen . . .	27,2	31,7	Erbsenstroh . . .	15,9	3,5
Knollen und Wurzeln			**Milch und Molken**		
Kartoffeln	0,16	2,0	Milch	1,7	2,2
Runkelrüben . . .	0,54	0,5	Molken	0,7	1,1
Weiße Rüben . . .	0,73	0,8			
Gelbe Rüben . . .	0,79	0,8			

Forbes und Mitarbeiter[42–45] beschäftigten sich speziell mit der Frage des *Calcium- und Phosphorstoffwechsels für milchgebende Tiere.* Im ersten Versuch[42] (6 holländische *Kühe*, 3—5 Jahre alt, am Anfang des Versuches von 4—6 Wochen abgekalbt, nicht tragend), der in 3 Perioden zerlegt war, erhielten 3 Kühe in der ersten Periode täglich 4 kg Mais, 1,2 kg Baumwollsaatmehl, 3,6 resp. 5,4 kg Timotheeheu und 11—13 kg Maispreßfutter. Die restlichen 3 Kühe bekamen in dieser Periode anstatt Timotheeheu und Preßfutter 4 kg Rotkleeheu. In der zweiten Periode erhielten 3 Kühe 3 kg Mais, 1 kg Baumwollsaatmehl, 4,5 kg Kleeheu und 11,3 kg Maispreßfutter. Die 3 anderen Kühe wurden mit 2,27 kg Mais, 1,73 kg Brennereitreber, 4,1 kg Kleeheu und 5,44 kg Maispreßfutter gefüttert. In der 3. Periode fielen Baumwollsaatmehl und Timotheeheu ganz aus. 3 Kühe erhielten anstatt Baumwollsaatmehl 1,25 kg Leinkuchenmehl, ferner 3 kg Mais, 4,5 kg Kleeheu und 11,3 bzw. 14,5 kg Maisfutter. Die restlichen Kühe erhielten 2,7 kg Mais, 1,72 kg Glutenfeed, 4,5 kg Kleeheu und 9 bzw. 10,9 kg Maispreßfutter. Alle Kühe verloren in den 3 Perioden mehr Calcium und Magnesium als sie aufnahmen. Das Gewicht der Tiere blieb nahezu konstant. Die Phosphorbilanz war in 15 Fällen negativ, dabei war die Stickstoffbilanz immer positiv, die Schwefelbilanz in 16 von 18 Fällen. Die Versuche zeigten, daß die *Milchkühe bei Stallfütterung* trotz reichlicher Zufuhr bedeutende Verluste an Calcium, Magnesium und auch Phosphor auf Kosten des Skelets erlitten haben. Ein zweiter Versuch[43] sollte feststellen, ob durch eine Ration, die sehr reich an Calciumphosphat (feines Knochenmehl) oder von Calciumcarbonat eine positive Bilanz erzielt werden kann. Auch bei diesen Versuchen waren alle Calciumbilanzen wieder negativ, obwohl die Ration sehr calciumreich war. In einem dritten Versuche[44], in dem ein noch calciumreicheres Futter gereicht wurde, wurden außerdem Zulagen von präzipitiertem Knochenmehl, milchsaurem Calcium oder von Chlorcalcium gegeben. Das Gewicht der Tiere blieb konstant, doch verloren alle Tiere wieder mehr Calcium, als sie aufnahmen. Der kleinste Verlust trat bei Knochenmehlbeifütterung auf, während die beiden anderen Zulagen die Bilanz nicht verbesserten. In einem vierten Versuche[86] wurden im Gegensatz zu den ersten Versuchen nicht nur Tiere benutzt, die im Anfange der Lactationsperiode standen. Das Gewicht der Tiere blieb während des Versuches ziemlich konstant. Als Rauhfutter wurde ad libitum Luzerneheu gereicht. Negative Bilanzen kamen wieder bei Tieren vor, die im Anfang der Lactationsperiode standen (etwa 2. Monat), solange also der Impuls der Milchproduktion noch sehr groß war und auch noch bei Tieren, die etwa 5 Monate gemolken wurden. Kurz vor dem Abkalben wurden bedeutend mehr Mineralstoffe aufgenommen als abgegeben. Wenn die Tiere trocken standen, also am Ende der Lactationsperiode, wurden die Mineralstoffbilanzen allmählich positiv. Forbes betont ausdrücklich, daß die durch Selektion stark erhöhte Milchproduktion das unnatürliche Ergebnis zur Folge hat, daß die Tiere von ihrer eigenen Körpersubstanz zehren, und zwar in so bedeutendem Maße, daß für die Praxis bedenkliche Folgen auftreten, ein Zustand, der erst einige Monate nach dem Abkalben aufhört. Die Verluste waren nicht immer sehr bedeutend, wenn man in Betracht zieht, wieviel Calcium und Phosphor die Knochen enthalten und wie die Verluste in der zweiten Hälfte der Lactationsperiode nachgeholt wurden, auf alle Fälle bedeuten diese Versuche aber doch, daß die Tiere die an sie gestellten Anforderungen nicht ohne weiteres erfüllen können. Ähnliche Versuche an Kühen wurden auch von Meigs und Mitarbeitern[101] an der Versuchsstation *Beltsville bei Washington* mit ähnlichen Resultaten ausgeführt. Durch eine große Anzahl von Forschern konnte beobachtet werden, daß Grünfutter bessere Resultate ergab als dasselbe Futter in trockenem Zustand. Die Ursache wurde auf das Vorhandensein des Vitamin D zurückgeführt, welches also den Calcium- und Phosphorstoffwechsel beeinflußt. Bei guter Weidefütterung sind für das Milchvieh kaum Störungen zu befürchten. Trotzdem fordern amerikanische Forscher auch bei Weidefütterung für Milchkühe mit hoher Milchleistung eine Zufütterung von Kalk. Licht und Vitamin D ergänzen sich gegenseitig, der spezifische Rachitisschutzstoff kann als eine indizierte Strahlenenergie aufgefaßt werden. Von einem mehr chemischen Standpunkte aus geht die Lichttheorie letzten Endes in der umfassenderen Vitaminlehre auf.

d) Magnesium.

Der menschliche Harn enthält im allgemeinen mehr, sogar doppelt soviel Magnesium als Kalk[88]. Dies beruht vielleicht z. T. auf der nicht vollkommenen Unlöslichkeit der phosphorsauren Magnesia selbst in neutralen Flüssigkeiten. Ferner enthalten aber auch die meisten unserer Nahrungsmittel, mit Ausnahme der Milch und der Eier, sehr erheblich mehr Magnesia als Kalk[113]. Die Magnesia der Nahrung wird offenbar nur z. T. resorbiert, scheint dann aber gegenüber dem Kalk in einem verhältnismäßig höheren Prozentsatz in der Form von saurem Magnesiumphosphat durch die Nieren eliminiert zu werden[60]. Über die Ausscheidung des Magnesiums im tierischen Harn ist wenig bekannt. Die *Bestimmung des Magnesiums im Harn* geschieht als Ammoniummagnesiumphosphat[17].

e) Eisen.

Die Angaben über den Eisengehalt des Harns sind überaus schwankend, im menschlichen Harn sind Mengen von 1—10 mg im Liter gefunden worden. Nach neueren Untersuchungen von LINTZEL[95a] sind selbst diese minimalen Mengen durch methodische Fehler vorgetäuscht. Die Menge des Harneisens beträgt hiernach weniger als 0,02 mg im Liter, die mit Leukocyten und Epithelien der Harnwege in den Harn gelangen dürften (ABDERHALDEN und MÖLLER). Da die vereinzelten Beobachtungen über das Vorkommen von Eisen in tierischen Harnen, z. B. Ochsen- und Ziegenharn, sich auf eine weniger entwickelte Methodik stützen, lassen sich zur Zeit keine bestimmten Zahlen für den Eisengehalt tierischer Harne angeben.

II. Organische Bestandteile des Harns.

1. Der Harnstoff.

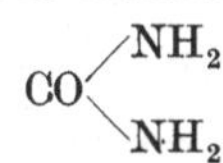

$$CO\Big\langle{}^{NH_2}_{NH_2}$$

Der Harnstoff ist das hauptsächlichste Endprodukt des Stickstoffwechsels im Organismus der Säugetiere, Amphibien und Fische. Viele stickstoffhaltige Stoffe, welche in den Säugetierorganismus eingeführt werden, gehen hier in Harnstoff über, insbesondere die Eiweißkörper, Aminosäuren und die Ammonsalze verbrennlicher Säuren. Der Harnstoff kommt am reichlichsten im Harn des *Fleischfressers* und des Menschen, in geringerer Menge in dem der *Herbivoren* vor. Beim gesunden Menschen kommen ungefähr 86 % des Gesamtstickstoffs des Harns auf den Harnstoff[126, 15, 56, 37, 166]. Beim *Hunde* fand SCHÖNDORFF[159] ungefähr 79 % bei Hunger, 95 % bei Eiweißkost, 85 % bei kohlenhydratreicher Nahrung als Verhältnis zum Gesamtstickstoff. Beim *Pferde* wurde der im Harnstoff enthaltene Stickstoff zu 84,5 %, bei der *Kuh* zu 83,4 % gefunden[43]. Beim *Schwein* 84,3 %, im *Büffelharn* zu 42 %. Die absolute *Harnstoffmenge* beträgt im 24stündigen *Harn des Menschen* 30—35 g (ca. 2 %). Das normal ernährte Pferd scheidet täglich etwa 75—150 g Harnstoff (2,5—3,5 %) aus, der Hund 2,5—3,6 g.

Kikuchi[77] fand unter meiner Leitung bei vergleichenden Versuchen mit vier verschiedenen Methoden nachstehende Werte:

Tabelle 7.
Der Harnstoffgehalt des Harns verschiedener Säugetiere. (Nach Kikuchi.)
Menschenharn.

Bezeichnung der Methode	Harn 1 %	Harn 2 %	Harn 3 %	Harn 4 %
Fosse	1,759	1,779	1,752	1,7526
Folin	1,7355	1,725	1,760	1,7965
Henriques u. Gamelthoft .	1,653	1,590	1,642	1,694
Ureaseverfahren	1,497	1,461	1,398	1,426

Schweineharn.

Bezeichnung der Methode	Harn 1 %	Harn 2 %	Harn 3 %	Harn 4 %	Harn 5 %
Fosse	0,548	0,600	0,548	0,490	0,448
Folin	0,544	0,590	0,540	0,480	0,450
Henriques u. Gamelthoft .	0,528	0,560	0,528	0,466	0,438
Ureaseverfahren	0,550	0,595	0,550	0,480	0,440

Hammelharn.

Bezeichnung der Methode	Harn 1 %	Harn 2 %	Harn 3 %	Harn 4 %	Harn 5 %	Harn 6 %	Harn 7 %	Harn 8 %
Fosse	1,76	1,74	1,75	1,72	1,74	1,62	1,50	1,50
Folin	1,73	1,782	1,717	1,717	1,733	1,59	1,43	1,41
Henriques u. Gamelthoft .	1,65	1,73	1,70	1,72	—	1,50	1,40	1,38
Ureaseverfahren	1,70	1,78	1,70	1,72	1,73	1,65	1,40	—

Pferdeharn.

Bezeichnung der Methode	Harn 1 %	Harn 2 %	Harn 3 %	Harn 4 %	Harn 5 %
Fosse	2,046	2,052	2,0351	2,0503	2,034
Folin	1,90	1,99	1,912	1,924	1,96
Henriques u. Gamelthoft .	1,86	1,90	1,802	1,860	1,90
Ureaseverfahren	1,94	2,70	1,86	1,85	1,90

Hundeharn.

Bezeichnung der Methode	Harn 1 %	Harn 2 %	Harn 3 %	Harn 4 %	Harn 5 %	Harn 6 %	Harn 7 %	Harn 8 %
Folin	2,50	2,55	0,792	0,810	0,81	0,786	0,816	0,75
Fosse	2,454	2,60	0,810	0,80	0,85	0,78	0,84	0,775
Henriques u. Gamelthoft .	2,40	2,48	0,72	0,79	0,80	0,74	0,79	0,70
Ureaseverfahren	2,45	2,50	0,84	0,80	0,78	0,70	0,79	0,80

Die Leber ist bisher als das einzige Organ angesehen worden, in welchem eine Harnstoffbildung stattfindet. Neuere Untersuchungen deuten indessen darauf hin, daß die Leber nicht das einzige Organ der Harnstoffbildung ist. Als besondere Muttersubstanz des Harnstoffs sieht man die Aminosäuren an. Die Säureamide, mit Ausnahme der Oxaminsäure liefern keinen Harnstoff. Bei der Oxydation werden die Aminosäuren in Wasser, Kohlensäure und Ammoniak umgelagert. Aus den beiden letzteren entstehen in statu nascendi carbaminsaures Ammonium, aus dem sich der Harnstoff unter Wasseraustritt oder Zersetzung in Harnstoff und Ammoniumcarbonat bildet. Aus Arginin entsteht der Harnstoff unter Mitwirkung der Arginase[82]. Es kann kein Zweifel darüber

bestehen, daß bei der Entstehung des Harnstoffs im Tierkörper die Ammoniak-
bildung eine große Bedeutung hat.

$$\underset{\text{Carbaminsaures Ammonium}}{\overset{O \cdot NH_4}{\underset{NH_2}{CO}}} \quad \text{minus } H_2O = \underset{\text{Harnstoff}}{\overset{NH_2}{\underset{NH_2}{CO}}} \quad \text{oder} \quad 2\,\underset{\text{Carbaminsaures Ammonium}}{\overset{O \cdot NH_4}{\underset{NH_2}{CO}}} = \underset{\text{Harnstoff}}{\overset{NH_2}{\underset{NH_2}{CO}}} + \underset{\text{Ammoniumcarbonat}}{\overset{CO \cdot NH_4}{\underset{O \cdot NH_4}{CO}}}$$

Die erste Darstellung des Harnstoffs aus Urin, wenn auch in unreinem Zustande, ist schon im Jahre 1773 durch H. M. ROUELLE erfolgt. Synthetisch wurde
der Harnstoff zuerst von WÖHLER[192] durch intramolekulare Umwandlung von
Ammoniumcyanat hergestellt, eine *Synthese*, die nicht nur für die Physiologie,
sondern für die ganze organische Chemie eine so große Bedeutung erlangt hat,
weil dadurch der Beweis erbracht wurde, daß die im Tierkörper vorkommenden
Substanzen sich auch ohne Zuhilfenahme der sog. Lebenskraft künstlich darstellen
lassen. In neuerer Zeit wird Harnstoff technisch in großen Mengen durch einfache Einwirkung von Kohlendioxyd auf Ammoniak unter Druck erzeugt. Er
dient in ausgedehntem Maße als stickstoffhaltiges Düngemittel.

Die *Darstellung des Harnstoffs aus Harn* erfolgt durch Eindampfen des
letzteren zum dünnen Syrup auf dem Wasserbade. Den eisgekühlten Rückstand
versetzt man mit eisgekühlter reiner farbloser Salpetersäure im Überschuß und
Absaugen des abgeschiedenen schwerlöslichen Harnstoffnitrates. Letzteres wird
in wenig Wasser gelöst, durch Bariumcarbonat zerlegt und aus der eingedampften
Masse der Harnstoff mit absolutem Alkohol extrahiert. Die warme alkoholische
Lösung wird durch Tierkohle entfärbt und beim Erkalten scheidet sich der Harnstoff in farblosen Nadeln aus. Man kann den Harnstoff *auch als schwerlösliches
Oxalat* isolieren.

Harnstoff bildet wasserfreie, vierseitige, rhombische Prismen vom Schmelz-
punkt 132° C. Die wichtigsten Salze des Harnstoffs sind das Oxalat und das
Nitrat infolge ihrer Schwerlöslichkeit, ferner der Dixanthylharnstoff, Verbin-
dungen, die zum Nachweis und zur quantitativen Bestimmung dienen. Mit einer
Lösung von unterchlorigsaurem, unterbromigsaurem Natrium oder salpetriger
Säure zusammengebracht, zerfällt Harnstoff in Kohlensäure, Stickstoff und
Wasser. Auf der Zerlegung des Harnstoffs durch Natriumhypobromit beruht
die *Harnstoffbestimmung nach HÜFNER* mit den vielen dafür empfohlenen
Apparaten und Verfahren.

Die Fähigkeit, Harnstoff zu hydrolysieren, kommt auch sehr vielen Bakterien,
vor allem dem *Micrococcus ureae Past.* zu. Die Hydrolyse wird ferner durch die
Gegenwart eines Enzyms, der *Urease*, die in Pflanzensamen, besonders denen der
Papilionaceen (*Sojabohne*) verbreitet ist, bewirkt. Diese Eigenschaft der Urease
wird zur quantitativen Harnstoffbestimmung benutzt[101]. Eine charakteristische
qualitative Reaktion auf Harnstoff ist die sog. *Biuretreaktion.* „Man erhitzt
einige Krystalle von Harnstoff in einem trockenen Reagensglase, bis die ganze
Masse geschmolzen und kein Ammoniakgeruch mehr festzustellen ist. Aus zwei
Molekülen Harnstoff bildet sich unter Ammoniakaustritt *Biuret*, das Amid der
Allophansäure ($NH_2 - CO - NH - CO - NH_2$). Der Rückstand wird in wenig
Wasser gelöst, etwas stark verdünnte Kali- oder Natronlauge zugesetzt und
tropfenweise verdünnte Kupfersulfatlösung zugegeben. Es tritt zunächst Rosa-
Färbung ein, bei weiterem Zusatz von Kupfersulfat rotviolette oder blauviolette
Färbung. Zur quantitativen Bestimmung des Harnstoffs empfehle ich das
Xanthydrolverfahren[47], ferner die Methode von FOLIN[38] und das *Ureaseverfahren*
in der Modifikation von VAN SLYKE und CULLEN[77, 166]. Die gasometrischen

Methoden, die auf der Hypobromitreaktion basieren, sind als wissenschaftliche Methoden abzulehnen[16].

Bevor weitere stickstoffhaltige Körper, die im Harn den Organismus verlassen, aufgeführt werden, dürfte es sich empfehlen, ein Verfahren zu schildern, welches in einfacher Weise gestattet, die Gesamtmenge des Stickstoffs im Harn zu bestimmen.

2. Der Gesamt-N im Harn.

Der im Harn ausgeschiedene Stickstoff schließt eine Reihe verschiedener Stoffe ein, die man als stickstoffhaltige Endprodukte zu bezeichnen pflegt. Hierzu gehören *Harnstoff, Harnsäure, Kreatinin, Purinbasen, Aminosäuren, Proteinsäuren* und *Ammoniak*. Von diesen Stoffen ist der Harnstoff diejenige Stickstoffverbindung, die in weitaus größter Menge vorkommt und mithin als das wichtigste stickstoffhaltige Endprodukt der Zersetzung von Eiweißstoffen im Organismus zu betrachten ist. Von dem gesamten ausgeschiedenen Stickstoff entfallen 83% auf Harnstoff, 5% auf Ammoniak, 1,6% auf Harnsäure, 0,2% auf Purinbasen, 2% auf Kreatinin, 0,5% auf Hippursäure, der Rest auf andere Stoffe, sog. Reststickstoff. Die im Harn auftretenden stickstoffhaltigen Substanzen sind im wesentlichen Zerfallprodukte des Eiweißes, und ihre Menge ist deshalb abhängig vom Körpergewicht, Alter und der mit der Nahrung aufgenommenen Eiweißmenge. Es ist selbstverständlich, daß die Kenntnis des ausgeschiedenen Stickstoffs zur Berechnung und Bestimmung des Eiweißumsatzes und des Nutzungs- und Nährwertes einer Nahrung von nicht zu unterschätzender Bedeutung ist (vgl. Völtz und Kirsch im 3. Band dieses Handbuches). Für diese Zwecke empfiehlt es sich, die Bestimmung des Gesamtstickstoffes auszuführen. In besonderen Fällen wird es von Interesse sein, einen annähernden Überblick der *Stickstoffverteilung* im Harn zu gewinnen.

Die *quantitative Bestimmung des Gesamtstickstoffs im Harn* erfolgt nach der Methode von Kjeldahl[78]. Das Prinzip derselben beruht darauf, daß alle physiologisch in Frage kommenden stickstoffhaltigen Körper bei genügend langem Erhitzen mit konzentrierter Schwefelsäure in der Weise oxydiert werden, daß schließlich der gesamte Stickstoff in der Form von Ammoniumsulfat in der Flüssigkeit vorhanden ist. Dabei entzieht die Schwefelsäure der organischen Substanz das Wasser und oxydiert die Kohle. Die hierbei gebildete schweflige Säure reduziert die stickstoffhaltige Substanz zu Ammoniak oder Aminbasen. Aus der erhaltenen Lösung wird das Ammoniak nach Übersättigen mit Natronlauge abdestilliert, in einem abgemessenen Volumen titrierter Säure aufgefangen und die nicht gebundene Säure zurücktitriert. Die Oxydation der organischen Substanz durch siedende, konzentrierte Schwefelsäure erfolgt jedoch nur langsam. Man beschleunigt die Reaktion einmal durch Erhöhung des Siedepunktes der Schwefelsäure (Zusatz von Kaliumsulfat) und dann durch Zusatz von Katalysatoren (Kupfersulfat, Quecksilber). Bei Harn genügt Zusatz von Kaliumsulfat und Kupfersulfat. Da bei dieser Oxydation Dämpfe von schwefliger und Schwefelsäure entstehen, muß die Operation unter einem gut ziehenden Abzuge ausgeführt werden. Mit Hilfe dieses Verfahrens kann man schon in kleinen Mengen (5—10 cm³) Harn, nach dem Mikroverfahren in noch viel geringerer Menge (0,5—1,0 cm³) den Stickstoffgehalt bestimmen. Die Oxydation führt man in Rundkolben aus, die nach Beendigung der Reaktion direkt als Destillationsgefäß dienen. Um das lästige Stoßen der stark alkalischen Flüssigkeit zu verhindern, gibt man dem Destillationsgemisch etwas Talkum zu. Bei Benutzung von Quecksilber als Katalysator ist es erforderlich, vor der Destillation dasselbe durch Zusatz von Kaliumsulfid oder Natriumthiosulfat zu entfernen, um evtl. gebildete

Quecksilberamidverbindungen zu zersetzen, die sonst bei der Destillation mit Natronlauge ihr Ammoniak nicht vollständig abgeben. Einzelheiten in den Spezialhandbüchern[17, 116, 117, 168].

3. Carbaminsäure. NH_2—COOH.

Im alkalisch reagierenden Pferdeharn wurde *Carbaminsäure* zuerst aufgefunden[2]. Nach kalkreicher Nahrung tritt sie in größerer Menge im Harn des Menschen und des *Hundes* auf[3]. Ferner wurde Carbaminsäure im Harn von *Ziegen* und *Kaninchen* aufgefunden. Die physiologische Bedeutung aller dieser Befunde ist vollständig dadurch in Frage gestellt worden, daß von P. Nolf[122] und von Macleod und Haskins[98] beobachtet wurde, daß überall, wo Ammoniumcarbonat sich in wäßriger Lösung befindet, Carbaminsäure in bedeutender Menge nachgewiesen werden kann, infolgedessen auch in einer Mischung von äquivalenten Mengen Salmiak oder eines anderen Ammonsalzes und Soda. Die Bildung tritt auch noch in großer Verdünnung auf und ist in ihrem Ausmaße durch das Bestehen eines Gleichgewichtes zwischen den vorhandenen Mengen an Ammoniumcarbonat und Ammoniumcarbamat geregelt. In jedem Harn läßt sich daher nach Zugabe von Soda Carbaminsäure auffinden, besonders wenn der Harn schon viel Carbonate enthält. Eine besondere Bedeutung kommt dieser Säure also wohl nicht zu.

4. Kreatin und Kreatinin.

$$CH_2—(CH_3)N—C:(NH)—NH_2$$
$$|$$
$$COOH$$

Methylguanidinoessigsäure oder Methylguanidinhydantoinsäure (Kreatin)

$$CH_2———(CH_3)N$$
$$| \qquad\qquad\qquad\; >C=NH$$
$$CO———HN$$

Methylguanidinoessigsäureanhydrid oder Methylguanidinhydantoin (Kreatinin)

Das *Kreatin* soll im Harn von *Säugetieren* neben *Kreatinin* vorkommen[40, 41], doch gehen darüber die Ansichten noch auseinander. Auch im Harn des *Menschen* soll normalerweise kein Kreatin vorhanden sein. In pathologischen Fällen (Lebercarcinom, schwerer Diabetes, Typhus) wurde dagegen eine nicht unbeträchtliche Kreatinausscheidung beobachtet, die vielleicht auf Einschmelzung von Muskelgewebe zurückzuführen ist. Dagegen wurde im Hungerharn regelmäßig Kreatin beobachtet. Woher das Kreatin stammt, ist noch unbekannt, vielleicht ist es als Vorstufe des Harnstoffs zu betrachten. Bei der Fäulnis des Harns bildet sich aus dem Kreatinin das Kreatin. Unter Wasseraustritt geht letzteres leicht in Kreatinin über, besonders beim Erwärmen mit Mineralsäuren. Alkalieinwirkung wandelt Kreatinin wieder in Kreatin zurück. *Kreatin* gibt nicht die Weylsche Reaktion und in der Kälte keinen Niederschlag mit Chlorzink.

Eine genaue direkte Bestimmung existiert nicht. Man kann den Gehalt im frischen Harn in der Weise bestimmen, daß man zunächst das präformierte Kreatinin bestimmt, dann den Harn mit Säuren erhitzt und abermals eine Kreatininbestimmung vornimmt. Die Differenz zwischen Gesamtkreatinin und präformiertem Kreatinin ergibt den Kreatingehalt.

Im menschlichen Harn und dem verschiedener Säugetiere wurde das *Kreatinin* zuerst von Liebig[94] als konstanter Bestandteil nachgewiesen. Da Kreatin und Kreatinin leicht ineinander übergehen, herrschte allgemein die Ansicht vor, daß das Harnkreatinin aus dem Muskelkreatinin entsteht, doch ist diese Frage noch umstritten. Die *Kreatininausscheidung im Harn* ist bis zu einem gewissen Grade auch unabhängig von der Ernährung. Von dem in der Nahrung zugeführten *Kreatin* gelangt nur ein gewisser Bruchteil zur Ausscheidung durch die Nieren[4]. So enthielten z. B.

```
14 l Menschenharn bei kreatinfreier Kost  . . . . . . . = 4,0 g Kreatinin
14 l Menschenharn bei derselben Kost + 16 g Kreatin  . = 6,5 g    „
11 l Hundeharn bei kreatinfreier Kost . . . . . . . . . = 2,5 g    „
11 l Hundeharn bei derselben Kost + 50 g Kreatin . . . = 5,0 g    „
```

Kreatinin geht nach seiner Aufnahme vom Darm aus zum größten Teil in den Harn über. Die Ausscheidung des Kreatinins läuft mit der des Harnstoffs parallel.

Kreatinin ist nachgewiesen im Harn des *Pferdes* (0,048—1,038 %), des Kalbes, der *Kuh* (0,135 %), des *Schweines*, des *Kaninchens* und Hundes, nicht dagegen im Harn der *Vögel*.

Zur *Darstellung und zum quantitativen Nachweis* des *Kreatinins* bediente man sich früher des Verfahrens von Neubauer[115] oder Salkowski[144]. Dieselben sind aber zur quantitativen Bestimmung weniger geeignet, da die Chlorzinkverbindung nie ganz rein erhalten wird und die Reaktion auch nicht quantitativ verläuft. Die Methode von Folin[40, 41] muß als die beste zur Isolierung größerer oder kleinerer Mengen Kreatinin bezeichnet werden. Die quantitative Bestimmung erfolgt colorimetrisch und beruht auf der von Jaffé[74] angegebenen Eigenschaft der Rotfärbung des Kreatinins mit alkalischer Pikrinsäurelösung. Einzelheiten inden sich in den erwähnten Handbüchern über Harnanalyse[17, 116, 117, 168].

5. Purinsubstanzen.

Mit diesem Namen bezeichnet man Körper, deren Konstitutionsermittlung wir Emil Fischer und seinen Schülern verdanken[35]. Dieselben sind Derivate des aus neun Gliedern ringförmig zusammengesetzten *Purins*, welches einen Pyrimidinkern mit einem Imidazolkern kombiniert darstellt.

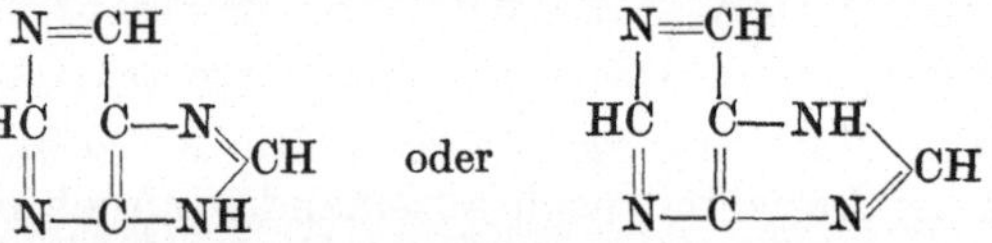

$$
\begin{array}{cc}
\mathrm{N{=}CH} & \mathrm{N{=}CH} \\
| \quad\quad | & | \quad\quad | \\
\mathrm{HC \quad C{-}N}\!\!\diagdown & \mathrm{HC \quad C{-}NH}\!\diagdown \\
\|\quad\quad\| \quad\;\; \mathrm{CH} \quad oder & \|\quad\quad\| \quad\quad\; \mathrm{CH} \\
\mathrm{N{-}C{-}NH}\!\diagup & \mathrm{N{-}C{-}\quad N}\!\diagup
\end{array}
$$

Die Bezeichnung erfolgt nach dem Schema

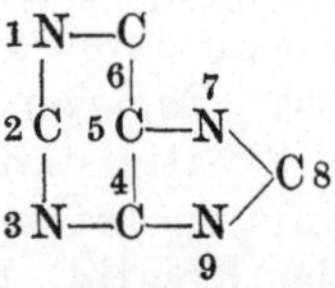

$$
\begin{array}{c}
{}_1\mathrm{N{-}C} \\
| \quad\; {}_6| \quad\;\; {}_7 \\
{}_2\mathrm{C} \;\; {}_5\mathrm{C{-}N}\!\!\diagdown \\
| \quad\; {}_4| \quad\quad\;\; \mathrm{C}\,8 \\
{}_3\mathrm{N{-}C{-}N}\!\!\diagup \\
{}_9
\end{array}
$$

Die im Harn vorkommenden Purinsubstanzen sind Substitutionsprodukte des *Purins* mit Amino-, Sauerstoff- und Methylgruppen, wonach man Amino-, Oxy- und Methylpurine unterscheidet[35].

Die Purinstoffe sind nur in den Nucleinsäuren vorgebildet, Eiweiß enthält keine Purine. Die Purinstoffe des Harns entstammen teils den Nahrungspurinen (exogene Harnpurine), teils haben sie ihre Quelle im Organismus selbst (endogene Harnpurine[24]). Der im Organismus entstehende Teil verdankt seinen Ursprung entweder dem Abbau der körpereigenen Nucleinsäuren oder einer Synthese aus purinfreiem Material.

Nach Art der Entstehung der endogenen Harnpurine lassen sich die Wirbeltiere in zwei scharf getrennte Gruppen teilen. Die eine Gruppe umfaßt die *Vögel und Reptilien*. Bei ihnen wird die Hauptmasse des Harnstickstoffs in Purinform als *Harnsäure* ausgeschieden. Auch steigert die Zufuhr jeder beliebigen N-haltigen Nahrung die Purinausscheidung, während Harnstoff nur in geringer Menge auftritt[104]. Der zweiten Gruppe der Wirbeltiere gehören die *Säugetiere* und wahrscheinlich auch die *Fische* und *Amphibien* an. Bei ihnen wird die Hauptmenge des Harnstickstoffs als Harnstoff ausgeschieden und jede beliebige einer Grundkost zugelegte N-haltige Nahrung steigert die Ausscheidung von Harnstoff, soweit nicht Ansatz erfolgt. Nur die Zulage bestimmter Nahrungsstoffe steigert auch die Purinausscheidung, während die Zulage anderer Nahrungsstoffe keinen Einfluß auf die Menge der ausgeschiedenen Purine zeigt.

Die *Gesamtpurinausscheidung* läßt sich in drei Gruppen sondern, welche verschiedene Oxydationsstufen darstellen: *Basen* (Adenin, Hypoxanthin, Guanin), *Harnsäure* und *Allantoin*.

Die Verteilung der Gesamtpurinausscheidung auf diese drei Gruppen ist bei den verschiedenen Säugetierarten nicht gleich. Man kann zunächst zwei scharf getrennte Abteilungen unterscheiden, soweit die einzelnen Säugetierarten untersucht sind. Die eine bildet der Mensch und die anthropoiden Affen, die andere alle anderen Säugetiere mit Einschluß der niedrigen Affen. Bei ersterer Abteilung (Mensch und anthropoide Affen) wird die Hauptmenge der Harnpurine (90%) und mehr) von der Harnsäure gebildet[189]. Bei den übrigen Säugetieren wird die Hauptmenge der Purinausscheidung vom *Allantoin* gebildet. Harnsäure und Basen treten ganz zurück[104]. Der Purinstoffwechsel ist daher beim Menschen an der Harnsäure, bei den übrigen Säugetieren dagegen am Allantoin zu studieren. In der Abteilung der übrigen Säugetiere verteilt sich der nach Abzug des Allantoins verbleibende geringe Rest der Gesamtpurinausscheidung auf Harnsäure und Basen in einer bei den einzelnen Arten verschiedenen Weise. Man kann zwei Typen unterscheiden, eine solche, bei der die Harnsäureausscheidung überwiegt und eine, bei der die Basenausscheidung überwiegt. Zu ersterer gehören das *Rind*, das *Kaninchen* und der *Hund*, zu letzteren das *Schwein* und das *Pferd*[156, 155, 103].

a) Die Harnsäure,

2, 6, 8-Trioxypurin · $C_5H_4N_4O_3$,

$$\begin{array}{l}
1\ HN\!-\!CO \\
\quad |\qquad\ \ 6| \\
2\ OC\quad 5\ C\!-\!NH\!\diagdown \\
\quad |\qquad\ 4\|\quad 7\quad\ \diagup CO \\
3\ HN\!-\!C\!-\!NH\diagup\ 8 \\
\qquad\qquad\ 9
\end{array}$$

kommt im normalen Harn größtenteils als Natriumurat vor, in geringerer Menge als freie Harnsäure, letztere jedoch in gelöstem Zustand, da Harn größere Harnsäuremengen in Lösung zu halten vermag als Wasser. Nächst dem Harnstoff ist die Harnsäure der wichtigste regelmäßige stickstoffhaltige Bestandteil des Harns, der sich auch in verschiedenen anderen Organen (Lunge, Milz, Leber, Blut) vorfindet. Im *Harne der Vögel* und Reptilien nimmt die Harnsäure die gleiche Stelle ein, wie Harnstoff im Säugetierharn, indem sie das Endprodukt des Stickstoffwechsels darstellt. Der Mensch vermag die in seinem Körper erzeugte und entstehende Harnsäure nicht weiter zu zersetzen, während dieselbe von den meisten Säugetieren fast vollständig zu Allantoin oxydiert wird, welches dann durch den Harn ausgeschieden wird. Dieses ungleiche Verhalten der Harnsäure im Stoffwechsel des Menschen und der Tiere beruht darauf, daß bei den Tieren in der Leber und auch in anderen Organen ein urikolytisches Ferment, *Urikolase*, vorkommt, welches in den menschlichen Organen fehlen soll. Über Darstellung, Nachweis und quantitative Bestimmung der Harnsäure orientiert man sich am besten in den großen Handbüchern[17. 116, 117, 168]. Der qualitative Nachweis erfolgt am einfachsten durch die sog. *Murexidprobe* mit Befeuchten der Substanz, die auf Harnsäure zu prüfen ist, mit Salpetersäure und Eindampfen auf dem Wasserbade; es bleibt ein rot gefärbter Rückstand, der auf Zusatz von wenig Ammoniak — man bläst am besten Ammoniakdämpfe darüber — eine prachtvolle purpurrote Farbe annimmt, die auf Zusatz von Kali- oder Natronlauge violett wird. Beim Erwärmen verschwindet die Färbung (*Unterschied von Xanthin*).

Von Purinbasen kommen im Harn weiter vor: *Xanthin* oder *2,6-Dioxypurin*, *Methylxanthin* oder *1-Methyl-2,6-Dioxypurin*, *Heteroxanthin* oder *7-Methyl-2,6-Dioxypurin*, *Paraxanthin* oder *1,7-Dimethyl-2,6-dioxypurin*, *Hypoxanthin* oder *6-Oxypurin*, *Adenin* oder *6-Aminopurin*, *Guanin* oder *2-Amino-6-oxypurin*, *Epiguanin* oder *7-Methyl-2-amino-6-oxypurin*. Einzelheiten über Darstellung, Eigenschaften und Bestimmung finden sich in den zusammenfassenden Bearbeitungen von C. BRAHM und J. SCHMID[18], A. FODOR[36] und S. J. THANNHAUSER[181], ferner in den früher erwähnten Handbüchern.

b) Allantoin.

$$C_4H_6N_4O_3 \text{ oder } \begin{matrix} NH-CH-NH \\ CO \qquad\qquad CO \\ NH-CO \quad NH_2 \end{matrix}$$

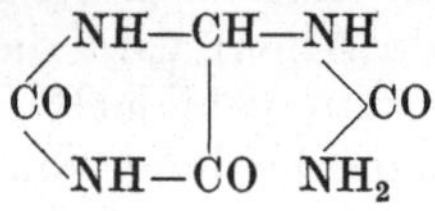

Das *Allantoin*, das Diureid der Glyoxylsäure, ist das Hauptendprodukt des Purinstoffwechsels aller Säugetiere mit Ausnahme des Menschen und der anthropoiden Affen (S. 437). Es findet sich in größeren Mengen im Harn neugeborener Kinder sowie im Urin säugender Kälber[193] und des Rindes[194]. Es wurde zuerst in der Allantoisflüssigkeit des Rindes aufgefunden[88], nachdem es bereits im Jahre 1799 von L. N. VAUQUELIN als eigentümliche Substanz beschrieben war. Auch im Pflanzenreich ist Allantoin aufgefunden worden, z. B. in den Sprossen und jungen Blättern der Platane und verschiedenen Ahornarten[161]. Im normalen menschlichen Harn soll es in sehr geringen Mengen vorkommen[157]. Die ursprüngliche Annahme, daß die geringen Allantoinmengen im Menschenharn einer minimalen Harnsäureoxydation ihren Ursprung verdanken, hat nach WIECHOWSKI ihre Grundlage verloren, da der größte Teil des vom Menschen auch bei sog. purinfreier Diät ausgeschiedenen Allantoins exogener Natur ist. Zur *Darstellung und Bestimmung des Allantoins* hat WIECHOWSKI[187, 188, 116] ein sehr eingehendes Verfahren beschrieben. Es sei auf die erwähnten großen Handbücher verwiesen.

6. Hippursäure,

Benzoylaminoessigsäure, $C_9H_9NO_3$ (*Benzoylglykokoll*).

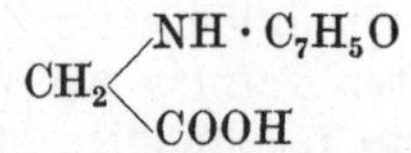

$$CH_2 \begin{cases} NH \cdot C_7H_5O \\ COOH \end{cases}$$

Die Pflanzenfresser scheiden im Harn reichliche Mengen von *Hippursäure* aus, bedingt durch die aromatischen Stoffe der Nahrung, wie z. B. das Toluol, die Zimmt- und Chinasäuren[89], die entweder bei der Fäulnis im Darm oder doch nach ihrer Resorption Benzoesäure liefern. Auch im normalen Menschenharn findet sich Hippursäure nach reichlichem Obstgenuß (Heidelbeeren, Preißelbeeren, Erdbeeren, Himbeeren[125, 63]). Nach LEWIN[91] finden sich im menschlichen Harn in der Tagesmenge 0,1—2 g. Im *Kuhharn* finden sich je nach der Fütterung im Liter 0,4—2,7 % Hippursäure, pro Tag etwa 150 g. *Pferde* scheiden täglich 60—160 g, *Schafe* bis 30 g aus. Im Hundeharn wurden im Hunger 0,053—0,204 g in 24 Stunden gefunden[140]. Die Hippursäure fehlt im Harn der Carnivoren auch bei reiner Fleischnahrung nicht[140]. Hier bilden möglicherweise die aromatischen Bestandteile des Eiweißes (Phenylalanin) die Muttersubstanz[9]. Vielleicht spielt auch die bei der Eiweißfäulnis sich bildende *Phenylpropionsäure*

(C_6H_5—CH_2—CH_2—$COOH$) eine Rolle. Letztere wird in den Geweben zu Benzoesäure oxydiert und paart sich dann unter Wasseraustritt mit dem Glykokoll, welches aus nicht näher bekannten Gewebsbestandteilen abgespalten wird[150, 151]. Von wesentlicher Bedeutung scheint nach HARALAMB[60—62] bei den Pflanzenfressern auch der Phenylalaninkomplex der Eiweißkörper zu sein. Nach WIECHOWSKI[186] steht die Hippursäuresynthese in keinem direkten Abhängigkeitsverhältnis zu der Gruppe des Eiweißstoffwechsels. Ebenso liegen Untersuchungen vor, welche darauf hindeuten, daß beim Wiederkäuer die Ausscheidung der Hippursäure in keinem Verhältnis zur verdauten Eiweißmenge steht. Nach derartigen Beobachtungen soll auch ein Bestandteil der Rohfaser an der Hippursäurebildung beteiligt sein. Es konnte am Hammel gezeigt werden[158], daß Beifütterung von Gummi arabicum die Menge der ausgeschiedenen Hippursäure erhöht, doch steht noch nicht fest, welche Substanzen in der Rohfaser des Futters die Quelle der Hippursäure sind. Was nun die Bedingungen für die Paarung der Benzoesäure mit dem Glykokoll angeht, so ist darüber folgendes zu sagen. Wenn man dem Menschen und den verschiedenen Tieren die Benzoesäure oder andere aromatische Säuren in den Darmkanal einführt oder unter die Haut spritzt, so ist die Menge der mit Glykokoll gepaarten Verbindungen, die durch den Harn ausgeschieden werden, eine verschiedene, je nach der Art der eingeführten Säure und nach der Art des Individuums. Carnivoren bilden weniger Hippursäure als Herbivoren[19]. Ja selbst bei derselben Art von Individuen wechselt der Umfang der Paarung infolge einer individuell verschiedenen Größe der synthetischen Kraft. Die Bildung von Hippursäure setzt voraus, daß die für sie erforderliche Menge Glykokoll zur Verfügung steht. Dies ist, wenn die Menge der Benzoesäure nicht zu groß ist, selbst im Hunger der Fall. Fehlt Glykokoll, so tritt Paarung mit Glucuronsäure ein. Zur Vereinigung von Benzoesäure und Glykokoll scheinen verschiedene Organe befähigt zu sein. Mit Sicherheit ist es aber nur für die Niere bewiesen, daß in ihr die Hippursäurebildung erfolgt (SCHMIEDEBERG). Den Kräften, welche in den Organen die Synthese der Hippursäure aus Benzoesäure und Glykokoll vermitteln, wirken andere fermentähnliche entgegen, die SCHMIEDEBERG[158] *Histozyme*, CLEMENTI[29] *Hippuricase*, SMERODINZEW[167] *Aminoacylase* nennen. Während beim Hunde die Synthese der Hippursäure nur in den Nieren vor sich geht[23] und selbst in den ausgeschnittenen Organen noch zustande kommt, wird beim Kaninchen[59, 102, 153] und beim Frosch[23] auch nach der Nephrektomie zur Resorption gelangende Benzoesäure in der Leber und den Muskeln als Hippursäure wieder aufgefunden, welche demnach bei diesen Tieren auch in anderen Organen als in den Nieren synthetisch entstehen kann.

Die *Darstellung der Hippursäure* geschieht am besten aus frischem *Pferde-* oder *Kuhharn*. Man kocht denselben mit Kalkmilch im Überschuß. Aus der filtrierten, konzentrierten und dann abgekühlten Flüssigkeit fällt man durch Salzsäure die Hippursäure. Die quantitative Bestimmung kann gewichtsanalytisch geschehen nach dem Verfahren von BUNGE und SCHMIEDEBERG[23]. Andere Verfahren bestimmen die beiden Spaltprodukte, entweder die Benzoesäure oder das Glykokoll. Einzelheiten sind in den Spezialwerken zu finden.

<h3 align="center">7. Phenacetursäure,</h3>

$C_{10}H_{11}NO_3$ oder C_6H_5—CH_2—CO—NH—CH_2COOH.

Die *Phenacetursäure* kommt neben der Hippursäure in kleinen Mengen regelmäßig im Harn der Pflanzenfresser vor[70, 159, 151, 152]. Auch im Menschenharn ist dieselbe wiederholt aufgefunden worden. Im Pferdeharn wurden 0,8 g im Liter aufgefunden. Im Hammelharn wurden in der täglichen Harnmenge 5,8 g

Phenacetursäure gefunden[62]. Im Kuhharn konnte sie nicht aufgefunden werden[19]. Die Darstellung erfolgt nach dem Verfahren von Salkowski[149], die Bestimmung neben Hippursäure nach einem Verfahren von Steenbock[170].

8. Paraoxyphenylessigsäure.

$$C_8H_8O_3 \text{ oder } HO-C_6H_4-CH_2-COOH$$

und **Paraoxyphenylpropionsäure** $\cdot$ $C_9H_{10}O_3$ oder $HO-C_6H_4-CH_2-CH_2-COOH$.

Diese beiden aromatischen Oxysäuren wurden im Harn des Menschen, Pferdes, Kaninchens und Hundes sowie der Hühner regelmäßig aufgefunden, wenn auch nur in kleinen Mengen (0,001—0,002 %)[155]. Diese beiden Säuren werden auch z. T. mit Schwefelsäure gepaart als Ätherschwefelsäuren ausgeschieden. Sie entstehen zum größten Teile bei der bakteriellen Zersetzung von Eiweiß, beim Abbau bestimmter Aminosäuren im Darm oder in den Geweben (Gewebszerfall). Nach Baumann[8] erfolgt die Umwandlung des Tyrosins in der Weise, daß es zunächst durch nascierenden Wasserstoff unter Abspaltung von Ammoniak in die ihm entsprechende Oxysäure (*Paraoxyphenylpropionsäure*) wird. Aus letzterer geht durch Oxydation *Paroxyphenylessigsäure* und weiter durch eine Abspaltung von Kohlendioxyd *Parakresol* hervor, welches endlich zu *Phenol* oxydiert wird. Die Eigenschaften dieser Oxysäuren wurden besonders von E. und H. Salkowski[156, 157] und E. Baumann[8] ermittelt.

9. Phenole.

Im normalen Harn des Menschen und der Tiere, besonders der Pflanzenfresser, finden sich mehrere Phenole, hauptsächlich *Phenol*, *Parakresol* und *Brenzcatechin*, deren Muttersubstanz das Tyrosin ist, als ätherschwefelsaure Salze. Dieselben entstehen unter normalen Verhältnissen bei der Darmfäulnis durch bakterielle Zersetzung von Eiweißstoffen oder aus Benzolderivaten der Pflanzennahrung. Im Pferdeharn, Rinderharn und im Menschenharn wird in der Hauptsache *Parakresol* ausgeschieden[8, 106]. Im Menschenharn fanden sich durchschnittlich von der Gesamtmenge der Phenole 58 % als Kresol und 42 % als Phenol[12]. In vermehrten Mengen treten Phenole auf, wenn die Bedingungen für die Wirkung der Fäulnisfermente besonders günstig sind, sowohl innerhalb des Darmes, als auch bei Fäulnisprozessen außerhalb desselben (bei eitrigen Geschwüren, Carcinomen usw.). Umgekehrt wird die Phenolausscheidung herabgesetzt durch alles, was die Eiweißfäulnis im Darm herabsetzt, z. B. durch Kohlenhydrate und einseitige Milchnahrung. Diese im Organismus entstandenen Phenole kommen nicht als solche im Harne zur Ausscheidung. Sie stellen Gifte für den Organismus dar und werden nach ihrer Resorption schon vor dem Eintritt in den Körperkreislauf hauptsächlich in der Leber entgiftet, indem sie sich mit Schwefelsäure zu esterartigen Verbindungen zusammenkuppeln und als Phenyl-, Kresyl-, Brenzcatechin-, Hydrochinon-, Indoxyl-, Skatoxylschwefelsäure den Körper verlassen[13, 163]. Auch dem Organismus direkt zugeführte Phenole erscheinen im Harn als Ätherschwefelsäuren und verursachen eine Vermehrung dieser auf Kosten der Sulfatschwefelsäure. In ähnlicher Weise wie die Schwefelsäure dienen gegenüber diesen giftigen aromatischen Substanzen als Schutzmittel auch andere Verbindungen, welche sonst sehr leicht im Organismus zersetzlich sind. Sobald sie aber an diese aromatischen Stoffe gebunden sind, bleiben sie ebenfalls vor der Oxydation bewahrt. Es sind dies das *Glykokoll* und die *Glucuronsäure*, welche wahrscheinlich je nach Bedarf leicht aus gewissen Gewebsbestandteilen gebildet werden können[158, 168].

Die *Glucuronsäure* scheint die Schwefelsäure ersetzen zu können, falls im Überschuß künstlich zugeführte Phenole in die Säfte übertreten. Eine Paarung aromatischer Substanzen mit Glucuronsäure, welch letztere dadurch vor der Verbrennung geschützt werden, kommt übrigens recht oft vor. Dasselbe gilt von den Homologen der Phenole, von einigen substituierten Phenolen und von vielen aromatischen Substanzen, auch Kohlenwasserstoffen, nach vorausgegangener Oxydation oder Hydratation. Das *Glykokoll* bindet dagegen regelmäßig die resorbierten, nicht hydroxylierten aromatischen Säuren, also die *Phenylessigsäure* und die *Phenylpropionsäure*[186, 150, 194].

Die Phenolschwefelsäuren sind nicht flüchtig und werden von Mineralsäuren in die entsprechenden Phenole und in Schwefelsäure zerlegt. Die Bestimmung des Phenols läuft also mit der Bestimmung der sog. gepaarten Schwefelsäuren parallel, so daß die Ermittlung dieser beiden zu demselben Ergebnis führt, doch muß man neben der Ätherschwefelsäure auch die Glucuronsäure bestimmen und die Summe beider Werte berücksichtigen, wenn viele aromatische Substanzen den Körper verlassen.

a) Phenol, $C_6H_5 \cdot OH$.

Im *Kuhharn* wurde das Phenol zuerst von STAEDELER[169a)] aufgefunden. Im *Pferdeharn* wurden pro Liter 0,913—1,2 g festgestellt. Im *Menschenharn* sind nur geringe Mengen Phenol bestimmt worden. In der Tagesmenge 0,017—0,051 g durch MUNK[108a)] und C. NEUBERG 0,033 g[118a)], nach MOOSER[106a)] 0,038, nach KOSSLER und PENNY[82a)] 0,07—0,106 g bei gemischter Kost, reichlicher nach Pflanzennahrung. Der *Nachweis des Phenols* im Harn, ebenso die Darstellung geschieht nicht direkt als solches, sondern das Phenol muß zunächst aus der Phenolschwefelsäure oder Phenolglucuronsäure durch Kochen mit verdünnter Schwefel- oder Phosphorsäure frei gemacht werden. Dann können die einwertigen Phenole (Phenol, Kresole) mit Wasserdämpfen übergetrieben werden, während die zweiwertigen Phenole (Brenzcatechin und Hydrochinon) im Destillationsrückstand zurückbleiben[19]. Die Reindarstellung des Phenols und der Kresole aus Harn in Substanz bietet gewisse Schwierigkeiten, da bei der Säuredestillation außer den Phenolen, Aceton, Furfurol vorhanden sein können. Die quantitative Bestimmung des Phenols geschieht nach dem Verfahren von KOSSLER und PENNY[82a)], verbessert von NEUBERG[118a)]. Nähere Einzelheiten sind in den entsprechenden Handbüchern angegeben. Es sei noch bemerkt, daß mit der Bezeichnung „Phenol" im Harn im allgemeinen nicht das eigentliche Phenol gemeint ist, sondern man versteht darunter die *Gruppe der Phenole*, das Parakresol, das Brenzcatechin, das Hydrochinon und das Phenol, von denen, wie oben erwähnt, das erstere vorherrscht.

b) Kresole,

Kresol $C_6H_4\diagdown^{CH_3}_{OH}$. bildet den Hauptbestandteil der im Menschen- und Tierharn vorkommenden Phenole. Nach MOOSER[106a)] kommt sogar im Kuhharn Phenol gar nicht vor, und auch im menschlichen Harn konnte er nur bei einem Vegetarier Phenol feststellen. Von den drei isomeren *Kresolen* (o-, m- und p-Kresol) ist mit Sicherheit bisher nur das p-Kresol im Harndestillat nachgewiesen worden. Dasselbe wurde zuerst von STAEDELER[169a)] aus Kuhharn isoliert.

c) Brenzcatechin

$C_6H_4\diagdown^{OH(1)}_{OH(2)}$ oder *Orthodioxybenzol.*

Im *Menschenharn* findet sich regelmäßig *Brenzcatechin*, in größeren Mengen ist es im *Pferdeharn* vorhanden. Es stammt aus der in Pflanzenreichen weitverbreiteten *Protocatechusäure*, der *Brenzcatechincarbonsäure* $C_6H_3{<}^{OH}_{COOH}$ mit noch einer OH-Gruppe. Es ist auch nicht ausgeschlossen, daß das Brenzcatechin des Harns z. T. von innerhalb des Organismus oxydiertem Phenol herstammt. Brenzcatechinreicher Harn färbt sich an der Luft besonders bei alkalischer Reaktion dunkel. Bei ausschließlicher Fleischkost findet es sich nicht im Harn.

d) Hydrochinon.

$C_6H_4{<}^{OH\,(1)}_{OH\,(4)} = $ *Paradioxybenzol.*

Das Hydrochinon ist bisher nur nach innerem Gebrauch von Phenol und Benzol sowie von Hydrochinon selbst mit Bestimmtheit im Harn nachgewiesen worden[8]. Der normale *Pferdeharn* enthält wahrscheinlich Spuren davon.

10. Harnindican.

Das *Indoxyl* $C_8H_7NO \cdot = C_6H_4{<}^{C \cdot OH}_{NH}{>}CH$, dessen Ätherschwefelsäure, das *Harnindican*, als Natriumsalz im Harn vorkommt, ist das Oxydationsprodukt des *Indols*, welches die Muttersubstanz der ganzen Indigogruppe darstellt und das bei jeder Eiweißfäulnis durch bakterielle Zersetzung des Tryptophans als Gärungsprodukt im Darm entsteht (vgl. das Kapitel Eiweiß von K. Felix im 1. Bande dieses Handbuches S. 110). Das resorbierte Indol wird in den Geweben des Organismus zu Indoxyl oxydiert, und dieses vereinigt sich ebenso wie die anderen Phenole mit der Schwefelsäure unter Wasseraustritt oder auch mit der Glucuronsäure zu *Indoxylschwefelsäure* oder zu *Indoxylglucuronsäure*[73, 26, 12, 13]. Der Ausdruck *Harnindican* stammt von Schunck[163], welcher zuerst feststellte, daß der normale Harn eine Substanz enthält, aus welcher sich nach eingetretener Spaltung allmählich Indigoblau bildet. Auch machte dieser Forscher den ersten Versuch, das Indican aus dem Harn zu isolieren. Nachdem aber F. Hoppe-Seyler die Verschiedenheit des Harn- und Pflanzenindicans erkannt hatte[68], gelang E. Baumann[11] der Nachweis, daß das Harnindican eine den Phenolschwefelsäuren analoge Ätherschwefelsäure eines Oxydationsproduktes des Indols, des *Indoxyls*, ist.

Das *Harnindican* findet sich reichlich im Harn der Pflanzenfresser, besonders dem des Pferdes. So wurden von Jaffé[73] im Liter bis 220 mg gefunden, während Bauer[7] 0,183 g im Liter fand. Im *Kuhharn* fanden sich 27 mg pro Liter[46]. Im menschlichen Harn beträgt die Indicanausscheidung in der Tagesmenge 5—20 mg. Bei *Hunden, Katzen* und *Kaninchen* ist das Verhalten der Indicanausscheidung dasselbe wie beim Menschen. Der *Indoxylgehalt des Harns* hängt von der Nahrung ab. Bei Fleischkost tritt Erhöhung ein. Die Hauptquelle der Bildung des Harnindicans ist die Tätigkeit der Darmbakterien (Coligruppe, Proteus, Diphtherie). Der Nachweis von Indican im Harn, besonders dem der Pflanzenfresser, ist von diagnostischer Bedeutung für die Beurteilung von Verstopfungskoliken. Bei Dickdarmverstopfungen, vermehrten Darmgärungen, chronischen Darmkatarrhen wurden bis 1 g im Liter beobachtet[7]. *Indoxyl* ist ausgezeichnet durch eine leichte Oxydierbarkeit. Das durch Säure aus der Indoxylschwefelsäure abgeschiedene Indoxyl verwandelt sich schon durch den Sauerstoff der Luft bei längerem Stehen, ferner beim Eindampfen und bei der alkalischen Harngärung teilweise in *Indigblau* und in der Hauptsache in *Indigrot*. Der Nachweis des *Harnindicans* beruht auf der Spaltung desselben und dieser Oxydation des frei gewordenen Indoxyls zu *Indigo*. Bezüglich der ziemlich umständlichen *Darstellung des indoxylschwefelsauren Kaliums* aus dem Harn muß auf die ausführlichen Handbücher[17, 116, 117, 118, 168] verwiesen werden, ebenso betreffs des qualitativen und quantitativen Nachweises. Die wenig bekannte *Indoxylglucuronsäure* ist noch weniger beständig als die Salze der Indoxylschwefelsäure. Das Vorkommen von Indoxylglucuronsäure wurde durch Untersuchungen von NEUBERG und MAYER wahrscheinlich gemacht[120].

Die *Skatoxylschwefelsäure*, $C_9H_9N \cdot SO_4$ ist nicht mit Sicherheit als Bestandteil des normalen Harns festgestellt worden. Vielleicht kommt das *Skatoloxyd* im normalen Harn als gepaarte Glucuronsäure vor[120]. Die Anschauung, daß reichliche Mengen von Skatoloxyd im Harn enthalten sind, wenn bei der sog. *Indicanprobe* eine violette Chloroformlösung entsteht oder wenn die Harne nach Zusatz von Salzsäure allein dunkelrot bis violett, nach Zusatz von Salpetersäure kirschrot und beim Stehen an der Luft von der Oberfläche aus rotviolett bis schwarz sich färben, ist noch nicht als richtig erwiesen, da diese Färbungen durch andere Farbstoffchromogene veranlaßt werden können. Denn das einzige Anzeichen hierfür, das Auftreten eines sonst nicht näher charakterisierten roten Farbstoffes bei der Anstellung der Indicanprobe, kann auch auf die Bildung von Indigrot bezogen werden.

Die *Indolessigsäure* oder *Skatolcarbonsäure* $C_{10}H_9NO_2$ ist von E. und H. SALKOWSKI[146] bei der Eiweißfäulnis entdeckt und als *Skatolcarbonsäure* beschrieben worden. Ihre Konstitution wurde von A. ELLINGER[32] festgestellt. Sie soll in Spuren im normalen Menschenharn, reichlicher im *Pferde-* und besonders reichlich im *Kuhharn* vorkommen. Wenn sie wirklich das Chromogen des sog. *Uroroseins* (vgl. S. 445) ist und wenn also die über das Vorkommen des letzteren gewonnenen Erfahrungen auf sie übertragbar sind, so tritt sie bei Fäulnisvorgängen im Darm[67] im Harn auf.

11. Benzoesäure C_6H_5 — COOH .

Die Benzoesäure wurde einige Male *neben Hippursäure* im Harn festgestellt. Sie ist als Zersetzungsprodukt der letzteren aufzufassen, da aus gefäultem Harn statt Hippursäure stets Benzoesäure auftritt. Man gewinnt die Benzoesäure wie die Hippursäure und kann sie von letzterer durch frisch destillierten Petroläther trennen, der Benzoesäure löst, Hippursäure dagegen nicht.

12. Kynurensäure, $C_{10}H_2NO_3$.
γ-Oxy-β-Chinolincarbonsäure.

Die *Kynurensäure* kommt im Hundeharn oft, aber nicht immer vor. Ihre Ausscheidung wird durch Fleischnahrung vermehrt. Als Muttersubstanz ist die Tryptophankomponente des Eiweißes anzusehen[33] (siehe auch FELIX im 1. Band dieses Handbuches S. 110). Einführung von Tryptophan in den Organismus ruft sowohl beim Hunde wie dem Kaninchen eine gesteigerte Kynurensäurebildung hervor. Im Katzenharn findet sich diese Säure nicht.

13. Harnfarbstoffe.

Die gelbe Farbe des normalen Harns wird durch mehrere Farbstoffe bedingt, rührt aber zum allergrößten Teil von dem *Urochrom* her. Als regelmäßiger Bestandteil, wenn auch nur in geringen Mengen, tritt das *Hämatoporphyrin* auf. Das *Uroerythrin* findet sich häufig auch im frischen Harn. Außerdem enthält dieser, wenn er der Einwirkung des Lichtes ausgesetzt wird, regelmäßig einen gelben Farbstoff, das *Urobilin*, das durch Einwirkung von Licht und Luft aus dem zugehörigen Chromogen, dem *Urobilinogen*, entsteht.

a) Urochrom.

Als eigentlicher Harnfarbstoff ist das *Urochrom* zu betrachten[51, 52].
Es sind an der Harnfarbe verschiedene endogene und wahrscheinlich auch
exogene Farbstoffe und Chromogene beteiligt. Die Reindarstellung des Urochroms scheint noch nicht gelungen zu sein, da nach den verschiedenen Her-
stellungsverfahren keine einheitlichen Körper erhalten wurden und noch keine
sicheren Angaben darüber vorliegen, ob darin Schwefel enthalten ist und auch
über den Stickstoffgehalt noch Unstimmigkeiten bestehen. Wahrscheinlich
stellt das Urochrom ein intermediäres, dem Gewebszerfall entstammendes Stoff-
wechselprodukt dar. Nach Weiss leitet sich der normale Harnfarbstoff von
einem *Urochromogen* ab, welches in seinen Fällungsreaktionen mit den Proteinsäuren übereinstimmt und nur im pathologischen Harn vorkommen soll. Unter
normalen Verhältnissen würde das Urochrom als intermediäres Stoffwechsel-
produkt gebildet, bei gestörtem Stoffwechsel das Urochromogen. Den Zusammenhang des echten Urochroms mit den Proteinsäuren stellt sich Weiss in nach-
stehender Weise vor.

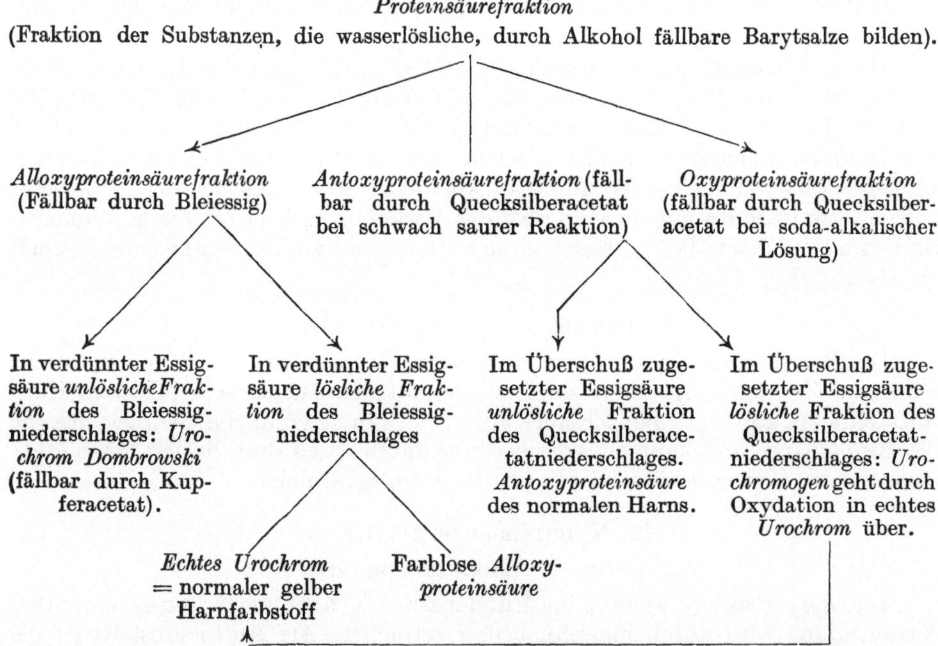

Das *Urochromogen* ist der eigentliche Träger der *Ehrlichschen Diazoreaktion*[185].
Man unterscheidet α- und β-Urochromogen. Letzteres gibt die Diazoreaktion
direkt, der α-Körper erst nach dem Stehen im Brutschrank. Beide Chromogene
können durch Oxydation mit Kaliumpermanganat in das Urochrom übergeführt
werden, das keine Diazoreaktion mehr gibt. Zur Darstellung wird der Harn mit
Ammoniumsulfat gesättigt, wodurch Urobilin, Hämatoporphyrin und Uroerythrin ausgefällt werden und dann der Harn mit absolutem Alkohol ausgezogen.
Eine einigermaßen sichere *Bestimmung des Urochroms* ist wegen der Anwesenheit
anderer Farbstoffe, deren Zusammensetzung und chemische Natur unbekannt
sind, noch nicht möglich. Das Urochrom zeigt im Spektrum keinen Absorptions-
streifen und fluoresciert nicht nach Zusatz von Ammoniak und Chlorzinklösung.
Von Säuren wird es sehr leicht unter Bildung von *Uromelaninen* zersetzt.

b) Uroerythrin (Purpurin).

Man bezeichnet mit diesem Namen einen Farbstoff, der die ziegelrote Farbe des Ziegelmehlsediments (Sedimentum lateritium) bedingt. Das *Uroerythrin* kommt oft, wenn auch in sehr geringen Mengen im normalen Harn vor. Starke Muskeltätigkeit erhöht den Gehalt desselben an diesem Farbstoff.

c) Urobilin und Urobilinogen.

Das *Urobilin* stellt ein Derivat des Hämoglobins dar und ist zuerst von JAFFÉ[174] aus dem Harn dargestellt worden. Das Urobilin ist im normalen Harn nicht als solches enthalten, sondern bildet sich unter dem Einfluß von Licht und Luftsauerstoff aus dem *Urobilinogen* (über Urobilin und Urobilinogen siehe auch FELIX im 1. Band dieses Handbuches S. 174). Beide Körper sind normale Harnbestandteile[175]. Über die *Entstehung und die Bildung des Urobilins* sind die Anschauungen noch nicht einheitlich. Sicher ist aber, daß die Bildung aus dem Blute und aus den Gallenfarbstoffen (Bilirubin) im Darm unter Mitwirkung von Bakterien erfolgt (enterogener Entstehungsmodus). Das Vorkommen größerer oder geringerer Urobilinmengen deutet auf starke Darmfäulnis und gesteigerten Blutkörperchenzerfall hin. Die Urobilinausscheidung wird durch die Leber reguliert. Das *Urobilin* soll angeblich nicht im Harn aller Tiere vorkommen, so soll es im *Kaninchenharn* fehlen. Die neutralen, alkoholischen Urobilinlösungen sind bei größerer Konzentration braungelb, bei größerer Verdünnung gelb oder rosafarbig und zeigen eine starke grüne Fluorescenz. Im *Pferdeharn* wurde auch kein Urobilin gefunden, ebensowenig bei Hunden und Katzen. Die Darstellung geschieht am besten nach dem Verfahren von MÉHU und HOPPE-SEYLER[176]. Das Verfahren nach JAFFÉ[72] liefert zwar sehr reine Präparate, doch ist dasselbe verlustreicher. Weitere Verfahren siehe in den großen Handbüchern.

d) Urorosein.

Das *Urorosein* kommt im Harn immer als Chromogen vor[111]. Nach HERTER[67] ist das Auftreten von Urorosein auf die Gegenwart von Indolessigsäure oder von Nitriten zurückzuführen, da beide im Darm durch Einwirkung von Bakterien auf Tryptophan entstehen.

e) Hämatoporphyrin.

Das *Hämatoporphyrin* kommt im normalen Harn besonders nach Genuß von chlorophylreichem Gemüse oder blutreichem Fleisch vor; als Vorstufe findet sich ein *Hämotoporphyrinogen*, das durch Lichteinwirkung allmählich in Hämatoporphyrin umgewandelt wird. Durch Permanganat erfolgt die Umwandlung momentan. Die Darstellung erfolgt nach den Angaben von SALKOWSKI[145], der Nachweis spektroskopisch.

14. Sonstige organische Stoffe im Harn.

Außer diesen regelmäßig vorkommenden Harnbestandteilen wurde noch eine Reihe von anderen Körpern gelegentlich oder vorübergehend im menschlichen oder tierischen Harn beobachtet. So finden sich von *flüchtigen Fettsäuren Ameisensäure, Essigsäure, Propionsäure* und *Buttersäure* im Menschenharn und auch im Hunde- und Pferdeharn[71, 160, 190]. Hierüber hat VON JAKSCH[71] nähere Angaben gemacht. Im Harn des Pferdes scheinen auch *Capryl-* und *Caprinsäure* vorzukommen[160]. Als Quelle der flüchtigen Fettsäuren müssen die Kohlenhydrate der Nahrung betrachtet werden. Viel mehr flüchtige Säuren als der menschliche Harn enthalten die Harne mancher *Pflanzenfresser*. So wurden im Tagesharn einer *Ziege*[190] an flüchtigen Fettsäuren 3 g gefunden, vorwiegend aus

Essigsäure und Buttersäure bestehend. Im *Hundeharn* fanden sich 0,24 g Essigsäure[160].

Die kohlenstoffärmeren flüchtigen Säuren, wie Ameisensäure und Essigsäure, sollen im Körper beständiger sein als die kohlenstoffreichen Säuren und deshalb auch zum größten Teil unverändert in den Harn übergehen[160].

Die *Milchsäure*, $CH_3 - CHOH - COOH$, soll im menschlichen Harn nach großen körperlichen Anstrengungen vorkommen. Weiter soll auch *Glycerinphosphorsäure* in Spuren vorkommen, wahrscheinlich als Zersetzungsprodukt des *Lecithins*.

Über *Kohlenhydrate* und *reduzierende Substanzen* liegen ebenfalls Beobachtungen vor, die auf spurenweises Vorkommen von *Traubenzucker* hindeuten. Auch eine *Lactosurie* wurde bei Haustieren beobachtet. Nach Langstein und Neuberg[87] enthält der *Harn der Kälber* in den ersten Lebenstagen *Milchzucker* neben *Lävulose*. An reduzierenden Substanzen wurden ferner noch gepaarte Verbindungen mit der dem Zucker nahestehenden *Glucuronsäure* aufgefunden, die im normalen Harn in sehr geringen Mengen auftreten. Im Menschen- wie im Tierharn finden sich weiter in geringen Mengen *schwefelhaltige organische Verbindungen*: *Cystin, Taurinderivate, Chondroitinschwefelsäure* und *Proteinstoffe*, die größtenteils aus *Antoxyproteinsäure, Oxyproteinsäure, Alloxyproteinsäure* und *Uroferrinsäure* bestehen. Endlich sei noch auf das Vorkommen von *Aminosäuren* hingewiesen, die, wenn sie in größeren Mengen in den Körper eingeführt werden, dann z. T. unverändert auch in den Harn übergehen können. Auch *Enzyme* verschiedener Art hat man aus dem Harn isoliert. Als solche sind zu nennen *Pepsin*, ein *diastatisches Enzym* und *Lipase*.

Literatur.

(1) Abderhalden u. Möller: Z. physiol. Chem. **176**, 95 (1928). — *(1a)* Abel, J.: Über das Vorkommen von Äthylsulfid im Hundeharn. Ebenda **20**, 253 (1895). — *(2)* Abel, John J., u. E. Drechsel: Über ein neues Vorkommen der Carbaminsäure. Du Bois Arch. **1891**, 236. — *(3)* Abel, J. J., u. Muirhead: Arch. f. exper. Path. **31**, 15 (1892); **32**, 467 (1893). — *(4)* Achelis, W.: Z. physiol. Chem. **50**, 10 (1906). — *(5)* Andersen, Björn u. Leuritzen: Ebenda **66**, 21 (1910). — *(6)* Asher, Leon: In Tigerstädts Handbuch der physiologischen Technik **1**, 1886, 1911.

(7) Bauer, E.: Nachweis und Bedeutung des Indicans im Harn des Pferdes. Inaug.-Dissert., Gießen 1905. — *(8)* Baumann, E.: Aromatische Oxysäuren. Z. physiol. Chem. **4**, 308 (1880); **6**, 191 (1882). — *(9)* Ebenda **10**, 131 (1886). — *(10)* Über gepaarte Schwefelsäuren im Harn. Pflügers Arch. **12**, 69 (1876). — *(11)* Ebenda **13**, 279, 285, 304 (1876). — *(12)* Baumann, E., u. L. Brieger: Über Indoxylschwefelsäure, das Indican des Harns. Z. physiol. Chem. **3**, 254 (1879). — *(13)* Baumann, E., u. F. Tiemann: Ber. dtsch. chem. Ges. **12**, 1092, 1098 (1879); **13**, 408 (1880). — *(14)* Bertram, J.: Über die Ausscheidung der Phosphorsäure bei den Pflanzenfressern. Z. Biol. **14**, 336 (1878). — *(15)* Bohland, K.: Pflügers Arch. **43**, 30 (1888). — *(16)* Brahm, C.: Dtsch. med. Wschr. **45**, 803 (1919). — *(17)* Brahm, C., u. K. Harpuder: In Brugsch-Schittenhelm: Klinische Laboratoriumstechnik, Bd. 2. Berlin: Urban u. Schwarzenberg 1924. — *(18)* Brahm, C., u. J. Schmid: Purinsubstanzen. In Abderhaldens Biochem. Handlexikon **4**, 1014—1130, 1911. — *(19)* Brugsch, Th., u. R. Hirsch: Z. exper. Path. **3**, 633 (1906). — *(20)* Bugarszky, St.: Közleményck **1**, 33 (1894); Jber. Tierchem. **1894**, 275. — *(21)* Buliginski: Hoppe-Seylers med.-chem. Untersuchungen. Heft 2, 234, 1867. — *(22)* Bunge, G.: Lehrbuch der physiologischen Chemie, S. 100. Leipzig 1894. — *(23)* Bunge, G., u. O. Schmiedeberg: Arch. f. exper. Path. **6**, 233 (1876). — *(24)* Burian, R., u. H. Schur: Pflügers Arch. **80**, 241 (1900).

(25) Camerer, W.: Gesamtstickstoff, Harnstoff, Harnsäure und Xanthinkörper im menschlichen Urin. Z. Biol., N. F. **10**, 72 (1891). — *(26)* Christiani, A.: Über das Verhalten von Phenol, Indol und Benzol im Tierkörper. Z. physiol. Chem. **2**, 273 (1878). — *(27)* Christiani, A., u. E. Baumann: Über den Ort der Bildung der Phenolschwefelsäure im Tierkörper. Ebenda **2**, 350 (1878). — *(28)* Claude, H., u. V. Balthazard: La Cryoskopie des urines. Paris 1902. — *(29)* Clementi, A.: Sul idrolyse fermentetiva del acido ippurico. Atti Accad. naz. Lincei (5) **32**, II, 172 (1923). — *(30)* Coranda, C.: Arch. f. exper. Path. **12**, 76 (1880).

(31) Dietrich, W.: Einführung in die physikalische Chemie. Berlin: Julius Springer 1928.

(32) Ellinger, A.: Ber. dtsch. chem. Ges. 37, 1801 (1904). — (33) Z. physiol. Chem. 43, 325 (1904).

(34) Fettik, O.: Zbl. Physiol. 16, 19 (1902). — (35) Fischer, E.: Ber. dtsch. chem. Ges. 32, 435—504 (1899). — (36) Fodor, A.: Purinsubstanzen. In Abderhaldens Biochem. Handlexikon 9, 262—312, 1915. — (37) Folin, O.: Am. J. Physiol. 13, 45, 66, 117. — (38) Z. physiol. Chem. 32, 504 (1901); 36, 333 (1902). — (39) Ebenda 37, 161 (1902/03). — (40) Ebenda 41, 223 (1904). — (41) Jber. Tierchem. 36, 341 (1906). — (42) Forbes u. Beegle: Ohio Agricult. Experm. Station. (Wooster) Bull. 295 (1916). — (43) Forbes, Beegle, Morgan u. Rhue: Ohio Agricult. Experm. Station. Bull 308 (1917). — (44) Forbes, Halverson u. Morgan: Ohio Ebenda 330 (1918). — (45) Forbes, Schulz, Hunt, Winter u. Remler: J. of biol. Chem. 52, 281 (1922). — (46) Forster, J.: Beiträge zur Kenntnis der Kalkresorption im Tierkörper. Arch. f. Hyg. 2, 385 (1884). — (47) Fosse, R.: C. r. Acad. Sci. Paris 157, 948 (1913); 158, 1076, 1432, 1588 (1914). — (48) Ann. Inst. Pasteur 30, 525 (1916). — (49) Frenkel: Ann. Chim. analyt. appl. (2) 2, 234 (1920).

(50) Gaethgens, C.: Z. physiol. Chem. 4, 36 (1880). — (51) Garrod, A. E.: Proc. roy. Soc. 55, 394 (1894). — (52) J. of Physiol. 21, 190 (1897); 29, 335 (1903). — (53) Götze, K., u. Th. Pfeifer: Landw. Versuchsstat. 47, 80 (1896). — (54) Gruber, M.: Z. Biol. 19, 569 (1883). — (55) Gscheidlen, R.: Tageblatt d. 47. Naturforscher-Versammlung zu Breslau, S. 98. 1874. — (56) Gumlich, G.: Über die Ausscheidung des Stickstoffs im Harn. Z. physiol. Chem. 17, 10, 19 (1893). — (57) György, P.: In W. Stepp u. P. György, Avitaminosen und verwandte Krankheitszustände, S. 265. Berlin: Julius Springer 1927.

(58) Hallervorden, E.: Arch. f. exper. Path. 12, 277 (1880). — (59) Hallwachs, W.: Über den Ursprung der Hippursäure im Harn der Pflanzenfresser. Inaug.-Dissert., Göttingen 1863. — (60) Haralamb, Vasiliu: Neue Untersuchungen über die Muttersubstanz der im Tierkörper erzeugten Hippursäure. Inaug.-Dissert., Breslau 1906. — (61) Mitt. landw. Inst. Univ. Breslau 4, 374 (1908). — (62) Ebenda S. 703 (1909). — (63) Harten, H.: Beitrag zur Kenntnis der Quelle der Hippursäure usw. Inaug.-Dissert., Dorpat 1867. — (64) Heffter, A.: Die Ausscheidung des Schwefels im Harn. Pflügers Arch. 38, 476 (1886). — (65) Hegar, A.: Über die Ausscheidung der Chlorverbindungen durch den Harn. Inaug.-Dissert., Gießen 1862. — (66) Heiss, E.: Z. Biol. 12, 165 (1876). — (67) Herter, C. A.: J. of biol. Chem. 4, 253 (1908). — (68) Hoppe-Seyler, F.: Über Indican als konstanter Harnbestandteil. Virchows Arch. 27, 388 (1863). — (69) Pflügers Arch. 5, 470 (1872). — (70) Hotter, E.: Über die Phenacetursäure. J. prakt. Chem., N. F. 38, 117 (1888).

(71) Jaksch, R. von: Über physiologische und pathologische Lipacidurie. Z. physiol. Chem. 10, 536 (1886). — (72) Jaffé, M.: Virchows Arch. 47, 405 (1869). — (73) Über den Nachweis und die quantitative Bestimmung des Indicans im Harn. Pflügers Arch. 3, 452 (1870). — (74) Z. physiol. Chem. 10, 399 (1886). — (75) Jolin, S.: Skand. Arch. 1, 449 (1889).

(76) Kellner, M.: Landw. Jb. 47 (1896). — (77) Kikuchi, K.: Vergleichende Harnstoffbestimmungen im menschlichen und tierischen Harn. Biochem. Z. 156, 37—39 (1925). — (78) Kjeldahl, J.: Neue Methoden zur Bestimmung des Stickstoffs in organischen Körpern. Z. anal. Chem. 22, 366 (1883). — (79) Kleinmann, H.: In Abderhaldens Handbuch der biologischen Arbeitsmethoden 4, Teil 5, 1—112, 1923. — (80) Koranyi, von: Z. klin. Med. 47 (1902). — (81) Die wissenschaftlichen Grundlagen der Kryoskopie. Karewski Bibl., Heft 1. Berlin 1904. — (82) Kossel, A., u. H. D. Dakin: Z. physiol. Chem. 41, 321 (1904); 42, 181 (1904). — (82a) Ebenda 17, 139 (1892). — (83) Krüger, M., Reich u. A. Schittenhelm: Ebenda 39, 73, 165 (1903). — (84) Külz, E.: Sitzungsber. Ges. Naturwiss. Marburg S. 76. 1875. — (85) Z. Biol. 20, 166 (1884). — (86) Kunkel, A.: Über den Stoffwechsel des Schwefels im Tierkörper. Pflügers Arch. 14, 344 (1877).

(87) Langstein, L., u. C. Neuberg: Biochem. Z. 4, 292 (1907). — (88) Lassaigne, J. L.: Ann. Chim. Phys. 17, 301 (1821). — (89) Lautermann, E.: Über die Reduktion der Chinasäure zu Benzoesäure und die Verwandlung derselben in Hippursäure im tierischen Organismus. Ann. Chem. u. Pharm. 125, 9 (1862). — (90) Leared, A.: Proc. roy. Soc. Lond. 16, 18 (1870). — (91) Lewin, K.: Z. klin. Med. 42, 371 (1901). — (92) Liebermann, L.: Über den Phosphorsäuregehalt des Pferdeharns unter physiologischen und pathologischen Verhältnissen. Pflügers Arch. 50, 57 (1891). — (93) Liebig, J.: Über die Konstitution des Harnes des Menschen und der fleischfressenden Tiere. Ann. Chem. u. Pharm. 50, 188 (1844). — (94) Ebenda 62, 324 (1847). — (95) Lieblein, V.: Z. physiol. Chem. 20, 79 (1894). — (95a) Lintzel, W.: Z. Biol. 87, 157 (1928); 89 (1929). — (96) Lippmann, E. von: Über stickstoffhaltige Bestandteile aus Rübensäften. Ber. dtsch. chem. Ges. 29, 2652 (1896). — (97) Lorenz, N. von: Oesterr. Chem. Ztg. 14, 1 (1911).

(98) Macleod, J. J. R., u. H. D. Haskins: J. biol. Chem. 1, 319 (1905). — (99) Mehring, von: Z. physiol. Chem. 8, 229 (1883/84). — (100) Méhu u. Hoppe-Seyler: Virchows Arch. 124, 34 (1891). — (101) Meigs, Blatherwick u. Cary: J. biol. Chem. 40, 469 (1919). —

(*102*) MEISSNER, G., u. C. U. SHEPARD: Untersuchungen über das Entstehen der Hippursäure im tierischen Organismus. Hannover 1863. — (*103*) MENDEL, LAF. B., u. LYMANN: J. biol. Chem. 8, 115 (1910). — (*104*) MEYER, HANS: Beiträge zur Kenntnis des Stoffwechsels im Organismus des Huhns. Inaug.-Dissert., Königsberg 1877. — (*105*) MICHAELIS, L.: Die Wasserstoffionenkonzentration. Berlin: Julius Springer 1922. — (*106*) MISLOWITZER, ERNST: Die Bestimmung der Wasserstoffionenkonzentration von Flüssigkeiten. Berlin: Julius Springer 1928. — (*106a*) MOOSER, W.: Z. physiol. Chem. 63, 155, 176, (1909. — (*107*) MÜLLER, FRIEDRICH: Über Schwefelwasserstoff im Harn. Berl. klin. Wschr. 23, 437 (1887). — (*108*) MÜLLER, W.: Ber. dtsch. chem. Ges. 35, 1587 (1902). — (*108a*) MUNK, J.: Arch. f. Anat. 1880, Suppl. S. 23; Virchows Arch. 131, 110 (1893). — (*109*) Dtsch. med. Wschr. 46 (1877). — (*110*) Virchos Arch. 69, 354 (1877).

(*111*) NENCKI, M., u. N. LIEBER: J. prakt. Chem., N. F. 26, 333 (1882). — (*112*) NENCKI u. ZALESKI. Z. physiol. Chem. 33, 193 (1904). — (*113*) NEUBAUER, C.: J. prakt. Chem. 64, 183 (1852). — (*114*) Ebenda 67, 65 (1855). — (*115*) Ann. Chem. u. Pharm. 119, 33 (1861). (*116*) NEUBAUER-HUPPERT: Analyse des Harns, 11. Aufl. Wiesbaden: C. W. Kreidel 1910. — (*117*) NEUBERG, C.: Der Harn. I. Teil. Berlin: Julius Springer 1911. — (*118*) Der Harn. 2. Teil, S. 1515. 1911. — (*118a*) Z. physiol. Chem. 27, 123 (1899). — (*119*) NEUBERG, C., u. P. GROSSER: Zbl. Physiol. 19, 316 (1905). — (*120*) NEUBERG, C., u. P. MAYER: Z. physiol. Chem. 29, 256 (1900). — (*121*) NEUMANN, A.: Ebenda 37, 133 (1902). — (*122*) NOLF, P.: Ebenda 23, 505 (1897).

(*123*) OTT, A.: Über einige die Phosphate des Harns betreffende Verhältnisse. Z. physiol. Chem. 10, 1 (1886).

(*124*) PERL, L.: Über die Resorption der Kalksalze. Virchows Arch. 74, 54 (1878). — (*125*) PETTENKOFER, M.: Über das Vorkommen einer großen Menge Hippursäure im Menschenharn. Ann. Chem. Pharm. 52, 86 (1844). — (*126*) PFLÜGER, E., u. K. BOHLAND: Pflügers Arch. 38, 575 (1886). — (*127*) PINCUSSEN, L.: In OPPENHEIMERS Handbuch der Biochemie 5, 446—487 (1925). — (*128*) PORCHER, CH.: In ELLENBERGER-SCHEUNERT, Lehrbuch der vergleichenden Physiologie der Haussäugetiere, S. 200. Berlin: Paul Parey 1910. — (*129*) PRESCH, W.: Über das Verhalten des Schwefels im Organismus und den Nachweis der unterschwefligen Säure im Menschenharn. Virchows Arch. 119, 148 (1890).

(*130*) RASCHIG, F.: Z. angew. Chem. 16, 617 (1903). — (*131*) REICHERT-FACILIDES, G.: Beitrag zum Mineralstoffwechsel des Pferdes, S. 18. Inaug.-Dissert., Dresden 1919. (*132*) RICHARDSON, C., u. C. A. CRAMPTON: Über die Anwesenheit von Allantoin in Weizenkeimlingen. Ber. dtsch. chem. Ges. 19, 1180 (1886). — (*133*) RUBNER, M.: Calorimetrische Untersuchungen. Z. Biol. 21, 250 (1885). — (*134*) Gesetze des Energieverbrauches, S. 31—32. 1902. — (*135*) RÜDEL, G.: Über die Resorption und Ausscheidung des Kalkes. Arch. f. exper. Path. 33, 81 (1894).

(*136*) SALKOWSKI, E.: Untersuchungen über die Ausscheidung der Alkalisalze. Virchows Arch. 53, 215 (1871). — (*137*) Ebenda 58, 1 (1873). — (*138*) Ebenda 58, 172 (1873). — (*139*) Über die Entstehung der Schwefelsäure im Organismus. Ebenda 58, 472 (1875). — (*140*) Ber. dtsch. chem. Ges. 11, 500 (1878). — (*141*) Z. physiol. Chem. 5, 290 (1881). — (*142*) Ebenda 9, 241, 244 (1885). — (*143*) Über das Verhalten der Isäthionsäure im Organismus und den Nachweis der unterschwefligen Säure im Harn. Pflügers Arch. 39, 209 (1886). — (*144*) Z. physiol. Chem. 10, 113 (1886); 14, 471 (1890). — (*145*) Ebenda 15, 286 (1891). — (*146*) Ebenda 42, 247 (1904). — (*147*) SALKOWSKI, E., u. J. MUNK: Virchows Arch. 71, 500 (1877). — (*148*) SALKOWSKI, E., u. H. SALKOWSKI: Ber. dtsch. chem. Ges. 13, 191, 2217 (1881). — (*149*) Über das Vorkommen der Phenacetursäure im Harn. Ebenda 17, 3010 (1884). — (*150*) Über das Verhalten der aus dem Eiweiß durch Fäulnis entstehenden aromatischen Säuren im Tierkörper. Z. physiol. Chem. 7, 162, 168 (1883). — (*151*) Ebenda 9, 13 (1885). — (*152*) Über das Vorkommen der Phenacetursäure im Harn. Ebenda 9, 229, 491 (1885). — (*153*) SALOMON, W.: Über den Ort der Hippursäurebildung beim Pflanzenfresser. Ebenda 3, 365 (1879). — (*154*) SCHETELIG, A.: Über die Herstammung und Ausscheidung des Kalkes im gesunden und kranken Organismus. Virchows Arch. 87, 447 (1880). — (*155*) SCHITTENHELM, A.: Z. physiol. Chem. 46, 354 (1905). — (*156*) SCHITTENHELM, A., u. E. BENDIX: Ebenda 48, 140 (1906). — (*157*) SCHITTENHELM, A., u. K. WIENER: Ebenda 63, 283 (1909). — (*158*) SCHMIEDEBERG, O.: Über Oxydationen und Synthesen im Tierkörper. Spaltung und Synthese im Tierkörper. Arch. f. exper. Pathol. 14, 288, 379 (1881). — (*159*) SCHÖNDORFF, B.: Pflügers Arch. 117, 257 (1907). — (*160*) SCHOTTEN, C.: Über die flüchtigen Säuren des Pferdeharns und das Verhalten der flüchtigen Säuren im Organismus. Z. physiol. Chem. 7, 375 (1883). — (*161*) SCHULZE, E., u. J. BARBIERI: J. prakt. Chem., N. F. 25, 145 (1881). — (*162*) SCHULZE, E., u. E. BOSSHARD: Z. physiol. Chem. 9, 420 (1885). — (*163*) SCHUNCK, E.: Philosoph. Mag., IV. F. 14, 288 (1857). — (*164*) SIEDAMGROTZKY u. HOFMEISTER: Anleitung zur mikroskopischen und chemischen Diagnostik der Krankheiten der Haustiere. Dresden 1884 u. (1918). — (*165*) SLYKE, D. VAN, u. GL. C. CULLEN: J. biol. Chem. 19, 211 (1914). — (*166*) Dtsch. med. Wschr. 40, 1219 (1914). — (*167*) SMORODINZEW, J. A.: Wirkungen des Histozyms.

Z. physiol. Chem. **124**, 122 (1922). — (*168*) SPAETH, E.: Die chemische und mikroskopische Untersuchung des Harns. Leipzig: J. A. Barth 1924. — (*169*) STADELMANN, E.: Arch. f. exper. Pharm. **17**, 419 (1883); Arch. klin. Med. **33**, 526 (1883). — (*169a*) STAEDELER, G.: Ann. Chem. u. Path. **77**, 17 (1851). — (*170*) STEENBOCK, H.: J. biol. Chem. **11**, 201 (1912). — (*171*) STEINITZ, F.: Zbl. inn. Med. **3** (1904). — (*172*) STEYRER, A.: Beitr. chem. Phys. u. Path. **2**, 312 (1902). — (*173*) STRAUSS, H.: Z. klin. Med. **47** (1902). — (*174*) Die chronischen Nierenentzündungen. Berlin 1902). — (*175*) Bedeutung der Kryoskopie für Nervenerkrankungen. Moderne ärztl. Bibl. **1904**. — (*176*) STRAUSS, H., u. L. HAHN: Zbl. inn. Med. **41**, 193 (1920). — (*177*) STRÜMPELL, A.: Arch. Heilk. **17**, 390 (1876).

(*178*) TANGL, F.: Pflügers Arch. **89**, 227 (1902). — (*179*) TEREG, F., in W. ELLENBERGER: Vergleichende Physiologie der Haussäugetiere. **1**, 380, 1890. — (*180*) TEREG, J., u. C. ARNOLD: Das Verhalten der Kalkphosphate im Organismus des Fleischfressers. Pflügers Arch. **32**, 137 (1883). — (*181*) THANNHAUSER, S. J.: Purinsubstanzen. In ABDERHALDENS Biochem. Handlexikon **10**, 113—142 (1923).

(*182*) VOIT, F.: Beiträge zur Frage der Sekretion und Resorption im Dünndarm. Z. Biol. N. F. **11**, 387—97 (1892).

(*183*) WEISKE, H.: Z. Biol. **17**, 279 (1881). — (*184*) WEISS, M.: Biochem. Z. **27**, 175 (1910). — (*185*) Ebenda **133**, 331 (1922); **134**, 269, 567 (1922). — (*186*) WIECHOWSKI, W.: Beitr. chem. Physiol. u. Path. **7**, 268 (1906). — (*187*) Hoffmeisters Beitr. chem. Physiol. u. Path. **9**, 295 (1907); **11**, 109 (1907). — (*188*) Biochem. Z. **19**, 368 (1910); **25**, 431 (1910). — (*189*) Festschr. f. VON JAKSCH. Prag. med. Wschr. **37**, 22 (1912). — (*190*) WILSING, H.: Über die Mengen der vom Wiederkäuer in den Entleerungen ausgeschiedenen flüchtigen Säuren. Z. Biol., N. F. **3**, 625 (1885). — (*191*) WINTERBERG, H., u. E. MÜNZER: Arch. f. exper. Path. **33**, 164 (1894).— (*192*) WÖHLER, F.: Poggendorfs Ann. **12**, 253 (1828). — (*193*) Ann. Chem. Pharm. **70**, 229 (1849); **88**, 100 (1853). — (*194*) WÖHLER, F., u. J. LIEBIG: Ebenda **26**, 244 (1838).

Sachverzeichnis.